D1619876

Chirurgische Techniken in Orthopädie und Traumatologie

Band 8

Unterschenkel, Sprunggelenk und Fuß

Chirurgische Techniken in Orthopädie und Traumatologie

herausgegeben von

Professor Dr. med. Jacques Duparc

übersetzt von

Professor Dr. med. Axel Rüter

in dieser Schriftenreihe
Band 1 – Allgemeine Grundlagen 3-437-22506-5
Band 2 – Wirbelsäule 3-437-22516-2
Band 3 – Schulter 3-437-22526-X
Band 4 – Oberarm, Ellenbogen und Unterarm 3-437-22536-7
Band 5 – Handgelenk und Hand 3-437-22546-4
Band 6 – Beckenring und Hüfte 3-437-22556-1
Band 7 – Oberschenkel und Knie 3-437-22566-9
Band 8 – Unterschenkel, Sprunggelenk und Fuß 3-437-22576-6

Gesamtausgabe (8 Bände) 3-437-22579-0

European Federation of National Associations
of Orthopaedics and Traumatology

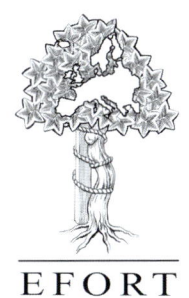

EFORT

Chirurgische Techniken
in
Orthopädie und Traumatologie

herausgegeben von Professor Dr. med. Jacques Duparc
Ehrenvorsitzender, Orthopädische Klinik des Hôpital Bichat, Paris, Frankreich

Band 8
Unterschenkel, Sprunggelenk und Fuß

herausgegeben von
Dr. med. Tomás Epeldegui Torre, PhD und
Professor Dr. med. Nikolaus Wülker

übersetzt von
Professor Dr. med. Axel Rüter

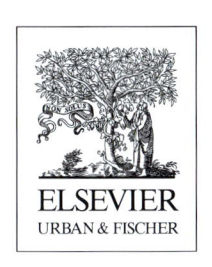

ELSEVIER
URBAN & FISCHER

URBAN & FISCHER
München · Jena

Zuschriften und Kritik an:
Elsevier GmbH, Urban & Fischer Verlag, Lektorat Medizin, Karlstraße 45, 80333 München

Titel der Originalausgabe:
Surgical Techniques in Orthopaedics and Traumatology, Volume 8: Lower Leg, Ankle and Foot
© Éditions scientifiques et médicales Elsevier SAS, Paris, France

Wichtiger Hinweis für den Benutzer
Die Erkenntnisse in der Medizin unterliegen laufendem Wandel durch Forschung und klinische Erfahrungen. Herausgeber und Autoren dieses Werkes haben große Sorgfalt darauf verwendet, dass die in diesem Werk gemachten therapeutischen Angaben (insbesondere hinsichtlich Indikation, Dosierung und unerwünschten Wirkungen) dem derzeitigen Wissensstand entsprechen. Das entbindet den Nutzer dieses Werkes aber nicht von der Verpflichtung, anhand der Beipackzettel zu verschreibender Präparate zu überprüfen, ob die dort gemachten Angaben von denen in diesem Buch abweichen und seine Verordnung in eigener Verantwortung zu treffen.
Wie allgemein üblich wurden Warenzeichen bzw. Namen (z.B. bei Pharmapräparaten) nicht besonders gekennzeichnet.

Bibliografische Information Der Deutschen Bibliothek
Die Deutsche Bibliothek verzeichnet diese Publikation in der Deutschen Nationalbibliografie; detaillierte bibliografische Daten sind im Internet unter http://dnb.ddb.de abrufbar.

Alle Rechte vorbehalten
1. Auflage, 2005
© Elsevier GmbH, München
Der Urban & Fischer Verlag ist ein Imprint der Elsevier GmbH.

05   06   07   08   09   5   4   3   2   1

Das Werk einschließlich aller seiner Teile ist urheberrechtlich geschützt. Jede Verwertung außerhalb der engen Grenzen des Urheberrechtsgesetzes ist ohne Zustimmung des Verlages unzulässig und strafbar. Das gilt insbesondere für Vervielfältigungen, Übersetzungen, Mikroverfilmungen und die Einspeicherung und Verarbeitung in elektronischen Systemen.

Planung und Lektorat: Dr. med. Aleksandra Klevinghaus, München
Übersetzung: Prof. Dr. med. A. Rüter, Augsburg
Redaktion: Dr. rer. nat. Vera Pedersen, München
Herstellung: Dietmar Radünz, München
Satz: abc.Mediaservice GmbH, Buchloe
Druck und Bindung: Printer Trento, Trento, Italien
Umschlaggestaltung: SpieszDesign, Neu-Ulm

ISBN 3-437-22576-6

Aktuelle Informationen finden Sie im Internet unter www.elsevier.de und www.elsevier.com

Vorwort des Übersetzers

Von Elsevier wurde ich mit der reizvollen Aufgabe betraut, die von der EFORT herausgegebene Buchreihe „Surgical Techniques in Orthopaedics and Traumatology" zu übersetzen. Dies führte zu einer intensiven Beschäftigung mit jedem Kapitel der vorliegenden 8 Bände. Diese Reihe enthält weitestgehend das gesamte Spektrum der operativen Orthopädie und Traumatologie. Die angesprochenen Techniken sind in Wort und Bild detailliert und nachvollziehbar dargestellt, wobei aber auch der Pathophysiologie und Pathomechanik der einzelnen Erkrankungen und Verletzungen weiter Raum gewidmet bleibt.

Diese Buchreihe ist nicht nur deswegen von besonderer Aussagefähigkeit, da sie im Rahmen der EFORT die jeweiligen Spezialisten im gesamten Europa, unabhängig von Mutterland und Muttersprache, zusammenführt. Gerade in Deutschland sind viele der Einzelbeiträge von besonderem Interesse, da sie nicht rein orthopädisch oder rein unfallchirurgisch fokussiert sind, sondern, entsprechend dem aktuellen Aufeinanderzugehen dieser beiden Fächer, die zu behandelnden, sich ja häufig überlappenden Probleme, entsprechend ihrer gemeinsamen Lokalisation, Mechanik und Pathophysiologie und nicht allein aufgrund ihrer Genese darstellen.

EFORT und Elsevier haben dadurch zur richtigen Zeit einen richtigen Schritt in die aktuelle Richtung unternommen.

Augsburg, im Dezember 2004

Prof. Dr. med. A. Rüter

Reihenherausgeber

Jacques Duparc, MD, Professor
  Honorary Chairman of Orthopaedic Department
  Hôpital Bichat
  Paris, France

Bandherausgeber

Band 1 – Allgemeine Grundlagen

Roger Lemaire, MD, Professor
  Professor and Chairman, Department of Orthopaedic and Trauma Surgery, University Hospital
  Liège, Belgium

Band 2 – Wirbelsäule

Claus Carstens, MD
  Head of Department of Paediatric Orthopaedics
  Orthopaedic Hospital, University of Heidelberg
  Heidelberg, Germany

Alain Deburge, MD, Professor
  Department of Orthopaedics and Traumatology
  Hôpital Beaujon
  Clichy, France

Band 3 – Schulter

Mario Randelli, MD, Professor
  Istituto Clinico Humanitas
  Milan, Italy

Jens-Ole Søjbjerg, MD, Professor
  Department of Orthopaedics
  University Hospital of Aarhus
  Aarhus, Denmark

Jón Karlsson, MD, PhD
  Department of Orthopaedics
  Sahlgrenska University Hospital/Östra
  Göteborg, Sweden

Band 4 – Oberarm, Ellenbogen und Unterarm

Norbert Gschwend, Prof. Dr. med.
  Orthopaedic Department, Schulthess Klinik
  Zurich, Switzerland

Piet M. Rozing, MD
  Department of Orthopaedic Surgery
  Leiden University Medical Center
  Leiden, The Netherlands

Band 5 – Handgelenk und Hand

Jean-Yves Alnot, MD, Professor
  Chief of Orthopaedic Department, Upper Limb and Nerve Surgery Unit, Hôpital Bichat
  Paris, France

Panayotis Soucacos, MD, FACS
  Professor and Chairman, Department of Orthopaedic Surgery, University of Ioannina School of Medicine
  Ioannina, Greece

Band 6 – Beckenring und Hüfte

André Kaelin, MD
  Paediatric Orthopaedic Unit, Hôpital des Enfants
  Geneva, Switzerland

Erwin Morscher, MD, Professor
  Felix Platter Hospital
  Basel, Switzerland

Pär Slätis, MD, Professor
  Orthopaedic Hospital of the Invalid-Foundation
  Helsinki
  Grankulla, Finland

Roberto Giacometti Ceroni, MD
  Istituto Galcazzi
  Milan, Italy

Band 7 – Oberschenkel und Knie

Paul Aichroth, MD, MS FRCS
  Emeritus Consultant Orthopaedic Surgeon, Knee Surgery Unit, The Wellington Hospital
  London, United Kingdom

John Fixsen, MA, M. Chir, FRCS
  Department of Orthopaedic Surgery
  Great Ormond Street Hospital for Children
  London, United Kingdom

René Verdonk, MD, PhD
  Department of Orthopaedic Surgery
  Ghent University Hospital
  Ghent, Belgium

Ate Wymenga, MD
  Knee Reconstruction Unit, Sint Maartenskliniek
  Nijmegen, The Netherlands

Band 8 – Unterschenkel, Sprunggelenk und Fuß

Tomás Epeldegui Torre, MD, PhD
  Hospital Nino Jesus
  Madrid, Spain

Nikolaus Wülker, MD, Professor
  Orthopaedic Department, Orthopädische Klinik und Poliklinik Tübingen
  Tübingen, Germany

Vorwort

Zunächst und vor allem: Diese Schriftenreihe, die chirurgische Techniken in Orthopädie und Traumatologie darstellt, ist wirklich europäisch. Sie ist unter der Aufsicht der European Federation of National Associations of Orthopaedics and Traumatology (EFORT) veröffentlicht, die zurzeit 35 nationale Gesellschaften unter sich vereinigt. Die Gründung der EFORT 1992 war Ausdruck des Wunsches, eine europäische orthopädische Gemeinschaft zu schaffen. Dies wurde durch die Erfordernis, das Training und die Qualifikation aller Orthopäden in Europa zu organisieren und zu standardisieren umso wichtiger und entsprach der Anforderung und dem Rat der europäischen Sektion der UEMS (European Union of Medical Specialists).

Währen der letzten 30 Jahre hat Europa seine Stellung unter den fuhrenden Kräften in der Entwicklung von Orthopädie und Traumatologie wiedergewonnen. Es entwickelte sich eine beeindruckende Kreativität. Unter den vielen neuen Beiträgen lassen sich anführen der Fortschritt in der Osteosynthesetechnik durch die intramedulläre Marknagelung, die von Küntscher entwickelt wurde, und die Methoden der internen Fixation von Frakturen, hauptsächlich in der Schweiz erfunden und entwickelt. Die Entwicklung eines totalen Gelenkersatzes in England hat unser Berufsfeld revolutioniert. Erwähnung müssen auch die ursprünglich auf Ilisarov zurückgehenden Ideen finden, die durch die italienische Schule in Europa eingeführt und vorangebracht wurden. Wir sollten das schwedische Nationalregister für Hüft- und Knieprothesen hier anführen, das von Goran Bauer in die Wege geleitet und von Peter Herberts weitergeführt wurde, und die Beiträge zur Behandlung von pathologischen Veränderungen der Wirbelsäule von R. Roy Camille und J. Dubousset aus Frankreich. Diese Liste ist weit davon entfernt, vollständig zu sein und wird länger werden, sobald neue Fortschritte gemacht sind.

Es besteht kein Zweifel, dass Europa eine bedeutende Rolle in der Zukunft von Orthopädie und Traumatologie zukommt.

Dieses außerordentliche Wachstum und die Entwicklung von zunehmend verfeinerten Techniken in unserem Berufsfeld hat Lehre und Ausbildung anspruchsvoller gemacht. Es wird angenommen, dass der Kenntnisstand, der von Chirurgen, die sich mit dem gesamten Feld der Orthopädie beschäftigen, verlangt wird, innerhalb der letzten 40 Jahre um den Faktor 40 gewachsen ist.

Aus allen diesen Gründen hat EFORT beschlossen, eine Sammlung chirurgischer Techniken zu veröffentlichen, die sich mit allen Aspekten pathologischer Veränderungen am Bewegungsapparat bei Erwachsenen und Kindern beschäftigt, ohne hierbei die nicht operative Behandlung auszuschließen.

Dank des Editorial Boards von EFORT habe ich die Ehre – und ebenso die sehr schwerwiegende Verantwortung –, der Herausgeber dieses Werkes zu sein. Für eine solche Aufgabe ist ein großes Team erforderlich, dessen Mitglieder am Ende dieses Vorwortes aufgelistet sind.

Die gesamte Sammlung ist in 8 Einzelbände unterteilt, jeder unter der Verantwortung eines oder mehrerer Mitherausgeber. Diese haben eine bedeutende Rolle dabei gespielt, die einzelnen Autoren zu suchen und zu aktivieren und die Manuskripte durchzusehen und zu koordinieren. Ich möchte mich bei meinen Herausgebern, die diese zusätzliche Belastung neben ihrer täglichen chirurgischen Arbeit auf sich genommen haben, sehr herzlich bedanken. Sie haben eine grundlegende Rolle bei der Zusammenstellung und Veröffentlichung gespielt.

Der erste Band „Allgemeine Grundlagen" beschäftigt sich mit den allgemeinen Problemen in der orthopädischen Chirurgie: Anästhesie, Prophylaxe tiefer Venenthrombosen und Infektionen, Knochentransplantation et cetera. Die 7 folgenden Bände gliedern sich nach anatomischen Regionen: Wirbelsäule, Schulter, Arm, Ellenbogen und Unterarm, Hand und Handgelenk, Hüfte und Becken, Oberschenkel und Knie, Unterschenkel, Sprunggelenk und Fuß. Ich möchte besonders betonen, dass diese Zusammenstellung nicht die Arbeit einer einzelnen Gruppe, Schule oder sonstigen Institution repräsentiert, sondern das Ergebnis der Beiträge von Spezialisten und führenden Chirurgen in ihrem jeweiligen Feld innerhalb Europas ist. Dies erklärt die Inhomogenität. Die einzelnen Arbeiten sind in Englisch geschrieben, nach John Goodfellow das „neue Esperanto", das einen wissenschaftlichen Austausch erlaubt.

Jeder Beitrag muss als geschlossene Einheit angesehen werden und ist daher ohne Bezug zu den anderen Beiträgen zu lesen. Dies hat zu einigen unvermeidbaren Überschneidungen geführt, wobei wir versucht haben, diese auf ein Minimum zu beschränken.

Die meisten Beiträge beschäftigen sich vorwiegend mit den eigentlichen chirurgischen Techniken, die Schritt für Schritt beschrieben und illustriert sind. Mögliche Variationen solcher Techniken werden diskutiert, ebenso Komplikationen und klinische Ergebnisse. Manche Beiträge stellen mehr die Diskussionen über die Indikationsstellung dar, wenn diese für die Therapiewahl besondere Bedeutung hat.

Im Ganzen gesehen decken die Beiträge die aktuellen orthopädischen Techniken weitgehend ab. Die meisten dieser Beiträge wurden durch die Orthopädengemeinschaft bereits breit gefächert getestet. Ebenso beschäftigen sich aber manche Beiträge mit neueren Techniken, wie Meniskusersatz, computerunterstütztes Einbringen von Pedikelschrauben, videoassistierte vordere Zugänge zur Wirbelsäule etc. Es schien angezeigt, solche neuen Techniken, die bereits einer größeren Öffentlichkeit bekannt sind, aber über die zum Teil noch keine Langzeitergebnisse vorliegen, mit darzustellen.

Diese Sammlung gibt es zurzeit in 2 Formen. Die erste ist die 4-bändige Loseblatt-Form, die vierteljährliche Aktualisierungen und den Zugang zu den Beiträgen im Internet beinhaltet. Die zweite ist in 8 Bände unterteilt, die einzeln erworben werden können, so dass der spezialisierte orthopädische Chirurg die Teile dieser Sammlung aussuchen kann, die seine täglichen Aufgaben betreffen.

Vielen Dank an das Herausgeberteam bei Elsevier. Crack Collin kann ich meine Dankbarkeit für ihre Hilfe bei der Vorbereitung der Manuskripte nicht tief genug ausdrücken. Ohne ihre Hilfe wäre diese Publikation nicht möglich gewesen.

Vor allem möchte ich den Autoren und den Mitherausgebern danken, die ihre Zeit und ihre Erfahrung eingebracht haben, um diese Publikation zu schaffen.

Jacques Duparc
Herausgeber

Das Ziel von EFORT, der europäischen Vereinigung nationaler Gesellschaften für Orthopädie und Traumatologie (European Federation of National Associations of Orthopaedics and Traumatology) ist es, das Wissen und die Ausbildung in Orthopädie und Traumatologie vorwärts zu bringen.

Die EFORT-Kollektion „Surgical technique in orthopaedic and traumatology", erstmals 2000 publiziert, stellt daher einen bedeutenden Schritt dar, die große Vielfalt orthopädischer Techniken in Europa darzustellen.

Dank der enormen Arbeit von Prof. J. Duparc und dem ganzen Editorial Board hat diese Sammlung in der kurzen Zeit seit ihrer Herausgabe in allen großen europäischen Bibliotheken ihren Platz gefunden. Der nächste wichtige Schritt ist die Einführung der neuen Bände.

Diese werden denjenigen unserer orthopädischen Kollegen, die sich auf einem gesonderten Arbeitsgebiet spezialisiert haben, ermöglichen, ihr Augenmerk auf eines oder mehrere der Gebiete zu richten, in denen sie besondere Interessen haben.

Im Namen von EFORT möchte ich auch dem Verlag Elsevier danken, der sich bereit erklärt hat, uns bei diesem Herausgeber-Abenteuer zu begleiten, um orthopädisch-operative Techniken in Europa voranzubringen.

Nikolaus Böhler
Präsident
European Federation of National Associations of Orthopaedics and Traumatology (EFORT)

Patronage Committee

EFORT *Jacques Duparc, Michael AR Freeman, Erwin Morscher, Otto Sneppen, Paolo Gallinaro, Nikolaus Böhler*
UEMS *Rafael Esteve de Miguel, Marc Speeckaert*

Wissenschaftlicher Beirat

Jacques Duparc, George Bentley, Henri Dorfmann, John Kenwright, Roger Lemaire, Frantisek Makai, Antonio Navarro, Panayotis N Soucacos, Nikolaus Böhler, Joachem Eulert, Frantz Langlais, Lars Lidgren, Pier Giorgio Marchetti, Wolfhart Puhl, Tibor Vízkelety

Inhaltsübersicht

Vorwort des Übersetzers V
Vorwort VII
Inhaltsübersicht IX

1. Klassifikation der Tibiaschaftfrakturen
   (P. Schandelmaier, A. Seekamp, H. Tscherne, C. Krettek) 1
2. Konservative Behandlung geschlossener Tibiaschaftfrakturen (W. Wodzislawski) 7
3. Marknagelung geschlossener Tibiaschaftfrakturen (E. Lambiris, P. Megas, D. Giannikas) 13
4. Plattenosteosynthese geschlossener Tibiaschaftfrakturen (R. Babst) 19
5. Externe Fixation von Tibiaschaftfrakturen (V. Remizov) 27
6. Nagel-/Lappentechniken für offene Unterschenkelfrakturen mit schweren Weichteilläsionen (P. Vichard, Y. Tropet, P. Garbuio) 35
7. Marknagelung bei Tibiapseudarthrosen (I. Kempf, E. Rapp) 45
8. Infizierte Tibiapseudarthrosen (G. Jenny) 51
9. Fasziotomien zur Behandlung von Kompartmentsyndromen am Unterschenkel
   (M. van der Elst, C. van der Werken) 57
10. Unterschenkelfrakturen und Frakturen der distalen Epiphyse bei Kindern
    (J. de Mesquita Montes) 65
11. Die Ilizarov-Methode zur Behandlung der kongenitalen Pseudarthrose des
    Unterschenkels (E. Segev, F. Grill, D. Hendel, S. Wientroub) 77
12. Längendefizite am Bein (F. Grill, R. Ganger, G. Petje) 85
13. Arthrogrypose der unteren Extremität (S. Cepero Campà, H. Carlioz) 95
14. Valgusfehlstellungen des Sprunggelenks bei Kindern (LS. Dias) 107
15. Frakturen des Pilon tibial (P. Bonnevialle) 113
16. Malleolarfrakturen (M. Libotte) 123
17. Arthroskopie des Sprunggelenks (CN. Van Dijk) 135
18. Osteochondrosis dissecans des Talus (L. Hangody, G. Kish) 145
19. Arthrodese des Sprunggelenks mit interner Fixation (H. Wagner, M. Wagner) .. 153
20. Totalprothesen des Sprunggelenks (H. Kofoed) 161
21. Achillessehnenruptur: Nicht-operative Behandlung (S. Fruensgaard, A. Holm) . 169
22. Akute und chronische Achillessehnenrupturen (IP. Kelly, M. Stephens) 173
23. Chronische Achillodynie und Haglund-Ferse (M. Åström, G. MacLellan) 181
24. Posttraumatische Instabilität des Sprunggelenks: Anatomische Rekonstruktion
    der fibularen Bänder (B. Hintermann) 187
25. Die Peroneus tertius-Ligamentoplastik zur Behandlung der chronischen Sprunggelenksinstabilität (C. Mabit, F. Fiorenza, V. Desnoyers) 191
26. Luxation der Peronealsehnen
    (Y. Tourné, D. Saragaglia, C. Chaussard, D. Benzakour, H. Bèzes) 195
27. Talusfrakturen (E. Espinar Salom) 201
28. Kalkaneusfrakturen (H. Zwipp, S. Rammelt, JM. Gavlik) 209
29. Triple-Arthrodese des Fußes bei Erwachsenen (G. Dereymaeker) 219
30. Klumpfuß: Nicht-operative Behandlung (T. Epeldegui Torre) 227
31. Weichteilrelease zur Korrektur des Pes equinovarus im Kindesalter
    (R. Seringe, R. Zeller) 233

32	Tarsektomie zur Korrektur eines Klumpfußrezidivs *(M. Napiontek)*	241
33	Plattfußdeformität durch Insuffizienz der M. tibialis posterior-Sehne: Osteotomie und Rekonstruktion *(B. Hintermann)*	247
34	Plattfuß bei Kindern: Behandlung mit einem endo-orthotischen Implantat *(S. Giannini, F. Ceccarelli, M. Mosca)*	253
35	Angeborener vertikaler Talus *(JA. Fixsen)*	259
36	Der Fuß bei zerebraler Lähmung *(F. Makai, M. Kokavec)*	265
37	Fußdeformitäten bei Myelomeningozele *(LS. Dias)*	271
38	Tarsale Koalition *(T. Epeldegui, S. Ordóñez)*	279
39	Hohlfußdeformität *(N. Wülker)*	285
40	Lähmungsspitzfuß *(N. Wülker)*	291
41	Lisfranc-Frakturen und -Luxationen *(L. Massari)*	297
42	Die Weil-Osteotomie zur Behandlung der Metatarsalgie *(B. Valtin)*	303
43	Rheumatische Deformitäten des Vorfußes *(P. Rippstein)*	311
44	Morton-Neurom *(A. Viladot Pericé, A. Viladot Voegeli)*	319
45	Distale Weichteileingriffe und proximale Mittelfußosteotomie bei Hallux valgus *(N. Wülker)*	325
46	Diaphysäre Osteotomie des ersten Mittelfußknochens bei Hallux valgus *(R.-A. Fuhrmann, A. Notni)*	333
47	Distale Osteotomie des ersten Mittelfußknochens bei Hallux valgus *(G. Pisani, L. Milano)*	339
48	Resektionsarthroplastik des ersten Metatarsophalangealgelenks *(HJ. Trnka)*	347
49	Arthrodese des ersten Metatarsophalangealgelenks *(P. Groulier, A. Rochwerger)*	353
50	Osteotomien bei Hallux rigidus *(RD. Ferdinand, DI. Rowley, N. Wülker)*	357
51	Vorfußdeformitäten: Spaltfuß, angeborener Hallux varus und Metatarsus varus *(J. Minguella)*	363
52	Klauenzehen und Hammerzehen *(N. Wülker, B. Valtin)*	371
53	Taylo-Bunion oder Bunionette *(S. Hautier)*	377
54	Vorfuß- und Rückfußamputationen *(R. Baumgartner)*	381
55	Gliedmaßenerhalt bei Tumoren von Unterschenkel und Fuß *(R. Capanna, T. De Biase)*	389
56	Weichteilverschluss an Unterschenkel und Fuß mit muskulokutanen Lappen *(C. Oberlin, C. Touam)*	401

Index 413

Klassifikation der Tibiaschaftfrakturen

P. Schandelmaier
A. Seekamp
H. Tscherne
C. Krettek

Abstract

Es wurden zahlreiche Klassifikationen für Tibiaschaftfrakturen entwickelt. Eine Klassifikation sollte mit einer hohen intra- und interindividuellen Zuverlässigkeit reproduzierbar und leicht zu erlernen und anzuwenden sein. Sie sollte Hinweise auf die Behandlung und die Prognose geben und einen Ergebnisvergleich ermöglichen. Obwohl zahlreiche Klassifikationen publiziert wurden, erfüllt keine von ihnen die oben erwähnten Kriterien. Bei Tibiaschaftfrakturen sind sowohl die Frakturform wie der Frakturtyp von gewissem prognostischen Wert. In der aktuellen Literatur werden die Klassifikation der Weichteilverletzungen von Gustilo bei offenen Frakturen und die Klassifikation von Tscherne für geschlossene Frakturen am meisten verwendet. Die AO/ASIF-Klassifikation bietet ein detailliertes aber etwas umständliches System zur Fraktureinteilung. Es scheint für Forschungsarbeiten am besten geeignet. Die Hannover-Fraktur-Skala erlaubt eine detaillierte Evaluation der Frakturschwere und bietet zusätzliche Unterstützung bei der Entscheidung, ob eine Extremität gerettet werden kann oder amputiert werden muss.

Schlüsselworte

Tibia, Tibiaschaftfrakturen, Gustilo-Klassifikation, Tscherne-Klassifikation, AO-Klassifikation, Hannover-Fraktur-Skala

Einleitung

Jede Klassifikation einer Verletzung ist nur sinnvoll, wenn sie den Behandelnden auf mögliche Gefahren hinweist oder dabei hilft, die bestgeeignete Behandlung festzulegen. Die wichtigsten morphologischen Variablen bei der Klassifikation von Tibiafrakturen sind das Ausmaß des Weichteilschadens, die anatomische Lage und der Verlauf der Frakturlinien, Begleitverletzungen der Fibula, der Verletzungsmechanismus, die zusätzlichen örtlichen Schäden an Nerven und Gefäßen und die Kontamination und Quetschverletzung bei offenen Frakturen. Andere Faktoren, die die Behandlung beeinflussen können, sind Begleiterkrankungen, wie Diabetes oder Niereninsuffizienz und ein schweres Polytrauma. Pathologische Frakturen sind an Tibia und Fibula ungewöhnlich. Man sollte aber daran denken, wenn die einwirkende Energie kleiner ist als man dies für eine Fraktur erwartet oder wenn vor der Fraktur Schmerzen bestanden. Pathologische Frakturen können durch metabolische Knochenerkrankungen (wie Paget-Krankheit oder Osteomalazie) oder durch gutartige, metastatische oder primäre Knochenmalignome verursacht werden.

Ziel der Klassifikation

Ein Klassifikationssystem für Tibiafrakturen kann unterschiedlichen Zielen dienen. Für den täglichen Gebrauch ist ein einfaches aber zuverlässiges System zu bevorzugen, das bei der Therapieentscheidung hilft. Dagegen ist für wissenschaftliche Zwecke ein detailliertes System erforderlich, das einen genauen Vergleich mit anderen Untersuchungen erlaubt. Eine Validierung der Reproduzierbarkeit und Sensitivität ist erforderlich. Die meisten Klassifikationen zeigen aber in Validierungsstudien enttäuschende Ergebnisse. Dies wiesen neulich Brumback et al. (1, 3) nach. 245 Chirurgen wurden gebeten 12 offene Tibiafrakturen mit der Gustilon- und Anderson-Klassifikation (4, 5) nach Vorlage der Anamnese, Röntgenbildern und intraoperativen Videobändern des chirurgischen Débridements zu klassifizieren. Die durchschnittliche Übereinstimmung bei allen 12 Fällen betrug bei dieser Chirurgengruppe 60%. Das erste was festgelegt werden muss ist, ob die Fraktur geschlossen ist oder gleichzeitig eine offene Wunde besteht. Wenn sie offen ist, kann die Fraktur mit der Weichteilklassifikation von Gustilon et al. (4, 5) und Oestern und Tscherne (8) klassifiziert werden. Zahlreiche Klassifikationssysteme wurden für Tibiafrakturen vorgeschlagen. Sie reichen von dem einfachen: stabil oder instabil (2): zu detaillierteren alphanumerischen Systemen, wie sie Müller et al. (7) vorgeschlagen hat.

Klassifikation

Frakturtyp

Die Beschreibung der Fraktur beinhaltet eine Interpretation der klinischen und röntgenologischen Befunde in speziellen Bezeichnungen, um unmissverständlich kommunizieren zu können. Beschrieben werden die

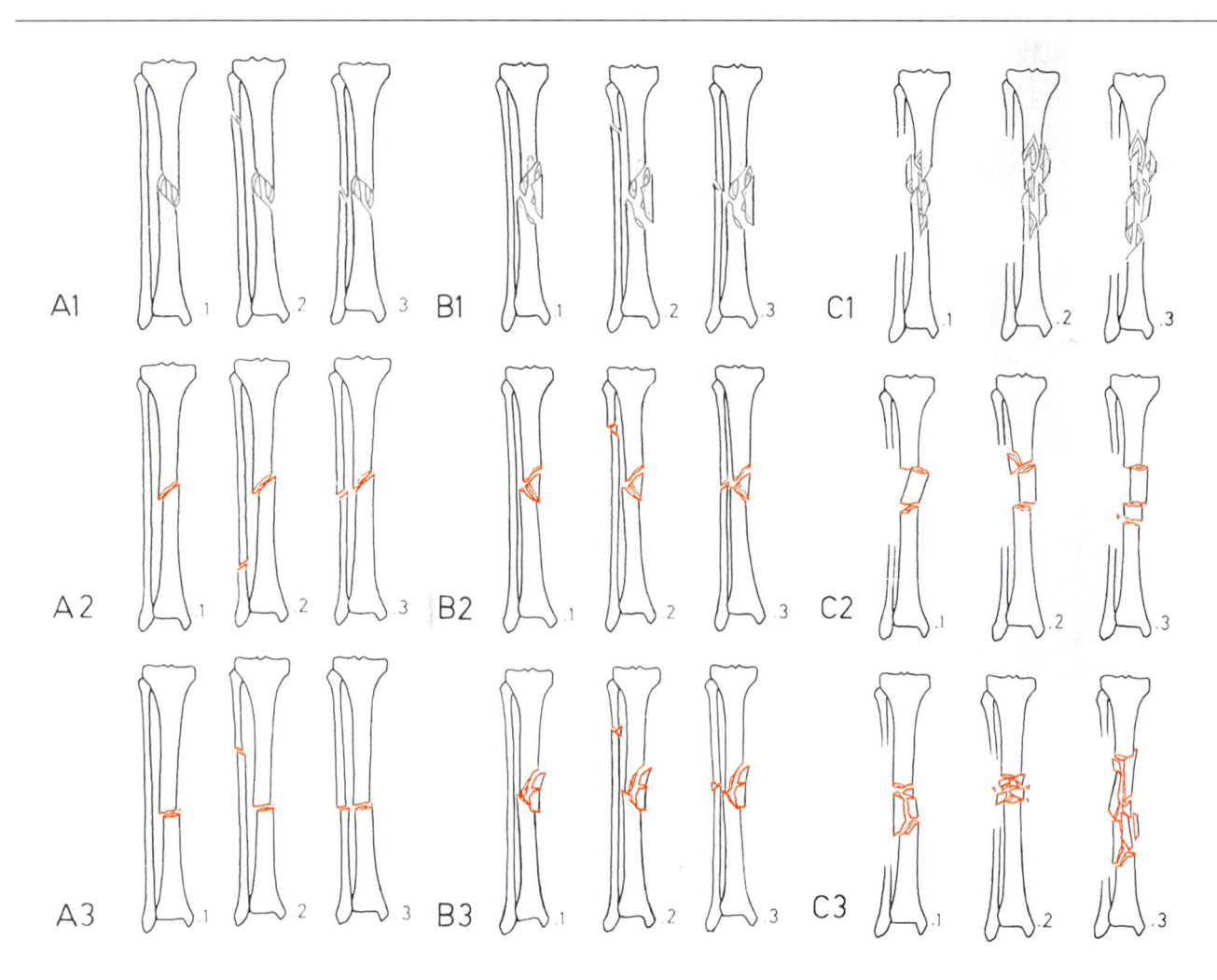

Abb. 1 AO-Klassifikation der Tibiaschaftfraktur. Unterteilung der Tibiaschaftfrakturen.
A. Einfache Frakturen.
B. Keilfrakturen.
C. Komplexe Schaftfrakturen (wieder gegeben mit freundlicher Genehmigung von Müller et al. (7)).

anatomische Lage und die Ausdehnung der Fraktur. Die proximalen und distalen diaphysären-metaphysären Übergänge liegen da, wo sich der kortikale Knochen bis auf die epiphysäre Kortikalisdicke verjüngt. Auch die intraartikulären Ausläufer werden beschrieben. Die Frakturkonfiguration wird in folgende Kategorien eingeteilt: Quer, schräg, spiralförmig, Mehrfragment mit einem großen Butterfly-Fragment oder einem Keil, segmental oder getrümmert. Die Angulation kann in den Winkelgraden der Fehlstellung des distalen Fragments gegenüber dem proximalen ausgedrückt werden. Zusätzlich bezeichnen die Ausdrücke anterior, posterior, Varus oder Valgus, die Richtung. Die Richtung der Angulation wird durch die Lage des Apex des Winkels bestimmt, der nach anterior, posterior, lateral (Varus) oder medial (Valgus) gerichtet sein kann. Die Frakturverschiebung kann als Prozentsatz des Durchmessers des proximalen Fragments ausgedrückt werden (d.h. 25, 50 oder 100%). Die primäre Verschiebung wird jedoch leicht unterschätzt. Diese Zahlen weisen auf die Größe der Weichteilzerstörung und damit auf die Heilungsprognose hin. Eine 100% verschobene Fraktur erfordert bei geschlossener Behandlung eine längere Heilung, wobei die Wiederherstellung von Beinlängen und Achsen schwieriger sein kann. Das Ausmaß einer Verkürzung oder Verlängerung wird auf Röntgenbildern gemessen und in Millimetern ausgedrückt. Die Rotation sollte klinisch im Vergleich zur gegenseitigen Extremität bestimmt werden. Röntgenologisch kann eine Rotationsfehlstellung durch die Unterschiede in der Kortikalisbreite der benachbarten Fragmente erkannt werden.

Klassifikation der Fraktur

Wir verwenden derzeit die alphanumerische AO-Klassifikation (7) für Frakturen des Unterschenkels. Die Lage der Fraktur wird entsprechend der Lage des Frakturzentrums bestimmt. Wenn sie innerhalb des Quadrats der Breite des Knie- oder Sprunggelenks liegt, wird die Lokalisation als 41 oder 43 bezeichnet. Wenn

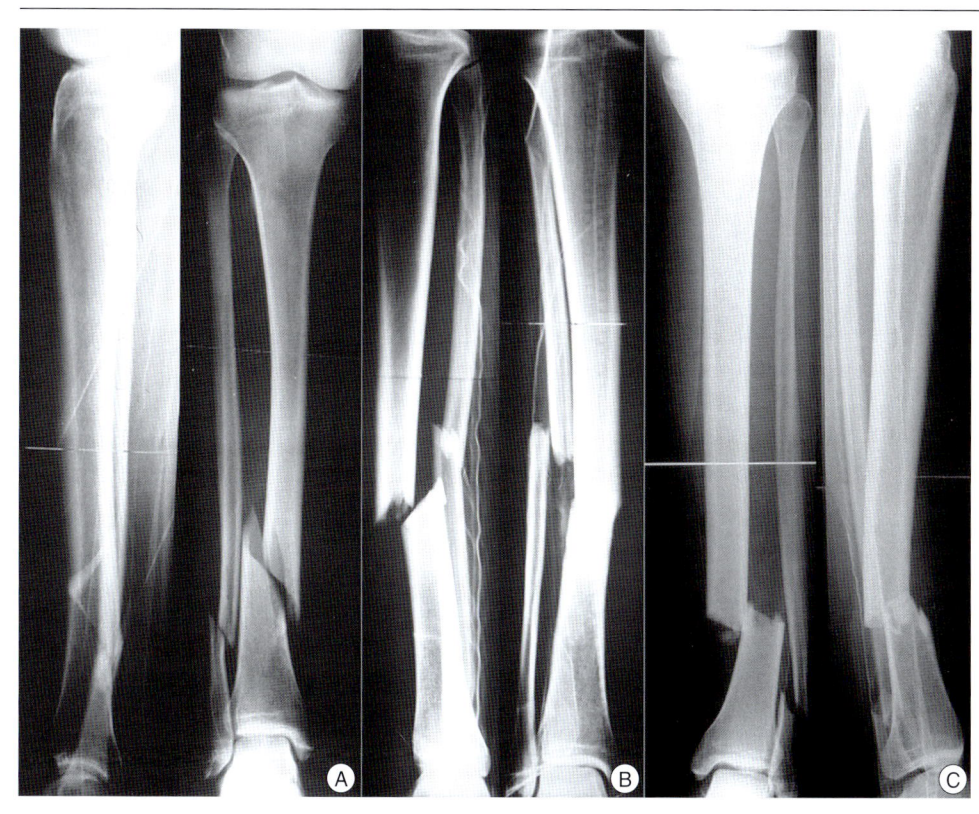

Abb. 2
Frakturklassifikation nach Müller (7): Röntgenbilder der Typ-A-Frakturen.
A. A1.
B. A2.
C. A3.

das Zentrum außerhalb dieser Quadrate liegt, wird sie als Schaftfraktur mit der Zahl 42 klassifiziert. Die Frakturmorphologie wird durch ein alphanumerisches System wiedergegeben, wobei die Buchstaben A, B und C die zunehmende Anzahl der Fragmente bezeichnen. Die Zahlen 1, 2 und 3 entsprechen morphologischen Kriterien, die auf eine indirekte oder direkte Krafteinleitung hinweisen (Abb. 1).

Frakturen der Gruppe A sind alle einfachen Frakturen ohne Trümmerzonen. In Gruppe B sind die Frakturen mit einem Butterfly-Fragment zusammengefasst, bei denen eine Kortikalis einmal und die andere Kortikalis mehrfach gebrochen ist und Kontakt zwischen dem proximalen und distalen Hauptfragment besteht. Gruppe C beinhaltet alle Frakturen, in denen alle Kortizes mehrfach gebrochen sind. Diese Gruppe erfasst die schwereren segmentalen und Trümmerfrakturen ohne Kontakt zwischen dem proximalen und distalen Hauptfragment. Bezüglich der Klassifikation werden kleine Fragmente mit geringen biologischen oder mechanischen Auswirkungen auf den Heilungsprozess als unwichtig angesehen und nicht berücksichtigt. Typ-1-Frakturen beinhalten alle Spiralfrakturen, die vorwiegend durch eine indirekte Krafteinwirkung oder eine Torsion ausgelöst werden. Daher ist eine A1-Fraktur eine einfache Spiralfraktur (Abb. 2), eine B1-Fraktur eine Spiralfraktur mit einem Butterfly-Fragment (Abb. 3) und eine C1-Fraktur eine Spiralfraktur mit mehreren Butterfly-Fragmenten (Abb. 4). Typ 2 und 3 erfasst Frakturen, die vorwiegend durch direkte Krafteinwirkung oder Biegekräfte, üblicherweise in Form einer 3- oder 4-Punkt-Biegung entstanden sind. Die einfachen Biegungsfrakturen in Gruppe A (s. Abb. 2) werden in A2 unterteilt, wenn die Fraktur schräg (über 30°) und in A3, wenn die Fraktur quer (unter 30°) verläuft. Biegungs- oder Keilfrakturen mit Butterfly-Fragmenten in Gruppe B (s. Abb. 3) werden als B2 klassifiziert, wenn ein Fragment und als B3, wenn mehrere Butterfly-Fragmente vorhanden sind.

Die durch Biegung verursachten Typ-C-Frakturen (Abb. 4) werden in unterschiedliche Kategorien unterteilt. Segmentale Frakturen mit einem intakten Zwischenfragment werden als Typ C2 bezeichnet. Typ-C3-Frakturen sind als Frakturen ohne intaktes Mittelsegment definiert, die von einer Crush-Verletzung ausgelöst sind. Zur weiteren Verfeinerung der Klassifikation wurden für die Frakturen von Typ A und B weitere Unterteilungen vorgenommen. Diese liegen entsprechend der Lokalisation zwischen 1 und 3 entsprechend einer proximalen, mittleren oder distalen Lage der Fraktur. Zusätzlich wurde der A- und B-Klassifikation die Fibulafraktur hinzugefügt. Typ 1 beschreibt eine Tibiafraktur ohne Beteiligung der Fibula, Typ 2 betrifft eine Fibulafraktur auf anderer Höhe als die Tibiafraktur und Typ 3 eine Fraktur von Tibia und Fibula auf demselben Niveau.

Klassifikation der Weichteilverletzung

Eine Klassifikation der Weichteilverletzung bei Frakturen ist von großer Bedeutung für die Prognose und die Behandlungsmethode. Oestern und Tscherne (8) schlugen eine Klassifikation der Weichteilschädigungen bei geschlossenen Frakturen vor. Diese wurde entwickelt, um dem Chirurgen dabei behilflich zu sein, die Bedeu-

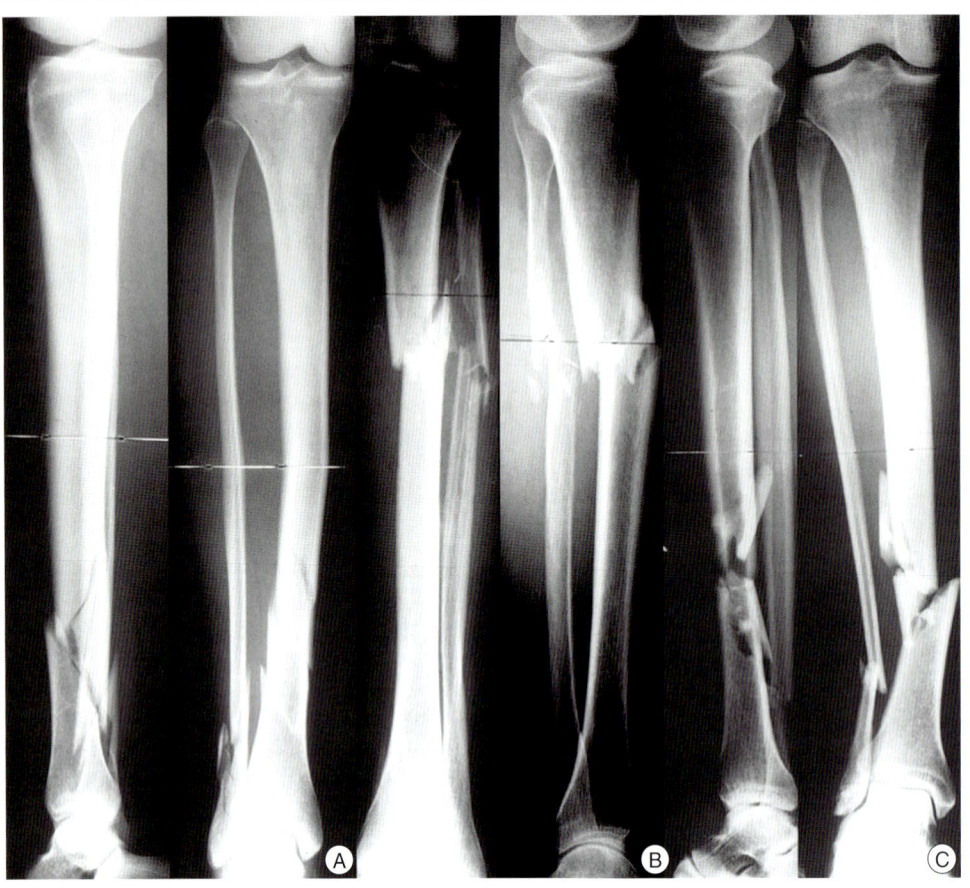

Abb. 3
Frakturklassifikation nach Müller (7). Röntgenbilder der Typ-B-Frakturen:
A. B1.
B. B2.
C. B3.

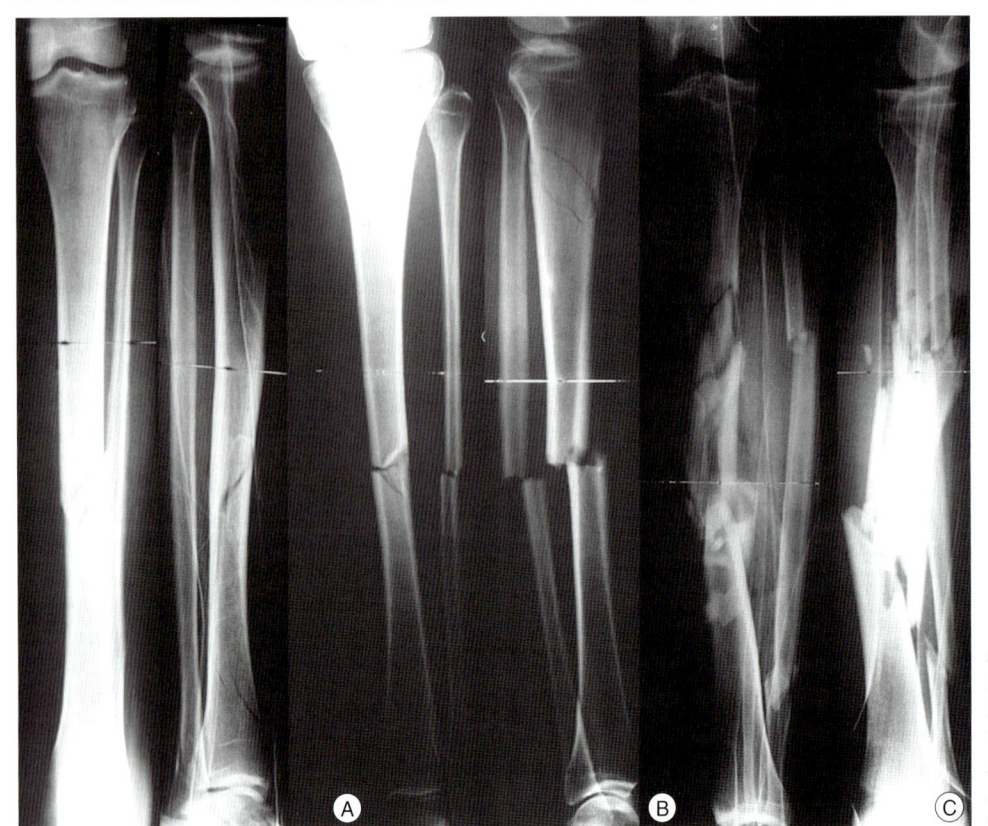

Abb. 4
Frakturklassifikation nach Müller (7). Röntgenbilder der Typ-C-Frakturen:
A. C1.
B. C2.
C. C3.

tung des Weichteilmantels für die Frakturheilung zu verstehen. In diesem System bedeutet Grad 0 keine oder eine zu vernachlässigende Weichteilschädigung, meist als Folge einer indirekten Gewalt, wie bei Skiunfällen. Grad 1 bezeichnet eine oberflächliche Schürfung oder Kontusion durch Fragmentdruck von innen, Grad 2 betrifft eine tiefe kontaminierte Kontusion mit einer lokalisierten Haut- oder Muskelkontusion durch ein direktes Trauma (drohende Kompartmentsyndrome sind in dieser Gruppe erfasst). Grad 3 beschreibt ausgedehnt kontusionierte oder gequetschte Hautareale und mögliche schwere Muskelschäden (unter Einschluss von Kompartmentsyndromen und großen Gefäßverletzungen bei geschlossenen Frakturen) (Abb. 5). Im größten Teil der Welt und vor allem in Nordamerika ist die Klassifikation offener Weichteilverletzungen mit dem System von Gustilo und Anderson und die spätere Modifikation von Gustilo et al. (4, 5) breit akzeptiert und genützt. Wir haben gesehen, dass in der Interpretation und dem Gebrauch der Gustilo-Anderson-Klassifikation viele Unterschiede bestehen (4, 5) und dass im Allgemeinen der Wundgröße in der täglichen Praxis eine zu große Bedeutung zugemessen wird.

Eine Typ-1-Wunde wird durch eine Schädigung mit geringer Energie ausgelöst und ist üblicherweise weniger als 1 cm lang. Sie entsteht häufiger durch eine Durchspießung von innen nach außen, als durch eine Penetration. Falls die Wunde nicht in einer hochkontaminierten Umgebung entstand, ist die bakterielle Besiedelung üblicherweise relativ gering. Eine Typ-1-Klassifikation bedeutet geringen oder keinen Muskelschaden, eine Typ-1-Wunde sollte jedoch nicht nur allein nach ihrer Größe beurteilt werden, da kleine Wunden gefährlich kontaminiert und Folge eines Hochenergietraumas sein können. Es ist die Pflicht des Chirurgen, alle Faktoren bei der Klassifikation einer offenen Fraktur zu berücksichtigen. Typ-2-Wunden sind länger als 1 cm und gehen mit einem geringen Weichteilschaden einher. Sie sind Folge eines Unfalls unter hoher Energie und im Allgemeinen Verletzungen von außen nach innen. Üblicherweise finden sich einige nekrotische Muskeln. Das Ausmaß des erforderlichen Débridements ist aber minimal bis mäßig und üblicherweise auf ein Kompartment beschränkt. Die Weichteile sind nicht oder minimal vom Knochen abgelöst und ein Wundverschluss ohne Hauttransplantate oder örtliche Lappen sollte möglich sein. Typ-3-Wunden resultieren aus hochenergetischen, von außen nach innen, Verletzungen und sind länger als 10 cm bei gleichzeitiger extensiver Muskeldevitalisation. Die Typ-3-Frakturen sind erheblich verschoben oder zertrümmert, obwohl dies keine grundlegende Komponente ist. Folgende Faktoren machen eine offene Fraktur immer zu einer Typ-3-Verletzung: Wunden durch Gewehrschüsse, Schussverletzungen unter hoher Energie, segmentale Frakturen mit Verschiebung, Frakturen mit Verlust eines diaphysären Segmentes, Frakturen mit begleitenden Verletzungen großer Gefäße, die eine Wiederherstellung erfordern, Wunden, die sich in der Landwirtschaft oder anderen hoch kontaminierten Umgebungen ereignet haben, Frakturen durch Quetschung durch ein schnelles Fahrzeug.

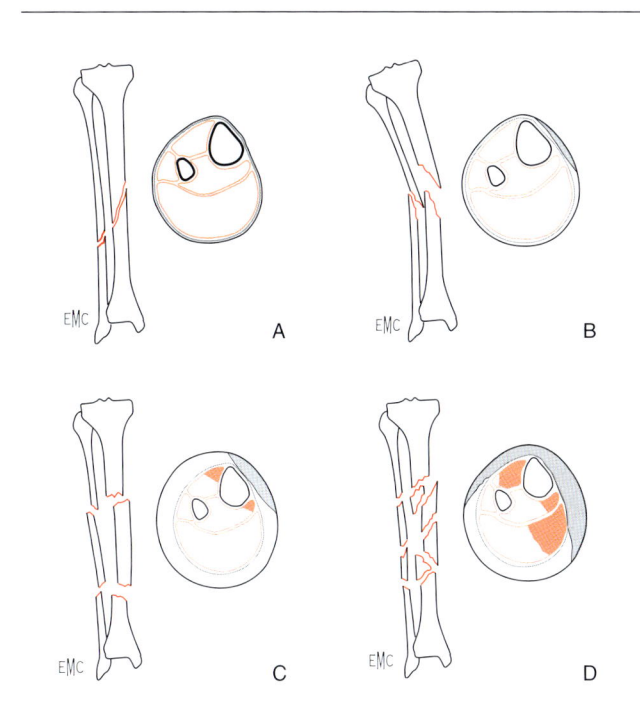

Abb. 5 Tscherne-Klassifikation (8) geschlossener Weichteilverletzungen (wieder gegeben mit freundlicher Genehmigung von Oestern und Tscherne (8)).
A. C0 – einfache Fraktur ohne Weichteilschädigung.
B. C1 – oberflächliche Schürfung, geringe Frakturverschiebung.
C. C2 – tiefe kontaminierte Schürfung mit Kontusion von Haut oder Muskeln, mäßige bis erhebliche Frakturierung.
D. C3 – ausgedehnte Kontusion oder Quetschung, Kompartmentsyndrom, ausgedehnte Fakturierung.

Für diese Klassifikation der Wunden muss die Energie der Verletzung und der Grad der Weichteildevitalisation berücksichtigt werden. Die Typ-3-Wunden lassen sich weiter unterteilen. Offene Frakturen vom Typ 3A sind diejenigen, bei welchen die Ablösung von Periost und Weichteilen vom Knochen begrenzt ist und die Bedeckung des Knochens keine größeren Probleme macht. Gesamt gesehen ist der Weichteilmantel um die Fraktur üblicherweise relativ gut erhalten. Bei offenen Frakturen vom Typ 3B sind Weichteile und Periost ausgedehnt vom Knochen abgelöst, die Devitalisation oder der Verlust der Weichteile erfordert üblicherweise zum Verschluss örtliche Lappen oder freien Gewebetransfer. Als Typ 3C werden Frakturen bezeichnet, die mit einem schweren Gefäßschaden einhergehen, der zum Erhalt der Extremität einen wieder herstellenden Eingriff erfordert.

Die Klassifikation offener Frakturen mit dem Gustilo-Anderson-System (4, 5) erfordert sowohl eine objektive wie subjektive Beurteilung der verletzten Extremität. Die Klassifikation einer offenen Fraktur sollte zum Zeitpunkt des operativen Débridements der Weichteile erfolgen. Versuche, eine offene Fraktur vor Klärung und sorgfältigem Débridement der Weichteile zu klassifizieren und dabei über die Behandlung zu entscheiden, können zu Fehlern führen.

P. Schandelmaier, A. Seekamp, H. Tscherne, C. Krettek

Tabelle I   Klassifikation der Tibiafrakturen nach Ellis (2) mit Modifikationen (9). Das System berücksichtigt den Grad der Weichteilverletzung, die Beschreibung der Fraktur und die Anamnese. Zur Zuteilung der Fraktur wird der jeweils schwierigste Faktor verwendet.

Frakturcharakteristika	gering	mäßig	groß
Verschiebung	0–50%	>50%	Diastase zwischen Tibia und Fibula
Zertrümmerung	0–minimal	0 oder 1 „Schmetterlings"-Fragment	>1 freies Fragment, segmental
Wunde	geschlossen Grad 0 offen Grad 1	geschlossen Grad 0 offen Grad 1	geschlossen Grad 0 offen Grad 1
Energie	niedrig	mäßig	hoch, „crush"
Frakturform	spiralig	schräg, quer	quer, fragmentiert

Die AO-Gruppe hat eine Klassifikation offener Frakturen zur Einteilung der Weichteilverletzungen vorgeschlagen, die zusammen mit dem Fraktur-Klassifikationssystem verwendet werden kann. Die Klassifikation der Weichteile bezieht sich auf das Ausmaß der Verletzung des Integuments (IO für offene Verletzungen), Muskel-, Sehnenverletzungen (MT) und neurovaskuläre Verletzungen (NV) (6). In Hannover wurde eine Fraktur-Skala entwickelt, die Knochenverlust, Deperiostierung, Ischämie, Muskelschädigung, neurovaskuläre Schädigung und Kompartmentsyndrome, Kontamination durch Fremdkörper und den Zeitabstand zwischen Verletzung und Behandlungsbeginn berücksichtigt.

Trafton's (9) modifiziertes Ellis-System (2) zur Klassifikation der Tibiafrakturen (Tab. I) bietet möglicherweise eine Vereinfachung der Klassifikation im Vergleich zu dem detaillierten und etwas umständlichen AO-ASIF-System zur Praktureinteilung.

Literatur

[1] Brumback RJ, Jones AL. Interobserver agreement in the classification of open fractures of the tibia. *J Bone Joint Surg Am* 1994 ; 76 : 1162–1165

[2] Ellis H. The speed of healing after fracture of the tibial shaft. *J Bone Joint Surg Br* 1958 ; 40 : 42–46

[3] Gustilo RB. Interobserver agreement in the classification of open fractures of the tibia. The results of a survey of two hundred and forty-five orthopaedic surgeons [letter]. *J Bone Joint Surg Am* 1995 ; 77 : 1291–1292

[4] Gustilo RB, Anderson JP. Prevention of infection in the treatment of one thousand and twentyfive open fractures of long bones. *J Bone Joint Surg Am* 1976 ; 58 : 453–458

[5] Gustilo RB, Mendoza RM, Williams DN. Problems in the management of type III (severe) open fractures: A new classification of type III open fractures. *J Trauma* 1984 ; 24 : 742–746

[6] Müller ME, Allgöwer M, Schneider R, Willenegger H. Manual of internal fixation. Berlin : Springer-Verlag, 1991

[7] Müller ME, Nazarian S, Koch P, Schatzker J. The comprehensive classification of fractures of long bones. Berlin : Springer-Verlag, 1990

[8] Oestern HJ, Tscherne H. Classification of closed soft tissue injuries. In : Tscherne H, Gotzen L eds. Fractures with soft tissue injuries. Berlin : Springer-Verlag, 1984

[9] Trafton PG. Closed unstable fractures of the tibia. *Clin Orthop* 1988 ; 230 : 58–67

Konservative Behandlung geschlossener Tibiaschaftfrakturen

W. Wodzislawski

Abstract

Die konservative Behandlung geschlossener Tibiaschaftfrakturen besteht in der Reposition der Fraktur und ihrer Immobilisation bis zur knöchernen Heilung. In diesem Beitrag werden die Techniken zur Reposition und Verhinderung erneuter Verschiebungen dargestellt. Bei einer Winkelfehlstellung wird die Keilung des Gipses empfohlen. Der Gipsverband wird über zwölf Wochen belassen, dann entfernt und klinische und radiologische Untersuchungen durchgeführt. Kontrollen erfolgen alle sechs Wochen. Die Belastung der Extremität ist möglich, sobald auf dem Röntgenbild äußerer Kallus erscheint. Mit diesem Vorgehen ließ sich bei 83% der Fälle eine knöcherne Heilung nach 23,4 Wochen erreichen. Es bestand eine Einschränkung der Kniebeweglichkeit bei 9% der Frakturen, der Sprunggelenksbeweglichkeit bei 45% und eine Beinverkürzung in 18%. Die Gründe der Heilungsstörungen werden analysiert. In den meisten dieser Fälle wurde mit guten klinischen Ergebnissen eine Knochentransplantation durchgeführt. Heilungsstörungen sind daher behandelbare Komplikationen. Eine Osteomyelitis scheint eine wesentlich gefährlichere Komplikation zu sein. Sie tritt jedoch bei konservativer Behandlung kaum auf.

Schlüsselworte
Unterschenkel, Tibia, Tibiaschaftfrakturen, geschlossene Frakturen, konservative Behandlung

Einleitung

In den letzten Jahren entwickelten sich rasch neue Methoden zur Fixation von Frakturen. Fortschritte in der Anästhesie und Asepsis ermöglichten sichere operative Behandlungen. Daher haben sich die Chirurgen öfters dazu entschlossen, Tibiaschaftfrakturen operativ zu behandeln. Ein konservatives Vorgehen bleibt jedoch der „Eckstein" der Frakturbehandlung. Dies gilt besonders für Tibiaschaftfrakturen in besonders ausgewählten Fällen. Eine klassische konservative Behandlung beinhaltet folgendes:
- Reposition der Fraktur,
- Immobilisation bis zu knöchernen Heilung entsprechend den Pott-Prinzipien,
- keine Belastung,
- Rehabilitation (Wiederherstellung der normalen Funktion).

Die anatomische Reposition der Tibiafraktur bleibt das grundlegende Behandlungsprinzip. Die Reposition selbst ist nicht schwierig, da die Tibia nur von Haut bedeckt ist. Viel schwieriger ist es, diese Reposition zu erhalten. Dies gilt besonders für primär instabile, spiralförmige oder Mehrfragmentfrakturen. Die Wahrscheinlichkeit der knöchernen Heilung steigt signifikant an, wenn der Kontakt zwischen den Knochenfragmenten zwischen 50 und 90% beträgt (28).

Technisches Vorgehen

Die Reposition einer Tibiafraktur sollte so rasch als möglich erfolgen. Sie wird unter Narkose durchgeführt. Hierdurch ist Schmerzfreiheit und vollständige Muskelentspannung gewährleistet und damit das Vorgehen vereinfacht. Zur Reposition sind drei Personen erforderlich. Ein Assistent hält das Bein im Bereich des Kniegelenks, das mit 20 bis 30° leicht flektiert ist (Abb. 1). Der Chirurg hält das Bein am Fuß und manipuliert unter Zug die Tibia entsprechend ihrer Achse und reponiert hierbei Winkel- und Rotationsverschiebungen.

Die aufzuwendende Kraft kann leicht wegen der oberflächlichen subkutanen Lage der Tibia kontrolliert werden. Wenn die Reposition ausreichend ist, wird die Abwinkelung des Kniegelenks auf etwa 10° zurückgenommen, der axiale Zug aber aufrecht erhalten. Die dritte Person umwickelt das Bein mit einer dünnen Polsterung. Der Fersenbeinhöcker wird doppelt gepolstert und dann der Gips angelegt. Es ist sehr wichtig, dass das Bein mit der Handfläche unter dem Knie abgestützt wird, solange am Fuß gezogen wird und eine Handfläche unter der Fraktur zu haben, bis die Immobilisation vollständig abgeschlossen ist (Abb. 1). Der Gips reicht von den Zehen bis zur Leiste. Er wird an den Femurkondylen und an der Tibia modu-

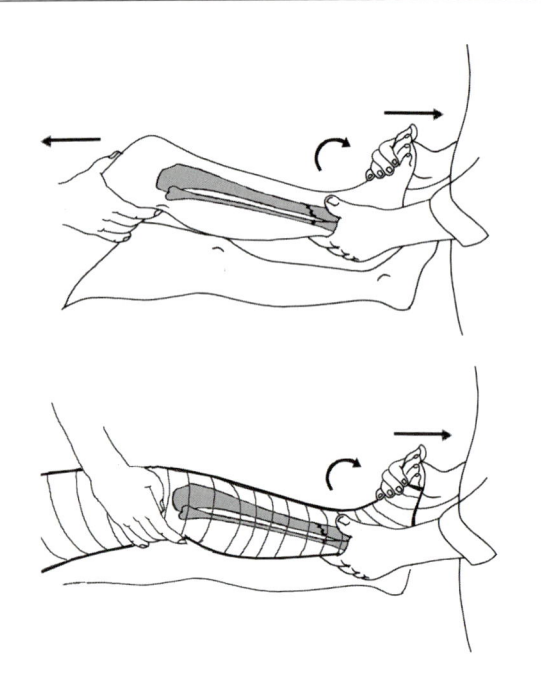

Abb. 1 Reposition der Fraktur.

liert. Dabei werden die Patella, das Fibulaköpfchen, die Achillessehne und die Malleolen ausgespart. Das Knie ist um 10° gebeugt, das Sprunggelenk steht in 90°.
Wenn Schwierigkeiten bestehen, die Fragmente zu extendieren oder die Fraktur zu reponieren, kann der Patient auf einem Frakturtisch gelagert werden. Der Fuß wird dann in einem Zugapparat fixiert. Dies hilft die Fragmente zu extendieren und die Fraktur zu reponieren (Abb. 2). Böhler schlug zur Reposition einen Zug am Skelett durch den Fersenbeinhöcker vor (13, 35). Dagegen empfahl Watson-Jones eine supramalleoläre Traktion. Nach seiner Meinung entsteht hierdurch ein kleineres Infektionsrisiko als bei einer Drahtextension durch das Fersenbein (34). Bei dieser Zugtechnik ist es auch leichter, das distale Fragment zu kontrollieren (36). Karlstrom und Olerud warnen jedoch vor einer supramalleolären Traktion (13). Sie nehmen an, dass dies der Grund für Bewegungsstörungen des Sprunggelenks ist. Rix hängt das Bein bei 90° gebeugtem Knie über die Tischkante (5). Die Reposition der Fraktur geschieht durch das Gewicht der hängenden Tibia. Nach Reposition der Fraktur legt er einen Gips bis zum Kniegelenk an, der dann nach Röntgenkontrolle am gestreckten Knie bis zum Oberschenkel verlängert wird.

Die Reposition einer Tibiafraktur sollte keine Schwierigkeiten machen, da nur selten eine Interposition von Weichteilen gegeben ist.

Ein wesentlich größeres Problem scheint es zu sein, die Reposition aufrecht zu erhalten. Dies gilt vor allem für instabile, schräge und Mehrfragmentbrüche, bei denen trotz korrektem Gips erneute Verschiebungen auftreten können. Darum muss der Gips an den Oberschenkelkondylen anmodelliert werden. Einige Autoren empfehlen die Inkorporation eines supramalleolären Extensionsnagels in den Gips für 3–6 Wochen (11, 22, 34). Andere Autoren wählen hierzu den Fersenbeinhöcker (14, 30, 34). Nicoll erzielte gute Repositionen mit einem Steinmann-Nagel im Bereich der Tuberositas tibiae. Der Gips wird dann um den Nagel gewickelt (16). Anderson et al. verwendete 3 Steinmann-Nägel: Zwei wurden im proximalen und einer im distalen Fragment eingesetzt (1). Er ist der Ansicht, dass nur ein Nagel im proximalen Fragment immer noch eine Rotation erlaubt. Tylman und Dziak schlugen vor, die Fraktur durch 2 Kirschner-Drähte, die durch die Haut unter Röntgenkontrolle durch die Fraktur gebohrt werden, zu stabilisieren (31). Der Autor nennt diese Methode „Minimal-Osteosynthese". Kann diese operative Behandlung aber Osteosynthese genannt werden oder ist sie nur eine Methode, um einer erneuten Frakturverschiebung vorzubeugen?

Nach Reposition und Immobilisation wird die Stellung röntgenologisch kontrolliert. Wenn die Fragmente gut ausgerichtet sind, wird die konservative Behandlung weiter geführt. Abwinkelungen unter 5° werden nicht korrigiert. Brown ist der Ansicht, dass Abwinkelun-

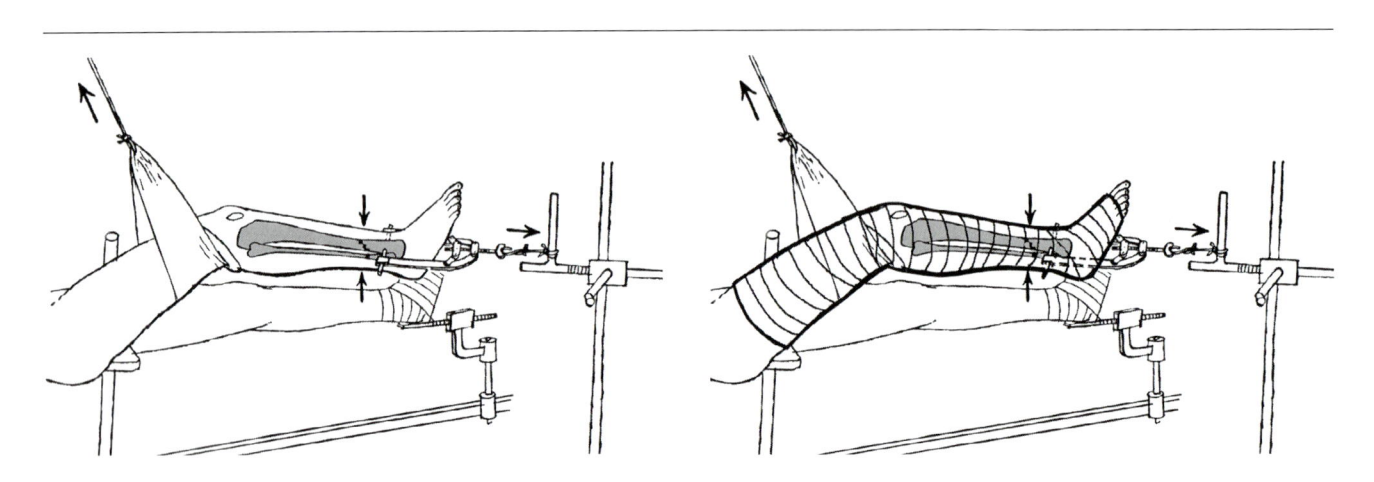

Abb. 2 Reposition auf einem Frakturtisch.

gen von 5 bis 7° die Funktion der Extremitäten nicht beeinträchtigen (5). Surman korrigiert keine Fehlstellungen unter 6° (29), Wihlborg bei 5° (35).

Wenn ein restlicher Winkel zwischen den Fragmenten besteht, kann die Stellung durch eine Gipskeilung verbessert werden. Dies erfolgt mit einem offenen Keil. Der erforderliche Korrekturwinkel wird auf dem Röntgenbild ausgemessen. Auf Höhe der Fraktur wird auf der Seite, auf die das distale Fragment abgewinkelt ist, der Gips halbkreisförmig aufgeschnitten. Der Gips wird dann gebrochen und die Kanten aufgespreizt. Es ist zu empfehlen, dass der Öffnungswinkel etwas größer ist als der auf dem Röntgenbild gemessene Winkel der Fehlstellung. Dann werden zwei Holzblöcke in der korrekten Höhe zwischen die Kanten des Gipsverbands geklemmt.

Nach Röntgenkontrolle kann der Gips wieder zirkulär verschlossen werden (Abb. 3).

Ist die Reposition ausreichend bleibt der Patient mit hoch gelagertem Bein im Bett. Vom ersten Tag an werden isometrische Übungen der Muskeln (im Gips) und Zehenbewegungen durchgeführt. Alle Patienten über 40 und alle Patienten mit Krampfadern, früheren venösen Thrombembolien und alle Patienten mit kontusionierter Haut nach einem direkten Trauma unter hoher Energie erhalten systematisch eine Thromboseprophylaxe. Die Schmerztherapie erfolgt nach Bedarf. Besonders wichtig ist die Kontrolle der Zehen. Wenn trotz Hochlagerung und Analgesie Schwellung und Schmerz an den Zehen zunehmen, sind Gips und Polsterung sofort aufzuschneiden. Diese Situation ist meist Folge eines zu engen Gipsverbands. Die Möglichkeit eines Kompartmentsyndroms (22) darf jedoch nicht außer Acht gelassen werden. Nach Rückgang der Schwellung, zwischen dem 4. und 7. Tag, kann der Patient aufstehen und anfangen, an Krücken zu gehen.

Röntgenbilder in 2 Ebenen durch den Gips sollten unmittelbar nach der Reposition und nach 7–10 Tagen nach Rückgang der Schwellung durchgeführt werden. Dies ist erforderlich, da in dieser Zeit eine gewisse erneute Verschiebung möglich ist. Bei ausreichender Stellung der Fragmente wird die konservative Behandlung weitergeführt.

Der Gips wird über 12 Wochen belassen, der Patient kann ohne Belastung des betroffenen Beins an Krücken gehen.

Dehne ist anderer Ansicht: Er glaubt, dass Belastung zu einer Selbstreposition der Fraktur führen kann und befürwortet daher eine frühe Belastung (8). Nach seiner Meinung sind Schmerzen das einzige Problem bei früher Belastung. Brown erlaubt die Belastung nach Rückgang der Schwellung, üblicherweise nach etwa sieben Tagen (5). Für ihn ist die knöcherne Heilung das wichtigste Ziel der Behandlung. Er fürchtet sich nicht vor Verkürzungen selbst bis zu 2,5 cm. In seiner Serie heilten die meisten Frakturen mit einer Verkürzung von 12 mm.

Nach 12 Wochen wird der Gips entfernt und die Fraktur klinisch und radiologisch überprüft. Das klinische Bild (Fehlen von pathologischer Beweglichkeit und Schmerzen auf Höhe der Fraktur) sollte darüber entscheiden, ob eine weitere Gipsbehandlung erforderlich ist. Nach einer Gipsruhigstellung über so lange Zeit ist das Röntgenbild oft nicht eindeutig (6). Die Immobilisation wird beendet, wenn keine pathologische Beweglichkeit besteht und diskrete Zeichen einer Knochenneubildung auf dem Röntgenbild sichtbar sind. Der Patient nimmt Rehabilitationsübungen auf, um die Beinmuskulatur wieder aufzubauen und den Bewegungsumfang von Knie- und Sprunggelenken zu verbessern. Die Belastung des Beins ist weiterhin untersagt. Alle 6 Wochen werden klinische und röntgenologische Untersuchungen durchgeführt. Während dieser Zeit bestimmt das Röntgenbild die Behandlung. Die Fraktur wird als geheilt angesehen, wenn externe Kallusschatten im Röntgenbild erscheinen. Ab dann ist eine Belastung des Beins möglich. Manche Autoren empfehlen eine Weiterbehandlung in einer Gehschiene (1, 9, 21). Watson-Jones (34) warnt vor einem Unterschenkelgips, da er glaubt, dass diese Art der Immobilisation Drehbewegungen nicht verhindert und Störungen der Bruchheilung verursacht.

Andere Techniken

Eine andere Behandlungstechnik wurde von Sarmiento (24, 25) entwickelt. Aufgrund seiner eigenen Erfahrungen kam er zu dem Schluss, dass eine vollständige Immobilisation der Nachbargelenke für eine Frakturbehandlung nicht grundlegend wichtig ist. Nach Reposition legt er einen Funktionsgips an, der die Oberschenkelkondylen seitlich umfasst und sich ventral unter der Tuberositas tibiae abstützt (wie eine „Patellarbearing"-Prothese). Der Gips wird am M. gastrocnemius anmodelliert und auf Höhe des Sprunggelenks ein Scharnier mit einem Schuh angebracht. Vollständige Bewegungen des Sprunggelenks und Kniegelenks und die Belastung des Beins sind möglich.

Nach Ansicht Sarmientos stimuliert die Belastung die Muskelaktivität und die thermischen, vaskulären und metabolischen Konditionen, die zu einer normalen Frakturheilung führen. Für Sherman et al. schränken die hohen Kosten dieses Apparats das Interesse an dieser Methode ein (26).

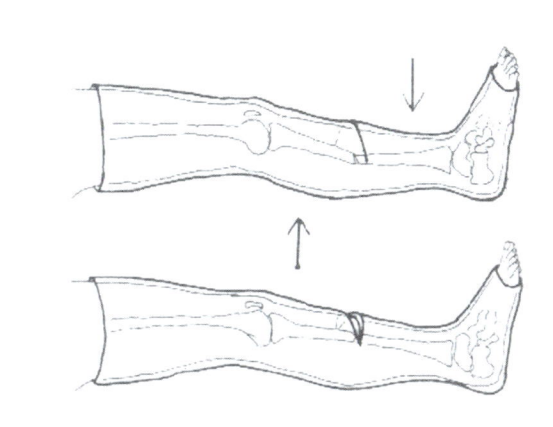

Abb. 3 Technik der Gipskeilung.

Hippocrates führte die Behandlung durch Längszug ein (32). Die langsame Reposition der Fraktur wurde durch Zug am Fersenbein erreicht und bis zur Heilung aufrecht erhalten. Kay et al. schlugen die Stabilisation des Beins durch 2 Sandsäcke vor (14). Diese Methode ist nun wegen der langen Hospitalisationsdauer und der Gefahr von Heilungsstörungen obsolet. Sie kann jedoch als Vorbereitung für eine operative oder nichtoperative Behandlung über 7–10 Tage angewendet werden (19, 23, 33, 35).

Ergebnisse und Komplikationen

Die Vorbehalte gegen eine konservative Behandlung sind, dass die lange Immobilisation des Beins die Knie- und Sprunggelenksbewegungen einschränkt und eine inkomplette Reposition zu einer Heilung unter Verkürzung führt, die Heilung verzögert und Heilungsstörungen auslöst.

In den Ergebnissen meiner eigenen Gruppe von 157 geschlossenen Tibiafrakturen, die mit der klassischen Methode konservativ behandelt worden waren, finden sich 14 Fälle (9,09%) mit eingeschränkter Kniebeweglichkeit. Dies betrifft vor allem Frakturen im proximalen Drittel (26,31% dieser Frakturen). Es fand sich kein Streckausfall. Die Kniebeugung betrug nur bei zwei Patienten weniger als 90°. Der erste Patient hatte früher eine Fraktur des Tibiaschafts derselben Seite, die mit einem Marknagel versorgt worden war. Der zweite Patient entwickelte nach einer Trümmerfraktur des proximalen Drittels eine Osteomyelitis. Die Verringerung der Kniebeweglichkeit stand in keinem Zusammenhang mit der Dauer der Immobilisation. Andere Autoren haben ähnliche Ergebnisse publiziert (13, 15, 16, 18, 20).

Die Abnahme der Sprunggelenksbeweglichkeit ist ein schwereres Problem. Dies fand sich in 69 Fällen (44,8%). Häufig (in 48 Fällen) war die Dorsalflexion verringert. Ein alleiniger Verlust an Plantarflexion fand sich in 3 Fällen. Er betrug jedoch nicht mehr als 10°. Eine größere Funktionseinschränkung fand sich bei 8 Frakturen (5,09%), meist bei Frakturen des distalen Drittels (51,7% dieser Frakturen). In diesen Fällen hing die Bewegungseinschränkung nicht von der Dauer der Immobilisation ab. Andere Autoren berichten über eine Abnahme der Sprunggelenksbeweglichkeit nach konservativer Behandlung: Boehler in 14% der Fälle, Nicoll (25%) (16), Paul (42%) (13), Pun et al. (25%) (20), Merchant und Dietz (25%) (15), Oni et al. (43%) (18). Auch sie kamen zu dem Schluss, dass die Dauer der Immobilisation nicht der Grund für die Bewegungseinschränkung in diesem Gelenk war.

Eine Längenveränderung des Beins fand sich in 29 Fällen: 28-mal (18,18%) eine Verkürzung und einmal eine Verlängerung von 0,5 cm. In den meisten Fällen war die Verkürzung gering, nicht mehr als 2 cm, nur in zwei Fällen größer: Der erste Patient hatte eine Osteomyelitis durchgemacht und beim zweiten hatte sich eine hypervaskuläre Pseudarthrose entwickelt. Geringe Verkürzungen bis zu 1 cm beeinträchtigten nicht die normale Extremitätenfunktion und waren schwer zu messen. Dehne (8), Sarmiento (25) und Wihlborg (35) sind derselben Ansicht.

Die knöcherne Durchbauung und der Zeitbedarf wurden in meiner Gruppe von 238 Frakturen analysiert. Eine problemlose Heilung fand in 198 Fällen statt (83,19%). Sie war nach 23,4 Wochen abgeschlossen. Andere Autoren erreichten sowohl nach konservativer wie operativer Therapie eine raschere Heilung (10, 12, 13, 16–18, 33, 35). Störungen der Bruchheilung traten bei 40 Frakturen auf (16,8%), hierbei fanden sich 30 Frakturen mit verzögerten Heilungen, 7 Pseudarthrosen und 3 Refrakturen.

Tabelle I zeigt die möglichen Gründe der Heilungsstörungen bei diesen Patienten. Häufig ist es mehr als ein Grund. Der häufigste Grund ist ein zu kleines Kontaktgebiet der Knochenfragmente, vor allem bei Querfrakturen. Bei Schräg- und Spiralfrakturen waren Frakturverschiebungen trotz des Gipsverbands der häufigste Grund für Heilungsstörungen.

Bei 36 Patienten wurde eine operative Behandlung in die Wege geleitet. Diese erfolgte durchschnittlich 16 Wochen nach dem Trauma (zwischen der 8. und der 34. Woche). Bei allen konnte eine Durchbauung erreicht werden. Zwei Pseudarthrosen wurden nicht operiert: Die erste wegen internistischer Kontraindikationen und die zweite, da der Patient diese Behandlung ablehnte. Zwei Refrakturen wurden konservativ mit zufriedenstellenden Ergebnissen behandelt.

Tabelle I Mögliche Ursachen der Heilungsstörung

	Zu ausgedehnt	Zu kleine Kontaktfläche	Sekundäre Bewegungen im Gips	Zu frühe Belastung	Gipskeilung oder Reposition nach 14 Tagen	Mehrfache Repositionen	Interposition	Segmental	Unbekannt
Quer	3	9	2	1	3	0	1	0	1
Schräg	2	1	6	3	2	0	1	0	0
Mehrfragment	3	4	1	1	0	1	1	0	0
Segmental	0	0	0	0	0	0	1	2	0
Total	8	14	9	5	5	1	4	2	1

Tabelle II   Einfluss von Lage und Verlauf der Frakturlinie auf die Rate von Heilungsstörungen am Tibiaschaft

	Proximales Drittel	Mediales Drittel	Medial-distaler Übergang	Distales Drittel	Mehrere Höhen	%
Quer	3	6	1	5	0	23,07
Schräg	0	2	4	8	0	13,30
Mehrfragment	0	3	2	3	0	13,50
Segmental	0	0	0	0	3	33,30
%	10	18,9	14,2	16,8	42,8	

In der Literatur haben die Autoren eine kleinere Zahl von Durchbauungsstörungen nach konservativer Behandlung (zwischen 4 und 10%) angegeben (1–3, 5). Nach Ansicht des Autors ist von einem Fehlschlag zu sprechen, wenn die Fraktur nach 16–20 Wochen nicht verheilt ist. Wir wechseln durchschnittlich in der 16. Woche auf eine operative Behandlung. Bei 20 Patienten haben wir sogar früher operiert. Vielleicht wären einige dieser Frakturen allein mit einem Gipsverband und ohne unseren chirurgischen Eingriff noch geheilt. Eine ähnliche „aggressive" Behandlung wird von Karlstrom und Olerud empfohlen. Sie gehen davon aus, dass bestimmte Frakturen für Heilungsstörungen prädisponiert sind und dass bei der ersten Kontrolle nach 8–12 Wochen Knochentransplantate zur Verbesserung der Heilung eingebracht werden sollten (13).

Welche Tibiafrakturen sollten als prädisponiert für Heilungsstörungen bei konservativer Therapie angesehen werden? Wir können aus der Analyse unserer Komplikationen gewisse Rückschlüsse ziehen (Tab. II). Überraschenderweise fanden sich bei unseren Patienten Heilungsstörungen vermehrt im mittleren Drittel, aber nicht an der berühmten Grenze zwischen dem mittleren und dem distalen Drittel. Die Unterschiede zwischen diesen 3 Höhen sind jedoch minimal, nicht mehr als 4%. Der Verlauf der Fraktur scheint von größerer Bedeutung zu sein. Wir fanden Heilungsstörungen fast doppelt so häufig bei Querfrakturen als bei anderen. Häufigste Ursache einer Querfraktur im mittleren Schaftdrittel ist ein direktes Trauma. Offensichtlich heilen stabile Frakturen gut. Sehr kleine Frakturoberflächen benötigen jedoch eine sehr präzise, fast anatomische Reposition, die mit konservativen Methoden manchmal sehr schwer zu erreichen ist. Nächster Grund sind sekundäre Verschiebungen der Fraktur im Gipsverband, vor allem instabile Schrägfrakturen. Daher sollte eine operative Behandlung in Erwägung gezogen werden, wenn bei den Röntgenkontrollen die Verschiebung einer Schrägfraktur im Gipsverband zu beobachten ist.

Bei der konservativen Behandlung können einige Risiken der operativen Behandlung vermieden werden (4, 7, 27). Die Gefahr einer Osteomyelitis ist minimiert. Diese Komplikation findet sich vor allem bei Tibiafrakturen und tritt nur gelegentlich bei konservativer Behandlung auf. In unserer Serie fanden sich 2 solcher Patienten (0,84%). Der erste Patient wurde bei einem Straßenunfall verletzt und erlitt ein stumpfes Bauchtrauma. Bei der Revision am 4. Tag fand sich eine Ruptur der Gallenblase. Die zweite Komplikation trat bei einem Patienten mit einer instabilen Schrägfraktur auf. Bei der Reposition wurde diese mit 2 Kirschner-Drähten, die durch die Haut eingebracht wurden, stabilisiert. Die Infektion ereignete sich an diesen Drähten. Jeder der schon einmal eine Tibiaosteomyelitis operiert hat, weiß, dass diese Patienten trotz vieler Operationen und verschiedenen und mehrfachen Antibiotikagaben „zurück kommen". Ein Patient mit einer iatrogenen Osteomyelitis führt zu Gewissensbissen des Behandelnden.

Indikationen

Obwohl viel bessere Methoden der operativen Osteosynthese entwickelt wurden, bleibt die konservative Behandlung geschlossener Tibiaschaftfrakturen weiterhin vertretbar. Es gibt keine absoluten Indikationen und Kontraindikationen für eine nicht-operative Behandlung geschlossener isolierter Tibiaschaftfrakturen. Es sollte immer versucht werden, die Frakturen durch nicht-operative Maßnahmen zu reponieren. Wenn dies nicht erfolgreich gelingt, sollte eine Operation in die Wege geleitet werden. Wenn die Reposition ausreichend ist, kann die konservative Behandlung weiter geführt werden. Die knöcherne Durchbauung ist zu überwachen, um, wie oben beschrieben, Heilungsstörungen zu bemerken. Diese Frakturen sind komplikationsanfällig, die meisten heilen jedoch sehr gut. Wenn die Durchbauung nicht mehr fortzuschreiten scheint, sollte eine Knochentransplantation erfolgen.

Schließlich ist darauf hinzuweisen, dass jede Fraktur und jeder Patient ein individuelles Problem darstellt. Die Entscheidung für eine operative oder nicht-operative Behandlung sollte auf einer realistischen Beurteilung der Vorteile und Gefahren jeder Methode basieren. Bei Tibiaschaftfrakturen bei Mehrfachverletzten, nach Fehlschlag einer nicht operativen Behandlung, begleitenden Kompartmentsyndromen oder Heilungsstörungen sollte eine operative Behandlung in Erwägung gezogen werden.

Literatur

[1] Anderson LD, Wiley CH, Wright PE, Disney JM. Fractures of the tibia and fibula treated by casts and transfixing pins. *Clin Orthop* 1974 ; 105 : 179–192

[2] Bedford A, Angel J. Controlled pressure casting of the tibial fractures: preliminary report. *Injury* 1981 ; 13 : 27–33

[3] Bone LB, Sucato D, Stegemann PM, Rohrbacher BJ. Displaced isolated fractures of the tibial shaft treated with either a cast or intramedullary nailing. *J Bone Joint Surg Am* 1997 ; 79 : 1336–1341

[4] Bostman O, Pihlajamaki H. Routine implant removal after fracture surgury: a potentially reducible consumer of hospital resources in trauma units. *J Trauma* 1996 ; 41 : 846–849

[5] Brown PW. The early weight-bearing treatment of tibial shaft fractures. *Clin Orthop* 1974 ; 105 : 167–178

[6] Catermole HC, Cook JE, Fordham JN, Muckle DS, Cunningham JL. Bone mineral changes during tibial fracture healing. *Clin Orthop* 1997 ; 339 : 190–196

[7] Cimino WG, Corbett ML, Leach RE. The role of closed reduction in tibial shaft fractures. *Orthop Rev* 1990 ; 19 : 233–240

[8] Dehne E. Ambulatory treatment of the fractured tibia. *Clin Orthop* 1974 ; 105 : 192–201

[9] Eluszkiewicz S. Porównanie operacyjnego i zachowawczego sposobu leczenia skosnych i spiralnych zlamań kosci goleni. *Chir Narz Ruchu Ortop Pol* 1971 ; 36 : 289–296

[10] Ferrandez L, Curto J, Ramos L, Guiral J, Usabiaga J, Arnold R. Vergleichende Studie zwischen konservativer orthopädischer Therapie und der intramedullaren Osteosynthese diaphysarer Tibiafrakturen. *Unfallchirurg* 1991 ; 94 : 331–334

[11] Grabowski M, Rzepecki A, Sawicki S, Baczkowski B. Leczenie spiralnych zlaman trzonu kosci piszczelowej. *Chir Narz Ruchu Ortop Pol* 1978 ; 43 : 367–372

[12] Hooper GJ, Keddell RG, Penny ID. Conservative management of closed nailing for tibial shaft fractures. *J Bone Joint Surg Br* 1991 ; 73 : 83–85

[13] Karlstrom G, Olerud S. Fractures of the tibial shaft. *Clin Orthop* 1974 ; 105 : 82-114

[14] Kay L, Hansen BA, Raaschau HO. Fractures of the tibial shaft conservatively treated. *Injury* 1986 ; 17 : 5–11

[15] Merchant TC, Dietz FR. Long-term follow-up after fractures of the tibial and fibular shafts. *J Bone Joint Surg Am* 1989 ; 70 : 599–606

[16] Nicoll EA. Closed and open management of tibial fractures. *Clin Orthop* 1974 ; 105 : 144–153

[17] Oni OO, Dunning J, Mobbs RJ, Gregg PJ. Clinical factors and the size of the external callus in tibial shaft fractures. *Clin Orthop* 1991 ; 273 : 278–283

[18] Oni OO, Hui A, Gregg PJ. The healing of closed tibial shaft fractures. *J Bone Joint Surg Br* 1988 ; 70 : 787–790

[19] Pearce MS. Calcaneal pin traction in the management of unstable tibial fractures. *Aust NZ J Surg* 1993 ; 63 : 279–283

[20] Pun WK, Chow SP, Fang D, Ip FK, Leong JC, Ng C. A study of function and residual joint stiffness after functional bracing of tibial shaft fractures. *Clin Orthop* 1991 ; 267 : 157–163

[21] Rafalski Z. Uwagi techniczne o róznych sposobach stabilizacji odlamów kostnych. *Chir Narz Ruchu Ortop Pol* 1986 ; 51 : 10–15

[22] Ramotowski W. Traumatologia Narzadu Ruchu. Warszawa : PZWL, 1988 ; vol II : ch. 13

[23] Rhinelander WF. Tibial blood supply in relation to fracture healing. *Clin Orthop* 1974 ; 105 : 34–81

[24] Sarmiento A. A functional below-the-knee cast for the tibial fractures. *J Bone Joint Surg Am* 1967 ; 49 : 855–875

[25] Sarmiento A. Functional bracing of tibial fractures. *Clin Orthop* 1974 ; 105 : 202–219

[26] Sherman KP, Shakespeare CT, Nelson N, Fyfe C. A simple adjustable functional brace for tibial fractures. *Injury* 1986 ; 17 : 15–18

[27] Simko P, Slivka M, Brix M, Latal J. Sucasne trendy v liecbe zlomenin predkolenia. *Bratisl Lek Listy* 1991 ; 92 : 392–401

[28] Sisk TD. Campbell's operative orthopaedics. St Louis : CV Mosby, 1980

[29] Surman RK. Orthoplast brace for treatment of tibial shaft fractures. *Injury* 1981 ; 13 : 133–138

[30] Szenderowicz K. Postepowanie zachowawcze w leczeniu zlaman trzonu kosci piszczelowej. *Polski Przeglad Chir* 1980 ; 52 : 881–886

[31] Tylman D, Dziak A. Traumatologia Narzadu Ruchu. Warszawa : PZWL, 1985

[32] Zuk T, Dziak A. Propedeutyka Ortopedii. Warszawa: PZWL, 1977

[33] Van Der Linden W, Larsson K. Plate fixation versus conservative treatment of tibial shaft fractures. *J Bone Joint Surg Am* 1979 ; 61 : 873–878

[34] Watson-Jones R. Zlamania i urazy kosci i stawow. Warszawa : PZWL, 1958

[35] Wihlborg O. The effect of the change in management of displaced tibial shaft fractures. *Helv Chir Acta* 1986 ; 53 : 191–199

[36] Wodzislawski W, Homik J. Zastosowanie wyciagu nadkostkowego w leczeniu zamknietych zlaman trzonow kosci goleni. *Chir Narz Ruchu Ortop Pol* 1992 ; 57 : 359–362

Marknagelung geschlossener Tibiaschaftfrakturen

3

E. Lambiris
P. Megas
D. Giannikas

Abstract

Die Behandlung von Tibiafrakturen ist wegen der anatomischen Besonderheiten, wie der Blutversorgung und der schlechten Weichteilbedeckung, sehr anspruchsvoll. Die Marknagelung scheint die einzige Methode zu sein, mit der die meisten dieser Frakturen behandelt werden können, sofern die korrekten Indikationen berücksichtigt werden. Von größerer Bedeutung ist die präoperative Definition der Fraktur entsprechend der AO-Klassifikation, da sie den Typ der Marknagelung bestimmt. Die erforderliche Ausrüstung umfasst einen orthopädischen Tisch mit der Möglichkeit der Kalkaneusextension, einen Bildwandler und ein geeignetes Instrumentarium. Der Marknagel wird durch die Tuberositas tibiae eingesetzt, die durch eine kleine Hautinzision 3 bis 4 cm unterhalb dem unteren Patellapol freigelegt wird. Der Markkanal wird dann mit speziellen Bohrern aufbereitet. Man beginnt mit dem kleineren 9-mm-Bohrer, ansteigend in 0,5-mm-Schritten. Nach Einbringen des Nagels muss entschieden werden, ob die Fraktur, je nach ihrer Lage, eine proximale oder distale Verriegelung erforderlich macht. Erweiterte Indikationen für eine Marknagelung sind weit proximal oder weit distal liegende Frakturen, Mehrfragment- oder segmentale Frakturen und die Behandlung aseptischer hypertropher oder atropher Pseudarthrosen. Eine Marknagelung kann auch für eine Sprunggelenksarthrodese oder als Alternative zu einer externen Ilizarov-Fixation verwendet werden. Die Marknagelung geschlossener Tibiafrakturen ist eine sichere aber sehr anspruchsvolle Technik einer internen Fixation.

Komplikationen werden vor allem durch technische Fehler während des Eingriffs verursacht. Eine inkorrekte Eintrittsstelle oder Lage des Nagels beeinflusst die anatomische Achse, ein zu kleiner Nagel führt zu Rotations- und axialer Instabilität. Große Frakturspalten verursachen Längenunterschiede und Pseudarthrosen. Relative Indikationen für eine Marknagelung sind ein ARDS-Syndrom, Diaphysenfrakturen mit intraartikulärer Beteiligung und ein drohendes oder bestehendes Kompartmentsyndrom.

Schlüsselworte

Unterschenkel, Tibiafrakturen, Marknagelung, Verriegelungsnagelung, statische Nagelung, dynamische Nagelung

Einleitung

Tibiafrakturen gehen vorwiegend wegen der anatomischen Besonderheiten dieses Knochens mit spezifischen Heilungsproblemen einher. Die Weichteilbedeckung der Tibia ist vor allem auf der Ventral- und Medialseite schlecht. Sie wird nur von einer einzigen Arterie mit Blut versorgt. Die schlechte Weichteilbedeckung macht diesen Knochen für Verletzungen besonders anfällig, wobei häufig offene Frakturen entstehen. Orthopäden und Unfallchirurgen machten sich lange Zeit Gedanken über die Methoden zur Behandlung dieser Frakturen. Obwohl die zunächst verwendeten Techniken für Tibiafrakturen (wie konservative Behandlung, interne Osteosynthese mit Platten und Schrauben oder externe Fixateure) die Probleme einer Wiederherstellung der anatomischen Achse und der Knochenheilung zu lösen schienen, gingen sie doch mit einer hohen Rate von Infektionen, Fehlstellungen, Verkürzungen und Störungen der Knochenheilung einher. Der 1939 entwickelte Küntscher-Nagel löste einige dieser Probleme. Seine Indikationen waren jedoch auf Frakturen im mittleren Drittel begrenzt. Manchmal musste ein zusätzlicher Gipsverband angelegt werden. Häufig kam es zu Komplikationen, wie Drehfehlern oder Beinverkürzungen.

Die geschlossene Marknagelung (MN) der Tibia und vor allem die Verriegelungsnagelung bietet die Lösung zur Behandlung von Tibiafrakturen und Störungen der Knochenheilung. Hierdurch ließen sich auch die Indikationen für eine MN ausweiten. Daher sind heute Tibiafrakturen, die mit einer MN nicht behandelt werden können, seltener. Ein Beispiel sind intraartikuläre Frakturen, die eine anatomische Reposition erfordern. Der Vorteil dieser Methode ist der Zugang außerhalb des Frakturgebiets, der die bereits limitierte Blutversorgung (8) schont und die Drainage des Hämatoms. Dies führt zu einer hohen Heilungs- und geringen Infektionsrate (6).

Eine absolute Vorbedingung für diese Methode ist es, dass ein Bildverstärker intraoperativ zur Verfügung steht. Bei der früheren Durchführung einer MN war die Strahlenexposition des Operationsteams ein wesentlicher Grund für die Zurückhaltung gegenüber dieser Methode. Die Verbesserungen der Bildwandlertechnik

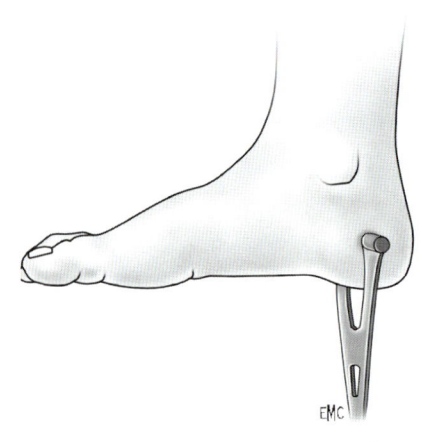

Abb. 1 Ein Steinmann-Nagel wird 2 cm unterhalb und 1 bis 2 cm hinter dem Innenknöchel eingesetzt.

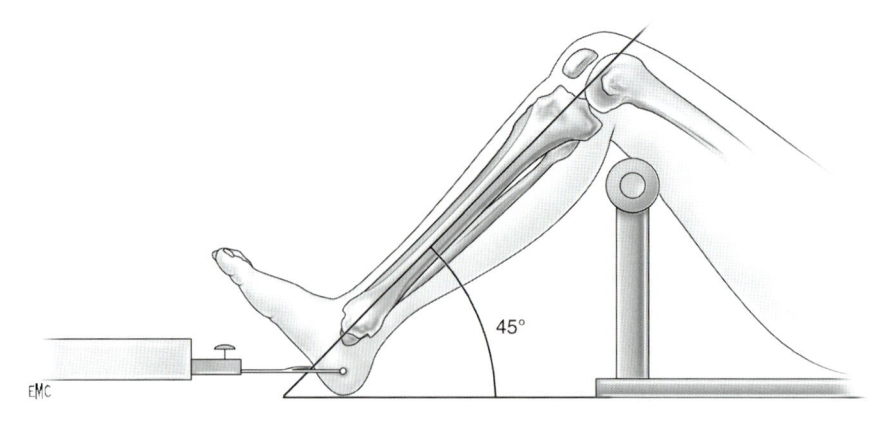

Abb. 3 Die Knieabstützung liegt immer außerhalb der Kniekehle.

haben die Expositionszeit verringert und damit diesen Nachteil eliminiert.
Alle Tibiafrakturen zwischen den proximalen und distalen Verriegelungsstellen können mit einer MN behandelt werden. Der Nagel kann nach Aufbohrung des Markkanals (aufgebohrte Nagelung) oder ohne Aufbohrung des Markkanals (unaufgebohrte Nagelung) eingesetzt werden.

Operationstechnik

Lagerung des Patienten

Der Patient wird in Rückenlage auf dem Frakturtisch gelagert. Wenn eine sichere Extension über die Haut nicht möglich ist, wird ein Steinmann-Nagel durch den Kalkaneus eingesetzt (Abb. 1). Das gesunde Bein auf der Gegenseite wird adduziert und in einer Stütze gelagert, damit der Bildwandler unbehindert bewegt werden kann (Abb. 2). Die Knieabstützung am betroffenen Bein sollte auf der Dorsalseite des distalen Oberschenkels außerhalb der Kniekehle liegen, um eine Gefäßkompression oder Verletzung des N. peroneus am Tibiakopf zu vermeiden (Abb. 3). Die Achse der Tibia muss mit dem Boden einen Winkel von 45–60° bilden, da in dieser Stellung der Nagel unter Vermeidung des unteren Kniescheibenpols leichter eingesetzt werden kann (Abb. 3). Dieser Winkel muss größer sein, wenn eine unaufgebohrte Nagelung erfolgt, da die Eintrittsstelle des Nagels näher am Gelenk liegt. Vor der MN sollte eine anatomische Reposition der Fraktur angestrebt werden, da dies den Eingriff erleichtert und die Infektionshäufigkeit verringert.

Operatives Vorgehen

Die Tuberositas tibiae wird durch eine kleine vertikale Hautinzision 3–4 cm unterhalb des unteren Patellapols, direkt bis auf den Knochen, freigelegt. Die Patel-

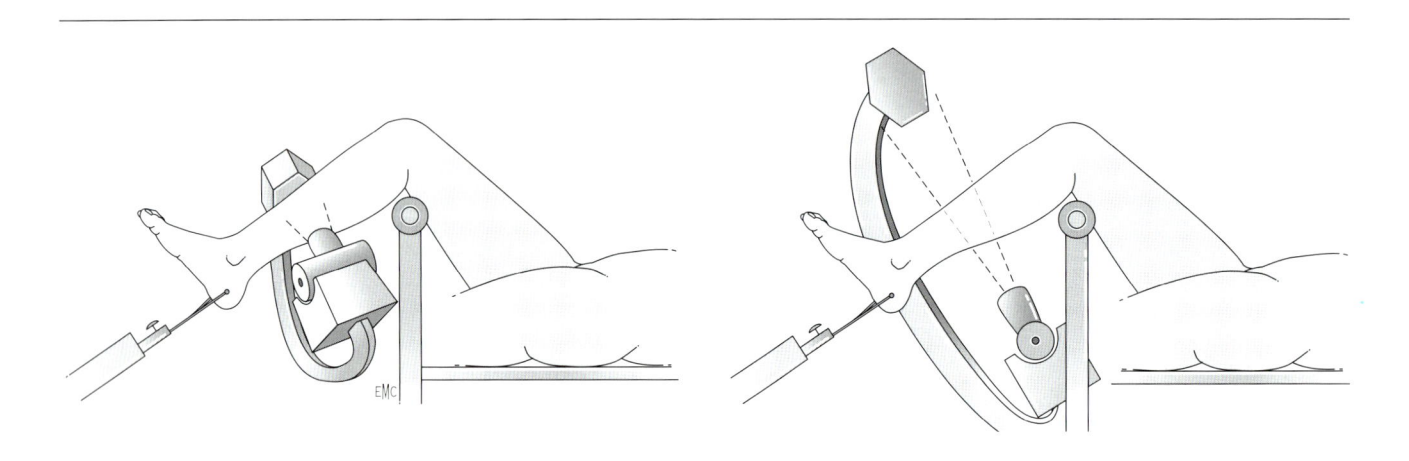

Abb. 2 Das gesunde Bein des Patienten wird auf einer Stütze vollständig adduziert.

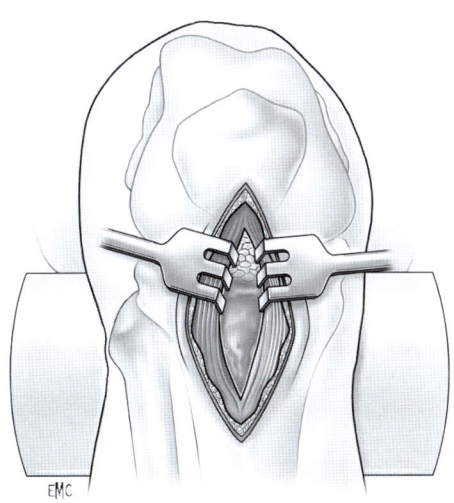

Abb. 4 Die Patellasehne wird gespalten.

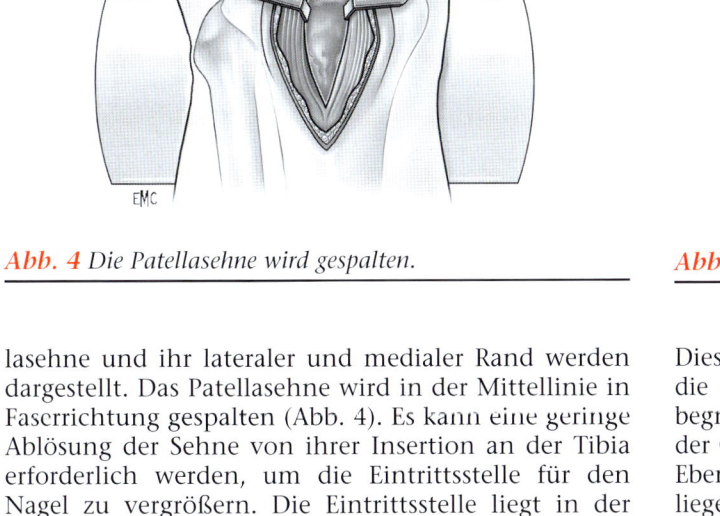

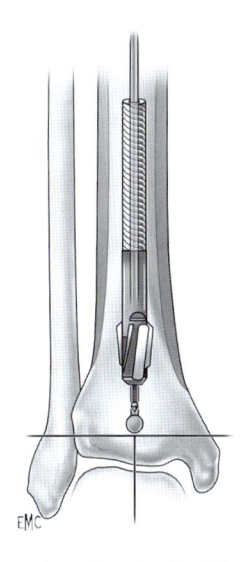

Abb. 6 Der Führungsdorn liegt in der Mitte der Metaphyse.

lasehne und ihr lateraler und medialer Rand werden dargestellt. Das Patellasehne wird in der Mittellinie in Faserrichtung gespalten (Abb. 4). Es kann eine geringe Ablösung der Sehne von ihrer Insertion an der Tibia erforderlich werden, um die Eintrittsstelle für den Nagel zu vergrößern. Die Eintrittsstelle liegt in der Mitte zwischen der Gelenkoberfläche und der Tuberositas, 1 cm medial der Mittellinie. Bei einer ungebohrten Nagelung sollte der Eintrittspunkt weiter proximal, näher am Gelenk, liegen. Der Eintrittspunkt wird mit einer Pfriem erweitert (Abb. 5). Dieser wird vertikal in Richtung Mittellinie der proximalen Metaphyse eingesetzt und dann nach horizontal gedreht, um den Markkanal zu erreichen. Wichtig bei diesem Schritt ist die Beachtung der vertikalen Achse der Diaphyse.

Der nächste Schritt hängt von der Art der MN ab. Der unaufgebohrte Nagel wird ohne Führungsdorn eingebracht und proximal und distal so verriegelt, dass er als statischer MN wirkt. Das Aufbohren erfolgt über einem Bohrdorn, der unter Röntgenkontrolle eingesetzt wird.

Dieser Dorn trägt an seinem distalen Ende eine Olive, die die Vorwärtsbewegung des Bohrers beim Bohren begrenzt (Abb. 6). Diese Olive sollte 1 cm proximal der Gelenkoberfläche des Sprunggelenks und in beiden Ebenen (a.p. und lateral) im Zentrum der Metaphyse liegen (s. Abb. 6). Die exakte Nagellänge kann mit einem zweiten Bohrdorn derselben Länge und einem Vergleich der beiden bestimmt werden. Das Aufbohren erfolgt in 0,5-mm-Schritten (beginnend mit einem 9-mm-Bohrer), bis der Operateur fühlt, dass der Bohrer die Kortikalis anschneidet. Um eine Rotationsstabilität zu schaffen, muss der Nagel mindestens 10 cm Kontakt im Markkanal haben. Wenn dieser Kontakt mit der inneren Kortikalis über mindestens 10 cm proximal oder distal der Fraktur gegeben ist, ist die Rotationsstabilität gewährleistet und keine Verriegelung erforderlich. Andernfalls muss der Nagel verriegelt werden. Nach dem Aufbohren wird der Nagel mit einem Einschlaggerät verbunden und über einen Führungsdorn in den Markkanal eingesetzt, in dem er mit Hammerschlägen vorwärts getrieben wird (Abb. 7). Der Nagel muss vorsichtig über die Frakturstelle geführt werden, da die große Gefahr zusätzlicher Frakturen besteht. Dies muss röntgenologisch kontrolliert werden, bis der Nagel sicher das andere Fragment erreicht hat. Solange der Nagel das Frakturgebiet durchquert, ist eine Gegenkraft am Kalkaneus oder dem Steinmann-Nagel zu empfehlen, um eine Distraktion der Fraktur zu vermeiden.

Nach Einsetzen des Nagels ist folgendes zu kontrollieren: 1) Eine mögliche Fraktur an der Eintrittsstelle; 2) Ein Vorstehen des Nagels an der Eintrittsstelle, da dies zu ventralen Knieschmerzen führen kann, wenn der Patient mobilisiert wird; 3) Eine Protrusion des distalen Nagelendes in das subchondrale Gebiet des Sprunggelenks mit der Gefahr der Gelenkpenetration, wenn der Patient anfängt zu belasten. Wenn der Nagel proximal verriegelt wird, verhindert dies ein Gleiten. Der Abstand vom distalen Ende zum Sprunggelenk muss ausreichend groß sein, um eine Einstauchung der Fraktur unter Belastung zu erlauben. Es ist zu

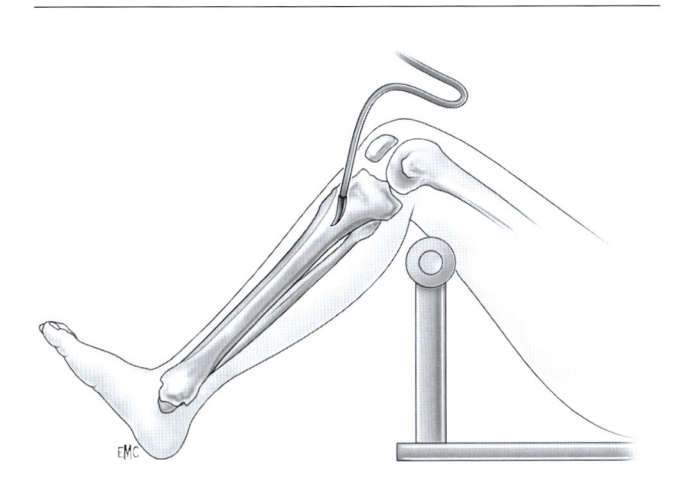

Abb. 5 Der Eintrittspunkt wird mit einem Pfriem eröffnet.

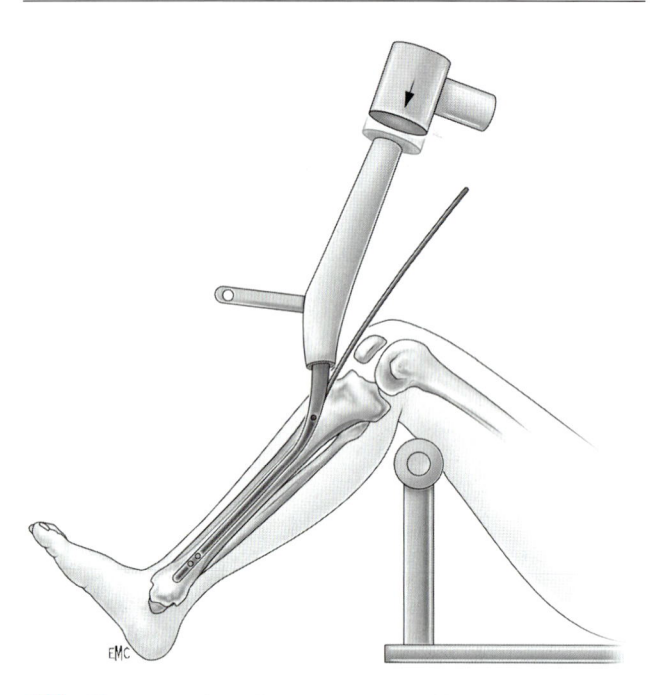

Abb. 7 Der Nagel wird mit einem Einschlaggerät eingesetzt.

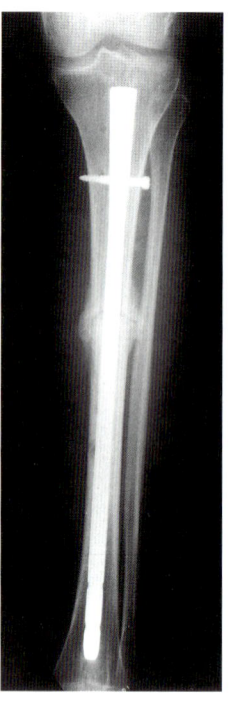

Abb. 8 Proximale dynamische Verriegelung.

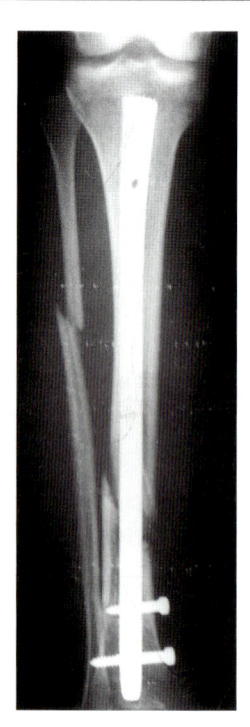

Abb. 9 Distale dynamische Verriegelung.

beachten, dass der subchondrale Knochen der distalen Tibiametaphyse vor allem bei jüngeren Patienten sehr hart ist und ein dynamisches Verhalten eines proximal verriegelten Nagels verhindert. Unter demselben Mechanismus wird ein distal verriegelter Nagel nach proximal gleiten. Dies führt dann zu einer Prominenz an der Patellasehne und am Knie. Wenn sich während des Eingriffs eine der erwähnten Situationen findet, muss der Nagel gewechselt werden.

■ *Verriegelungsbolzen*

Die proximale Verriegelung (Abb. 8) ist einfacher. Sie erfolgt über ein spezielles Zielgerät, das an dem Nagel montiert wird. Die distale Verriegelung (Abb. 9) bleibt immer noch eins der schwierigsten Probleme, wobei bisher keine überzeugenden Lösungen vorgeschlagen sind. Die externen Zielgeräte, ob sie nun am Nagel oder am Bildwandler montiert wurden, waren ein Fehlschlag, obwohl die Probleme bei weniger flexiblen Nägeln geringer sind. Daher ist derzeit die Freihandtechnik immer noch die am meisten akzeptierte Methode der distalen Verriegelung. Bei dieser Technik sollte der Bildwandler rechtwinklig zur Längsachse des Nagels stehen. Nur dadurch können die Verriegelungslöcher vollständig rund dargestellt werden (Abb. 10).

■ *Erweiterte Indikationen der Marknagelung*

Bei sehr proximal gelegenen Frakturen ist eine präoperative anatomische Reposition der Fraktur zu empfehlen. Eine zu starke Kniebeugung ist zu vermeiden, da dies eine Angulation in der Fraktur auslöst. Wenn eine intraartikuläre Beteiligung besteht, werden zusätzliche interfragmentäre Schrauben erforderlich, um die Gelenkfraktur zu reponieren und zu stabilisieren (7). Bei Mehrfragmentfrakturen (8, 11), die mit einer aufgebohrten Nagelung behandelt werden, sollte das Aufbohren im Frakturgebiet unterbrochen und erst wieder aufgenommen werden, wenn der Bohrer diesen Bereich passiert hat. Dies verhindert eine Devaskularisierung der freien Fragmente durch Rotationskräfte. Eine sorgfältige präoperative Bestimmung der Nagellänge an der gesunden Tibia ist hilfreich, um postoperative Beinlängenunterschiede zu vermeiden.

Bei Segmentfrakturen besteht, vor allem wenn das proximale Fragment sehr klein ist, die Gefahr der Rotation und Devaskularisierung dieses Fragments während des Aufbohrens. Eine perkutan eingebrachte Klemme mit scharfen Spitzen sollte das proximale Fragment während des Aufbohrens stabilisieren, bis der Nagel eingesetzt ist.

Frakturen, die sehr weit distal liegen (12), gehen üblicherweise mit Frakturen des Außenknöchels einher. Für diese wird eine offene Reposition mit Schrauben- und Plattenfixation erforderlich, um die Gelenkkongruenz wieder herzustellen. Wenn das distale Fragment zu klein ist, um Verriegelungsbolzen einsetzen zu können, wird das distale Ende des gewählten Nagels direkt wenige Millimeter distal der Bolzenlöcher abgeschnitten.

Wenn die MN nach einer äußeren Fixation durchgeführt wird (3, 6, 12), muss dies wegen der hohen Rate von Fixationsbolzen-Infektionen sehr sorgfältig erfolgen. Die MN wird 7–10 Tage nach Entfernung der Fixationsbolzen durchgeführt. Bei örtlichen Zeichen einer Infektion und einer hohen BSG sollte die MN verschoben werden. In der Zwischenzeit wird die Fraktur mit einem Oberschenkelgips ruhig gestellt. Eine MN ist die

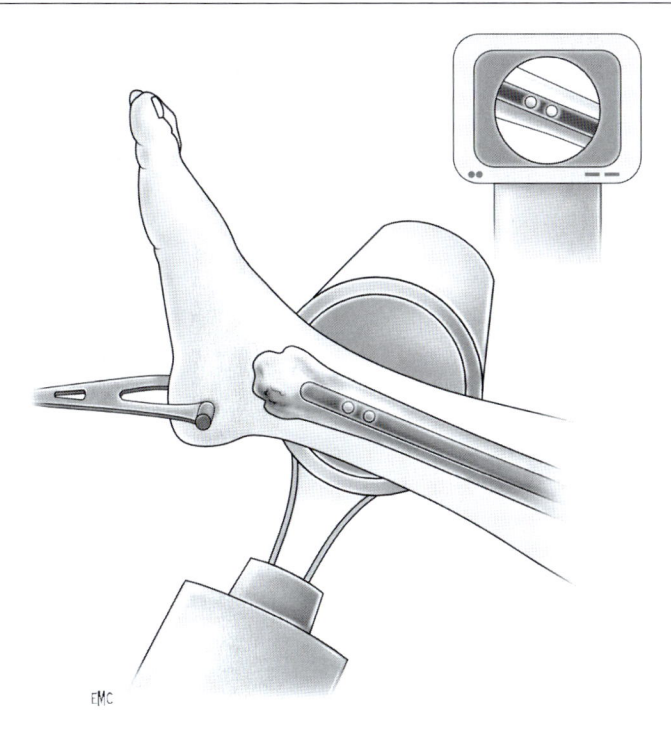

Abb. 10 Stellung des Bildwandlerarms für die distale Verriegelung.

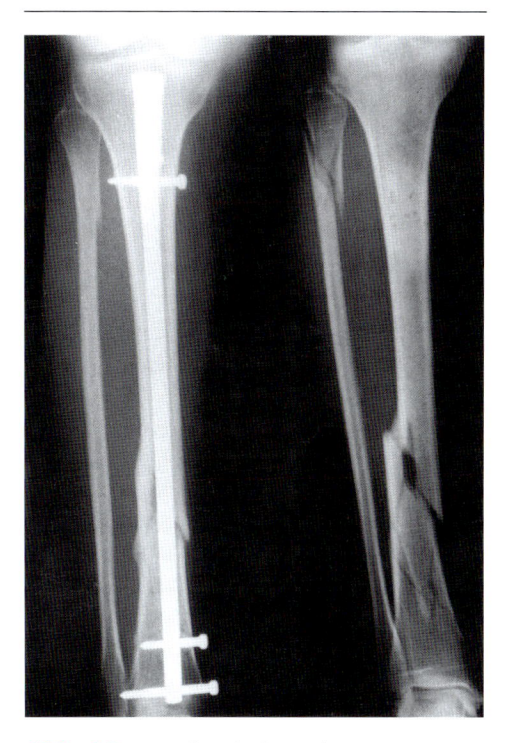

Abb. 11 Statische Marknagelung.

Methode der Wahl bei aseptischen, hypertrophen und atrophen Pseudarthrosen der Tibia (4, 5, 10). Das Aufbohren des Markkanals und des Pseudarthrosegebiets entfernt das sklerotische Gewebe und führt zu einer Revaskularisierung. Die MN erfolgt dynamisch, die Fibula wird osteotomiert, um die Kompression auf der Pseudarthrose zu verbessern.

Komplikationen

- Inkorrekter Eintrittspunkt mit nachfolgender Verschiebung der Fraktur, vor allem bei proximalen Frakturen.
- Inkorrekte Lage des Führungsdorns und des Nagels selbst in der distalen Metaphyse, die zu einer Frakturverschiebung in Varus oder Valgus führen.
- Intraoperative Aufsplitterung der Fraktur während der Aufbohrung oder dem Einbringen des Nagels.
- Inkorrekte Bestimmung der Nagellänge, die zu einer proximalen Prominenz und ventralem Knieschmerz führt.
- Zu voluminöse Nägel erfordern ein exzessives Aufbohren. Dies beeinflusst die Vaskularisierung der Fraktur und kann zu Knochennekrosen und Störungen der Frakturheilung führen.
- Zu dünne Nägel bieten wegen ihres insuffizienten Kontakts mit der Kortikalis keine sichere Rotations- und axiale Stabilität.
- Breite Frakturspalten führen zu Beinlängenunterschieden und Pseudarthrosen.

Schlussfolgerungen

Die Marknagelung einer geschlossen Tibiafraktur ist eine sichere, aber anspruchsvolle Methode der internen Fixation. Wenn eine MN zur Behandlung offener Frakturen oder bei polytraumatisierten Patienten verwendet wird (1, 9), ist die unaufgebohrte Technik zu bevorzugen, da sie die endostale Blutversorgung erhält. Unaufgebohrte Nägel werden immer proximal und distal verriegelt. Ein häufiger Nachteil sind mechanische Probleme, vor allem ein Bolzenbruch (2). Aufgebohrte Nägel können entweder dynamisch oder statisch eingesetzt werden (Abb. 11). Quere oder leicht schräge Frakturen des proximalen Drittels der Tibia werden mit dynamischen, proximal verriegelten Nägeln behandelt. Bei distaler Lage der Fraktur wird der Nagel distal verriegelt. Wenn dieselbe Art von Fraktur das mittlere Drittel betrifft, kann der MN dynamisch und unverriegelt sein. Alle anderen Frakturtypen werden unabhängig von ihrer Lage mit einer statischen MN behandelt. Heute gibt es nur noch wenige Tibiafrakturen, die nicht mit einer Marknagelung behandelt werden können.

Literatur

[1] Angliss RD, Tran TA, Edward ER, Doig SG. Unreamed nailing of tibial shaft fractures in multiply injured patients. *Injury* 1996 ; 27 : 255–260

[2] Boenisch UW, deBoer PG, Journeaux SF. Unreamed intramedullary tibial nailing-fatigue of locking bolts. *Injury* 1996 ; 27 : 265–270

[3] Hontzsch D, Weller S, Engels C, Kaiserauer S. Change in the procedure from external fixator to intramedullary nailing osteosynthesis of the femur and tibia. *Aktuel Traumatol* 1993 ; 23 (suppl 1) : 21–35

[4] Kempf I, Grosse A, Rigaut P. The treatment of non-infected pseudarthrosis of the femur and tibia with locked intramedullary nailing. *Clin Orthop* 1986 ; 212 : 142–154

[5] Kreusch-Brinker R, Lambiris E, Demmler J. Die Marknagelung als Methodenwechsel in der Versorgung verzögert heilender oder pseudarthrotischer Ober- und Unterschenkelfrakturen. *Aktuel Traumatol* 1986 ; 16 : 110–116

[6] Lambiris E, Tyllianakis M, Megas P, Panagiotopoulos E. Intramedullary nailing: experience in 427 patients. *Bulletin Hospital for joint diseases* 1996 ; 55 : 25–27

[7] Lang GJ, Cohen BE, Bosse MJ, Kellam JF. Proximal third tibial shaft fractures. Should they be nailed? *Clin Orthop* 1995 ; 315 : 64–74

[8] Pintore E, Maffulli N, Petricciuolo F. Interlocking nailing for fractures of the femur and tibia. *Injury* 1992 ; 23 : 381–386

[9] Ploberger E, Povacz F. Intramedullary nailing of the tibia and compartment syndrome. *Unfallchirurg* 1994 ; 97 : 266–268

[10] Templeman D, Thomas M, Varecka T, Kyle R. Exchange reamed intramedullary nailing for delayed union and nonunion of the tibia. *Clin Orthop* 1995 ; 315 : 169–175

[11] Vecsei V, Heinz T. The interlocking nail for long comminuted and compound fractures of the femur and tibia. Technique and results. *Unfallchirurg* 1990 ; 93 : 512–518

[12] Wu CC, Shih CH. Complicated open fractures of the distal tibia treated by secondary interlocking nail. *J Trauma* 1993 ; 34 : 792–796

Plattenosteosynthese geschlossener Tibiaschaftfrakturen

4

R. Babst

Abstract
Bei den meisten diaphysären Tibiafrakturen wird eine intramedulläre Fixation gegenüber einer Osteosynthese mit einer Kompressionsplatte bevorzugt. Bei geschlossenen Schaftfrakturen im metaphysären Übergangsgebiet und ungeschädigten Weichteilen bleiben ein Ausläufer der Fraktur in das benachbarte Gelenk, ein enger Markkanal, offene Epiphysen bei Jugendlichen oder eine Knieprothese, anerkannte Standards einer Osteosynthese mit einer Kompressionsplatte. Vorbedingung zur Verhinderung der meisten Weichteilkomplikationen sind präoperative Planung, vorsichtiger Umgang mit den Weichteilen und indirekte Repositionstechniken. Das klassische Vorgehen mit einer direkten Reposition mit anatomischer Wiederherstellung des Schafts und interfragmentärer Kompression zwischen allen Fragmenten geht mit der Gefahr einer Weichteilschädigung einher. Diese Technik wurde durch ein mehr biologisches, die Weichteile schonendes Vorgehen ersetzt. Hierbei wird mit Techniken der indirekten Reposition nicht mehr eine anatomische Rekonstruktion des Schafts angestrebt, sondern nur eine korrekte Ausrichtung in der Frontal-, Sagittal- und Rotationsebene. Die klinische Anwendung dieser Prinzipien kann die bekannten Komplikationen, wie Hautnekrosen, Infektionen und verzögerte Heilungen, verringern.

Schlüsselworte
Unterschenkel, Tibia, Tibiaschaft, geschlossene Frakturen, Plattenosteosynthese, perkutane Plattenosteosynthese, biologische Osteosynthese

Einleitung

Geschlossene Tibiafrakturen sind die häufigsten Frakturen an der unteren Extremität. Bei den meisten diaphysären Tibiafrakturen werden Marknagelungen gegenüber einer offenen Reposition und Plattenosteosynthese der Vorzug gegeben, um die häufigeren Komplikationen, wie Hautnekrosen und Infektionen, zu vermeiden (2, 4, 14, 25). Ein vorsichtiger Umgang mit den Weichteilen, geeignete Repositionstechniken und modifizierte Platten mit minimalem Kontakt haben bei der Osteosynthese geschlossener Tibiaschaftfrakturen mit Kompressionsplatten eine geringe Morbiditätsrate mit Haut- und Infektionsproblemen unter 2% gezeigt (3, 10, 16).

Vorbedingungen, Bildgebung, Klassifikation

Wichtige Vorbedingungen einer erfolgreichen Plattenosteosynthese sind eine präoperative Planung (15, 18) und eine sorgfältige Beurteilung der Weichteile mit der Klassifikation von Tscherne und Oestern (24). Die Osteosynthese mit Kompressionsplatten bleibt ein akzeptiertes Vorgehen für geschlossene Tibiaschaftfrakturen am metaphysären Übergang bei Weichteilschäden Grad 0 oder 1 entsprechend der Tscherne-Klassifikation für geschlossene Frakturen. Sie ist auch bei Frakturformen mit Ausläufern bis in das Knie- oder Sprunggelenk, einem engen Markkanal oder bei Knieprothesen indiziert und ebenso für geschlossene Schaftfrakturen der proximalen und distalen Metaphyse, die wegen offenen Fugen bei Jugendlichen nicht für eine Marknagelung geeignet sind.

Die AO-Klassifikation (18), die auf einer Klassifikation basiert, die von Johner und Wruhs (11) vorgeschlagen wurde, ist für Tibiaschaftfrakturen generell akzeptiert. Die bietet brauchbare Hinweise nicht nur für die technischen Schwierigkeiten bei der Fixation dieser Frakturen, sondern auch für die Prognose der Frakturheilung.

Für die meisten Tibiafrakturen sind Standard-Röntgenaufnahmen a.p. und seitlich zur Diagnose und präoperativen Planung ausreichend. Bei komplexen Tibiaschaftfrakturen, die bis zum Knie oder Sprunggelenk reichen, können Standard-Tomographien oder CT-Untersuchungen mit einer 2D-, seltener einer 3D-Rekonstruktion wertvoll sein.

Prinzipien und Richtlinien für eine Plattenosteosynthese (17) mit Freilegung des Schafts, Frakturreposition und primärer Fixation mit Zugschrauben und nachfolgender Konturierung und Fixierung der Platte am Schaft haben sich in der letzten Dekade geändert. Einige Protagonisten in der AO haben das Konzept der „biologischen" Osteosynthese entwickelt. Dies beinhaltet die Schonung der biologischen Aktivitäten des betroffenen Gewebes und erfordert eine zurück-

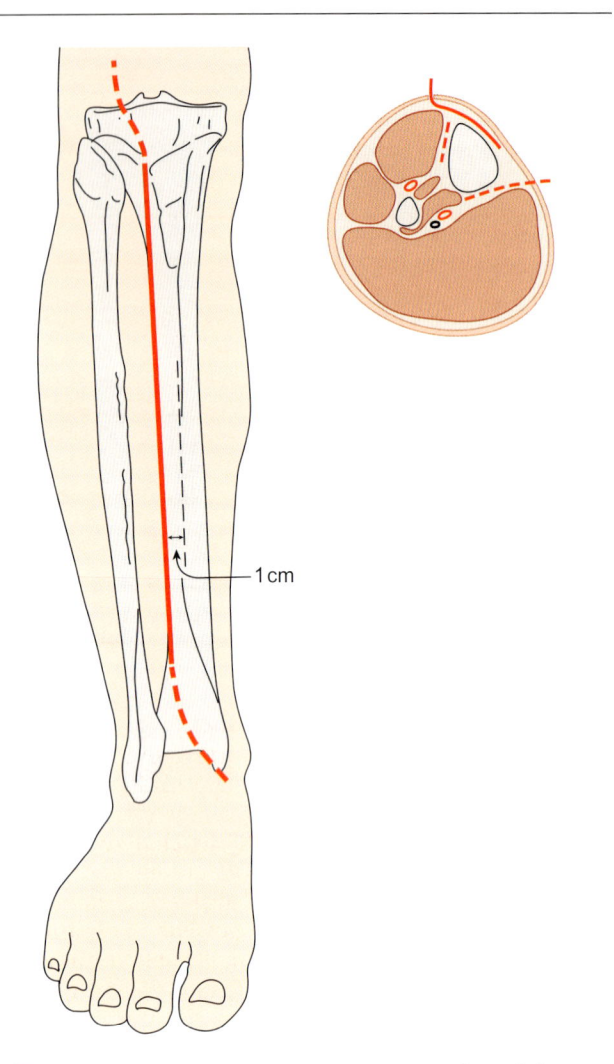

Abb. 1 Ventrale Standard-Hautinzision 1 cm lateral der vorderen Schienbeinkante und ihre Erweiterung nach proximal und distal. Der Zugang zur Tibia selbst kann anteromedial oder anterolateral erfolgen. In jedem Fall sollte eine Ablösung der Weichteile von der Knochenoberfläche vermieden werden.

haltende Präparation, epiperiostale Freilegung des Knochens und indirekte Reposition der Fraktur ohne Freilegung und Devaskularisierung der Fragmente (7, 9, 12, 15, 19, 20). Bei Schaftfrakturen wird die exakte Reposition jedes einzelnen Knochenfragments durch die Wiederherstellung von korrekter Länge, Achsen und Rotation insgesamt, ersetzt. Dies erfolgt über indirekte Repositionstechniken mit minimaler Ablösung der Weichteile. Diese Technik beinhaltet Implantate, die die Knochennekrose unter einer Platte minimieren und fordert eine zurückhaltende Verwendung plattenunabhängiger Zugschrauben, um ein zusätzliches Ablösen der Weichteile zu vermeiden sowie längere Platten für bessere Hebelarme und erhöhte mechanische Stabilität (16, 19). Biomechanisch besteht der Vorteil dieser Technik darin, dass eine direkte Kompression durch die Platte mittels einer Spannbacke oder durch Vorbiegen zwar eine Kompression des Frakturspalts bei einfachen Frakturen erlaubt, dagegen aber die Anlage einer Neutralisationsplatte nach präliminärer Fixation mit Zugschrauben häufig eine geringe Frakturverschiebung mit zusätzlicher Weichteilablösung bewirkt. Bei komplexeren Mehrfragmentfrakturen überbrückt heute die Platte das Frakturgebiet und wirkt als extramedulläre Schiene ohne die Fraktur unter Druck zu setzen (9). Die Platte bleibt der einzige Lastträger, bevor sich ein Brückenkallus entwickelt und die Last auf den Knochen überträgt. Bei längeren Platten verringert der bessere Hebelarm die Belastung der Platte. Hierdurch wird eine ungestörte Frakturheilung ohne Implantatprobleme möglich. Heute hat die klinische Evidenz die Vorteile dieses Konzepts, das von den Protagonisten als biologische Plattenosteosynthese des Femurs entwickelt wurde (12, 19), erwiesen. Auch bei Tibiafrakturen hat die klinische Anwendung dieselben Vorteile gezeigt, nämlich eine ungestörte Frakturheilung und keine Notwendigkeit einer Knochentransplantation.

Operatives Vorgehen

Zugang

Der Eingriff erfolgt in Rückenlage des Patienten auf einem röntgendurchlässigen Standard-Operationstisch. Das kontralaterale Bein liegt etwas tiefer, um intraoperativ die seitliche Durchleuchtung nicht zu stören. Am Oberschenkel liegt eine pneumatische Blutsperremanschette. Das Bein wird steril abgewaschen und abgedeckt. Ein zusätzliches Polster unter dem ipsilateralen Gesäß erleichtert den Zugang zur Fibula. Die Antibiotikaprophylaxe erfolgt entweder als Einmalgabe oder über 24 Stunden.

Die Hautinzision sollte über den Muskeln des vorderen Kompartiments, mindestens 1 cm lateral der vorderen Schienbeinkante, liegen (Abb. 1). Distal folgt die Inzision dem medialen Rand des M. tibialis anterior, der die Tibia kreuzt. In Abhängigkeit von der Weichteilsituation wird der dreieckige Tibiaschaft entweder anteromedial oder anterolateral angegangen. Wenn das Weichteillager über der anteromedialen Tibiafläche nicht kontusioniert ist, bevorzugt der Autor eine anteromediale Darstellung. Dieser Zugang erlaubt die Verwendung längerer Platten bei weiter distal gelegenen Schaftfrakturen und stört zusätzlich nicht die Knochendurchblutung durch Ablösen des M. tibialis anterior im Gegensatz zu einem anterolateralen Zugang zum Tibiaschaft. In seltenen Fällen kann ein posteromedialer Zugang, der gelegentlich für eine Gefäßwiederherstellung oder für eine Fasziotomie unumgänglich ist, gleichzeitig für eine dorsale Plattenosteosynthese genutzt werden.

Die Inzision verläuft direkt durch die tiefe Faszie. Hierdurch entsteht ein Lappen in voller Breite unter Einschluss von Haut, Subkutangewebe und tiefer Faszie, bei dem die Gefäßverbindungen zur Haut erhalten sind. Lange Inzisionen und behutsame Verschiebungen der Haut ohne den Einsatz von Selbsthaltern helfen dabei, Hautprobleme zu vermeiden. Die Freilegung der anteromedialen Tibiafläche erfolgt

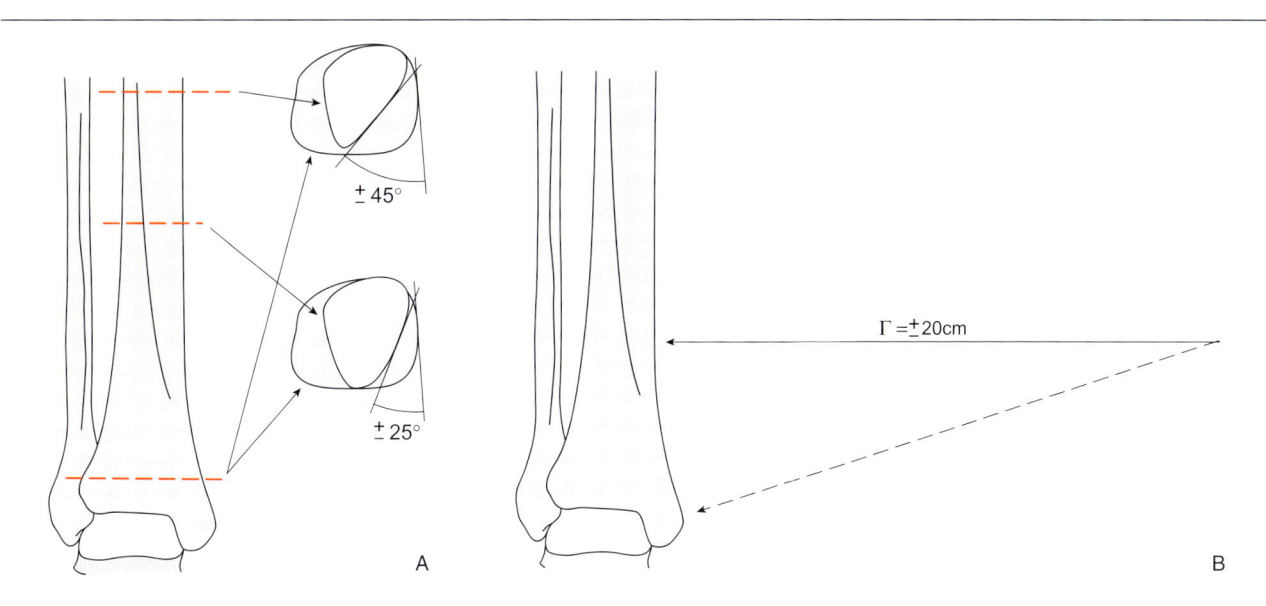

Abb. 2 Konfiguration der distalen Tibia bezüglich der Konkavität (Radius etwa 20 cm) und der Torsion von 25°.

supraperiostal. Wenn es nicht bereits durch die Fraktur eröffnet wurde, wird das Periost im Bereich des Frakturspalts über eine kurze Strecke längs inzidiert, um nur so viel Knochen freizulegen, wie zur Beurteilung der Reposition unbedingt erforderlich ist. Wenn der Innenknöchel freigelegt wird, ist darauf zu achten, die V. saphena magna bei der oberflächlichen Präparation zu schonen. Eine proximale Erweiterung der Hautinzision verläuft medial oder lateral der Kniescheibe, in Abhängigkeit davon, ob das mediale oder laterale Tibiaplateau betroffen ist.

Vorgehen

Indirekte Repositionstechniken, die von Mast und anderen (15) beschrieben wurden, können die Weichteilprobleme verringern und die Knochenheilung durch Erhalt der biologischen Aktivität des Weichteilmantels verbessern (12, 19). Diese Technik ist anspruchsvoller, da die Weichteilverbindungen erhalten werden und die Fraktur unter Distraktion mit einem AO-Distraktor, einem Platten-Spanner mit Gelenk und/oder einer korrekt konturierten Platte als Repositionshilfe reponiert wird. Dies ist auch eine Vorbedingung für fortschrittlichere minimal-invasive Techniken, wie die perkutane Plattenfixation (26), die zu einem noch besseren Erhalt der Weichteile und der Knochendurchblutung führt (5).
Nach Darstellung des Knochens wird der Frakturspalt von Hämatom und interponiertem Periost gesäubert. Entsprechend der Frakturform wird die Platte so gewählt, dass auf jeder Seite der Fraktur mindestens drei Schrauben eingesetzt werden können (8).
Die indirekte Osteosynthese mit einer Kompressionsplatte bei einfachen Schrägfrakturen des Tibiaschafts beginnt nach indirekter Reposition mit der korrekten Konturierung der gewählten Platte. Zunächst wird diese etwa 25° geschränkt, da die mediale Seite der distalen Tibia gegenüber der proximalen Hälfte der Knochenoberfläche etwa diese Torsion aufweist (Abb. 3A). Mit einer Biegepresse werden die distalen zwei Drittel der Platte in eine Konkavität mit einem Radius von etwa 20 cm gebracht (Abb. 2B). Wichtig ist eine leichte Unterkonturierung, um eine gewisse Vorspannung beim Anschrauben der Platte am Knochen zu schaffen. Nach korrekter Schränkung und Biegung (Abb. 3A) wird die Platte am Innenknöchel auf Höhe des Pilons mit einer 3,2-mm-Spongiosaschraube, die möglichst parallel zum Gelenkspalt verläuft, fixiert. Diese Schraube wird nicht vollständig angezogen. Beim späteren Anziehen der distalen Schraube drückt die Platte gegen das proximale, dislozierte Fragment und richtet die Fraktur dadurch aus. Die Platte liegt parallel zur Sagittalebene des distalen Fragments. Die korrekte Rotation des distalen Fragments wird dadurch erreicht, dass der Fuß in die richtige Stellung gedreht wird. Mit einer zweiten Schraube, die in neutraler Stellung nahe der ersten Schraube einzusetzen ist, wird die Platte dem distalen Fragment angenähert und hierdurch das proximale Fragment vollständig reponiert. Wenn eine Verkürzung in der Fraktur besteht, lässt sich eine Distraktion durch einen Assistenten oder mithilfe des Plattenspanners oder Distraktors erreichen (Abb. 3B). Um die korrekte Ausrichtung der Platte in der Sagittalebene zu sichern, wird die Platte mit einer Repositionszange, die durch ein kleines Weichteilfenster im mittleren Bereich des proximalen Fragments eingesetzt wird, am proximalen Fragment gehalten. Danach können die Schrauben im distalen Fragment vollständig angezogen werden. Ein isoliertes Butterfly-Fragment oder mehrere Fragmente bei komplexeren Frakturen richten sich durch ihre Weichteilverbindungen aus. Sie können auch mit einem Dentalhäkchen reponiert werden. Die Länge wird durch Schließen der Repositionszange gesichert. Dann wird die Distraktion beendet

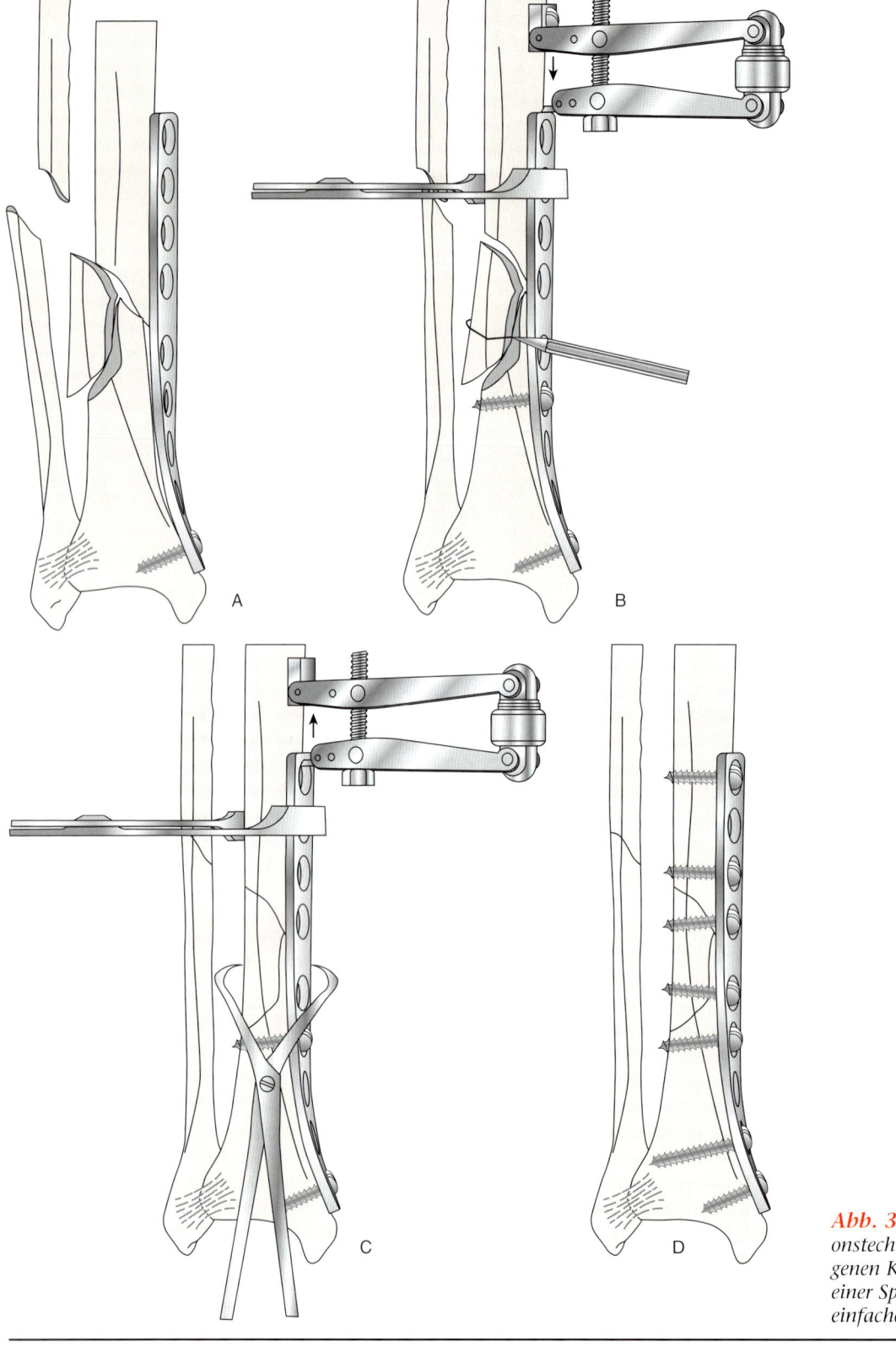

Abb. 3 Indirekte Repositionstechnik mit einer vorgebogenen Kompressionsplatte und einer Spannbacke bei einer einfachen Keilfraktur.

und bei einer einfachen Fraktur die interfragmentäre Kompression durch exzentrisches Bohren im zweiten Loch am Plattenende erreicht. Wenn ein Plattenspanner mit Gelenk verwendet wird, wird der drehbare Haken für die interfragmentäre Kompression umgedreht (Abb. 3C). Falls notwendig, kann ein einfaches Butterfly-Fragment mittels einer Zugschraube durch die Platte fixiert werden (Abb. 3D).

Komplexere Frakturformen werden mit der Platte überbrückt. Hierbei wird die Platte im proximalen

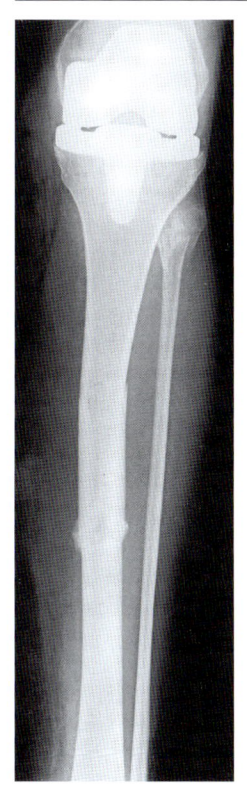

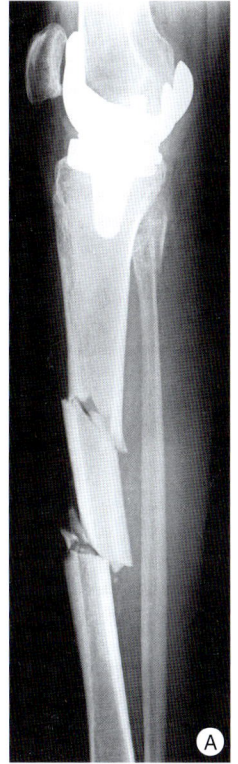

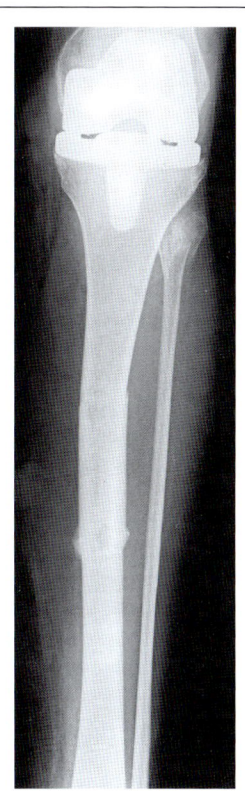

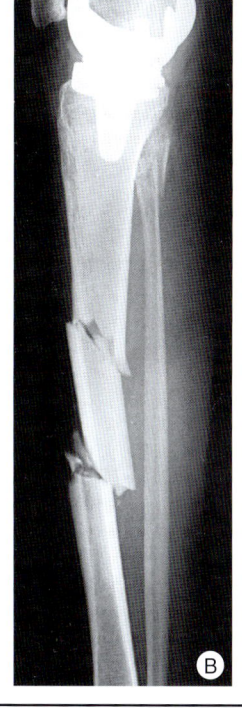

Abb. 4
44-jährige, polytraumatisierte Patientin mit einer 42C-2-Segment-Tibiaschaftfraktur bei Knietotalprothese wegen chronischer Polyarthritis. Nach primärer Fixation mit einem Fixateur externe wurde sie mit einer perkutan eingebrachten LISS-PLT versorgt.
A. Unfallbilder.
B. Sechs Monate nach LISS-Anlage.

oder distalen Fragment durch eine Schraube am Plattenende und eine Schraube nahe am Frakturgebiet fixiert, bevor die Trümmerzone zur Ausrichtung der Fragmente distrahiert wird. Die Platte wird mit einer Repositionszange in der korrekten Sagittalebene gehalten. Die Distraktion wird temporär mit einer Distraktionszange aufrecht erhalten, bevor die Platte mit dem umgekehrt wirkenden Plattenspanner mit drehbarem Gelenk unter Druck gesetzt wird, wobei eine Vorlast von 60 kp erreicht werden soll (grüne Zone am Hals des Plattenspanners). Eine größere Spannung kann zu einer Valgusfehlstellung führen.

Fast alle Tibiafrakturen, die bis zur Metaphyse reichen, können mit der schmalen dynamischen AO-Kompressionsplatte aus dem Großfragment-Set behandelt werden. Die Plattenlöcher sind so geformt, dass exzentrisch eingebrachte Schrauben dazu führen, dass die Platte auf dem Knochen gleitet und dadurch Kompressionskräfte zwischen den Fragmenten entstehen. Bei proximalen Tibiafrakturen in der Übergangszone zwischen Metaphyse und Diaphyse ist eine 95°-Kondylenplatte erforderlich, um eine bessere Stabilität der proximalen Fixation zu erreichen und eine sekundäre Varusverschiebung zu verhindern, wenn eine kortikale Abstützung auf der Medialseite fehlt. In diesen Situationen kann auch ein von medial eingebrachter Klammerfixateur mit einem Rohr die Stabilität verbessern, wenn auf der Lateralseite eine einfache Kompressionsplatte angelegt wurde. Für Frakturen, in der Übergangszone zwischen Schaft und Metaphyse und für intraartikuläre Frakturen der proximalen Tibia wird derzeit ein weniger invasives Stabilisationssystem in prospektiven Multicenteruntersuchungen evaluiert (LISS-PLT Mathys Medical). Diese Osteosyntheseplatte und ihre monokortikalen Schrauben werden perkutan eingebracht (Abb. 4).

Der Hautverschluss sollte sehr sorgfältig erfolgen und hierbei die Hautlappen nicht direkt gefasst und unnötig unter Spannung gesetzt werden. Dies vor allem im unteren Drittel der Tibia, in dem die Haut sehr dünn ist. Dies gilt in besonderem Maße für ältere Patienten mit atrophischer Haut oder chronisch venöser Insuffizienz. Üblicherweise kann eine geschlossene Tibiafraktur über Saugdrainagen problemlos verschlossen werden. Um die Gefahr eines Kompartmentsyndroms zu verringern, wird die Faszie offen gelassen.

Nachbehandlung

Die Wunden werden mit sterilen Verbänden abgedeckt. Das Bein wird in den ersten 4 Tagen mit dem Fuß in Neutralstellung gut gepolstert und geschient, um Kontrakturen vorzubeugen und den Patientenkomfort zu erhöhen. Nach Entfernung der Schiene beginnen möglichst bald frühe, aktiv assistierte Bewegungsübungen. Das Bein wird weiter auf einer speziellen, gut gepolsterten Schiene unter 45°-Beugung des Kniegelenks hoch gelagert, um den Rückgang der Weichteilschwellung zu beschleunigen.

Eine Plattenfixation erlaubt die Mobilisation der Nachbargelenke. Es ist jedoch keine wesentliche Belastung erlaubt, um eine zyklische Belastung der Platten-/Schraubenkonstruktion zu verhindern, die zu einem Zusammenbruch der Fixation führen würde. Eine Teilbelastung an Krücken mit 10–15 kg ist, in

Abhängigkeit von der Frakturform, für 6–10 Wochen erforderlich. Wenn sich auf einem Kontroll-Röntgen 6 Wochen nach der Operation eine unveränderte Osteosynthese und eine zunehmende Durchbauung der Frakturen zeigt, wird die Belastung schrittweise bis zur Vollbelastung nach 8–12 Wochen gesteigert. Komplexere Frakturen können längere Zeiten der Teilbelastung erfordern. Bei unzuverlässigen Patienten kann eine zusätzliche äußere Schienung, wie eine Frakturbrace oder ein Funktionsgips, angelegt werden, um der operierten Tibia etwas Schutz zu bieten. Nach schweren Verletzungen sollte die Implantatentfernung nicht vor 18 Monaten oder noch später erfolgen.

Minimal-invasive Plattenosteosynthese der Tibia

Einige Komplexfrakturen unter Einschluss des proximalen und mittleren Drittels der Tibia, die nicht mit einem Marknagel zu behandeln sind, können primär durch einen Fixateur externe stabilisiert werden, bis die Weichteilsituation eine Plattenosteosynthese erlaubt. Diese Frakturen können auch mit einer perkutan eingebrachten epiperiostalen Brückenplatte versorgt werden, die wie eine extramedulläre Schiene wirkt. Im ersten Schritt wird die Fraktur mithilfe eines Fixateurs externe oder eines AO-Distraktors indirekt reponiert. Für die richtige Plattenlänge und die Schraubenlage ist eine präoperative Planung unumgänglich. Eine kurze Inzision lateral der Schienbeinkante eröffnet das ventrale Kompartment. Mit einem Periostelevatorium wird unter Ablösung des M. tibialis anterior ein kleines Fenster präpariert. Dann wird ein epiperiostaler Tunnel entlang der ventrolateralen Tibiafläche geschaffen und eine vorkonturierte Platte auf der ventrolateralen Tibiafläche nach distal geschoben und hierdurch die Frakturzone überbrückt. Im Bereich des distalen Plattenendes wird eine zweite Inzision angelegt. Gelegentlich wird auch ein distaler, epiperiostaler Tunnel erforderlich, um die subkutane Passage der Platte zu ermöglichen. Entwickelt wurden zusätzliche Instrumente, wie spezielle Plattenspitzen oder Plattenschieber, um das Einbringen der Platte zu erleichtern (26). Nach Positionierung der subkutanen Platte wird eine Platte derselben Länge außerhalb der Haut darüber gelegt. Die korrekte Überlagerung der Plattenlöcher wird mit dem Bildwandler kontrolliert und die Haut dann für einen perkutanen Schraubeneinsatz mit einem wasserfesten Stift markiert. Danach erfolgt die perkutane Fixation der Platte. Diese wird durch selbstschneidende Schrauben erleichtert. Eine perkutane Plattenosteosynthese in der proximalen Übergangszone wird durch neue, viel versprechende Fixationssysteme technisch weniger anspruchsvoll.

Komplikationen

Die Hauptkomplikation, die nach Osteosynthese des Tibiaschafts mit einer Kompressionsplatte bekannt geworden sind, sind Hautnekrosen (2, 4, 14, 25). Rüedi und Mitarbeiter (21) haben den Standard für eine Plattenosteosynthese mit ihrer eindrucksvollen Serie von 334 geschlossenen Frakturen gesetzt. Sie erzielten mit DCP-Platten 97% gute und sehr gute Ergebnisse und eine Infektionsrate von 1%. Diese Ergebnisse konnten von derselben Gruppe in einer späteren Serie mit 185 geschlossenen Frakturen, die durchschnittlich 79 Monate (6,5 Jahre) nachverfolgt worden waren, bestätigt werden (3). Die Infektionsrate betrug 1,7% und die Rate der verzögerten Heilungen 6,8%. 94% in dieser Serie zeigten gute bis sehr gute Ergebnisse. Bei 1,3% ereigneten sich nach Metallentfernung Refrakturen. Auch bei einer Multizenter-Untersuchung ließen sich durch sorgfältige Beurteilung und Schonung der Weichteile mit flachen Implantaten und guter Gewebeverträglichkeit gute klinische Ergebnisse mit geringer Morbidität erzielen. Eine Serie von 504 Patienten (Nachkontrollen 72%) zeigte bei geschlossenen Tibiafrakturen eine Infektionsrate von 1,1% und verzögerte Heilungen bei 2,5%. Von anderen Autoren werden ein Mangel an Training, fehlende Antibiotikaprophylaxe, die Verwendung einer Blutsperre und die fehlende Compliance des Patienten als Gründe für die hohen Infektionsraten (bis zu 10%) nach Plattenosteosynthese von Tibiafrakturen angesehen.

Schlussfolgerungen

Bei atraumatischer Technik bleibt die Osteosynthese einer geschlossenen Tibiaschaftfraktur mit einer Kompressionsplatte ein sicheres und unerlässliches Instrument im Armentarium eines Unfallchirurgen zur Behandlung von Frakturen in der Übergangszone zwischen der Diaphyse und Metaphyse oder für Schaftfrakturen, die bis in das benachbarte Gelenk reichen. Ein enger Markkanal, eine offene Epiphysenfuge bei Adoleszenten und eine Knieprothese sind gute Indikationen für eine Plattenosteosynthese geschlossener Tibiafrakturen.

Das technisch anspruchsvolle, minimal-invase Vorgehen, das am Femur die ersten viel versprechenden klinischen Ergebnisse gezeigt hat, scheint die biologische Aktivität (5, 13) noch besser zu erhalten als eine konventionelle offene biologische Plattenosteosynthese (1). Neue, wenig invasive Implantate (23) sind in der Lage, neue und sicherere Lösungen zur Behandlung schwieriger Frakturen in dem Übergangsbereich zwischen dem proximalen und mittleren Anteil der Tibia unter Einschluss des Kniegelenks zu bieten.

Literatur

[1] Arens S, Kraft C, Schlegel U, Printzen G, Perren SM, Hansis M. Susceptibility of local infection in biological internal fixation. Experimental study of open vs minimally invasive plate osteosynthesis in rabbits. *Arch Orthop Trauma Surg* 1999 ; 119 : 82–85

[2] Batten RL, Donaldson LJ, Aldridge MJ. Experience with the AO method in the treatment of 142 cases of fresh fracture of the tibial shaft treated in the UK. *Injury* 1978 ; 10 : 108–114

[3] Bilat C, Leutenegger A, Rüedi TP. Osteosynthesis of 245 tibial shaft fractures: Early and late complications. *Injury* 1994 ; 25 : 349–358

[4] Christensen J, Greiff J, Rosenthal S. Fractures of the shaft of the tibia treated with AO-compression osteosynthesis. *Injury* 1982 ; 13 : 307–314

[5] Farouk O, Krettek C, Miclau T, Schandelmaier P, Tscherne H. Effects of percutaneous and conventional plating techniques on the blood supply to the femur. *Arch Orthop Trauma Surg* 1998 ; 117 : 438–441

[6] Fisher WD, Hamblem DL. Problems and pitfalls of compression fixation of long bone fractures: a review of results and complications. *Injury* 1978 ; 10 : 99–107

[7] Gautier E, Ganz R. The biological plate osteosynthesis. *Zentralbl Chir* 1994 ; 119 : 564–572

[8] Gotzen L, Haas N, Riefenstahl L. Biomechanische Untersuchungen zur Pattenfixation an die Hauptfragmente. *Hefte Unfallheilk* 1983 ; 195 : 10–12

[9] Heitemeyer U, Kemper F, Hierholzer H, Haines J. Severely comminuted femoral shaft fractures: treatment by bridging-plate osteosynthesis. *Arch Orthop Trauma Surg* 1987 : 106 : 327–330

[10] Holzach P, Matter P. The comparison of steel and titanium dynamic compression plates used for internal fixation of 256 fractures of the tibia. *Injury* 1978 ; 10 : 120–123

[11] Johner R, Wruhs O. Classification of tibial shaft fractures and correlation with results after rigid internal fixation. *Clin Orthop* 1983 ; 178 : 7–25

[12] Kinast C, Bolhofner BR, Mast JW, Ganz R. Subtrochanteric fractures of the femur. Results of treatment with the 95 degree condylar blade-plate. *Clin Orthop* 1989 ; 238 : 122–130

[13] Krettek C, Schadelmaier P, Tscherne H. Distal femoral fractures. Transarticular reconstruction, percutaneous plate osteosynthesis and retrograde nailing. *Unfallchirurg* 1996 ; 99 : 2–10

[14] Kristenson KD. Tibial shaft fractures. The frequency of local complications in tibial shaft fractures treated by internal compression osteosynthesis. *Acta Orthop Scand* 1979 ; 50 : 593–598

[15] Mast J, Jakob R, Ganz R. Planning and reduction technique in fracture surgery. Berlin : Springer-Verlag, 1989

[16] Matter P, Schütz M, Bühler M, Ungersbock A, Perren S. Clinical results with the limited contact PCP plate of titanium: a prospective study of 504 cases. *Z Unfallchir Versicherungsmed* 1994 ; 87 : 6–13

[17] Müller ME, Allgöwer M, Schneider, Willenegger H. Manual of internal fixation. Berlin : Springer-Verlag, 1991

[18] Müller ME, Nazarian S, Koch P, Schatzker J. The comprehensive classification of fractures of long bones. Berlin : Springer-Verlag, 1990

[19] Rozbruch SR, Müller U, Gautier E, Ganz R. The evolution of femoral shaft plating technique. *Clin Orthop* 1998 ; 354 : 195–208

[20] Rüedi TP, Sommer C, Leutenegger A. New techniques in indirect reduction of long bone fractures. *Clin Orthop* 1998 ; 347 : 27–34

[21] Rüedi TP, Webb JK, Allgöwer M. Experience with the dynamic compression plate (DCP) in 418 recent fractures of the tibial shaft. *Injury* 1979 ; 7 : 252–257

[22] Salam AA, Eyres KS, Cleary J, El-Sayed HH. The use of a tourniquet when plating tibial fractures. *J Bone Joint Surg Br* 1991 ; 73 : 86–87

[23] Schütz M, Müller M, Kaeaeb M, Voigt C, Regazzoni P, Holzach P et al. Minimal invasive Frakturstabilisierung von distalen Femurfrakturen mit dem LISS-System – Ergebnisse der prospektiven Multizenterstudie. [abstract]. *Österreich Gesellsch Unfallchir* 1999 ; S94

[24] Tscherne H, Oestern HJ. A new classification or softtissue damage in open and closed fractures. *Unfallheilkunde* 1982 ; 85 : 111–115

[25] VanDer Linden W, Larsson K. Plate fixation versus conservative treatment of tibial shaft fractures. A randomised trial. *J Bone Joint Surg Am* 1979 ; 61 : 873–878 ; 101 : 115–121

[26] Weller S, Höntzsch D, Frigg R. Die epiperiostale, perkutane Plattenosteosynthese. Eine minimal-invasive Technik unter dem Aspekt der »biologischen Osteosynthese«. *Unfallchirurg* 1998 ; 101 : 115–121

Externe Fixation von Tibiaschaftfrakturen

5

| V. Remizov

Abstract

Für die externe Fixation von Tibiaschaftfrakturen stehen verschiedene Möglichkeiten zur Verfügung: Ring-, Rohr- und Hybrid-Fixateure. Die externe Fixation findet in mehreren Stufen statt. Vorläufige Reposition, Einbringen der Basisimplantate, Anlage von Repositions-Fixations-Vorrichtungen und die endgültige Reposition und Fixation der Fragmente. Die Technik der externen Fixation hängt von Typ und Art der Fraktur, der Weichteile und der Knochendefekte ab. Entsprechend der Situation werden artifizielle Längsverschiebungen von Fragmenten, monofokale externe Kompressions-Distraktions-Fixationen oder bifokale Kompressions-Distraktions-Fixationen verwendet.

Schlüsselworte

Unterschenkel, Tibiaschaftfraktur, offene Tibiafraktur, externe Fixation, Ringfixateur, Rohrfixateur, Hybridfixateur, verzögerte Heilung, Pseudarthrose, infizierte Fraktur

Einleitung

Für die externe Fixation von Tibiaschaftfrakturen stehen mehrere Verfahren zur Verfügung:
- Ringfixateure (Ilizarov), bei denen Drähte als Implantate und Ringe als Einheiten zur externen Fixation dienen.
- Rohrfixateure, bei denen Schrauben die Implantate darstellen und verschiedene Arten von Rohren, Platten und Gewindestäben als äußere Verbindungen verwendet werden.
- Hybridfixateure, diese dritte Möglichkeit ist eine Kombination der beiden o.g. Methoden. Es werden Schrauben und Drähte, Halbringe (Ringe) und Platten, Rohre oder andere externe Systeme verwendet.

Es gibt viele Modifikationen der externen Fixateure und der Methoden. Wir besprechen daher nur diejenigen, die in unserer Klinik am häufigsten verwendet werden: Der Ringfixateur von Ilizarov (1, 2, 4), der Rohrfixateur der AO (8) und der Hybridfixateur.

Präoperative Planung

Zusätzlich zu der routinemäßig erhobenen Anamnese und der Untersuchung erfordern Haut, Weichteile und neurovaskulärer Status besondere Aufmerksamkeit. Die Röntgenuntersuchung beinhaltet Aufnahmen a.p., seitlich und schräg unter Einschluss von Knie- und Sprunggelenk. Lage und Verlauf der vorgesehenen Insertionen des Fixateurs werden auf a.p. und seitlichen Bildern festgelegt. Der Abstand vom Zentrum zur lateralen und ventralen Oberfläche der Tibia auf Höhe der geplanten Fixateurapplikation werden ausgemessen. Auch von der unverletzten Tibia wird ein Röntgenbild angefertigt, um die individuellen Gegebenheiten, vor allem die Länge, beurteilen zu können.

Technik der externen Fixation von Tibiaschaftfrakturen

Die externe Fixation von Tibiaschaftfrakturen verläuft in mehreren Schritten.
- Vorläufige manuelle Reposition oder Skeletttraktion und perkutane Drahtfixation unter sterilen Bedingungen,
- Anlage der Grundelemente am Knochen,
- Anlage von Repositions- und Fixationsvorrichtungen,
- abschließende vollständige Reposition und Fixation der Fragmente.

Die Lage der Fraktur, die Gelenklinien von Knie- und Sprunggelenk und die Stellen, an denen die Grundeinheiten und Reduktions-Repositions-Vorrichtungen angebracht werden sollen, sollten ausgemessen und auf der Haut des Unterschenkels markiert werden.

Die Planung der Grund- und Repositionseinheiten beinhaltet das Einsetzen dieser Implantate und ihre Verbindung mit dem externen Apparat. Beim Einbringen der Implantate darf nicht nur die Stabilität der Osteosynthese, sondern muss auch die Topographie der wesentlichen neurovaskulären Strukturen am Unterschenkel beachtet werden. Der Operateur muss über profunde Kenntnisse der Anatomie des Querschnitts auf Höhe der Implantation und dem Verlauf der Hauptgefäße und Nerven in diesem Bereich verfügen (Abb. 1). Um die Blutversorgung des Knochens maximal erhalten zu können, sollten die Implantate der Grundeinheit an den Metaphysen der Tibia eingesetzt werden. Dabei sollten sie so liegen, dass sie eine Schädigung des intraossären Verlaufs der ernährenden Arterien vermeiden.

Die Implantate und die Längsachse der Tibia sollten immer einen rechten Winkel bilden. Das Einsetzen von Implantaten in Nähe des Kniegelenks darf die Beweglichkeit dieses Gelenks nicht wesentlich behindern,

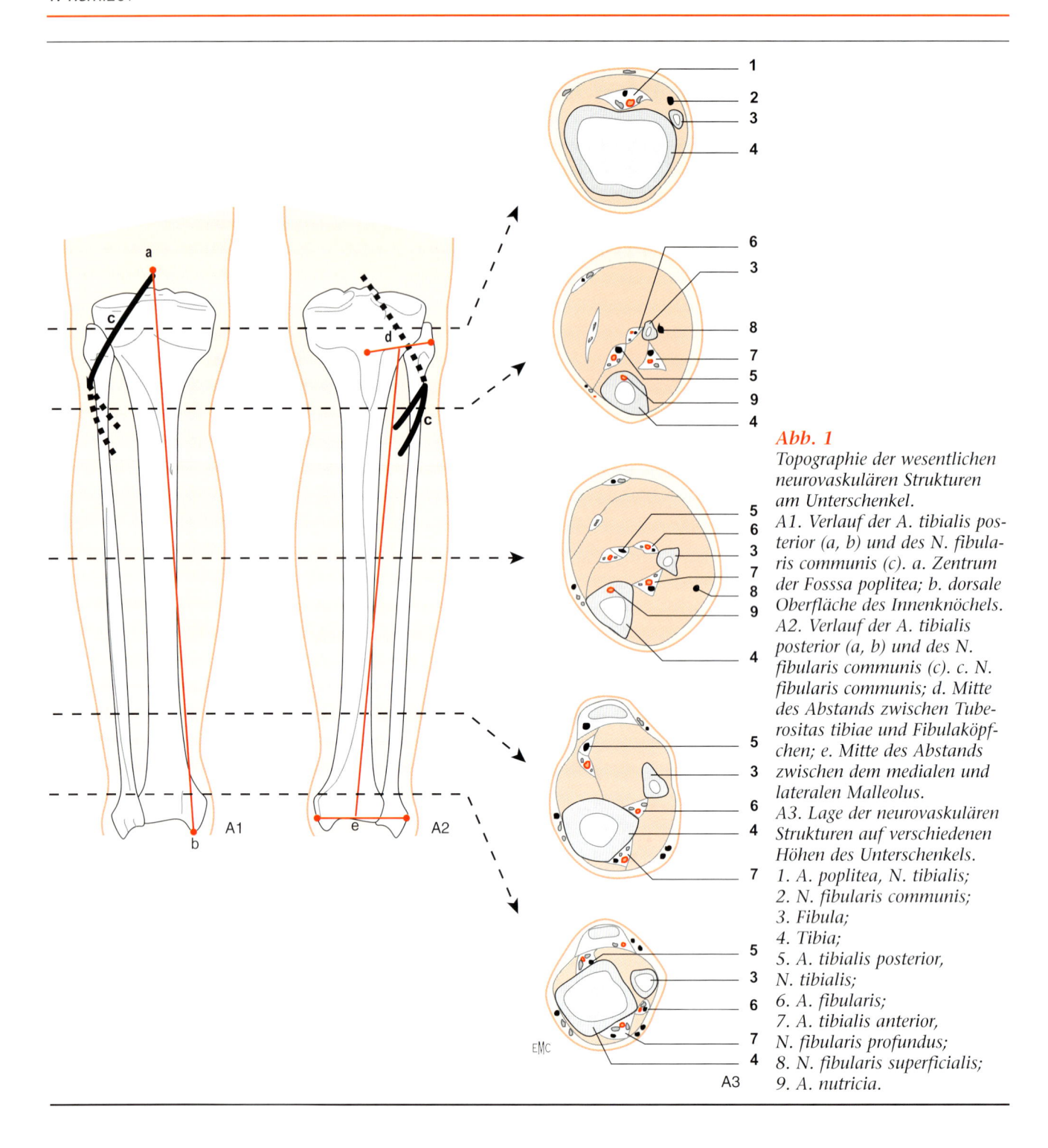

Abb. 1
Topographie der wesentlichen neurovaskulären Strukturen am Unterschenkel.
A1. Verlauf der A. tibialis posterior (a, b) und des N. fibularis communis (c). a. Zentrum der Fosssa poplitea; b. dorsale Oberfläche des Innenknöchels.
A2. Verlauf der A. tibialis posterior (a, b) und des N. fibularis communis (c). c. N. fibularis communis; d. Mitte des Abstands zwischen Tuberositas tibiae und Fibulaköpfchen; e. Mitte des Abstands zwischen dem medialen und lateralen Malleolus.
A3. Lage der neurovaskulären Strukturen auf verschiedenen Höhen des Unterschenkels.
1. A. poplitea, N. tibialis;
2. N. fibularis communis;
3. Fibula;
4. Tibia;
5. A. tibialis posterior, N. tibialis;
6. A. fibularis;
7. A. tibialis anterior, N. fibularis profundus;
8. N. fibularis superficialis;
9. A. nutricia.

z.B. durch Fixierung der Sehnen von M. satorius, M. gracilis und M. semitendinosus, des Seitenbands und des Tractus iliotibialis. Beim Einbringen der Implantate in Nähe des Sprunggelenks sollten die perforierten Gewebe unter Spannung stehen. Das bedeutet Dorsalflexion des Sprunggelenks beim Einbringen von dorsal und Plantarflexion beim Einbringen von ventral.

Bei der Verwendung eines Ringfixateurs wird die Größe der Ringe so gewählt, dass auf Höhe des proximalen Rings der Abstand zwischen Haut und Ring 2,5–3,0 cm beträgt. Die Ringe werden so mit den Drähten verbunden, dass der Abstand des äußeren Durchmessers zur zentralen Achse der Tibia ventral und medial am distalen Basisring mit dem Abstand am proximalen Basisring übereinstimmt. Dieses Prinzip gilt auch für Rohr- und Hybridfixateure. Der montierte Ringfixateur oder der Hybridfixateur mit einem Ring als externes Implantat sollte ein Rechteck darstellen, mit dessen Seiten, von vorn und seitlich gesehen, die Längsachse der Tibia parallel verläuft. Dies führt zu einer automatischen Reposition der Fragmente. Auch der fertig montierte unilaterale Rohr- und Hybridfixateur sollte einem Rechteck entsprechen, wobei eine Seite die Längsachse der Tibia ist. Dies wird als die Rechteckregel bezeichnet.

Anlage der Grundeinheiten

Die Technik variiert entsprechend den unterschiedlichen Typen externer Fixateure.

■ *Ringfixateur*

Die Anlage der Grundeinheiten ist im Kapitel über zirkuläre externe Fixationen beschrieben. Bei offenen Frakturen oder wenn ein Fragmenttransport nach einer Kortikotomie erforderlich wird, müssen 3 anstatt 2 Drähten eingesetzt werden, um eine bessere Rigidität zu sichern. Der dritte Draht wird zwischen dem ersten Paar eingesetzt.

■ *Rohrfixateur*

Die Anlage beginnt mit dem Einbringen von Schrauben und ihrer Verbindung mit dem äußeren Rohr (Abb. 2). Dies kann in Abhängigkeit von der Situation auf mehrere Arten erfolgen:
- Unter einem Winkel von 30° in der Sagittalebene wird eine Schraube in die proximale und distale Metaphyse eingesetzt und das externe Fixationssystem an diesen Schrauben befestigt: Mit einem Rohr (in der Mehrzahl der Frakturen) oder einem Doppelrohr (bei offenen oder Mehrfragmentfrakturen) oder zwei kurzen Rohren und einer Gelenkverbindung („tube-to-tube") für Frakturen, die eine sekundäre Reposition in verschiedenen Ebenen oder eine künstliche Verschiebung erfordern.
- Zwei Schrauben werden im selben Gebiet unter einem medial offenen Winkel von 80° (± 20°) eingesetzt und danach ein modularer unilateraler Rahmen (Zelt-Typ) mit Universal-Backen auf die Schrauben montiert (z.B. bei offenen und multifragmentären Frakturen).
- Einbringen von 2 Schrauben mit einem ventral offenen Winkel in der proximalen Metaphyse und einer Schraube in der distalen Metaphyse a.p. mit einer äußeren Verbindung durch ein Rohr. Auf die Schrauben wird eine Querbacke montiert (z.B. Schaftfrakturen im oberen Drittel).
- Einbringen von Schrauben in der proximalen Metaphyse in der Konfiguration eines Dreiecks und von 2 Schrauben a.p. in der distalen Metaphyse und dann Montage des äußeren Gestells mit einer Querbacke, einem Einzelrohr, einer Gewindestange mit Hülse und einer Transportmutter auf der Gewindestange (für Frakturen, bei denen ein Knochensegment transportiert werden soll oder nach einer Kortikotomie).

■ *Hybridfixateur*

Für die Mehrzahl der Frakturen werden 2 Schrauben unter einem nach medial offenen Winkel von 80° (± 20°) durch die proximale und distale Metaphyse eingesetzt (Abb. 3). Die Schrauben werden mit Halbringen oder Ringen miteinander verbunden. In der proximalen Metaphyse wird eine weitere Schraube eingesetzt, die aber weiter kranial liegt als die beiden Schrauben, die unter einem Winkel eingebracht wurden. Letztere Schraube wird in einem Winkel von 30° zur a.p.-Richtung eingesetzt. Diese zusätzliche Schraube wird mit einem rechtwinkeligen Gestell verbunden, das einen Halbring trägt. Auch eine andere Anlage der Basiseinheit ist möglich: Proximal – 2 Schrauben werden unter einem nach ventral offenen Winkel von 120° eingebracht und die Schraube zwischen diese beiden eingesetzt; distal – 2 Schrauben werden unter einem nach medial offenen Winkel von 80° (± 20°) eingesetzt. Die Schrauben werden mit Ringen verbunden. In der distalen Metaphyse kann eine einzelne Schraube eingesetzt werden, die mit einem linearen äußeren Fixateur verbunden wird. Diese Konfiguration sollte bei Frakturen des oberen Schaftdrittels verwendet werden.

Anlage der Repositions-Fixations-Einheiten

Repositions-Fixations-Einheiten bestehen aus Implantaten und äußeren Fixationsgeräten und kommen im Frakturbereich zum Einsatz.

■ *Ringfixateur*

Die Anlage der Repositions-Fixations-Einheiten entspricht der oben beschriebenen. Bevor ein Draht eingebracht wird, muss man sich überzeugen, dass an der Ein- und Austrittsstelle des Drahts genügend Haut vorhanden ist.

■ *Rohrfixateur*

Die Repositions-Fixations-Einheit eines Rohrfixateurs besteht in der Regel aus 1 oder 2 Schrauben, die unter einem Winkel von 80° (± 20°) nach medial gerichtet sind (Abb. 4A, B, C). Die Schrauben werden mit Backen auf dem äußeren Rohr der Basiseinheit fixiert (siehe oben).

■ *Hybridfixateur*

Die proximalen und distalen Basiseinheiten werden über Stäbe mit 2 freien Halbringen (Ringen), die mit gleichem Abstand auf beiden Seiten der Fraktur liegen, verbunden. Bei Querfrakturen wird eine nach medial gerichtete Schraube über dem freien Ring eingesetzt und über diese Schraube eine Längskompression aufgebaut (Abb. 4D). Bei Frakturen mit kleinen Fragmenten werden 2 Schrauben unter einem Winkel von 80° (± 20°) gegen die Medialseite gerichtet und über den freien Ring platziert. Eine Längskompression ist nicht erforderlich. Anstelle der Schrauben können gekreuzte Drähte verwendet werden, wobei nun Vollringe erforderlich sind. Bei Schräg-(Spiral-)Frakturen mit großen Fragmenten können Drähte auf zusätzlicher Höhe eingesetzt werden (Abb. 4E). Bei Schaftfrakturen im oberen Drittel können ein Halbring und eine Schraube als Repositions-Fixations-Einheit verwendet werden (Abb. 4F).

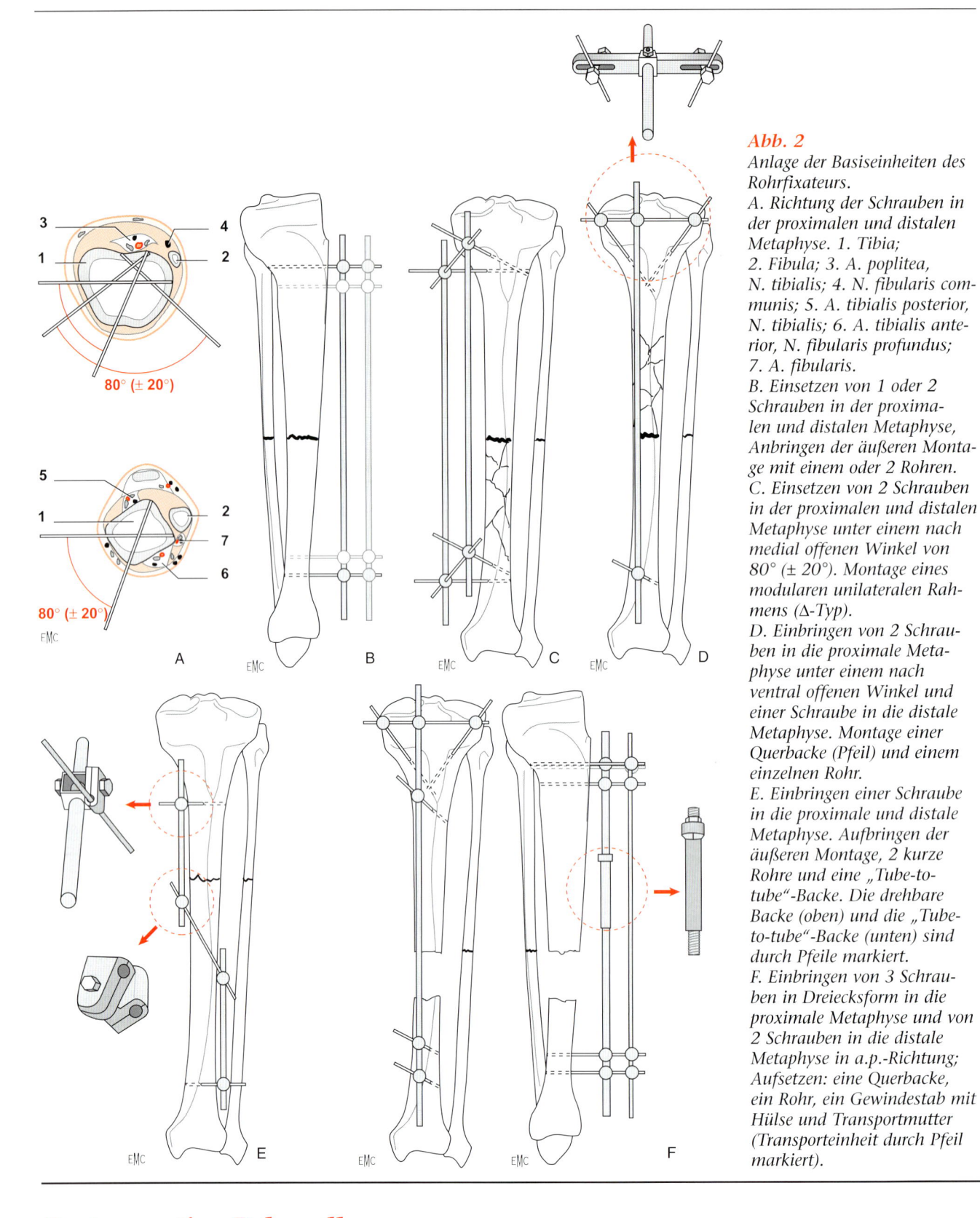

Abb. 2
Anlage der Basiseinheiten des Rohrfixateurs.
A. Richtung der Schrauben in der proximalen und distalen Metaphyse. 1. Tibia; 2. Fibula; 3. A. poplitea, N. tibialis; 4. N. fibularis communis; 5. A. tibialis posterior, N. tibialis; 6. A. tibialis anterior, N. fibularis profundus; 7. A. fibularis.
B. Einsetzen von 1 oder 2 Schrauben in der proximalen und distalen Metaphyse, Anbringen der äußeren Montage mit einem oder 2 Rohren.
C. Einsetzen von 2 Schrauben in der proximalen und distalen Metaphyse unter einem nach medial offenen Winkel von 80° (± 20°). Montage eines modularen unilateralen Rahmens (Δ-Typ).
D. Einbringen von 2 Schrauben in die proximale Metaphyse unter einem nach ventral offenen Winkel und einer Schraube in die distale Metaphyse. Montage einer Querbacke (Pfeil) und einem einzelnen Rohr.
E. Einbringen einer Schraube in die proximale und distale Metaphyse. Aufbringen der äußeren Montage, 2 kurze Rohre und eine „Tube-to-tube"-Backe. Die drehbare Backe (oben) und die „Tube-to-tube"-Backe (unten) sind durch Pfeile markiert.
F. Einbringen von 3 Schrauben in Dreiecksform in die proximale Metaphyse und von 2 Schrauben in die distale Metaphyse in a.p.-Richtung; Aufsetzen: eine Querbacke, ein Rohr, ein Gewindestab mit Hülse und Transportmutter (Transporteinheit durch Pfeil markiert).

Postoperative Behandlung

In den ersten postoperativen Tagen wird die verletzte Extremität geschient und auf einem Polster oder mit einem Gegengewicht auf einem Flaschenzug hochgelagert. Knie- und Sprunggelenk werden geschient, um Bewegungen zu verhindern. Die Verbände um die Implantate werden nach fünf oder sechs Tagen gewechselt und die Haut um die Eintrittsstellen vom Patienten selbst nach dem Duschen mit 70%igem Alkohol gesäubert und täglich neu verbunden. Der Schorf, der sich um die Implantate bildet, wird nicht

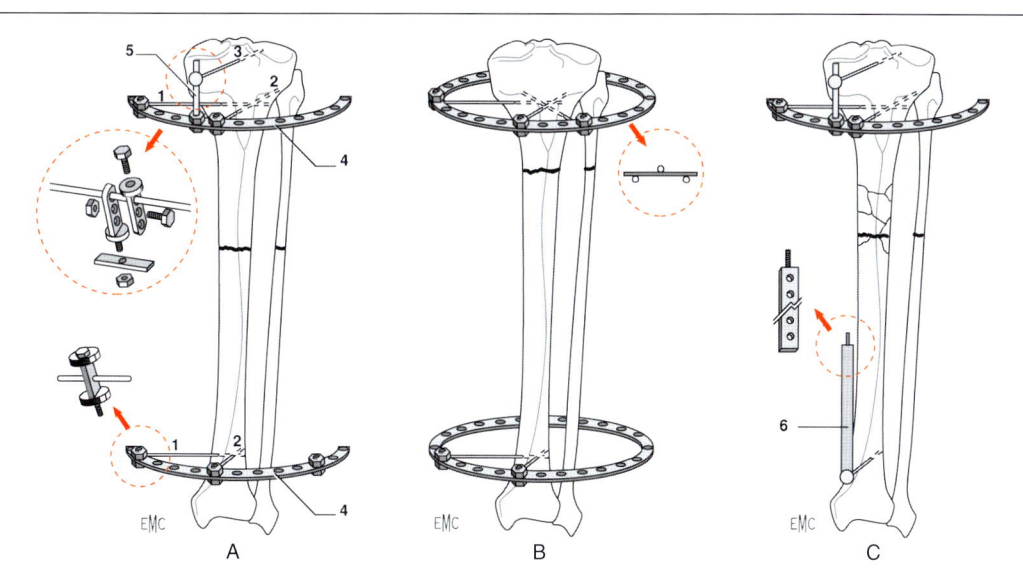

Abb. 3 *Einbringen der Basiseinheiten eines Hybridfixateurs.*
A. Die proximale Basiseinheit besteht aus 3 Schrauben und einem Halbring, die distale aus einer Schraube und einem Halbring.
1, 2. Die unter einem nach medial offenen Winkel von 80° (± 20°) eingesetzten Schrauben sind an einem Halbring fixiert;
3. Schrauben, die in a.p.-Richtung unter einem Winkel von 30° eingesetzt und durch ein kurzes Rohr mit dem Halbring verbunden sind; 4. Halbringe; 5. gerades Verbindungsstück mit Schraubenklemme.
B. Die proximale Basiseinheit besteht aus 3 Schrauben und einem Ring und die distale aus 2 Schrauben und einem Ring. Um die Fixation zu verstärken, liegen die Schrauben auf der anderen Seite des Rings (mit dem Pfeil markiert).
C. Die proximale Basiseinheit besteht aus 3 Schrauben und einem Halbring und die distale aus einer Schraube und einem geraden Verbindungsstück (Stab, Rohr); 6. die Schraubenklemme des Autors.

entfernt, da er eine primäre Barriere gegen eine Kontamination darstellt. Wenn das Ödem zunimmt oder ein Ring oder eine Backe auf die Weichteile des Unterschenkels drücken, muss die Backe entfernt oder der Ring entfernt oder in seiner Größe geändert werden, um eine lokale Ischämie zu verhindern. Vor allem bei Ringfixateuren oder Hybridfixateuren mit einer Kombination von Schrauben und Drähten ist es erforderlich, die Rigidität der Fragmentfixation zu überprüfen. Die Rigidität wird wegen der abnehmendem Drahtspannung, die sich in der ersten postoperativen Woche zeigt, geringer (Verrutschen in den Backen, Durchschneiden des Knochens). Die typischen Zeichen dieses Vorgangs sind eine Krepitation und das Gefühl der Fragmentmobilität. In diesen Fällen müssen alle Drähte täglich nachgespannt werden. Wenn dies zur Fixation der Fragmente nicht ausreicht, kann es erforderlich werden, zusätzliche Drähte einzusetzen, um eine weitere Fragmentverschiebung zu verhindern oder ein zusätzliches Rohr anzubringen.

Nach einer Kortikotomie sollte in den ersten 7–8 Tagen der Osteotomiespalt nicht aufgedehnt werden.

Dem Patienten wird erlaubt zunächst mit Teil-, später mit Vollbelastung zu gehen. Die Physiotherapie verhindert eine Beugekontraktur von Sprung- und Kniegelenk. Die Belastung kann die knöcherne Heilung beschleunigen, indem sie die Kräfte, die rechtwinklig zur Frakturfläche einwirken, vergrößert. Die Dynamik einer externen Fixation wird für diesen Zweck genutzt. Gummipuffer auf den Stäben, die die Repositions-Fixations-Ringe verbinden, werden für eine dynamische äußere Fixation bei Ring- und Hybridfixateuren verwendet. Bei dem unilateralen, monotubulären Fixateursystem der AO wird ein zusätzliches Rohr eingesetzt und die Muttern an einem Rohr proximal und am anderen Rohr distal gelockert, sodass ein Gleitvorgang entstehen kann. Bei einer zeltförmigen äußeren Fixation kann eine Dynamisation dadurch erreicht werden, dass die Montage zu einem monotubulären System umgebaut wird. Auch andere Varianten sind möglich: Schrittweise Lockerung der Backen, Anlage eines zusätzlichen kurzen Rohrs über einem der Fragmente etc.

Eines der wesentlichen postoperativen Probleme ist die Bestimmung des Zeitpunkts, zu dem die externe Fixation der Tibiaschaftfraktur beendet werden kann. Die Hauptzeichen der Frakturheilung sind: Durchbauung auf den Röntgenbildern und Fehlen von pathologischer Instabilität, Ödem und Schmerz bei Belastung nach Lockerung der äußeren Montage über 24 bis 48 Stunden.

Wenn der externe Fixateur entfernt wurde und eine ausreichende Kallusbildung vorliegt, reicht es aus, einen Gips anzulegen und den Patienten voll belasten zu lassen. Bei verzögerter Heilung und problemlosen Weichteilen und keiner Nageltrakt-Infektion wird die Fraktur mit einem Nagel oder einer Platte versorgt. Wenn die externe Fixation nicht länger als 3 Wochen zurückgelegen hat, kann die interne Fixation unmittelbar nach Entfernung des Fixateurs erfolgen. Hat der Fixateur länger gelegen, wird er zunächst entfernt und die interne Fixation nach einer vorübergehenden Immobilisation in einem Gipsverband über 8–10 Tage unter Antibiotikaschutz durchgeführt (8).

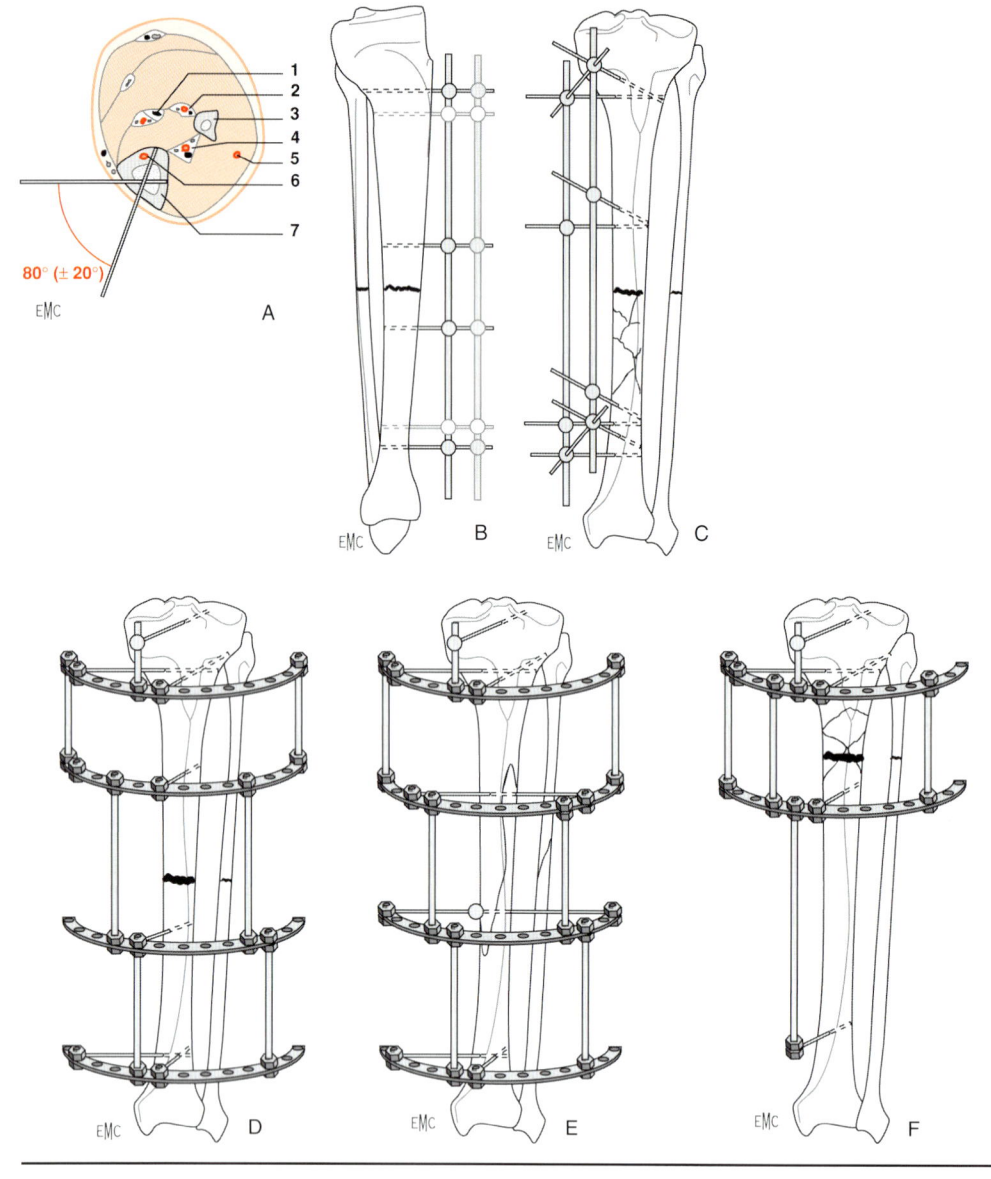

Abb. 4
Montage der Repositions-Fixations-Einheiten für Rohr- und Hybridfixateur.
A. Lage der im Bereich der Tibiaschaftfraktur eingesetzten Schrauben. 1. A. tibialis posterior, N. tibialis; 2. A. fibularis; 3. Fibula; 4. A. tibialis anterior, N. fibularis profundus; 5. N. fibularis superficialis; 6. A. nutricia; 7. Tibia.
B. Einbringen je einer Repositions-Fixations-Schraube im proximalen und distalen Fragment bei Verwendung eines Rohrfixateurs.
C. Einbringen von 2 Repositions-Fixations-Schrauben im proximalen und einer solchen Schraube im distalen Fragment.
D. Einsetzen einer Repositions-Fixations-Schraube im proximalen und einer zweiten im distalen Fragment bei einem Hybridfixateur.
E. Einbringen von Repositions-Fixations-Drähten und einem verbindenden Teilring im proximalen und distalen Fragment bei einem Hybridfixateur.
F. Einbringen einer Repositions-Fixations-Schraube im distalen Fragment bei einem Hybridfixateur.

Externe Fixation offener Tibiaschaftfrakturen

Bei der externen Fixation offener Frakturen sollten die Implantate außerhalb der Frakturzone und der Weichteilverletzung liegen. Wenn dies nicht möglich ist, ist es unbedingt zu empfehlen, die Implantate erst einzusetzen, wenn die Weichteile verheilt sind. Der Fixateur muss ausreichend stabil sein.

Bei offenen Tibiaschaftfrakturen mit Weichteildefekten kann es unmöglich sein, die Weichteile primär spannungsfrei zu verschließen. In diesen Fällen kann eine künstliche Längsverschiebung der Fragmente erforderlich werden, um die Wundränder einander anzunähern. Hierfür werden die Basiseinheiten aufeinander zu geschoben, bis die Wundränder in Kontakt kommen. Nach 7 oder 8 Tagen beginnt die Distraktion (1 mm pro Tag in 4 Schritten), um die korrekte Länge der Tibia wieder herzustellen. Eine geeignete Repositions-Fixations-Einheit wird eingebaut und die Fragmente abschließend reponiert.

Bei offenen Tibiaschaftfrakturen mit Weichteil- und Knochendefekten bis zu 4 cm werden die Basiseinheiten montiert und die Fragmente aufeinander zu geschoben, bis Kontakt besteht (Abb. 5). Diese geschlossene Kompression wird für 7–8 Tage belassen und dann mit der Distraktion begonnen, bis die Tibialänge wieder erreicht ist. Ein Repositions-Fixations-System wird nahe der Fraktur montiert und die endgültige Reposition der Fragmente durchgeführt.

Bei einem Weichteil- und Knochendefekt von über 4 cm erfolgt eine bifokale Kompressions-Distraktions-Fixation.

Bei Defekten über 15 cm ist eine simultane Verschiebung von 2 Fragmenten erforderlich, um den Defekt rascher auffüllen zu können. Bei Verwendung des Rohrfixateurs wird die Basiseinzeit im proximalen Fragment mit 3 Schrauben in dreieckförmiger Konstellation und am distalen Fragment mit 2 übereinander liegenden Schrauben fixiert. Es wird ein unilateraler Fixateur mit einem Rohr und einem Gewindestab nahe am Knochen verwendet. Die Kortikotomie liegt im proximalen oder distalen Fragment. Auf dem Gewindestab wird ein kurzes bewegliches Rohr mit 2 Muttern (eine davon ist die Transportmutter) und 2 übereinander liegenden Schrauben im intermediären Fragment montiert.

Komplikationen und Ergebnisse

Die Häufigkeit von Pintrakt-Infektionen variiert zwischen 5,58% bei Drähten und 30,0% bei Schrauben (6, 10). Pintrakt-Infektionen können am 3. bis 5. Tag nach der Operation auftreten. Die Behandlung besteht in einer Entfernung der Implantate, Inzision des Gewebes und Sicherung eines guten Abflusses. Eine Pintrakt-Infektion kann zu einem Versagen oder einer ungleichmäßigen Spannung in den Drähten führen, die Bewegungen der Fragmente und der Weichteile auf den Drähten erlaubt. Eine verzögerte Implantatentfernung kann zu einer Osteomyelitis mit Ausbildung eines ringförmigen oder tubulären Sequesters führen. Eine Drahtosteomyelitis ist bei 0,28% der Patienten beschrieben (2). In diesen Fällen ist eine Sequestrektomie unbedingt zu empfehlen. Hierzu wird der infizierte Knochen mit einem Bohrer eröffnet. Um die Implantate können sich auch aseptische Nekrosen entwickeln.

Die Ergebnisse der Behandlung von Tibiaschaftfrakturen mit externer Fixation sind unterschiedlich. Deviatov (2) berichtete über 1168 Patienten mit Ringfixateur bei Tibiaschaftfrakturen. 378 dieser Patienten hatten offene und 781 geschlossene Frakturen. Die durchschnittliche Heilungszeit betrug bei geschlossenen Frakturen 64 Tage und bei offenen Frakturen 75 Tage. Schwartsman et al. (11) fanden eine Durchschnittszeit von der Anlage des Apparats bis zur vollständigen Frakturheilung von 5,6 Monaten mit einem Bereich von 3,25 bis 13 Monaten. Keating et al. (6) berichteten über eine solide knöcherne Heilung bei 45 geschlossenen und 49 offenen Frakturen in durchschnittlich 15,2 bzw. 20,5 Wochen. Eine Pseudarthrose, die eine operative Intervention notwendig machte, trat bei 2 geschlossenen und vier offenen Frakturen auf (6%). Heim et al. (3) publizierten, dass von 59 offenen Tibiafrakturen mit schwerem Weichteilschaden 72% allein mit externer Fixation ausheilten. Verzögerte Heilungen oder Pseudarthrosen fanden sich in 17%.

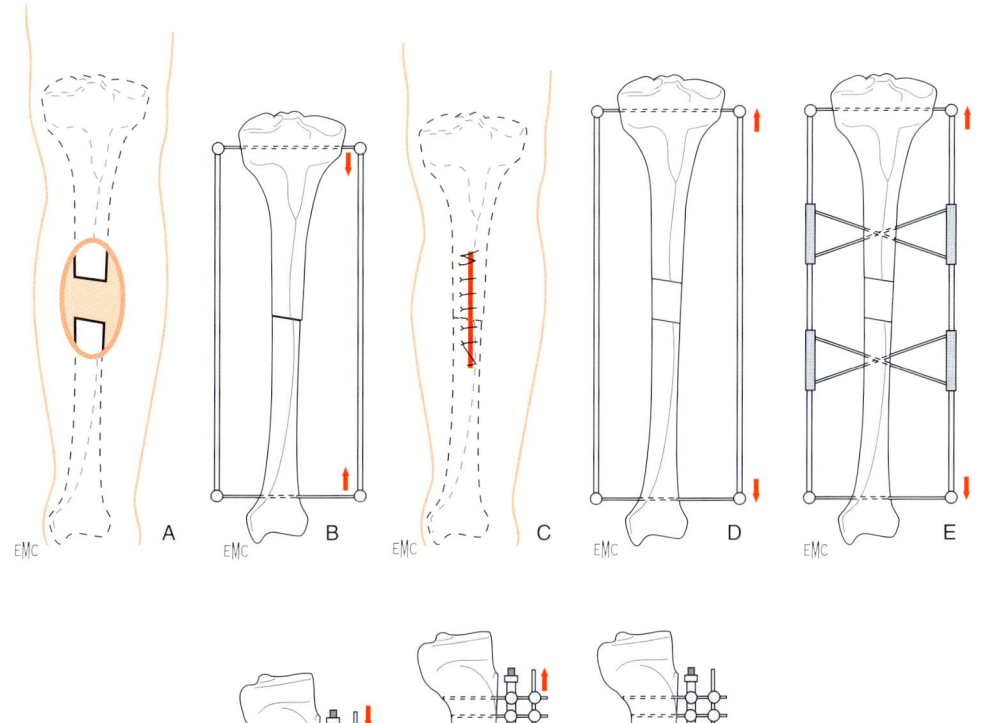

Abb. 5
Externe Fixation bei einer offenen Tibiaschaftfraktur mit Weichteil- und Knochendefekt bis zu 4 cm.
A, B, C, D, E. Technik mit Ring- und Hybridfixateur.
A. Weichteil- und Knochendefekt.
B, C. die Basiseinheiten werden aufeinander zu geschoben, bis Weichteile und Knochen unter Kontakt kommen. Dosierte Kompression.
D. Dosierte Distraktion.
E. Einbringen der Repositions-Fixations-Einheiten.
F, G, H. Technik mit Rohrfixateur (Fixateur-Gewindestab mit Transporteinheit und Rohr).
F. Die Basiseinheiten werden aufeinander zu geschoben, bis Weichteile und Knochen unter Kontakt kommen. Dosierte Kompression.
G. Dosierte Distraktion.
H. Anlage der Repositions-Fixations-Einheiten.

Schlussfolgerungen, Indikationen und Kontraindikationen

Derzeit erfolgt die externe Fixation von Tibiaschaftfrakturen mit unterschiedlichen externen Fixateuren. Sie erlauben die Reposition und Stabilisation aller Typen von Unterschenkelfrakturen. Eine externe Fixation ist hauptsächlich bei drittgradig offenen Frakturen indiziert, vor allem wenn diese mit Knochenverlust, neurovaskulären Schäden oder Weichteildefekten einhergehen. In diesen Situationen ist die externe Fixation die Methode der Wahl (9).

Eine externe Fixation kann auch bei geschlossenen Drehbrüchen des Tibiaschafts bei einem dorsolateralen Keilfragment, bei Biegungsbrüchen mit einem Keilfragment, bei Segmentfrakturen und bei kurzen Trümmerfrakturen zur Anwendung kommen. Bei anderen offenen und geschlossen Tibiaschaftfrakturen erfolgt im Allgemeinen eine interne Fixation. Bei Polytraumatisierten kann eine externe Fixation zur vorübergehenden oder endgültigen Frakturfixation eingesetzt werden (7). Dies gilt vor allem für Tibiaschaftfrakturen. Eine externe Fixation kann bei Pseudarthrosen hilfreich sein, die infiziert sind und bei denen eine Entfernung von Nägeln oder Platten erforderlich wird.

Kontraindikationen einer externen Fixation sind: Intoleranz des Patienten, ausgedehnte entzündliche Vorgänge im Unterschenkel, entzündliche Erkrankungen der Weichteile und der Haut (Pyodermie, Erysipel etc.).

Literatur

[1] Bianchi-Maiocchi A, Bennedetti GB, Catagni M, Cattaneo R, Tentori L, Villa A. Introduzione alla conoscenza delle metodiche di Ilizarov in ortopedia e traumatologia. Milano : Edizione Medi Surgical Video, 1983

[2] Deviatov AA. Transosseous osteosynthesis. Chisinau : Stiinta, 1990

[3] Heim D, Marx A, Hess P, Schlapfer R, Regazzoni P. Der Fixateur externe als primäre und definitive Behandlung der Unterschenkelfraktur mit schwerem Weichteilschaden. *Helv Chir Acta* 1991 ; 57 : 839–846

[4] Ilizarov GA. Fundamental principles of transosseous compressive-distractive osteosynthesis. *Ortop Travmatol Protez* 1971 ; 11 : 7–11

[5] Ilizarov GA, Kaplunov AG, Degtiarev VE, Ledyaev VI. Treatment of pseudoarthrosis and delayed unions of fractures with complications of purulent infection by compressive-distractive osteosynthesis. *Ortop Travmatol Protez* 1972 ; 11 : 10–14

[6] Keating JF, Gardner E, Leach WJ, Macpherson S. Management of tibial fractures with the orthofix dynamic external fixator. *J R Coll Surg Edinb* 1991 ; 36 : 272–277

[7] Kusturov V, Remizov V, Kodrean J. Role of early ostesynthesis of extremities in patients with associated trauma. 20th world congress SICOT. Amsterdam, August 18-23, 1996

[8] Muller ME, Allgover M, Sneider R, Willenegger H. Manual of internal fixation. Berlin : Springer-Verlag, 1996

[9] Schatzker J, Tile M. The rationale of operative fracture care. Berlin : Springer-Verlag, 1996 ; chap 20

[10] Schandelmaier P, Krettek CH, Rudolf J, Tscherne H. Outcome of tibial shaft fracture with severe soft tissue injury treated by unreamed nailing versus external fixation. *J Trauma* 1995 ; 39 : 707–711

[11] Schwartsman V, Martin SN, Ronquist RA, Schwartsman R. Tibial fractures. The Ilizarov alternative. *Clin Orthop* 1992 ; 278 : 207–216

Nagel-/Lappentechniken für offene Unterschenkelfrakturen mit schweren Weichteilläsionen

P. Vichard
Y. Tropet
P. Garbuio

Abstract

In diesem Beitrag sollen die Erfahrungen der Autoren mit der notfallmäßigen Rekonstruktion von schweren Tibiaschaftfrakturen durch Verletzungen unter hoher Energie dargestellt werden.

Das primäre einstufige Notfallmanagement besteht aus Antibiotikagabe, radikalem Débridement, Frakturstabilisation durch einen Verriegelungsnagel, ggf. Knochentransplantation vom Beckenkamm und Verschluss des Frakturgebiets mit gestielten oder freien Muskellappen. Das aggressive notfallmäßige Vorgehen führt bei schweren offenen Tibiafrakturen zu guten Ergebnissen. Hierdurch werden die Endergebnisse erheblich verbessert, da nicht nur weniger Gewebeverluste durch Infektionen eintreten, sondern auch die Zeiten der Heilung und Rehabilitation verkürzt werden.

Schlüsselworte

Unterschenkel, Tibia, offene Frakturen, Notfallbehandlung, Marknagelung, Muskellappen, Knochentransplantation

Einleitung

Verletzungen der unteren Extremität unter hoher Energie sind eine Behandlungsherausforderung für orthopädische und plastische Chirurgen. Die Primärbehandlung einer offenen Fraktur beeinflusst immer das Schlussergebnis.

Bei offenen Tibiafrakturen vom Typ Gustilo III B (9) besteht häufig sowohl ein Verlust des Integuments und/oder des Knochens wie eine extensive Devaskularisierung der Weichteile um die Verletzung.

Die Behandlung solcher Frakturen bleibt kontrovers. Einige Autoren bevorzugen weiterhin eine externe Fixation (3, 11, 13), da ihnen eine Osteosynthese mit einem Marknagel zu gewagt und als mögliche Komplikationsquelle erscheint. Neuere Entwicklungen und bessere Kontrollen konventioneller plastischer Eingriffe und mikrochirurgische Techniken haben einige praktisch Tätige veranlasst, ihre Haltung gegenüber einem frühen Verschluss des Frakturgebiets zu überdenken (1–3, 5, 6, 10, 12). Es sind aber immer noch wenige Schulen, die eine internen Fixation favorisieren.

In unseren bereits publizierten Erfahrungen (14, 15, 17, 18) können die meisten offenen Tibiafrakturen vom Typ III B notfallmäßig mit einem Marknagel behandelt werden, wenn das Frakturgebiet sofort anschließend mit einem gut vaskularisierten Lappen abgedeckt wird. Diese Strategie, durch die eine offene Tibiafraktur zu einer geschlossenen Tibiafraktur wird, ist gerechtfertigt, um bakterielle Infektionen zu vermeiden. Unmittelbar nach der Verletzung finden sich in den primären Kulturen aus offenen Frakturen meistens eine normale Hautflora oder Keime aus der Umgebung, die selten eine Infektion verursachen. Tatsächlich wird das Frakturgebiet vorwiegend in den Tagen nach dem Trauma durch resistente nosokomiale Bakterien kontaminiert (7).

Dieser Beitrag beschreibt unsere Strategie bei komplexen Frakturen. Der Eingriff erfolgt als Notfall innerhalb der ersten wenigen Stunden nach dem Trauma. Nach einem radikalen Débridement erfolgt die Frakturstabilisation durch einen intramedullären Verriegelungsnagel. Das Frakturgebiet wird mit einem gestielten oder freien Muskellappen abgedeckt. Wenn ein Knochenverlust vorliegt, erfolgt die Knochentransplantation in derselben Sitzung.

Präoperative Untersuchungen

Gefäßstatus

Eine traumatische Gefäßverletzung kann in Form einer vollständigen Gefäßdurchtrennung, einer Teildurchtrennung oder eines einfachen Intima-Risses vorliegen. Die genaue Diagnose der Ischämie muss früh erfolgen, da eine warme Ischämiezeit von über 6 Stunden beim Gliedmaßenerhalt zu schlechten Endergebnissen führt. In der Mehrzahl der Fälle kann der Gefäßstatus durch Palpation oder Doppleruntersuchung der peripheren Blutgefäße beurteilt werden. Wenn die Doppleruntersuchung an den 3 großen Arterien abnormal ist, erfolgt eine Arteriographie, da diese eine weiter proximal gelegene Verletzung aufdecken kann.

Nervenverletzung

Sehr wichtig ist auch der Status des N. tibialis posterior. Im Allgemeinen ist die Funktion der Extremität bei

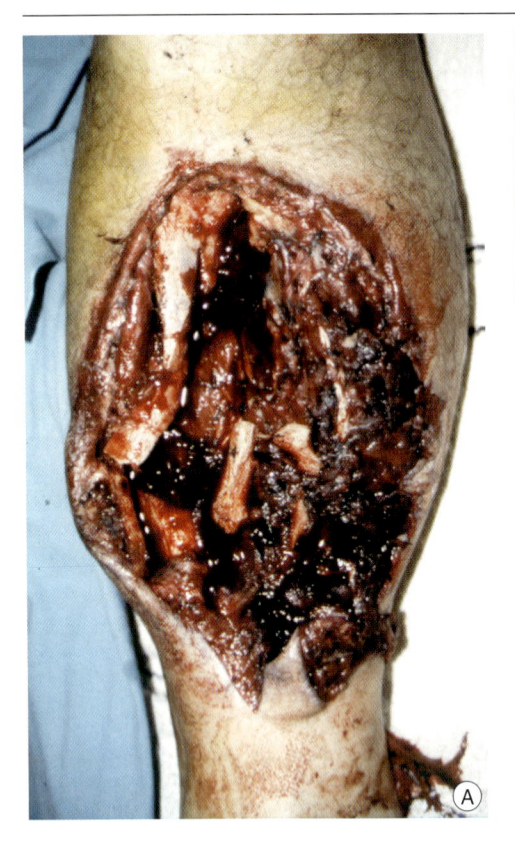

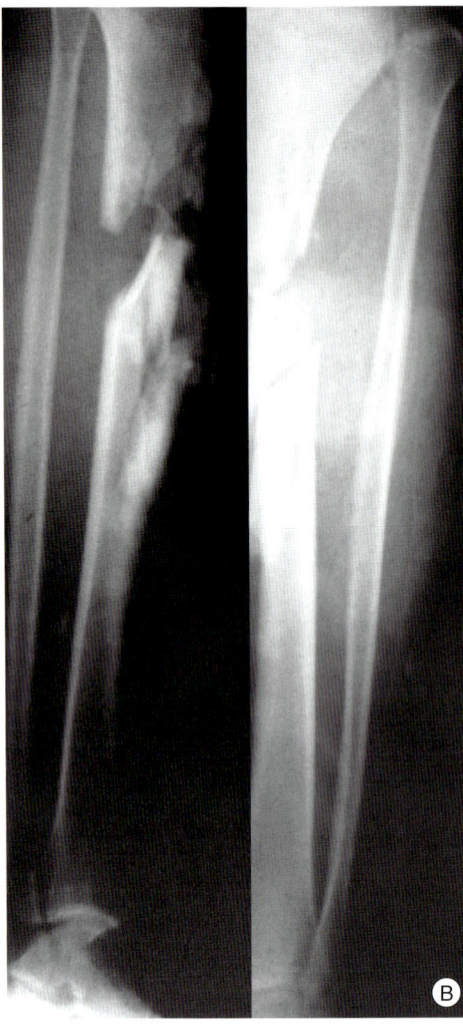

Abb. 1
A. Offene Tibiafraktur Typ IIB mit Knochenverlust. Radikales und definitives Débridement am Unfalltag.
B. Röntgenbild vom Unfalltag.

einem Verlust der Sensibilität an der Fußsohle nicht gut, sodass es häufig besser ist, sie zu amputieren. Wenn auch die Wiederherstellung eines durchtrennten Nervs oder die Replantation einer vollständig abgetrennten Extremität bei Kindern indiziert sein kann, muss bei Erwachsenen von einer schlechten Nervenregeneration ausgegangen werden. Eine vollständige Unterbrechung des N. tibialis posterior ist eine relative Kontraindikation eines Extremitätenerhalts.

Operationstechnik

Débridement

Das Débridement der Wunde ist ein wichtiger Schritt bei der primären Frakturbehandlung. Darauf wurde von Godina (8), Arnez (2) und Chen et al. (4, 5) eindrücklich hingewiesen. Es muss in einem operativen Eingriff unmittelbar nach Aufnahme des Patienten in die Klinik sehr sorgfältig durchgeführt werden (Abb. 1A, B). Ein extensives, aggressives und definitives Débridement macht aus einer verschmutzten traumatischen Wunde eine ebene, chirurgisch saubere Wunde ohne Höhlenbildungen. Dies ist ein zeitaufwändiger Teil der Operation.

Das Débridement sollte zunächst unter Blutsperre erfolgen, um die operative Beurteilung zu vereinfachen und den Blutverlust zu senken. Alles suspekte Gewebe wird bis auf vitale Schichten exzidiert. Alle abgeledete Haut wird entfernt. Zerquetschte Muskeln werden systematisch exzidiert. Bei Trümmerfrakturen werden alle kleinen deperiostierten Fragmente entfernt. Während des Débridements werden größere Knochenfragmente mit sicheren Weichteilverbindungen nicht exzidiert. Die Wunde wird mehrfach mit normaler Kochsalzlösung gespült. Dann wird die Blutsperrmanschette entlüftet, um die Gewebesituation beurteilen zu können. Das radikale Débridement ist der wichtigste Faktor, um Zweiteingriffe zu vermeiden.

Frakturstabilisation

Sobald das Débridement beendet ist, erfolgt die Frakturfixation.
Der Patient liegt, vor allem bei Trümmerfrakturen oder Knochendefekten, auf einem Frakturtisch. Die Extension stellt unter Vergleich mit dem gesunden Bein die

Länge der Tibia wieder her. Bei einfachen Frakturen kann der Patient auf einem normalen Tisch mit einer Stütze unter dem Knie gelagert werden.
Die Fraktur wird durch einen Marknagel stabilisiert. Für diesen Operationsschritt müssen Instrumente, Handschuhe und Operationsfeld gewechselt werden. Die Hautinzision unter dem unteren Patellapol verläuft horizontal (Abb. 2). Das Lig. patellae wird längs gespalten.
Der Eintrittspunkt des Nagels, der direkt am Abgang der Eminentia intercondylica liegt, wird mit einem gebogenen Pfriem aufbereitet (Abb. 3A, B). Dann wird ein Führungsdorn in den Markraum eingeführt. Auf Höhe der Fraktur kann er in den distalen Teil der Tibia unter direkter Sichtkontrolle (ohne Frakturtisch) oder unter Bildwandlerkontrolle (auf einem Frakturtisch) geführt werden.
Die schrittweise Aufbohrung erfolgt unter Bildwandlerkontrolle. Dieses Aufbohren sollte zurückhaltend sein. Meistens beträgt der Nageldurchmesser 10 mm (9–11 mm). Die Fraktur wird mit einem hohlen Nagel stabilisiert, der dann proximal und distal mit 2 Schrauben verriegelt wird (Abb. 4A, B). Wenn die Fraktur weit distal liegt, kann der Nagel abgesägt bzw. ein Nagel mit einem sehr distalen Loch verwendet werden. Für die Stabilität ist es ausschlaggebend, den Nagel zu verriegeln.
Das Einsetzen des Nagels durch die Eminentia intercondylica erlaubt auch die Marknagelung sehr proximaler Frakturen.
Die Grenzen der Nagelung sind Frakturen, die sehr weit proximal oder distal liegen.

Beckenkammtransplantat

Bei Knochenverlusten erfolgt die zusätzliche Knochentransplantation unmittelbar nach der Nagelimplantation. Das Material wird vom Beckenkamm derselben Seite entnommen. Das Transplantat füllt den Knochendefekt auf und bedeckt den Nagel. Wenn der Knochenverlust nur mäßig ist, werden die Späne um

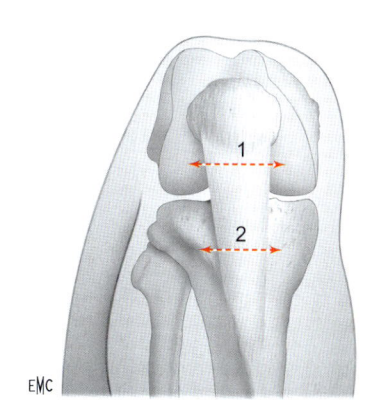

Abb. 2
Die Hautinzision unterhalb der Patella verläuft horizontal.
1. Vom Autor empfohlene Inzision.
2. Klassische Inzision.

den Nagel mit einem Drahtring fixiert (Abb. 5). Bei ausgedehntem Knochenverlust können die Späne mit einer Schraube fixiert werden.
Selten besteht ein segmentaler Knochenverlust von mehr als 6–7 cm. Wenn dies aber doch der Fall ist, empfehlen wir so früh als möglich einen vaskularisierten Fibulatransfer.

Verschluss des Frakturgebiets

Eines der wesentlichsten Ziele bei der Behandlung schwerer, offener Verletzungen der unteren Extremität ist eine ausreichende Weichteilbedeckung. Dies kann durch einen Muskellappen erfolgen, dessen plastische Fähigkeiten (Auffüllung des Totraums). Seine vaskulären und trophischen Qualitäten und seine Widerstandsfähigkeit gegen Infektionen sind besser als die eines fasziokutanen Lappens, der häufig wegen den Schädigungen des Gewebes während des

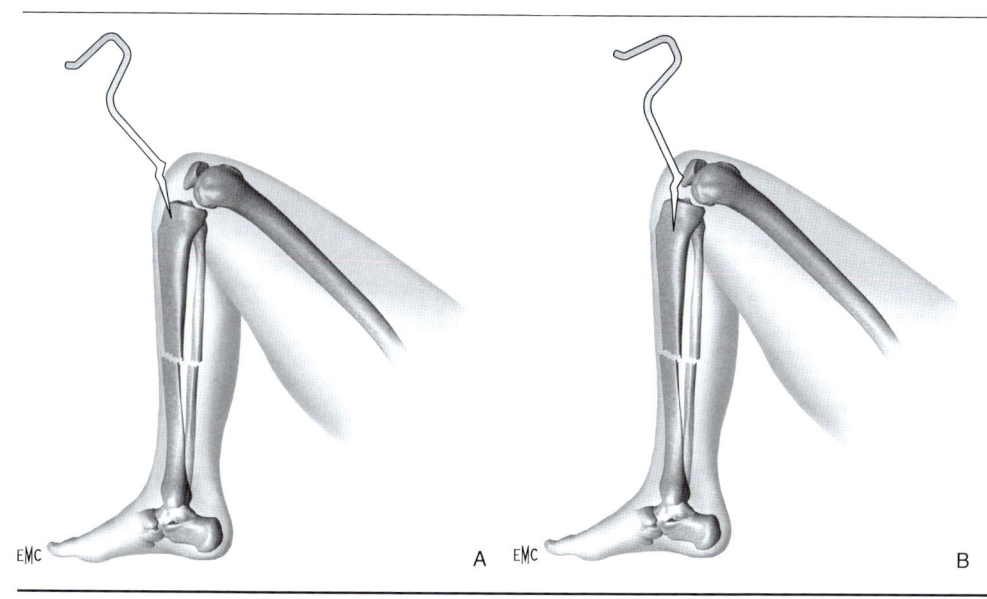

Abb. 3
Eintrittspunkt des Nagels direkt vor der Eminentia intercondylaris.
A. Klassische Eintrittsstelle in den Markkanal.
B. Empfohlene Eintrittsstelle direkt vor der Eminentia intercondylaris.

Abb. 4
A. Die Fraktur ist mit einem Marknagel stabilisiert.
B. Der Nagel ist proximal und distal mit je 2 Schrauben verriegelt.

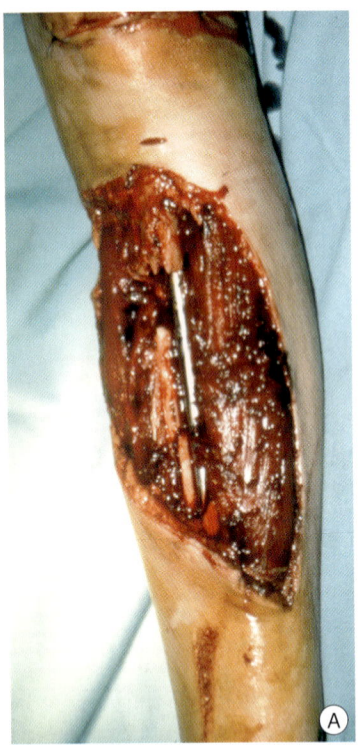

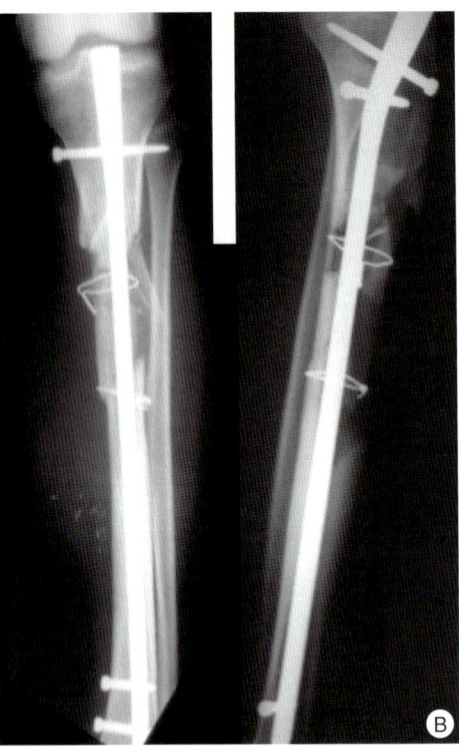

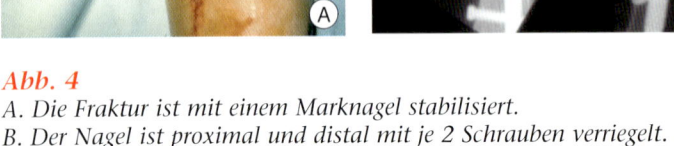

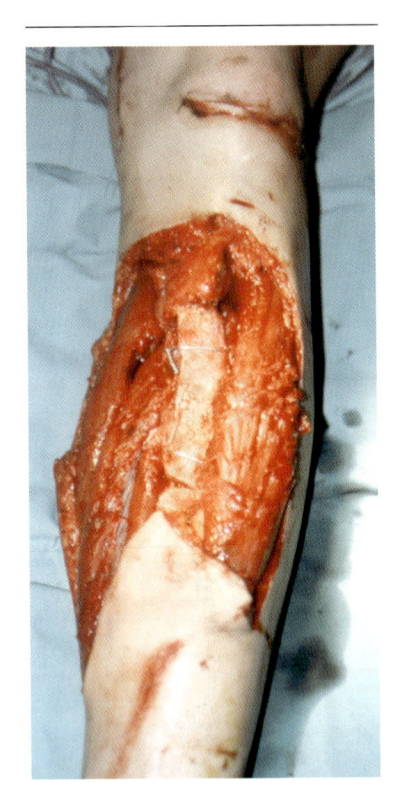

Abb. 5 Das Knochentransplantat ist um den Nagel mit einem Drahtring fixiert.

akuten Traumas sekundär nekrotisch wird. Der Vorteil eines sofortigen Lappentransfers liegt darin, dass der Wundverschluss erreicht wird, bevor die Wunde durch Bakterien kolonisiert wurde. In letzter Zeit wiesen Gagey et al. (7) nach, dass die bakteriellen Infektionen bei offenen Tibiafrakturen vorwiegend nosokomial sind.

Lappen

Die Entscheidung, welche Art von Lappen zum Verschluss des Frakturgebiets gewählt werden soll, fällt aufgrund anatomischer Überlegungen: Die Lage des Defekts am Unterschenkel, die Größe des Defekts und die Verfügbarkeit örtlichen Gewebes zum Verschluss.
Wir beschreiben nur die Lappen, die bei uns verwendet werden.

■ Lokale Lappen

Der Muskellappen kann ein Rotationslappen sein, wenn dies die Topographie und das kleine Ausmaß des Hautverlusts erlaubt. Wenn das Frakturgebiet im oberen Drittel des Unterschenkels liegt, wird ein medialer Gastrocnemiuslappen und im mittleren Drittel des Unterschenkels ein Soleuslappen gewählt. Die anderen Muskeln des Unterschenkels werden selten verwendet. Das Ausmaß der Kontusion der benachbarten Weichteile muss jedoch sorgfältig beurteilt werden. Häufig wird der Schaden unterschätzt, das heißt, der für den Verschluss gewählte lokale Muskel kann selbst teilweise geschädigt sein (1).

Medialer M. gastrocnemius

Anatomie: Die Gefäßversorgung erfolgt durch einen einzigen größeren proximalen Stiel: Die mediale A. surales und ihre Begleitvenen. Diese Arterie ist ein Ast der A. poplitea, die direkt in den proximalen Teil der beiden Gastrocnemiusköpfe zieht. Die A. suralis zweigt sich in die proximalen Drittel jedes Muskelanteils auf (Abb. 6A).

Lappenhebung: Der Muskel wird über eine Inzision in der Mittellinie, 2 cm medial der Tibiakante, freigelegt. Er kann leicht vom M. soleus abgelöst werden. Die Ablösung erfolgt nach distal bis zum Muskel-Sehnen-Übergang. Die mediale Hälfte der Achillessehne wird so inzidiert, dass eine 1 cm breite Sehnenmanschette auf dem Muskellappen bleibt. Die V. saphena parva und der N. suralis werden geschont und nach lateral gehalten, um die Oberfläche der Raphe zwischen dem medialen und lateralen M. gastrocnemius einsehen zu können. Um die Mobilisation des medialen M. gastrocnemius als Lappen zu vervollständigen, wird der Muskelkopf scharf abgelöst (Abb. 6B).

Hemisoleus-Lappen

Anatomie: Dieser Lappen hat eine doppelte Blutversorgung. Die 3 dominaten Stiele stammen aus den Ästen der A. poplitea, die proximalen 3 Äste aus der A. tibialis posterior und die distalen 2 Äste aus der A.

Abb. 6 Medialer M.-gastrocnemius-Lappen.
A. Gefäßanatomie des proximalen Hauptstiels. Die A. suralis medialis (1) ist ein Ast der A. poplitea (2).
B. Lappenhebung.

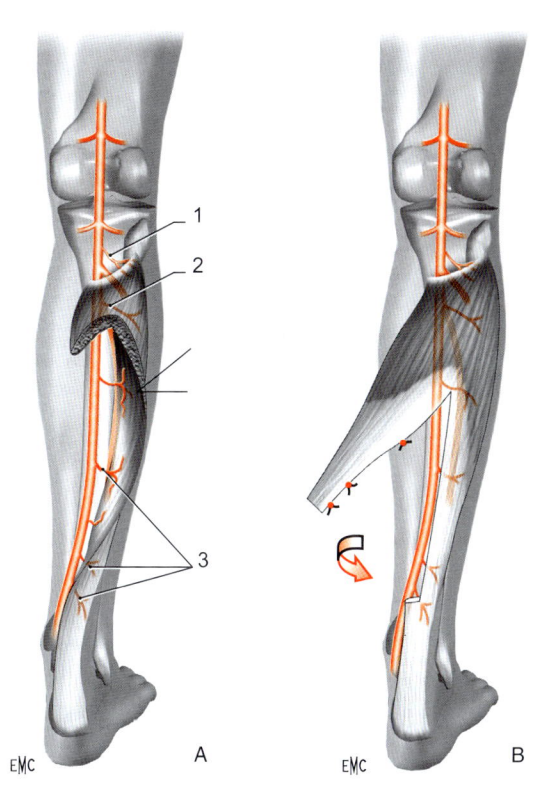

Abb. 7 Hemisoleus-Lappen.
A. Gefäßanatomie. Dominante Stiele: 1. Muskeläste der A. poplitea; 2. zwei proximale Äste der A. tibialis posterior; 3. kleinere Stiele: 3 oder 4 segmentale Äste der A. tibialis posterior.
B. Lappenhebung. Die kleinen Äste aus der A. tibialis posterior werden durchtrennt.

fibularis. Kleinere Stiele kommen aus den segmentalen Ästen III und IV der A. tibialis posterior.

Lappenhebung: Die Inzision verläuft an der medialen Kante der Tibia. Haut und Subkutangewebe werden durchtrennt, um den M. soleus freizulegen. Der M. gastrocnemius liegt auf diesem Muskel. Die medialen Ursprünge des Muskels an der Tibia werden durchtrennt und anschließend von medial nach lateral der M. flexor digitorum longus, die A. tibialis posterior und der entsprechende Nerv mobilisiert. Die distalen segmentalen Stiele von der A. tibialis posterior können leicht identifiziert werden. Die kleineren Stiele werden durchtrennt. Die mediale Raphe zwischen den beiden Muskelbäuchen des M. soleus wird dargestellt. Der mediale Anteil des Muskels wird nach distal und dann entlang der medialen Raphe von distal nach proximal abgelöst. Damit lässt sich der mediale, proximal gestielte Hemisoleus-Lappen heben. Die Durchtrennung der kleinen Stiele und die Hebung der an den dominanten Stielen gestielten distalen zwei Drittel des Muskels ergeben einen Rotationsradius, der es ermöglicht, die mittleren zwei Drittel der Tibia zu bedecken (Abb. 7B).

■ *Freie Lappen*

Wenn der Weichteilverlust sehr groß ist oder Zweifel an der Verwendung gestielter Lappen bestehen, ist die Indikation zu einem freien Muskellappen gegeben. Am distalen Drittel des Unterschenkels gibt es dazu keine Alternative. Diese Lappen bieten gut vaskularisiertes Gewebe und verursachen keine Devaskularisierung. Bei Hochenergie-Verletzungen sind sie wegen des erforderlichen Débridements und einer zuverlässigen postoperativen Frakturheilung die erste Wahl. Die Erfolgsrate nach einem mikrovaskulären Transfer liegt heute, zum großen Teil dank zahlreicher technischer Verbesserungen, über 90%.

Der Typ des freien Muskellappens hängt von der Größe des Knochenverlustes ab: Bei umschriebenem Weichteilverlust (< 60 cm^2) wird ein M.-gracilis-Lappen gewählt, bei größeren Defekten ein M.-latissimus-dorsi-Lappen. Wir bevorzugen Letzteren wegen seiner Größe, seinen langen Gefäßstielen von gutem Kaliber und seiner intramuskulären Anatomie.

M.-latissimus-dorsi-Lappen

Anatomie: Die Gefäßversorgung stammt aus der A. subscapularis. Der Stiel ist lang (8–11 cm) und hat proximal ein relativ großes Kaliber (bis zu 6 mm). Es handelt sich um den größten für einen Transfer geeigneten Einzelmuskel. Das mit ihm zu verschließende Gebiet kann dadurch vergrößert werden, dass ein Teil des M. serratus anterior mit seinem Gefäßast aus der A. thoracodorsalis mit verpflanzt wird.

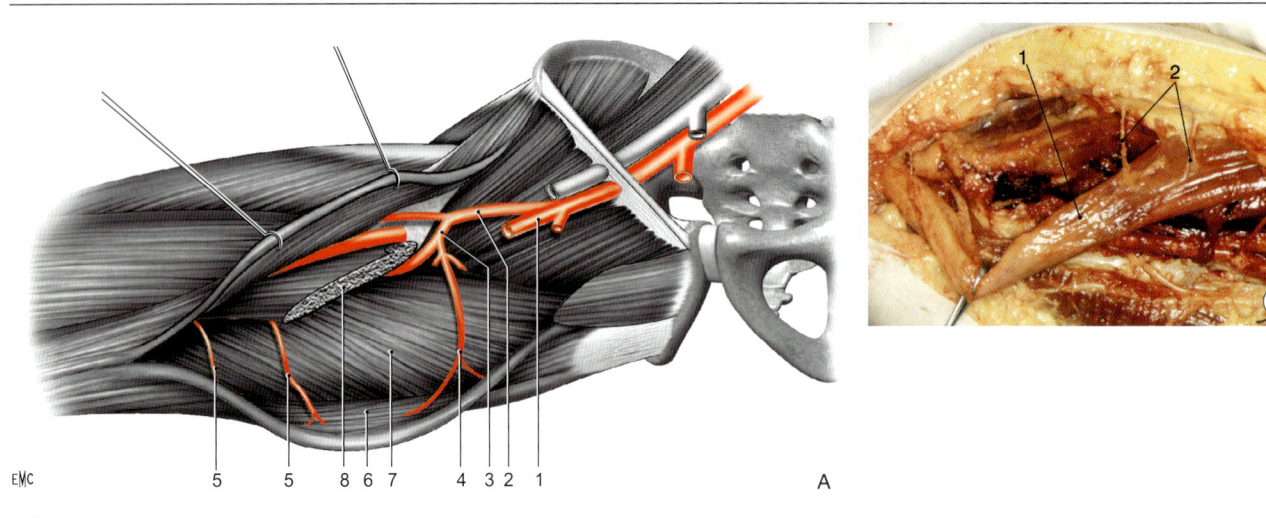

Abb. 8 M.-gracilis-Lappen.
A. Gefäßanatomie. 1. A. femoralis; 2. A. femoralis profunda; 3. A. circumflexa medialis; 4. Stiel zum M. gracilis; 5. Kleine Stiele zum M. gracilis; 6. zur Seite gehaltener M. gracilis; 7. M. adductor magnus; 8. Schnittrand des M. adductor longus.
B. Der Muskel lässt sich leicht aus den umgebenden Geweben lösen. Zwei oder 3 kleinere distale Stiele werden durchtrennt. 1. M.-gracilis-Lappen; 2. kleinere Stiele.

Lappenhebung: Der Lappen wird von der ipsilateralen Seite mit einem kleinen Hautareal entnommen. Der Patient liegt in Rückenlage mit dem Unterarm über dem Kopf.
Die 3 cm lange dorsale Inzision über dem Vorderrand des Latissimus dorsi wird angezeichnet. Der Vorderrand des Muskels wird ebenso wie der Hinterrand nahe der Insertion an der Skapulaspitze mit den Fingern stumpf mobilisiert. Die Unterfläche des Muskels wird von den Rippen gelöst. Der distale Rand wird so durchtrennt, wie es der Gewebebedarf im Empfängergebiet erfordert. Der Muskel wird in Richtung Axilla gehoben. Der thorakodorsale Stiel kann leicht identifiziert und proximal präpariert werden. Der quere Schenkel zum M. serratus wird durchtrennt. Die A. und V. subscapularis können von ihrem jeweiligen Abgang aus der A. und V. axillaris abgelöst werden, um eine maximale Stiellänge zu erreichen.

M.-gracilis-Lappen

Anatomie: Der dominante Stiel kann den gesamten Muskel ausreichend versorgen. Der Stiel tritt etwa 6–12 cm distal des Tuberculum pubicum in den M. gracilis ein. Er stammt aus der A. circumflexa media tief im M. adductor longus. Der Stiel ist ziemlich kurz (5–6 cm) und relativ dünn (1,5–2 mm). Der Stiel kann auf 6–8 cm verlängert werden, wenn er bis zu den medialen Zirkumflexgefäßen präpariert wird (Abb. 8A).
Lappenhebung: Der M. gracilis wird von der ipsilateralen Seite entnommen. Die Hüfte liegt abduziert und außenrotiert und das Knie in Beugung. Die Inzision am medialen Oberschenkel erfolgt dorsal einer Linie, die die Symphyse und den medialen Femurkondylen verbindet. Die Lage des Gefäßstiels wird 10 cm unterhalb des Tuberculum pubicum markiert. Der Muskel kann leicht aus dem umgebenden Gewebe mit den Fingern gelöst werden. Hierbei werden die 2 oder 3 kleineren Stiele, die distal in den Muskel eintreten, durchtrennt (Abb. 8B). Die Ablösung erfolgt bis zum proximalen Drittel des Muskels. Mit einem großen Haken wird der M. adductor longus kraftvoll zur Seite gehalten, damit der Stiel bis zum Oberschenkel präpariert werden kann.

Mikroanastomosen

Wenn irgend möglich wird die Kontinuität der wesentlichen Gefäßachsen erhalten. Die Arterien werden End-zu-Seit oder End-zu-End auf einer abgerissenen Arterie anastomosiert.
Alle Mikronähte erfolgen nahe an der Verletzungsstelle, sodass Venentransplantate nicht erforderlich werden. Eine gute Freilegung der Gefäße im Empfängergebiet ist von grundlegender Bedeutung, wenn die mikrovaskuläre Wiederherstellung perfekt gelingen soll. Es ist einfacher, die Mikroanastomose mit der A. tibialis posterior durchzuführen, die ventralen Tibiagefäße liegen hinter den Muskeln des vorderen Kompartments in einer rigiden Rinne an der Tibia. Sie können für ein breites Operationsfeld zur Seite gehalten werden. Dadurch wird die Präparation weniger traumatisch und erfordert weniger Manöver an den Gefäßen. Wenn der Weichteildefekt am Übergang vom proximalen zum mittleren Drittel des Unterschenkels liegt, wird die mikrochirurgische Anastomose distal des Verletzungsgebiets durchgeführt. Im distalen Drittel des Unterschenkels liegen die dorsalen und ventralen Arterien und ihre Begleitvenen oberflächlicher. Dadurch werden die Gefäße für eine operative Darstellung am distalen Unterschenkel besser erreichbar und leichter für eine mikrovaskuläre Anastomose nutzbar. Hierdurch werden die Mikroanastomosen einfacher, die Operationszeiten kürzer und einige mögliche Komplikationen tieferer Anastomosen vermeidbar.

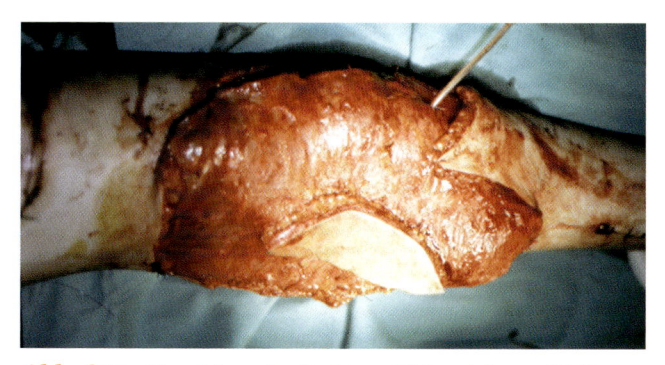

Abb. 9 Der Verschluss des Frakturgebiets wird unmittelbar nach der Nagelung durchgeführt (nötigenfalls auch die Knochentransplantation).

Timing des Verschlusses

Die Lappendeckung erfolgt unmittelbar nach der Marknagelung (und ggf. Knochentransplantation) (Abb. 9). Gleichzeitig erfolgt eine Spalthaut- oder Meshgraft-Transplantation. Diese wird um 8 Tage verschoben, wenn die Durchblutung des Lappens zweifelhaft ist (Abb. 10).

Nachbehandlung

Am Tag nach der Operation wird der erste Verband angelegt. Die Wunde muss regelmäßig kontrolliert werden. Wenn das Aussehen des Hautlappens zu Zweifeln an seiner Durchblutung Anlass gibt, ist eine Reoperation erforderlich, um die Gefäßstiele zu überprüfen.
Der Patient erhält für 15 Tage Antikoagulanzien und Antibiotika i.v. über 5 Tage. Die Extremität ist mit 20–30° eleviert. Drei Wochen nach der Rekonstruktion beginnt die Mobilisation des Sprunggelenks.

Ergebnisse

Diese Behandlungsstrategie offener Tibiafrakturen mit großen Weichteilverletzungen mag aggressiv erscheinen. Sie ist jedoch durch die ermutigenden Ergebnisse gerechtfertigt.

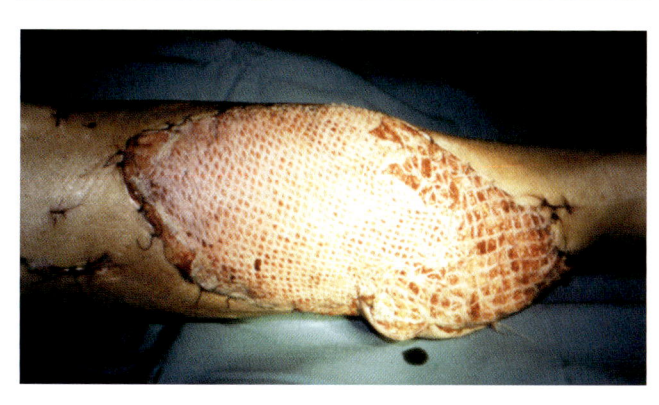

Abb. 10 Anschließende Meshgraft-Transplantation.

Wenn der Eingriff technisch sorgfältig erfolgt und die notfallmäßige Abdeckung der internen Fixation garantiert ist, ist das Risiko einer Infektion minimal. Die hohen Raten infektiöser Komplikationen in den publizierten Serien (16, 19) lassen sich immer durch den verzögerten Verschluss der Verletzung erklären. Darauf hat Court-Brown (1) hingewiesen. Die Heilungszeit wird verkürzt (Abb. 11). Die funktionellen Ergebnisse am Sprunggelenk sind gut (Abb. 12).

Grenzen und Kontraindikationen

Die externe Fixation offener Tibiafrakturen mit großen Weichteilverlusten ist der „Goldstandard" für die Mehrzahl der Orthopäden. Wir verwendeten diese Technik in Kombination mit einem sofortigen Weichteilverschluss seit 1988. Wir sahen gute Ergebnisse. Das brachte uns dazu, darüber nachzudenken, was die beste Strategie sein könnte, um bakterielle Infektionen zu vermeiden. Wir fanden, dass eine interne Fixation zu besseren Ergebnissen führt. Außerdem erlaubt uns die Marknagelung in Kombination mit freien Lappen einen realen Extremitätenerhalt in Fällen, in denen wir kurze Zeit zuvor noch über eine Amputation nachgedacht hätten. Die Vorteile und vor allem die Nachteile einer externen Fixation (die für eine interne Stabilisation sprechen), werden im Folgenden dargestellt.

Vorteile einer externen Stabilisation

Dies ist eine einfache und schnelle Methode, um Knochenstabilität bei minimalem operativen Trauma

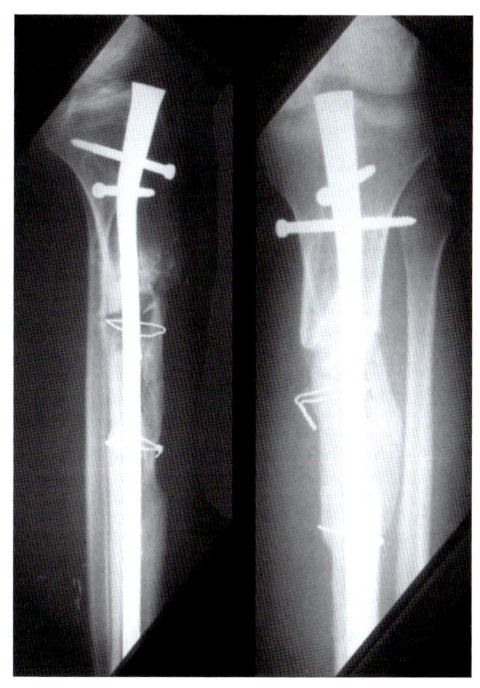

Abb. 11 Röntgenbild 10 Monate nach notfallmäßiger Rekonstruktion.

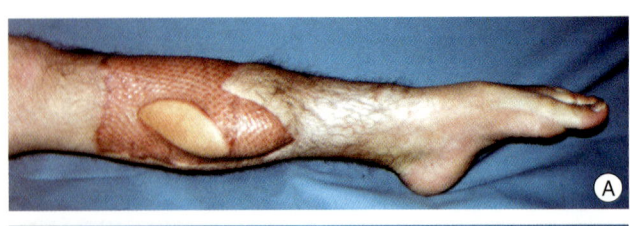

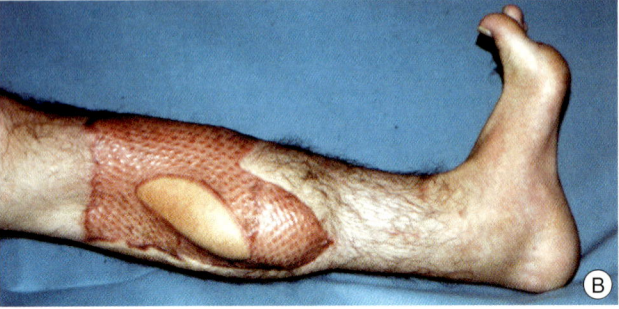

Abb. 12 Funktionelles Ergebnis am Sprunggelenk 1 Jahr postoperativ.

zu erreichen. Das Frakturgebiet kann sofort verschlossen werden (dies ist unsere generelle Regelung). Der Verschluss kann aber auch verschoben werden, wenn die lokalen oder allgemeinen Bedingungen für einen plastischen Eingriff nicht befriedigend sind.

Nachteile einer externen Fixation

- Die Stifte erschweren die Hebung von Rotationslappen oder Mikroanastomosen bei freien Lappen und ebenso die evtl. nötigen Veränderungen der Lagerung des Patienten.
- Eine externe Fixation ist wegen der verringerten Stabilität der Montage und der Gefahr einer Osteitis an den Pins bezüglich der Knochenheilung nicht so effizient wie eine interne Fixation.
- Ein länger dauernde externe Fixation führt oft zu einer Einsteifung des Sprunggelenks.

Diese Nachteile erklären unsere derzeitige Behandlungsstrategie der Marknagelung (wir verwenden Platten nur bei sehr distalen oder proximalen Tibiafrakturen).
Dennoch müssen wir die Grenzen der „Nagel- und Lappen"-Technik erwähnen.

- Der Allgemeinzustand des Patienten ist häufig schlecht, vor allem bei polytraumatisierten Patienten, für die die operativen Eingriffe kurz sein müssen oder mikrochirurgische Techniken wegen der schlechten hämodynamischen Situation fehlschlagen können.
- Bei Patienten mit Gefäßerkrankungen, bei denen eine traumatische Unterbrechung von 1 oder 2 größeren Arterien besteht, erhöht ein freier oder örtlicher Lappen evtl. die Unterschenkelischämie.
- Patienten, die 24 Stunden nach der Verletzung zugewiesen werden, sind keine Fälle für eine Marknagelung. Ein Verschluss des Verletzungsgebiets ist aber möglich.
- Schließlich empfehlen wir keine notfallmäßige Marknagelung und sofortigen Weichteilverschluss, wenn das Verletzungsgebiet erheblich kontaminiert ist.

In allen oben erwähnten Situationen legen wir eine externe Stabilisation nach Débridement der Wunde an und verschieben den Weichteilverschluss auf die folgenden Tage.

Verfügbarkeit des Chirurgenteams

Unerlässlich ist die Zusammenarbeit zwischen dem Orthopäden und dem plastischen Chirurgen. Die Organisation im Notfalldepartment des Krankenhauses in Besançon, in dem die Unfallchirurgie mit der plastischen Chirurgie kombiniert ist, ermöglicht, dass ein Verletzter innerhalb der ersten Stunden nach seiner Fraktur von zumindest 2 erfahrenen Chirurgen behandelt wird. Zu jeder Zeit sind ein orthopädischer Chirurg und ein plastischer Chirurg im Dienst. Hierdurch ist die sofortige und vollständige Behandlung der Gesamtverletzung sicher gestellt.

Schlussfolgerungen

Die meisten offenen Tibiafrakturen vom Typ IIIB haben von dieser Strategie Vorteile. Der größte limitierende Faktor ist die sekundäre Zuweisung des verletzten Patienten. Das Management dieser Patienten ist für das chirurgische Team ohne Zweifel anspruchsvoll. Es stellt jedoch die einzige Möglichkeit dar, die bis zur knöchernen Heilung erforderliche Zeit zu verkürzen, die Zahl der Eingriffe zu reduzieren und die Dauer des Krankenhausaufenthalts zu verringern. Die sozialen und ökonomischen Auswirkungen sind unstrittig. Die Behandlungskosten werden erheblich verringert, die Belastung für die Patienten, die ihrem Beruf schneller wieder nachgehen können, ist geringer. Sowohl die funktionellen wie die ästhetischen Ergebnisse werden verbessert.

Literatur

[1] Anonymous. A report by the British Orthopaedic Association / British Association of Plastic Surgeons Working Party on the management of open tibial fractures. September 1997. *Br J Plast Surg* 1997 ; 50 : 570–583

[2] Arnez ZM. Immediate reconstruction of the lower extremity: an update. *Clin Plast Surg* 1991 ; 18 : 449–457

[3] Byrd H, Spicer TE, Cierny G. Management of open tibial fractures. *Plast Reconstr Surg* 1985 ; 76 : 719–728

[4] Chen S, Tsai YC, Wei FC, Gau YL. Emergency free flaps to the type IIIC tibial fracture. *Ann Plast Surg* 1990 ; 25 : 223–229

[5] Chen SH, Wei FC, Chen HC, Chuang CC, Noordhoff MS. Emergency free flap transfer for reconstruction of acute complex extremity wounds. *Plast Reconstr Surg* 1992 ; 89 : 882–888

[6] Francel TJ, VanderKolk CA, Hoopes JE, Manson PN, Yaremchuk MJ. Microvascular soft-tissue transplantation for reconstruction of acute open tibial fractures: timing of coverage and long-term functional results. *Plast Reconstr Surg* 1992 ; 89 : 478–487

[7] Gagey O, Doyon F, Dellamonica P, Carsenti-Etesse H, Desplaces N, Tancrède C et al. Prophylaxie des infections dans les fractures ouvertes de jambe. *Rev Chir Orthop* 1999 ; 85 : 328–336

[8] Godina M. Early microsurgical reconstruction of complex trauma of the extremities. *Plast Reconstr Surg* 1986 ; 78 : 285–292

[9] Gustilo RB, Mendoza RM, Williams DN. Problems in the managementof type III (severe) openfractures. A new classification of type III open fractures. *J Trauma* 1984 ; 24 : 742–746

[10] Hertel R, Lambert SM, Muller S, Ballmer FT, Ganz R. On the timing of soft-tissue reconstruction for open fractures of the lower leg. *Arch Orthop Trauma Surg* 1999 ; 119 : 7–12

[11] Jorgenson DS, Antoine GA. Advances in the treatment of lower extremity wounds applied to military casualties. *Ann Plast Surg* 1995 ; 34 : 298–303

[12] Small JO, Mollan RA. Management of the soft tissues in open tibial fractures. *Br J Plast Surg* 1992 ; 45 : 571–577

[13] Thakur AJ, Patankar J. Treatment by uniplanar external fixation and early bone grafting. *J Bone Joint Surg Br* 1991 ; 73 : 448–451

[14] Tropet Y, Brientini JM, Najean D. Place des transferts tissulaires microvascularisés en urgence dans le traitement des traumatismes complexes des membres, en dehors des réimplantations. *Chirurgie* 1992 ; 118 : 495–502

[15] Tropet Y, Garbuio P, Obert L, Jeunet L, Elias BE. One-stage emergency treatment of open grade IIIB tibial shaft fractures with bone loss. *Ann Plast Surg* 2001 ; 46 : 113–119

[16] Tu YK, Lin CH, Su JI, Hsu DT, Chen RJ. Unreamed interlocking nail versus external fixator for open type III tibial fractures. *J Trauma* 1995 ; 39 : 361–367

[17] Vichard P, Tropet Y, Brientini JM. Les fractures ouvertes de jambeavec lésions cutanées majeures; le caractère impératif de la couverture immédiate et les possibilités consécutives de stabilisation interne du squelette. *Chirurgie* 1989 ; 115 : 417–423

[18] Vichard PH, Tropet Y, Garbuio P. Un tournant dans l'histoire thérapeutique des fractures ouvertes de jambe : l'ostéosynthèse couplée à la couverture immédiate en présence de dégats majeurs des parties molles. *Bull Acad Natl Méd* 1999 ; 183 : 569–588

[19] Whittle AP, Russell TA, Taylor JC, Lavelle DG. Treatment of open fractures of the tibial shaft with the use of interlocking nailing without reaming. *J Bone Joint Surg Am* 1992 ; 74 : 1162–1171

Marknagelung bei Tibiapseudarthrosen

I. Kempf
E. Rapp

Abstract

Die moderne Strategie für eine knöcherne Durchbauung besteht für die Mehrzahl der aseptischen Tibiapseudarthrosen in einer konsequenten Immobilisation der Pseudarthrose bei biologisch aktiven, gut vaskularisierten Pseudarthrosen und in einer zusätzlichen biologischen Unterstützung in atrophischen, biologisch inaktiven Fällen. Die konventionelle oder Verriegelungsnagelung ist ein ausgezeichnetes Mittel, um dieses Ziel zu erreichen. Die Besonderheiten dieser Technik betreffen: In den meisten Fällen Lagerung auf einem Frakturtisch ohne Extension; Entfernung des früher eingebrachten Osteosynthesematerials (häufig gebrochen oder ausgerissen) durch einen kleinen Zugang; Reposition der Fehlstellung; Aufbohrung mit Wiedereinsetzen des osteogenen Bohrmehls; Marknagelung mit dynamischer Verriegelung; falls notwendig zusätzliche schräge Fibulaosteotomie.

Die sofortige Belastung ist nicht nur erlaubt, sondern unumgänglich, um eine physiologische interfragmentäre Kompression zu schaffen. Eine biologische Unterstützung in Form von Dekortikation oder kortikospongiösen Transplantaten ist nur bei sehr atrophen, biologisch inaktiven Pseudarthrosefällen oder bei Knochenverlust erforderlich.

In einer Serie von 39 Pseudarthrosen, die mit einem Verriegelungsnagel behandelt worden waren, fand sich bei 36 Fällen eine Heilung nach der ersten Operation, 3 Fehlschläge heilten nach Reoperationen. Mäßige Dauerfolgen zeigten sich in Form von Verkürzung und geringer Winkelfehler. Es kam zu einer tiefen und drei oberflächlichen Infektionen, die alle nach entsprechender Lokalbehandlung heilten. In 31 Fällen wurde die sofortige Belastung erlaubt. 36 Patienten zeigten eine freie Kniefunktion und 33 eine freie Sprunggelenksfunktion.

Schlüsselworte

Tibia, Pseudarthrose, Fehlstellung, Marknagelung, schräge Fibulaosteotomie

Einleitung

In der Vergangenheit war die Pseudarthrose nach einer Tibiafraktur eine sehr ernste Komplikation, die die Morbidität des Patienten, die Krankschreibungszeit und die ökonomischen Belastungen verlängerte. Die Behandlung war schwierig, komplikationsbeladen und häufig erfolglos, sodass sich eine bleibende Invalidität entwickelte. Dank moderner stabiler Osteosyntheseverfahren ist die Behandlung heute in den meisten Fällen effizient und führt bei nicht-infizierten Pseudarthrosen zur knöchernen Durchbauung. Trotz der Tatsache, dass andere Methoden (Schrauben, Platten, Fixateur externe) fast gleich gute Ergebnisse erzielen, bietet die geschlossene Marknagelung (konventionell oder verriegelt) spezielle Vorteile: Die solide dynamische Fixation erlaubt eine sofortige Belastung. Dies ist ein integraler Teil der Behandlung, da dies eine physiologische, interfragmentäre Kompression bewirkt.

Allgemeine Überlegungen

Die mediale Fläche der Tibiadiaphyse ist nur von Haut bedeckt. Diese Tatsache muss berücksichtigt werden, auch wenn dieser Beitrag sich nur mit aseptischen Pseudarthrosen der Tibia ohne Haut- oder Weichteilprobleme beschäftigt.

Heute sind die meisten Tibiapseudarthrosen das Ergebnis einer insuffizienten Osteosynthese mit gebrochenen Implantaten: Schrauben, Platten, Nägel, Stifte. Nur wenige Fälle stammen aus konservativen Behandlungen. Nach Weber und Cech (6) werden die Pseudarthrosen in 2 Kategorien unterteilt:

- Die hypertrophen oder eutrophen Typen, die gut vaskularisiert sind und bei denen der Knochen selbst ein gutes Heilungspotenzial besitzt. Diese Pseudarthrosen sind bio-reaktiv. Ihre Behandlung beruht auf rein mechanischen Prinzipien: Konsequente Immobilisation durch eine stabile Osteosynthese.
- Der atrophe, avasukläre Typ ist nicht reaktiv oder bio-inaktiv. Röntgenologisch sind diese Pseudarthrosen durch fehlenden Kallus und interponiertes Gewebe an den Knochenenden charakterisiert. Hierbei finden sich verschiedene Typen, von schlecht vaskularisierten Pseudarthrosen bis zu totem Knochen mit nekrotischen Fragmenten und von erhaltenem Knochenkontakt bis zu einem mehr oder minder großen Defekt.

Mit der zunehmenden Zahl von internen Fixationen, die zu einer teilweisen Devaskularisierung der Knochenenden und freien Fragmenten führen, werden diese atrophischen Pseudarthrosen häufiger.

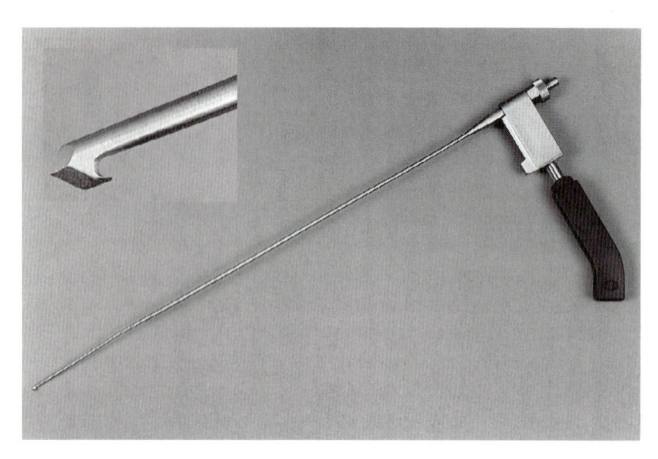

Abb. 1 Spezieller Haken zur Extraktion des distalen Teils eines gebrochenen Nagels.

Geschlossene Marknagelung zur Behandlung biologisch aktiver, aseptischer Tibiapseudarthrosen

Eine geschlossene Marknagelung (konventionell oder verriegelt) führt zu einer mechanisch besseren Situation als Platten und Schrauben, vermeidet die Zerstörung der periostalen Durchblutung und erlaubt die sofortige Belastung.

Die von Küntscher (4) entwickelte konventionelle Marknagelung kann bei mediodiaphysären Pseudarthrosen ausreichend sein. Zusätzliche dynamische Verriegelungsschrauben verbessern diese Methode aber fast immer, da sie bei Belastung eine interfragmentäre Kompression bewirken und die Methode auf proximale und distale Pseudarthrosen ausgeweitet werden kann.

Technische Aspekte

Die Besonderheiten der Technik sind:
Lagerung auf dem Extensionstisch. In den meisten Fällen ist eine Extension durch einen Lederschuh oder einen Fersenbeinstift nicht notwendig und eine einfache Fixation ausreichend. Erforderlich ist ein Bildwandler.
Entfernung des früher eingebrachten Osteosynthesematerials.
- Platten und Schrauben werden durch einen direkten kleinen Zugang ohne Ablösung des Periosts entfernt. Gebrochene Schrauben machen spezielle Instrumente erforderlich. Ihre Entfernung kann sehr aufwändig sein. Danach wird der Zugang vernäht und die Operation geschlossen weiter geführt.
- Ein gebrochener Nagel wird über den klassischen transpatellaren Zugang entfernt. Der proximale Teil kann problemlos mit dem üblichen Extraktor entfernt werden. Für den distalen Teil kann jedoch ein spezieller Haken erforderlich sein (Abb. 1).
- Üblicherweise ist erhebliche Kraft erforderlich, um einen gebogenen Nagel zu entfernen!

Reposition. Die meisten Winkelfehler können durch kräftige manuelle Manöver und den Nagel selbst korrigiert werden. Gelegentlich muss zur Korrektur der Fehlstellung eine perkutane Osteotomie auf Höhe der Pseudarthrose durchgeführt werden.
Einsetzen des Führungsdorns. Dies ist in bestimmten Fällen durch die Obliteration und Sklerose des Markkanals der anspruchsvollste Operationsschritt. Benötigt werden speziell geformte, scharfe Pseudarthrose-Instrumente (Abb. 2) oder Führungsdrähte. Es kann auch ein sehr dünner Bohrer verwendet werden. Der Operateur muss aber sehr geduldig und hartnäckig sein, bis die Passage durch die Pseudarthrose geschaffen ist.
Aufbohrung. Nach Einbringen des Bohrdorns erfolgt die vorsichtige Aufbohrung in konventioneller Art mit zunehmend größeren Bohrern. Bei einem Fehlschlag nach vorausgegangener Nagelung besteht das Ziel darin, einen größeren Nagel einzusetzen, der eine sofortige Belastung erlaubt. Das Bohrmehl hat osteogene Eigenschaften. Es wird gesammelt und durch ein Teflon®-Rohr wieder eingebracht.
Nagelung. Dann wird der größere Nagel (Durchmesser zwischen 12 und 14 mm) eingesetzt.
Verriegelung. Diese erfolgte dynamisch: 2 Schrauben proximal bei proximalen Pseudarthrosen (Abb. 3A, B, C) oder 2 Schrauben distal für distale Pseudarthrosen (Abb. 4A, B, C).
Schräge Fibulaosteotomie. Diese ist bei Pseudarthrosen mit einer intakten oder konsolidierten Fibula indiziert (Abb. 4B).
Sofortige Belastung. Dies ist obligatorisch.

Behandlung biologisch inaktiver Pseudarthrosen

Dieser Pseudarthrose-Typ erfordert nicht nur eine stabile Osteosynthese, sondern auch eine biologische Unterstützung.
Die Marknagelung erfolgt wie bei biologisch aktiven Pseudarthrosen. Bei bestehendem Knochenverlust erfolgt die Verriegelung statisch, in den anderen Fäl-

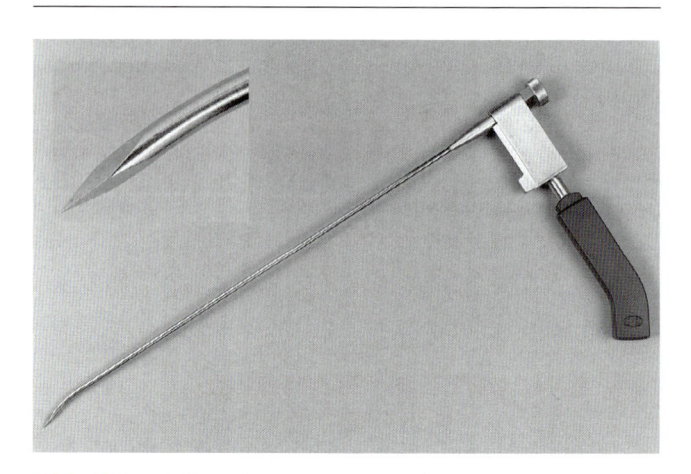

Abb. 2 Spezielles spitzes Instrument für Pseudarthrosen.

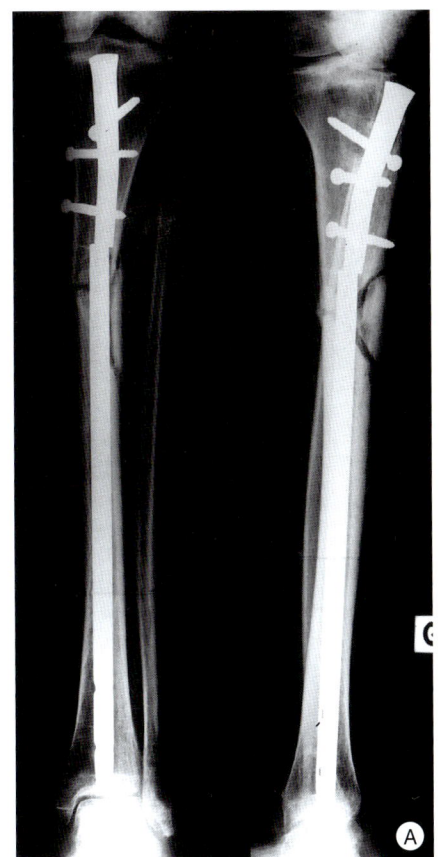

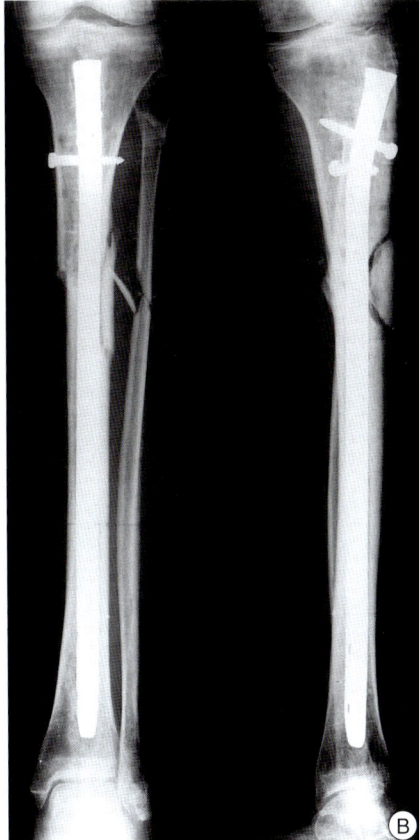

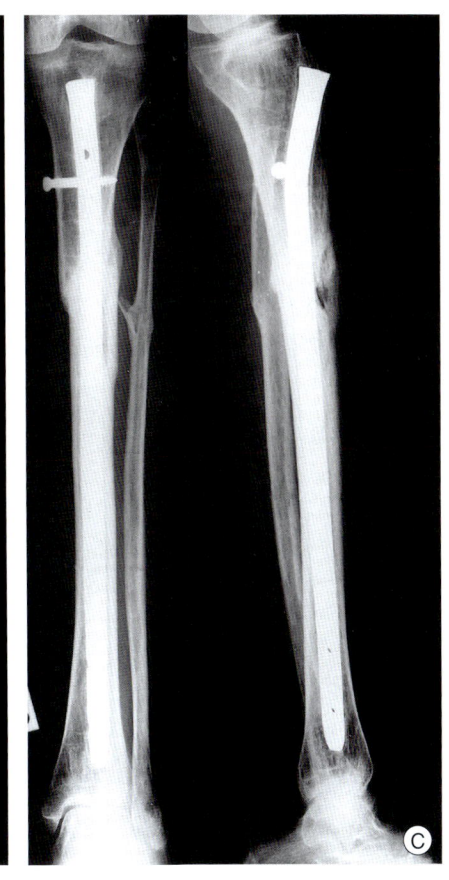

Abb. 3
A. Proximale Tibiapseudarthrose nach unkorrekter dynamischer Verriegelungsnagelung mit Überlänge, die eine interfragmentäre Kompression verhindert.
B. Proximal dynamische Nagelung mit einem kürzeren Nagel und Osteotomie der Fibula.
C. Durchbauung.

len dynamisch. Wenn die Fibula offensichtlich die Konsolidation behindert, wird eine Fibulaosteotomie erforderlich.
Eine biologische Unterstützung ist indiziert, wenn das Bohrmehl offensichtlich für eine Durchbauung nicht ausreicht (d.h. sehr atrophische Knochenenden), die entfernten nekrotischen Fragmente einen Defekt hinterlassen haben oder ein wesentlicher Knochenverlust durch das initiale Trauma vorliegt. Diese biologische Unterstützung lässt sich durch 3 verschiedene Transplantate erreichen.

- Eine Dekortikation nach Judet auf Höhe der Pseudarthrose erfolgt dadurch, dass die Inzision bis auf den Knochen geführt und dann kleine Schuppen rund um den Knochen abgemeißelt werden. Dabei ist darauf zu achten, dass diese Schuppen in ihren Weichteilverbindungen und ihrer Blutversorgung bleiben. Diese Hülle mobiler, lebendiger Kortikalisschuppen konsolidiert üblicherweise unter Bildung eines kräftigen Fixationskallus.
- Autologe kortikospongiöse Späne aus Beckenkamm und Beckenschaufel können zwischen die Knochen und ihre Weichteilbedeckung gebracht werden.
- Bei längeren Defekten kann ein freies Fibula- oder vaskularisiertes Beckenkammtransplantat mit Schrauben an beiden Knochenenden fixiert werden. Es kann auch die Ilizarov-Technik, die auf einer Distraktionsosteogenese mit dem Transport eines Knochensegments basiert und einen speziellen Nagel erfordert, angezeigt sein.

Ergebnisse von Kempf (3)

39 Tibiapseudarthrosen (31 Männer, 8 Frauen, Durchschnittsalter 31,4 Jahre, 17–78), die nach 23 geschlossenen und 16 offenen Frakturen entstanden waren, wurden mit einem Verriegelungsnagel behandelt. Sie lagen bei 9 Fällen im proximalen Drittel, in 11 Fällen im mittleren Drittel und in 19 Fällen im distalen Drittel. 34 Patienten waren früher operativ behandelt worden, 5 nur durch einen Gipsverband. In 13 Fällen hatte sich ein Implantatbruch ereignet: 10 Nägel und 3 Platten. 27 Pseudarthrosen wurden als hypertroph beurteilt und 12 als atroph. Die Fibula war in 9 Fällen intakt, in 23 Fällen verheilt. Sie war bei einem Patienten bereits teilweise reseziert und in 6 Fällen pseudarthrotisch.
Bei der Verriegelungsnagelung wurden die Nägel 36-mal dynamisch und 3-mal statisch eingesetzt. In den

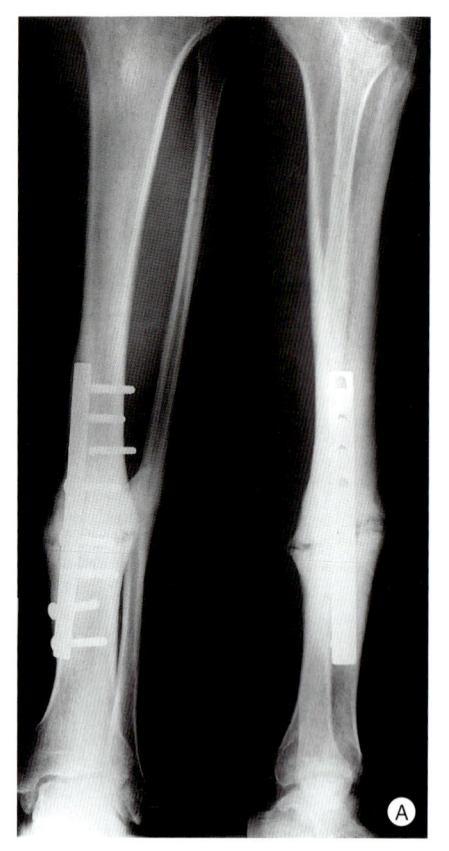

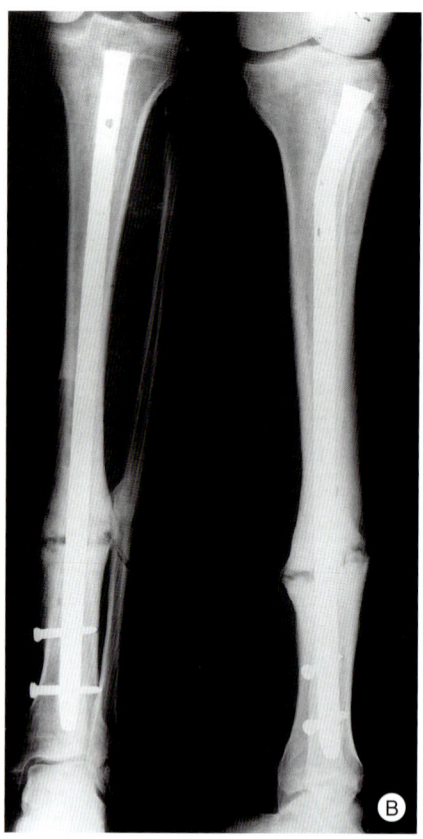

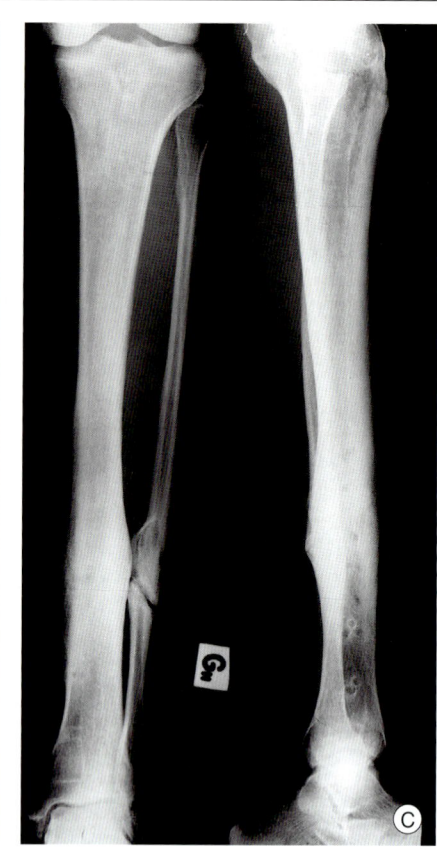

Abb. 4
A. Distale Tibiapseudarthrose nach Plattenosteosynthese.
B. Distal dynamisch verriegelter Nagel mit Osteotomie der Fibula.
C. Durchbauung.

letzteren 3 Fällen bestand zweimal die Gefahr einer erheblichen Verkürzung, einmal lag eine starke Osteoporose vor. Nur diese Fälle erforderten zusätzliche kortikospongiöse Transplantate oder eine Dekortikation. In 37 Fällen wurde nach Verschluss des Zugangs zur Implantatentfernung eine Fibulaosteotomie durchgeführt. In 2 Fällen erfolgte die Nagelung offen. Die Knochentransplantation wurde nach geschlossener Nagelung durchgeführt.
Bei 31 Patienten wurde die Vollbelastung am Ende der ersten Woche aufgenommen, in 5 Fällen wurde dies wegen eines Hämatoms oder einer oberflächlichen Wundinfektion für 2–3 Wochen verschoben. Bei 3 Patienten mit statischer Verriegelung wurde die Vollbelastung erst nach 6–8 Wochen freigegeben.
37 der 39 Patienten (94,8%) heilten nach der ersten Operation in durchschnittlich 13 Wochen. Von den beiden nicht verheilten wurden bei einem Patienten eine zweite Nagelentfernung mit Anlage eines Fixateur externe und der Implantation von Gentamycin-PMMA-Ketten erforderlich. Der zweite heilte nach 2 erneuten dynamischen Nagelungen und einem kortikospongiösen Transplantat. Eine Verkürzung unter 1 cm fand sich in 36 Fällen, bei 3 Patienten betrug die Verkürzung 1,5, 2,0 und 3,5 cm. Letzterem haben wir eine Verlängerungsosteotomie vorgeschlagen. Winkelfehler zeigten sich bei 7 Patienten: 3 Varusfehlstellungen von 5, 8 und 9°, eine Valgusfehlstellung von 6°, eine Rekurvation von 5° und eine Antekurvation von 5°. Die Kniebeweglichkeit war in 36 Fällen, die Sprunggelenksbeweglichkeit in 33 Fällen normal.

Komplikationen

Bei einem Patienten wurde eine Eröffnung der Pseudarthrose wegen einem intraoperativ festgelaufenen Bohrer erforderlich.
Postoperativ fanden sich 3 oberflächliche Wundinfektionen und eine tiefe Infektion an der Eintrittsstelle des Nagels. Alle heilten nach lokaler Behandlung und testgerechten Antibiotika aus.

Indikationen

Eine konventionelle Nagelung ist nur bei exakt mediodiaphysären Pseudarthrosen indiziert. Die Verriegelung des Nagels erlaubt die Behandlung aller Typen von Pseudarthrosen von Metaphyse bis Metaphyse. Häufig ist eine Fibulaosteotomie erforderlich.

Schlussfolgerungen

Mehrere Autoren (5, 6) weisen nach, dass eine erfolgreiche Konsolidierung einer Pseudarthrose durch eine Kompressionsplatte mit oder ohne Dekortikation oder kortikospongiöser Transplantation möglich ist. Wenn der Eingriff korrekt durchgeführt wird, erlaubt diese Technik eine sofortige Mobilisation. Eine frühe Belastung ist jedoch nicht möglich. Auch die Verwendung eines Fixateur externe, meist in Verbindung mit Dekortikation und Transplantation, kann zu befriedigenden Ergebnissen führen. Die intramedulläre Fixation einer Tibiapseudarthrose bietet jedoch mehrere wesentliche Vorteile. Sie führt zu einer stabilen Osteosynthese. Hierdurch wird in der Mehrzahl der Fälle eine sofortige Mobilisation und Belastung möglich, ohne dass zusätzliche Transplantate erforderlich sind.

Literatur

[1] Ilizarov G. Fracture treatment. Nonunions. In : Bianchi-Maiocchi A, Aronson Jeds. Operative principles of Ilizarov. Milano : Medisurg Video, 1991

[2] Kempf I, Grosse A, Lafforgue D. L'apport du verrouillage dans l'enclouage centro-medullaire des os longs. *Rev Chir Orthop* 1978 ; 64 : 635–651

[3] Kempf I, Grosse A, Rigaut P. The treatment of non-infected pseudarthrosis of the femur and the tibia with locked intra-medullary nailing. *Clin Orthop* 1986 ; 212 : 142–154

[4] Küntscher G. Praxis der Marknagelung. Stuttgart : Friedrich Karl Schattauer Verlag, 1962

[5] Muller ME, Thomas JR. Treatment of nonunion in fracture of long bone. *Clin Orthop* 1979 ; 138 : 141–160

[6] Weber BG, Cech O. Pseudarthrosis. Bern : Hans Huber, 1976

Infizierte Tibiapseudarthrosen

G. Jenny

Abstract

Die konventionelle Behandlung einer infizierten Unterschenkelpseudarthrose beinhaltet die ausgedehnte Exzision des infizierten Gebiets, die Stabilisation der Tibia mit einem Fixateur externe, die Rekonstruktion des Knochenverlusts durch Transplantate und schließlich einen plastischen Eingriff zum Hautverschluss.

Eine Exzision der infizierten Weichteile und Knochengebiete ist erforderlich, um ein Abklingen der lokalen Infektion zu ermöglichen. Dies erfordert die Beachtung strikter Kriterien. Die Stabilisation der Tibia erfolgt am besten mit einem widerstandsfähigen lateralen Monofixateur externe. Die Knochenrekonstruktion kann als zweiter Schritt durch ein klassisches Transplantat zwischen Tibia und Fibula (Milch-Technik) erreicht werden. Diese wurde von der Burri-Papineau-Technik abgelöst. Diese wurde nun auch für eine spongiöse Brückenbildung unter Einbeziehung der Fibula übernommen (beschrieben von Lortat-Jacob und Masqcuelet).

Die heutige enge Kooperation zwischen Plastikern und Orthopäden mithilfe von Infektionsspezialisten hat die klassischen Methoden zur Behandlung infizierter Pseudarthrosen verändert. Sie hat die Anzahl der erforderlichen Operationen verringert, da sie eine gleichzeitige Exzision, Stabilisation und auch Knochenrekonstruktion erlaubt.

Schlüsselworte

Unterschenkel, infizierte Pseudarthrose, Tibiaexzision, Fixateur externe, tibio-fibulares Transplantat, offenes Spongiosatransplant, Hautverschluss

Einleitung

Infizierte Pseudarthrosen der Tibia gehen üblicherweise mit Hautproblemen einher. Ihre Behandlung wird durch die spontane Heilung der Fibula, die fast immer eintritt, unterstützt. Dies hilft bei der Wiederherstellung der Skelettstabilität.

Nach sorgfältiger klinischer, röntgenologischer und laborchemischer Abklärung der Gesamtsituation des Patienten, der örtlichen Weichteilbedingungen und der Situation bezüglich der Infektion und des Knochens selbst, kann die Behandlung der infizierten Pseudarthrose in mehreren Schritten geplant werden. Diese beinhalten eine Exzision des infizierten Gebiets, eine Stabilisation der Fraktur und Maßnahmen zur Beschleunigung der Durchbauung. Hierfür ist meist eine Rekonstruktion des Knochendefekts und ein Verschluss der Weichteile nötig. Dies erfordert oft einen plastischen Chirurgen.

Exzision des infizierten Gebiets

Grundlage der chirurgischen Behandlung ist die Exzision der infizierten Pseudarthrose. Ein großer Teil des Behandlungserfolgs hängt von der Effektivität dieses Schritts ab. Eine Beurteilung der Vitalität der Weichteile und mehr noch der Knochenfragmente ist jedoch schwierig.

Die Exzision der Weichteile erfolgt nach dem grundlegenden Prinzip, dass alles erkrankte Material entfernt werden muss und nur gesundes und gut durchblutetes Gewebe zurückbleiben darf. Nach Exzision aller Fisteln und Anfrischen der Hautränder gilt die Aufmerksamkeit den tiefer gelegenen Strukturen. Hierbei werden schrittweise das gesamte nekrotische Subkutangewebe, Aponeurosen und Muskeln exzidiert. Diese infizierten Gewebe können versteckt liegen. Ihre Exzision muss sehr sorgfältig erfolgen, um zu einem wirklich gesunden Defekt zu führen.

Über die beste Behandlung des infizierten Knochens gibt es verschiedene Ansichten. Evrard (3) empfiehlt eine umschriebene Exzision mit örtlicher Säuberung und einer mehr begrenzten Sequestrektomie, einfach um eine gesunde Höhle zu schaffen. Judet und Letournel (7) raten zu einem radikaleren Eingriff mit Exzision des gesamten toten Knochens. In der Tat sollte die Exzision angemessen, aber nicht zu extensiv sein, um eine spätere Rekonstruktion nicht zu erschweren. Es ist jedoch immer erforderlich, alles liegende Osteosynthesematerial und alle freien Sequester zu entfernen. Im Gegensatz dazu ist es möglich, nekrotische Knochenfragmente, die Weichteilverbindungen aufweisen, zu belassen, da diese durch Granulationsgewebe revaskularisiert werden können. Dies kann aber sehr lange Zeit erfordern. Manchmal ist es notwendig, Teile der Diaphyse, vor allem bei zweiten oder dritten Operationen, zu resezieren. Hilfreich ist auch ein Aufbohren, um die Enden einer frakturierten Diaphyse zu säubern.

Das offene Burri-Papineau-Transplantat

■ Prinzipien dieser Methode

Es ist nicht genau bekannt, wer diese Art der Knochentransplantation als erster entwickelt hat. Sie wurde jedoch als erstes von Roy-Camille et al. (14) beschrieben, der sie bei Papineau (13) in Montreal gesehen hat. Burri (1) hatte jedoch bereits zuvor eine ähnliche Technik angegeben. Daher erscheint es vernünftig, für diese Art der Transplantation, bei der nur spongiöser Knochen verwendet wird, den Namen Burri-Papineau zu verwenden. Dieses Transplantat ist gegenüber Infektionen resistenter als kortikospongiöse Transplantate. Es lässt sich auch leichter einbringen.

Die Originalmethode besteht aus einer Exzision mit nachfolgender Spongiosatransplantation, die offen gelassen wird. Weichteilheilung und knöcherne Durchbauung finden gleichzeitig statt. Nach der Exzision wird eine zeitliche Pause eingelegt, damit Granulationsgewebe auswachsen kann, das dann das Transplantat aufnimmt. Dieses Granulationsgewebe wächst in das Implantat und führt dann zur Epithelisation. Die knöcherne Durchbauung ist später das Ergebnis von Belastungen durch die Kompression, die durch den Fixateur und durch zunehmende Vollbelastung gegeben ist.

■ Operationstechnik

Erster Schritt P1: Dieser besteht im örtlichen Débridement und der Anlage eines Fixateur externe, wie schon beschrieben. Die Höhle wird mit Vaseline-Gaze aufgefüllt, die während der ersten vier Tage täglich gewechselt wird. Bei diesen Verbandswechseln erfolgt auch eine sorgfältige Spülung, bis die purulente Sekretion nachlässt und Granulationsgewebe erscheint. Dies dauert etwa 2 Wochen.

Zweiter Schritt P2: Das Spongiosatransplantat wird entweder vom dorsalen Beckenkamm und/oder aus dem Trochanter oder aus dem Tibiakopf entnommen. Die Platzierung des Transplantats erfordert Präzision (Abb. 4), wobei nur kleine weitere Exzisionen erforderlich sind. Die beiden Knochenenden werden schuppenförmig angemeißelt und die Späne des Transplantats dann an die Knochenenden und in den Spalt gebracht. Das Volumen des Transplantats sollte zumindest dem des entfernten Knochens entsprechen. Das restliche Transplantat wird in den Defekt platziert und ein nicht klebender Verband angelegt.

■ Nachbehandlung

Wunde und Transplantat werden nach 4 Tagen und ab dann täglich verbunden und dies mit einer kontinuierlichen Tropf-Spülung als einer mechanischen Lavage kombiniert. Das Intervall zwischen den Verbandswechseln kann langsam auf 2–3 Tage gesteigert werden. Das aufschießende Granulationsgewebe wächst von der Peripherie zunehmend in das Transplantat ein und bedeckt nach 3–4 Monaten den gesamten spongiösen Knochen. Wenn die Haut sich nur langsam schließt, sollte ein Hauttransplantat in Erwägung gezogen werden.

■ Verlauf

Der Verlauf der knöchernen Durchbauung wird röntgenologisch verfolgt. Der spongiöse Knochen durchläuft erst eine Dekalzifikation, die etwa 2 Monate dauert. In den nächsten 4 Monaten wird er dann zunehmend dichter. Eine knöcherne Durchbauung lässt sich erst 2 Monate später als Ergebnis einer Dynamisierung des Fixateur externe und einer zunehmenden Belastung erreichen.

■ Probleme dieser Methode

Die häufige Spülung und Lavage kann einige Teile des spongiösen Transplantats abschwemmen und zu einer Verringerung des Transplantatvolumens führen. Oft zeigt sich, dass ein beträchtlicher Teil des Transplantats nicht inkorporiert wird und hierdurch eine weitere Knochentransplantation oder ein zusätzliches tibiofibulares Transplantat erforderlich werden. Zusätzlich nimmt der Aufbau einer Kortikalis nach Entfernung des Fixateurs sehr lange Zeit in Anspruch. Dies kann den Gebrauch eines gewichtübernehmenden Schienenapparats über mehrere Wochen erfordern. Jedenfalls sind die Ergebnisse dieser Technik bei Defekten von über 5–6 cm sehr schlecht.

Auch die Weichteilheilung kann sehr prolongiert sein oder gar nicht stattfinden. Dies kann ein „Anfrischen" des spongiösen Knochens durch tiefe Perforationen erfordern. Nach der Epithelisation bleibt die Haut später verletzlich, adhärent und Ort trophischer Probleme, sodass der Verschluss durch einen Lappen erforderlich werden kann.

Spongiosatransplantat unter Einbeziehung der Fibula

Als Folge der mechanischen Probleme, die mit der Burri-Papineau-Technik einhergehen, hat Lortat-Jacob (9) eine sehr interessante Modifikation vorgeschlagen.

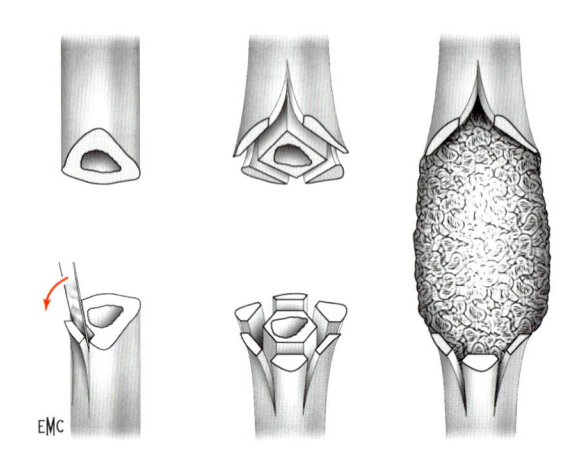

Abb. 4 Zeichnung eines Burri-Papineau-Transplantats, schuppenförmige Anmeißelung der Enden der Tibiafragmente und Anlage des Transplantats (nach Roy-Camille).

Prinzip

Am Unterschenkel ist es oft schwierig, einen tiefen Defekt genügend auszuformen, um dem Transplantat zu ermöglichen, den häufigen Verbandswechsel und dem „natürlichen Verlauf" zu überstehen. Beide gehen mit einem raschen Verschwinden der Spongiosa einher.

Um die Qualität des Transplantats zu verbessern wurde vorgeschlagen, die dorsolaterale Kortikalis an der Tibia zu entfernen, um eine Kontaktfläche mit der Fibula aufzubauen. Dies würde einen doppelten Vorteil bieten: Der in gesunden Weichteilen entstehende Raum sollte zu überschießenden Granulationen führen und die von der tibio-fibularen Synostose gewährleistete mechanische Abstützung würde zu einer besseren Durchbauung und Konsolidation führen. In anderen Worten es entstände sowohl ein tibio-fibulares Transplantat als ein Burri-Papineau-Transplantat (Abb. 5).

Technik

Die dorsolaterale Kortikalis der Tibia wird entfernt, sofern dies nicht bereits erfolgt ist. Die Präparation geht dann weiter Richtung Fibula. Sie verläuft ventral der A. fibularis. Die Fibula wird „angefrischt". Wenn sie mobil ist, wird sie durch eine Syndesmosenschraube zwischen Tibia und Fibula oder durch einen Fixateur externe stabilisiert. Dann wird ein Hohlraum dadurch geschaffen, dass ein Block von Weichteilen angehoben und mit kräftigen Nähten am Fixateur aufgehängt wird. Dieser neu entstandene Raum wird mit Vaseline-Gaze gefüllt und offen gelassen. Der erste Verbandswechsel erfolgt nach fünf Tagen und dann weiterhin täglich mit gleichzeitiger Spülung durch eine 3%ige Borwasserlösung, um das Granulationsgewebe zu stimulieren. Für das Transplantat wird nur Spongiosa verwendet. Da eine beträchtliche Menge erforderlich ist, muss sie daher von verschiedenen Stellen entnommen werden. Die Höhle wird vorsichtig „angefrischt" und das Transplantat dann wie eine Muffe über die Knochenenden platziert und dabei der Raum zwischen Tibia und Fibula und der Tibiadefekt aufgefüllt. Die zuvor am Fixateur aufgehängten Weichteile werden zurückverlagert, aber nicht vernäht, um eine freie Drainage zu ermöglichen.

Die Nachbehandlung ist relativ einfach. Sie schließt eine testgerechte Antibiotikatherapie über etwa einen Monat mit ein: Erster Verbandswechsel nach 5 Tagen und danach entsprechend der örtlichen Situation. Die Heilung der Haut ist üblicherweise nach 4–6 Wochen abgeschlossen und eine Hauttransplantation nur selten erforderlich. Die Belastung mit liegendem Fixateur beginnt etwa nach 3 Monaten. Die Durchbauung wird nach 5 Monaten kontrolliert. Zu diesem Zeitpunkt ist bei den meisten Patienten das Stadium der zunehmenden Knochendichte erreicht (Abb. 6). Nach Entfernung des Fixateurs wird entweder ein Gehgips oder ein Schienenapparat mit Teilbelastung angelegt. Nur ganz gelegentlich wird eine weitere Transplantation erforderlich, wenn ein oder mehrere Höhlen röntgenologisch nachweisbar sind.

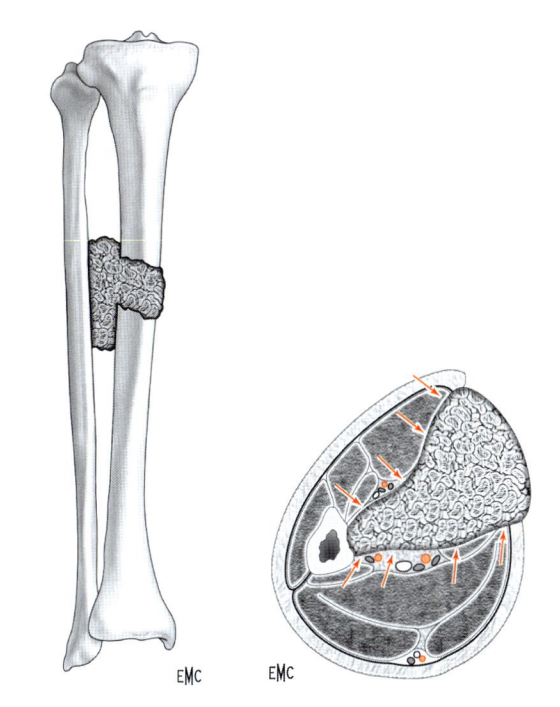

Abb. 5 *Spongiosatransplantat unter Einbeziehung der Fibula (nach Lortat-Jacob).*

Vorteile und Ergebnisse

Dieses Spongiosatransplantat, das die Fibula mit einbezieht, ist zuverlässiger als die Burri-Papineau-Technik: bei einfacher Nachbehandlung, spontaner Heilung der Haut, kurzem Krankenhausaufenthalt, keiner Indikation zusätzlicher Operationen, solider Wiederherstellung des Knochens und gutem Weichteilverschluss.
Im Vergleich von 10 Burri-Papineau- mit 36 Transplantaten in der Modifikation von Lortat-Jacob (8) besteht kein Zweifel, dass letztere Technik überlegen ist.

Variationen

Für ausgedehnte Defekte haben Masquelet et al. (10) vor kurzem eine Technik beschrieben, bei der das Transplantat die Fibula noch mehr einbezieht. Am Ende der Exzision wird ein Platzhalter aus Acrylzement eingebracht, um den Defekt zu überbrücken und diesen Raum für die spätere Rekonstruktion offen zu halten. Der Platzhalter wird sofort mit einem örtlichen oder freien Muskellappen abgedeckt. Er bleibt für 2–3 Monate liegen. Dies führt zur Bildung einer „Fremdkörpermembran", die nach Zemententfernung exzellente Bedingungen für die Durchbauung des massiven autologen Spongiosatransplantats bietet, das in einer zweiten Operation eingesetzt wird und das die Fibula mit einbezieht.

Hautverschluss

Die plastische Chirurgie hat heute einen beträchtlichen Beitrag zur Behandlung von infizierten Pseudarthrosen, vor allem am Unterschenkel, geliefert. Eine externe Fixation in einer Ebene stört diesen Teil der Operation nicht. Die Operationstechniken für lokale und gestielte Lappen und der mikrovaskuläre Transfer werden in einem anderen Beitrag besprochen.

Lokale Lappen, wie M. gastrocnemius und M. soleus, gehören zum Repertoire eines orthopädischen Chirurgen. Dagegen werden Fernlappen, wie der M.-latissimus-dorsi-Lappen, am besten in Zusammenarbeit mit einem plastischen Chirurgen transplantiert.

Insgesamt kann gesagt werden, dass die Techniken der plastischen Chirurgie für einen Weichteilverschluss häufig die Zahl der orthopädischen Operationen reduzieren, die notwendig sind, um eine infizierte Pseudarthrose zur Abheilung und Konsolidation zu bringen. Sie machen es möglich, Exzision, Stabilisation, Knochenrekonstruktion und Weichteilverschluss durch die gemeinsame Arbeit eines ausreichend erfahrenen Orthopäden, eines kompetenten plastischen Chirurgen und eines in der Bewältigung von Infektionsproblemen versierten Spezialisten zu kombinieren.

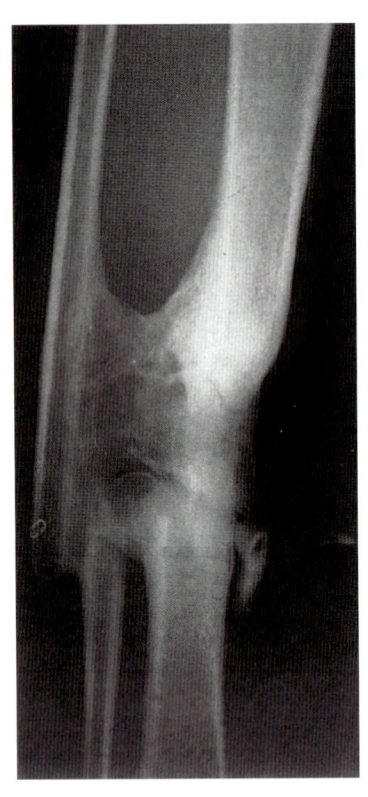

Abb. 6 Röntgenologisches Bild einer guten Durchbauung mit der Lortat-Jacob-Technik der Knochentransplantation.

Literatur

[1] Burri C. Posttraumatische Osteitis [2nd ed]. Bern : Hans Huber, 1979 : 1–360

[2] Duparc J, Valette C. L'ostéosynthèse péronéotibiale dans le traitement des fractures infectées de jambe. *Rev Chir Orthop* 1968 ; 54 : 153–160

[3] Evrard J. Bilan de la greffe inter-tibio-péronière. *Ann Orthop Ouest* 1978 ; 10 : 104–106

[4] Ilizarov GA, Kaplunov AG, Degtiari VE, Lediaev VI. Treatment of pseudoarthrosis and ununited fractures complicated by prurlent infection by the method of compression-distraction osteosynthesis. *Orthop Traumatol Protez* 1972 ; 33 : 10–14

[5] Jenny G, Kempf I, Jaeger JH, Bitar S, Gebauer G. Coloration vitale au bleu de disulphine dans la cure chirurgicale de l'infection osseuse. *Rev Chir Orthop* 1977 ; 63 : 531–537

[6] Jones KG, Barnett HC. Cancellous bone grafting for non-union of the tibia through the posterolateral approach. *J Bone Joint Surg Am* 1955 ; 37 : 1250–1260

[7] Judet R, Letournel E. Pseudarthroses suppurées de jambe. *Rev Chir Orthop* 1958 ; 54 : 119–123

[8] Lortat-Jacob A. L'infection osseuse post-traumatique. Paris : Masson, 1992 : 1–136

[9] Lortat-Jacob A. Principes de traitement chirurgical de l'infection osseuse. *Encycl Méd Chir* (Elsevier, Paris), Techniques chirurgicales – Orthopédie-Traumatologie, 44-082, 1988 : 1–21

[10] Masquelet AC, Fitoussi F, Dumont CE, Touzard R. Reconstruction des pertes de substance étendues du segment jambier. *Rev Chir Orthop* 1996 ; 82 : 111

[11] Merle d'Aubigné R, Maurer P. À propos du traitement des pseudarthroses graves de jambe. *Mém Acad Orthop* 1959 ; 85 : 673–679

[12] Milch M. Synostosis operation for persistent non-union of the tibia. *J Bone Joint Surg* 1939 ; 21 : 409–413

[13] Papineau JL. Osteo-cutaneous resection-reconstruction in diaphyseal osteomyelitis. *Clin Orthop* 1974 ; 101 : 306

[14] Roy-Camille R, Reignier B, Saillant G, Bertheaux D. Technique et histoire naturelle de l'intervention de Papineau. *Rev Chir Orthop* 1976 ; 62 : 337–345

[15] Vidal J, Buscayret C, Finzi M, Melka J. Les greffes intertibio-péronières dans le traitement des retards de consolidation jambiers. *Rev Chir Orthop* 1982 ; 68 : 123–132

Fasziotomien zur Behandlung von Kompartmentsyndromen am Unterschenkel

M. van der Elst
C. van der Werken

Abstract
Wenn sich zu viel Flüssigkeit in den Kompartimenten der Muskeln am Unterschenkel ansammelt, resultiert hieraus ein akutes Kompartmentsyndrom. Durch den erhöhten intrakompartimentellen Druck im Unterschenkel ist die Kapillarperfusion verringert und die Vitalität des Gewebes gefährdet. Die Ischämie verursacht eine Nekrose von Nerven und Muskeln, die irreversibel sein kann, wenn sie nicht frühzeitig erkannt und behandelt wird. Eine sofortige und effektive Behandlung kann eine Wiederherstellung der Vitalität und Funktion der Extremität sichern.
Die frühen Symptome sind im englischen Sprachraum als die sechs Ps eines Kompartmentsyndroms bekannt: Pain, Painfull palpation, Paresis, Paraesthesia, Presents of peripheral pulses und Pink color. Ein Kompartmentsyndrom wird durch operative Dekompression behandelt. Gefäßverletzungen erfordern eine Gefäßrekonstruktion, während ein isolierter Nervenschaden meist nur beobachtet wird. Die Fasziotomie der vier Kompartimente des Unterschenkel durch eine laterale Inzision ist das operative Vorgehen der Wahl.

Schlüsselworte
Unterschenkel, Kompartmentsyndrom, Fasziotomie, Unterschenkelfrakturen, Fraktur-Komplikationen

Einleitung

Dieser Beitrag beschreibt die Fasziotomie der 4 Kompartimente des Unterschenkel durch eine laterale Inzision. Nach kurzen Hinweisen auf die Ätiologie, die klinische Manifestation eines Kompartmentsyndroms und die spezielle Anatomie des Unterschenkels wird das chirurgische Vorgehen im Detail beschrieben. Die Operationsschritte werden im Text nacheinander dargestellt und die Operation anhand von Bildern aus unserem eigenen Patientenmaterial demonstriert.

Ätiologie

Ein akutes Kompartmentsyndrom entsteht, wenn sich zu viel Flüssigkeit in einem Muskelkompartiment, das von einer straffen osteofaszialen Hülle umgeben ist, ansammelt oder das Kompartimentvolumen ansteigt. Durch den erhöhten intrakompartimentellen Druck ist die örtliche Perfusionsrate der kapillären Zirkulation verringert (1). Die Vitalität des Gewebes, vor allem von Nerven und Muskeln, ist gefährdet (1–3). Die Ischämie führt zu einer Nekrose. Dieser Schaden ist irreversibel, wenn er nicht frühzeitig erkannt und behandelt wird (4, 5). Eine sofortige und effektive Behandlung kann zu einer Wiederherstellung der Vitalität und Funktion der Gliedmaße führen (5).
Die 3 wesentlichen Mechanismen eines Kompartmentsyndroms sind der vermehrte Inhalt eines Kompartiments, eine Einengung des Kompartiments und die Behinderung einer Volumenerweiterung durch äußere Kompression. Systemische und lokale Kreislauffaktoren, wie Schock oder extreme Hochlagerung der Extremität, wie bei einer Extension zur Frakturbehandlung, erhöhen die Gefahren eines Kompartmentsyndroms (1).

Vermehrter Inhalt eines Kompartiments

Eine Fraktur oder Kontusion verursacht eine direkte Einblutung in das Kompartiment. Ein Verschluss oder Spasmus eines größeren Gefäßes kann bei einer nicht ausreichenden Durchblutung durch Kollateralen ebenso zu einer Anschwellung des Inhalts eines Muskelkompartiments führen. Drittens zeigt sich oft nach Wiederherstellung der Zirkulation nach Gefäßrekonstruktionen eine postischämische Schwellung, dies vor allem wenn die Wiederherstellung der Arterie und der Zirkulation erst nach sechs Stunden erfolgte. Thermische Verletzungen, intrakompartimentelle Infusionen von Flüssigkeiten oder Schlangenbisse können alle wegen der Flüssigkeitsvermehrung ein akutes Kompartmentsyndrom auslösen. Ein extremes Muskeltraining kann über die Muskelschwellung, speziell im ventralen Kompartment des Unterschenkels, eine milde rezidivierende Form eines Kompartmentsyndroms iniziieren. Der Unterschenkel ist durch akute Kompartmentsyndrome besonders gefährdet, da er kleine Kompartiments besitzt, die durch eine kräftige Faszienhülle gebildet werden. Der Umstand, dass Frakturen dieses Körperteils durch Verkehrs- oder Sportfälle häufig sind, führt zu der hohen Inzidenz von akuten Kompartmentsyndromen (2, 3).

Einengung eines Kompartiments

Der operative Verschluss eines Fasziendefekts kann zu einem Kompartmentsyndrom führen, vor allem bei Patienten mit Frakturen, verzögerter Gefäßrekonstruktion oder aktiven Sportlern, die wegen einer Faszienhernie behandelt wurden (2, 3). Auch zirkuläre Verbrennungen begrenzen das Volumen eines Kompartiments.

Externe Kompression

Bewusstlosigkeit nach Narkosen, Alkohol- oder Drogenabusus kann ein Kompartmentsyndrom auslösen. Eine Kompression des Unterarms unter dem Kopf oder die Einklemmung eines Beins unter dem anderen kann zu einem signifikanten Anstieg des Drucks im Kompartment führen. Die Einklemmung einer Extremität unter einem großen Gewicht kann die Blutversorgung unterbrechen. Ein verlängertes Belassen von Luftschienen oder eine nicht korrekte Anlage von zirkulären Gipsverbänden um eine gebrochene Extremität bedingen eine Kompression, die die Ausdehnung eines Kompartiments begrenzt.

Diese drei Mechanismen verursachen Einblutung und Ödem oder beides, die zu einem Druckanstieg in einer relativ unelastischen osteofaszialen Röhre führen (1). Wenn der Druck kritische Werte übersteigt, wird die Kapillardurchblutung geschädigt. Die daraus resultierende Ischämie schafft weitere Ödeme, damit wird der sich selbst aufrecht erhaltende Kreislauf eines Kompartmentsyndroms aktiviert.

Klinische Manifestation

Die ersten Symptome sind als die sechs **P**s eines Kompartmentsyndroms bekannt. Das wichtigste Symptom eines drohenden Kompartmentsyndroms ist der Schmerz (**P**ain). Wenn keine neurologischen Vorerkrankungen bestehen oder keine Begleitverletzung des Nervensystems vorliegt, ist die betroffene Gliedmaße extrem schmerzhaft. Dieser Schmerz wird durch die Dehnung bei passiven Zehenbewegungen noch stärker. Die Kompartimente zeigen sich bei **P**alpation geschwollen und hart. Eine **P**arese oder Muskelschwäche kann das Ergebnis eines primären Nervenschadens oder einer Ischämie der Muskulatur sein.

Das zuverlässigste Symptom bei einem wachen Patienten ist ein sensibles Defizit oder eine **P**arästhesie, da Nerven gegenüber einer Ischämie anfälliger sind als Muskeln. Bei über 90% der Patienten mit Kompartmentsyndromen sind die peripheren **P**ulse erhalten und palpabel (P5) und können mit einer einfachen Dopplersonographie nachgewiesen werden. Extremitäten mit einer Behinderung des venösen Rückstroms sind **P**inkfarben verfärbt.

Die Differenzialdiagnose dieser Symptome ist auf Kompartmentsyndrom, Arterienverletzung und Nervenverletzung beschränkt. Eine direkte Druckmessung kann die Diagnosestellung unterstützen. Wegen der therapeutischen Konsequenzen ist ein sofortiges und genaues Erkennen der Situation von großer Bedeutung.

Ein Kompartmentsyndrom wird durch eine operative Dekompression behandelt, Arterienschäden erfordern eine Gefäßrekonstruktion, wohingegen isolierte Nervenschäden häufig nur beobachtet werden.

Anatomie

Die Kompartimente

Die Fascia lata des Oberschenkels wird unterhalb des Kniegelenks Fascia cruralis genannt. Auf Höhe des Kniegelenks steht sie mit der Patella, dem Lig. patellae, der Tuberositas tibiae und der Fibula in Verbindung. Ebenso steht sie in Verbindung mit den Sehnen des M. satorius, M. gracilis, M. semitendinosus und M. biceps femoris. Sie ist mit dem Periost der Tibia und dem unteren Teil der Fibula verwachsen. Gelegentlich reicht sie bis auf die Malleolen und den Kalkaneus. Die tiefen Zügel trennen die 4 Kompartimente des Unterschenkels voneinander (Abb. 1). Das ventrale und dorsale Septum intermusculare setzen am Vorder- bzw. Hinterrand der Fibula an. Ausgehend vom dorsalen Septum intermusculare dehnt sich das quere Septum

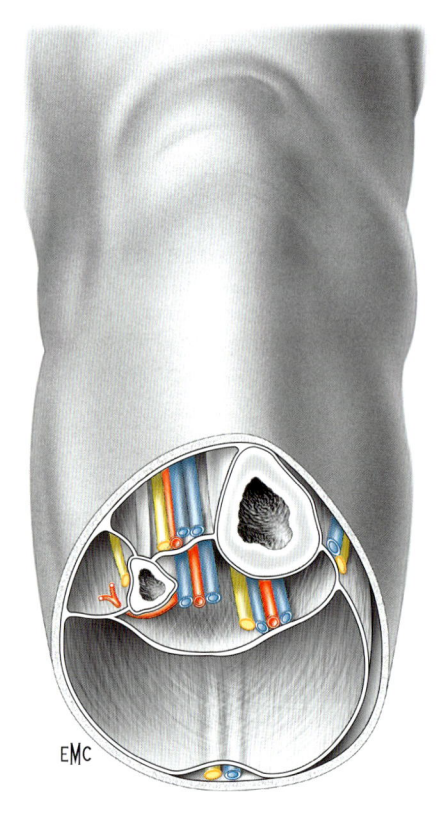

Abb. 1 Die 4 Kompartimente des Unterschenkels. Dieser Querschnitt direkt über der Mitte des rechten Unterschenkels zeigt die 4 Faszienröhren. Das laterale Kompartiment enthält den N. peroneus superficialis, das ventrale Kompartiment den N. peroneus profundus und die A. und V. tibialis anterior. Die A. tibialis posterior und der N. tibialis verlaufen im tiefen dorsalen Kompartiment.

intermusculare nach medial von der Hinterfläche der Fibula bis zur medialen Kante der Tibia aus. Dieses Septum trennt das oberflächliche dorsale Kompartiment vom tiefen dorsalen Kompartiment. Auf Höhe des Sprunggelenks schließen verstärkte Zügel der Fascia cruralis, wie das obere Retinaculum extensorum, die weicheren Strukturen ein und bewirken, dass die Sehnen nicht wie Bogensehnen verlaufen.

Das ventrale Kompartiment enthält den M. tibialis anterior, den M. extensor hallucis longus, den M. peroneus tertius und den M. extensor digitorum longus. Auch die A. tibialis anterior, die V. tibialis anterior und der N. peronaeus profundus verlaufen im ventralen Kompartiment.

Das laterale Kompartiment enthält den M. peroneus longus und den M. peroneus brevis. Der N. peroneus superficialis liegt direkt hinter der lateralen Faszienwand und ist daher bei chirurgischen Eingriffen, wie einer Fasziotomie, gefährdet.

Das oberflächliche dorsale Kompartiment wird durch den M. gastrocnemius und M. soleus gebildet. Zusammen mit dem M. plantaris bilden sie den M. triceps surae. Die Aponeurosen der beiden Köpfe des M. gastrocnemius und der M. soleus vereinigen sich weiter distal zur Achillessehne. Die Nn. cutaneus sureae mediales und laterales liegen an der Außenseite dieses Kompartiments.

Das tiefe dorsale Kompartiment beinhaltet den M. popliteus, M. flexor hallucis longus, M. flexor digitorum longus und M. tibialis posterior. Auch A. und V. fibularis und A. und V. tibialis posterior und der N. tibialis liegen in diesem Kompartiment (Abb. 2).

Präoperative Erfordernisse

Ein akutes Kompartmentsyndrom wird häufig bei Patienten mit Frakturen des Unterschenkels diagnostiziert. Die meisten dieser Patienten werden mit einer Schiene oder einer Bandage vorgestellt. Diese sollten entfernt und das Bein von der Hüfte bis zu den Zehen untersucht werden, wobei es mit der Hand oder anderen Hilfen stabilisiert wird. Wenn die Diagnose gestellt ist, muss die Fasziotomie ohne weitere Verzögerung durchgeführt werden, um weitere Schäden zu vermeiden. Der Eingriff muss unter Allgemeinnarkose oder Regionalanästhesie und vollständig sterilen Bedingungen erfolgen. Der Patient liegt in Rückenlage mit einem Polster unter der Hüfte der betroffenen Seite. Die Abdeckung muss den gesamten Unterschenkel frei lassen (Abb. 3).

Operationstechnik

Nach steriler Abdeckung erfolgt die Längsinzision auf der Außenseite des Unterschenkels entlang der Vorderkante der Fibula (Abb. 4). Die Faszie des lateralen Kompartiments wird längs inzidiert, um das Kompartiment zu öffnen und den M. peroneus longus freizulegen (Abb. 5). Der N. peroneus superficialis wird identifiziert (Abb. 6, 7, 8). Das ventrale Kompartiment wird mit einer Längsinzision eröffnet und der M. extensor digitorum longus freigelegt (Abb. 7, 8). Auf der Dorsalseite der Fibula ist das oberflächliche dorsale Kompartiment von der Fascia cruralis bedeckt (Abb. 9). Nach Inzision dieser Faszie wird der M. soleus freigelegt (Abb. 10). Wenn der M. soleus zur Seite gehalten wird, kann das tiefe dorsale Kompartiment dadurch erreicht werden, dass man das dorsale Septum intermusculare verfolgt (Abb. 11). Das tiefe Kompartiment wird durch eine Längsinzision eröffnet (Abb. 12). Diese Inzision sollte die neurovaskulären Strukturen in diesem Kompartiment nicht verletzen. Das sind A. und V. fibularis und A. und V. tibialis posterior und N. tibialis.

Nach einer Fasziotomie dürfen die Faszien und die Haut niemals verschlossen werden. Die Ränder der Hautinzision können spannungsfrei durch elastische Gefäßbändel, die durch Klammern geführt werden, einander angenähert werden. Diese Technik beschleunigt die Wundheilung.

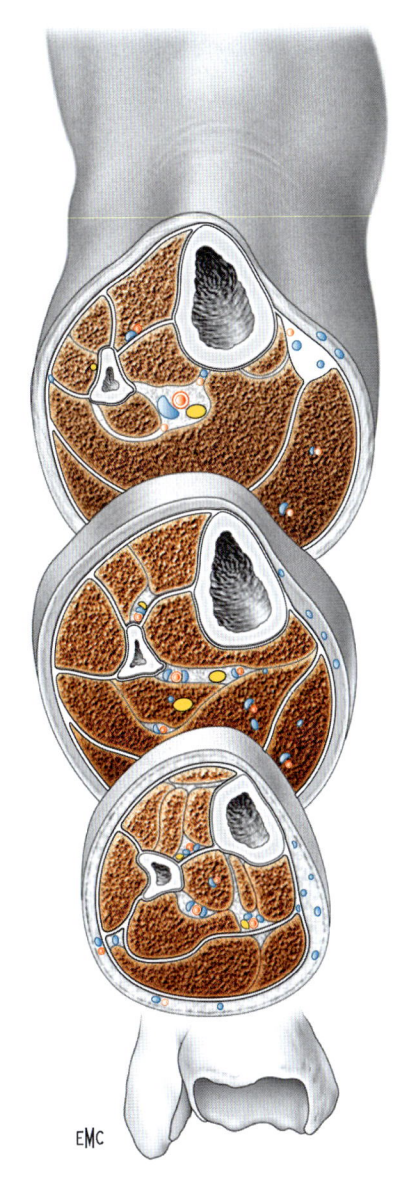

Abb. 2 Querschnitte auf 3 Höhen des rechten Unterschenkels.

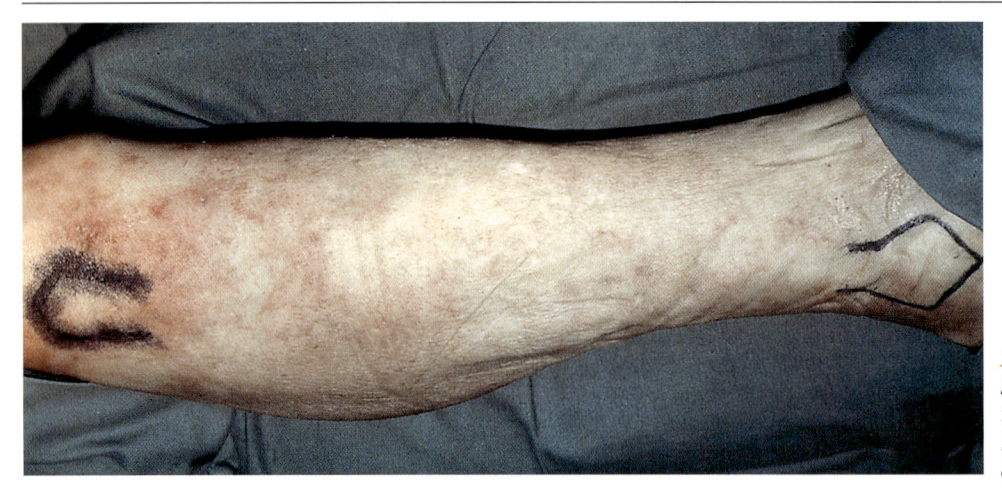

Abb. 3
Sterile Abdeckung des gesamten Unterschenkels. Das Fibulaköpfchen und der Außenknöchel sind angezeichnet.

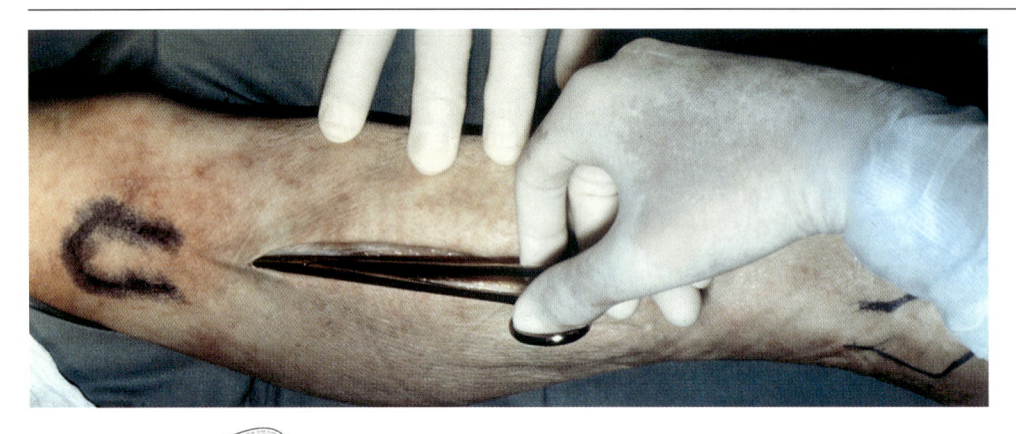

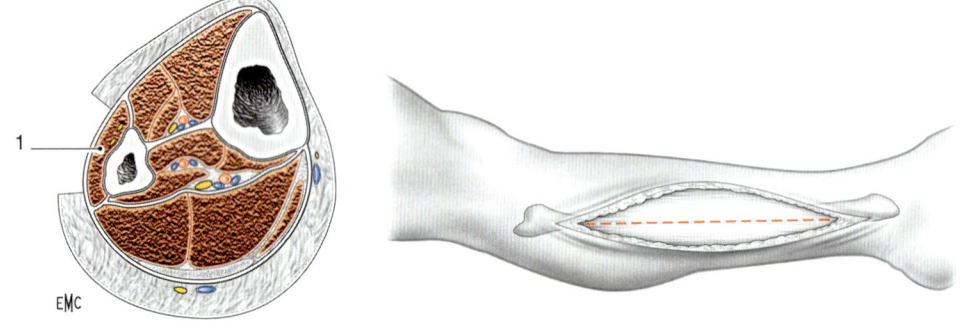

Abb. 4
Nach einer Längsinzision über dem ventralen Rand der Fibula wird die Fascia cruralis lateralis mit einer Schere eröffnet.
1. Laterales Kompartiment.

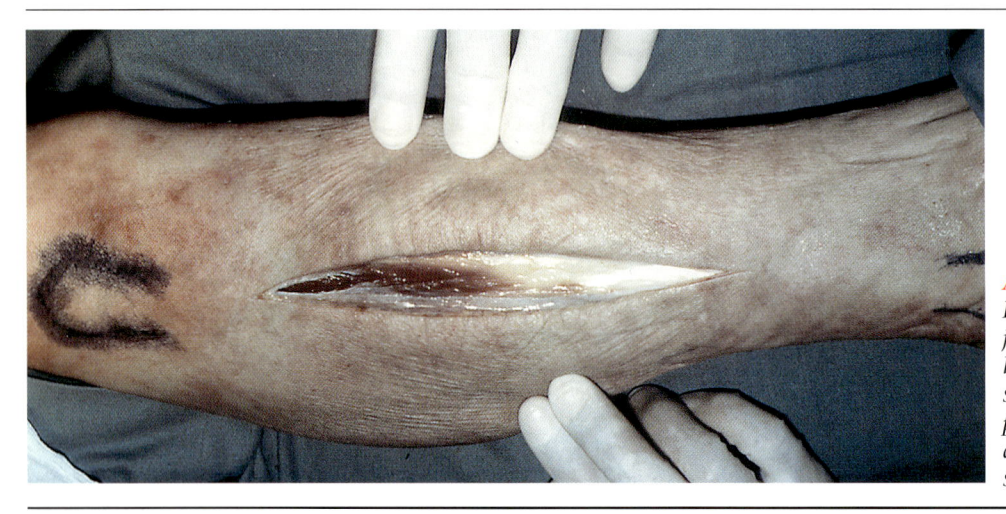

Abb. 5
Das laterale Kompartiment ist jetzt eröffnet. Der M. peroneus longus und seine Aponeurose sind sichtbar. Der N. peroneus profundus ist nicht sichtbar, aber bei diesem Operationsschritt gefährdet.

Fasziotomien zur Behandlung von Kompartmentsyndromen am Unterschenkel

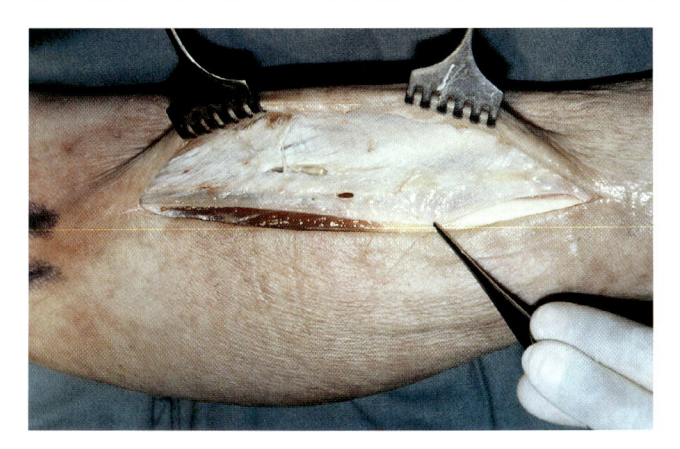

Abb. 6 Die Haken ziehen die ventrale Haut nach oben, um die Faszie über dem ventralen Kompartment freizulegen.

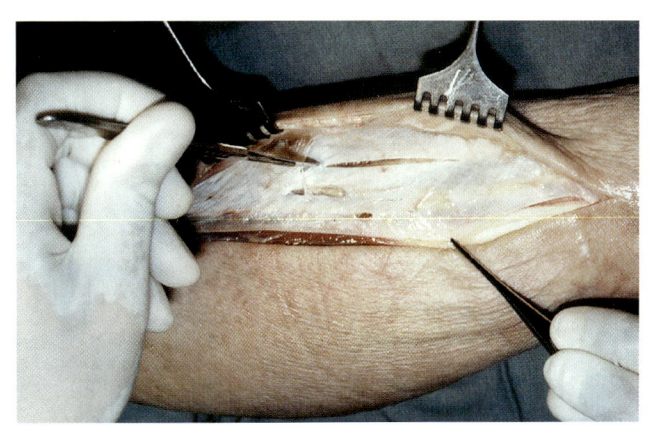

Abb. 7 Die Faszie über dem ventralen Kompartiment ist in Längsrichtung inzidiert.

Nachbehandlung

Der betroffene Unterschenkel muss hoch gelagert werden, um einem sekundären Ödem vorzubeugen und den venösen Rückstrom zu stimulieren. Der Verband muss steril und feucht sein und täglich nach Durchfeuchtung mit Kochsalz gewechselt werden. Eine Abdeckung mit künstlicher Haut kann eine Alternative sein. Zu beachten sind die Funktion von Knie- und Sprunggelenk, wobei ein maximaler aktiver und passiver Bewegungsumfang aufrecht erhalten werden muss. Wenn die Schwellung zurückgegangen ist und die Wundverhältnisse eine Mobilisation erlauben, kann der Patient mit Krücken mobilisiert werden. Eine verzögerte Primärnaht oder ein Spalthauttransplantat können die Wundheilung fördern (Abb. 13).

Komplikationen

Ein korrektes Timing und eine vollständige Fasziotomie der 4 Kompartimente können die meisten

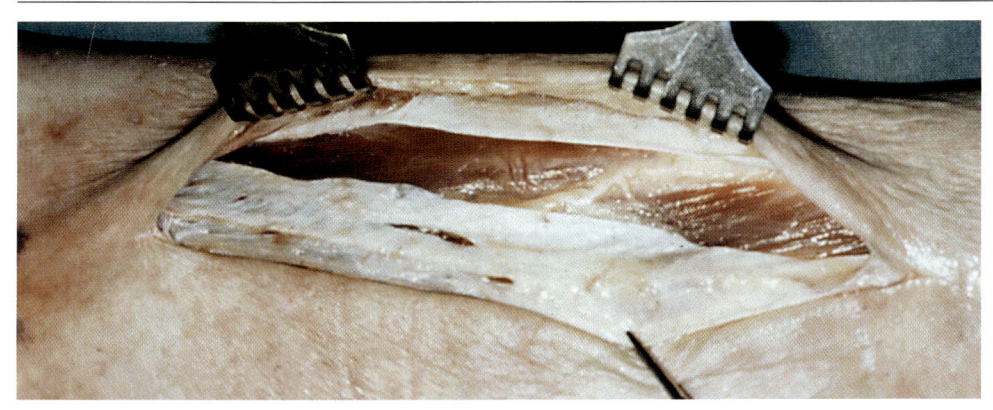

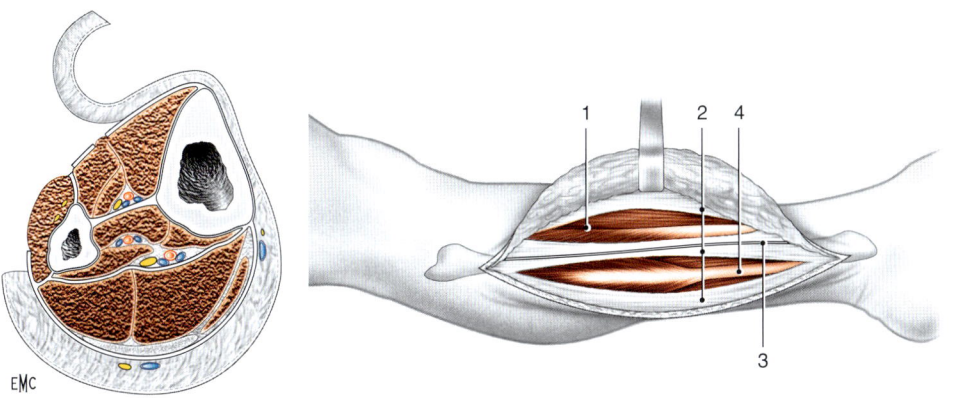

Abb. 8
Das ventrale Kompartiment ist eröffnet und der M. tibialis anterior und der M. extensor digitorum longus werden sichtbar. Über dem distalen Teil der Fibula tritt der N. peroneus superficialis aus dem lateralen Kompartiment aus. 1. Ventrales Kompartiment; 2. Faszie; 3. N. peroneus superficialis; 4. laterales Kompartiment.

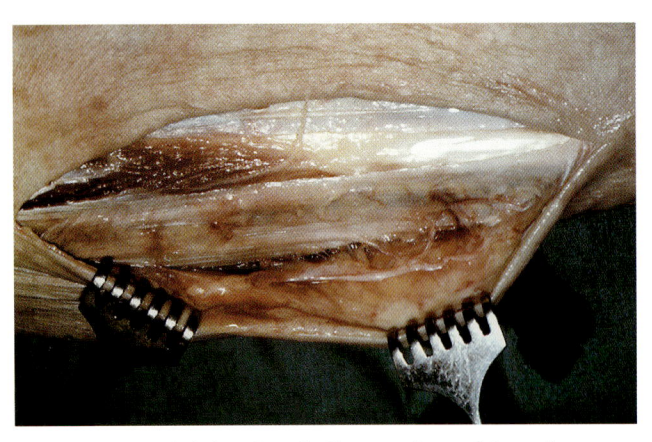

Abb. 9 *Jetzt wird das dorsale Kompartiment hinter der Fibula angegangen. Das Bein wird nach innen rotiert und die Haut mit Haken nach dorsal gehalten.*

wesentlichen Probleme eines Kompartmentsyndroms verhindern: Verlust der neuromuskulären Funktion und ischämischer Volkmann-Kontraktur. Ein verzögerter oder insuffizienter Eingriff führt zu neuromuskulären Ausfällen, Muskelnekrosen und evtl. zu Sepsis und Multiorganversagen. Bei einer extremen Schwellung können kreuzförmige Inzisionen hilfreich sein. Vor allem das tiefe dorsale Kompartiment muss entlastet werden, da es vital wichtige Nerven und Gefäße enthält. Eine unvollständige Fasziotomie führt zu Nekrosen und schweren Funktionsverlusten. Zusätzliche Schädigungen von Nerven und Gefäßen durch die Fasziotomie sind selten. Die größten Schäden sind bereits durch das initiale Trauma entstanden. Die Fasziotomie der 4 Kompartimente durch eine einzige laterale Inzision ist ein sicheres Vorgehen.

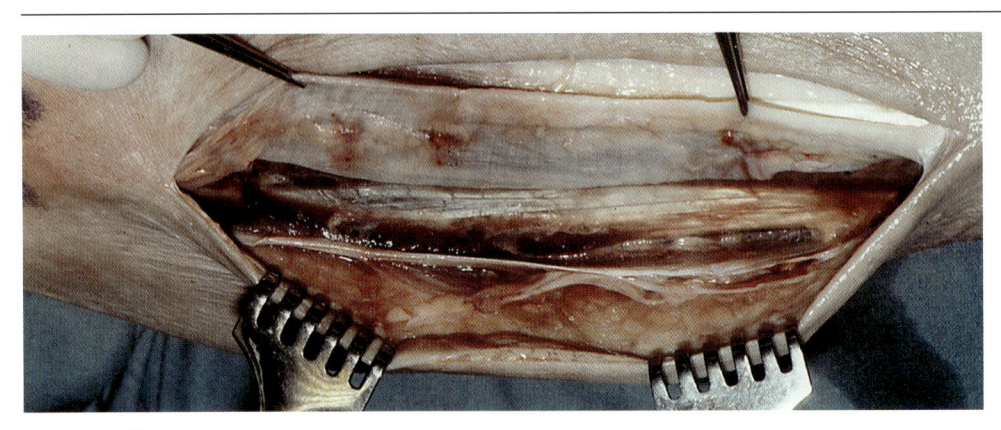

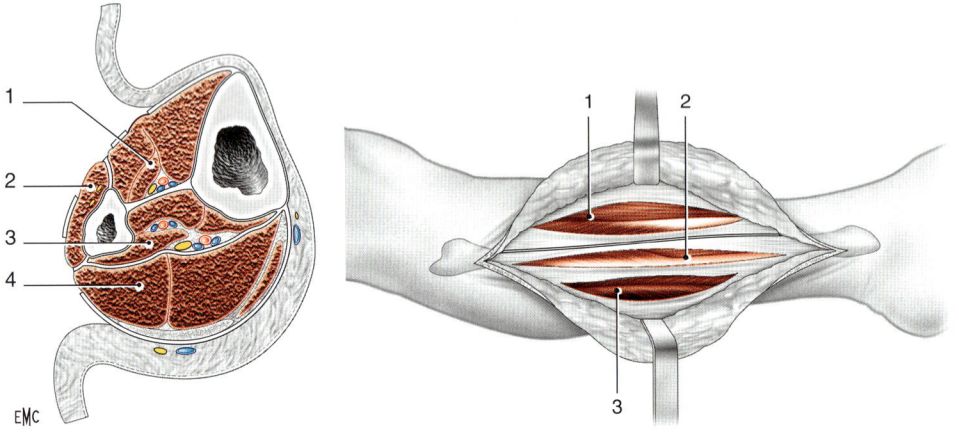

Abb. 10
Das oberflächliche dorsale Kompartiment wird mit einer Längsinzision eröffnet. Der M. soleus ist sichtbar.
1. Ventrales Kompartiment;
2. laterales Kompartiment;
3. tiefes dorsales Kompartiment;
4. oberflächliches dorsales Kompartiment.

Literatur

[1] Echtermeyer V, Horst P. Das Kompartmentsyndrom. *Unfall chirurg* 1997 ; 100 ; 924–937

[2] Georgiadis GM. Tibial shaft fractures complicated by compartment syndrome: treatment with immediate fasciotomy and locked unreamed nailing. *J Trauma* 1995 ; 38 ; 448–452

[3] McQueen MM, Christie J, Court-Brown CM. Acute compartment syndrome in tibial diaphyseal fractures. *J Bone Joint Surg Br* 1996 ; 78 ; 95–98

[4] Shaw CJ, Spencer JD. Late management of compartment syndromes. *Injury* 1995 ; 26 : 633–635

[5] Williams AB, Luchette FA, Papaconstantinou HT et al. The effect of early versus late fasciotomy in the management of extremity trauma. *Surgery* 1997 ; 122 : 861–866

Fasziotomien zur Behandlung von Kompartmentsyndromen am Unterschenkel

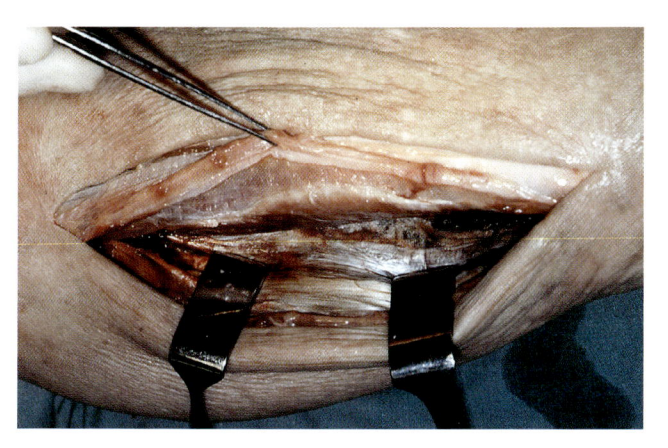

Abb. 11 Das Septum intermusculare posterior wird mit 2 Haken nach unten gehalten, um das tiefe dorsale Kompartiment darzustellen.

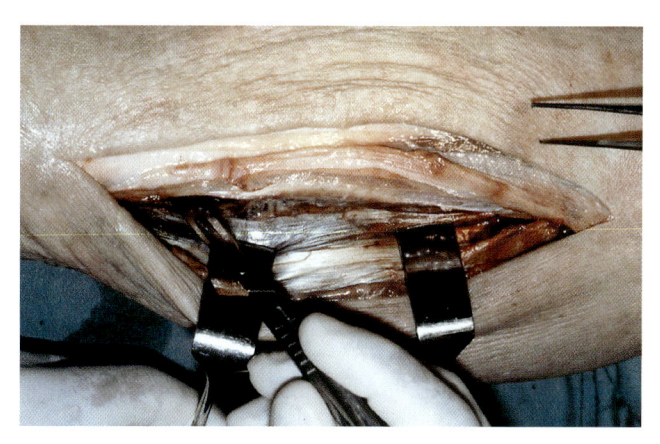

Abb. 12 Das tiefe Kompartiment ist mit einer Längsinzision eröffnet. Dieses Kompartiment enthält die wesentlichen Nerven und Gefäße für den Unterschenkel.

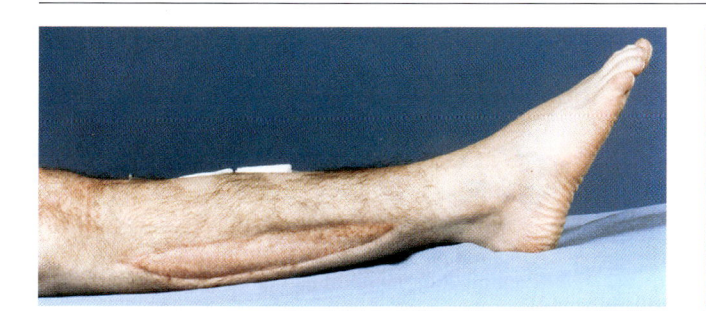

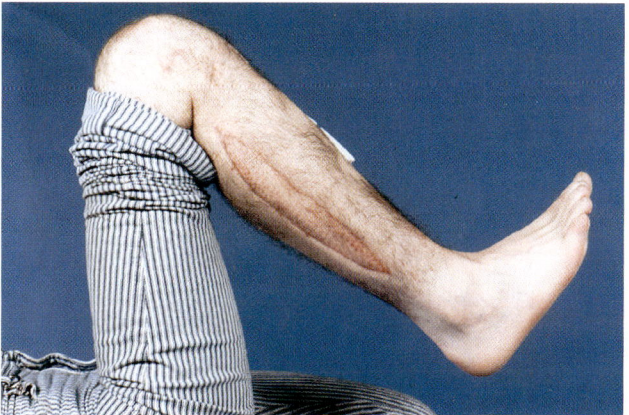

Abb. 13 Ergebnis nach Heilung der Fasziotomie mit einem sekundären Hauttransplantat. Der Patient hat den vollen Bewegungsumfang wieder erlangt.

Unterschenkelfrakturen und Frakturen der distalen Epiphyse bei Kindern

J. de Mesquita Montes

Abstract

Frakturen der distalen Tibia und Fibula, die die Epiphyse mit einbeziehen, sind nicht so häufig, dass es jedem Orthopäden möglich wäre, eine größere Anzahl solcher Verletzungen zu behandeln. Dies allein ist ein Grund, den anatomischen Gegebenheiten und den Mechanismen dieser Schädigungen, wie auch den erforderlichen Bildgebungen ein eigenes Kapitel zu widmen. Danach werden die geeignetsten Behandlungsmaßnahmen und die Richtlinien zur Vorbeugung und Behandlung der Komplikationen von Sprunggelenksfrakturen bei Kindern dargestellt. Dieses Kapitel hat zum Ziel, klar zum Verständnis der prinzipiellen und unentbehrlichen Techniken zu verhelfen, die für eine korrekte Behandlung von Frakturen des Unterschenkels und der distalen Epiphyse bei Kindern erforderlich sind. Hierfür werden die einzelnen Überlegungen dargestellt, die ein Orthopäde bei der Entscheidung über die beste Behandlung berücksichtigen muss.

Schlüsselworte

Unterschenkel, distale Tibiafrakturen bei Kindern, distale Fibulafrakturen, Sprunggelenksfrakturen, Epiphysenverletzungen, Tillaux-Frakturen, triplane Frakturen

Einleitung

Frakturen der distalen Tibia- und Fibulaepiphyse machen 4% aller Sprunggelenksverletzungen und 11% aller Epiphysenverletzungen aus (32). Die distale Tibiaepiphyse ist die zweithäufigste Lokalisation einer Epiphysenfraktur bei Kindern. Häufiger sind nur Epiphysenverletzungen am distalen Radius. Zusätzlich ist es eine häufige Lokalisation eines posttraumatischen, vorzeitigen Wachstumsstops (4).

Frakturen des distalen tibiofibularen Komplexes finden sich häufiger bei Jungen, 80% der Gesamtzahl (32). Das am häufigsten betroffene Alter liegt zwischen 10 und 15 Jahren, die Mediane bei 14 Jahren bei Jungen und 12 Jahren bei Mädchen (32).

Frakturen des distalen Unterschenkels bei Kindern, die die Wachstumsfuge mit betreffen sind selten. Daher muss der Chirurg, der mit solchen Patienten konfrontiert wird, sich Zeit und Muße nehmen, um sich mit dem speziellen Muster solcher Verletzungen vertraut zu machen. Nur mit einem fundierten Verständnis der dreidimensionalen Anatomie dieser Fraktur kann die richtige Therapie gewählt und durchgeführt werden.

Die primäre Röntgendiagnostik dieser Frakturen beinhaltet immer 3 Aufnahmerichtungen: a.p., lateral und die sog. Mortise-Aufnahme. Zusätzliche Aufnahmen unter Einschluss der gesamten Tibia und Fibula sind zusammen mit Schrägbildern am Knöchel indiziert, um proximale Fibulafrakturen auszuschließen. In der Vergangenheit wurde die Verschiebung von intraartikulären Fragmenten auf normalen Schichtaufnahmen beurteilt. Diese sind heute vom CT als Diagnostikum der Wahl für distale Tibiafrakturen bei Kindern abgelöst (6, 13). Anatomisch gesehen ist das Knöchelgelenk ein einzigartiges Gelenk am Ende der unteren Extremität. Es ist ein modifiziertes Scharniergelenk, das aus 3 Knochen zusammengesetzt ist (Tibia, Fibula und Talus) und sich von Plantar- zu Dorsalflexion in einer Ebene bewegt und eine begrenzte Rotation erlaubt. Die Ligamente setzen an den Epiphysen an. Das Lig. deltoideum entspringt von der Spitze des Malleolus medialis distal der Wachstumsfuge. Die oberflächlichen Fasern verlaufen nach distal zu Os naviculare, Talus und Kalkaneus. Die tiefen Teile inserieren an der medialen Oberfläche des Talus.

Auf der Lateralseite besteht der Bandkomplex aus drei einzelnen Bändern, die an der Fibula entspringen. Das Lig. talofibulare anterior verläuft von der Vorderfläche des Malleolus lateralis zum Talus, das Lig. talofibulare posterior von der Rückseite des Malleolus lateralis zu den hinteren Anteilen des Talus und das Lig. calcaneofibulare reicht von der Spitze des Malleolus lateralis bis zu einem Tuberkulum auf der Lateralseite des Kalkaneus.

Die tibiofibulare Syndesmose besteht aus 4 Bändern. Das ventrale und dorsale Lig. tibiofibulare inferior, das Lig. interosseum und zusätzlich zur Membrana interossea das Lig. transversum anterior (2) (Abb. 1). Nach Gray's Anatomie erscheint der distale Ossifikationskern an der Tibia zwischen dem 6. und 10. Lebensmonat, der Malleolus medialis verknöchert im Alter von 7 Jahren bei Mädchen und von 8 Jahren bei Jungen als Distalverlängerung des Hauptknochenkerns (34).

Die distale Tibiaepiphyse fusioniert mit dem Schaft etwa im 15. Lebensjahr bei Mädchen und im 17. Lebensjahr bei Jungen. Normalerweise beginnt der schrittweise Verschluss der distalen Tibiaepiphyse in der Mitte und dehnt sich zunächst nach ventromedial und dann nach lateral aus (Abb. 2). Kleiger und Barton wiesen darauf hin, dass es eine Periode von etwa 18 Monaten gibt, während der der laterale Teil der distalen Epiphysenfuge offen bleibt, nachdem

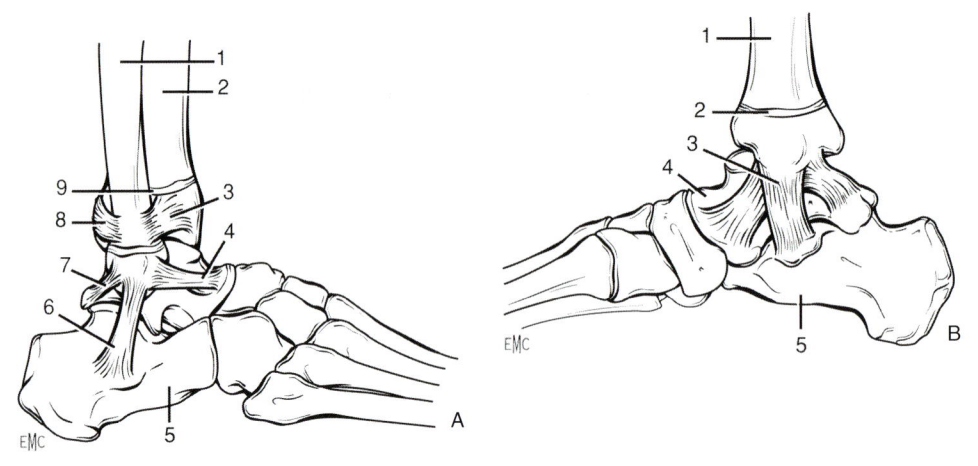

Abb. 1
A. Ansicht des Sprunggelenks von lateral mit dem Verlauf der Bänder. 1. Fibula; 2. Tibia; 3. Lig. tibiofibulare anterior; 4. Lig. talofibulare anterior; 5. Kalkaneus; 6. Lig. calcaneotibiale; 7. Lig. talofibulare posterior; 8. Lig. tibiofibulare posterior; 9. Epiphysenfuge.
B. Ansicht des Sprunggelenks von medial mit Verlauf der Bänder. 1. Tibia; 2. Epiphysenfuge; 3. Lig. deltoideum; 4. Talus; 5. Kalkaneus.

sich der mediale Teil bereits verschlossen hat (32). Der Knochenkern in der distalen Fibula erscheint im 2. Lebensjahr und vereinigt sich mit dem Schaft im Alter von 20 Jahren.
Die distale Tibiaepiphyse trägt etwa 45% zum Wachstum der Tibia bei.

Klassifikation und Verletzungsmechanismus

Die anatomische Form, die begrenzte Beweglichkeit und die kräftigen Bandansätze an der Wachstumsfuge machen die distalen Fugen von Tibia und Fibula besonders anfällig gegen Dreh- und Kippbelastungen. Bei Kindern ziehen Sprunggelenksfrakturen fast immer die Wachstumsfuge der distalen Tibia und Fibula mit ein. Sprunggelenksfrakturen werden üblicherweise durch ein direktes Trauma verursacht. Der fixierte Fuß wird entweder in Abduktion oder Adduktion, Außen- oder Innendrehung, Eversion und Inversion, Plantarflexion oder Dorsalflexion gezwungen. Pronation und Supination sind die Fußstellungen durch eine Rotationsbewegung um die Achse des Talo-calcaneo-Navikulargelenks. Innen- und Außenrotationen des Talus verlaufen um die sagittale Achse der gewichttragenden Gelenkfläche der Tibia. Diese Kräfte werden durch das Lig. deltoideum und die lateralen Seitenbänder auf die Epiphysen der distalen Tibia und Fibula übertragen und lösen Zugkräfte an den Wachstumsfugen aus.
Sprunggelenksfrakturen können auch durch ein direktes Trauma, wie bei Verkehrsunfällen oder einem Fall aus größerer Höhe, verursacht sein. Bei direkten Stauchungsverletzungen können offene Frakturen entstehen (32).
Polland machte als erster 1889 Untersuchungen von Verletzungen der Wachstumsfugen. Er bemerkte, dass die Bänder bei Kindern kräftiger sind als die Knochen und daher Bandverletzungen bei dieser Altersgruppe selten auftreten.
Aitken klassifizierte die Frakturen der Wachstumsfuge augrund der Beziehungen des Frakturverlaufs zu den verschiedenen Schichten in der Epiphysenfuge und dadurch möglicher Wachstumsstörungen in 3 unterschiedliche Gruppen. Er beschrieb 3 Frakturtypen, die Aitken-I-Verletzung (Salter-Harris Typ II) war die häufigste, bei Typ-II-Verletzungen (Salter-Harris Typ III) fand sich der Knorpel in 40% der Fälle gequetscht und bei Typ-III-Verletzungen (Salter-Harris Typ IV) war eine Fehlstellung zu erwarten.
Salter und Harris klassifizierten später die Epiphysenverletzungen in 5 Gruppen (28, 29).
Ogden (25) hat vor kurzem 2 weitere Gruppen angefügt und beschreibt damit 7 Typen von Verletzungen der distalen Epiphysenfuge.
Dias und Tachdjian versuchten 1978 die Elemente der Lauge-Hansen-Klassifikation für Sprunggelenksfrakturen des Erwachsenen und die Salter-Harris-Klassifikation für Verletzungen der Epiphysenfugen zu kombinieren (8, 11, 12).

Abb. 2 Durchschnittsalter von Beginn und normalem Fusionsablauf in der distalen Tibiaepiphyse.

Ihr System beschreibt 8 Haupttypen:
- Typ I – Supinations-Außenrotationsfrakturen Grad I und II,
- Typ II – Pronations-Eversions-Außenrotationsfrakturen,
- Typ III – Supinations-Plantarflexionsfrakturen,
- Typ IV – Supinations-Inversionsfrakturen: Grad I und II,
- Typ V – axiale Kompressionsfrakturen,
- Typ VI – juvenile Tillaux-Frakturen,
- Typ VII – triplane Frakturen,
- Typ VIII – alle übrigen Epiphysenverletzungen.

Die Klassifikation von Dias und Tachdjian geht von 4 Mechanismen in jeder Gruppe aus. Die erste Bezeichnung bezieht sich auf die Stellung des Fußes im Moment der Verletzung und die zweite Bezeichnung auf die Richtung der einwirkenden Kraft auf das Sprunggelenk.
Die Verletzungsgrade beschreiben die zunehmende Schwere der Verletzung (12).
Die Frakturverläufe und Fragmentverschiebungen sind für jeden Mechanismus charakteristisch.
Die Klassifikation ist für eine geschlossene Reposition von Hilfe, bei der die Richtung der schädigenden Kraft umgekehrt und Fuß- und Sprunggelenk in der Stellung fixiert werden, die das Gegenteil des Frakturmechanismus darstellt.
Die Klassifikation von Salter und Harris ist für die Entscheidung einer chirurgischen Behandlung wertvoll.

Behandlung

Allgemeine Überlegungen

Die Prinzipien der Behandlung von Frakturen, die die Wachstumsfugen mit einbeziehen, wurden von Salter und Harris (28, 29) klar erarbeitet.
Alle Repositionen, sowohl geschlossen, wie offen, sollten mit äußerster Behutsamkeit durchgeführt werden, um eine Schädigung der Wachstumsfuge zu vermeiden. Kraftvolle Manipulationen sind verboten.
Bei einer offenen Reposition muss ein direkter Druck auf die Wachstumsfuge durch stumpfe Instrumente vermieden werden.
Epiphysenverschiebungen sollten sofort reponiert werden. Jeder spätere Tag macht ihre Reposition schwieriger (1, 3, 7, 27).
Eine Reposition von Typ-I- und Typ-II-Frakturen, die die Wachstumsfuge mit einbeziehen, kann leicht erreicht und erhalten werden. Eine vollständige Reposition ist wünschenswert, aber nicht unabdingbar. Der Knochenumbau wird geringe restliche Fehlstellungen korrigieren. Nach 10 Tagen können Verletzungen vom Typ I und II nicht mehr ohne übertriebenen Kraftaufwand und Schädigung des Knorpels der Epiphysenfuge reponiert werden. Wenn eine solche Fraktur zu spät gesehen wird (7–10 Tage) ist es besser, die Fehlstellung zu akzeptieren, als durch Manipulationen oder offene Eingriffe einen Wachstumsstop auszulösen.
Fugenverletzungen von Typ III und IV erfordern eine exakte anatomische Reposition, um vor allem bei gewichttragenden Gelenken einem Stop der Wachstumsfuge und einer Inkongruenz der Gelenkfläche vorzubeugen. In diesen Fällen muss auch noch eine verzögerte Reposition erfolgen.
Eine offene Reposition ist bei fast allen Salter-Harris-Frakturen vom Typ IV erforderlich. Hierbei ist sorgfältig darauf zu achten, die Durchblutung der Epiphyse nicht zu stören. Für die interne Fixation dürfen nur dünne Kirschner-Drähte verwendet werden. Unter keinen Umständen sollten Schrauben oder Gewindedrähte über eine Wachstumsfuge geführt werden. Die interne Fixation ist zu entfernen, wenn die Fraktur geheilt ist.
Verletzungen vom Typ I, II und III verheilen sehr rasch, üblicherweise in der halben Zeit, die für Metaphysenfrakturen am selben Knochen erforderlich sind.
Verletzungen vom Typ IV nehmen zur Heilung dieselbe Zeit in Anspruch wie Metaphysenfrakturen.

Geschlossene Reposition

Die Behandlung variiert entsprechend dem Frakturtyp.

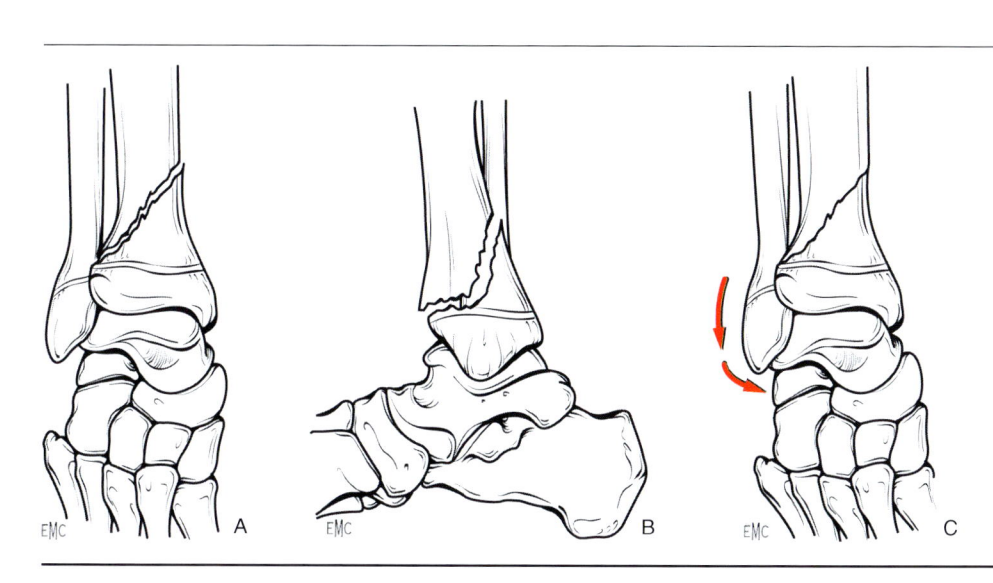

Abb. 3
Supinations-Außenrotationsfraktur des Sprunggelenks Grad I.
A. A.p.-Bild.
B. Seitliches Bild. Epiphysenverletzung der distalen Tibiaepiphyse Typ Salter-Harris II. Das metaphysäre-diaphysäre Fragment ist nach dorsal verschoben.
C. Behandlung: Unter Längszug wird der Fuß nach innen rotiert.

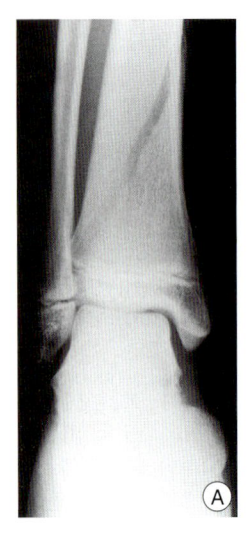

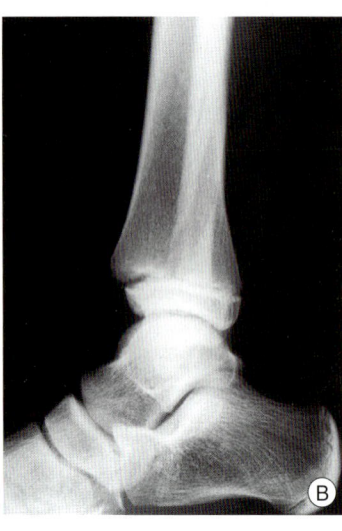

Abb. 4 Röntgenbild einer Supinations-Außenrotationsfraktur des Sprunggelenks Grad I.
A. Bei dieser Fraktur vom Typ Salter-Harris II beginnt die Fraktur lateral in der Fuge und verläuft nach proximal und medial.
B. Das metaphysäre-diaphysäre Fragment ist nach dorsal verschoben.

Zur Klassifizierung der Sprunggelenksfrakturen müssen die Röntgenbilder sehr sorgfältig beurteilt werden. Bei Zweifeln sollte ein CT angefertigt werden, um den Typ der Epiphysenverletzung entsprechend der Salter-Harris-Einteilung, der Richtung des Frakturverlaufs und der Verschiebung des epiphysären-metaphysären Fragments zu erkennen.
Eine posttraumatische Schwellung lässt sich durch die sofortige Anlage eines gut gepolsterten Kompressionsverbands und einer dorsalen Schiene verhindern.
Die geschlossene Reposition muss so rasch als möglich erfolgen. Durch den umgekehrten Ablauf des Frakturmechanismus lässt sich die Fraktur reponieren. Größere Manipulationen lassen sich vor allem bei nichtkooperativen Kindern in Narkose durchführen, da die Entspannung der Muskeln und die Schmerzfreiheit die Manipulation einfacher und schonender macht.
Ein Assistent übt einen Gegenzug aus, indem er den Unterschenkel nach kranial zieht. Das Knie steht in 90°-Beugung und der Fuß in Plantarflexion, um den M. triceps surae zu entspannen. Der Chirurg erfasst mit einer Hand die Ferse und drückt mit der Handfläche der anderen Hand auf die Vorderseite des distalen Viertels der Tibia. Um die Fraktur zu reponieren, erfolgt der Zug nach distal zuerst in Richtung der Deformität und dann in der Gegenrichtung der Kraft, die die Verletzung ausgelöst hat (7, 32).
Durch Projektionsfehler kann das Bildwandlerbild evtl. nicht genauso eindeutig sein wie Röntgenbilder. Wir empfehlen eine Durchleuchtung in 3 Ebenen (a.p., lateral und Mortise), bevor ein Gips im Operationssaal angelegt wird.

■ *Supinations-Außenrotationsfraktur*

Dieser Frakturtyp tritt ein, wenn der Fuß vollkommen supiniert ist und eine laterale Rotationskraft auf das Sprunggelenk einwirkt (10). Bei einer Verletzung Grad 1 kommt es zu einer Fraktur der distalen Tibiaepiphyse vom Typ Salter-Harris II mit einer langen Spiralfraktur, die am lateralen Ausläufer der distalen Tibiaepiphyse beginnt und nach proximal und medial verläuft.
Das metaphysäre-diaphysäre Fragment ist nach dorsal verschoben. Die Fibula ist intakt. Im seitlichen Bild erscheint diese Fraktur einer Supinations-Plantarflexionsfraktur sehr ähnlich. Die Frakturlinie beginnt aber lateral und verläuft nach medial und proximal bei der Durchleuchtung a.p. oder auf einer entsprechenden Röntgenaufnahme (Abb. 3, 4). Bei Supinations-Außenrotationsfrakturen von Grad 2 verursacht eine weitere Außenrotation eine Spiralfraktur der Fibula. Die Frakturlinie beginnt medial und verläuft nach kranial und dorsal (Abb. 5). Die Epiphyse der distalen Fibula ist nicht verletzt. Supinations-Außenrotationsfrakturen sowohl von Grad 1 (Abb. 3C), wie Grad 2 (Abb. 5C) werden durch Längszug und Innenrotation des Fußes reponiert. Ein Oberschenkelgips mit leichter Inversion von Fuß und Sprunggelenk wird für ca. 6 Wochen angelegt.
Die Heilungsprognose ist ausgezeichnet, ohne jede Fehlstellung oder Behinderung.

■ *Pronations-Eversions-Außenrotationsfraktur*

Bei diesem Frakturtyp wirkt eine Eversions- und Außenrotationskraft auf die distale Tibiaepiphyse bei proniertem Fuß ein. Das metaphysäre Fragment liegt lateral und dorsal. Die Fraktur ist nach dorsal und lateral verschoben. Es findet sich eine kurze Schrägfraktur des distalen Fibulaschafts ca. 4–7 cm proximal der Knöchelspitze (Abb. 6, 7).
Pronations-Eversions-Außenrotationsverletzungen werden zunächst durch Längszug in Richtung der Deformierung reponiert (Außenrotation bei Eversion des Rückfußes), unter weiterem Längszug wird der Rückfuß dann in Inversion und Innenrotation gebracht (Abb. 6C).
Ein Oberschenkelgips, der den Fuß in Innenrotation und Inversion hält, wird für ca. 8 Wochen getragen.
Da die Fugenverletzung einem Salter-Harris Typ II mit einem lateral oder dorsolateral liegenden metaphysären Fragment entspricht, geht die Verschiebung nach lateral und verursacht eine Fehlstellung des Sprunggelenks in Valgus- und Außenrotation. Einige Autoren, wie Crenshaw und Tachdjian tolerieren eine Fehlstellung bis zu 15° Valgus. Diese bildet sich während des weiteren Wachstums zurück.
Wenn die Valguskippung nach der ersten Reposition mehr als 15° beträgt, erfolgt ein erneuter Repositionsversuch nach drei bis vier Tagen in Narkose. Wenn dieser wiederum fehlschlägt und die laterale Abwinkelung immer noch mehr als 15° beträgt, sollte keine offene Reposition erfolgen. Man lässt die Fraktur heilen und führt, falls die Fehlstellung nach zwei bis drei Jahren immer noch vorhanden ist, eine supramalleoläre Osteotomie durch, um die Valgusfehlstellung des Sprunggelenks zu korrigieren (9, 32).

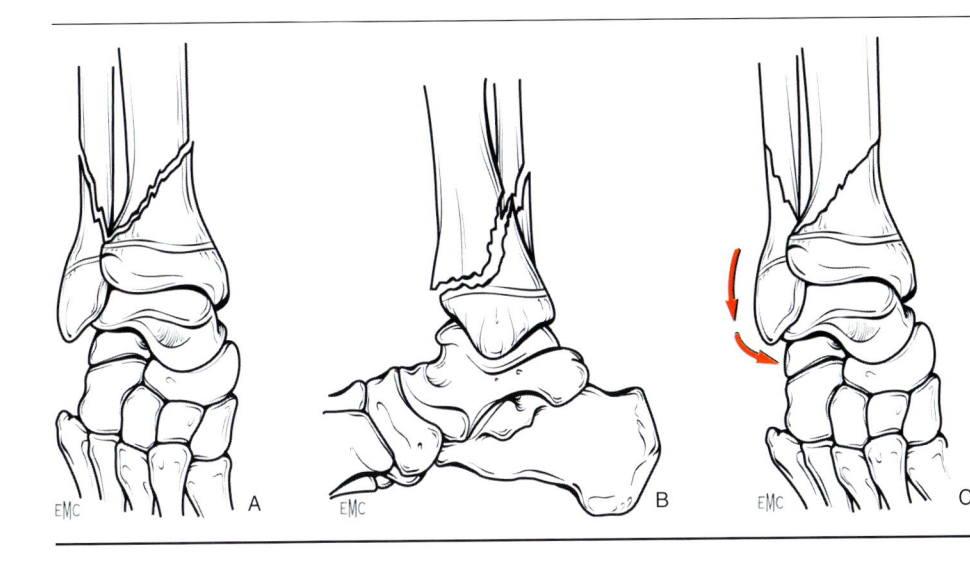

Abb. 5
Supinations-Außenrotationsfraktur des Sprunggelenks Grad II.
A. A.p.-Bild.
B. Seitliches Bild der Verletzung der distalen Tibiaepiphyse vom Typ Salter-Harris II und Spiralfraktur des distalen Fibulaschafts.
C. Behandlung: Der Fuß wird unter Längszug nach innen rotiert.

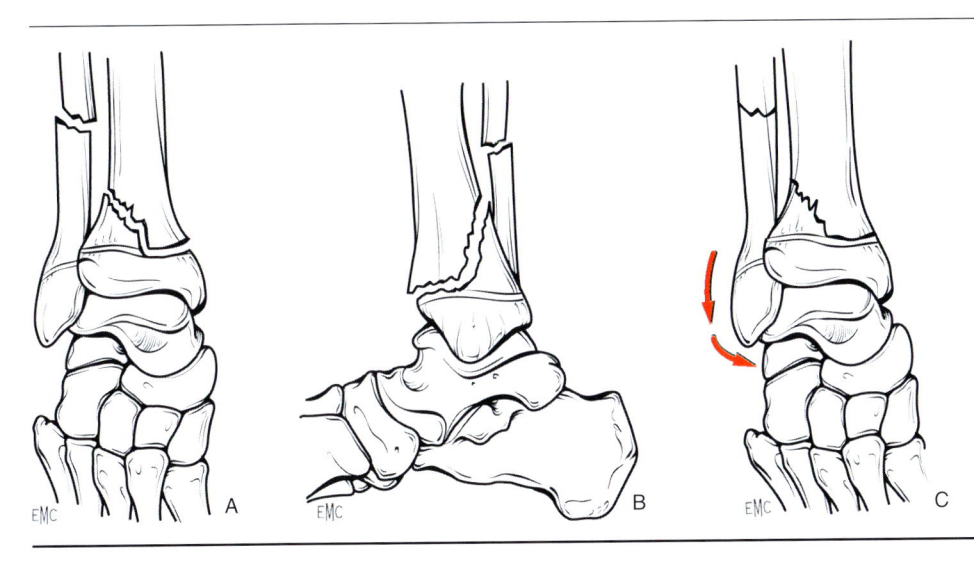

Abb. 6
Pronations-Eversions-Außenrotationsfraktur des Sprunggelenks.
A. A.p.-Bild.
B. Seitliches Bild. Verletzung der distalen Tibiaepiphyse vom Typ Salter-Harris II. Das metaphysäre Fragment liegt lateral und dorsal. Die Fraktur der distalen Fibuladiaphyse liegt 2–7 cm proximal der Spitze des Außenknöchels.
C. Behandlung: Unter Längszug wird der Rückfuß in Inversion und Innenrotation gebracht.

■ Supinations-Plantarflexionsfraktur

Diese Verletzung wird dadurch ausgelöst, dass bei einem vollständig supinierten Fuß eine Kraft in Richtung Plantarflexion auf das Sprunggelenk einwirkt.
Der übliche Frakturverlauf entspricht einer Verletzung der distalen Tibiaepiphyse vom Typ Salter-Harris II mit einer Dorsalverschiebung des epiphysären-metaphysären Fragments ohne Fibulafraktur. Diese Fraktur kann am besten auf einem seitlichen Röntgenbild erkannt werden (Abb. 8, 9).
Um eine Supinations-Plantarflexionsfraktur zu reponieren wird zunächst ein Längszug in Plantarflexion ausgeübt und der Fuß unter ständiger Traktion vorsichtig nach dorsal flektiert (Abb. 8C).
Die Extremität wird über 4–6 Wochen in einem Oberschenkelgips unter 5–10° Dorsalflexion des Sprunggelenks ruhig gestellt. Die übliche Fugenverletzung entspricht einer Salter-Harris-Fraktur Typ II mit einem dorsalen, metaphysären Fragment, das nach dorsal verschoben ist. Bei einer verbliebenen geringen Fehlstellung korrigiert sich diese meist durch den Umbau im weiteren Wachstum.

Die Gefahr bei der Behandlung dieser Verletzung ist eine iatrogene Schädigung durch mehrfache Manipulationen. Wenn nach 2 Versuchen eine exakte Reposition nicht gelingt, ist es richtig, die Fehlstellung zu akzeptieren, solange der Winkelfehler (a.p.) nicht über 10° beträgt oder, falls dieser größer ist, eine offene Reposition durchzuführen.

■ Supinations-Inversionsfraktur

Bei diesem Typ einer Sprunggelenksfraktur hat eine Inversionskraft auf einen in Supination fixierten Fuß eingewirkt.
Bei Läsionen von Grad 1 kann der Zug auf den Außenbändern des Sprunggelenks zu einer Frakur Typ Salter-Harris I oder II mit Zerreißung der Wachstumsfuge an der distalen Fibula führen (Abb. 10). Gelegentlich reißen die Bänder oder bricht die distale Spitze des Außenknöchels.
Fast immer ist die distale Epiphyse der Fibula gering nach medial verschoben. Die Verletzung wird unterdiagnostiziert, da sie nur wenig verschoben ist. Üblicherweise wird die Läsion auf den Routine-Röntgen-

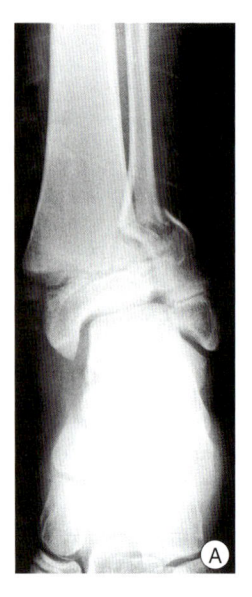

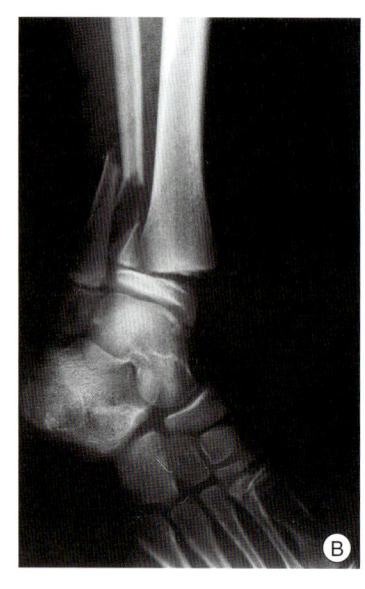

Abb. 7 Röntgenbild einer Pronations-, Eversions- und Außenrotationsfraktur des Sprunggelenks.
A. Das nach lateral und dorsal verschobene Fragment ist deutlich zu sehen.
B. Das metaphysäre Fragment ist sehr klein.

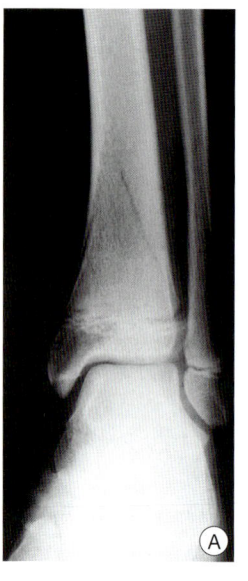

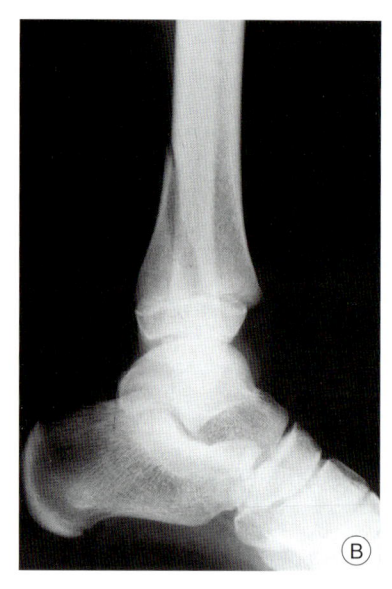

Abb. 9 Röntgenbilder einer Supinations-Plantarflexionsfraktur des Sprunggelenks.
A. A.p.-Bild. Minimale Verschiebung.
B. Das dorsale metaphysäre Fragment ist mäßig nach dorsal verschoben.

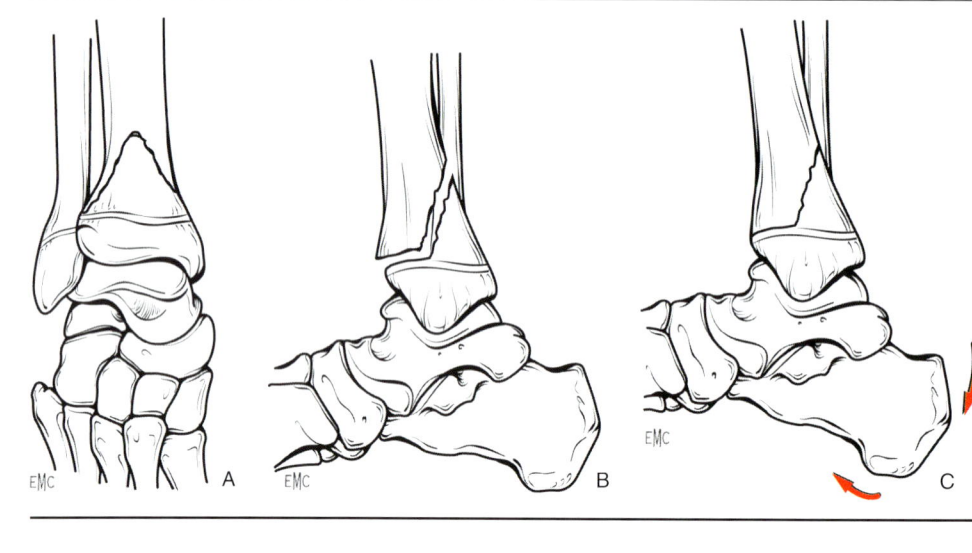

Abb. 8
Supinations-Plantarflexionsfraktur des Sprunggelenks.
A. A.p.-Bild.
B. Seitliches Bild: Verletzung der distalen Tibiaepiphyse vom Typ Salter-Harris II ohne Fibulafraktur. Das metaphysäre Segment ist nach dorsal verschoben.
C. Behandlung: Längszug in Plantarflexion und anschließende Dorsalflexion des Sprunggelenks.

aufnahmen a.p. und seitlich nicht erkannt. Es sind Schrägaufnahmen erforderlich, um die geringe Verschiebung zu entdecken (Abb. 11).
Bei Verletzungen von Grad II nach Fraktur der distalen Fibulaepiphyse verschieben die Inversionskräfte den Talus nach medial gegen den Innenknöchel. Die mediale Kante der Kranialfläche des Talus klemmt sich gegen die mediale Hälfte der Unterfläche der Tibia und verursacht eine Stauchung des Gelenks. Durch diese Kraft entsteht entweder eine Salter-Harris-Verletzung vom Typ IV (die Epiphyse und Metaphyse sind vollständig gespalten, es kommt zu einer Verschiebung nach kranial und medial) oder eine Epiphysenverletzung vom Typ Salter-Harris III (die Fraktur verläuft von der Gelenkfläche in die Schicht der hypertrophen Knorpelzellen der Wachstumsfuge und dann entlang der Fuge nach medial) (Abb. 12).

In einigen seltenen Situationen verschiebt die Inversions-Adduktionskraft die gesamte distale Tibiaepiphyse mit einem anhängenden medialen Tibiafragment nach medial (Verletzung Typ Salter-Harris II) oder ohne dieses metaphysäre Fragment (Verletzung Typ Salter-Harris I). Supinations-Inversionsfrakturen werden durch Längszug nach medial und anschließender Eversion des Fußes reponiert. Sie werden in leichter Pronation und Neutralstellung des Sprunggelenks ruhig gestellt.
Bei Salter-Harris-I- (Abb. 10B) und -II-Frakturen der distalen Fibulafuge (Grad 1) wird der Gips 3–4 Wochen belassen. Die Prognose ist ausgezeichnet.
Die seltenen Fälle einer Fraktur der Spitze des Außenknöchels oder Ruptur der lateralen Seitenbänder werden mit einem Gehgips für 3 Wochen behandelt.
Bei Supinations-Inversionsverletzungen von Grad 2 besteht eine Fraktur der distalen Tibiaepiphyse vom Typ

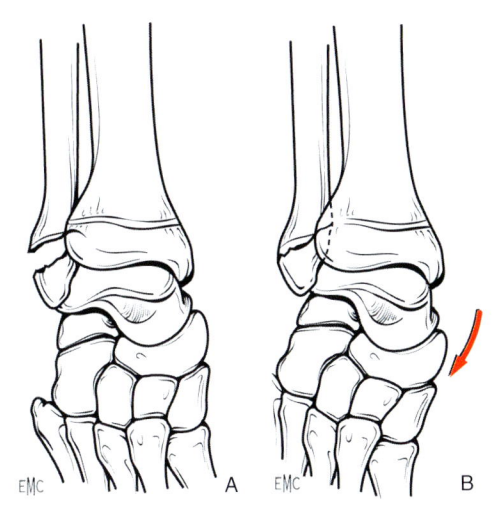

Abb. 10 Supinations-Inversionsepiphysenverletzung des Sprunggelenks Grad I.
A. Verletzung der distalen Fibulafuge vom Typ Salter-Harris I.
B. Behandlung: Längszug in Richtung der Fehlstellung. Danach Eversion des Rückfußes.

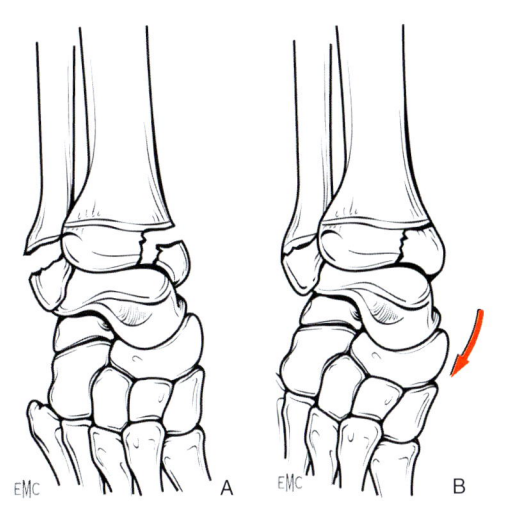

Abb. 12 Supinations-Inversionsfraktur des Sprunggelenks Grad II.
A. Fugenverletzung der distalen Fibulafuge vom Typ Salter-Harris I. Verletzung der distalen Tibiafuge vom Typ Salter-Harris III.
B. Behandlung: Längszug in Richtung der Fehlstellung und anschließende Eversion des Rückfußes.

Salter-Harris III oder IV. Eine anatomische Reposition (Verschiebung der Fragmente unter 2 mm) ist unumgänglich (Abb. 12B). Wenn sich die Reposition nicht geschlossen erreichen lässt, muss sie offen erfolgen.
Nach geschlossenen oder offenen Repositionen wird ein Oberschenkelgips mit einer Kniebeugung von 45° angelegt. Der Gips wird über den Knöcheln, der Ferse und dem Fuß sorgfältig modelliert. Der Gips reicht über das gebeugte Knie um die Achillessehne zu entspannen und um zu verhindern, dass das Kind belastet. Die Ruhigstellungszeit beträgt 6–8 Wochen, danach kann die Belastung gesteigert werden.
Die Gefahr eines Wachstumsstops im medialen Bereich der Wachstumsfuge der distalen Tibia ist groß. Bei asymmetrischem Wachstum kommt es zu einer Varusfehlstellung und Verkürzung des Unterschenkels.

■ Juvenile Tillaux-Fraktur

Die juvenile Tillaux-Fraktur ist eine Verletzung des ventrolateralen Teils der distalen Tibiaepiphyse vom Typ Salter-Harris III (12, 23, 24) (Abb. 13, 14).
Wie eine triplane Fraktur tritt sie nur zu einer besonderen Zeit im Leben eines Kindes ein, wenn sich die distale Tibiaepiphyse zu schließen beginnt. Die Fuge verschließt sich zuerst zentral, dann medial und erst zum Schluss lateral, wobei der ganze Vorgang 18 Monate dauert (17). Diese Frakturen werden Übergangsfrakturen genannt, da sie sich in der Zeit zwischen Adoleszenz und Erwachsensein ereignen.
Die juvenile Tillaux-Fraktur tritt etwas später auf als die triplane Fraktur.
Der grundlegende Mechanismus beider Verletzungen ist eine Außenrotation des Sprunggelenks. Das genaue Verletzungsbild hängt vom Ausmaß der Fugenverletzung und vom Vektor der auslösenden Kraft ab (6, 11, 17).
Das ventrale tibiofibulare Band setzt an der ventrolateralen Epiphyse der Tibia an. Da dieser Ansatz sehr kräftig ist, kommt es bei einer Außenrotation zunächst zu einer Rissbildung an der lateralen Seite der Epiphyse. Wenn die einwirkende Kraft den bereits fusionierten Teil der Wachstumsfuge erreicht, ändert sie ihre Richtung und verläuft nun durch die Epiphyse bis zum Gelenk und löst so eine juvenile Tillaux-Fraktur aus.
Desto größer die Skelettreife eines Kindes ist, umso weiter lateral liegt die vertikale Frakturlinie.
Obwohl das Stratum germinativum der Fuge unter-

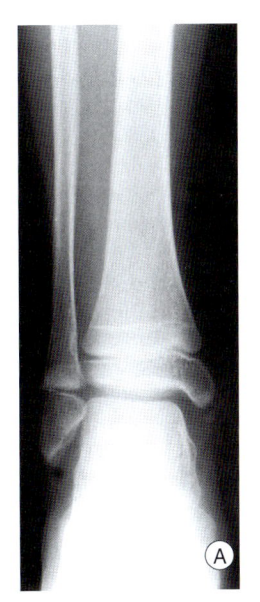

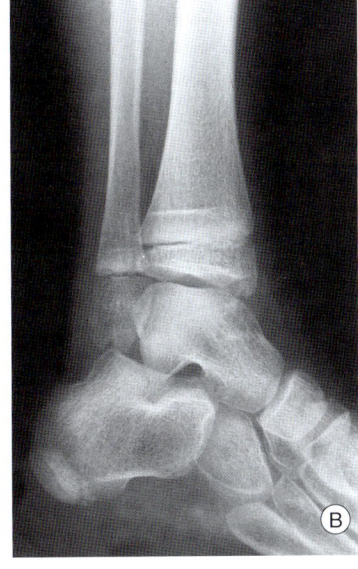

Abb. 11 Röntgenbilder einer Fraktur vom Typ Salter-Harris I mit Fraktur durch die distale Fuge der Fibula.
A. A.p.-Bild. Minimale Verschiebung nach medial.
B. Schrägbild.

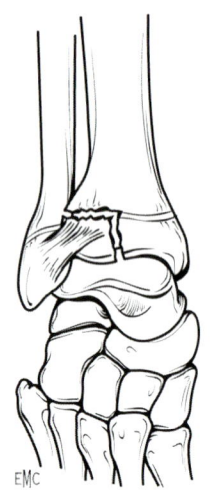

Abb. 13 Tillaux-Fraktur in der Adoleszenz. Fraktur vom Typ Salter-Harris III der lateralen Anteile der distalen Tibiafuge, die medial bereits geschlossen ist.

brochen ist, ist nur noch wenig Wachstumspotenzial vorhanden, sodass ein Wachstumsstop keine Probleme macht. Die Wiederherstellung der Gelenkkongruenz ist das wesentliche Behandlungsziel (6, 15, 30, 33).

Das Erkennen der Epiphysenfraktur auf a.p.-Bildern ist selten problematisch. Die radiologische Evaluation bezieht sich auch auf eine sorgfältige Beurteilung des Seitenbilds, um eine juvenile Tillaux-Fraktur von einer triplanen Fraktur zu unterscheiden. Die dorsale Kortikalis der Tibiametaphyse muss sorgfältig beurteilt werden, vor allem wenn ihr Schatten die dorsale Kortikalis der Fibula überlagert, da eine dort verlaufende Fraktur eine triplane Fraktur beweist (13).

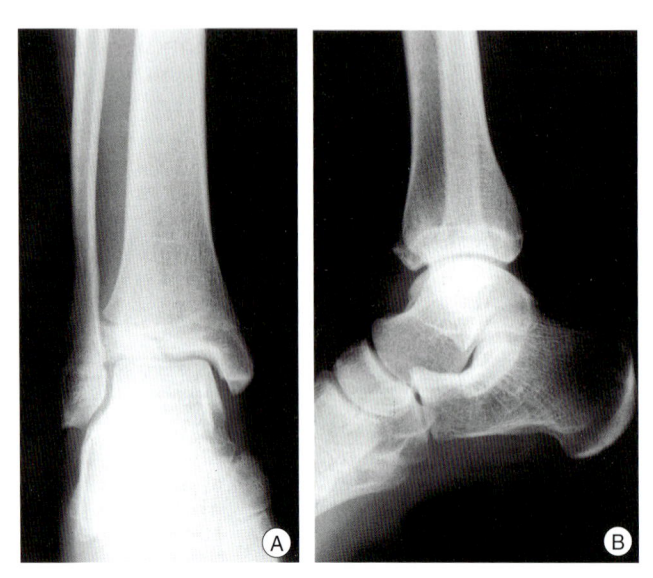

Abb. 14 Röntgenbilder einer Tillaux-Fraktur.
A. A.p.-Bild. Verletzung der lateralen Anteile der distalen Tibiafuge vom Typ Salter-Harris III. Der mediale Anteil der Wachstumsfuge ist verschlossen.
B. Seitliches Bild. Ventralverschiebung des Fragments.

Ein CT kann hilfreich sein, es ist aber für die Beurteilung einer Tillaux-Fraktur nicht essenziell (35).

Juvenile Tillaux-Frakturen werden durch Längszug und Innenrotation des Rückfußes gegen den Unterschenkel unter anhaltendem Längszug reponiert.

Das Bein wird in einem Oberschenkelgips für 6–8 Wochen immobilisiert.

Bei erfolgreicher geschlossener Reposition empfiehlt Crawford eine perkutane Fixation mit einem gewindetragenden Steinmann-Nagel oder einer kanülierten Schraube. Nach einem Oberschenkelgips für 3 Wochen wird ein Unterschenkelgehgips für weitere 3 Wochen angelegt (7).

Wenn die Fragmente mehr als 2 mm verschoben sind, wird eine offene Reposition und interne Fixation über einen ventrolateralen Zugang erforderlich.

Bei einer korrekten Reposition ist die Prognose ausgezeichnet. Aus diesen Frakturen entsteht keine Fehlstellung durch asymmetrisches Wachstum durch eine Fugenschädigung. Durch eine korrekte Reposition muss aber eine Gelenkinkongruenz vermieden werden.

■ Triplane Frakturen

Der Ausdruck „triplane Fraktur" wurde von Lynn (21) vorgeschlagen, der die primäre Beschreibung dieser Fraktur Marmor (22) zuschrieb, obwohl in der Publikation von Kleiger und Mankin (17) sich bereits früher das Bild einer triplanen Fraktur findet.

Eine triplane Fraktur beinhaltet Verletzungen in der Sagittal-, Transversal- und Koronarebene, üblicherweise mit zwei oder drei Fragmenten. Es finden sich jedoch auch Vier-Fragmentfrakturen (6, 11, 15, 16, 21, 22, 26, 33).

Bei lateralen triplanen Frakturen mit 2 Fragmenten trennt die Fraktur 2 Anteile der distalen Tibia:
- Fragment 1: ventrolaterale und dorsale Epiphyse;
- Fragment 2: ventromediale Epiphyse, ventrale Metaphyse und Diaphyse.

Diese Frakturen sehen auf a.p.-Bildern wie Verletzungen vom Typ Salter-Harris III und auf Seitenbildern wie vom Typ Salter-Harris II aus.

Bei medialen triplanen Frakturen mit 2 Fragmenten trennt die Fraktur:
- Fragment 1: ventromediale und dorsale Epiphyse mit kurzer dorsaler Metaphyse;
- Fragment 2: ventrolaterale Epiphyse, ventrale Metaphyse und Diaphyse.

Diese Frakturen scheinen auf a.p.-Bildern eine mediale Verletzung vom Typ Salter-Harris III und im seitlichen Bild vom Typ Salter-Harris II mit einem kurzen dorsalen Fragment zu sein.

Bei triplanen Frakturen mit 3 Fragmenten trennen die Frakturen:
- Fragment 1: ventrolateraler Teil der distalen Tibiaepiphyse (Tillaux-Fragment);
- Fragment 2: medialer Teil derselben Epiphyse mit anhängendem dorsomedialen Keil der distalen Metaphyse;
- Fragment 3: distale Metaphyse der Tibia (16) (Abb. 15).

Dieser Typ einer triplanen Fraktur erscheint auf dem a.p.-Bild wie eine Tillaux-Fraktur (Verletzung vom

Salter-Harris Typ III der ventrolateralen Epiphyse) und im Seitenbild wie ein Salter-Harris Typ II (Abb. 16).

Manche Frakturen können im Seitenbild wie ein Salter-Harris Typ IV aussehen.

Wegen der vielen möglichen Variationen ist es grundlegend wichtig, dass das genaue Verletzungsmuster vor Behandlungsbeginn bekannt ist.

Normale Röntgenbilder sind wichtig, um die Fraktur zu erkennen und sie von einer juvenilen Tillaux-Fraktur zu unterscheiden. Im Einzelnen sollte hierbei das Seitenbild besonders sorgfältig beurteilt werden, wenn das a.p.-Bild eine Tillaux-Fraktur vermuten lässt, die Fuge aber zentral noch offen ist. Die Unterbrechung der Kortikalis an der dorsalen Tibiametaphyse kann durch den Schatten der dorsalen Fibula-Kortikalis verdeckt sein.

Für die Evaluation ist unbedingt ein CT zu fordern (6, 11, 14, 15, 16, 33). Dies lässt Anzahl, Form und transversale Verschiebung der Fragmente erkennen. Diese Fakten sind für die Reposition ausschlaggebend (Abb. 17).

Nicht dislozierte oder minimal dislozierte triplane Frakturen (weniger als 2 mm) werden durch Innenrotation des Rückfußes gegenüber der Tibia reponiert.

Wenn die Fragmente verschoben und die Fibula intakt ist, wird üblicherweise eine geschlossene Reposition in Narkose erforderlich. Eine Innenrotation des Rückfußes gegen den Unterschenkel mit gleichzeitiger p.a.-Translation und Dorsalflexion des Fußes kann zum Erfolg führen.

Wenn nötig kann ein CT angefertigt werden, um die anatomische Genauigkeit der Reposition zu beurteilen.

Das Bein wird in einem Oberschenkelliegegips für 6 Wochen ruhig gestellt und dann ein Unterschenkelliegegips für weitere 2–4 Wochen angelegt. Eine begleitende, verschobene Fibulafraktur kann eine Reposition der triplanen Fraktur verhindern. Diese gelingt erst nach Reposition der Fibula. Wenn die geschlossene Reposition nicht zum Erfolg führt, sind eine offene Reposition und interne Fixation unumgänglich.

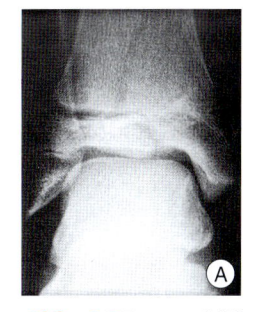

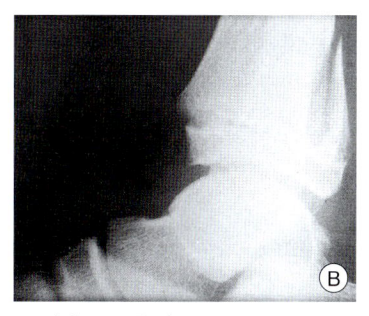

Abb. 16 Röntgenbilder einer triplanen Fraktur.
A. A.p.-Bild. Verletzung Typ Salter-Harris III.
B. Seitliches Bild. Verletzung Typ Salter-Harris II.

Indikationen der operativen Behandlung

Nach geschlossener Reposition dieser Frakturen werden Standard-Röntgenaufnahmen a.p., seitlich und Mortise sorgfältig beurteilt. Häufig ist es schwirig, das Ausmaß der Gelenkinkongruenz und der noch bestehenden Verschiebung auf normalen Röntgenaufnahmen zu klären. Ein CT gibt auch durch einen Gipsverband eine ausgezeichnete Darstellung. Die Fragmentverschiebung kann auf den CT-Bildern ausgemessen werden. Sagittale und koronare Rekonstruktionen aus den CT-Bildern zeigen die Gelenkkongruenz. Die CT-Bilder können auch bei der Wahl des Zugangs hilfreich sein.

Wenn die Standard-Röntgenbilder und/oder das CT keine befriedigende Reposition der Fraktur zeigen, ist ein operativer Eingriff angezeigt (18, 19).

Im Allgemeinen können alle Frakturen vom Salter-Harris Typ I und II geschlossen behandelt werden. Bei den sehr seltenen Salter-Harris-I-Verletzungen, die durch Interposition von Weichteilen instabil bleiben, wird die Fixation durch Naht des abgescherten, metaphysären Periosts an seinem Ursprung gesichert.

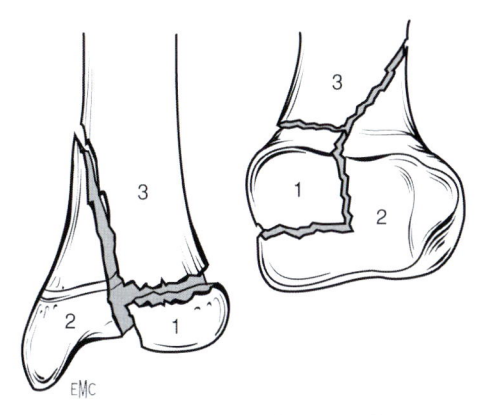

Abb. 15 Die Fragmente einer triplanen Fraktur. 1. Ventrolateraler Teil der distalen Tibiafuge; 2. medialer Teil derselben Fuge mit anhängendem dorsolateralen Keil der distalen Tibiametaphyse; 3. distale Tibiametaphyse.

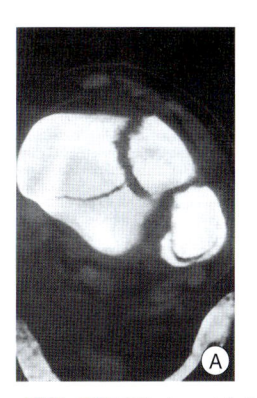

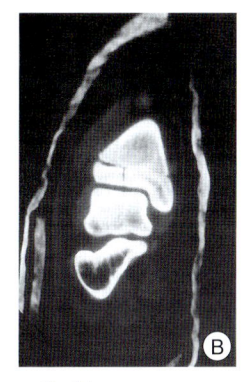

Abb. 17 CT einer triplanen Fraktur.
A. Axiales CT, das die typische „Mercedes Benz-Stern"-Konfiguration der Fraktur zeigt.
B. Koronares CT, das den sagittalen Frakturausläufer in der Epiphyse zeigt.

Wenn dies nicht ausreicht, können ein oder 2 dünne Kirschner-Drähte von der Epiphyse in die Metaphyse gebohrt werden. Zusätzlich zu dieser Fixation wird, abhängig von der intraoperativen Stabilität, ein Unterschenkel- oder Oberschenkelgips angelegt.

Nach Pronation-Eversions- und Außenrotationsmechanismen kann gelegentlich das laterale oder dorsolaterale metaphysäre Tibiafragment (Salter-Harris Typ II) hinter der Fibula eingeklemmt sein. Dies macht die Reposition schwierig. Zusätzlich kann das Periost auf der Gegenseite des metaphysären Fragments durch die geschlossene Reposition in den Frakturspalt eingeschlagen sein. In diesen beiden Situationen ist ein offenes Vorgehen indiziert, wenn die geschlossene Reposition nicht gelingt.

Wenn das metaphysäre Fragment nicht reponiert werden kann, ist eine ventrolaterale Inzision von Nutzen. Über diese Inzision können interponierte Muskeln und Sehnen leicht entfernt und die Reposition erreicht werden.

Eine Einklemmung kann auch nach Supinations-Plantarflexionsverletzungen eintreten. Die offene Reposition erfolgt durch eine ventrolaterale Inzision. Üblicherweise reicht eine Entfernung der interponierten Weichteile für eine stabile Reposition der Fragmente, die dann mit einem Gips gehalten werden kann. Wenn die Fragmente nicht stabil sind, kann eine interne Fixation erforderlich werden. Die fixierenden Implantate sollten die Wachstumsfuge nicht überkreuzen.

Eine offene Reposition ist auch bei einer unakzeptablen Valgus- oder Varusfehlstellung erforderlich. Das Ausmaß der akzeptierbaren Fehlstellung nimmt mit dem Alter ab, da ein Umbau nicht mehr stattfindet. Bei Kindern über 12–13 Jahren kann nicht mehr erwartet werden, dass sich eine Fehlstellung umbaut (8). Als Faustregel kann man eine Fehlstellung von 5° Varus und Valgus oder 5–10° Abwinkelung nach ventral bei 10- bis 11-jährigen Kindern akzeptieren.

Salter-Harris-Verletzungen von Typ III und IV erfordern eine exakte anatomische Reposition, um die Gefahr eines Wachstumsstops gering zu halten, die Gelenkfläche wieder herzustellen und die Gelenkgabel wieder auszurichten (18, 19). Jede Gelenkinkongruenz oder Fragmentverschiebung von über 2 mm ist inakzeptabel und erfordert ein operatives Vorgehen mit interner Fixation. Eine Operation ist auch in den Fällen indiziert, bei denen es schwierig ist, eine ausreichende geschlossene Reposition aufrecht zu erhalten sowie bei verschobenen Gelenkfrakturen, verschobenen Epiphysenfrakturen, offenen Frakturen und erheblichen Weichteilverletzungen.

Techniken der offenen Reposition und internen Fixation

Es muss jede Anstrengung unternommen werden, die Fraktur anatomisch zu reponieren und die normale Ausrichtung der Epiphyse und der Gelenkoberfläche zu erreichen.

In gewissen Fällen, bei denen eine anatomische Reposition geschlossen möglich ist, erfordert die Fraktur eine Stabilisation durch perkutane Stifte oder kanülierte Schrauben.

Außerdem ist eine indirekte Reposition als Hilfe zur geschlossenen Reposition bei der Behandlung von Sprunggelenksfrakturen bei Kindern äußerst effektiv. Bei bestimmten Frakturen des Malleolus medialis und bei Tillaux-Frakturen ist sie am effektivsten, wenn die Fraktur frisch ist.

Die indirekte Reposition erfolgt mit einem Steinmann-Nagel, der als Hebel in das distale Fragment eingebracht wird, um es anatomisch einzustellen. Danach wird unter direkter manueller Kompression der Steinmann-Nagel über die Fraktur weiter eingebracht (7).

Wenn anatomische Reposition und Ausrichtung erreicht sind, wird entweder ein Gipsverband angelegt oder eine kanülierte Schraube über den Nagel eingesetzt, um die Stabilität zu sichern.

Wenn eine offene Reposition erforderlich wird, ist eine adäquate Darstellung der Epiphyse und/oder der Gelenkoberfläche obligatorisch. Man sollte unbedingt versuchen, das Ausmaß der Weichteilablösung gering zu halten, indem die Inzision über den Bereich der Frakturspalten geführt wird.

Nach Wundspülung, Säuberung von allen Koageln und Entfernung des Knochendebris ist es normalerweise möglich, die Fraktur anatomisch einzurichten.

Wenn dies wegen einer distalen metaphysären Fraktur, wie bei Salter-Harris-Frakturen Typ II, nicht gelingt, ist es möglich, das metaphysäre Fragment zu entfernen und hierdurch eine anatomische Reposition der Epiphyse ohne Verletzung der Wachstumsfuge zu erreichen.

Nach anatomischer Reposition sollte man Epiphyse gegen Epiphyse und Metaphyse gegen Metaphyse stabilisieren. Das Implantat darf die Wachstumszone nicht überkreuzen, sondern muss parallel zu ihr liegen. Kleine Metaphysenschrauben oder kleine kanülierte Schrauben vereinfachen dieses Vorgehen.

Spezielle Situationen

Frakturen der Malleolen

Frakturen des Innenknöchels sind bei jüngeren Kindern üblicherweise Verletzungen vom Salter-Harris Typ III und IV (8, 25).

Eine geschlossene Reposition sollte nur bei den Frakturen versucht werden, die nicht deutlich verschoben sind. Anschließend sind häufige Kontrollen erforderlich, um sicher zu sein, dass sich keine Proximalverschiebung oder Derotation mit Fehlstellung und knöcherner Überbrückung entwickelt. Daher sollte bei allen kleinen Patienten sorgfältig beurteilt werden, ob die Fraktur in allen Ebenen reponiert ist.

Wenn irgendwelche Zweifel bestehen, ob bei Typ-III-Frakturen die Reposition ausreichend gelang oder beibehalten werden konnte, sollte eine offene Reposition durchgeführt werden.

Wenn nach der Reposition noch eine Verschiebung von über 2 mm besteht, erfolgt eine offene Reposition

in Narkose. Hierzu kann eine mediale Kocher-, J- oder Hockeyschläger-Inzision angelegt werden. Das Fragment findet sich nicht unbedingt dort wo das Hämatom liegt. Das Fragment wird nach außen rotiert und der interfragmentäre Debris entfernt.
Die anatomische Reposition erfolgt unter Bildwandlerkontrolle. Ein Führungsdraht wird über die Fraktur gebohrt und eine kanülierte Schraube parallel zur Wachstumsfuge eingesetzt.
In bestimmten Fällen, bei denen eine Reposition bis auf weniger als 2 mm möglich war, kann eine perkutane Drahtspickung eine Alternative sein. Dies ist weniger traumatisch, der Draht kann nach 3–4 Wochen zum Zeitpunkt des Gipswechsels entfernt werden.
Bei Frakturen vom Typ IV verwenden wir dieselbe mediale Inzision und Reposition. Das transfixierende Implantat – Steinmann-Nägel oder kanülierte 3,5/4 mm-Schrauben – werden dann von Epiphyse zu Epiphyse oder von Metaphyse zu Metaphyse eingebracht.
Wenn irgend möglich muss vermieden werden, dass Nagel oder Schrauben aus der Epiphyse durch die Fuge in die Metaphyse verlaufen, bevor die Fuge sich verschließt. Ein Wachstumsstop kann Folge einer schrägen Spickung durch die Wachstumsfuge, wie bei Erwachsenen üblich, sein. Ein Oberschenkelliegegips wird über 3 Wochen und anschließend ein Unterschenkelgehgips für weitere 3 Wochen angelegt.
Bei intraartikulären Frakturen der Spitze des Innen- oder Außenknöchels, die einen wesentlichen Teil der Gelenkoberfläche mit einbeziehen, sollte eine operative Behandlung erfolgen, wenn eine geschlossene Reposition die Fraktur nicht vollständig einrichten kann. Dann wird eine Fixierung mit Kirschner-Drähten erforderlich.

Übergangsfrakturen

Bei diesen Frakturen ist die Gefahr eines Fehlwachstums gering, da sie erst am Ende der Skelettreifung auftreten. Hauptsorge ist eine Inkongruenz des Sprunggelenks (5, 31).

■ *Juvenile Tillaux-Frakturen*

Wenn die geschlossene Reposition erfolgreich möglich war, empfiehlt Crawford eine perkutane Fixation mit einem gewindetragenden Steinmann-Nagel oder kanülierter Schraube. Die Extremität wird für drei Wochen in einem Oberschenkelgips und anschließend für weitere drei Wochen in einem Unterschenkelgehgips ruhig gestellt (7).
Wenn die geschlossene Reposition nicht zufriedenstellend und die Fragmente über 2 mm verschoben sind, kann eine offene Reposition mit anschließender Transfixation über einen ventrolateralen Zugang erforderlich werden. Die Schraube oder der perkutane Stift können in dieser besonderen Situation die Wachstumsfuge kreuzen, da deren mediale Anteile üblicherweise bereits verschlossen sind. Wenn die Wachstumsfuge nicht verschlossen ist, sollte das Implantat die Fuge nicht überkreuzen.

■ *Triplane Frakturen*

Bei triplanen Frakturen beziehen die Frakturlinien die Frontal-, Sagittal- und Koronarebene mit ein. Dadurch entstehen Verletzungen vom Typ Salter-Harris III oder IV. Die verschobenen Fragmente können medial oder lateral liegen und aus zwei, drei oder vier Teilen bestehen (6, 22).
Wenn in Narkose und bei 90° gebeugtem Knie und in Plantarflexion und Innenrotation eingestelltem Fuß die anatomische Reposition gelang, empfiehlt Crawford auch die Stabilisierung mit einem perkutanen, gewindetragenden Steinmann-Nagel oder einer kanülierten, interfragmentären Schraube, die über den Nagel eingebracht wird. Das Bein wird für 4 Wochen in einem Oberschenkelliegegips ruhig gestellt. Danach wird das Implantat entfernt und ein Unterschenkelgips für nochmals 2–3 Wochen angelegt.
Wenn nach Reposition der interfragmentäre Spalt größer als 2 mm ist, ist eine offene Reposition unumgänglich. Die offene Reposition ist nicht einfach, sie kann einen ventrolateralen und dorsomedialen Zugang erfordern, um die Fraktur unter direkter optischer Kontrolle reponieren zu können.
Durch den ventrolateralen Zugang wird das ventrolaterale Fragment dargestellt und zur Seite gehalten. Zuerst wird ggf. ein verschobenes dorsomediales Fragment unter direkter Sichtkontrolle durch Innenrotation und Dorsalflexion des Fußes reponiert. Das dorsomediale Fragment wird mit einem perkutanen Draht oder einer Schraube, die in a.p.-Richtung durch die ventrale Tibiametaphyse bis in das dorsale Metaphysenfragment verlaufen, fixiert.
Wenn das dorsomediale Fragment mit dieser Manipulation nicht reponiert werden kann, sollte es unter direkter Sichtkontrolle über eine dorsomediale Inzision angegangen werden.
Wenn sie verschoben ist, wird die Fibulafraktur als nächstes reponiert, da sie sonst das Tibiafragment in Außenrotation hält und eine Reposition verhindert.
Abschließend wird das verschobene ventrolaterale Fragment reponiert und mit einem Draht oder einer Schraube wie eine juvenile Tillaux-Fraktur fixiert (7). Die Nachbehandlung erfolgt mit 3 Wochen Oberschenkelliegegips und anschließend 3 Wochen Unterschenkelgehgips.
Trotz einem frühzeitigen Verschluss der Wachstumsfuge können gute Ergebnisse erwartet werden, wenn die schließlich erreichte Reposition anatomisch ist, da sich diese Verletzungen kurz vor der Skelettreife ereignen.

Offene Frakturen

Offene Sprunggelenksfrakturen sollten nach denselben Richtlinien wie bei Erwachsenen behandelt werden.
Für die Wachstumsfuge und die Gelenkoberflächen ist eine operative Behandlung mit sorgfältigster Spülung und Débridement das beste Vorgehen. In diesen Fällen sollten die Gelenkflächen und die Wachstumsfuge mit kleinen dünnen Kirschner-Drähten fixiert werden.

Da die distale Tibia eine gute Blutversorgung besitzt, wird sich eine interne Fixation nach einer offenen Verletzung, die gesäubert und débridiert und mit Antibiotika i.v. behandelt wurde, nicht infizieren.

Wenn ein Infekt auftritt, müssen die Wunde gespült und die Drähte nach 2–3 Wochen entfernt werden.

Wenn gleichzeitig eine neurovaskuläre Verletzung besteht, kann ein Fixateur externe eingesetzt werden, um die Weichteile und die Frakturen zu stabilisieren (21).

Anmerkung: Zuallererst möchte ich Professor Jaques Duparc und Dr. Thomas Epldegui dafür danken, dass sie mir die Großzügigkeit und Toleranz erwiesen haben, diesen Artikel vorbereiten zu können.

Genauso bin ich besonders Herrn Dr. Pedro Costa vom Department für Orthopädie des Hospital Pedro Hispano-Matosinhos und meinem Sohn Roi für ihre Arbeit bei der Aufbereitung des klinischen Materials dankbar, das bei diesem Artikel analysiert wurde. Schließlich möchte ich Irene Hamorim, meiner Sekretärin für das Schreiben des Manuskripts danken.

Literatur

[1] Apley AG. The ankle. In : Apley AG ed. A system of orthopaedics and fractures. London : Butterworth, 1973 : 503–511

[2] Birch JG, Herring JA, Wenger DR.Surgical anatomyof selected physes. *J Pediatr Orthop* 1984 ; 4 : 224–231

[3] Blount WP. Injuries of the leg and ankle. In : Blount WP ed. Fractures in children. Huntington : RE Krieger, 1977 : 183–193

[4] Bright R. Physeal Injuries. In : Rockwood CA Jr, Wilkins KE, Kling RE eds. Fractures in children. Philadelphia : JB Lippincott, 1984 : 87–172

[5] Clement DA, Worlock DH. Triplane fracture of the distal tibia. *J Bone Joint Surg Br* 1987 ; 69 : 412–415

[6] Cooperman DR, Spiegel PG, Laros GS. Tibial fractures involving the ankle in children. The so-called triplane epiphyseal fracture. *J Bone Joint Surg Am* 1978 ; 60 : 1040–1046

[7] Crawford AH. Fractures and dislocations of the foot and ankle. In : Green NE, Sewiontkowski MF eds. Skeletal trauma in children. Philadelphia : WB Saunders, 1998 : 505–528

[8] Dias LS. Fractures of the tibia and fibula. In : Rockwood CA Jr, Wilkins KE, Kling RE eds. Fractures in children. Philadelphia : JB Lippincott, 1991 : 1314–1381

[9] Dias LS. Valgus deformity of the ankle joint. Pathogenesis of fibular shortening. *J Pediatr Orthop* 1985 ; 5 : 176–180

[10] Dias LS, Foerster TP. Traumatic lesions of the ankle joint. The supination-external rotation mechanism. *Clin Orthop* 1974 ; 100 : 219–224

[11] Dias LS, Giegerich CR. Fractures of the distal tibial epiphysis in adolescence. *J Bone Joint Surg Am* 1983 ; 65 : 438–444

[12] Dias LS, Tachdjian MO. Physeal injuries of the ankle in children. *Clin Orthop* 1978 ; 136 : 230–233

[13] Herzenberg JE. Computed tomography of pediatric distal growth plate fractures: A practical guide. *Tech Orthop* 1989 ; 43 : 53–64

[14] Jarvis JG, McIntyre WM, England RE. Computerized tomography and the triplane fracture. In : Uhthooff HK, Wiley JJ eds. Behaviour of the growthplate. NewYork : Raven Press, 1988 : 165–174

[15] Karrholm J, Hansson LL, Laurin S. Computed tomography of intra-articular supination-eversion fractures of the ankle in adolescents. *J Pediatr Orthop* 1981 ; 1 : 181–187

[16] Khouri N, Ducloyer PH, Carlioz H. Fractures triplanes de la cheville. À propos de 25 cas et revue générale. *Rev Chir Orthop* 1989 ; 75 : 394–404

[17] Kleiger B, Mankin HJ. Fracture of the lateral portion of the distal tibial epiphysis. *J Bone Joint Surg Am*1964 ; 46 : 25–32

[18] Kling TF Jr. Operative treatment of ankle fractures in children. *Orthop Cln North Am* 1990 ; 21 : 381–392

[19] Kling TF Jr, Bright RW, Hensinger RN. Distal tibial physeal fractures in children that may require open reduction. *J Bone Joint Surg Am* 1984 ; 66 : 647–657

[20] Leach RE. Fractures of the tibia and fibula. In : Rockwood CA Jr, Green DP eds. Fractures in adults. Philadelphia : JB Lippincott, 1984 : 1593–1663

[21] Lynn MD. The triplane distal tibial epiphyseal fracture. *Clin Orthop* 1972 ; 86 : 187–190

[22] Marmor L. An unusual fracture of the tibial epiphysis. *Clin Orthop* 1970 ; 73 : 132–135

[23] Molster A, Soreide O, Solhaug JH, Raugstad TS. Fractures of the lateral part of the distal tibial epiphysis (Tillaux or Kleiger fracture). *Injury* 1977 ; 8 : 260–263

[24] Nevelos AB, Colton CL. Rotational displacement of the lower tibial epiphysis due to trauma. *J Bone Joint Surg Br* 1977 ; 59 : 331–332

[25] Ogden JA. Skeletal injury in child. Philadelphia : WB Saunders, 1990 : 830-855

[26] Peiro A, Aracil J, Martos F, Mut T. Triplane distal tibial epiphyseal fracture. *Clin Orthop* 1981 ; 160 : 196–200

[27] Rang M. Children's fractures. Philadelphia : JB Lippincott, 1974 : 198–209

[28] Salter RB. Injuries to the ankle in children. *Orthop Clin North Am* 1974 ; 5 : 147–152

[29] Salter RB, Harris WR. Injuries involving the epiphyseal plate. *J Bone Joint Surg Am* 1963 ; 45 : 587–622

[30] Spiegel PG, CoopermanDR, Laros GS. Epiphyseal fractures of the distal ends of the tibia and fibula: a retrospective study of two hundred and thirty-seven cases in children. *J Bone Joint Surg Am* 1978 ; 60 : 1046–1050

[31] Spiegel PG, Mast JW, Cooperman DR, Laros GS. Triplane fractures of the distal tibial epiphysis. *Clin Orthop* 1984 ; 188 : 74–89

[32] Tachdjian MO. Fractures of ankle. In : Edward H, Wicland JR eds. Pediatric orthopedics. Philadelphia : WB Saunders, 1990 ; 4 : 3302–3319

[33] Von Laer L. Classification, diagnosis and treatment of transitional fractures of the tibia. *J Bone Joint Surg Am* 1985 ; 67 : 687–698

[34] Williams PL, Warwick R. Gray's Anatomy. Philadelphia : WB Saunders, 1980 : 390–393

[35] Yao J, Huurman WW. Tomography in juvenile Tillaux fracture. *J Pediatr Orthop* 1986 ; 6 : 349–351

Die Ilizarov-Methode zur Behandlung der kongenitalen Pseudarthrose des Unterschenkels

E. Segev
F. Grill
D. Hendel
S. Wientroub

Abstract

Die kongenitale Pseudarthrose der Tibia (CPT) ist eine seltene Erkrankung. Sie gilt als eines der herausfordernsten Probleme in der Kinderorthopädie. Es werden die Histologie und die bis heute angenommene Pathogenese dieser Erkrankung dargestellt. Beschrieben werden die beiden wesentlichen Klassifikationen von Boyd und Crawford. Da eine konservative Behandlung in der Mehrzahl der Fälle erfolglos ist, wurden in der Literatur viele verschiedene Operationstechniken zur Behandlung dieses Problems beschrieben. Die Einführung der Ilizarov-Technik bei der Behandlung dieser Erkrankung hat die Durchbauungsrate insgesamt verbessert. Die grundlegenden Prinzipien der Ilizarov-Technik werden dargestellt. Eine detaillierte Beschreibung der verschiedenen Techniken mit der Ilizarov-Methode werden erläutert: (1) Resektion und sofortige Verkürzung. (2) Resektion, sofortige Verkürzung und Verlängerung proximal. (3) Resektion, Knochentransport und Andocken jeweils mit dem Ringfixateur. Die technischen Erwägungen, die Nachbehandlung und das Komplikationsmanagement werden besprochen. Die Ergebnisse der Multicenterstudie der European Paediatric Orthopedic Society (EPOS) zeigen eindeutig, dass die Ilizarov-Technik anderen Methoden zur Behandlung einer CPT überlegen ist. Um die besten Ergebnisse zu erreichen, sollen die Kinder Schienenapparate tragen, bis sie 5 Jahre alt sind und dann operiert werden.

Schlüsselworte
Unterschenkel, angeborene Tibiapseudarthrose, Ilizarov-Technik

Historische Bemerkungen und Einleitung

Die kongenitale Pseudarthrose der Tibia (CPT) ist eines der herausfordernsten Probleme in der Kinderorthopädie. Auch wenn Verbesserungen in den Behandlungsmethoden dieser Erkrankung erzielt wurden, müssen die Probleme um eine knöcherne Durchbauung zu erreichen und zu erhalten noch gelöst werden (7). Fehlschläge der Behandlung können zu einer Verkürzung, schlechten Funktionsergebnissen, ja selbst zur Amputation führen (8, 12, 19–21). Die Schwere der Veränderungen variiert erheblich, die Reaktion auf die Behandlung ist nicht vorhersehbar. Obwohl die Ätiologie unbekannt ist, geht eine CPT bei 40–80 % der Patienten mit einer Neurofibromatose einher, die das Endergebnis im Allgemeinen nicht beeinflusst (20). Viele Forscher halten die angeborene Pseudarthrose der Tibia nicht nur für ein mechanisches, sondern auch für ein biologisches Problem (7, 8, 10, 21, 26). Chiari nahm an, dass Periost und subperiostales Gewebe den Knochen aggressiv beengen (10). Licht- und elektronenmikroskopische Untersuchungen weisen darauf hin, dass das fibröse Gewebe auf Höhe der Läsion kein Neurofibrom ist, sondern ein fibröses Hamartom. Es ist noch nicht entschieden, ob dieses Gewebe die primäre Läsion darstellt oder Folge der Pseudarthrose ist. Ein Hamartom könnte die Verjüngung der Tibia und die pathologischen Frakturen auf 2 möglichen Wegen verursachen: Durch aktive Knochenresorption oder durch die fibröse Komponente, die wie eine passive undehnbare Barriere gegen das normale Dickenwachstum wirkt (6). Wright et al. (28) entwickelten ein Kaninchenmodell einer Tibiapseudarthrose, indem sie passiv das Dickenwachstum der Diaphyse behinderten: Die Tibia wurde signifikant dünner und entwickelte zystische Veränderungen, Sklerosen und pathologische Frakturen. Eine Entfernung der Einschnürung führte zu einer spontanen Heilung der verdünnten Tibia.
Daten der Gewebeproben aus 24 Fällen der EPOS-Multizenterstudie zur Behandlung kongenitaler Pseudarthrosen wurden mit dem Versuch durchgesehen, die Art des Gewebes auf Höhe der Pseudarthrose histologisch zu bestimmen (18). In 9 Fällen, in denen der gesamte Querschnitt zur Verfügung stand, bestand zwischen den Knochenenden eine Beweglichkeit von unterschiedlichem Ausmaß. In der Mikroradiographie erschienen die Knochenenden sklerotisch, die kompakte Kortikalis und der Markraum waren durch trabe-

kuläre Strukturen an jedem Knochenende ersetzt. Dieses Bild war von multiplen kleinen lytischen Arealen unterbrochen. Die hauptsächliche histopathologische Veränderung war das Wachstum von im Wesentlichen zellulärem fibromatoseähnlichem Gewebe. Beim dysplastischen Typ stand dieses Gewebe in Verbindung mit dem Periost und bei zystischen Typ mit den lytischen Arealen. Beim gemischten Typ fand sich dieses Gewebe im Bereich des Markraums und des Periosts, beim zystischen Typ bestanden sichere Zeichen einer neue Knochenformation im Gewebe der Läsion. Das histologische Erscheinungsbild dieses fibrösen Gewebes war ganz ähnlich dem einer osteofibrösen Dysplasie. Beim dysplastischen Typ ging das proliferierende, fibröse, vaskuläre Gewebe mit einer aktiven, osteoklastischen Resorption der Kortikalis einher, die mehr zu einem trabekulären als zu einem kompakten Knochen umgebaut wurde. Diese histologischen Untersuchungen bei Patienten mit einer Neurofibromatose vom Typ 1 entsprachen denen anderer Patienten. Der Pseudarthrosespalt stand im Zusammenhang mit den periostalen Weichteilen und war von fibrösem Gewebe, Faserknorpel und hyalinem Knorpel mit Zeichen der enchondralen Ossifikation aufgefüllt. Die unterschiedliche Lokalisation dieses fibromatösen Gewebes könnte die Ursache der verschiedenen Typen dieser Erkrankung sein. Eine zystische oder dysplastische Tibiapseudarthrose tritt im Allgemeinen im ersten Lebensjahr auf (26), obwohl auch Fälle bei Kindern bis zu 12 Jahren beschrieben sind (21).

Die meisten Fälle einer kongenitalen Tibiakrümmung in Verbindung mit einer Neurofibromatose führen vor dem 8. Lebensjahr zu einer Pseudarthrose (21). Die häufigste Abwinkelung vor Eintritt der Fraktur zeigt nach ventrolateral. Wenn diese Art der Verbiegung nicht in Zusammenhang mit einer Neurofibromatose steht, ist bei 89% die Gefahr einer Pseudarthrose gegeben, während die anderen 11% gutartig und keine Komplikationen zu erwarten sind. Diese gutartigen Verläufe können an dem frühen Auftreten von Kallus und neuem subperiostalen Knochen an der Konkavität der Biegung erkannt werden (27).

Eine angeborene Pseudarthrose der Tibia wird traditionell operativ behandelt. Das Gesamtergebnis war oft enttäuschend mit einer geringen Heilungsrate und der Notwendigkeit wiederholter Operationen, wodurch die Dauer der Heilung weiter verzögert wurde. In der Literatur wird über zahlreiche Operationstechniken berichtet. Boyd (7) beschrieb seinen doppelten Onlay-Span nach Exzision des Hamartoms; McFarland (19) schlug einen Eingriff durch einen dorsalen Knochenspan als Bypass vor. Farmer (14) empfahl eine Technik mit einem gestielten Knochen-Haut-Composit-Transplantat. Soffield und Millar (25) beschrieben stabile Durchbauungen nach Fragmentation des Schafts und intramedullärer Fixation. Als Ergebnis der Behandlungsfehlschläge hat ein typischer Patient mit einer angeborenen Tibiapseudarthrose eine Vorgeschichte von mehreren erfolglosen chirurgischen Interventionen und als deren Resultat eine Beinverkürzung, ventrale oder laterale Verkrümmung der Pseudarthrose und keinen Markkanal. Es kann sich auch ein enger sklerotischer Markkanal mit einem deutlich pronier-tem Valgusfuß entwickeln. Andere Behandlungsmethoden als die oben erwähnten wurden den letzten 15 Jahren verbreitet angewandt: Hierzu gehören gepulste elektromagnetische Felder (23), vaskularisierte Fibulatransplantate und intramedulläre Fixationen mit autogenen Knochentransplantaten (1, 4). Ilizarov verwendete als erster seinen Apparat bei der Behandlung einer CPT. Seit Mitte der 80er-Jahre haben viele andere Autoren seine Methode übernommen (13, 22, 24). Die Überlegung hinter dem Therapieansatz von Ilizarov ist folgende: Für eine Heilung müssen sowohl die mechanischen wie die biologischen Aspekte der Erkrankung berücksichtigt werden. Das Pseudarthrosengewebe muss entfernt, die anatomische und mechanische Achse wieder hergestellt und die Verkürzung korrigiert werden, wobei gleichzeitig der Bewegungsumfang der Nachbargelenke erhalten bleiben muss. Die Verwendung des Ringfixateurs ergibt einen großen Bereich von Möglichkeiten zufriedenstellende Ergebnisse durch eine ganze Vielzahl von Behandlungsstrategien zu erreichen (3, 13, 17, 24). Ilizarov und Gracheva (16, 17) bevorzugen 3 verschiedene Techniken in Abhängigkeit vom Ausmaß der Verkürzung, der Länge des fehlenden Knochens, dem Ausmaß und Typ der Verschiebung und der Größe der abnormen Beweglichkeit zwischen den Fragmenten.

Bevor wir uns mit den technischen Details beschäftigen, muss darauf hingewiesen werden, dass ein Unterschenkel mit einer kongenitalen Pseudarthrose sowohl vor wie nach einer Operation konsequent mit einer Schiene versorgt werden muss, um den Knochen zu schützen. Solche protektiven Orthesen sind ein grundlegender und integraler Teil des Behandlungsregimes. Eine Schiene sollte vom Zeitpunkt der Diagnose dieser Erkrankung bis zum Abschluss des Skelettwachstums getragen werden.

Technische Klassifikation

Einleitung

Eine kongenitale Pseudarthrose kann als spezieller Typ einer Tibiapseudarthrose definiert werden, der entweder bereits besteht oder einer unvollständigen Verknöcherung während des ersten Lebensjahrs entspricht. Die CPT ist durch eine ventrolaterale Angulation der Tibia und eine pathologische Fraktur mit einem begleitenden Mangel an Knochenaufbau charakterisiert. Die Erkrankung wurde auch als infantile Pseudarthrose bezeichnet, da diese Pseudarthrose zum Zeitpunkt der Geburt nicht immer besteht (2, 26). Der Ausdruck kongenitale Pseudarthrose ist genauso verbreitet. Dessen weiterer Gebrauch ist durch den Wunsch nach einer korrekten diagnostischen Bezeichnung gerechtfertigt (26).

Klassifikation

Es gibt mehrere Klassifikationen einer CPT (20). Die am häufigsten verwendete ist die von Boyd (7, 8) und Crawford (11).

Klassifikation nach Boyd

- I – Eine Ventralverbiegung und ein Tibiadefekt bestehen seit Geburt.
- II – Eine Ventralverbiegung und eine Einengung und ossäre Sklerose, die den Kanal verschließt, bestehen seit Geburt. Dies ist der häufigste Typ: Er geht üblicherweise mit einer Neurofibromatose einher und hat eine schlechte Prognose. Üblicherweise tritt eine Fraktur vor Ende des 2. Lebensjahrs ein.
- III – Die Veränderung entwickelt sich auf Höhe einer Zyste. Die Ventralverkrümmung kann vor oder nach der Pseudarthrose auftreten. Rezidive sind seltener.
- IV – Die Veränderung beginnt mit einer Stressfraktur. Es findet sich ein sklerotisches Knochenfragment ohne Ausdünnung.
- V – Die Veränderung geht mit einer Fibuladysplasie einher, wobei eine Tibia-, Fibula- oder Tibia- und Fibula-Pseudarthrose auftreten können. Wenn die Tibia beteiligt ist, entspricht der Verlauf demjenigen des Typ II.
- VI – Die Pseudarthrose geht mit einem intraossären Neurofibrom einher. Dies ist sehr selten.

Klassifikation nach Crawford

- I – Ventralverbiegung mit vermehrter Dichte der Kortikalis, aber normalem Markkanal.
- II – Ventralverbiegung und unvollständige Ausbildung eines Markraums bei insgesamt engem sklerotischen Markkanal.
- III – Ventralverbiegung mit einer zystischen Läsion oder einer Präfraktur.
- IV – Ventralverbiegung mit einer sicheren Fraktur oder Pseudarthrose. Üblicherweise sind Tibia und Fibula betroffen.

Die Klassifikation von Boyd ist praktischer, da sie die klinische Untersuchung, die radiologischen Zeichen, die pathologischen Befunde und die Prognose beinhaltet (20). Sein Typ II neigt zum Rezidiv (8). Die Rezidive werden aber mit zunehmendem Alter seltener und sind nach Abschluss des Skelettwachstums ungewöhnlich (8, 11, 21, 26). Im Gegensatz dazu haben andere über gehäufte Rezidive bei zunehmendem Alter berichtet, obwohl sie darin übereinstimmen, dass ein Rezidiv nach der Skelettreifung ungewöhnlich ist (4, 11). Die Botschaft dieser widersprüchlichen Ansichten ist, dass die Behandlung bis zur Skelettreife weiter geführt werden muss (12).

Grundlegende Prinzipien bei der Verwendung des Ilizarov-Apparats

Die biomechanischen Ziele der externen Fixation bei der Behandlung einer CPT sind dreifach: Erhalt einer stabilen Ausrichtung der Knochensegmente, Kontrolle der Bewegungen der Knochensegmente und Kompression im Zielgebiet (3).

Die Drähte des Fixateurs, die Knochen und die Weichteile bilden ein kompliziertes mechanisches System aus elastischen und viskoelastischen Materialien mit einer großen Breite mechanischer Fähigkeiten. Die Drähte werden vorgespannt, um eine primäre Stabilität gegen Verschiebungen in der Koronarebene zu bieten. Das System ist in Längsrichtung im Vergleich zu Transfixationsnägeln von größerem Durchmesser relativ flexibel.

Die Drähte werden durch den Knochen gebohrt. Wenn sie distal die Weichteile erreichen, werden sie sorgfältig durchgeleitet, um Verletzungen der neurovaskulären Strukturen zu vermeiden.

Bei der Ilizarov-Technik erfolgt die Korrektur der Winkelfehlstellung direkt auf Höhe der Pseudarthrose nach Resektion der dysplastischen Knochenenden. Als nächstes werden die Ilizarov-Ringe und der Schienenapparat entsprechend der Längsachse der Tibia ausgerichtet und die Knochenenden unter Kompression gesetzt. Wenn die Korrektur der Winkelfehlstellung geschlossen ohne Knochenresektion erfolgt, sollte der Apparat entsprechend vorgeplant werden. Nach Korrektur der Fehlstellung kann die Pseudarthrose unter Kompression gesetzt und die metaphysäre Osteotomie distrahiert werden.

Techniken zur Resektion der Pseudarthrose und Korrektur der Deformität

Resektion und sofortige Verkürzung

Stufe 1: Die Resektion der Pseudarthrose und des pathologisch veränderten Periosts erfolgt durch eine ventrale Hautinzision über dem Apex der Deformität. Das Periost wird proximal und distal der Pseudarthrose entfernt. Mit einem schmalen Periostelevatorium wird das Periost so nah wie möglich an der Pseudarthrose nach proximal und distal abgehoben. Proximal und distal der Pseudarthrose werden Haken eingesetzt. Die Pseudarthrose wird aus den umgebenden Muskeln extraperiostal ausgelöst und danach vollständig reseziert (üblicherweise in einem Segment von 3–6 cm Länge). Auch die Fibula wird über dieselbe Distanz reseziert, wobei darauf zu achten ist, dass das pseudarthrotische Segment entfernt wird. Die Markhöhle, die auf Höhe der Resektion immer sichtbar sein sollte, wird mit einem Kirschner-Draht fixiert. Dann wird der durch die Exzisionsosteotomie entstandene Defekt sofort unter Kompression verschlossen und anatomische Achsen hergestellt. Bei diesem Schritt kann zusätzlich ein autologes Knochentransplantat vom Beckenkamm im komprimierten Bereich angelagert werden. Eine alternative Methode besteht darin, das Periost zirkulär im Pseudarthrosegebiet zu resezieren und das proximale Fragment über eine Distanz von 4–5 cm anzumeißeln und aufzuweiten. Dadurch wird das proximale Knochensegment eröffnet und das distale Fragment dann in dieses proximale Rohr geschoben. Zusätzlich wird ein spongiöses autologes Transplantat

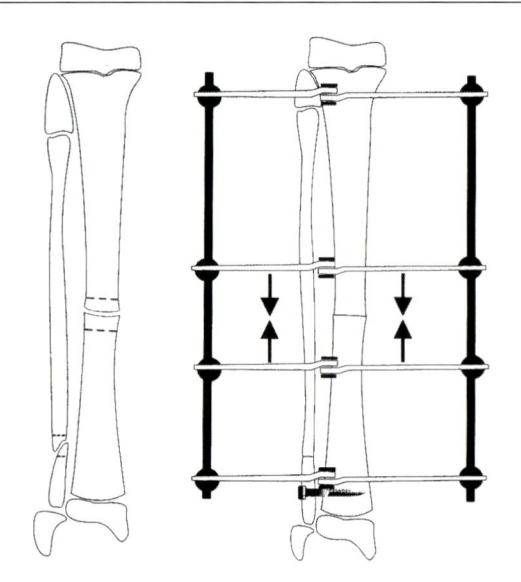

Abb. 1 Pseudarthrose und sofortige Kompression. Es ist keine wesentliche Verkürzung zu erwarten.

dünneren Kirschner-Draht, wird die Fibula fixiert. Die Anlage des Ringfixateurs ist viel einfacher, wenn Tibia und Fibula stabil sind. Am Ende dieses Operationsschritts erfolgt eine Fasziotomie des ventralen und lateralen Kompartments mit einer langen Schere. Dann wird die distale Fibula gegen die Tibia mit einer queren Schraube auf Höhe des Syndesmose stabilisiert.

Stufe 2: Nach Abschluss von Stufe 1 wird der zirkuläre Apparat angelegt. Der vorgefertigte Apparat besteht in Abhängigkeit von der Größe der Tibia und dem Abstand der Pseudarthrose zum Sprunggelenk aus 3 oder 4 Vollringen. Ein Vollring wird an der proximalen Tibiametaphyse fixiert, der zweite Vollring wird an der Diaphyse 2–3 cm proximal der Pseudarthrose montiert. Der dritte Vollring liegt 2–3 cm distal der Pseudarthrose, ein weiterer Vollring wird nahe am Sprunggelenk, proximal der distalen Wachstumsfuge, installiert. Wenn die Pseudarthrose sehr distal liegt, kann das distale Fragment mit einem einzelnen Vollring stabilisiert werden. Diese Konstruktion ist jedoch weniger stabil. Deswegen sollte der Fuß mitgefasst werden. Dieser Fußbügel wird von einem Ring gebildet, der den Kalkaneus und den Mittelfußbereich mit dem Apparat verbindet. Das Sprunggelenk bleibt in Neutralposition.

in diesem Gebiet angelegt und dann ein Perioststreifen, der von der Innenseite des Darmbeins entnommen wurde, um die Pseudarthrose geschlungen.

Um die Stellung des Unterschenkels während des Eingriffs aufrecht zu erhalten, wird ein dicker Kirschner-Draht (2–3 mm Durchmesser) von der Osteotomie bis durch den Fuß und dann retrograd in die proximale Tibia gebohrt. In derselben Weise, aber mit einem

Der Apparat wird über die Drahtmethode von Ilizarov mit dem Knochen verbunden. Zusätzliche Stabilität lässt sich dadurch erreichen, dass zusätzlich 4–6 mm Steinmann-Nägel eingefügt werden. Jeder Ring wird an der Tibia so fixiert, dass ein Olivendraht in der Frontalebene liegt. Der am weitesten proximal mon-

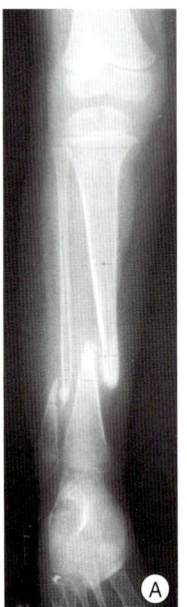

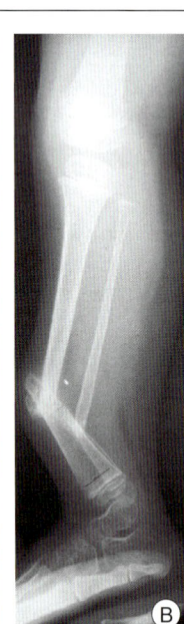

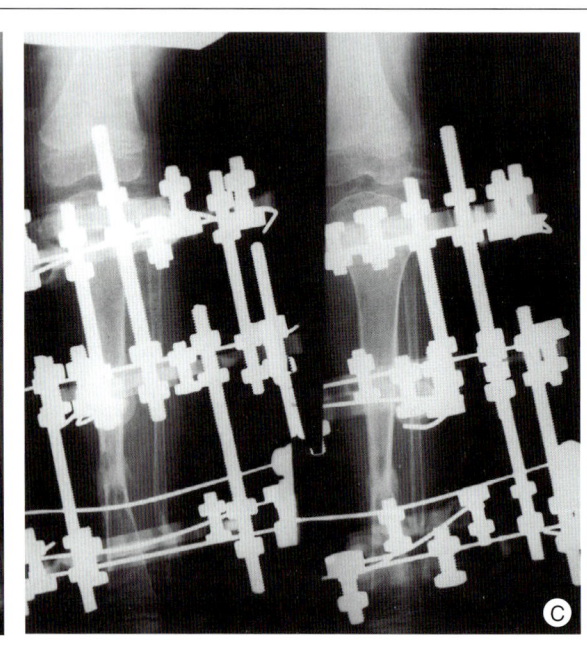

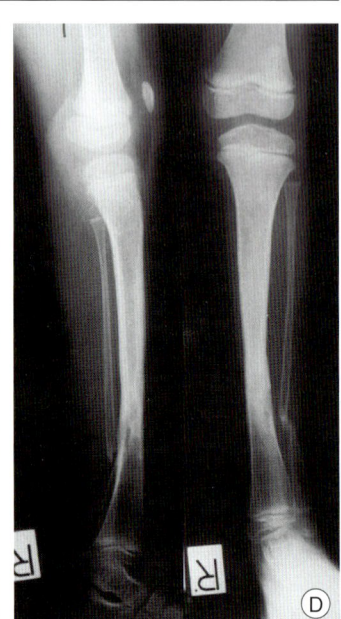

Abb. 2
A, B. Am 18.03.1993 geborene Patientin. Präoperatives Röntgenbild a.p. und seitlich. Es besteht eine Pseudarthrose der distalen Tibia und Fibula.
C. Dieselbe Patientin im Alter von 4 Jahren und 8 Monaten. Rechte Tibia im Ilizarov-Apparat. Sechs Monate nach Resektion der Pseudarthrose und sofortiger Kompression zeigt sich eine zunehmende Durchbauung.
D. Dieselbe Patientin a.p.- und Seitenbilder bei der letzten Kontrolle am Alter von 6 Jahren und 4 Monaten. Vollständige Durchbauung.

tierte Ring wird durch einen weiteren dünnen, schrägen Draht fixiert, der durch das Fibulaköpfchen und die Tibia verläuft. Es ist zu empfehlen, diesen Draht zuerst einzusetzen. Auch am dritten Ring verläuft ein dünner Draht schräg durch die Fibula und die Tibia. An den anderen Ringen wird für eine maximale Stabilität entweder ein medialer Facettendraht oder bei dickerem Knochen eine Steinmann-Nagel verwendet. Nach Fixation der Ringe durch Drähte oder Steinmann-Nägel am Knochen werden die Knochenenden auf Höhe der resezierten Pseudarthrose dadurch unter Kompression gebracht, dass der zweite und dritte Ring einander angenähert werden. Dann wird das autologe Knochentransplantat eingebracht und die Wunde verschlossen.

Die Kompression der Pseudarthrose wird mit einer Rate von 0,25 mm × 4 pro Tag über zusätzliche 5–6 Tage nach dem akuten Eingriff weiter geführt. Mit dieser Technik ist es möglich, eine proximale Verlängerung in der Metaphyse irgendwann in der späteren Zeit in Angriff zu nehmen. Während der ambulanten Kontrollen kann eine weitere Kompression der Pseudarthrose im zweiwöchigen Intervall erfolgen. Zu einem späteren Zeitpunkt kann der Apparat dynamisiert werden, um die Knochenbildung anzuregen (Abb. 1, 2).

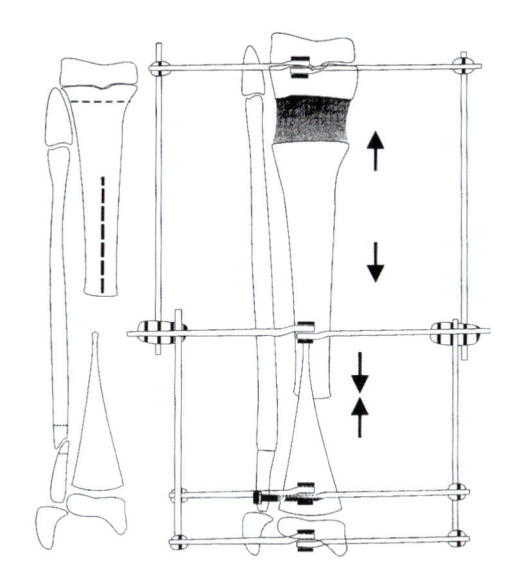

Abb. 3 *Sofortige Kompression (mit der Split-Technik) und proximale Verlängerung. Zur distalen Stabilisation kann der Fuß mit einbezogen werden.*

Resektion, sofortige Verkürzung und proximale Verlängerung

Wenn bereits präoperativ eine erhebliche Verkürzung besteht, verstärkt die Resektion der avaskulären Segmente dieses Problem. In solchen Fällen sollte eine proximale Verlängerung in der Metaphyse in Erwägung gezogen werden. Ihre genaue Größe hängt von der vorbestehenden Verkürzung und der Länge des resezierten Pseudarthrosensegments ab. Die Basiskonstruktion des Ilizarov-Apparats beinhaltet in diesen Fällen 4 Verlängerungsstücke zwischen dem am weitesten proximal gelegenem und dem zweiten Ring. Die Anlage des Apparats entspricht der vorn beschriebenen Technik. Nach Kompression des Pseudarthrose wird der Fixateur externe zwischen dem proximalen und dem zweiten Ring geteilt und die Kortikotomie in der Metaphyse durchgeführt.

Diese erfolgt durch eine Längsinzision der Haut. Das Periost wird angehoben, nur die Kortikalis angebohrt und dann die Knochendurchtrennung mit einem scharfen Meißel vervollständigt. Die Kortikotomie kann ggf. auch zu einem späteren Zeitpunkt erfolgen. In bestimmten Ausnahmefällen nach früheren mehrfachen Operationen ist die Qualität des Knochens in der proximalen Metaphyse so schlecht, dass anstelle einer Kallotasis eine proximale Epiphysendistraktion durchgeführt werden kann. Nach einer Wartezeit von 7–14 Tagen beginnt die Kallusdistraktion mit einer Geschwindigkeit von 0,25 mm × 4 pro Tag.

Um zu verhindern, dass während der Distraktion das Sprunggelenk in eine Valgusposition kippt, wird eine AO-Spongiosaschraube mit langem Gewinde auf Höhe der Syndesmose von der Fibula in die Tibia eingesetzt, um das Sprunggelenk zu stabilisieren (Abb. 3).

Resektion, Knochentransport und „Docking"

Wenn der zu resezierende avaskuläre Knochenteil länger als 5–6 cm ist, kann die Kompression der Pseudarthrose zu einem vaskulären Kinking führen und die Weichteile im Resektionsgebiet kompromittieren. Die Lösung hierfür ist ein schrittweiser Transport des proximalen Knochens um den Defekt zu verschließen. Die Konstruktion des Fixateur externe beinhaltet 4 Distraktionsstücke zwischen dem ersten und zweiten Ring und 4 Gewindestäbe zur Kompression zwischen dem zweiten und dritten Ring. Die proximale Kortikotomie und die Stabilisation der Fibula gegen die Tibia erfolgen wie oben beschrieben.

Fünf bis 10 Tage postoperativ beginnt die Kallusdistraktion an der Kortikotomie der proximalen Tibiametaphyse in 0,25-mm-Schritten × 4 täglich. Gleichzeitig schließt sich der Pseudarthrosedefekt schrittweise. Wenn der Anschluss („docking") erreicht und der Knochen nicht zu porotisch ist, wird die frühere Pseudarthrose mit 0,25 mm täglich über 10 Tage komprimiert. Wenn sich nach 10–12 Wochen keine Zeichen der Durchbauung an der Anschlussstelle finden, kann der Grund hierfür eine Weichteilinterposition oder eine schlechte Regenerationsfähigkeit des Knochens sein. Um die biologische Reaktion zu stimulieren und die Heilung zu beschleunigen, kann nun ein autologes Knochentransplantat zusätzlich eingebracht werden (Abb. 4, 5).

Weitere technische Erwägungen

Bei einer kurzen Extremität kann der Apparat nur aus 3 Ringen bestehen. Die Distraktoren werden dann zwischen dem ersten und dritten Ring eingesetzt, wobei Seitenplatten verwendet werden, um sie in einem

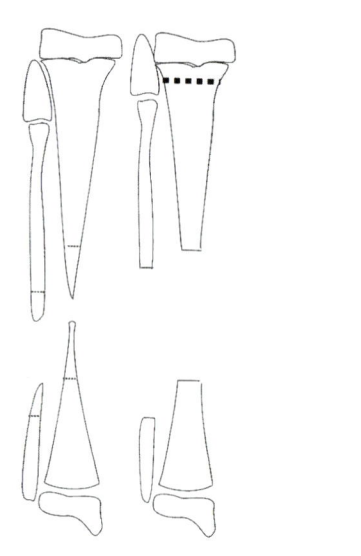

Abb. 4 Durch die Resektion der Pseudarthrose entsteht ein großer Knochendefekt.

gewissen Abstand vom Unterschenkel zu halten. Die Kompression der Pseudarthrose erfolgt zwischen dem zweiten und dritten Ring mit den Standard-Gewindestangen. Nach Abschluss der Montage des Apparates kann der stabilisierende Kirschner-Draht im Markkanal durch einen Rush-Pin, der über den medialen Malleolus in den Markkanal eingebracht wird, ersetzt werden. Dieser Rush-Pin kann einer Refraktur auf Höhe der Pseudarthrose und der Durchtrittsstelle der Drähte nach Entfernung des Apparats vorbeugen.

Wenn der Fuß nicht in den Apparat mit einbezogen wird, kann auf dem Gestell eine äußere Orthese montiert werden, um eine Spitzfußkontraktur zu verhindern.

Postoperative Behandlung

Die Pflege des Apparats beinhaltet die Reinigung der Pins mit 70%igem Alkohol und das Abdecken der Pinlöcher mit Gazepolstern, die mit 30%igem Alkohol durchfeuchtet sind, zweimal täglich. Der Zustand des Unterschenkels sollte bezüglich einer tiefen Venenthrombose beobachtet werden. Der Patient wird zur Bewegung von Knie- und Sprunggelenk angehalten. Während des postoperativen Krankenhausaufenthalts erhält der Patient Instruktionen, wie er die Pins pflegen und die Verbände wechseln soll sowie in der Verlängerungstechnik. Einige Tage nach der Operation beginnt die Physiotherapie, um den Bewegungsumfang von Knie- und Sprunggelenk zu sichern.

Nach Krankenhausentlassung kommt der Patient einmal wöchentlich zur Kontrolle in die Ambulanz. Dabei werden die Pinlöcher und die Operationswunden angesehen und der Fortschritt der Distraktion-Kompression beurteilt und notiert. Die Bewegungsumfänge der Gelenke werden festgehalten und Röntgenkontrollen durchgeführt. Eine routinemäßige Antibiotikabehandlung ist nicht erforderlich, wenn keine Zeichen einer Pintrakt-Infektion bestehen. Wenn sich auf den Röntgenbildern eine Durchbauung der Pseudarthrose und ein Regenerat im Verlängerungsgebiet zeigt, kann der Apparat zur Kontrolle der klinischen Stabilität diskonnektiert werden. Wenn der Knochen konsolidiert ist, wird der Apparat ambulant entfernt und ein Oberschenkelgips angelegt. Die Zeitdauer im Apparat kann zwischen sechs und zwölf Monaten betragen. Eine Montage von über einem Jahr weist üblicherweise darauf hin, dass das Vorgehen nicht zum Erfolg geführt

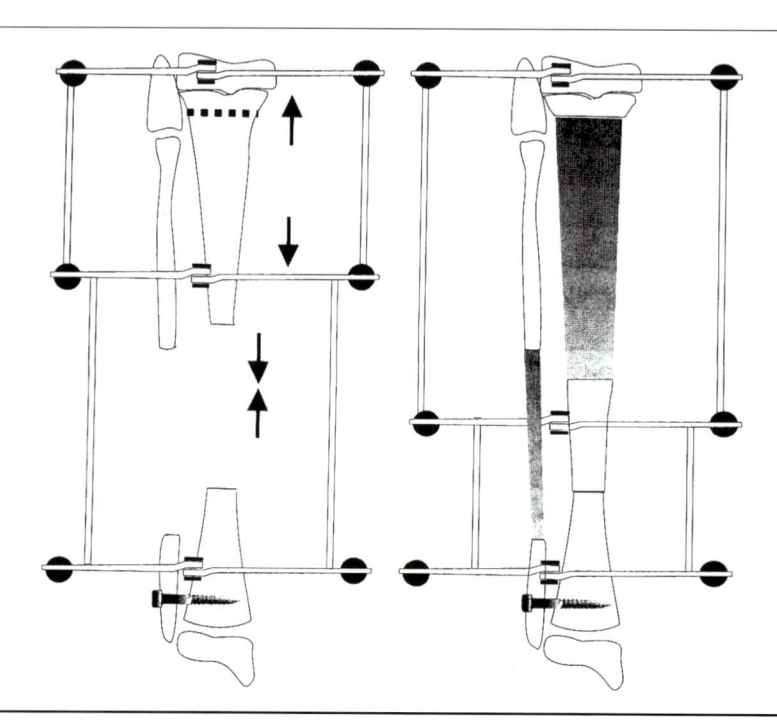

Abb. 5 Proximale Verlängerung. Knochentransport und „docking" im Bereich der Pseudarthrose.

hat. Der Gips wird für weitere ein bis zwei Monate getragen. In dieser Zeit ist Vollbelastung erlaubt. Nach Entfernung des Gipses wird eine Schiene mit einer Abstützung am Kniegelenk und einer ventralen Schale gefertigt und über lange Zeit getragen (normalerweise bis zur Skelettreife).

Komplikationsmanagement

Perioperative Komplikationen

Eine Verletzung der neurovaskulären Strukturen ist selten. Wenn sich jedoch klinische Zeichen dieser Komplikation zeigen, sollte die Lage des betroffenen Drahts geändert und das Gebiet bezüglich möglicher neurovaskulärer Schäden exploriert werden.

Komplikationen während der Verlängerung

Es kann eine tiefe Venenthrombose auftreten, die eine entsprechende Behandlung erfordert. Häufig finden sich Pintrakt-Infektionen bei Langzeitbehandlungen. Dann sollten orale Antibiotika gegeben und Wundsekrete zur bakteriologischen Untersuchung eingeschickt werden. Die Entwicklung eines Ringsequesters und einer Osteomyelitis sind sehr selten. Sie können eine Änderung der Pinstellen und ein Débridement mit nachfolgender testgerechter intravenöser Antibiotikatherapie erfordern. Während des Verlängerungsprozesses können die Distraktoren festlaufen oder brechen. Sie müssen dann ersetzt werden. Die Pins können sich lockern oder biegen. Die Schrauben und Muttern müssen regelmäßig kontrolliert und ggf. nachgezogen werden. Eine Winkelbildung im Regenerat kann eine Korrektur der Achse des Apparats mittels Scharnieren und Distraktoren erfordern. Eine intensive Physiotherapie ist zur Vorbeugung von Knie- und Sprunggelenkskontrakturen unabdingbar. Gelegentlich ist auch nach Beendigung der Verlängerung eine Achillessehnenverlängerung erforderlich. Eine verzögerte Heilung der Pseudarthrose und/oder des Regenerats kann es erforderlich machen, den Apparat über einen längeren Zeitraum zu belassen oder den Verlängerungsvorgang eine gewisse Zeit zu unterbrechen. Der Ilizarov-Apparat sollte belassen werden, bis auf dem Röntgenbild eine sichere Konsolidierung zu sehen ist und die klinische Untersuchung die Stabilität erweist.

Spätkomplikationen

Nach Entfernung des Apparats sollte der Unterschenkel für mehrere Wochen in einem Gips stabilisiert werden. Danach muss eine schützende Schiene bis zur Skelettreife getragen werden. Eine Fraktur des Regenerats kann sich auch bei liegender Schiene ereignen. Wenn dies auftritt, wird ein neuer Gips bis zur knöchernen Heilung angelegt. In bestimmten Fällen kann der Apparat nochmals montiert werden. Eine bekannte Komplikation sind Frakturen auf Höhe der früheren Pins nach Entfernung des Apparats. Die Behandlung dieser Frakturen entspricht denjenigen jeder anderen konventionellen Fraktur, d.h. entweder durch einen Gipsverband oder nötigenfalls durch eine intramedulläre Schienung.

Die in der Literatur beschriebenen Ergebnisse

Die EPOS-Multizenterstudie ist die größte, die in dieser Fragestellung jemals durchgeführt wurde. Sie kommt zu dem Schluss, dass die zuverlässigste Behandlung einer Tibiapseudarthrose die Ilizarov-Technik ist (15). Bei 157 von 340 Patienten (2 mit bilateraler Erkrankung) wurden 108 Tibiae mit der Ilizarov-Technik und 51 mit einer monolateralen Fixation behandelt. Einige Patienten dieser Gruppe waren mit anderen Techniken operiert worden. Eine aussagefähige statistische Evaluation der Ergebnisse dieser Behandlung waren nicht möglich, da so viele unterschiedliche unilaterale Fixateure verwendet worden waren. Daher muss sich die Analyse der Behandlung durch eine externe Fixation einer CPT auf die Therapie mit dem zirkulären Apparat beschränken. Das Durchschnittsalter bei Anlage des Ilizarov-Apparats betrug 7,36 Jahre, der jüngste Patient war 14 Monate, der älteste 26 Jahre. Die besten Ergebnisse wurden erzielt, wenn die Ilizarov-Technik bei Patienten zwischen dem 6. und 9. Lebensjahr angewendet wurde (mit einer Fusionsrate von 91,66%) oder dann wieder, wenn die Patienten älter als 15 Jahre waren (Fusionsrate von 100%). Die Ergebnisse waren am schlechtesten, wenn die Patienten jünger als 3 Jahren waren (64,28% primäre Fusionsrate). Das Durchschnittsalter bei den Kontrollen betrug 14,47 Jahre. Bei den Kontrollen hatten 21 Patienten (67,5%) die Skelettreife bereits erreicht.

Insgesamt ließ sich eine durchschnittliche Durchbauungsrate von 75,5% mit dem Ilizarov-Apparat erzielen. Die hierfür notwendige Zeit betrug im Durchschnitt 7,5 Monate. Die Fusionsrate lag bei 90,91% bei den Pseudarthrosen vom Typ Crawford I und II, 75% bei den Pseudarthrosen Typ III und 58,54% bei den Pseudarthrosen Typ IV. Ein Vergleich der verschiedenen Ilizarov-Techniken in der EPOS-Studie zeigte, dass durch die alleinige Kompression der Pseudarthrose eine Heilung in 73,3% der Fälle erreicht werden konnte. Die Resektion und sofortige Verkürzung führte zu einer Durchbauung bei 70,6%. Nach Resektion, sofortiger Verkürzung, Knochentransplantation und Verlängerung in der Metaphyse betrug die Heilungsrate 80%.

Indikationen und Kontraindikationen

Der ideale Patient zur Behandlung mit einem Ilizarov-Apparat ist ein Kind mit einer kongenitalen Tibiapseudarthrose, das älter ist als 5 Jahre und das früher wegen dieser Veränderung noch nicht operiert worden war.

Jüngere Kinder sollen solange als möglich mit einer Schiene versorgt werden, bis sie das entsprechende Alter erreicht haben.

Außerdem sollten Kinder, die Kandidaten für eine Ilizarov-Behandlung sind, psychologisch beurteilt werden, um zukünftigen Problemen der Compliance vorzubeugen.

Anmerkung: Wir danken Esther Eshkol und Otilia Rossetti für redaktionelle und technische Hilfestellung.

Literatur

[1] Anderson DJ, Schoenecker PL, Sheridan JJ, Rich MM. Use of an intramedullary rod for the treatment of congenital pseudarthrosis of the tibia. *J Bone Joint Surg [Am]* 1992 ; 74 : 161–168

[2] Andrew C, Bassett L, Schink-Ascani M. Long-term pulsed electromagnetic field (PEMF) results in congenital pseudarthrosis. *Calcif Tissue Int* 1991 ; 49 : 216–220

[3] Aronson J, Johnson E, Harp JH. Local bone transportation for treatment of intercalary defects by the Ilizarov technique. Biomechanical and clinical considerations. *Clin Orthop* 1989 ; 243 : 71–79

[4] Baker JK, Cain TE, Tullos HS. Intramedullary fixation for congenital pseudarthrosis of the tibia. *J Bone Joint Surg [Am]* 1992 ; 74 : 169–178

[5] Bitan F, Rigault P, Padovani JP, Finidori G, Touzet P. Congenital pseudarthrosis of the tibia and fibula in children. Results of the treatment of 18 cases with nails and bone grafts. *Rev Chir Orthop Reparatrice Appar Mot* 1987 ; 73 : 552–560

[6] Blauth M, Harms D, Schmidt M, Blauth W. Light- and electron-microscopic studies in congenital pseudarthrosis. *Arch Orthop Trauma Surg* 1984 ; 103 : 269–277

[7] Boyd HB. Congenital pseudarthrosis: treatment by dual bone grafts. *J Bone Joint Surg [Am]* 1941 ; 23 : 497–515

[8] Boyd HB. Pathology and natural history of congenital pseudarthrosis of the tibia. *Clin Orthop* 1982 ; 166 : 5–13

[9] Canale ST, Beaty JH. Operative pediatric orthopaedics. *St Louis : Mosby Year Book,* 1991

[10] Chiari K. Zur Ätiologie und Behandlung der kongenitalen Biapseudarthrose. *Z Orthop* 1979 ; 117 : 586–587

[11] Crawford M. Neurofibromatosis. In : Ortopedia Pediatrica Panamericana. Mexico : Lovell Wed, 1987

[12] Crossett LS, Beaty JH, Betz RR, Warner W, Clancy M, Steel HH. Congenital pseudarthrosis of the tibia. Long-term follow-up study. *Clin Orthop* 1989 ; 245 : 16–18

[13] Fabry G, Lammens J, Van Melkebeek J, Stuyck J. Treatment of congenital pseudarthrosis with the Ilizarov technique. *J Pediatr Orthop* 1988 ; 8 : 67–70

[14] Farmer AW. The use of a composite pedicle graft for pseudarthrosis of the tibia. *J Bone Joint Surg [Am]* 1952 ; 34 : 591–600

[15] Grill F, Bollini G, Dungl P, Fixsen F, Hefti F, Ippolito E. Treatment approaches for congenital pseudarthrosis of tibia: results of the EPOS multicenter study. European Paediatric Orthopaedic Society. *J Pediatr Orthop* 2000 ; 9 : 90–93

[16] Ilizarov GA, Bianchi Maiocchi A, Aronson J. Fractures and non-unions. In : Bianchi Maiocchi A, Aronson J eds. Operative principles of Ilizarov. ASAMI Group. Milano: Medi Surgical Video, 1991

[17] Ilizarov GA, Gracheva VI. Bloodless treatment of congenital pseudarthrosis of the crus with simultaneous elimination of shortening using dosed distraction. *Orthop Traumatol Protez* 1971 : 32 : 42–46

[18] Ippolito E, Corsi A, Grill F, Wientroub S, Bianco P. Pathology of bone lesions associated with congenital pseudarthrosis of the leg. *J Pediatr Orthop* 2000 ; 9 ; 3–10

[19] McFarland B. Pseudarthrosis of the tibia in childhood. *J Bone Joint Surg [Br]* 1951 ; 33 : 36–46

[20] Morissy RT. Congenital pseudarthrosis of the tibia. Factors that affect results. *Clin Orthop* 1982 ; 166 : 21–27

[21] Murray HH, Lovell WW. Congenital pseudarthrosis of the tibia. A long-term follow-up study. *Clin Orthop* 1982 ; 166 : 14–20

[22] Paley D, Catagni MA, Argnani F, Villa A, Benedetti GB, Cattaneo R. Ilizarov treatment of tibial non-unions with bone loss. *Clin Orthop* 1989 ; 241 : 146–165

[23] Paterson DC, Simonis RB. Electrical stimulation in the treatment of congenital pseudarthrosis of the tibia. *J Bone Joint Surg [Br]* 1985 ; 67 : 454–462

[24] Plawecki S, Carpentier E, Lascombes P, Prevot J, Robb JE. Treatment of congenital pseudarthrosis of the tibia by the Ilizarov method. *J Pediatr Orthop* 1990 ; 10 : 786–790

[25] Soffield HA, Millar EA. Fragmentation, realignment, and intramedullary rod fixation of deformities of the longbones in children: a ten-year appraisal. *J Bone Joint Surg [Am]* 1959 ; 41 : 1371–1391

[26] Tachdjian MO. Pediatric orthopaedics (2nd ed). Philadelphia : WB Saunders, 1990 : 656

[27] Tuncay IC, Johnston CE 2nd , Birch JG. Spontaneous resolution of congenital anterolateral bowing of the tibia. *J Pediatr Orthop* 1994 ; 14 : 599–602

[28] Wright J, Dormans J, Rang M. Pseudarthrosis of the rabbit tibia: a model for congenital pseudarthrosis? *J Pediatr Orthop* 1991 ; 11 : 227–283

Längendefizite am Bein

F. Grill
R. Ganger
G. Petje

Abstract
Längendefizite einer Extremität entstehen durch Fehlen oder Minderwuchs von Knochen. Die Gesamtinzidenz der Extremitätendefizite liegt bei 1,1 pro 10.000 Lebendgeburten. Im Zentrum aller Rehabilitationsbestrebungen bei Kindern und Jugendlichen mit Defiziten der unteren Extremität steht, einen Behandlungsplan für jeden einzelnen Patienten auszuarbeiten. Die bestmöglichste Integration eines behinderten Kindes besteht darin ihm zu ermöglichen, entsprechend seinem Entwicklungsstadium zu stehen und zu gehen.
Wir stellen verschiedene Klassifikationen für eine Vielzahl von Störungen der Beinlänge vor unter Einschluss des Spektrums von mäßigen bis ausgeprägten Formen von Defiziten und Deformitäten und besprechen die Ziele der verschiedenen Operationsmethoden.
Das operative Vorgehen kann unterteilt werden in Amputation, Stabilisation und Fusion und Eingriffe zur Rekonstruktion und Verlängerung. Die detaillierten Beschreibungen der Eingriffe werden vorgestellt und Empfehlungen zur Nachbehandlung gegeben.

Schlüsselworte
Untere Extremität, Längendefizite, angeborenes Femurdefizil (congenital femoral deficiency = CFD), angeborener kurzer Femur (congenital short femur = CSF), fokales proximales Femurdefizit (proximal femoral focal deficiency = PFFD), angeborenes Tibiadefizit, angeborenes Fibuladefizit

Einleitung

Längendefizite einer Extremität beinhalten Fehlen und Minderwuchs von Knochen. Frantz und O'Rahilly (7) verwendeten beschreibende Bezeichnungen, wie Amelie (Fehlen von Gliedmaßen) und Hemimelie. Swanson (16) gebrauchte den Ausdruck Ameli bei einem vollständigen Fehlen einer Extremität und Meromelie für ein teilweises Fehlen. Meromelien können zusätzlich unterteilt werden in endständige und zwischengeschaltete und nochmals unterteilt in Quer- und Längsdefizite.

Die Gesamtinzidenz der Extremitätendefizite liegt bei 1,1 pro 10.000 Lebendgeburten. Über 80% der ererbten Extremitätendefizite gehen mit Anomalien außerhalb des muskuloskelettalen Systems einher. Die bestmögliche Integration eines behinderten Kindes ist erreicht, wenn ihm ermöglich wird, entsprechend seinem Entwicklungsstatus zu stehen und zu gehen. Die Wahl der Behandlung basiert für jeden einzelnen Patienten auf eine Auflistung seiner Probleme.

Angeborenes Femurdefizit (CFD)

Diese Diagnose beinhaltet ein ganzes Spektrum von Femurdefiziten und Deformitäten. Bei milden Formen kommt es zu einer Hypoplasie des Femurs, wohingegen schwere Formen ein vollständiges Fehlen des Femurs verursachen können.
Das Defizit verursacht einen Mangel an Integrität, Stabilität und Mobilität von Hüft- und Kniegelenk. Die Deformierung entsteht durch Fehlrotation und Weichteilkontrakturen an Hüft- und Kniegelenk. Beides ist bereits bei Geburt vorhanden, nicht progressiv und unterschiedlich ausgeprägt. Die Inzidenz liegt zwischen 1 pro 50.000 und 1 pro 200.000 Lebendgeburten.

Die wohl am besten bekannte Klassifikation stammt von Aitken (2) (Abb. 1). Sie bezieht sich auf die 4 wesentlichen biomechanischen Defekte, die bei der Behandlung einer CFD in Angriff genommen werden müssen:
1. Unterschied in der Beinlänge,
2. Fehlrotation,
3. reduzierte proximale Muskulatur,
4. Instabilität der proximalen Gelenke.

Die von Pappas (15) (Abb. 2) vorgeschlagene Klassifikation entspricht einer sehr intensiven Abbildung der vielen Formen, die sich radiologisch zeigen.
Wenn noch eine andere Klassifikation vorgeschlagen würde, sollte sie klinische und radiologische Befunde voneinander trennen, die gesamte Beinlänge, die Ursache der Hüft- und Kniedeformierungen, wie Flexionskontrakturen und Außenrotation von Hüfte und Knie und die Belastungslinie des Tibiaschafts in Beziehung zum Zentrum der Schwerkraft berücksichtigen.
Die Klassifikation von Paley (14) (Abb. 3) umfasst röntgenologische und klinische Fakten.
- Typ 1: Der Femur ist intakt, die Hüften beweglich, das Knie wird unterteilt in:
  – a) Normale Ossifikation,
  – b) verzögerte Ossifikation.

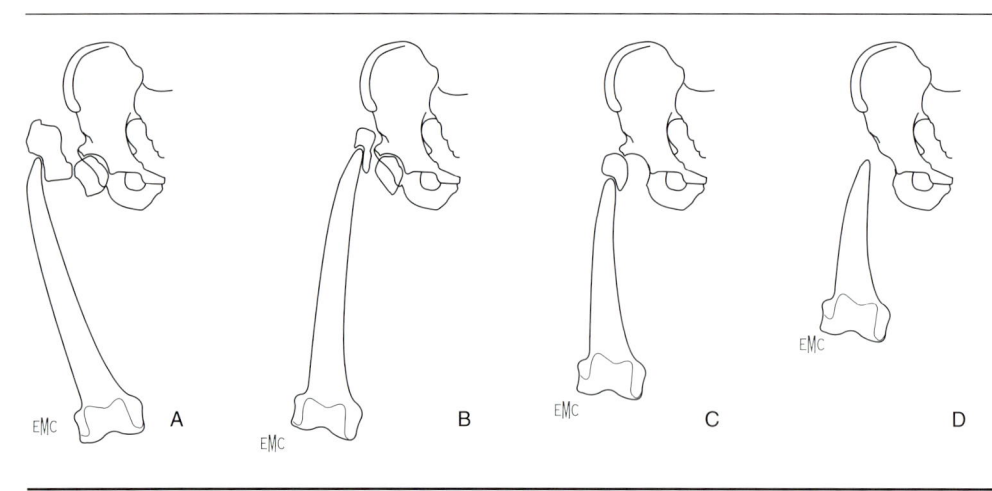

Abb. 1
Aitken-Klassifikation der angeborenen Femurdefekte.
A. Das Hüftgelenk erscheint angelegt. Es fehlt jedoch der Schenkelhals, der Femur ist verkürzt.
B. Der Femurkopf ist rudimentär, es besteht ein erhebliches Defizit des Femurschafts.
C. Der Femurkopf fehlt, das Azetabulum ist klein, der Femur in einem kleinen Strang vorhanden.
D. Femurkopf und Azetabulum fehlen.

- Typ 2: Es findet sich eine mobile Pseudarthrose, die unterteilt wird:
  - a) Oberschenkelkopf und Knie beweglich,
  - b) Oberschenkelkopf steif oder fehlend und Knie beweglich.

- Typ 3: Diaphysäres Defizit des Femurs, das unterteilt wird in:
  - a) Knie teilweise beweglich,
  - b) Knie versteift.

Die Behandlung variiert entsprechend dem Ausmaß

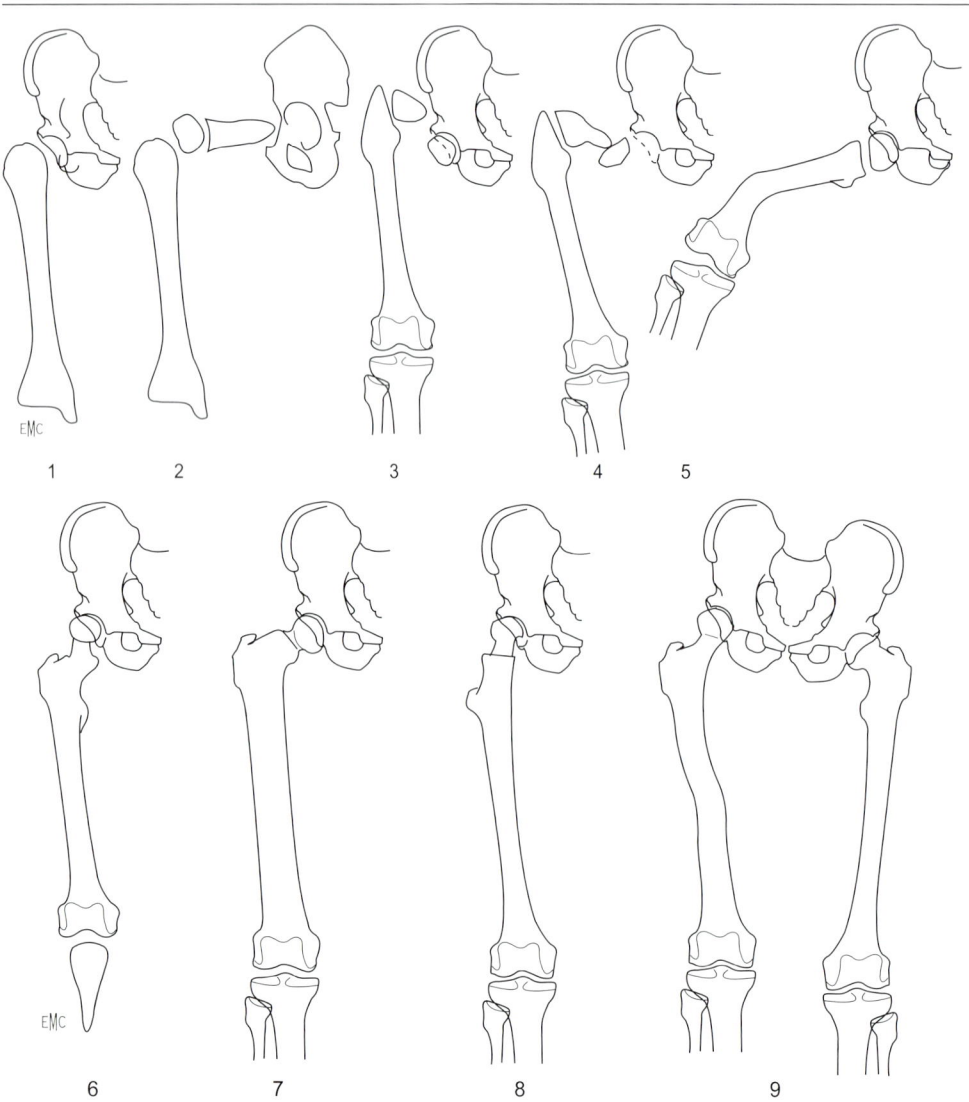

Abb. 2
Pappas-Klassifikation der angeborenen Femurdefekte Typ 1–9.

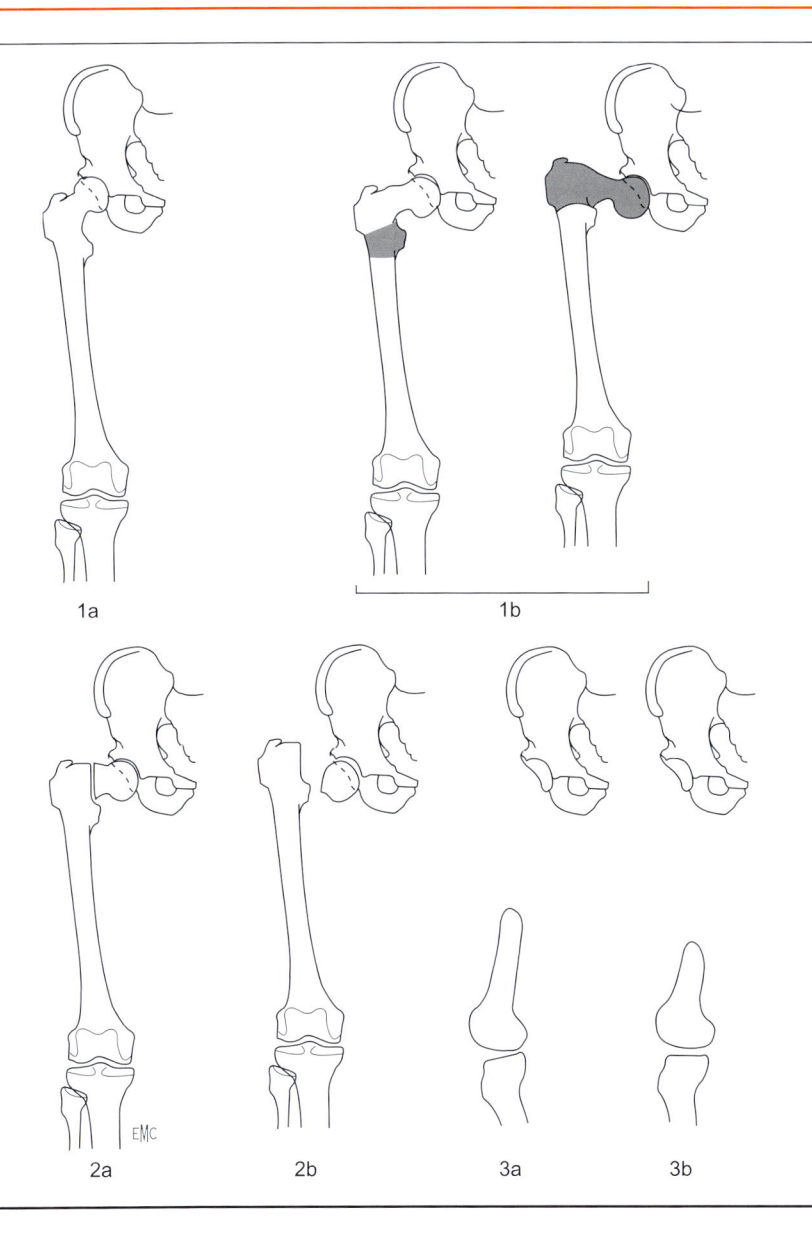

Abb. 3
Paley-Klassifikation der angeborenen Femurdefekte.
1: Intaktes Femur, Hüft- und Kniegelenk beweglich.
1a: normale Ossifikation;
1b: verzögerte Ossifikation.
2: Mobile Pseudarthrose.
2a: Femurkopf und Knie beweglich;
2b: Femurkopf steif oder fehlend.
3: Diaphysärer Femurdefekt.
3a: Knie teilweise beweglich > 45°;
3b: Knie eingesteift < 45°.

der Veränderungen, dem verbleibenden Wachstum und dem Vorliegen assoziierter Anomalien (8).
Gillespie und Torode (Gillspie R, Torode IP. Classification and management of congenital abnormalities of the femur. J Bone Joint Surg Am 1983; 65-B: 557–568) unterteilten das Spektrum der Defizite und Deformitäten des Femurs in zwei Gruppen.
- Angeborener kurzer Femur: Das Femur besitzt über 50% der Länge im Seitenvergleich.
- Fokales Defizitsyndrom des proximalen Femur: Das Femur besitzt weniger als 50% der Länge im Seitenvergleich.

Angeborener kurzer Femur (CSF)

Bei einem angeborenen kurzen Femur ist der Femur lang genug (>50 % vorhanden) im Seitenvergleich. Der Fuß steht auf Höhe der mittleren Tibia oder darunter. Die Funktion und Beweglichkeit des Kniegelenks kann gut oder schlecht sein.

Die operative Behandlung hängt davon ab, welcher Beinlängenunterschied am Ende des Wachstums zu erwarten ist. Wenn ein Femur zum Zeitpunkt der Geburt 45% zu kurz ist, wird er bei Beendigung des Wachstums 45% zu kurz sein. In leichteren Fällen, bei denen der Beinlängenunterschied das Hauptproblem ist, können bei voraussichtlichen Unterschieden bis zu etwa 6 cm am Wachstumsende die Standardtechniken zur Verlängerung und Rekonstruktion eines Beins verwendet werden (9, 10). Eine Verlängerung der kurzen Seite bei gleichzeitiger Epiphysiodese der langen Seite kann sehr effektiv sein. Durch eine Epiphysiodese der kontralateralen Seite lassen sich etwa 5 cm Länge gewinnen, um den Preis eines gewissen Verlusts an Körpergröße.
Eine Extremitätenverlängerung erfordert, dass der Patient und die Familie absolut bereit sind, bei einem zeitaufwändigen Projekt mit zu arbeiten. Der Erfolg einer Extremitätenverlängerung hängt zu großen Teilen von den Anstrengungen des Patienten bei der Physiotherapie und der Pflege des Fixateur externe ab.

Ilizarov-Technik

Die Basisprinzipien sind: Distraktionsosteogenese, Kortikotomie und zirkuläre externe Fixation mit gekreuzten Transfixationsdrähten und Schanz-Schrauben (11, 12). Die verschiedenen Faktoren der Deformität müssen präoperativ beurteilt werden, um die Osteomieschnitte präzis planen zu können und den Fixateur so zu konstruieren, dass die Deformität korrigiert wird. Die Osteotomie sollte vorzugsweise in der Metaphyse oder im Metaphysen-Diaphysen-Übergang erfolgen, da dies die knöcherne Heilung begünstigt. Winkelfehlstellungen, Drehfehler und Verschiebungen (Fehlstellungen) können mit dem äußeren Fixateur schrittweise oder bei kleineren Deformierungen gleich zum Zeitpunkt der Operation korrigiert werden. Das Ausmaß der möglichen Femurverlängerung in jedem Lebensalter hängt von der initialen Femurlänge ab. Gesamt gesehen können bei Kleinkindern (zwischen 2 und 4 Jahren) 4–6 cm gefahrlos erreicht werden, bei über 6-jährigen kann eine Verlängerung von mehr als 6 cm möglich sein.

Femurverlängerung mit der Ilizarov-Technik

Der Standardapparat zur Femurverlängerung besteht aus einem proximalen Fixationsblock aus 1 oder 2 Bögen und einem distalen Fixationsblock aus 2 Bögen. Ein oder 2 parallele Bögen, die der Kontur des proximalen lateralen Femurs entsprechen, werden ausgewählt. Zur Korrektur einer Deformität ist der zuvor entsprechend der Deformität zusammengebaute Apparat mit 2 Scharnieren und einem Teleskopstab (einem Schiebestab) bestückt.

■ Höhe der Verlängerung

Distale Osteotomien haben den Vorteil, dass sie einen größeren Querschnitt für eine bessere Knochenbildung bieten und weniger Deformierungen durch die ischiokrurale Muskulatur und die Adduktoren unterliegen.
Proximale Osteotomien haben weniger Effekte auf die Kniebeweglichkeit, neigen aber eher zu einer schlechten Knochenheilung. Korrekturen von Rotation und Coxa vara erfolgen proximal, eine Valgusfehlstellung des Knies wird distal korrigiert. Auch die Verlängerung des Femurs erfolgt durch eine distale Osteotomie. Eine Außenrotationsdeformität sollte proximal korrigiert werden, da die gesamte Quadrizepsmuskulatur, die am Schaft des Femurs adhärent ist, dann mit nach innen rotiert und so eine Subluxation der Patella vermieden werden kann. Wenn am distalen Femur eine nicht progressive Valgusdeformität durch eine Hypoplasie des lateralen Femurkondylus besteht, muss jede suprakondyläre Osteotomie zur Korrektur des Valgus in den Varus abgewinkelt und nach lateral verschoben werden, um die Entstehung einer sekundären Translationsdeformität zu vermeiden. Diese Deformität sollte während der Verlängerung korrigiert werden.

Für eine distale Kortikotomie wird die Haut über dem lateralen Oberschenkel zwischen den beiden distalen Ringen an der Metaphyse inzidiert und eine perkutane Osteotomie in einer Technik durchgeführt, die der für die Tibia beschriebenen entspricht.
Nötigenfalls kann eine zusätzliche proximale Kortikotomie subtrochantär in derselben Art erfolgen.

Unilaterale Verlängerungstechnik

Der Patient wird in Rückenlage gebracht. Es werden Bohrer, Bohrbüchsen und Hülsen verwendet, um die konischen selbstschneidenden Kortikalis- und Spongiosaschrauben einzubringen. Zur Verbesserung der Stabilität werden bei Kindern 4 und bei Adoleszenten und Erwachsenen 6 Schrauben eingesetzt.
Eine Kortikalisschraube wird auf Höhe des Trochanter minor rechtwinklig zur mechanischen Femurachse eingesetzt. Die rigide Schablone wird moniert und die distalste Schraube eingesetzt wobei darauf geachtet wird, dass die Schablone parallel zum Femurschaft liegt. Am proximalen Ende der Schablone wird dann die zweite Schraube distal der ersten eingesetzt. Die nächste Schraube wird wieder im distalen Teil der Schablone in dem Loch eingesetzt, das von der am distalsten liegenden Schraube am weitesten entfernt ist.
Für die Verlängerung ist sowohl eine distale metaphysäre wie proximale subtrochantäre Osteotomie möglich. Verwendet wird dieselbe perkutane Technik wie bei einer lateralen Inzision. Die Osteotomie wird reponiert und der Verlängerungsapparat montiert.
Das monoaxiale Fixationssystem ist weniger umfänglich und lässt sich leichter der Anatomie des Femurs anpassen. Es hat jedoch den Nachteil, die Belastung an den Eintrittsstellen zu konzentrieren. Dies kann zu Osteolysen und folgenden Infektionen führen. Ursache hierfür ist wahrscheinlich der erhebliche Elastizitätsunterschied zwischen dem Knochen und den Stiften. Ein monoaxiales Fixationssystem ist in der Ebene der Stifte stabil, aber weniger stabil gegen Biegung und Torsion.

Epiphysiodese am distalen Femur

Dies ist ein zuverlässiges Vorgehen bei Unterschieden von 2,5–4 cm. Eine Epiphysiodese des distalen Femurs auf der ipsilateralen Seite kann verwendet werden, um die Höhe des Prothesenknies in den Fällen zu adjustieren, in denen eine Kniearthrodese erfolgt. Eine Epiphysiodese kann auf der kontralateralen Seite durchgeführt werden, wenn die operative Verlängerung annähernd zu einem Längenausgleich geführt hat. Wenn ein Femur 85% der Länge seiner normalen Gegenseite hat, bleibt diese Relation während des Wachstums erhalten. Nach Wachstumsabschluss hat dieses Femur immer noch 85% der normalen Länge.

Fokales Defizit-Syndrom des proximalen Femurs (PFFD)

Bei einem fokalen Defizit des proximalen Femurs ist der Femur im Seitenvergleich nicht lang genug (< 50%). Der Fuß steht zwischen Knie und Tibiamitte oder höher. Die Knie- und Fußfunktion und Mobilität kann gut oder schlecht sein. Ein PFFD umfasst ein kompliziertes Spektrum pathologischer Veränderungen. Nicht ein einzelner Therapieansatz ist richtig, die Behandlung muss individuell sein. Ihre Ziele bestehen darin, die schließliche Beinlängendifferenz voraus zu berechnen, die Funktion zu maximieren, auch wenn diese irgendwelche Prothesen erfordert, sich mit begleitenden Anomalien zu befassen und die Anzahl der Operationen und die Dauer der Aufenthalte im Krankenhaus zu minimieren. Bei jedem Kind beginnt man mit einer nicht operativen Behandlung. Diese besteht im gehfähigen Alter aus einer Verlängerungsprothese. Der Prothesensitz wird durch das proximale Volumen und die Kürze des Oberschenkels, die Instabilität der Hüfte und den Umstand kompliziert, dass der Fuß da steht, wo meist das Prothesenknie üblicherweise zwischen dem 3. und 4. Lebensjahr eingebaut werden sollte. Wenn das Knie kurz unterhalb der Hüfte liegt und eine operative Behandlung, die über eine Beinverlängerung hinaus geht, vorgesehen ist, kann eine Arthrodese des Kniegelenks mit oder ohne Amputation des Fußes (Boyd- oder Syme-Amputation) ein brauchbares Vorgehen für einen besseren Prothesensitz sein (Abb. 4).

■ Boyd- (3) oder Syme-Amputation

Sowohl die Syme- wie die Boyd-Amputation kann in jedem Lebensalter durchgeführt werden, idealerweise zwischen dem 12. und 18. Lebensmonat. Dies ermöglicht dem Kind mit der Prothese zu gehen anzufangen und die normalen Entwicklungsschritte zu durchlaufen. Wenn das Knie nahe an der Hüfte liegt und Eingriffe geplant sind, die über eine einfache Beinverlängerung hinaus gehen, ist die Versteifung des Kniegelenks mit oder ohne Entfernung des Fußes die am häufigsten durchgeführte Operation. Durch die Kniearthrodese wird das proximale Femur zu einem einzelnen Hebelarm des Skeletts. Mit oder ohne den Fuß sind die Funktionen wie bei einem oberhalb des Knies Amputierten.

■ Rotationsplastik nach Van Nes (17)

Jedes Kind mit einem unilateralen PFFD-Syndrom (2) kann als potenzieller Kandidat für diesen Eingriff angesehen werden. Hierbei wird das Knie versteift und der Fuß gleichzeitig um 180° gedreht, um als Knieersatz zu wirken und dem Kind dadurch die Funktionen eines unterhalb des Knies Amputierten zu ermöglichen. Die Länge des Fuß-Knie-Ersatzes wird anhand der Höhe des kontralateralen Knies bestimmt.

Abgesehen von einer vollständigen Wiederherstellung der Gliedmaße besitzt die ideale restliche untere Extremität bei einem Kind mit einer PFFD:
- Ein stabiles schmerzfreies, funktionelles Hüftgelenk,
- ein stabiles schmerzfreies, funktionelles, biologisches Kniegelenk,
- einen an seinem Ende belastbaren Stumpf ohne ein potenzielles Überwachstum des Knochens.

Iliofemorale Fusion

Dieses Vorgehen ist bei Störungen indiziert, bei denen ein kurzes Femur vorhanden ist, das in keiner Verbindung zum Hüftgelenk steht und das Azetabulum erheblich dysplastisch ist und ebenso in den Fällen,

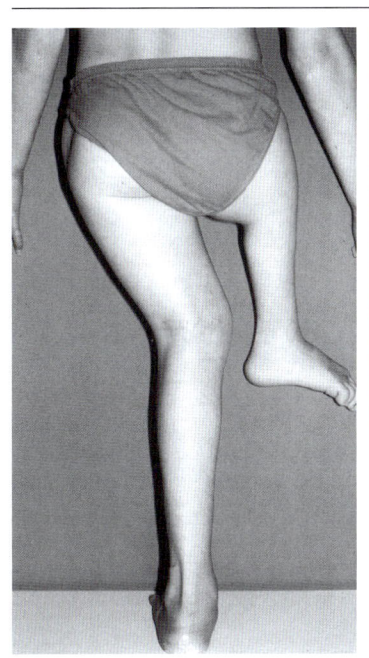

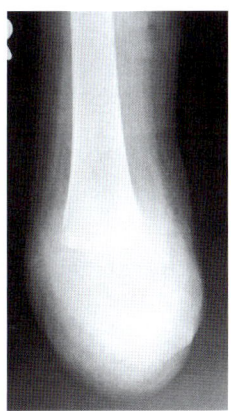

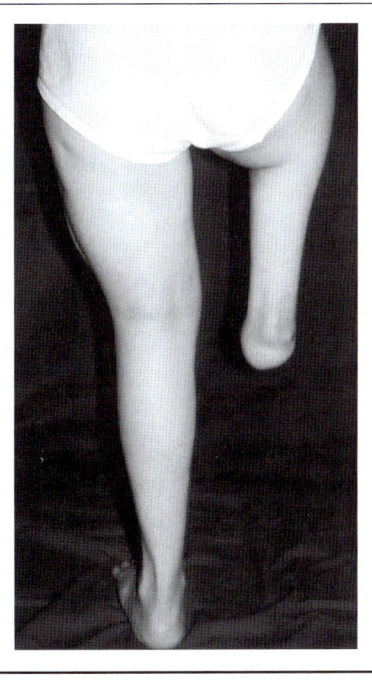

Abb. 4
Fallbeispiel: Mädchen mit fokalem, proximalem Femurdefizit (15) und angeborenem Fibuladefizit (1). Behandlung durch Syme-Amputation und Prothese.

bei denen Azetabulum und Oberschenkelkopf fehlen und der Oberschenkelschaft kurz ist. Durch die Fusion soll eine stabile Situation zwischen Oberschenkel und Becken geschaffen werden, die ein störendes Teleskopieren beendet und den Prothesensitz wesentlich vereinfacht und den Gang gerader werden lässt.

■ Technik

Über einen Smith-Peterson-Zugang, der sich über dem Beckenkamm bis zur Spina iliaca anterior inferior erstreckt und nach distal und lateral verlängert wird, wird die Beckenapophyse gespalten und die Ansätze des M. gluteus medius und M. tensor fasciae latae subperiostal von der lateralen Wand der Beckenschaufel abgelöst. Die anschließende Präparation erfolgt durch die vorhandenen und identifizierbaren Schichten bis auf das Azetabulum und das proximale Femur. Für eine vollständige Darstellung dieser beiden werden die Muskeln soweit wie nötig zur Seite gehalten und die neurovaskulären Strukturen geschützt. Manchmal kann der Bereich des dysplastischen Hüftgelenks identifiziert werden. Zu empfehlen sind jedoch intraoperative Röntgenaufnahmen. Der atrophe proximale Anteil des Femurs und das Azetabulum werden von Weichteilen gesäubert und bis auf blutenden Knochen dekortiziert. Dann wird das proximale Ende des Femurs auf Höhe des Azetabulums parallel zur Horizontalen und rechtwinklig zur Koronarebene an das Becken geschoben und dort mit Schrauben oder Stiften fixiert. Faszie und Muskeln werden in möglichst normaler Position aneinander gebracht. Nach Verschluss der Haut wird eine Hüftspica bis zur knöchernen Heilung angelegt.

Angeborenes Defizit der Fibula (CDF)

Ein Defizit der Fibula ist der häufigste Defekt eines langen Röhrenknochens. Die Inzidenz liegt bei 1,07 pro 10.000 Lebendgeburten. Das Problem ist immer durch eine Extremitätenverkürzung von unterschiedlichem Ausmaß, Hypoplasie oder Fehlen der Fibula und Defiziten oder Deformierungen des Fußes gekennzeichnet. Gleichzeitig kann ein CFD bestehen. Die klinischen Probleme sind der Beinlängenunterschied und die Instabilität von Fuß und Sprunggelenk. Achterman und Kalamchi (1) haben ein Klassifikationsschema vorgeschlagen (Abb. 5):
* Typ 1: Hypoplasie der Fibula
  – a) Die proximale Fibulaepiphyse liegt distal der proximalen Tibiaepiphyse und die distale Fibulaepiphyse proximal dem Taluskörper.
  – b) Defizit mit 30–50% fehlender Länge und keiner distalen Abstützung des Sprunggelenks.
* Typ 2: Vollständiges Fehlen der Fibula.

Wenn eine andere Klassifikation verwendet wird, sollte sie 2 Fragen beinhalten: 1) Ist der Fuß funktionell und 2) Wie ist der Gesamtbeinlängenunterschied? Die beiden Gruppen erfordern eine Rekonstruktion unter Verlängerung. Wenn der Fuß nicht funktionell ist, sollte seine Amputation erwogen werden.

Geeignete Patienten sind diejenigen, bei denen:
* Der Fuß 4 Strahlen oder mehr aufweist,
* die voraussichtliche Beinlängendifferenz 8 cm oder weniger beträgt,
* ein stabiles mobiles Sprunggelenk besteht,
* der Fuß plantigrad steht.

In den meisten Fällen geht dieser Defizit-Typ mit einer Equinovalgus-Defomität einher. Nach der Geburt beginnt die Behandlung mit einer Serie von Gipsen. Im Alter von 3–4 Monaten wird sowohl ein dorsales wie ein laterales Release erforderlich. Sowohl die Achillessehne wie die fibrokartilaginäre Anlage der fehlenden Fibula müssen mobilisiert werden. Zur guten Einstellung des Fußes werden Kirschner-Drähte erforderlich. Bei älteren Kindern kann die Valgusstellung des Sprunggelenks mit einer supramalleolären Pendel- oder Varusosteotomie korrigiert werden. Bei einer voraussichtlich mittelschweren Beinlängendifferenz sind die Behandlungsziele ein Längenausgleich mit oder ohne Epiphysiodese und eine Korrektur der Fußdeformität. Während des Wachstums soll ein Schuhausgleich getragen werden. Schwerere Fälle können erfolgreich mit einer Syme- oder Boyd-Amputation und einer gut sitzenden Prothese behandelt werden.

Angeborenes Defizit der Tibia (CDT)

Ein angeborenes Tibiadefizit ist durch ein totales Fehlen oder ein Defizit der Tibia und eine relativ intakte Fibula charakterisiert. Das Kniegelenk selbst ist erheblich verändert und die Extremität distal deutlich verkürzt. Der Fuß steht in ausgeprägter Equinovarus-Stellung. Die Inzidenz dieses Leidens wird auf 1 pro 1.000.000 Lebendgeburten geschätzt, es findet sich bei 30% der Patienten bilateral. Die am häufigsten verwendete Klassifikation stammt von Jones, Barnes und Lloyd-Roberts (13) (Abb. 6):
* Typ 1a: Vollständiges Fehlen der Tibia.

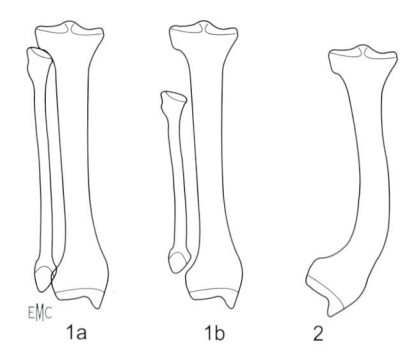

Abb. 5 Achterman- und Kalamchi-Klassifikation (1) angeborener Fibuladefizite.
1a: Die proximale Fibulaepiphyse liegt weiter distal und die distale Fibulaepiphyse weiter proximal als normal.
1b: Schwereres Fibuladefizit, distal keine Abstützung des Sprunggelenks.
2: Vollständes Fehlen der Fibula.

- Typ 1b: Es besteht eine proximale knorpelige Anlage der Tibia.
- Typ 2: Es findet sich eine proximale Tibia unterschiedlicher Größe.
- Typ 3: Es ist keine proximale Tibia, gelegentlich aber ihre distale Epiphyse, sichtbar.
- Typ 4: Die Tibia ist verkürzt. Es besteht eine proximale Migration der Fibula mit distaler Diastase zwischen Tibia und Fibula.

Patienten mit einer Deformität vom Typ 1 werden mit einer Exartikulation im Kniegelenk, am besten im Alter von etwa 12 Monaten, behandelt. Beim Typ 1b wird die Exartikulation des Kniegelenks verschoben, amputiert werden sollte der Fuß. Später kann es möglich werden, eine tibiofibulare Synostose zu schaffen. Dann kann ein funktionelles Kniegelenk erhalten werden. Patienten mit einer Deformität vom Typ 2 werden mit einer Amputation des Fußes und einer anschließenden tibiofibularen Synostose behandelt, üblicherweise bevor das Kind zwei Jahre als wird. Patienten mit einer Deformität vom Typ 3 kommen nach einer Syme- oder Chopart-Amputation wie unterhalb des Knies Amputierte gut zurecht. Patienten mit einem Defizit vom Typ 4 sind Kandidaten für einen Rekonstruktionsversuch des Sprunggelenks. Eine Beinverlängerung kann erwogen und erfolgreich durchgeführt werden. Wenn ein gut entwickeltes distales Femur besteht und Quadrizeps und Patella vorhanden sind, sind dies Fälle für eine erfolgreiche Operation nach Brown.

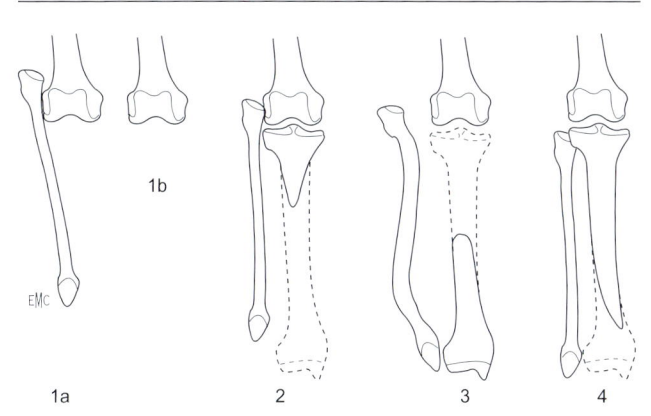

Abb. 6 *Jones-, Barnes- und Lloyd-Roberts-Klassifikation (13) angeborener Tibiadefizite.*
1a: Die Fibula ist nach proximal luxiert, die Tibia nicht vorhanden.
1b: Die Fibula ist nach proximal luxiert. Es kann eine Anlage der proximalen Tibia im Ultraschall oder im MRI sichtbar sein, aber nicht auf normalen Röntgenaufnahmen.
2: Die Fibula ist nach proximal luxiert, die proximale Tibia auf normalen Röntgenaufnahmen sichtbar.
3: Die Fibula ist nach proximal luxiert und die distale Tibia, aber nicht die proximale Tibia, auf Röntgenbildern nachweisbar.
4: Die Fibula ist nach proximal gewandert. Es besteht eine Diastase des distalen Tibiofibulargelenks.

■ Brown-Technik (4, 5)

Über eine Längsinzision an der lateralen Grenze des M. quadriceps femoris präpariert man in die Tiefe bis zu dem Gebiet, wo die Patellasehne in die ventrale Faszie des Unterschenkels übergeht. Führen Sie danach eine semizirkuläre Inzision durch, die lateral am Knie genau proximal des Fibulaköpfchens beginnt, nach distal bis auf die Höhe der distalen Femurepiphyse verläuft und dann nach proximal und medial ansteigt und so das gesamte distale Femur freigibt. Präparieren Sie die Hautlappen direkt bis auf die tiefe Faszie und inzidieren Sie die Lig. retinaculi laterale längs parallel zur Patella und dem Streckapparat. Präparieren Sie die Patellasehne vollständig frei, um sie lateral auf die proximale Fibula transplantieren zu können. Durchtrennen Sie die tiefen Band- und Bindegewebe zwischen dem proximalen Ende der Fibula und dem lateralen Femurkondylus ausreichend, um die proximale Fibula zur Verlagerung nach distal mobilisieren zu können. Exzidieren Sie alle Einstrahlungen in die proximale Fibula, auch die Bizepssehne. Durchtrennen Sie das runde proximale Fibulaköpfchen quer, um eine flachere Oberfläche zu schaffen. Entfernen Sie alle kräftigen Adhäsionen unterhalb des medialen Femurkondylus und schaffen Sie Platz für die verlagerte Fibula, die mit gekreuzten Kirschner-Drähten stabilisiert wird. Stellen Sie die Fibula unter der Längsachse des Femurs in der richtigen Axial-, Koronar- und Sagittalebene ein. Raffen Sie die Weichteile, um eine enge Kniegelenkskapsel zu schaffen und die Stellung der Patella zu sichern. Heften Sie das distale Ende der Patellasehne auf die proximale Fibula, um einen Streckapparat zu schaffen. Wenn die Fibula zu lang ist, erlaubt eine distale Segmentresektion eine zufriedenstellende Einstellung. Fixieren Sie diese mit einem Steinmann-Nagel. Bohren Sie einen Draht durch den Markkanal der Fibula von proximal nach distal und dann durch das Sprunggelenk. Nach Reposition der Fibula unter das Femur wird der Draht rückwärts zur Fixation über das neue Kniegelenk hinweg in das Femur gebohrt. Legen Sie einen Oberschenkel- oder Spica-Gips mit dem Kniegelenk in maximaler Extension und neutraler Varus-Valgus-Stellung an. Eine Syme-Amputation kann entweder simultan oder als sekundärer rekonstruktiver Eingriff erfolgen. Die gekreuzten Kirschner-Drähte werden 6 Wochen nach dem Eingriff entfernt und die Kirschner-Drähte im Markkanal nach 4–6 Wochen zurückgezogen, um die Kniebeweglichkeit freizugeben. Nach Verheilung der Fibulaosteotomie können die Kniedrähte vollständig entfernt werden, üblicherweise nach etwa 12 Wochen.

Wenn eine proximale Tibiakomponente vorhanden ist, ist der beste Therapieablauf, den Transfer zu verschieben, bis das Tibiasegment ossifiziert ist. Danach ist eine tibiofibulare Synostose indiziert.

Tibiofibulare Synostose

■ Technik

Legen Sie eine Inzision an, die an der proximalen Fibula beginnt und sich nach distal und ventral bis zum Übergang proximales/mittleres Drittel der Tibia erstreckt. Schützen Sie den N. peroneus. Lösen Sie genügend Muskulatur des ventralen Kompartiments von der proximalen Medialseite der Tibia ab, um die knorpelige oder knöcherne proximale Tibia freizulegen. Lassen Sie die Verbindung mit der Fibula intakt, lösen Sie aber die Fibula subperiostal aus. Legen Sie auf Höhe des distalen Endes der proximalen Tibia in der Fibula eine Osteotomie an. Bohren Sie dann einen Steinmann-Nagel entsprechender Größe durch den distalen Markkanal und durch die Fußsohle. Reponieren Sie die Fibula gegen die proximale Tibia und Bohren Sie den Steinmann-Nagel retrograd bis in den Rest der proximalen Tibia. Wenn nötig kann der Nagel aus Stabilitätsgründen bis in den distalen Femur gebracht werden. Biegen Sie den Steinmann-Nagel distal außerhalb der Haut um 90°, um ihn später entfernen zu können. Stellen Sie das Bein in einem Oberschenkelgips ruhig.

Verlängerung der Tibia mit der Ilizarov-Technik (Abb. 7)

Der Standardapparat zur Verlängerung der Tibia besteht aus 3 oder 4 Ilizarov-Ringen, die je nach Größe des Patienten ausgewählt werden. Nehmen sie bei Adoleszenten zur besseren Stabilität 4 Ringe. Der proximale Ring kann ein ⅝ Ring sein, um postoperativ mehr Kniebeugung freizugeben. Zwei Gewindestäbe verbinden diese Ringe (proximaler und mittlerer Ring) und den distalen Fixationsblock.

Höhe der Verlängerung: Die Verlängerung der Tibia erfolgt durch eine Osteotomie der proximalen Tibia unter der Tuberositas und eine Osteotomie im mittleren Bereich der Fibula. Distale Osteotomien haben den Vorteil, die Rotation und Valgus- und Varusfehlstellungen der distalen Tibia und des Sprunggelenks zu korrigieren. Inzidieren Sie die Haut für die Kortikotomie unterhalb der Tuberositas und machen Sie eine Längsinzision im Periost der Tibia. Bohren Sie perkutan in verschiedener Richtung Bohrlöcher in die sichtbaren Anteile der Tibia. Verwenden Sie einen dünnen Meißel, um die Bohrlöcher miteinander zu verbinden und brechen Sie die dorsale Kortikalis zur Vervollständigung der Kortikotomie. Die Verlängerung beginnt nach vier bis sechs Tagen und entspricht derjenigen für eine Verlängerung des Femurs. Wenn die Verlängerung beendet ist, wird der Verlängerungsapparat bis zur knöchernen Heilung belassen. Die typische Heilungszeit beträgt etwa 1 Monat pro Verlängerungszentimeter bei einer Kortikotomie auf einer einzelnen Höhe.

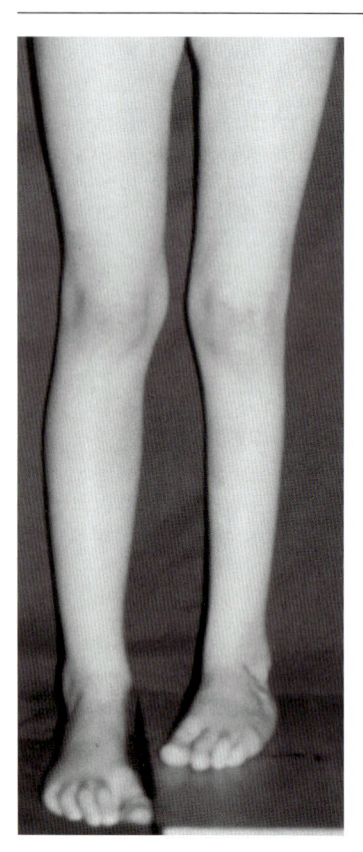

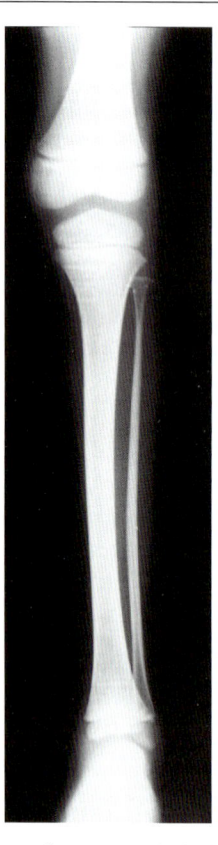

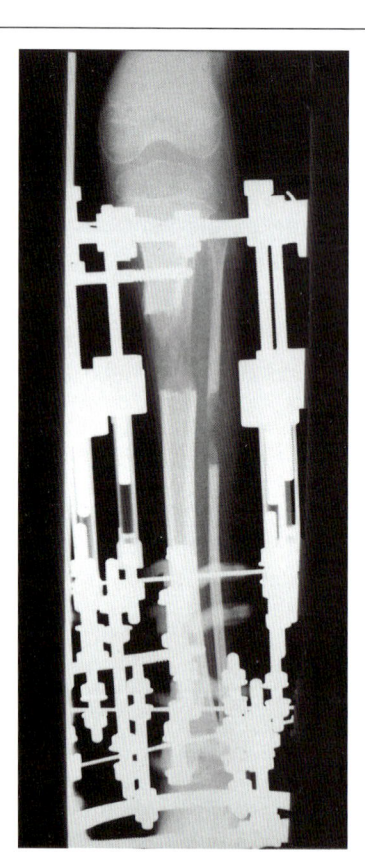

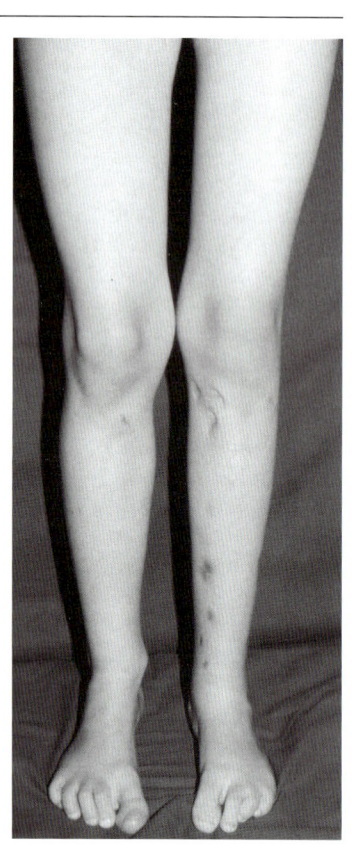

Abb. 7 Fallbeispiel: Mädchen mit angeborenem Fibuladefizit (Achterman und Kalamchi (1)) 1A) Behandlung durch Verlängerung, Derotation und Antekurvation mit der Ilizarov-Technik.

Literatur

[1] Achterman C, Kalamchi A. Congenital deficiency of the fibula. *J Bone Joint Surg Br* 1979 ; 61 : 133–137

[2] Aitken GT. Proximal femoral focal deficiency: Definition, classification and management. In : Aitken GT ed. Proximal femoral focal deficiency: a congenital anomaly. Washington : National Academy of Sciences, 1969 : 1–22

[3] Boyd HB. Amputation of the foot, with calcaneotibial arthrodesis. *J Bone joint Surg* 1939 ; 21 : 997

[4] Brown FW. Construction of a knee joint in congenital total absence of the tibia (paraxial hemimelia tibia): a preliminary report. *J bone Joint Surg Am* 1965 ; 47 : 695

[5] Brown FW, Pohnert WH. Construction of a knee joint in meromelia tibia (congenital absence of the tibia): a fifteen-year follow-up study. *J Bone joint Surg Am* 1972 ; 54 : 1333

[6] Debastiani G, Aldegheri R, Renzi-Brivio L, Trivella G. Limb lengthening by callus distraction (callotasis). *Clin Orthop* 1987 ; 241 : 95

[7] Frantz CH, O'Rahilly R. Congenital skeletal limb deficiencies. *J Bone Joint Surg Am* 1961 ; 43 : 1202–1224

[8] Ganger R, Grill F, Lehner A, Kotb H. Congenital femoral deficiency. Indikation, Therapie und Komplikationsmanagment. *Orthopäde* 1999 ; 28 : 1045–1057

[9] Grill F, Dungl P. Lengthening for congenital short femur: Results of different methods. *J Bone Joint Surg Br* 1991 ; 73 : 439–447

[10] Grill F, Dungl P, Steinwender G, Hosny G. Congenital short femur. *J Pediatr Orthop B* 1993 ; 2 : 35–41

[11] Ilizarov GA. The tension-stress effect on the genesis and growth of tissues. I. The influence of stability of fixation and soft tissue preservation. *Clin Orthop* 1989 ; 238 : 249

[12] Ilizarov GA. The tension-stress effect on the genesis and growth of tissues. II. The influence of rate and frequency of distraction. *Clin Orthop* 1989 ; 239 : 263

[13] Jones D, Barnes J, Lloyd-Roberts GC. Congenital aplasia and dysplasia of the tibia with intact fibula: Classification and management. *J Bone Joint Surg Br* 1978 ; 60 : 31–39

[14] Paley D. Lengthening reconstruction surgery for congenital femoral deficiency. In : Herring JA, Birch JG eds. The child with a limb deficiency. Rosemont : American Academy of Orthopaedic Surgeons, 1997 : 113–132

[15] Pappas AM. Congenital abnormalities of the femur and related lower extremity malformations: Classification and treatment. *J Pediatr Orthop* 1983 ; 3 : 45–60

[16] Swanson AB. A classification for congenital limb malformation. *J Hand Surg* 1976 ; 1 : 8

[17] Van Nes CP. Rotation-plasty for congenital defects of the femur: Making use of the ankle of the shortened limb to control the knee joint of a prosthesis. *J Bone Joint Surg Br* 1950 ; 32 : 12–16

Arthrogrypose der unteren Extremität 13

S. Cepero Campà
H. Carlioz

Abstract
Ziel der Behandlung einer arthrogryphotischen Deformität ist die Verbesserung der Funktion. Unter diesem Gesichtspunkt werden alle Behandlungsmöglichkeiten besprochen.
Ein Klumpfuß wird durch ein operatives Release so korrigiert, dass das aufrechte Stehen und Gehen möglich wird. Beugekontrakturen des Kniegelenks, durch die ein Gehen nicht möglich ist, werden durch ein Release der dorsalen Weichteile oder durch eine Femurosteotomie angegangen. Kniekontrakturen in Streckung, die ein Problem beim Sitzen darstellen, werden durch ein Quadrizepsrelease oder mit einer Verlängerung der Quadrizepssehne behandelt, wenn keine Hoffnung besteht, dass der Patient stehen kann. Die Entscheidung zur Reposition einer Hüftluxation ist ein schwieriges Problem. Wenn die Luxation bilateral ist, ist es in der Mehrzahl der Fälle die beste Entscheidung, sie nicht zu reponieren. Hüftkontrakturen werden durch ein Weichteilrelease oder eine hohe Femurosteotomie gebessert.

Schlüsselworte
Arthrogrypose, Klumpfuß, vertikaler Talus, Kniekontraktur, Hüftkontraktur

Einleitung

Die erste vollständige klinische Beschreibung eines Kindes, das an einer Arthrogryposis multiplex congenita litt, erfolgte durch Otto 1841 (9). Entsprechend einer anerkannten Definition ist die Arthrogrypose eine nicht-progressive, angeborene Störung, die durch multiple rigide Deformitäten, die die Gelenke betreffen, charakterisiert ist (17). Nach der multiplen oder globalen Form sind die unteren Extremitäten die am meisten betroffenen Gliedmaßen. Es besteht eine deutliche Muskelatrophie. Die Extremitäten erscheinen zylindrisch ohne Hautfalten. Klinische Studien zeigten, dass Fußdeformitäten die häufigsten Veränderungen bei einer Arthrogrypose sind. Hierbei findet sich am häufigsten ein Pes equinovarus, seltener ein konvexer Pes valgus oder ein vertikaler Talus (2, 3, 5, 8, 10, 13).
Die befallenen Knie sind steif, mit einer Kontraktur in Beugung, seltener in Streckung oder Überstreckung.
Wenn die Hüften betroffen und luxiert sind, besteht eine Kontraktur in Adduktion und Flexion oder Extension. Wenn der Femurkopf gut konzentrisch liegt, steht die Hüfte in einer gewissen Beugekontraktur mit Abduktion und Außenrotation.
Die Behandlung von Deformitäten der unteren Extremität darf nicht beginnen, bevor die Situation an der oberen Extremität und der Wirbelsäule geklärt ist und ohne Vorhersage, welche Funktion, vor allem Gehfähigkeit, voraussichtlich erreicht werden kann. Davon hängen viele Entscheidungen ab und werden nicht immer dieselben sein. Sie hängen davon ab, ob die oberen Extremitäten erheblich betroffen oder normal sind oder ob man hoffen kann, dass das Kind mit oder ohne einer Orthese gehfähig wird oder einen Rollstuhl benötigt.

Operationen sind nur ein Teil der Behandlung. Davor und danach erfolgt eine Rehabilitation. Orthesen, lange und kurze Schienen, sind in vielen Fällen erforderlich, entweder um das Ergebnis der operativen Korrektur zu sichern oder das Kind aufrecht und gehfähig zu halten.
Wenn die Arthrogrypose die unteren Extremitäten betrifft, sind die grundlegenden Funktionen der Gehfähigkeit verändert. Diese Funktionen hängen von der Stabilität der großen Gelenke und ihrer Mobilität ab. Dies wird durch das Zusammenspiel der agonistischen und antagonistischen Muskeln gesteuert. Die Behandlung von Kindern mit einer Arthrogrypose der unteren Extremität sollte am besten möglichst rasch zu einer effektiven Gehfähigkeit führen. Wir sehen unser Ziel darin, ihre Art zu gehen der normaler Kinder anzugleichen. Um dies zu erreichen, benötigen wir stabile und symmetrische Hüften (nicht unbedingt reponiert, obwohl hierüber keine Übereinstimmung besteht). Die Hüften sollten vollständig gestreckt werden können, nicht nur um das Kind gehfähig zu machen, sondern auch um ihm eine ausreichende Beugung für ein bequemes Sitzen zu erlauben.
Auch die Knie müssen vollständig gestreckt werden können, wobei orthopädische Schienen erforderlich sein können. Schließlich müssen auch die Füße plantigrad stehen.
Das freie Gehen wird jedoch auch mit Orthesen und Krücken nicht immer möglich. Dies muss bei der ersten Untersuchung, vor allem vor einer Therapieentscheidung, angesprochen werden. Wenn die oberen Extremitäten normal oder nur wenig betroffen sind und das Kind in der Lage sein wird, Krücken zu gebrauchen, wird das Gehen, selbst nur durch Schwingen, möglich, sodass nun ein Behandlungsplan für die

Deformierungen der unteren Extremität aufgestellt werden kann. Wenn jedoch die oberen Extremitäten so schwer verändert sind, dass sie beim Gehen keine Hilfe bieten können, muss dies bei der Behandlung der Deformierungen der unteren Extremität berücksichtigt werden, da das tägliche Leben eines solchen Kindes und später des Erwachsenen nur im Sitzen oder Liegen stattfinden kann.

Unabdingbar ist eine vollständige orthopädische Untersuchung von Bewegungsumfängen, Muskelkraft und Beurteilung der Funktion in Zusammenarbeit mit Physiotherapeuten und Beschäftigungstherapeuten.

Fußdeformitäten

Talipes equinovarus

Der Talipes equinovarus einer Arthrogrypose unterscheidet sich von dem kongenitalen Typ durch seine erhebliche Rigidität und der prominenten Deformierung: Die Ferse ist wegen des Hochstands des Tuberculum majus des Kalkaneus nur wenig prominent. Es besteht ein deutlicher Varus, die Sohle steht nach innen und oben gedreht. Die metatarsale Adduktion verursacht eine große mediale Falte. Die Anatomie zeigt eine signifikante Reduzierung des Gelenkspalts, eine Verschmälerung des Gelenkknorpels und eine Erweiterung der Gelenkkapsel. Es ist essenziell, diese Anomalien vor Beginn der Behandlung zu berücksichtigen.

■ *Behandlung*

Das wesentliche Behandlungsziel ist ein plantigrader Fuß, auch wenn dieser weiterhin rigide ist. Manipulationen und nachfolgende Gipse können nur vor einer chirurgischen Behandlung sinnvoll sein, da sie allein das Problem niemals lösen können. Je nach der Schwere und Rigidität der Deformierung gibt es mehrere Grade eines Talipes equinovarus. Entsprechend dem Grad der Deformität und Rigidität wählen wir zwischen Weichteil- und Knochenoperationen. Letztere kommen jedoch in den meisten Fällen zum Einsatz. Wegen der Probleme, die gelöst werden müssen, bevor das Kind zu laufen beginnt, muss der Fuß operiert werden, bevor das Kind 1 Jahr alt wird. Der Eingriff erfolgt in Narkose. Eine präventive Hämostase wird durch eine Blutsperre erreicht, deren Druck nicht über 250 mmHg liegen darf. Eine Esmarch-Bandage wird nicht verwendet, um während des Eingriffs die Gefäße besser lokalisieren zu können.

■ *Operationstechniken*

Dorsomedialer Release

Bei einer Arthrogrypose ist es besser, die Inzision auf der Medialseite über und hinter dem Innenknöchel anzulegen, die dann an der medialen Fußkante bis zur Basis des ersten Mittelfußknochens verläuft (Abb. 1). Der Release muss vollständig sein:

- Dorsal: Verlängerung oder Tenotomie der Achillessehne (Abb. 2). Dorsale tibiotalare und talokalkaneare Kapsulotomie und Release der peronealen Sehnenscheide.
- Medial: Verlängerung oder Tenotomie von M. tibialis posterior, M. flexor digitorum longus und M. flexor hallucis longus; Durchtrennung des oberflächlichen Delta-Bands einschl. des Lig. glenoidale und dem Henry-Knoten (Abb. 3, 4). Bei einer relativ geringen Rigidität können die Sehnen verlängert werden (Abb. 4). Bei einer ausgeprägten Rigidität ist es jedoch besser zu tenotomieren. Dies verursacht weniger Narbengewebe und weniger Rezidive.

Grant et al. (6) beschrieben eine talokalkaneare Brücke, die eine vollständige Reposition verhindert. Wenn sich diese findet, muss sie entfernt werden. Um den Fuß plantigrad einstellen zu können, werden oft subtalare und Mittelfußarthrolysen und eine Resektion der Ossa cuneiforme von den ventrolateralen Anteilen des Kalkaneus erforderlich.

Der Fuß muss manipuliert werden, bis eine leichte Hyperkorrektur erreicht ist. Dabei ist die Dehnung der Gefäße zu beachten. Die Korrektur wird mit Kirschner-Drähten fixiert. Der erste verläuft vom Tuberculum majus des Kalkaneus bis in den Talus, um die richtige Stellung zwischen diesen beiden Knochen zu sichern. Der zweite verläuft durch den ersten Mittelfußknochen, um den Vorfuß zu korrigieren. Er hält die mediale Säule des Fußes gerade und richtet das Os scaphoideum gegen den Taluskopf korrekt aus. Manchmal wird ein dritter Draht durch den fünften Mittelfußknochen eingesetzt, um das Os cuboideum gegen den Kalkaneus in Stellung zu bringen.

Talektomie (7, 14)

Die Talektomie erfolgt durch eine ventrolaterale Inzision, die etwa 2 cm über und hinter seiner Spitze

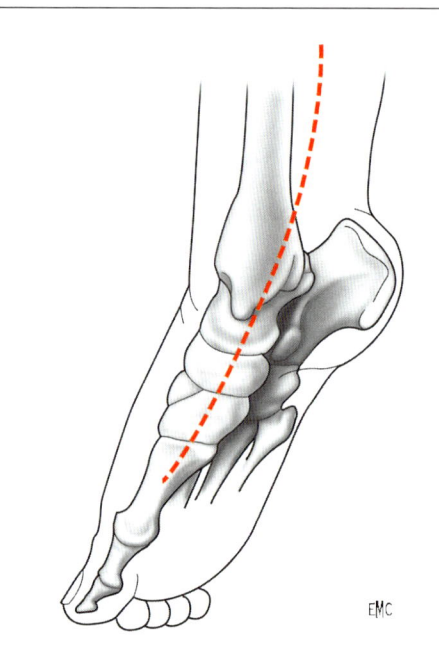

Abb. 1 Dorsomedialer Release: Inzision.

Arthrogrypose der unteren Extremität

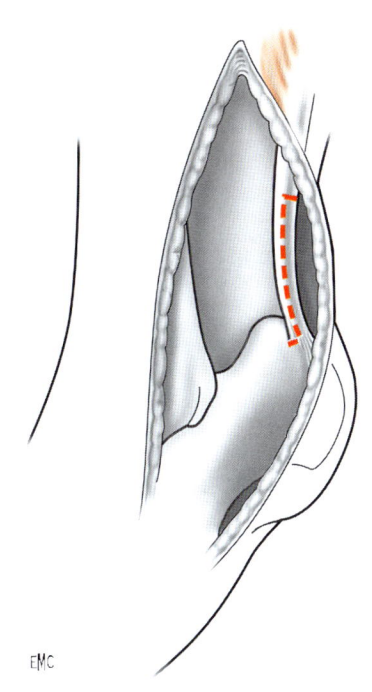

Abb. 2 Dorsomedialer Release: Verlängerung des Weichteilzügels.

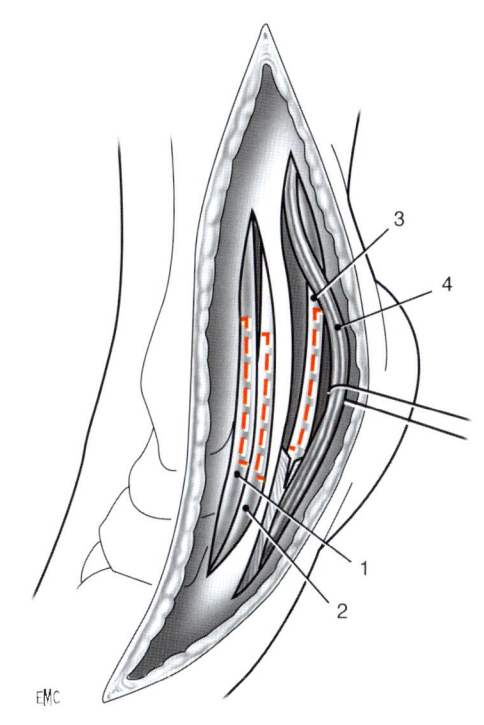

Abb. 3 Dorsomedialer Release: Sehnenverlängerung.
1. M. tibialis posterior; 2. M. flexor digitorum longus;
3. M. flexor hallucis longus; 4. Dorsaler tibialer neurovaskulärer Strang.

um den Außenknöchel bis zum Fußrücken verläuft (Abb. 5). Das Skalpell wird am Hinterrand des Knöchels eingesetzt und entlang dessen Oberfläche nach medial geführt und hierbei die äußeren Bänder und die Gelenkkapsel durchtrennt, bis die ventrale Fläche des Knöchels erreicht ist und der Talushals dargestellt werden kann. Der Gelenkspalt lässt sich wegen seiner Enge und der Erweiterung der Kapsel schwer erkennen (die Basis des Skaphoids gegen den Talus kann leicht unbeabsichtigt entfernt werden). Der Fuß wird dann nach einwärts gedreht und so der Talus vom Knöchel gelöst. Er wird dann bis zu seinem Gelenk mit dem Skaphoid dargestellt und aus diesem Gelenk mobilisiert. Der Fuß wird nach innen gedrückt, um das tiefe Lig. deltoideum darzustellen, das durchtrennt werden muss. Der Talus liegt dann außerhalb der Gelenkgabel. Er wird nun mit einer Zange gefasst und nach dorsal gehalten, um ihn von vorn nach hinten komplett auszulösen (Abb. 6).

Nach Entfernung des Talus muss der Kalkaneus in der Gelenkgabel in richtiger Stellung zur Tibia zentriert werden. Er wird dann mit einem Kirschner-Draht fixiert. Wenn der dorsale Release nicht korrekt durchgeführt wurde, kann es zu einer ventralen Subluxation des Fußes kommen. Deswegen kann eine Tenotomie oder eine partielle Resektion der Achillessehne und eine vollständige Exstirpation der dorsalen Kapsel notwendig werden. Wenn der Fuß nach hinten geschoben wird, um eine prominente Ferse zu schaffen, kann das Skaphoid gegen den Innenknöchel stoßen und die Verschiebung verhindern. Dann wird die Resektion des Skaphoids erforderlich.

Der Fuß sollte in Außenrotation gebracht werden, da sich hierdurch der Tuber calcanei vom Außenknöchel weg bewegt. Da eine günstige Fußstellung erreicht werden soll, wird es manchmal notwendig, die äußere Säule zu kürzen und das Kuboid vollständig oder teil-

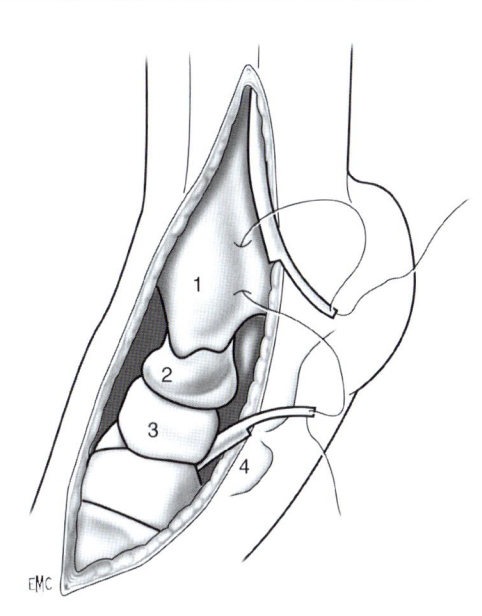

Abb. 4 Dorsomedialer Release: Nach Verlängerung wird die Tibialis-posterior-Sehne in ihre Scheide zurückverlagert.
1. Tibia; 2. Talusköpfchen; 3. Naviculare; 4. Tibialis-posterior-Sehne.

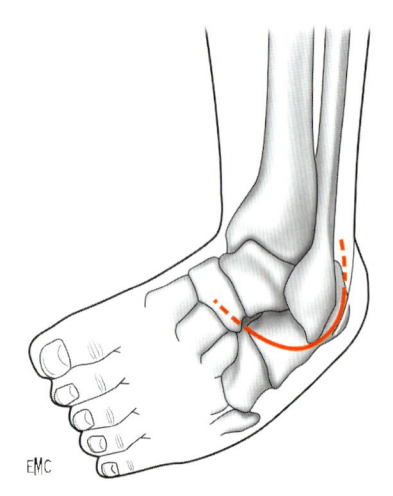

Abb. 5 *Talektomie, Inzision.*

weise zu entfernen. Die vollständige Enukleation des Talus ist wichtig. Dies erfordert eine sehr sorgfältige Technik, da zurückgebliebene kleine Knorpelfragmente zu Verknöcherungen führen können, die das Wiederauftreten der Deformierung begünstigen.

Verebelyi-Ogston-Technik (15)

Diese Technik besteht darin, den Talus und das Kuboid auszuhöhlen, ihre Kortizes aber zu erhalten. Durch eine ventrolaterale schräge Inzision vor dem Außenknöchel bis zum Höcker an der Basis des 5. Mittelfußknochens werden Kuboid und Talus dargestellt. Dann werden ein quadratisches Fenster im Kuboid und ein rechteckiges Fenster auf der Außenfläche des Talus angelegt (Abb. 7). Die Knochen werden mit einer Kürette vollständig ausgehöhlt. Dabei muss man sicher sein, die dorsalen Anteile des Talus erreicht zu haben. Durch Manipulationen und den Kollaps von Kuboid und Talus lässt sich

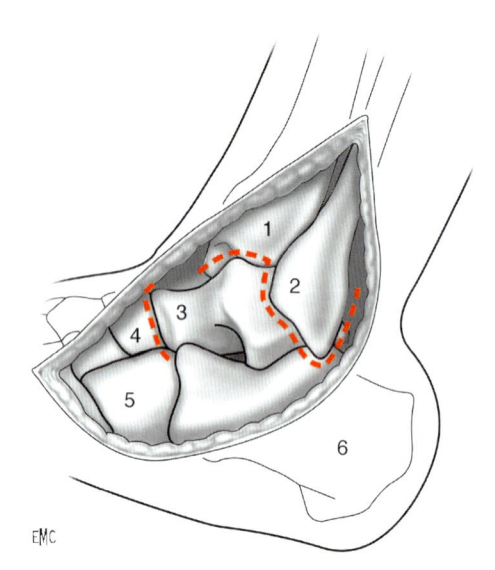

Abb. 6 *Talektomie. 1. Tibia; 2. Fibula; 3. Talus; 4. Os naviculare; 5. Os cuboideum; 6. Kalkaneus.*

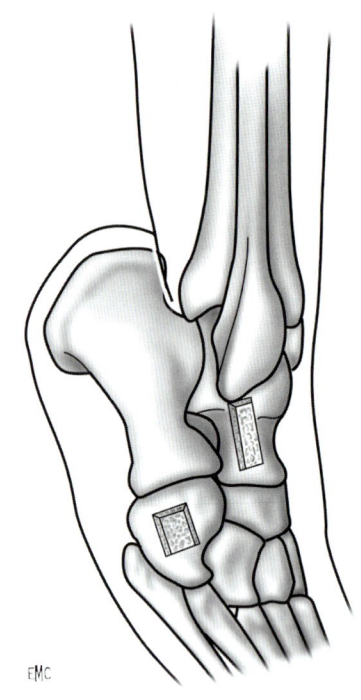

Abb. 7 *Verebelyi-Ogston-Technik.*

eine gute Fußstellung erreichen. Sie kann durch eine Tenotomie der Achillessehne vervollständigt werden.

Triple-Arthrodese

Der erste Schritt bei der Korrektur der Deformität ist ein Gelenkrelease und die oben beschriebenen Tenotomien. Wenn die Deformierungen jedoch zu ausgeprägt sind, reicht dies nicht aus, sodass die Korrektur durch Knochenresektionen in den Subtalar- und Mittelfußgelenken erreicht werden muss. Die Osteotomien werden mit Klammern fixiert. Diese Technik ist nur für Kinder von 12 Jahren und älter zu empfehlen.

Osteotomien

Dies sind Eingriffe, um restliche Deformierungen in den Fußwurzelgelenken, wie einen Metatarsus varus oder Calcaneus varus zu korrigieren (letzterer kann selbst nach einer Talektomie bestehen).

■ Postoperative Behandlung und Ergebnisse

Postoperativ wird immer ein Kompressionsverband und zusätzlich ein Gips angelegt, der ventral sofort längs gespalten wird. Während den ersten postoperativen Tagen sollte der Fuß hoch gelagert sein. Die Durchblutung muss ständig kontrolliert werden, da die Stellungsveränderungen des Fußes erheblich sind. Die Gefäße können daher überdehnt sein. Dies kann eine Ischämie verursachen. Nach einer Woche sollte der Gips geschlossen und 4–6 Wochen später gewechselt werden. Gleichzeitig sind die Kirschner-Drähte zu entfernen. Bei einer Triple-Arthrodese wird der Gips üblicherweise nach 4 Wochen gewechselt und dann die Teilbelastung erlaubt. Insgesamt wird der Gips immer für 12 Wochen belassen.

Triple-Arthrodesen und Osteotomien sind üblicherweise definitive Eingriffe. In allen anderen Fällen werden Kunststoffschienen angelegt, um ein Rezidiv zu vermeiden. Diese werden im Prinzip während des gesamten Wachstums getragen.
Bei einem dorsomedialen Release entstehen die größten Komplikationen. Es kann zu Gefäßproblemen kommen (die den Operateur veranlassen, die Fußkorrektur zu verringern), aber auch zu Hautnekrosen durch Nähte unter Spannung. Dies findet sich aber normalerweise nicht nach Talektomien, da die Knochensäule verkürzt ist und die Haut entspannt wird.
Die Ergebnisse nach einem dorsomedialen Release sind durchschnittlich, da die Deformität zu Rezidiven neigt (2, 3, 8, 13) und sich nur in wenigen Fällen ein definitives Ergebnis erreichen lässt. Manchmal ist es jedoch möglich, den Fuß mit einigen erneuten Manipulationen in einer akzeptablen Stellung zu halten, bis das Kind für eine Triple-Arthrodese alt genug ist. Talektomien ergeben die besseren Ergebnisse und weniger Komplikationen (2, 3, 7, 8, 13, 14). Auch sie sind aber nicht rezidivfrei. In mäßig schweren Fällen gibt die Aushöhlung von Talus und Kuboid gute Ergebnisse. Sie kann bei einem Rezidiv der Deformation wiederholt werden (15). Eine Triple-Arthrodese ist der definitivste Eingriff und sollte zumindest theoretisch keine Rezidive ermöglichen, da der Fuß zu dem Zeitpunkt, an dem die Triple-Arthrodese durchgeführt wird, sein Wachstum beendet hat.
Kurz gesagt: Der dorsomediale Release ist die geeignetste Operationstechnik für leichtere Fälle vor dem 1. Lebensjahr. Eine Talektomie erfolgt bei einem Rezidiv nach dem 1. Lebensjahr oder bei sehr schweren Fällen. Die Verebelyi-Ogston-Technik kann in manchen Fällen zusätzlich zu einem dorsomedialen Release und bei Rezidiven ohne erhebliche Deformität angewandt werden. Die Triple-Arthrodese wird für alle Kinder über 12 Jahre empfohlen.
Gesamt gesehen ist eine operative Korrektur vor allem wegen der späteren Funktion und erst danach wegen einem guten Schuhsitz und der Erscheinungsform des Fußes angezeigt. In anderen Worten: Es ist unbedingt erforderlich, den Fuß bei einem Kind, das laufen will, plantigrad einzustellen. Ein ausgeprägter Klumpfuß kann aber, auch wenn das Kind nicht gehfähig ist, korrigiert werden, wenn die Eltern oder das Kind dies wünschen.

Konvexer Pes valgus, vertikaler Talus

Ein konvexer Pes valgus durch einen vertikalen Talus ist die zweithäufigste Fußfehlstellung bei einer Arthrogrypose. An dem Fuß besteht die Kombination einer irreponiblen Luxation des Os naviculare auf dem Talushals, einer Subluxation zwischen Kalkaneus und Os cuboideum, einem Equinus des Rückfußes, einer erheblichen Kontraktur der Extensoren und Peronealsehnen und einer Elongation der Weichteile an der Sohle (11).

■ *Behandlung*

Diese Deformität stört die Gehfähigkeit weniger. Wenn aber keine früheren operativen Eingriffe durchgeführt wurden, ist eine Korrektur durch einen Knocheneingriff nach Beendigung des Wachstums sehr schwierig und unvollständig. Die Behandlung sollte so früh als möglich, vor Ende des 1. Lebensjahrs, in Angriff genommen werden. Ein ausreichender Weichteilrelease und eine vollständige Reposition des Talo-Kalkaneo-Navikulargelenks schaffen einen plantigraden und balancierten Fuß.

■ *Operationstechnik*

Die Reposition der beiden Fußgewölbe muss in einem Eingriff durch einen doppelten Zugang erfolgen. Über eine Längsinzision von der Vorderseite des Außenknöchels bis zur Basis des 5. Mittelfußknochens (Abb. 8A) werden die Adhärenzen im Tarsalkanal gelöst und die Sehnen der Peronealmuskulatur und des M. extensor digitorum communis verlängert (Abb. 8B).

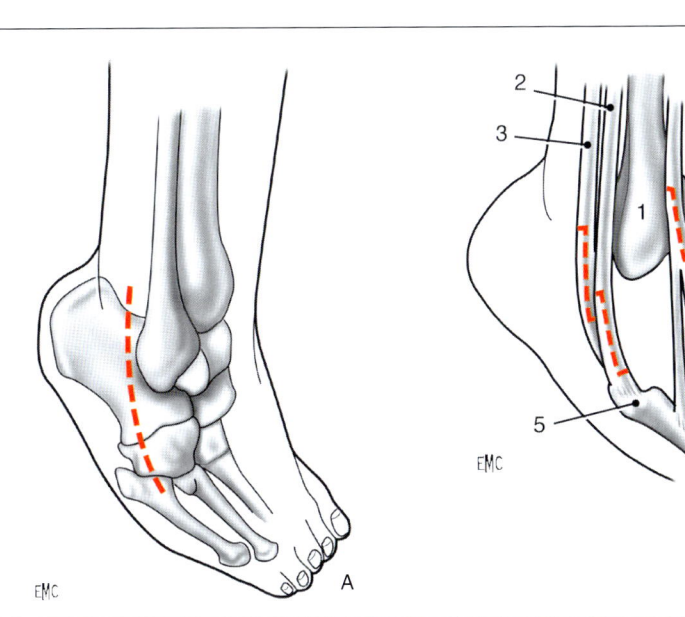

Abb. 8
Konvexer Pes valgus, vertikaler Talus: Korrektur.
A. Inzision.
B. Sehnenverlängerung.
1. Fibula;
2. M. peroneus brevis;
3. M. peroneus longus;
4. M. extensor digitorum longus.

Nach diesem dorsolateralen Release erfolgt der mediale Zugang, durch den (unterstützt von einer dorsalen Kapsulotomie) das Skaphoid mobilisiert und vor den Talus gebracht wird, wo es mit Kirschner-Drähten fixiert wird. Danach ist es möglich, die talonavikulare Bandverbindung der Fußsohle zu verkürzen. Dies erfolgt entweder über eine Kapsulorraphie oder indem ein V-förmiger Lappen nach vorn geschlagen und die M.-tibialis-posterior-Sehne unter Spannung an der Plantarseite des Os naviculare reinseriert wird.

Hierdurch entsteht ein guter Aspekt des Fußes, der Equinus bleibt aber üblicherweise, die Achillessehne ist zwar verlängert, eine dorsale Kapsulotomie muss aber wegen der Nekrosegefahr des Talus, der bereits in seinen dorsalen und ventralen Anteilen ausgelöst ist, vermieden werden.

Nachbehandlung und Ergebnisse

Postoperativ wird immer ein Kompressionsverband angewinkelt. Zusätzlich wird ein Gips angelegt, der ventral sofort längs gespalten wird. Wie bei einem Klumpfuß sollte das Bein hoch gelagert werden. Nach einer Woche wird der Gips geschlossen. Er verbleibt über 12 Wochen, anschließend wird eine Schutzschiene getragen.

Einige Komplikationen sind bekannt: Dorsale Hautnekrosen oder Talusnekrosen (8), Rezidive finden sich seltener als bei einem Klumpfuß. Gesamt gesehen führt die Behandlung zu guten Ergebnissen, wenn Release und Reposition des Fußes früh durchgeführt werden (2, 13, 18).

Kniedeformitäten

Die Knie sind häufig in Beugung oder in Streckung versteift.

■ *Streckkontrakturen*

Diese ermöglichen ein Stehen und Gehen, stören jedoch beim Sitzen. Sie dürfen nur in den Fällen korrigiert werden, in denen keine Gehfähigkeit besteht. Das Ergebnis des Eingriffs ist eine Beugekontraktur ohne Gewinn an Beweglichkeit. Eine gewisse Beugefähigkeit ohne Verlust der Streckung lässt sich in den seltenen Fällen erreichen, bei denen der M. quadriceps femoris gute Kontraktionen aufweist und die ischiokrurale Muskulatur etwas funktionsfähig ist. In dieser Situation können 2 Techniken genutzt werden: Verlängerung der Quadrizepssehne oder Release des M. quadriceps femoris (Judet-Technik). Sie werden in anderen Beiträgen beschrieben.

Bei einem Quadrizeps-Release bestehen keine technischen Unterschiede bei Kindern, außer dass ein extraperiostaler Release erforderlich ist. Bei Arthrogrypose-Patienten muss der M. vastus medialis häufig ausgelöst werden. Dies ist bei einer erworbenen Einsteifung nie von Nutzen. Die Sehne des M. rectus femoris wird unter der Spina iliaca inferior verlängert.

Für beide Techniken ist üblicherweise eine zusätzliche Arthrolyse des Kniegelenks unumgänglich. Die Qualität der Rehabilitation ist von großer Bedeutung, da die Ergebnisse zwischen 2 Risiken schwanken: Rezidiv der Einsteifung in Streckung, wenn die Kniebeuger schwach sind bzw. eine Beugekontraktur, wenn der M. quadriceps femoris schwach ist. Aus demselben Grund werden über mehrere Monate Nachtschienen alternativ in Beugung und Streckung getragen.

■ *Beugekontrakturen*

Diese müssen nur korrigiert werden, wenn die oberen und unteren Extremitäten so schwer verändert sind, dass man die Hoffnung auf ein eigenständiges Gehen aufgeben muss. Es kommen 2 Operationstechniken zur Anwendung: Extensionsosteotomie des distalen Femurs und Weichteilrelease am Knie.

■ *Osteotomie und Osteoklasie des distalen Femurs* (4)

Bei Kindern ist es schwierig, aber nicht unmöglich, eine ausreichende Osteosynthese durchzuführen, um eine distale Femurosteotomie sicher zu stabilisieren. Man muss sich mit dünnen Drähten, die die Epiphyse kreuzen, zufrieden geben. Platten und Schrauben weisen darauf hin, dass die Osteotomie zu weit proximal durchgeführt wurde. Verboten sind selbstverständlich alle Implantate, Schrauben, Nägel und Klingen, die die Wachstumsfuge überkreuzen müssen. Daher muss man mit einer Osteoklasie zufrieden sein. Dies ist eine sichere und einfache Technik. Sie besteht darin, die ventrale, mediale und laterale Kortikalis zu schwächen, sodass eine Grünholzfraktur in der Metaphyse des Femurs möglich wird. Die intakt belassene dorsale Kortikalis dient als Scharnier (Abb. 9).

■ *Operationstechnik*

Das Kind liegt in Rückenlage. Das ganze Bein oder nur das Kniegelenk werden abgedeckt. Zwei je 5 mm lange Inzisionen werden oberhalb der distalen Wachstumsfuge angelegt, eine ventromedial, die andere ventrolateral. Sie erlauben genügend Zugang für einen großen Pfriem. Der Ansatzpunkt wird mit dem Bildwandler kontrolliert. Dann werden zahlreiche Löcher mit einem poststempelähnlichen Pfriem etwa 2 cm oberhalb und parallel zur Wachstumsfuge am Femur angelegt, wobei kein zusätzlicher Varus- oder Valguseffekt eintreten soll. Wenn die 3 Kortizes ausreichend geschwächt sind, wird der Knochen gebrochen. Hierzu wird die ventrale Seite des Kniegelenks mit einer Hand nach unten gedrückt und die Ferse mit der anderen Hand nach oben gehalten. Dies führt zu einer Biegung der dorsalen Kortikalis. Gleichzeitig dringt die Diaphyse in die Metaphyse ein. Auf jeder Seite reicht ein Stich zum Hautverschluss. Nach zwei bis drei Wochen im Gipsverband zeigt sich eine solide Durchbauung.

Diese einfache Technik geht mit wenigen Komplikationen einher.

Die Wachstumsfuge kann durch den Pfriem verletzt werden, wenn er zu nahe angesetzt wird oder die Fuge schräg kreuzt.

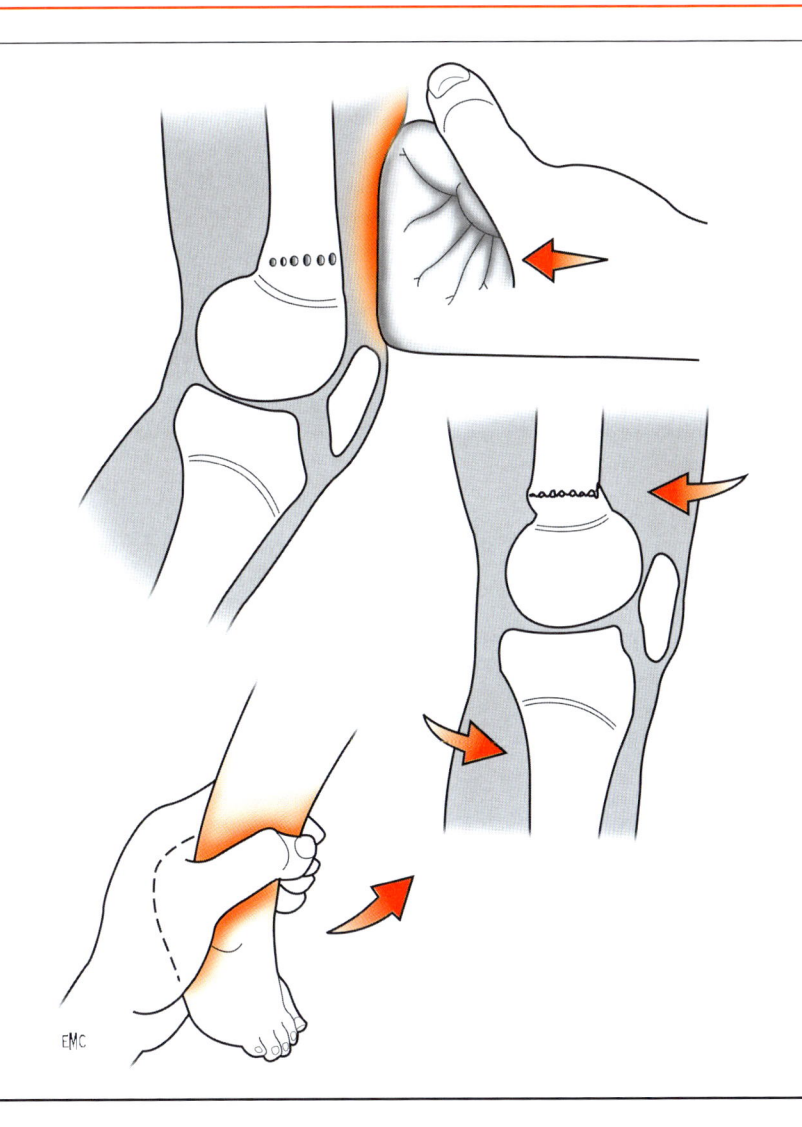

Abb. 9
Osteoklasie am Femur.

Durch eine Fraktur in einer schrägen Ebene kann ein Varus- oder Valguseffekt eintreten.

Das häufigste Problem ist eine nicht ausreichende Korrektur der Beugung, wenn die Deformität zu groß oder das Kind zu alt ist. Bei Teenagern sind die Kortizes kräftig und rigide. Daher ist eine Osteoklasie nach dem 10. bis 12. Lebensjahr schwierig. Es besteht die Gefahr einer vollständigen Fraktur der dorsalen Kortikalis. Die daraus resultierende Instabilität erfordert eine schwierige und improvisierte Osteosynthese.

Der Eingriff ist auch über eine alleinige laterale Inzision möglich (Abb. 10).

Der Zugang erfolgt über eine kleine distale Inzision auf der Außenseite des Oberschenkels. Die Osteotomie wird nur in dem suprakondylären Gebiet des Femurs durchgeführt und hierbei versucht, die dorsale Kortikalis intakt zu belassen und die ventrale Kortikalis in das distale Fragment einzutauchen. Zur Stabilisierung dieser Osteotomie erfolgt keine Osteosynthese, vielmehr wird ein Gips, der von der Leiste bis zum Fuß reicht, angelegt und über 8 Wochen belassen. In der ersten Zeit hat die vollständige Streckung keine Priorität, um neurovaskuläre Komplikationen zu vermeiden (man darf nicht vergessen, dass diese Knie nie zuvor vollständig gestreckt waren). Da keine interne Fixation erfolgte, kann die komplette Streckung durch ein schrittweises Keilen des Gipsverbands angestrebt werden.

Wir glauben, dass die suprakondyläre Extensionsosteotomie am Femur die einfachste und effektivste Operation ist, mit der schwere Beugekontrakturen behandelt werden können. Offensichtlich verbessert sie nicht den Bewegungsumfang. Dies lässt sich aber auch mit Release-Eingriffen an den Weichteilen nicht erreichen.

Die Indikation für eine Osteoklasie am Femur sind Beugekontrakturen unter 60° bei Kindern unter 10 oder 12 Jahren. Es ist möglich und häufig erforderlich, die Osteoklasie zu wiederholen, da die so geschaffene Knochenfehlstellung im Zug des Wachstums wie nach allen Frakturen in der Kindheit ausgeglichen wird. Beugekontrakturen rezidivieren unvermeidlich nach einem oder mehreren Jahren.

■ Dorsale Tenotomien

Wenn die ischiokrurale Muskulatur sehr kurz ist, kann eine Tenotomie zu einer gewissen Korrektur der Flexionskontraktur führen. Die frühen Deformationen der Gelenkflächen machen solche Weichteileingriffe aber häufig ineffektiv.

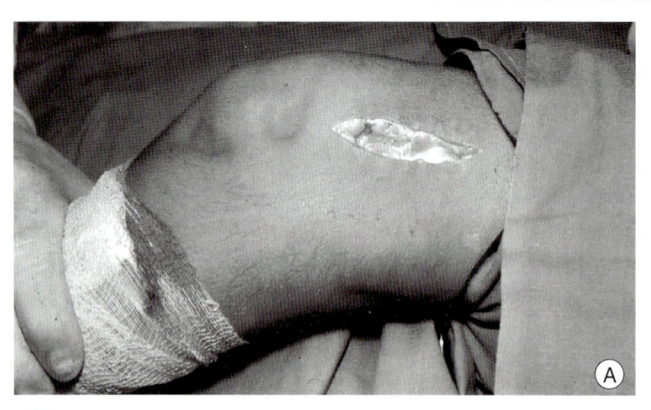

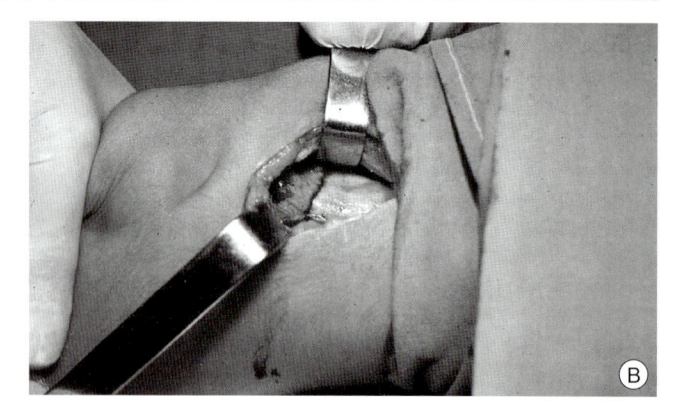

Abb. 10 Femurosteotomie.
A. Inzision.
B. Knochendurchtrennung.

■ *Operationstechnik* (Abb. 11)

Das Kind liegt in Bauchlage. Das gesamte Bein wird abgedeckt. Direkt über der Kniekehle werden 2 Längsinzisionen angelegt, die erste medial, die zweite lateral. Wenn die Sehnen der ischiokruralen Muskulatur eine gewisse Elastizität zeigen, werden sie verlängert. Andernfalls werden sie durchtrennt. Ein Release durch eine dorsale Kapsulotomie des Kniegelenks ist eine seltene und wahrscheinlich schlechte Entscheidung, da sie mit dem Risiko einer Knielaxität einhergeht. Die erreichte Korrektur wird mit einem langen Gips, der von der Leiste bis zum Fuß reicht, über 3 Wochen aufrecht erhalten. Anschließend erfolgen Schienenlagerungen und Physiotherapie.

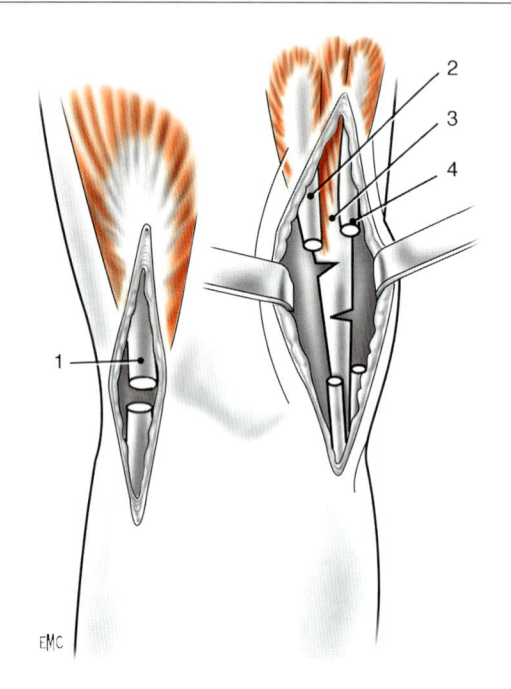

Abb. 11 Sehnendurchtrennung oder Verlängerung der ischiokruralen Muskulatur. 1. M. biceps femoris; 2. M. semitendinosus; 3. M. semimembranosus; 4. M. gracilis.

Die Indikation für diese Tenotomien sind störende Beugekontrakturen, sofern die Röntgenbilder a.p. und seitlich belegen, dass die Gelenkoberfläche ihre normalen Krümmungen haben. Dies ist nicht häufig so und findet sich nur bei kleinen Kindern. Wenn die ischiokrurale Muskulatur keine effektiven Kontraktionen aufweist, ist dies keine Kontraindikation für diese Tenotomien. Wenn diese Muskulatur aktiv ist, ist es besser, die Sehnen zu verlängern, um ihre Funktion als Hüftstrecker zu erhalten. In dieser Situation ist jedoch einer Osteoklasie der Vorzug zu geben.

Das gebeugte Knie muss konsequent überwacht werden. Die Patienten und ihre Familien sind daran zu erinnern, dass die Streckschienen während des gesamten Tages mit nur kurzen Unterbrechungen getragen werden müssen. Diese Schienen können mit einem Gelenk versehen sein, das die Manipulationen vereinfacht und verhindert, dass sie während des Tages mehrfach abgelegt werden müssen (ein für den normalen Schulbesuch sehr wichtiger Faktor). Es ist erforderlich, die Knie nachts in Streckung zu halten, da die Beugekontraktur zum Rezidiv neigt. Bei diesen Problemfällen bestehen wir auch auf einer funktionellen Rehabilitation, mit und ohne vorausgegangener Operation.

Hüftdeformitäten

Hüften können luxiert oder nicht-luxiert sein und sich in einer guten oder schlechten Position befinden.

■ *Hüftluxationen*

Diese können unilateral oder bilateral bestehen. Sie sind in der Mehrzahl der Fälle seit Geburt nicht reponierbar. Einfache Behandlungsmethoden, wie die Pavlik-Bandage oder Abduktionsschienen, sind für Hüftluxationen bei Arthrogryposen nutzlos.

Wenn man sich zu einer Behandlung entschließt, kann nur eine schrittweise Reposition durch Traktion oder häufiger eine offene Reposition in Betracht kommen. Diese Techniken werden in einem anderen Beitrag beschrieben. Hier wird nur ein Eingriff dargestellt: Die

Arthrogrypose der unteren Extremität

Tenotomie des M. psoas am Muskel-Sehnen-Übergang. Wir ziehen dies einer distalen Tenotomie durch einen medialen Zugang vor, da hierdurch die Funktion des M. iliopsoas besser erhalten bleibt. Zusätzlich erlaubt der ventrale Zugang eine offene Reposition, wenn die Tenotomie nicht erfolgreich ist.

■ Psoas-Tenotomie: Technik

Heute werden die ersten Stufen der Zugänge nach Smith-Petersen und Salter für die offene Reposition angeborener Hüftluxationen verwendet: Eine „Bikini"-Inzision (Abb. 12), um die Weichteile von der Außenseite der Beckenschaufel, den M. satorius von seinem Ansatz an der Spina iliaca superior und unter stumpfer Präparation den M. iliopsoas von den medialen Anteilen der Beckenschaufel vor dem Periost abzulösen (Abb. 13). Dann wird der Oberschenkel in Beugung gebracht, der M. iliopsoas dadurch entspannt und seine Sehne an ihrem Ursprung dargestellt. Die Sehne wird von außen nach innen mit einer 90° gewinkelten Schere durchtrennt, wobei der Muskel selbst intakt bleibt. Dies reicht manchmal für die Reposition der Luxation aus. Falls nicht, lässt sich diese Reposition nach einer Arthrotomie über denselben Zugang erreichen. Die postoperative Nachbehandlung entspricht der nach offener Reposition: Gips, Schiene, Physiotherapie.

■ Indikationen zur Behandlung einer Hüftluxation bei Arthrogrypose (4, 12)

Wenn die Luxation beidseitig besteht, soll man in den meisten Fällen nicht versuchen, sie zu reponieren, da zahlreiche Gefahren bestehen: Einsteifung, Weiterbestehen oder Rezidiv der Luxation. Wenn das Rezidiv nur auf einer Seite auftritt, ist es meist besonders nachteilig, da dies einen Beinlängenunterschied verursacht.

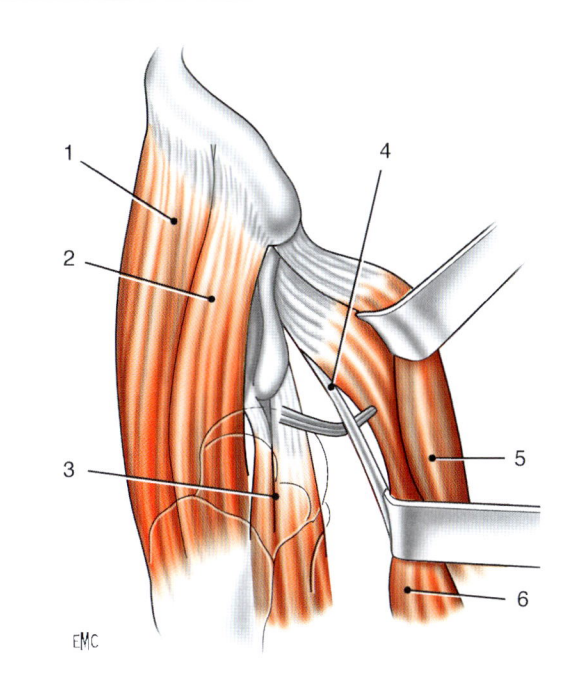

Abb. 13 Psoastenotomie. 1. M. gluteus medius; 2. M. tensor fasciae latae; 3. M. rectus femoris; 4. Iliopsoassehne; 5. M. iliopsoas; 6. M. satorius.

Wenn die Luxation unilateral ist, sollte eine Reposition nur in den Fällen versucht werden, in denen die Hoffnung besteht, ein konzentrisches Gelenk mit einem genügenden Bewegungsumfang zu erreichen. Die Entscheidung ist schwierig, da mehrere Faktoren sich gegenseitig beeinflussen: Qualität der Hüftmuskulatur, Flexibilität der Hüften, Alter des Kindes, Femurkopf und Zustand des Azetabulums, wie er sich auf Röntgenbildern, Arthrogrammen oder einem MRI darstellt. In jedem Zweifelsfall ist es besser, die Behandlung nicht durchzuführen, da die Gefahren eines Fehlschlags oder eines Weiterbestehens und/oder einer Einsteifung der Luxation groß sind.

■ Hüftkontrakturen

Diese müssen korrigiert werden, wenn sie zu asymmetrisch oder ausgeprägt sind. Die Korrektur lässt sich zumindest teilweise durch Tenotomien oder Korrekturosteotomien erreichen.

Hüftkontrakturen in Streckung

Die Tenotomie des M. gluteus maximus ist der einzige Weichteileingriff, der eine Streckkontraktur verbessern kann. Er wird durch eine kurze vertikale Inzision über dem dorsalen Rand des Trochanter major durchgeführt. Der M. tensor fasciae latae und alle Insertionen des M. gluteus maximus am Trochanter werden großzügig inzidiert. Das Ergebnis muss durch tägliche Übungsbehandlungen erhalten werden. Eine teilweise Korrektur einer Streckkontraktur kann nur bei Kindern in Erwägung gezogen werden, die nicht gehen können und deren Sitzen durch die Versteifung beeinträchtigt ist.

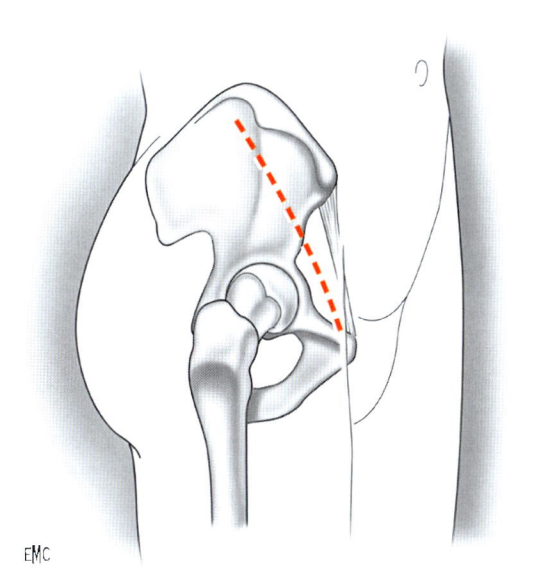

Abb. 12 „Bikini"-Inzision (Salter).

Hüftkontrakturen in Beugung

Beugekontrakturen der Hüfte können zumindest teilweise durch ventrale Tenotomien behandelt werden. Eine ventrale, schräg in der Leistenfalte verlaufende Inzision (Salter's-„Bikini"-Inzision) erlaubt die Ablösung von M. satorius, M. tensor fascia lata und M. rectus femoris vom Beckenknochen. Die Psoassehne kann an ihrem Übergang in den Muskel, wie oben beschrieben, durchtrennt werden. Wenn diese Muskeln zu kurz sind und durch eine Tenotomie allein nicht ausreichend verlängert werden können, muss die Campbell-Technik zur Anwendung kommen. Durch dieselbe Inzision wird die Glutealmuskulatur und der M. iliacus großflächig abgelöst (Abb. 14). Dann wird der knorpelige Beckenkamm wie für eine Osteotomia innominata durchtrennt. Das Periost wird bis zur Spina iliaca inferior inzidiert. Die mediale und laterale Kortikalis der Beckenschaufel werden unter subperiostaler Präparation freigelegt. Dann wird das Bein in maximale Extension gebracht. Die abgelösten Muskeln gleiten nach distal, sodass die Beckenschaufel mehr oder weniger denudiert ist. Der gesamte dreieckförmige Anteil der Beckenschaufel wird so weit reseziert, wie es für einen Wundverschluss durch Naht der beiden knorpeligen Teile des Beckenkamms erforderlich ist. Die Korrektur der Flexionskontraktur wird temporär durch einen langen Becken-Bein-Gips gesichert. Anschließend erfolgt die Rehabilitation mit Haltungsübungen und Dehnübungen, wobei zwischen den physiotherapeutischen Anwendungen der Unterschenkel in einer Hautextension liegt.

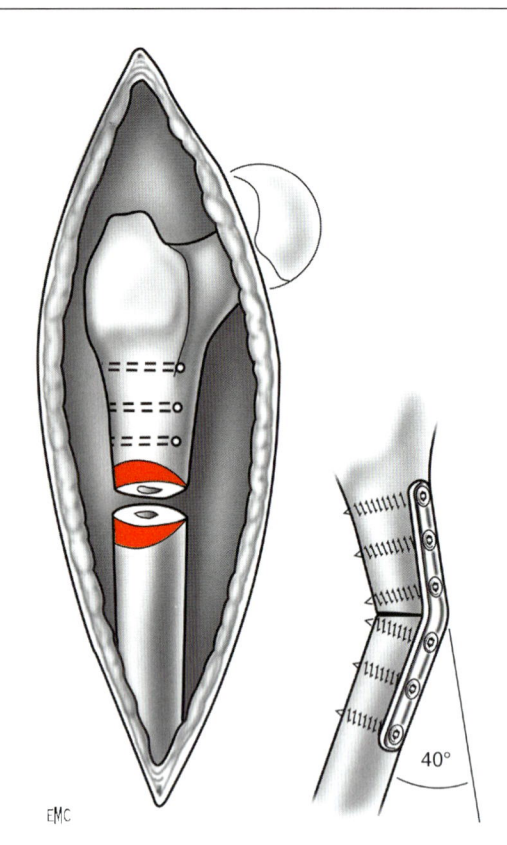

Abb. 15 Flexionskontraktur: Femurosteotomie.
A. Lateraler Zugang.
B. Osteosynthese durch eine ventrale Platte.

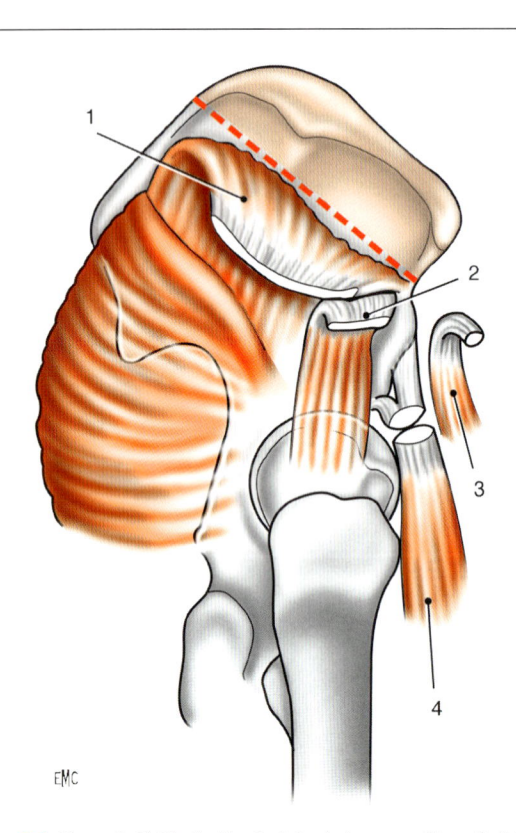

Abb. 14 Campbell-Technik. 1. M. gluteus medius; 2. M. tensor fasciae latae; 3. M. satorius; 4. M. rectus femoris.

Eine Beugekontaktur kann auch durch eine Femurosteotomie behandelt werden. Dieses Vorgehen ist aber vor allem indiziert, wenn nach einem Weichteilrelease die Kontraktur weiter besteht oder wieder auftritt.

Diese Osteotomie erfolgt über einen lateralen Zugang, der über dem Trochanter major zentriert ist (Abb. 15). Nach Ablösung der proximalen Anteile des M. quadriceps femoris durch eine Inzision in Form eines umgekehrten L werden die sub- und intertrochantären Anteile des Femurs subperiostal freigelegt. Mit einem Meißel wird ein dorsaler Knochenkeil entnommen und hierbei versucht, ventral eine Brücke zu belassen. Dies wird bei zunehmendem Alter des Kindes immer schwieriger. Durch den Verschluss der Osteotomie verschwindet die Beugekontraktur. Eine entsprechend dem Korrekturwinkel gebogene Platte wird dann ventral über die Osteotomie auf den Femur geschraubt.
Es ist ratsam:
- Auf beide Seiten der Osteotomie zur Bestimmung der Rotation einen Draht einzusetzen.
- Die Schraubenlöcher oberhalb der Osteotomie vor Durchtrennung des Knochens zu bohren.

Ein Becken-Bein-Gips wird über 6 Wochen getragen.
Rigault (Raux P, Rigault P, Padovani JP, Pouliguen JC. Ostéotomie bilatérale du bassin pour la correction du flessum des hanches chez l'enfant. Revue Chir Orthop 1975 ; 61 : 345–350) schlug vor, bestimmte osteogene Beugekontrakturen durch eine bilaterale Osteotomia innominata zu behandeln. Bei einer Arthrogrypose

kann diese dieselben Indikationen haben wie die bilaterale Femurosteotomie.

Kontrakturen in Abduktion und Außenrotation

Sie werden durch Weichteilrelease oder eine varisierende Osteotomie mit gleichzeitiger Drehung des Femurs korrigiert. Die Durchtrennung der Außenrotatoren geht mit der Gefahr einher, die A. circumflexa medialis zu schädigen. Aus diesem Grund bevorzugen wir eine Osteotomie gegenüber einem Weichteilrelease.

Die Osteotomie erfolgt über einen lateralen Zugang. Die Knochensegmente fallen spontan in die erwünschte Neutralposition. Sie werden dann durch eine ventrale Platte und Schrauben stabilisiert.

Literatur

[1] Canal T. Campbell's operative orthopaedics (9th ed). St. Louis : CV Mosby, 1998 : 4001–4002
[2] Cepero S. Artrogriposis mùltiple congénita. Estudio clinico y experimental. [tesis doctoral]. Universidad de Barcelona, 1991
[3] Drummond DS, Cruess RL. The management of the foot and ankle in arthrogryposis multiplex congenita. *J Bone Joint Surg Br* 1978 ; 60 : 96–99
[4] Filipe G. Arthrogryposes. *Encycl Méd Chir* (Éditions Scientifiques et Médicales Elsevier SAS, Paris), Appareil locomoteur, 15-201-A-10, 1998 : 1–7
[5] Gonçalves L, Abranches JE, Cepero S. Tratamento do pé equino-varo na artrogripose multipa congenita. *Rev Ortop Traum* 1986 ; 12 : 89
[6] Grant A, Rose D, Lehman W. Talocalcaneal coalition in arthrogryposis multiplex congenita. *Bull HospJt Orthop Inst* 1982 ; 42 : 236–241
[7] Green AD, Fixsen JA, Lloyd-Roberts GC. Talectomy for arthrogryposis multiplex congenita. *J Bone Joint Surg Br* 1984 ; 66 : 697–699
[8] Guidera KJ, Drennan X. Foot and ankle deformities in arthrogryposis multiplex congenita. *Clin Orthop* 1985 ; 194 : 93–98
[9] Otto AW. Monstrum humanum extremitatibus in curvatus. Monstrorum Sexcentorum descriptio Anatomica in Vratislavie Museum. Anatomico-Pathologieum. Breslau, 1841
[10] Padovani JP. L'arthrogrypose pendant l'enfance. Symposium (Montpellier,1979). *Chir Pédiatr* 1981 ; 22 : 334
[11] Pous JG. Les arthrogryposes. In : Cahier d'enseignement de la SOFCOT.Conférence d'enseignement. Paris : Expansion Scientifique Française, 1991 : 39–58
[12] Seringe R, Martin G, Katti E, Vaquier J. Le pied convexe congénital. Étude anatomique et deductions pratiques. *Rev Chir Orthop* 1990 ; 76 : 234–244
[13] Sôdergard J, Ryôppy S. Foot deformities in arthrogryposis multiplex congenita. *J Pediatr Orthop* 1994 ; 14 : 768–772
[14] Solung K, Sonne-HolmS, Kjolbye JE. Talectomy for equinovarus deformity in arthrogryposis. A 13 (2–20) year review of 17 feet. *Acta Orthop Scand* 1991 ; 62 : 372–374
[15] Spires TD, Gross RH, Low W, Barringer W. Management of resistant myelodysplasic or arthrogryptotic clubfoot with the Verebelyi-Ogston procedure. *J Pediatr Orthop* 1984 ; 4 : 705–710
[16] Turco VJ. Surgical correction of the resistant club foot: one stage posteromedial release with internal fixation: a preliminary report. *J Bone Joint Surg Am* 1971 ; 53 : 477
[17] Williams PF. The management of the arthrogriposis multiplex. *Orthop Clin North Am* 1978 ; 9 : 67
[18] Wirth T, Schuler P, Griss P. Early surgical treatment for congenital vertical talus. *Arch Orthop Trauma Surg* 1994 ; 113 : 248–253

Valgusfehlstellungen des Sprunggelenks bei Kindern

L.S. Dias

Abstract

Die Valgusfehlstellung wird durch eine unnormale Verkürzung der Fibula und eine graduelle Schrägstellung der distalen Tibiaepiphyse hervorgerufen. Häufig findet sich gleichzeitig eine unnormale Valgusstellung des Rückfußes. Bei der operativen Behandlung können 2 Typen unterschieden werden: In leichten und mäßigen Fällen unter 10 Jahren wird eine Hemiepiphysiodese der distalen Tibia mit einer kanülierten 4,5-mm-AO-Schraube empfohlen. Bei schwereren Fällen und bei älteren Patienten ist eine supramalleoläre Varusosteotomie die Behandlung der Wahl. Für den begleitenden Rückfußvalgus ist die Gleitosteotomie des Kalkaneus eine sehr gute Technik.

Schlüsselworte

Fuß, Valgusfehlstellung des Sprunggelenks, Rückfußvalgus, fibulare Achillessehnentenodese, Hemiepiphysiodese der distalen Tibiaepiphyse, supramalleoläre Varus-Derotationsosteotomie

Einleitung

Beim normalen Sprunggelenk reicht die Fibula üblicherweise weiter nach distal als die Tibia. Für die normale Biomechanik des Sprunggelenks sind diese Beziehungen zwischen Innenknöchel, Außenknöchel und Talus von Bedeutung. Ein verzögertes Wachstum der Fibula kann zu einer graduellen Verkürzung mit nachfolgender Valgusfehlstellung des Sprunggelenks führen. 1965 beschrieb Makin (10) eine unnormale Verkürzung der Fibula und des Außenknöchels bei Poliomyelitiden. Hollingsworth beschäftigte sich 1975 mit dem Valgus-Sprunggelenk bei Spina bifida und wies auf die unnormale Verkürzung der Fibula hin. 1978 zeigte Dias (5) in einer Verlaufsstudie dieser Deformität bei Spina bifida, dass die Verkürzung der Fibula progressiv und ein häufiger Befund ist. Zusätzlich besteht eine laterale Keilbildung an der Tibiaepiphyse.

Radiologische Evaluation des Sprunggelenksvalgus

Bei der Analyse der Valgusfehlstellung eines Sprunggelenks ist es wichtig, die folgenden Parameter exakt zu berücksichtigen:
- Ausmaß der Fibulaverkürzung,
- Ausmaß der lateralen Keilbildung der Tibiaepiphyse,
- Ausmaß der Valguskippung des Talus in der Knöchelgabel (Abb. 1).

Durch die unnormale Verkürzung der Fibula wird die normale Verteilung der Belastung in der distalen Gelenkfläche der Tibia verändert. Es treten zunehmend Kompressionskräfte in den lateralen Anteilen der Tibiaepihyse auf, die das Wachstum hemmen. Die verringerten Kompressionskräfte in den medialen Anteilen der Tibiaepiphyse beschleunigen dort das Wachstum. Diese Imbalance der Kräfte verursacht die laterale Keilbildung, die zu einer Valgusinklination des Talus führt. Das Ausmaß der lateralen Keilbildung korreliert mit dem Ausmaß der Verkürzung der Fibula.

1985 publizierte Dias die folgenden Normalmaße auf einem a.p.-Bild des Sprunggelenkes (6): In den ersten 4 Lebensjahren liegt die distale Fibulaepiphyse 2–3 mm proximal der Talusrolle. Zwischen dem 4. bis 8. Lebensjahr liegt sie auf derselben Höhe, bei Kindern über 8 Jahren liegt die distale Fibulaepiphyse 2–3 mm distal der Talusrolle. Malhotra et al. entwickelten 1984 eine Klassifikation, die der ursprünglichen Klassifikation von Dias sehr ähnlich ist. Sie basierte auf dem Ausmaß der Fibulaverkürzung und dem Ausmaß der Keilbildung an der distalen Tibiaepiphyse (Grad 0 bis 3).

Eine genaue Ausmessung der Lateralverschiebung des Kalkaneus ist schwieriger. Stevens (12, 14) wie auch Busch et al. beschrieben röntgenologische Techniken, um die Valgusstellung des Sprunggelenks und die Stellung des Rückfußes zu evaluieren.

Pathogenese der Fibulaverkürzung

1985 analysierte Dias (6) 173 Sprunggelenke, bei denen eine Verkürzung der Fibula bestand. Diese Studie wies nach, dass neben mehreren anderen Faktoren, die das normale Fibulawachstum beeinflussen, die Kraft der Wadenmuskeln von Bedeutung ist. Jeder Grad von Muskellähmung verlangsamt das Fibulawachstum mit nachfolgender Verkürzung, vor allem wenn der M. soleus betroffen ist. Bei neuromuskulären Erkrankungen, wie einer Spina bifida, besteht häufig eine

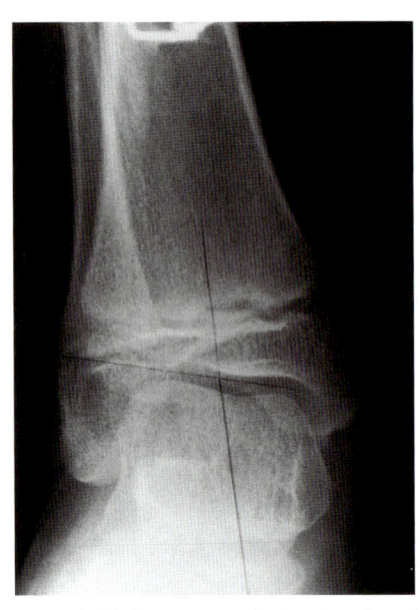

Abb. 1 *Röntgenbild der Sprunggelenks. Beachte die Keilform der distalen Tibiaepiphyse und die Verkürzung der Fibula.*

Soleusschwäche. Bei zerebralen Lähmungen kann eine exzessive Verlängerung der Achillessehne zu einer erheblichen Schwächung des Gastrocsoleus-Komplexes führen und eine zunehmende Verkürzung der Fibula mit nachfolgendem Sprunggelenksvalgus zur Folge haben. Der Autor glaubt, dass die Wachstumsstimulation der Fibula in direkten Zusammenhang mit der Kraft der dorsalen Unterschenkelmuskulatur und hierbei im besonderen des M. soleus steht.

Eine andere Ursache eines unnormalen Wachstums der Fibula ist eine anatomische Unterbrechung der Fibula, wie bei einer angeborenen oder erworbenen Fibulapseudarthrose. Bei einer hereditären multiplen Exostose findet sich häufig eine Valgusfehlstellung des Sprunggelenks. Die Verkürzung der Fibula wird durch eine direkte Störung der Wachstumsfuge verursacht. Bei einer Spina bifida kann die Valgusdeformität die Kombination von 2 Fakturen sein: 1) Sprunggelenksvalgus und 2) Rückfußvalgus. Häufig haben diese Patienten eine Kalkaneovalgus-Fußdeformität durch eine muskuläre Imbalance. Die Plantarflexoren und -invertoren sind gelähmt und die Dorsalflexoren und -evertoren aktiv. Die Valgusdeformität findet sich häufiger bei den unteren Lumbalhöhen (L4/L5). Eine Reflexaktivität der Dorsalflexoren und -evertoren des Fußes, wie sie sich bei Kindern mit einem höheren Lähmungsniveau findet, kann ebenfalls einen Kalkaneovalgusfuß verursachen. Als weitere häufige Deformität findet sich bei einem Sprunggelenksvalgus eine unnormale Außenrotation der Tibia von mehr als 20°.

Konservative Behandlung

Die Kalkaneovalgus-Deformität zeigt sich relativ früh. Die Probleme der orthopädischen Behandlung treten aber nicht vor dem 6. Lebensjahr auf. Die Valgusfehlstellung des Sprunggelenks kann allein oder in Verbindung mit dem Rückfußvalgus Probleme bei der orthopädischen Versorgung machen, vor allem wenn gleichzeitig eine Außenrotation der Tibia besteht. Der Innenknöchel ist voluminös und zeigt Druckstellen. Wenn die initiale Deformität gering ist, kann der Rückfuß mit einer AFO-Schiene ausgerichtet werden. Die lateral angelegte Schiene hält den Vorfuß in Supination und den Rückfuß in neutraler Stellung.

Zu empfehlen ist eine frühzeitige operative Behandlung der Kalkaneovalgus-Deformität durch einen Release der Dorsalflexoren (ventrolateraler Release) wie von Rodrigues und Dias (11) beschrieben. Dies verhindert eine Zunahme der Deformität.

Operative Behandlung

Wenn die Modifikationen einer Schiene die Valgusdeformität nicht mehr abfangen können, ist eine operative Behandlung angezeigt. Zur Behandlung einer Valgusdeformität des Sprunggelenks sind mehrere Eingriffe beschrieben. Es ist wichtig hierbei noch einmal auf die Kombination eines Valgus des Sprunggelenks mit einem unnormalen Rückfußvalgus hinzuweisen. Daher kann die Behandlung dieser Fehlstellung auf beiden Höhen erforderlich sein.

Fibulare Achillessehnentenodese

Ziel dieses Eingriffs ist es, das Fibulawachstum anzuregen und so die Valgusfehlstellung zu korrigieren. Westin et al. (16) haben 1984 diesen Eingriff als erste beschrieben. Später beschrieben Dias (6) und in letzter Zeit Stevens und Toomey (14) diese Operation für Patienten mit einer Spina bifida. Langzeitkontrollen zeigten eine Verbesserung bei 65% der Fälle. Einige Patienten entwickeln einen fixierten Spitzfuß, der einen Achillessehnenrelease erfordert. Bei anderen ging der Tenodeseeffekt durch eine Dehnung der Sehne verloren. Stevens und Toomey beschrieben ihre Erfahrungen bei 32 Sprunggelenken. Bei 26 dieser Patienten (81,2%) fanden sie eine Verbesserung der relativen Fibulalänge und eine Verringerung der Taluskippung. Dieser Eingriff ist nach Angaben von Malhotra bei Patienten zwischen 5 und 10 Jahren im Stadium I und II angezeigt. Die Valguskippung des Talus sollte nicht größer als 20° sein. Eine Fusion des Subtalargelenks (Grice) ist nicht zu empfehlen, da hierdurch die Taluskippung vergrößert werden kann. In ausgewählten Fällen ist es erforderlich, die von Koutsogiannis (7) beschriebene mediale Gleitosteotomie des Kalkaneus durchzuführen (15). Bei gleichzeitig bestehender unnormaler Außenrotation der Tibia ist eine Innenrotationsosteotomie von Tibia und Fibula indiziert. Vor einem solchen Eingriff muss die Ganganomalie mithilfe einer dreidimensionalen Ganganalyse beurteilt werden (9). Derzeit bevorzugen wir eine Hemiepiphysiodese der distalen Tibia, um in dieser Altersgruppe die Valgusfehlstellung zu korrigieren.

Technik

Der Patient liegt in Rückenlage, auf die nicht zu operierende Seite gekippt. Eine Blutsperre ist angelegt. Legen Sie die dorsolaterale Längsinzision der Haut direkt hinter dem Hinterrand der Fibula an, beginnend etwa 7–10 cm oberhalb der Außenknöchelspitze und distal bis zur Insertion der Achillessehne am Kalkaneus reichend. Legen Sie die Achillessehne frei und durchtrennen Sie diese quer am Muskel-Sehnen-Übergang, üblicherweise 6 cm vor ihrer Insertion. Stevens riet die Achillessehne exzentrisch zu spalten und das laterale Fünftel stehen zu lassen, um einer Retraktion vorzubeugen. Durchtrennen Sie die medialen vier Fünftel proximal. Legen Sie die M.-peroneus-brevis- und -longus-Sehne frei und exzidieren Sie diese, wenn sie vollständig paretisch oder spastisch sind. Stellen Sie die distale Fibula dar. Achten Sie dabei sorgfältig darauf, die distale Fibulaepiphyse nicht zu verletzen. Legen Sie etwa 4 cm proximal der distalen Epiphyse mit einem dünnen Bohrer ein längs gerichtetes Loch in a.p.-Richtung an. Die Größe des Loches sollte so bemessen sein, dass die Achillessehne leicht durchgezogen werden kann. Wenn die Sehne zu groß ist, kann sie längs über etwa 2,5 cm verjüngt werden. Führen Sie die Achillessehne durch das Loch und vernähen Sie diese mit genügend Spannung mit sich selbst, sodass die Dorsalflexion des Sprunggelenks auf 0° begrenzt wird. Nähen Sie die Sehne nicht in zu starker Spitzfußstellung, da hierdurch evtl. ein fixierter Spitzfuß entstehen kann.

Westin et al. (16) empfahlen eine T-förmige Inzision im Periost mit resorbierbaren Nähten. Stevens glaubt, dass die hypoplastische Fibula zu klein ist, um eine Platzierung der Sehne durch einen Knochentunnel zu erlauben und dass das Periost zu zerreißlich ist, um sich allein auf Periostnähte verlassen zu können. Er empfahl daher die Sehne am Fibulaschaft mit resorbierbaren, durch 2 schräge Bohrlöcher geführten Nähten zu fixieren.

Bei Patientin mit einer aktiven M.-tibialis-anterior-Sehne ist ein simultaner Transfer dieser Sehne durch die Membrana interossea auf den Kalkaneus angezeigt, um eine postoperative Überdehnung der Achillessehne zu vermeiden.

Nachbehandlung

In einem Unterschenkelgips mit 5–10° Spitzfuß kann die Belastung aufgenommen werden. Der Gips wird nach 6 Wochen entfernt und dann eine AFO-Schiene mit dem Sprunggelenk in Neutralstellung angelegt.

Hemiepiphysiodese der distalen Epiphysenfuge der Tibia

Burkus et al. (3) schlugen 1983 als erste eine Hemiepiphysiodese vor. Sie klammerten den medialen Teil der distalen Tibiaepiphyse und beschrieben eine durchschnittliche Korrektur von 16°. Die Klammern aus Edelstahl waren plump und brachen leicht oder lockerten sich.

Beals veröffentlichte 1991 (2) seine Erfahrung mit der Phemister-Technik bei Patienten zwischen 11 und 14 Jahren. Die Technik mit den Klammern wurde allmählich aufgegeben. Heute wird die von Davids et al. (4) und Stevens et al. (13) beschriebene Technik mit einer einzelnen Schraube verbreitet verwendet. Dieser Eingriff erfolgt ambulant und erfordert keine Immobilisation. Er kann mit anderen Techniken, wie bei dem Tenodese-Eingriff beschrieben, kombiniert werden.

Stevens et al. veröffentlichten 1997 (13) ihre Erfahrungen bei 50 Füßen. Die Ätiologie der Valgusfehlstellung war breit gestreut unter Einschluss neuromuskulärer Erkrankungen, Skelettdysplasien, Chromosomenanomalien und Klumpfüßen. Sie kamen zu dem Schluss: „Dies stellt eine sichere, abschätzbare und effektive Lösung für Kinder mit einer progressiven und symptomatischen Valgusfehlstellung des Sprunggelenks dar". Wir sind derselben Ansicht.

Die Technik ist indiziert, wenn die Valgusfehlstellung nicht über 20° beträgt, üblicherweise zwischen dem 6. bis 14. Lebensjahr. Es sind dieselben Indikationen gegeben wie für die Achillessehnentenodese, aber mit dem Vorteil, dass der Eingriff einfacher und in seiner Wirkung vorhersehbarer ist. Im Vergleich zur Tenodese sind die Ergebnisse besser.

Technik (13)

Der Patient liegt mit abgedecktem Bein in Rückenlage. Die Oberschenkelblutsperre wird aufgepumpt und der Bildwandler positioniert. Über dem Innenknöchel wird eine kleine Inzision (5–6 mm) angelegt und das Subkutangewebe bis auf den Knöchel gespalten. Unter Verwendung des kanülierten 4,5-mm-AO-Systems wird ein Führungsdraht mit Gewinde vertikal eingebracht. Er tritt an der Spitze des Innenknöchels ein und kreuzt die Epiphysenfuge parallel zur medialen metaphysären Kortikalis. Seine korrekte Lage kann mit Bildwandlerkontrollen a.p. und seitlich überprüft werden. Über den Führungsdraht wird ein kanülierter 3,2-mm-Bohrer geschoben und ca. 10 mm eingebohrt. Dann wird eine einzelne, selbstschneidende, 4,5 mm × 48 oder 52 mm Schraube eingesetzt und ihre Lage vor Entfernung des Führungsdrahts mit dem Bildwandler kontrolliert (Abb. 2). Die Inzision wird durch eine Naht verschlossen und dann ein Kompressionsverband angelegt und die sofortige Vollbelastung erlaubt. Der Verlauf sollte engmaschig mit Röntgenbildern des Sprunggelenks überwacht werden. Wenn sich auf den späteren Bildern ein Varus von 0–5° findet und noch ein weiteres Wachstum zu erwarten ist, sollte die Schraube in Narkose entfernt werden. Nach Schraubenentfernung sind bis zum Abschluss der Skelettreife engmaschige Kontrollen erforderlich, um ein Rezidiv der Deformität oder die Entwicklung einer Varusfehlstellung zu erkennen. Wenn letztere eintritt, muss die Epiphysiodese lateral komplettiert werden. Im Vergleich zu einer varisierenden Osteotomie der distalen Tibia ist die mediale Epiphysiodese ein einfacher

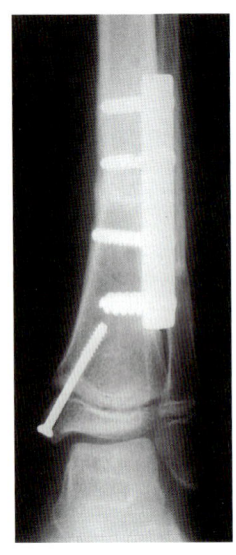

Abb. 2 A.p.-Röntgenbild des Sprunggelenks. Hemiepiphysiodese mit einer einzelnen Schraube. Gleichzeitig erfolgte eine Derotationsosteotomie der Tibia.

Eingriff, vor allem wenn man die Komplikationen, die bei der Osteotomie eintreten können, bedenkt, wie verzögerte Heilung, Fehlstellung, Implantatprobleme und neurovaskuläre Störungen.

Supramalleoläre Varus-Derotationsosteotomie

Bei älteren Patienten, üblicherweise über 12 Jahren, mit einer schweren Valgusfehlstellung des Sprunggelenks (über 20°-Valguskippung) oder nach Eintritt der Skelettreife ist eine supramalleoläre Osteotomie indiziert. Abraham et al. beschrieben 1996 (1) ihre Erfahrung bei 55 Fällen eines Sprunggelenksvalgus bei Spina bifida. Die durchschnittliche Valguskippung betrug hierbei 17,5°. Sie reichte von 10–30°. Bei diesem Eingriff kam es zu einigen Komplikationen. In der Serie von Abraham waren es folgende: Rezidiv der Valgusstellung, Tibiafraktur, Wundinfektion, fibulotibiale Synostose, vorzeitiger Verschluss der Wachstumsfuge, Pseudarthrose und Fibulapseudarthrose. Die hohe Komplikationsinzidenz ist ein weiterer Grund für eine frühe Diagnose einer Valgusfehlstellung des Sprunggelenks und einer frühzeitigen Hemiepiphysiodese als Behandlung der Wahl.

Lubicky und Altiok haben am Shriners Hospital in Chicago eine neue Technik zur transepiphysären Osteotomie zur Korrektur von Sprunggelenksfehlstellungen entwickelt (Transphyseal osteotomy of the distal tibia for correction of valgus/varus deformities of the ankle. J Pediat Orthop 2001; 2: 80–88). Wenn bei einer Valgusfehlstellung eine Verkürzung der Fibula besteht, ist eine Fibulaosteotomie für eine Korrektur nicht erforderlich.

Technik

Erforderlich ist eine sorgfältige präoperative Planung. Man muss genau wissen, wie viel Valgusfehlstellung besteht und die entsprechende Höhe für die subtraktive Keilosteotomie planen. Durch eine mediale Inzision wird der distale Gelenkblock der Tibia direkt proximal nahe des Sprunggelenks freigelegt. Dann wird unter Bildwandlerkontrolle die Motorsäge in Richtung der Epiphyse eingesetzt. Danach wird eine zweite Osteotomie durch die Epiphyse in dem Winkel angelegt, der nach Entfernung des Keils eine vollständige Korrektur ergibt. Dann wird der Keil entfernt und die Osteotomie an ihrem lateralen Scharnier verschlossen und so die Valgusfehlstellung korrigiert (Abb. 3). Nach Lubicky kann die interne Fixation mit verschiedenen Implantaten erfolgen, wie Malleolarschrauben, Klammern oder die Kombination von beiden (Abb. 4). Wenn bei Spina-bifida-Fällen zusätzlich zur Valgusfehlstellung eine Kontraktur der ventrolateralen Muskulatur

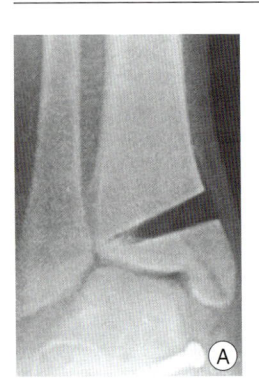

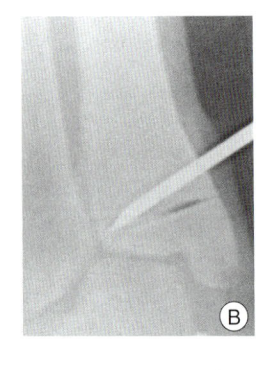

Abb. 3 A.p.-Röntgenbild des Sprunggelenks. Technik der transepiphysären subtraktiven Keilosteotomie der Tibia.
A. Der zweite Osteotomieschnitt verläuft im erforderlichen Winkel zum ersten.
B. Dann wird der gesamte Keil entfernt und die Osteotomie geschlossen.

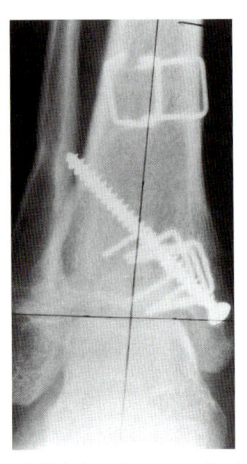

Abb. 4 A.p.-Röntgenbild des Sprunggelenks. Die vollständige Korrektur der Valgusfehlstellung ist erreicht. Interne Fixation mit Klammern und Schraube.

besteht, dann gleichzeitig ein ventrolateraler Release, wie von Rodrigues und Dias beschrieben (11), durchgeführt werden. Postoperativ wird das Sprunggelenk in einem Unterschenkelgips ruhig gestellt. Nach 2 Wochen wird die Belastung erlaubt. Nach Heilung der Osteotomie, üblicherweise nach 6 Wochen, wird der Gips entfernt.

Da die Osteotomie sehr nahe am Gelenk liegt, erlaubt sie eine exzellente Korrektur der Valgusfehlstellung ohne eine Deformierung weiter kranial zu verursachen. Die Osteotomie heilt üblicherweise schnell, da sie im metaphysären Knochen liegt. Man muss unbedingt beachten, dass der Eingriff transepiphyseal erfolgt und deswegen auf Patienten beschränkt ist, die älter als 9 oder 10 Jahre sind. Bei jüngeren Patienten mit schwerer Valgusfehlstellung, die eine einzeitige Korrektur erforderlich macht, ist die von Abraham et al. (1) beschriebene Technik oder die „Wellen"-Osteotomie von Kumar et al. (8) indiziert.

Literatur

[1] Abraham E, Lubicky JP, Songer MN, Millar EA. Supramalleolar ostetomy for ankle valgus in myelomeningocele. *J Pediatr Orthop* 1996 ; 16 : 774–781

[2] Beals RK. The treatment of ankle valgus by surface epiphysiodesis. *Clin Orthop* 1991 ; 266 : 162–169

[3] Burkus JK, Moore DW, Raycroft JF. Valgus deformity of the ankle in myelodysplastic patients: correction by stapling of the medial part of the distal tibial physis. *J Bone Joint Surg Am* 1983 ; 65 : 1157–1162

[4] Davids JR, Valadie AL, Ferguson RL, Bray EW 3rd, Allen BL Jr. Surgical management of ankle valgus in children: use of a transphyseal medial malleolar screw. *J Pediatr Orthop* 1997 ; 17 : 3–8

[5] Dias LS. Ankle valgus in children with myelomeningocele. *Dev Med Child Neurol* 1978 ; 20 : 627–633

[6] Dias LS. Valgus deformity of the ankle joint: pathogenesis of fibular shortening. *J Pediatr Orthop* 1985 ; 5 : 176–180

[7] Koutsogiannis E. Treatment of mobile flat foot by displace-mentosteotomy of the calcaneus. *J Bone Joint Surg Br* 1971 ; 53 : 96–100

[8] Kumar SJ, Keret D, Mac Ewen GD. Corrective cosmetic supramalleolar osteotomy for valgus deformity of the ankle joint: a report of two cases. *J Pediatr Orthop* 1990 ; 10 : 124–127

[9] Lim R, Dias L, Vankoski S, Moore C, Marinello M, Sarawak J. Valgus knee stress in lumbosacral myelomeningocele: a gait-analysis evaluation. *J Pediatr Orthop* 1998 ; 18 : 428–433

[10] Makin M.Tibiofibular relationship in paralyzed limbs. *J Bone Joint Surg Br* 1965 ; 47 : 500

[11] Rodrigues RC, Dias LS. Calcaneus deformity in spina bifida: results of anterolateral release. *J Pediatr Orthop* 1992 ; 12 : 461–464

[12] Stevens PM. Relative hypoplasia of fibula and associated ankle valgus. *J Pediatr Orthop* 1987 ; 7 : 605

[13] Stevens PM, Belle RM. Screw epiphysiodesis for ankle valgus. *J Pediatr Orthop* 1997 ; 17 : 9–12

[14] Stevens PM, Toomey E. Fibular-achilles tenodesis for paralytic ankle valgus. *J Pediatr Orthop* 1988 ; 8 : 169–175

[15] Torosian CM, Dias LS. Surgical treatment of severe hindfoot valgus by medial displacement oseotomy of the os calcis in children with myelomeningocele. *J Pediatr Orthop* 2000 ; 20 : 226–229

[16] Westin GW, Dingeman RD, Gausewitz SH. The results of tenodesis of the tendo achillis to the fibula for paralytic pes calcaneus. *J Bone Joint Surg Am* 1988 ; 70 : 320–328

Frakturen des Pilon tibial

15

P. Bonnevialle

Abstract
Pilonfrakturen sind Frakturen der distalen, metaepiphysären, gewichttragenden Gelenkfläche der Tibia. Sie entstehen unter vertikaler Belastung. Während dieser Traumatisierung unter hoher Energie entwickeln sich häufig Weichteilschäden und Trümmerfrakturen. Von Nutzen sind die AO- und Tscherne-Klassifikationen. Bei geschlossenen Frakturen ohne Weichteilschaden ist eine direkte Osteosynthese von Fibula und Tibia zu empfehlen. Die interne Fixation der Fibula ist einer der Schlüssel zur Rekonstruktion des Pilon. Die Hautinzision für den medialen Zugang zur Tibia muss mit einem Abstand von 6–7 cm zum Fibulazugang liegen. Die Gelenkfragmente werden reponiert und dann mit einer in der Sagittalebene angelegten Kleeblattplatte stabilisiert. Ein ventrolateraler Zugang mit einer speziellen Platte ist bei Typ-C-Frakturen von Nutzen. Bei erheblichem Weichteilschaden wird die Fixierung der Fibula und die Stabilisierung des Sprunggelenks mit einem tibiotarsalen Fixateur externe empfohlen. Die interne Osteosynthese kann dann einige Wochen später erfolgen. Eine andere Möglichkeit besteht in einer tibiotibialen Distraktion mit einem Hybridfixateur mit einem minimal-invasiven Zugang zum Einbringen der Schrauben. Bei offenen Läsionen wird ein zweiseitiges Vorgehen oder ein Fixateur externe geplant. Erforderlich sind ein ausgedehntes Débridement und eine plastische Rekonstruktion.

Schlüsselworte
Unterschenkel, Sprunggelenk, Pilonfrakturen, Klassifikation, interne Osteosynthese, externe Fixation

Einleitung

Frakturen durch den distalen Sockel der Tibia (Pilon) entsprechen 5–7% aller Tibiafrakturen. Pilonfrakturen sind Frakturen der distalen metaphysären-epiphysären, gewichttragenden Gelenkoberfläche der Tibia. Die wichtigsten Entwicklungen zur Behandlung dieser Frakturen waren:
- Die Beschreibung der AO-Technik, die auf einer internen Fixation mit einer medialen Abstützplatte basiert (13).
- Ein besseres Verständnis für den Weichteilschaden und seine Konsequenzen für die Wundheilung nach diesen Traumatisierungen unter hoher Energie (29).
- Die Prinzipien der minimal invasiven Osteosynthese mit tibiotarsaler Distraktion über einen Fixateur externe und perkutane oder mini-offene Schraubenfixation der Gelenkfläche (5, 6, 23, 28).

Klinisches und radiologisches Erscheinungsbild

Verletzungsmechanismen

Der häufigste Mechanismus einer Pilonfraktur ist die Vertikalbelastung, durch die sich der Talus in die distale Tibia einstaucht. Die Fußstellung beeinflusst das Frakturbild. Häufig sind die Kompressions- und Scherkräfte Folge eines Traumas unter hoher Energie: Verkehrsunfälle, Stürze aus großer Höhe (Suizid, Arbeitsunfälle …). Durch die technischen Verbesserungen der Skistiefel treten heute weniger häufig Torsions- und Biegeverletzungen auf.

Klinische Befunde

In der aktuellen Literatur ist die Weichteilschädigung das wesentliche Moment, da sie die Operationstechniken vollständig beeinflusst (16, 17, 27).
Bei Pilonfrakturen findet sich die Hautläsion am häufigsten im Bereich des Innenknöchels und/oder auf Höhe der distalen Fibulafraktur. Tscherne und Gotzen (29) haben die geschlossenen Frakturen in vier Schweregrade unterteilt. Bei Grad 0 besteht keine Weichteilschädigung und die Fraktur ist nach indirektem Trauma einfach. Bei Grad I besteht eine oberflächliche Schürfung oder Kontusion durch ein verschobenes Knochenfragment. Die Fraktur ist leicht oder mäßig schwer. Bei Grad II verursachte ein direktes Trauma eine lokalisierte Hautkontusion oder eine tiefe kontaminierte Schürfung. Die Frakturkonstellation ist mäßig bis schwer. Bei Grad III ist die Haut ausgedehnt kontusioniert oder mit einer subkutanen Ablederung gequetscht, oder es besteht ein

dekompensiertes Kompartmentsyndrom mit/oder Zerreißung der großen Blutgefäße. Die Fraktur entspricht einer Trümmerung.

Für offene Frakturen haben Gustilo und Anderson (12) eine Klassifikation vorgeschlagen, die auf dem Weichteilschaden, dem Schwierigkeitsgrad der Fraktur und der Wundkontamination beruht. Es ist wichtig, eine „drohende" offene Fraktur zu erkennen: Sie ist bei der ersten Inspektion geschlossen, die über der Fraktur liegenden Weichteile werden jedoch über den Druck der scharfen Kanten der Fragmente von innen kompromittiert. Ähnlich ist die Bedeutung von Frakturblasen, die mit klarer Flüssigkeit gefüllten sind Folge einer oberflächlichen, epidermalen Verletzung, die mit Blut gefüllten entsprechen einer Verletzung in der ganzen Hautstärke.

Röntgenbefunde

Die röntgenologische Evaluation basiert auf den Standardaufnahmen des Sprunggelenks in 2 Ebenen. Schrägaufnahmen von lateral und/oder medial lassen sich leicht durchführen und sind hilfreich. Erwogen werden sollten konventionelle Tomographien oder CT-Aufnahmen mit koronarer, sagittaler oder 3D-Rekonstruktion, um das Frakturbild und die operative Planung besser festlegen zu können. Ein CT kann eine Einstauchung oder Zertrümmerung aufdecken, die die Operationsplanung verändern kann.

Klassifikation

In der Literatur finden sich mehrere Klassifikationssysteme der Pilonfrakturen, die auf den verschiedenen Frakturmustern basieren (21, 30). Muller et al. (20) haben eine Klassifikation aller Frakturen des distalen Tibiasegments vorgeschlagen. Nur die Typen B und C sind Pilonfrakturen. Das Ausmaß der Fibulafraktur ist bei dieser Klassifikation kein Kriterium. Bei Typ B handelt es sich um eine partielle Gelenkfraktur, bei der ein Teil der Gelenkfläche im Zusammenhang mit der Tibiametaphyse geblieben ist. Typ C beschreibt eine vollständige Unterbrechung zwischen Epiphyse und Metaphyse.

Der Typ B wird entsprechend dem Typ und der Lokalisation der Fraktur in 3 Untergruppen unterteilt (Abb. 1). Bei B1 ist die Fraktur ein reiner Spaltbruch: B1.1 frontal, ventral oder dorsal, B1.2 sagittal, medial oder lateral, B1.3 entspricht einer metaphysären Trümmerung mit einer gespaltenen Epiphyse, B2 beschreibt einen Depressionsspaltbruch. Es gibt drei Untergruppen mit denselben Charakteristiken: B2.1 ist frontal, B2.2 sagittal, B2.3 multifragmentär in der Metaphyse. Bei B3 besteht eine partielle Zerstörung dieses Teils der Gelenkfläche. Bei B3.1 liegt diese ventral, bei B3.2 lateral oder medial und bei B3.3 verläuft eine Frakturlinie bis zur Diaphyse der Tibia.

Der Typ C wird entsprechend der Art der Trümmerung in 3 Subgruppen unterteilt (Abb. 2). Bei der Subgruppe C1 besteht eine einfache Gelenkfraktur, C1.1 ist ein Spaltbruch, C1.2 ein Spaltdepressionsbruch,

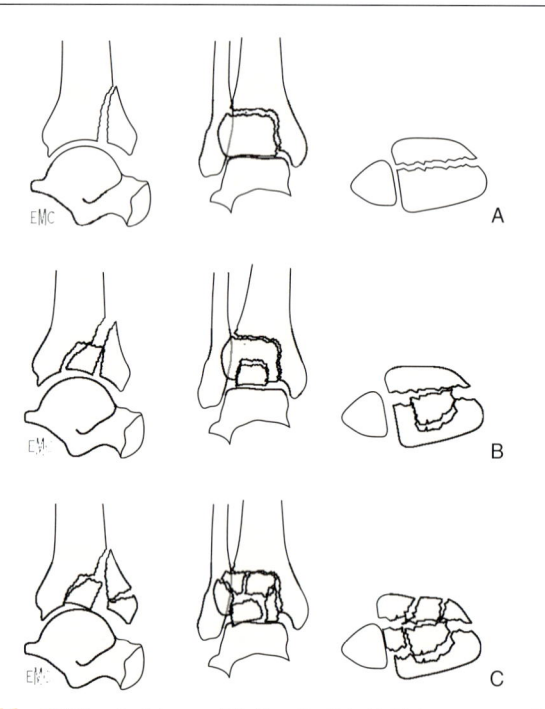

Abb. 1 Pilonfrakturen AO-Typ B. Die 3 Untergruppen B1.1, B2.1 und B3.1 lassen sich nur auf a.p.-, schräg- und seitlichen Bildern klassifizieren.
A. B1.1 Die Fraktur entspricht einem ventralen Spaltbruch.
B. B2.1 ist ein ventraler frontaler Spaltdepressionsbruch.
C. B3.1 ist eine Mehrfragmentfraktur der ventralen Anteile des Pilon.

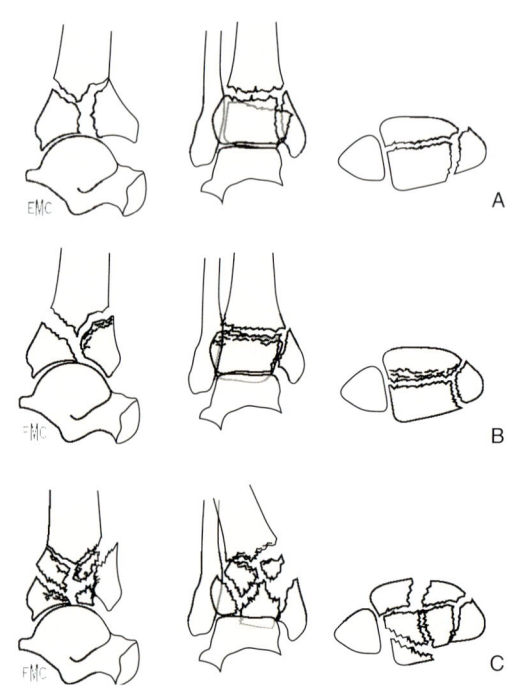

Abb. 2 Pilonfrakturen vom AO-Typ C. Die 3 Untergruppen C1.1, C2.1 und C3.1 lassen sich auf a.p.-, schräg- und seitlichen Bildern klassifizieren.
A. C1.1 ist eine komplette metaphysäre-epiphysäre Fraktur.
B. C2.1 ist ein artikulärer sagittaler Spaltbruch mit metaphysärer Stauchung.
C. C3.1 ist eine metaphysäre Trümmerung.

C1.3 reicht bis zur Diaphyse. Die Untergruppe C2 beinhaltet eine einfache Gelenk- und eine Mehrfragment-Metaphysenfraktur, C2.1 beschreibt einen Spalt-Depressionsbruch des Gelenks und eine metaphysäre Einstauchung, C2.2 einen Spalt-Depressionsbruch des Gelenks und eine metaphysäre Trümmerung, C2.3 eine artikuläre und metaphysäre Einstauchung oder einen multifragmentären Bruch, der bis zu Diaphyse reicht. Bei C3 handelt es sich um eine vollständige artikuläre Desintegration in der Metaphyse (C3.2), wenn sie bis zur Diaphyse reicht, entspricht dies C3.3.

Die AO-Klassifikation ist die vollständigere, auch wenn die „Interobserver"-Vergleichbarkeit und „Intraobserver"-Reproduzierbarkeit nicht absolut gegeben ist.

Operationstechniken

Alle Autoren stimmen darin überein, dass nur absolut unverschobene Frakturen eine Indikation für eine nicht-operative Behandlung darstellen (7, 13, 16). Primäre Indikationen für eine operative Behandlung sind offene Frakturen, die Verschiebung eines Gelenkfragments von 2 mm und mehr und eine nicht axiale Ausrichtung des Sprunggelenks.

Offene Reposition mit interner Fixation (ORIF)

Der Patient liegt in Rückenlage auf einem Frakturtisch oder durchleuchtbarem Tisch mit einem Polster unter dem ipsilateralen Gesäß. Das Bein wird mit einer Gummibandage exsanguiniert und die Blutsperremanschette am Oberschenkel aufgeblasen. Die Schritte und Prinzipien der Fixation einer Pilonfraktur sind:
- Plattenosteosynthese der Fibula,
- medialer Zugang zum Pilon zur Reposition der Gelenkoberfläche,
- evtl. eine autologe Knochentransplantation bei impaktierten Frakturen,
- Fixation durch eine mediale Abstützplatte (13).

Die Gefäßversorgung der Haut wird durch einen subaponeurotischen Plexus sichergestellt, dessen Äste in Gebieten verlaufen, die als radiäre Hili bezeichnet werden. Diese sollten während des Eingriffs erhalten bleiben (3). Die gefährdetsten sind der ventrofibulare und ventrale-tibiale Hilus nahe der M.-tibialis-anterior-Sehne. Diese anatomischen Gegebenheiten müssen währen der Osteosynthese berücksichtigt werden.

■ Interne Fixation der Fibula

Die anatomische Reposition der Fibulafraktur ist einer der Schlüssel zur Rekonstruktion des Pilon der Tibia. Sie gibt die Information über die korrekte Länge des distalen Anteils der Tibia, die exakte Höhe der Gelenkoberfläche und ist ein Indikator für die Längsausrichtung. Der Zugang zur distalen Fibula hängt davon ab, wo die mediale Inzision erfolgen soll. Die Hautinzision kann ventrolateral mehr oder weniger parallel zur Diaphyse angelegt werden. Sie kreuzt die Fibula und endet ventral unter ihr. In der Tiefe finden sich die Endäste des N. peroneus superficialis. Sie werden zusammen mit dem M. extensor hallucis longus mit einem stumpfen Haken zur Seite gehalten. Über diesen Zugang können das ventrale Lig. tibiofibulare, die distale Diaphyse der Fibula und der ventrale Anteil des Pilons leicht überblickt werden. Vorgeschlagen wurde auch eine Inzision knapp hinter und parallel zur Fibula. Der Abstand zwischen den beiden Inzisionen sollte mindestens 6–7 cm betragen (Abb. 3). Für einfache Querbrüche der Fibula oder bei einer erheblichen lateralen Hautkontusion kann ein kräftiger Kirschner-Draht, der von distal nach proximal eingebracht wird, von Nutzen sein. In vielen Fällen ist nur eine Platte in der Lage, die Fibula zu reponieren und zu fixieren. Durch Biegung und Konturierung kann die Platte genau der Anatomie der lateralen Oberfläche der distalen Fibula angepasst werden. Bei Frakturkeilen sind häufig Zugschrauben vor Anlage der 1/3-Rohrplatte hilfreich. Einfache supramalleoläre, Dreh- oder lange Schrägbrüche können allein mit Schrauben stabilisiert werden. Wenn ein Knochenverlust oder eine erhebliche Trümmerung besteht, werden eine indirekte Reposition der Fibula mit einer Überbrückungsplatte erforderlich.

■ Interne Fixation der Tibia

Für den medialen Zugang zur distalen Tibia verläuft die Inzision parallel zur medialen Kante, leicht bogenförmig bis zur Metaphyse. Nur die V. saphena magna oder einer ihrer Äste muss zwischen Ligaturen durchtrennt werden. Haut und Weichteile werden vorsichtig

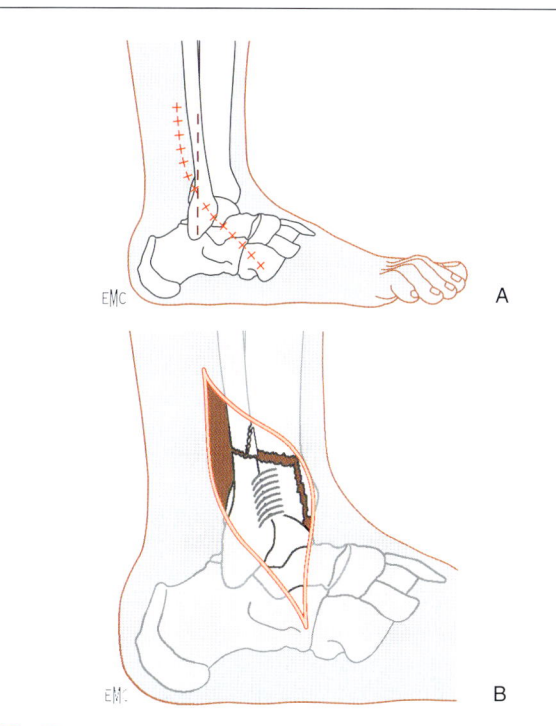

Abb. 3 AO-Zugang zur Fibula.
A. Für den Zugang zur Fibula werden 2 Inzisionen empfohlen: Anterolateral (+++) und direkt lateral (----).
B. Der fibulare Zugang dient zur Reposition der Fibulafraktur und des ventrolateralen Tibiafragments.

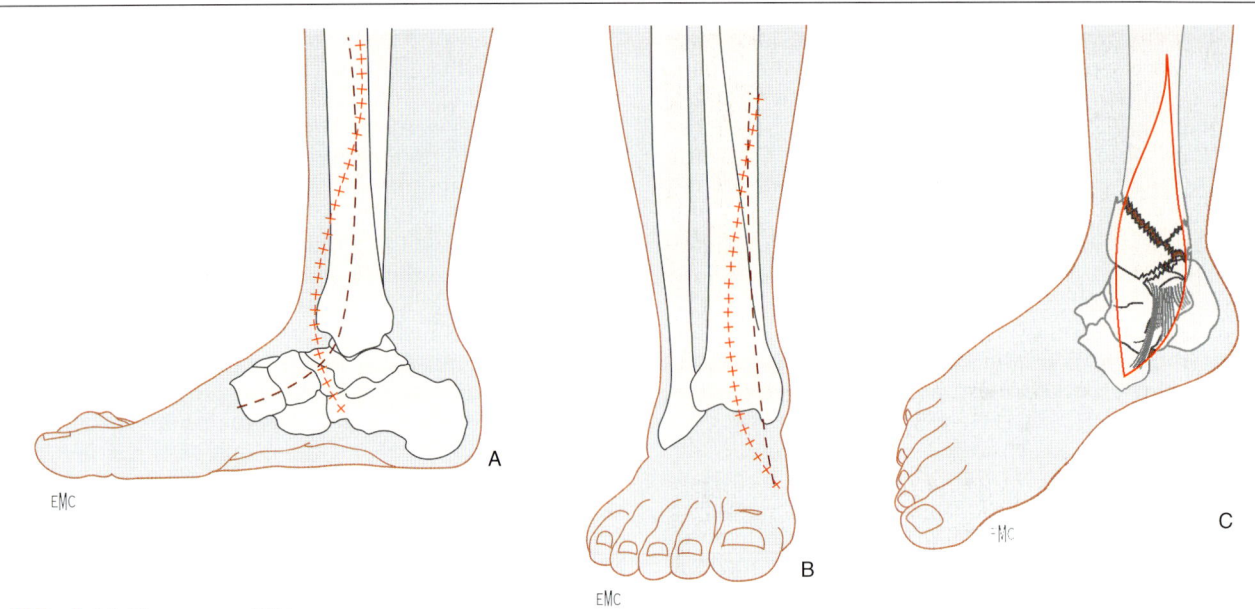

Abb. 4 AO-Zugang zur Tibia.
A, B. Für den Zugang zur Tibia werden 2 Inzisionen empfohlen: Ventromedial parallel zur M.-tibialis-anterior-Sehne (+++) und medial (---). Die mediale Inzision muss zur lateralen Inzision einen Mindestabstand von 7 cm haben.
C. Durch den medialen Zugang werden die ventromedialen Anteile des Pilons und der mediale Malleolus angegangen.

nach lateral gehalten und das mediale Periost direkt ohne Präparation des Subkutangewebes freigelegt. Die Inzision der Gelenkkapsel erfolgt nahe neben dem Innenknöchel. Durch sie werden alle ventromedialen Frakturausläufer bis zur Syndesmose dargestellt. Auch eine etwas weiter ventral liegende Inzision parallel zur Vorderkante der Tibia und zur Tibialis-anterior-Sehne ist möglich. Es muss ein Abstand von 6–7 cm bis zur Fibulainzision bleiben. Die Inzision in der Tiefe erfolgt medial der M.-tibialis-anterior-Sehne (Abb. 4).

Alle Repositionsmanöver erfolgen vorsichtig unter direkter optischer Kontrolle. Während der Reposition sollten die Periost- und Kapselansätze an den Fragmenten zur Sicherung der Durchblutung erhalten werden. Am längsten dauert die Rekonstruktion der tibialen Gelenkfläche: Die Fragmentreposition wird durch direkten Zug oder Drahtzug am Kalkaneus erleichtert. Danach wird die Kongruenz zum Talusknorpel überprüft. Der erste Schritt ist die Rekonstruktion des Epiphysenblocks. Er wird dann mit der Diaphyse verbunden. Es gibt keine bestimmten Regeln zur Reposition und Fixation der erreichten Reposition. Die Hauptgelenkfragmente, der Innenknöchel, das impaktierte Zentrum und das ventrolaterale Kantenfragment der Epiphyse (Tillaux-Chaput) müssen zuerst reponiert werden. Wenn die Gelenkfragmente reponiert sind, können sie mit Repositionszangen oder temporär mit Kirschner-Drähten stabilisiert werden. Die Drähte müssen das Einbringen von Schrauben erlauben. Kanülierte Schrauben sind sehr nützlich, aber dürfen das Plattenlager nicht verstellen.

Für nicht vollständige einfache Frakturen genügen wenige Schrauben zur Stabilisierung der distalen Tibiafläche (Abb. 5). Die Kleeblattplatte mit 4,5-mm-Schrauben wird in der Sagittalebene vom Innenknöchel bis auf die Medialfläche der distalen Tibiametaphyse aufgebracht. Manchmal muss sie dadurch modifiziert werden, dass sie modelliert oder einer der distalen Flügel entfernt wird, damit ihr Kontakt mit der distalen Tibiaoberfläche perfekt ist. Die metaphysären-diaphysären Schrauben verlaufen in der Frontalebene: Ihre Anzahl und die Plattenlänge hängen von der Ausdehnung der Fraktur ab. Die Platte verbindet den rekonstruierten Gelenkblock mit der Diaphyse. Die Epiphysenschrauben sind Kleinfragment-4,0-mm-Spongiosaschrauben, die in verschiedenen mediolateralen Richtungen die Hauptgelenkfragmente miteinander verbinden. Gelegentlich ist eine zusätzliche Fixation mit einer ventralen Kleinfragmentplatte erforderlich.

Ventrolateraler Zugang und anatomische Plattenosteosynthese

Der ventrolaterale Zugang erfolgt über eine Hautinzision vor und parallel der Fibula (30), indem der vordere Peronealmuskel, der M. extensor communis und, weiter medial, der M. tibialis anterior und die A. und V. tibialis anterior en bloc zur Seite gehalten werden. So können die Vorderfläche der Fibula, die Syndesmose und die Membrana interossea überblickt werden (Abb. 6). Über diesen Zugang ist die Reposition und Fixierung der Fibula und der ventrolateralen Teile des Pilons einfach. Bei komplexen Frakturen ist jedoch ein zusätzlicher dorsomedialer Zugang erforderlich. Vives et al. (30) empfahlen diese Technik bei komplexen, vollständigen Frakturen oder bei Frakturen vom AO-Typ C (Abb. 7).

In vielen Fällen entsteht durch die Reposition eines eingestauchten Fragments ein Knochendefekt in der Metaphyse. Dieser Defekt kann mit Spongiosa aus dem Tibiakopf oder dem Beckenkamm aufgefüllt werden (13). Knochenersatzstoffe scheinen eine weniger gute Lösung. Manchmal betrifft ein Knochendefekt die Gelenkfläche. In diesen Fällen muss ein kortikospongiöses Transplan-

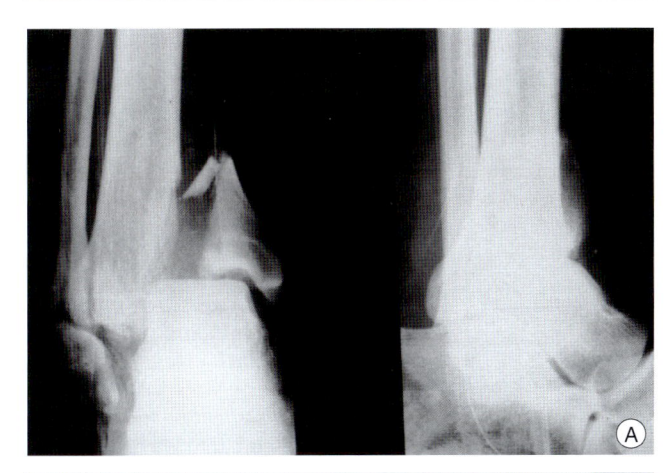

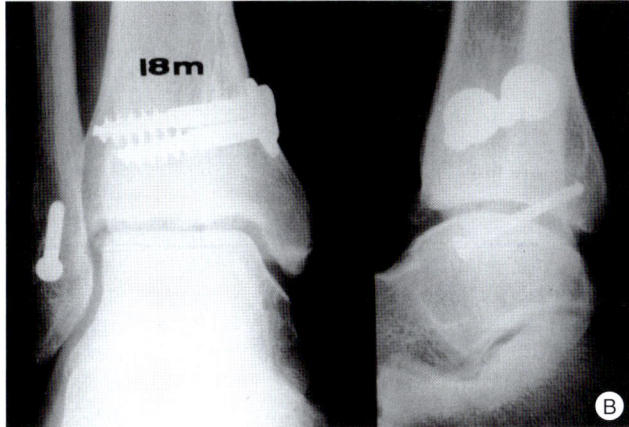

Abb. 5
A. Verschobene partiell artikuläre Fraktur (sagittaler Spalt: B1.2) nach Fall aus dem 1. Stock. Notfallmäßige interne Fixation ausschließlich durch Schrauben.
B. Röntgenologisches Ergebnis bei der 18-Monatskontrolle.

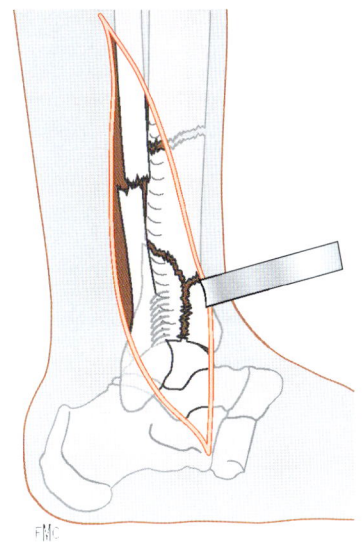

Abb. 6 Operativer Zugang nach Vives. Er empfiehlt einen ventrolateralen Zugang: Lange ventrolaterale Hautinzision vor der Fibula. Darstellung der Vorderfläche der Fibula und der ventrolateralen Tibiaoberfläche zwischen der Membrana interossea, dem M. fibularis anterior und dem neurovaskulären Strang.

tat eingesetzt werden. Während der Osteosynthese werden die Weichteile mit großer Vorsicht behandelt. Zur Vervollständigung der Hämostase wird die Blutsperre entlüftet. Manchmal sind Saugdrainagen von Nutzen. Die Inzison wird mit resorbierbaren Nähten für die tieferen Gewebe und nicht-resorbierbaren Nähten für die Haut sorgfältig verschlossen.

Externe Fixation

■ Moderne Konzepte

Es gibt 2 moderne Konzepte der externen Fixation. Beim ersten wird der Fixateur externe nur temporär angelegt. Bei dem zweiten ist er die definitive Behandlung der Pilonfraktur. Bei dem ersten Konzept handelt es sich um ein Vorgehen in 2 Stufen. Es besteht in einer primären anatomischen Wiederherstellung der Fibulasäule durch eine ORIF und der Anlage eines Fixateur externe zwischen Tibia und Tarsus (22). Nach Abklingen des Ödems und der Weichteilkontusion erfolgt die übliche ORIF der metaphysären-epiphysären Tibiafraktur.

Die zweite Möglichkeit ist eine sofortige und definitive äußere Fixation der Fraktur. Ursprünglich wurden die äußeren Fixateure als Gelenkdistraktoren des Sprunggelenks verwendet. Heute gibt es 3 Möglichkeiten die Beweglichkeit im oberen und unteren Sprunggelenk zu erhalten: Gelenktragender Fixateur externe mit einem Scharnier, das Bewegungen des Sprunggelenks erlaubt (18); Hybridfixateur mit Drähten und Ringen in der Epiphyse und Halbring in der Diaphyse (4, 9, 11, 25, 28); tibiotibialer Fixateur mit distaler Fixation über Ringe und Schanz-Schrauben (8).

■ Technische Aspekte

Es wird nur die distale oder Pinfixierung beschrieben, da sie bei Pilonfrakturen besondere Techniken erfordert. Die proximale Fraktur ist technisch nicht spezifisch. Schematisch gibt es 3 Möglichkeiten.
Es kann temporär oder definitiv, mit oder ohne Distraktion ein Fixateur angelegt werden, der einfach das Sprunggelenk überbrückt. Hierbei muss das Sprunggelenk in Neutralstellung ohne jede Plantarflexion stabilisiert werden. Der Pin wird unter Bildwandlerkontrolle von medial nach lateral angesetzt und im Kalkaneus rechtwinklig zu dessen medialer Fläche etwas hinter der medialen Tibiafläche und dem Innenknöchel fixiert. Der typische Fixateur besteht aus 2 Schanz-Schrauben in der Sagittalebene der mittleren Diaphyse, einem von medial nach lateral geführten Gewindestift im Kalkaneus und 2 Verbindungsstangen (Karbon). Hierdurch entsteht eine tragbare Traktion, die es erlaubt, den mobilisierten Patienten aus dem Krankenhaus zu entlassen, da die Wundpflege sehr einfach ist. Fixateure mit Doppelrahmen und transfixierenden Stiften sind heute durch Modelle mit

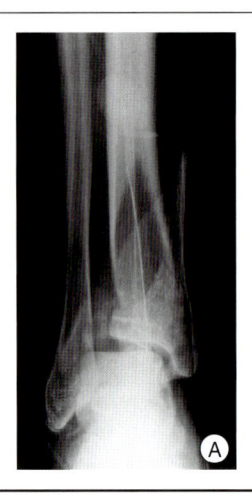

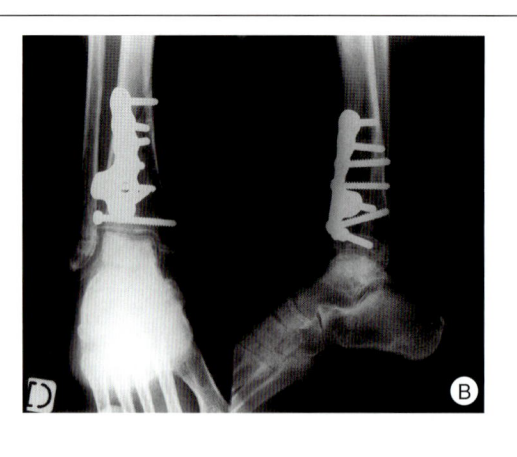

Abb. 7
A. 44-jähriger Mann mit einer C1.1 Pilonfraktur mit intakter Fibula durch einen Verkehrsunfall.
B. Frakturheilung nach 4 Monaten.

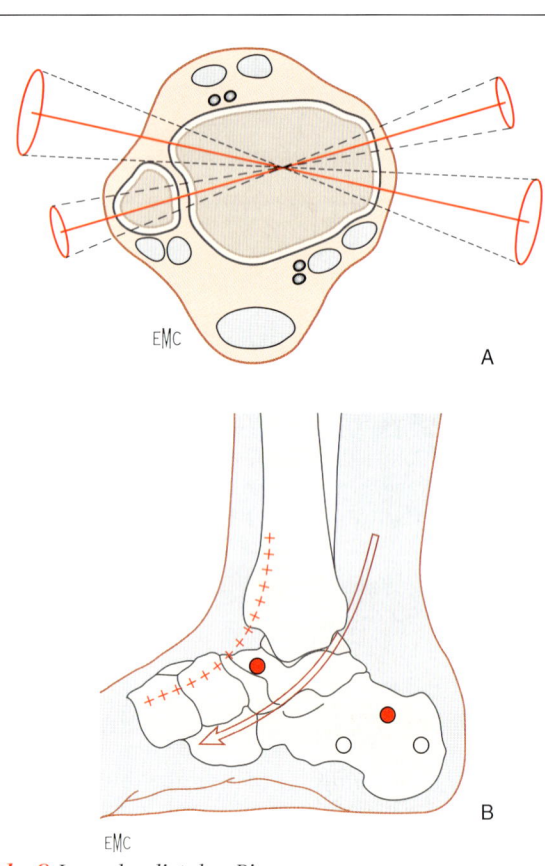

Abb. 8 Lage der distalen Pins.
A. Lage des distalen Pins eines tibiotibialen Hybridfixateurs im anatomischen Querschnitt des Pilons. Der erste Draht verläuft von lateral nach medial, vom Gelenk zwischen Tibia und Fibula über das Zentrum des Pilons bis zum Innenknöchel. Diese optimale Lage erlaubt eine Variation von etwa 20°. Der zweite Draht verläuft lateral vom dorsalen Teil des Innenknöchels bis zum Tuberkule de Tillaux-Chaput. Er bildet mit dem ersten Draht einen Winkel von etwa 45°.
B. Lage der distalen Schrauben bei einem tibiotibialen Fixateur externe. Für einen Gelenkfixateur wird die erste Schraube parallel zum Talusdom zwischen der M.-tibialis-anterior-Sehne und dem neurovaskulären Strang eingebracht. Die zweite liegt im Tuber calcanei. Für eine kalkaneotibialen Fixateur liegen die Schrauben direkt darunter (o).

einem Rohr und gewindetragenden 6,5-mm-Stifte ersetzt. Manchmal ist ein zweiter Pin erforderlich, um das Sprunggelenk in der richtigen Position zu halten. Dieser wird in den Talushals oder das Os naviculare geschraubt. Die Hauptgefahr dieser Technik ist das tibiale, dorsale, neurovaskuläre Bündel, vor allem bei Ödem und Hautblasen. Bei Pilonfrakturen kann auch ein spezieller Gelenkfixateur verwendet werden (18). Er wird distal mit 2 Schrauben in Kalkaneus und Talus fixiert, die unter Bildwandlerkontrolle eingesetzt werden. Die Schraube im Talus liegt medial, parallel zum Talusdom in den distalen Halsanteilen. Der bikortikale Sitz wird mit dem Bildwandler überprüft. Die zweite Schraube wird durch eine spezielle T-Backe eingebracht.

Für eine tibiotibialen Fixateur gibt es 2 Typen. Die erste Form ist ein halbringförmiger Fixateur externe mit epiphysären Schanz-Schrauben (8). Die Fixation an der distalen Tibia wird durch 3 Schanz-Schrauben gesichert: Eine selbstschneidende 3,5-mm-Schraube wird direkt medial der M.-tibialis-anterior-Sehne eingesetzt und die zweite medial in den subkutanen Rand der distalen Tibia unter einem Winkel von 20–30°. Die dritte Schraube liegt lateral hinter der Sehne des M. extensor digitorum longus in einem Winkel von 90–100° zur medialen Schraube.

Der zweite tibiotibiale Fixateur ist ein Hybridmodell, der das Sprunggelenk frei lässt. Hier ist die distale ossäre Fixation der von Ilizarov beschriebene Ring mit gespannten Drähten. Erforderlich sind 2 Drähte (28). Der erste verläuft von lateral nach medial durch die distale Fibula, die Syndesmose und die Vorderkante des Innenknöchels. Er fasst anterolateral die lateralen Anteile der distalen Tibiaepiphyse (Tillaux-Chaput-Bereich). Biomechanische Studien haben die Stabilität dieser Anordnung erwiesen. Die beiden Drähte verlaufen in einem Winkel von 25–40° zueinander (Abb. 8). Ein anatomischer Querschnitt der distalen Tibia direkt oberhalb des Gelenks zeigt die Gefahren dieser Drahtlage (10) und im Besonderen des zweiten Drahts bezüglich der dorsalen tibialen Gefäße hinter dem Innenknöchel und des ventralen tibialen Gefäßnervenstrangs (Abb. 9). Kim et al. (15) schlugen eine bessere Reposition der Gelenkfläche unter arthroskopischer Kontrolle vor.

Frakturen des Pilon tibial

Postoperative Behandlung

■ Nach ORIF

Die postoperative Behandlung hängt von anderen Verletzungen und der Stabilität der Osteosynthese ab. Bei isolierten und gut fixierten Pilonfrakturen ist der erste Schritt die Verringerung von Ödem und Schwellung. Unmittelbar begonnen wird eine Thromboseprophylaxe. Sie wird bis zur Vollbelastung beibehalten. Die Zunahme der Belastung hängt von den monatlichen Röntgenkontrollen ab. Bei Partialfrakturen (Typ B) wird die Teilbelastung nach vier Monaten und die Vollbelastung nach fünf Monaten erlaubt. Bei komplexen Frakturen (Typ C) müssen diese Termine um jeweils ein bis zwei Monate verschoben werden.

■ Nach externer Fixation

Bezüglich der Mobilisation des Sprunggelenks und der Belastung müssen die Typen der Fraktur und des Fixateurs beachtet werden. Wenn der Fixateur das Sprunggelenk frei lässt, ist eine Mobilisation möglich. Manchmal ist es erforderlich, das Sprunggelenk temporär mit einem tibiotarsalen Bügel zu fixieren. In den ersten postoperativen Wochen ist es sehr wichtig, das Sprunggelenk ohne Spitzfuß in einer elastischen plantaren Schiene zu lagern, die mit dem Fixateur verbunden wird. Wenn ein gelenktragender Fixateur verwendet wurde, kann das Gelenk bei Neutralstellung des Sprunggelenks blockiert werden, bis die Schwellung zurückgegangen ist. Dann wird das Gelenk freigegeben und dadurch die aktive und passive Beübung möglich.

Ergebnisse

Aktuelle Literaturübersicht

■ Interne Fixation

In den letzten Jahren wurden mehrere ORIF-Studien veröffentlicht (2, 7, 13, 24). Diese Studien belegen, dass die wichtigsten Ergebnisse vom Typ der Fraktur, den

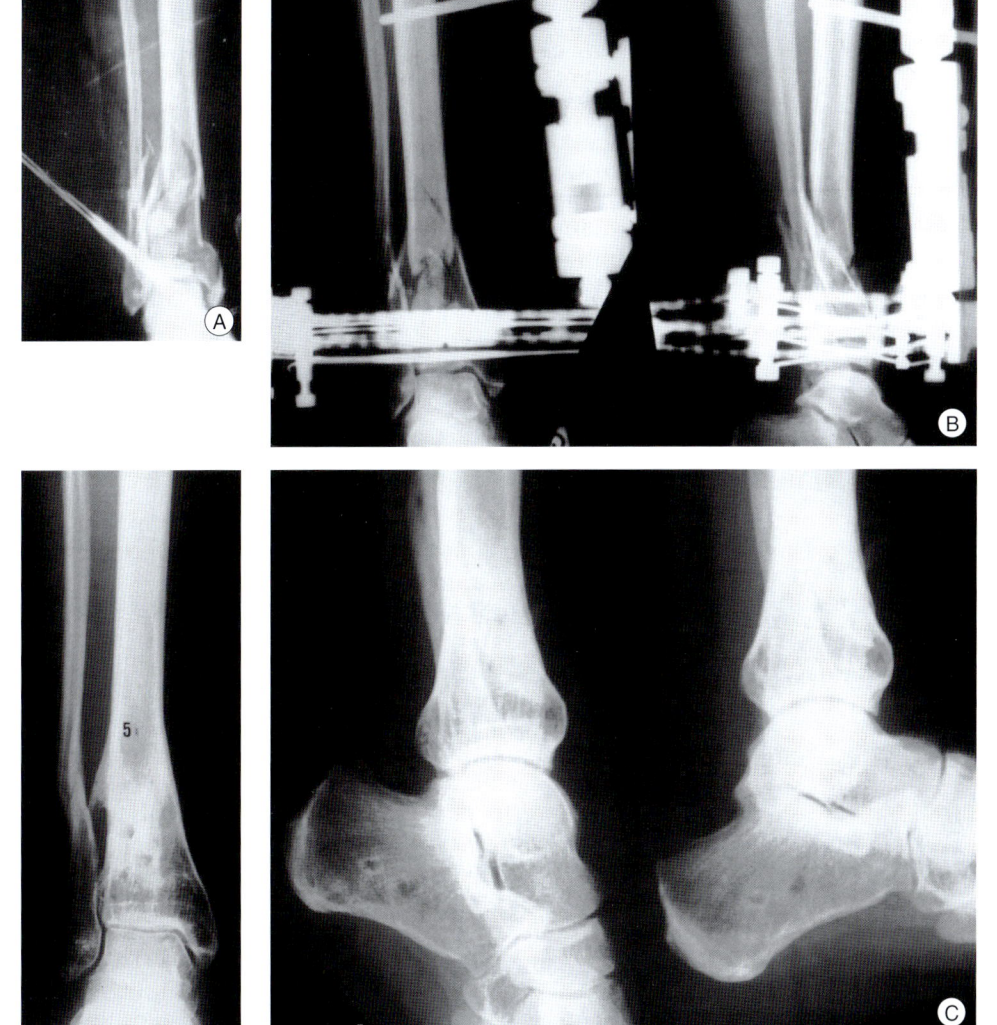

Abb. 9
A. 23-jährige Krankenschwester mit einer geschlossenen kompletten Pilonfraktur (C2.2) durch einen Verkehrsunfall.
B. Notfallmäßige Versorgung mit einem Hybridfixateur ohne Fibulaosteosynthese.
C. Funktions-Röntgenaufnahmen in Plantar- und Dorsalflexion bei der 5-Jahres-Kontrolle.

lokalen Komplikationen und der Qualität der Reposition abhängen. Wegen der wesentlich größeren Anzahl von Komplikationen nach ORIF wird diese Technik nur empfohlen, wenn die präoperative Analyse der Fraktur darauf hinweist, dass eine anatomische Reposition und stabile Fixation möglich ist und die Weichteilsituation dies erlaubt.

Deshalb wurde ein Behandlungsablauf in Stufen vorgeschlagen (22, 25). Die Ergebnisse sind sehr ermutigend. Bei 21 Pilonfrakturen vom AO-Typ C einschließlich 6 offener Läsionen, bei denen die offene Reposition erst nach 24 Tagen (Durchschnittszeit) erfolgte, fanden Patterson und Cole (22) keine Infektion und keine Hautnekrose. Ähnlich beschrieben Sirkin et al. (25) bei 29 geschlossenen Pilonfrakturen vom AO-Typ C 2 Hautnekrosen und eine Infektion und bei 17 offenen Frakturen vom AO-Typ C 2 Hautnekrosen und 2 Infektionen. Die beiden Studien belegen, dass nach Abklingen der Weichteilschwellung eine anatomische Reposition und interne Fixation sicher durchgeführt werden kann. Diese 2-Stufen-Technik vermindert die Zahl der ORIF-Kontraindikationen (Abb. 10).

■ *Externe Fixation*

Ein externer Fixateur mit Distraktion des Gelenkspalts durch Ligamentotaxis war der einzige Sprunggelenksstabilisator der zunächst verwendet wurde. Die Ergebnisse waren mäßig bis schlecht mit verzögerten Heilungen und versteifender Algodystrophie. Sie waren nur wenig besser als nach konservativer Behandlung. Dann kam die externe Fixation mit Stabilisation der Gelenkfragmente mit Schrauben oder Drähten. Die ersten Ergebnisse von Biga (in Copin und Nerot (7)) waren ermutigend.

In der von Court-Brown et al. (8) beschriebenen Serie wurden 24 Patienten mit multiplen distalen Schanz-Schrauben und Halbringen bei 6 Frakturen Typ AO A und 18 Frakturen Typ AO C behandelt. Von diesen verheilten 23 in durchschnittlich 20 Wochen, 5 Patienten erforderten ein Transplantat. Nur bei einer Typ-C-Fraktur kam es zu einem Infekt. Es fanden sich 6 Fehlstellungen, 4 davon nach primärer Frakturfehlstellung im Fixateur. Bei 9 Patienten kam es zu Pintrakt-Infekten. Entsprechend dem Scoring-System von Tornetta et al. (28) wiesen 18 Patienten (75%) gute oder sehr gute Ergebnisse bei einer Beobachtungszeit von mindestens 2 Jahren auf.

Saleh et al. (23) verwendeten als erste eine Sprunggelenksklammer mit Gelenk bei minimal-offenen Reposition und Fixation. Marsh et al. (18) führten mit demselben Apparat eine prospektive Multicenterstudie bei 49 verschobenen Pilonfrakturen durch, darunter 9 offene Frakturen und 22 Frakturen vom Typ AO C3. An 40 Sprunggelenken erfolgte eine interfragmentäre Schraubenfixation, 13 Fibulafrakturen wurden mit einer Platte versorgt und 14 Metaphysendefekte der Tibia mit einem Knochentransplantat. Die durchschnittliche Verweildauer des Fixateurs betrug 12 Wochen. Alle Frakturen heilten ohne Infektion. Es kam zu 8 Pintrakt-Infektionen. Während der externen Fixation betrug die Dorsalflexion durchschnittlich 8° (zwischen 5 und 30°) im Vergleich zu 18° der Gegenseite und die Plantarflexion durchschnittlich 28° (zwischen 5 und 50°) im Vergleich zu 36° der Gegenseite. Nach 2 Jahren zeigten 10 der 30 Sprunggelenke ein ausgezeichnetes, 6 ein mäßiges und 14 ein schlechtes Ergebnis. Diese Studie bietet 2 Antworten: Das Subta-

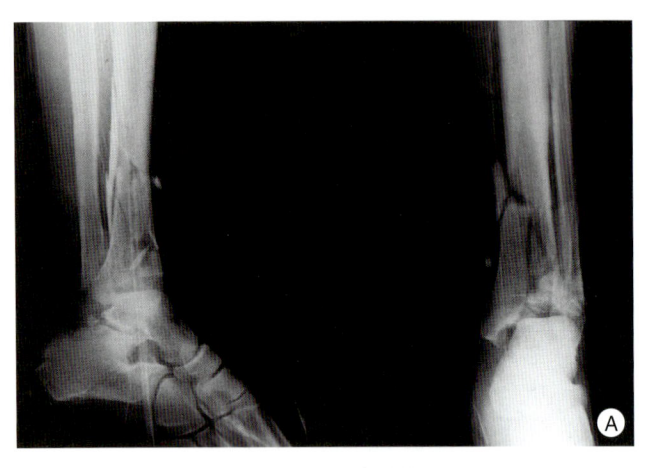

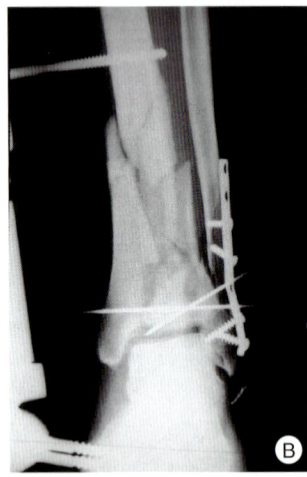

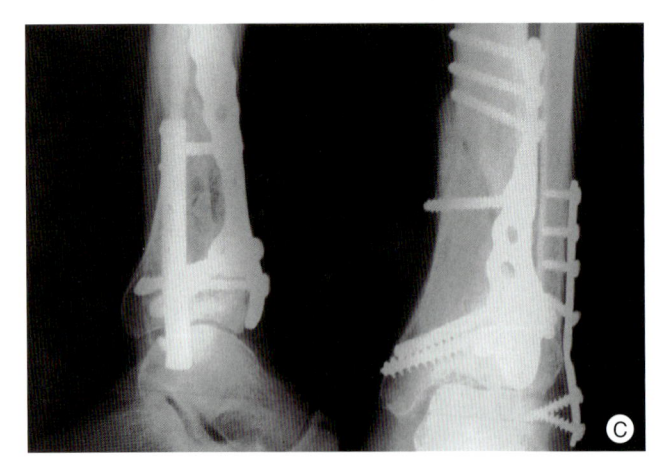

Abb. 10
A. 55-jähriger Mann mit einer zweitgradig offenen Pilonfraktur links (C2.2) nach Flugunfall.
B. Notfalloperation: Plattenosteosynthese der Fibula, tibiokalkanearer Fixateur und perkutane Kirschner-Drähte.
C. Drei Wochen später ventrolateraler Zugang und anatomische Plattenosteosynthese (Ergebnis nach 6 Monaten).

largelenk toleriert die Immobilisation durch 2 distale Nägel ohne merklichen Funktionsverlust. Dies gilt auch für die externe Fixation unter Distraktion, sofern die Osteosynthese der Fibula den metaphysären Anteil der Pilonfraktur stabilisiert. Ein tibiotibialer Fixateur externe geht nicht mit diesen technischen Unannehmlichkeiten einher.

Der ursprüngliche Ilizarov-Fixateur wurde nun durch den Hybridfixateur ersetzt. Als erste beschrieben Tornetta et al. (28) eine begrenzte interne Fixation in Kombination mit einem Hybridfixateur, der das Sprunggelenk nicht überbrückt.

Komplikationen

Neuerliche Publikationen über Pilonfrakturen wiesen wieder auf die hohe Inzidenz von Komplikationen hin (7, 12, 17, 19, 27).

Kompartmentsyndrome

Kompartmentsyndrome können sich innerhalb von Stunden oder Tagen nach Pilonfrakturen entwickeln, vor allen wenn sich die Frakturen bis in die Diaphyse erstrecken. Hauptfaktoren sind postoperative Schwellung, Hämatom und schlechte Dehnfähigkeit der ventralen oder dorsalen Muskelfaszie. Die Diagnose beruht auf Messungen des Drucks in den ventralen und dorsalen Kompartimenten. Die Behandlung besteht in einer sofortigen Spaltung der Aponeurose.

Wundkomplikationen und Infektionen

Häufigste Komplikation nach Pilonfrakturen sind Hautprobleme. In der französischen Multicenterstudie (7) fanden sich 10% Wunddehiszenzen und Hautnekrosen bei Typ-B- und 24,5% bei Typ-C-Frakturen des Pilons. Teeny und Wiss (27) beschrieben eine noch höhere Rate von Hautkomplikationen (37%) in einer Serie von 60 Pilonfrakturen, die mit ORIF behandelt worden waren. Postoperative Infektionen der Pilonfrakturen sind Folge von Hautproblemen oder offenen Schäden nach interner Fixation geschlossener Frakturen.

Der Infekt ist im Allgemeinen das Ergebnis eines Hämatoms oder eine Hautnekrose, die infiziert wurden. In der französischen Serie (7) fanden sich 1% Infektionen beim Typ AO B und 5% beim Typ AO C. Teeny und Wiss (27) beschrieben 37% in einer Untersuchung von 60 Pilonfrakturen, die mittels ORIF behandelt worden waren.

Verzögerte Heilung, Pseudarthrose und Fehlstellung

Verzögerte Heilungen und Pseudarthrosen finden sich fast ausschließlich in der Metaphyse. Die Hauptfaktoren sind eine Ausdehnung der Fraktur in das Metaphysen-Diaphysen-Gebiet, Trümmerzonen, avaskuläre Nekrosen der Gelenk- und/oder metaphysären Fragmente.

Es gibt 2 Arten der Fehlstellung: Supramalleolär und artikulär. Eine supramalleoläre Fehlstellung ist die Folge einer mangelhaften primären Reposition oder einer insuffizienten Fixation, die eine Varuskippung der distalen Tibia ermöglicht.

Häufig kommt es nach Pilonfrakturen zu einer posttraumatischen Arthrose. Sie ist Folge einer primären Knorpelverletzung oder einer verbliebenen Gelenkinkongruenz.

Indikationen

Geschlossene Verletzungen

Die Behandlung von Pilonfrakturen ohne wesentlichen Weichteilschaden (Tscherne Grad 0 und I) hängt vom Typ der Fraktur ab.

Bei Typ-B-Frakturen können die AO-Osteosyntheseprinzipien zur Anwendung kommen. Der Zugang erfolgt auf der Seite des größten und/oder zertrümmertsten Fragments. Einige Frakturen mit (Sub)Luxation des Talus erfordern eine spezielle Technik. Frakturen der vorderen Gelenklippe sind häufig durch eine ventrale instabile Luxation des Talus kompliziert, wobei selbst nach einer exakten Reposition es zu einem Luxationsrezidiv kommen kann. Dann wird ein temporärer Fixateur externe erforderlich. Bei Typ-C-Frakturen ist die Fixation der Fibula durch einen ventrolateralen Zugang und eine anatomische Plattenosteosynthese das beste. Bei C1-Frakturen (vollständige einfache Gelenkfrakturen, die bis zur Diaphyse reichen oder metaphysäre Trümmerzonen) ist die vom Autor empfohlene Technik ein tibiotibialer Fixateur anstelle einer sehr langen Tibiaplatte.

Bei Verletzungen von Tscherne Grad II oder III ist die wichtigste Regel die sofortige Plattenosteosynthese der Fibula und die Stabilisierung des Sprunggelenks mit einem Fixateur externe. Bei Frakturen vom Typ AO B erfolgt die interne Osteosynthese einige Wochen später. Bei Typ AO C erfolgt die Stabilisation minimal-offen und mit einem Fixateur externe (mit oder ohne Gelenk), der das Sprunggelenk überbrückt. Die andere Möglichkeit besteht in einem Hybridfixateur oder einem Apparat mit distalen Schanz-Schrauben. Durch einen gelenktragenden oder Hybridfixateur löst der Operator unmittelbar alle Probleme. Es ist jedoch zeitaufwändiger und schwieriger, die Gelenkfragmente zu reponieren. Die Wahl hängt dann von möglichen anderen Läsionen, den zur Verfügung stehenden Implantaten und der Erfahrung des Chirurgen ab.

Offene Pilonfrakturen

Bei offenen Pilonfrakturen sind die Indikationen abhängig vom Typ der Haut- und Weichteilschädigung. Beim Typ Gustilo I entsprechen die Indikationen denen bei geschlossenen Frakturen ohne Weichteilschaden. Bei Gustilo Typ II und III A sind die operativen Indikationen dieselben wie bei Pilonfrakturen mit Weichteilschäden. Bei Gustilo Typ III B und III C kann nur ein tibiokalkanearer Fixateur externe nach ausgedehntem Débridement und sekundärer Crossleg-Plastik, örtlichen Lappen oder freien Lappen empfohlen werden.

Literatur

[1] Anglen JO. Early outcome of hybrid external fixation for fracture of the distal tibia. *J Orthop Trauma* 1999 ; 13 : 92–97

[2] Arlettaz Y, Blanc CH, Chevalley F. Les fractures du pilon tibial. Étude rétrospective à long terme de 51 fractures traitées par réduction sanglante et ostéosynthèse. *Rev Chir Orthop* 1998 ; 84 : 180–188

[3] Aubry P, Fieve G. Vascularisation osseuse et cutanée du quart inférieur de jambe. *Rev Chir Orthop* 1984 ; 80 : 589–597

[4] Barbieri R, Schenk R, Koval K, Aurori K, Aurori B. Hybrid external fixation in the treatment of tibial plafond fractures. *Clin Orthop* 1996 ; 332 : 16–22

[5] Bone L, Stegemann P, Mac Namara Seibel R. External fixation of severely comminuted and open tibial pilon fractures. *Clin Orthop* 1993 ; 292 : 101–107

[6] Brumback RJ, MacGarvey WC. Fractures of the tibial plafond. Evolving treatment concepts for the pilon fracture. *Orthop Clin North Am* 1995 ; 26 : 273–285

[7] Copin G, Nerot C. Les fractures récentes du pilon tibial de l'adulte. Symposium SOFCOT. *Rev Chir Orthop* 1992 ; 78 (suppl 1): 35–83

[8] Court-Brown CM, Walker C, Garg A, MacQueen MM. Half-ring external fixation in the management of tibial plafond fractures. *J Orthop Trauma* 1999 ; 13 : 200–206

[9] Dirschl DR, Adams GL. A critical assessment of factors influencing rehability in the classification of fractures using fractures of the tibial plafond as a model. *J Orthop Trauma* 1997 ; 11 : 471–476

[10] Faure C, Merloz P. Transfixion des membres. Atlas de coupes anatomiques pour la fixation externe. Heidelberg: Springer-Verlag, 1987

[11] Gaudinez RF, Malik AR, Szporn M. Hybrid external fixation in tibial plafond fractures. *Clin Orthop* 1996 ; 329 : 223–232

[12] Gustilo RB, Anderson JT. Prevention of infection in the treatment of one thousand and twenty five open fractures of long bones: retrospective and prospective analyses. *J Bone Joint Surg Am* 1976 ; 58 : 453–458

[13] Heim U. The pilon tibial fracture – classification, surgical techniques, results. Philadelphia: WB Saunders, 1995

[14] Helfet DL, Koval K, Pappas J, Sanders RW, Di Pasquale T. Intraarticular „pilon" fracture of the tibia. *Clin Orthop* 1994 ; 298 : 221–228

[15] Kim HS, Jahn JS, Kim SS, Chur CH, Han HJ. Treatment of tibial pilon fractures using ring fixators and arthroscopy. *Clin Orthop* 1997 ; 334 : 244–250

[16] Leone VJ, Ruland RT, Meinhard BP. The management of the soft tissues in pilon fractures. *Clin Orthop* 1993 ; 292 : 315–320

[17] MacFerran MA, Smith SW, Boucas HJ, Schwartz HS. Complications encountered in the treatment of pilon fractures. *J Orthop Trauma* 1992 ; 6 : 195–200

[18] Marsh JL, Bonar S, Nepola JV, Decoster TA, Hurwitz SR. Use of an articulated external fixator for fractures of the tibial plafond. *J Bone Joint Surg Am* 1995 ; 77 : 1498–1509

[19] Martin JS, Marsh JL, Bonar SK, De Coster TA, Found EM, Brandser EA. Assessment of the AO/ASIF fracture classification for the distal tibia. *J Orthop Trauma* 1997 ; 11 : 477–483

[20] Muller ME, Nazarian S, Koch P. Classification AO des fractures. Berlin: Springer-Verlag, 1990

[21] Ovadia DN, Beal RK. Fractures of the tibial plafond. *J Bone Joint Surg Am* 1986 ; 68 : 543–551

[22] Patterson MJ, Cole JD. Two-staged delayed open reduction and internal fixation of severe pilon fractures. *J Orthop Trauma* 1999 ; 13 : 85–91

[23] Saleh M, Shanahan MD, Fern ED. Intra articular fractures of the distal tibia: surgical management by limited internal fixation and articulated distraction. *Injury* 1993 ; 24 : 37–40

[24] Sands A, Grujic L, Byck DC, Agel J, Benirschke S, Swionthowskii MF. Clinical and functional outcomes of internal fixation of displaced pilon fractures. *Clin Orthop* 1998 ; 347 : 131–137

[25] Sirkin M, Sanders R, Di Pasquale T, Herscovici D. A staged protocol for soft tissue management in the treatment of complex pilon fractures. *J Orthop Trauma* 1999 ; 13 : 78–84

[26] Swiontkowski MP, Sands AK, Agel J, Diab M, Schwappach JR, Kreder HJ. Interobserver variation in the OA/OTA. fracture classification system for pilon fractures: is there a problem ? *J Orthop Trauma* 1997 ; 11 : 467–470

[27] Teeny SM, Wiss DA. Open reduction and internal fixation of tibial plafond fractures – variables contributing to poor results and complications. *Clin Orthop* 1993 ; 292 : 108–117

[28] Tornetta P, Weiner L, Bergman M, Watnik N, Stever J, Kelley M, Yang E. Pilon fractures: treatment with combined internal and external fixation. *J Orthop Trauma* 1993 ; 7 : 489–496

[29] Tscherne H, Gotzen L. Fractures with soft tissue injuries. Heidelberg: Springer-Verlag, 1984

[30] Vives P, Hourlier H, DeLestang M, Dorde T, Letot P, Senlecq F. Étude de 84 fractures du pilon tibial de l'adulte. Essai de classification. *Rev Chir Orthop* 1984 ; 70 : 129–139

Malleolarfrakturen

16

M. Libotte

Abstract

Dieser Beitrag beschäftigt sich mit der operativen Behandlung von Malleolarfrakturen. Diese Frakturen gehen fast immer mit Bandverletzungen einher. Dies muss bei ihrer Behandlung beachtet werden. Dargestellt wird die grundlegende Biomechanik des Sprunggelenks bezüglich Stabilität und Beweglichkeit. Hierdurch bietet sich ein gutes Verständnis der Mechanismen und Folgen von Malleolarfrakturen. Die am häufigsten verwendeten Klassifikationen von Malleolarfrakturen werden vorgestellt und besprochen. Anschließend stellen wir die operativen Zugänge und anschließend die üblichen Osteosynthesetechniken für jeden Frakturtyp dar. Am Ende des Kapitels werden einige spezielle Situationen, wie eine isolierte Außenknöchelfraktur und Syndesmosenläsionen besprochen.

Schlüsselworte

Sprunggelenk, Malleolarfrakturen, Osteosynthese, bimalleoläre Frakturen, isolierte Fraktur des Außenknöchels, Bandverletzungen

Einleitung

Malleolarfrakturen sind Hybridläsionen, bei denen knöcherne Schäden, üblicherweise röntgenologisch zu diagnostizieren, und Bandverletzungen gemeinsam eintreten. Um Vorliegen und Ausmaß letzterer zu evaluieren, ist eine korrekte Beurteilung von Typ und Höhe der Fraktur und dem Ausmaß der Fragmentverschiebung erforderlich. Das Ziel der Behandlung ist die Wiederherstellung einer bestmöglichen Sprunggelenksfunktion. Es besteht ein enger Zusammenhang zwischen der Qualität der Reposition der Fraktur, sei sie nicht operativ oder operativ, und dem Endergebnis. Daher muss die bestmögliche Wiederherstellung aller Komponenten einer Malleolarfraktur gefordert werden.

Anatomie und Biomechanik

Um die Mechanismen von Malleolarfrakturen und ihre möglichen Auswirkungen auf die Funktion des Sprunggelenks zu verstehen, sind fundierte Kenntnis der normalen Anatomie und Physiologie von grundlegender Bedeutung.

Stabilität des Sprunggelenks

Das Sprunggelenk verdankt einen erheblichen Teil seiner Stabilität der Passform von 3 Knochen (Abb. 1). Die beiden ersten sind der distale Anteil der Tibia mit einem medialen Vorsprung, dem Innenknöchel und das distale Drittel der Fibula, das den Außenknöchel bildet. Diese beiden Komponenten artikulieren miteinander und bilden eine Gelenkhöhle, die grob gesehen wie eine Gabel erscheint, in die die dritte Komponente, der Talusdom, wie ein Zapfen hinein passt. Nach oben bildet der Talus ein weitgehend kongruentes Gelenk mit der horizontalen Gelenkfläche der Tibia. Seitwärts artikuliert die mediale Facette des Talus mit dem Innenknöchel und die laterale Facette mit dem Außenknöchel. Die distale Tibia und Fibula sind durch das Lig. tibiofibulare anterior und posterior miteinander verbunden und zwischen diesen durch eine zwischengeschaltete oder syndesmotische Schicht, die nach kranial mit der Membrana interossea in Verbindung steht. Auf der Außenseite des Sprunggelenks verbinden drei Bänder die Fibula und den Rückfuß: Das Lig. fibulotalare anterius, das Lig. fibulocalcaneare und das Lig. fibulotalare posterius (Abb. 2). Auf der Medialseite besteht das Lig. deltoideum aus 2 Lagen. Die tiefen Schichten entspringen an der dorsomedialen Fläche des Innenknöchels und inserieren am Talus unter der medialen Facette. Dieses Band wird als wesentlicher Stabilisator des Talus in der Sprunggelenksgabel angesehen, das die Lateralverschiebung oder Rotation dieses Knochens verhindert. Die oberflächlichen Anteile bilden eine breite fibröse Schicht, die vom ventralen und kaudalen Rand des Innenknöchels auf die mediale Seite von Talushals und Kalkaneus zieht.

Studien am belasteten Sprunggelenk haben gezeigt, dass ein erheblicher Teil der Belastung durch die Fibula und über die Lateralseite des Sprunggelenks verläuft (6, 8, 18). Die Kontaktfläche des belasteten Gelenks misst durchschnittlich 10 cm², davon betreffen 25% den Kontakt zwischen der lateralen Talusfacette und der Fibula (8). Die distalen tibiofibularen Bänder erlauben nur eine begrenzte Bewegung des Fibula. Sie verhindern eine größere Erweiterung der Gabel und einen Verlust des Kontakts zwischen der Fibula und dem Talus. Biomechanische Studien haben gezeigt, dass nach Durchtrennung der tibiofibularen Bänder eine

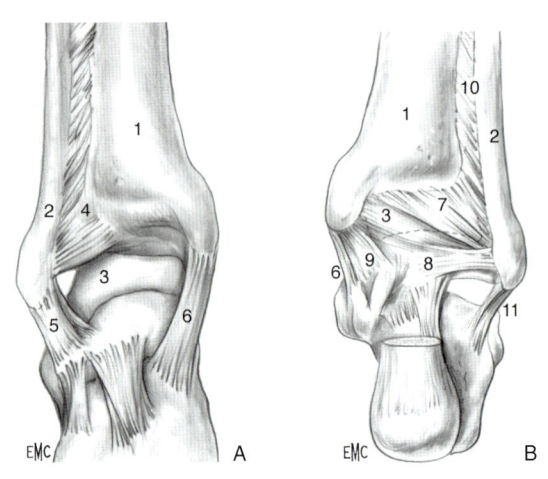

Abb. 1 Sprunggelenk. Blick von ventral (A) und Blick von dorsal (B). 1. Tibia; 2. Fibula; 3. Talus; 4. Lig. tibiofibulare anterius; 5. Lig. fibulotalare anterius; 6. Lig. deltoideum, oberflächliche Schicht; 7. Lig. tibiofibulare posterius; 8. Lig. fibulotalare posterius; 9. Lig. deltoideum, tiefe Schicht; 10. Membrana interossea; 11. Lig. fibulocalcaneare.

Abb. 3 Röntgenologische Maße. 1. Tibiofibulare Überlappung > 10 mm; 2. ventraler tibiofibularer Spalt < 5 mm; 3. medialer Spalt < 5 mm; 4. talokruraler Winkel 8–15° (im Vergleich mit der Gegenseite).

erhebliche Abnahme der gewichttragenden Funktion der Fibula mit gleichzeitigem Anstieg der Belastung auf der tibialen Gelenkseite eintritt (8). Signifikante Änderungen der Kontaktflächen und der Druckverteilung zeigten sich auch nach Verkürzung und/oder Rotation des distalen Anteils der Fibula, wie sie bei Frakturen des Außenknöchels eintritt (15).

Auf Standard-Röntgenaufnahmen (Abb. 3) ist ein normales Sprunggelenk auf den Mortise-Bildern durch einen talokruralen Winkel von 8–15° charakterisiert. Der Spalt zwischen dem Innenknöchel und dem Talus sollte nicht größer als 4 mm sein. Im a.p.-Bild sollte der Abstand zwischen der lateralen Kante des hinteren tibialen Malleolus und der medialen Kortikalis der Fibula unter 5 mm betragen und die tibiofibulare Überlappung größer als 10 mm sein.

Bewegungen des Sprunggelenks

Das Sprunggelenk wird nicht mehr als reines Scharniergelenk angesehen, obwohl seine wesentlichsten Bewegungen in der Sagittalebene stattfinden (Dorsalflexion/Plantarflexion). Während dieser Bewegung dreht sich der Talus nicht nur, sondern er gleitet unter der tibialen Gelenkfläche (8, 14). Gleichzeitig finden Bewegungen in der Koronar- und Horizontalebene statt. Gegenüber der Tibia kommt der Talus bei einer Plantarflexion in eine Innenrotation (zwischen 4 und 8°), bei Dorsalflexion in Außenrotation (4, 8). Als Folge hiervon ist die Bewegungsachse des Talus nicht so festgelegt und horizontal wie dies häufig gesagt wurde. Wahrscheinlich gibt es mehrere stellungsabhängige, schräg verlaufende Achsen (16). Für den klinischen Gebrauch können diese biomechanischen Daten vereinfacht und davon ausgegangen werden, dass eine schräge Achse etwa durch die Spitze beider Knöchel verläuft, wobei die Spitze der Fibula weiter distal und dorsal als die des Innenknöchels liegt (4). Dadurch wird es verständlich, dass jede Veränderung in Länge oder Rotation der distalen Fibula den Bewegungsablauf im Sprunggelenk erheblich verändern kann. Diese dreidimensionale Bewegung des Sprunggelenks sollte beachtet werden, wenn man versucht, die Verschiebung der einzelnen Fragmente auf Standard-Röntgenaufnahmen von Sprunggelenksfrakturen einzuschätzen.

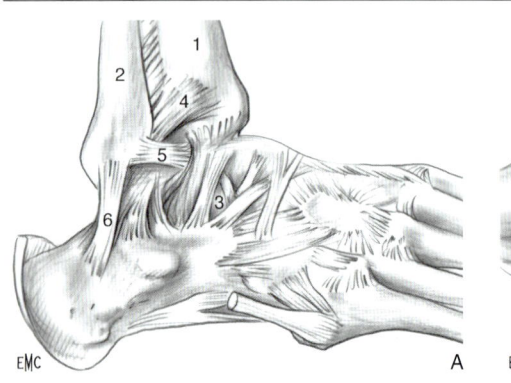

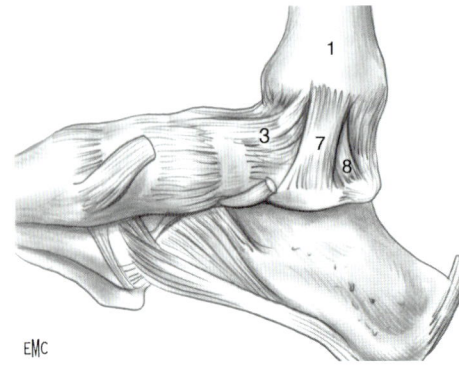

Abb. 2 Sprunggelenk. Blick von lateral (A) und medial (B). 1. Tibia; 2. Fibula; 3. Talus; 4. Lig. tibiofibulare anterius; 5. Lig. fibulotalare anterius; 6. Lig. fibulocalcaneare; 7. Lig. deltoideum, oberflächliche Schicht; 8. Lig. deltoideum, tiefe Schicht.

Das Sprunggelenk beim Gehen

Die Bewegungen des Sprunggelenks während des Gehens sind nicht so ausladend (etwa 30°), sie sind jedoch für die Druckaufnahme und die Progression von grundlegender Bedeutung. Die wichtigste Bewegung erfolgt in der Standphase, wenn die Dorsalflexion eine Kippung der Tibia und damit eine harmonische Vorwärtsverlagerung des Schwerpunkts erlaubt (5). Diese 10°-Dorsalflexion ist essenziell, daher sollte jeder Versuch unternommen werden, sie bei der Behandlung von Sprunggelenksfrakturen wieder zu ermöglichen.

Klassifikation

Entsprechend spezieller Kriterien gruppieren die Klassifikationen die unterschiedlichen Arten der Malleolarfrakturen in unterschiedliche Typen. Eine gute Klassifikation sollte eine einfache Zuteilung einer vorliegenden Fraktur erlauben und genügend Informationen über ihren Mechanismus und die ossären und ligamentären Schäden bieten. Diese Information ist zur Planung der Reposition und Fixation der Fraktur von Hilfe. Sie erlaubt auch die erreichten Ergebnisse zu beurteilen. Die Klassifikation von Malleolarfrakturen kann auf dem röntgenologischen Aspekt basieren, d.h. uni-, bi- oder trimalleoläre Frakturen entsprechend der Anzahl der eingetretenen Frakturen. Dies ist aber nur deskriptiv und nicht sehr hilfreich. Es gibt 2 verbreitet verwendete Klassifikationssysteme:

Lauge-Hansen-Klassifikation

Lauge-Hansen (7) löste experimentell an anatomischen Präparaten Sprunggelenksfrakturen aus. Aufgrund von Präparationen und Röntgenbildern fand er eine enge Beziehung zwischen den Band- und Knochenverletzungen. Diese resultieren jeweils aus der Wirkung einer deformierenden Kraft mit daraus folgender Verletzung. Diese Verletzungssequenz läuft immer in derselben Art und Weise ab. Sie verursacht sukzessive ligamentäre und knöcherne Läsionen und schafft schließlich ein voll-

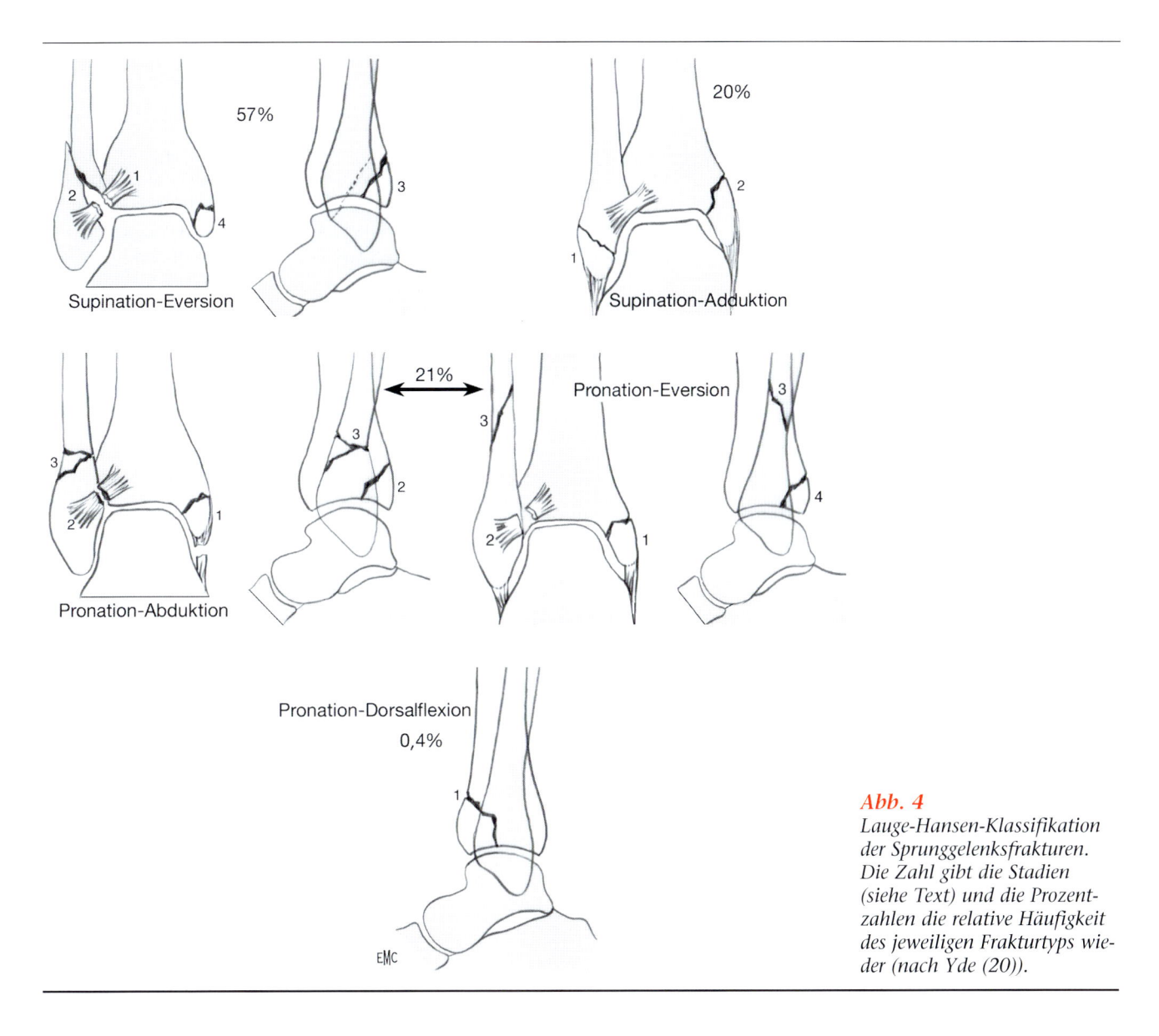

Abb. 4
Lauge-Hansen-Klassifikation der Sprunggelenksfrakturen. Die Zahl gibt die Stadien (siehe Text) und die Prozentzahlen die relative Häufigkeit des jeweilgen Frakturtyps wieder (nach Yde (20)).

ständiges Verletzungsbild, das für den speziellen Verletzungsmechanismus pathognomonisch ist. Unvollständige Bilder treten ein, wenn die schädigende Kraft an irgend einem Punkt des Verletzungsablaufes nachlässt und hierdurch eine Stufe des gegebenen Verletzungstyps entsteht. Lauge-Hansen teilte die Sprunggelenksfrakturen in fünf Gruppen ein (Abb. 4): Supination-Eversion (SE), Supination-Adduktion (SA), Pronation-Eversion (PE), Pronation-Abduktion (PA) und Pronation-Dorsalflexion (PD). Das erste Wort beschreibt die Stellung des Fußes im Moment der Verletzung und das zweite die Richtung der schädigenden Kraft.

■ *Supinations-Eversions(SE)-Fraktur*

Fuß in Supination, einwirkende Kraft in Richtung Außenrotation des Fußes.
- Stadium I: Ruptur des Lig. tibiofibulare anterius,
- Stadium II: Spiralfraktur des Außenknöchels die, charakteristisch für diese Gruppe, von der Vorderkante nach dorsal-proximal verläuft,
- Stadium III: Fraktur des dorsolateralen Rands der Tibia,
- Stadium IV: Fraktur des Innenknöchels oder Riss des Lig. deltoideum.

■ *Supinations-Adduktions(SA)-Fraktur*

Fuß in Supination, einwirkende Kraft in Richtung medial.
- Stadium I: Ruptur der Ligg. talofibulare anterior und calcaneofibulare oder, charakteristisch für diese Gruppe, Fraktur des Außenknöchels auf Höhe oder distal des tibiotalaren Gelenkspalts,
- Stadium II: Vertikale Fraktur des Innenknöchels.

■ *Pronations-Abduktions(PA)-Fraktur*

Fuß in Pronation, einwirkende Kraft in Richtung lateral.
- Stadium I: Fraktur des Innenknöchels oder Ruptur des Lig. deltoideum,
- Stadium II: Ruptur der tibiafibularen Syndesmose, häufig mit einem kleinen Abrissfragment vom ventralen tibialen Tuberkel und einem größeren Fragment aus der dorsalen Tibiakante,
- Stadium III: Charakteristisch für diese Gruppe tiefe supramalleoläre Fraktur der Fibula direkt oberhalb des tibiotalaren Gelenkspalts.

■ *Pronations-Eversions(PE)-Fraktur*

Fuß in Pronation, einwirkende Kraft in Richtung Außenrotation des Fußes.
- Stadium I: Fraktur des Innenknöchels oder Ruptur des Lig. deltoideum,
- Stadium II: Ruptur des Lig. tibiofibulare und der Membrana interossea,
- Stadium III: Charakteristisch für diese Gruppe hohe supramalleoläre Fraktur der Fibula, die in jeder Höhe bis zum Fibulahals liegen kann (Maisonneuve-Fraktur),
- Stadium IV: Fraktur der dorsalen Tibiakante.

Eine Maisonneuve-Fraktur kann auf Standard-Röntgenaufnahmen des Sprunggelenks undiagnostiziert bleiben, vor allem wenn eine Ruptur des Lig. deltoideum und keine Fraktur des Innenknöchels und kein dorsales Tibiafragment vorliegt (Stadium III). Daher sind bei allen Sprunggelenksverletzungen mit Schmerzen auf der Innenseite Röntgenaufnahmen, auf denen die Fibula in ihrer gesamten Länge zur Abbildung kommt, obligatorisch.

■ *Pronations-Dorsalflexions(PD)-Fraktur*

Diese Verletzung entsteht durch einen Fall aus der Höhe. Sie treibt den Talus in den vorderen Teil der tibialen Gelenkfläche. Hierdurch kommt es zu einer Fraktur des Innenknöchels, der Vorderkante der Tibia und evtl. einer Querfraktur der Fibula.
Ausgedehntere Schäden führen zu den komplexeren Pilonfrakturen.

Weber-Klassifikation

Weber schlug eine vereinfachte Klassifikation vor (10, 19). Die Frakturen werden entsprechend der Höhe der Fibulafraktur in drei Typen unterteilt (Abb. 5).

■ *Typ-A-Frakturen*

Fraktur der Fibula distal des tibiotalaren Gelenkspalts mit oder ohne Fraktur des Innenknöchels. Keine Verletzung der Syndesmose oder des Lig. deltoideum.

■ *Typ-B-Frakturen*

Fraktur der Fibula auf Höhe der Syndesmose mit oder ohne Fraktur des Innenknöchels. Mögliche Verletzung der Syndesmose.

■ *Typ-C-Frakturen*

Fraktur der Fibula oberhalb der Syndesmose entweder mit Fraktur des Innenknöchels oder mit Ruptur des Lig. deltoideum. Die Syndesmose ist immer verletzt.
Die Weber-Klassifikation ist relativ einfach, fokussiert sich aber nur auf die laterale Verletzung. Die AO-Klassifikation ist eine Modifikation der Weber-Klassifikation (11). Die Klassifikation von Lauge-Hansen ist schwieriger, führt aber zu einem besseren Verständnis der verschiedenen Aspekte des gegebenen Frakturtyps. Ihre klinische Bedeutung wurde in Frage gestellt. Einige Autoren beschreiben eine wechselhafte Interobserver-Zuverlässigkeit, während andere sie als exakt und hilfreich ansehen (12, 13, 20). Wir teilen die zweite Ansicht.

Operative Zugänge bei Malleolarfrakturen

Die Behandlung von Malleolarfrakturen erfordert üblicherweise eine offene Reposition und interne Fixation.

Malleolarfrakturen

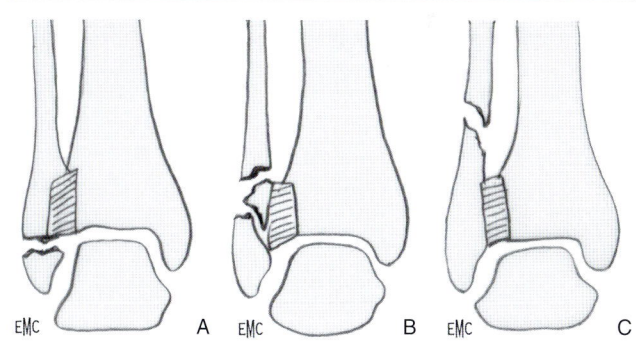

Abb. 5 Weber-Klassifikation der Sprunggelenksfrakturen.
A. Typ A.
B. Typ B.
C. Typ C.

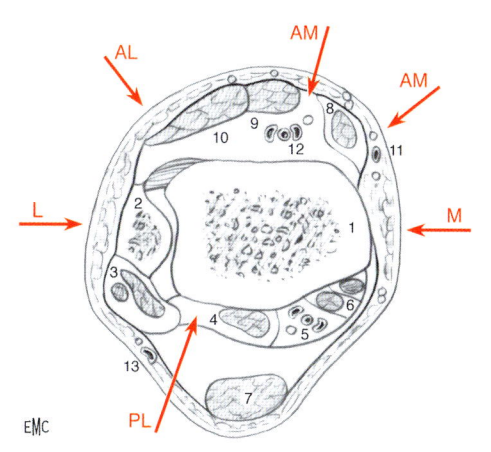

Abb. 6 Operative Zugänge zu Sprunggelenksfrakturen. AM: anteromedial; AL: anterolateral; PL: posterolateral; L: lateral; M: medial. 1. Tibia; 2. Fibula; 3. Peronealsehnen; 4. M.-flexor-hallucis-longus-Sehne ; 5. A., V. und N. tibialis posterior; 6. M.-tibialis-posterior- und M.-flexor-digitorum-longus-Sehnen; 7. Achillessehne; 8. M.-tibialis-anterior-Sehne; 9. M.-extensor-hallucis-longus-Sehne; 10. M.-extensor-digitorum-longus-Sehne; 11. V. saphena magna; 12. A., V. und N. tibialis anterior; 13. V. saphena parva.

Abhängig vom Typ der Fraktur sind mindestens ein, üblicherweise aber 2, manchmal sogar 3 Zugänge erforderlich, um die verschiedenen Verletzungen adäquat behandeln zu können (Abb. 6).

Lateraler Zugang

Indiziert zur Behandlung von Außenknöchelfrakturen erfolgt dieser Zugang bei der Behandlung von Sprunggelenksfrakturen relativ systematisch (Abb. 7). Der Patient liegt in Rückenlage mit einem Sandsack unter dem gleichseitigen Gesäß, um Sprunggelenk und Fuß in ausreichende Innenrotation zu bringen. Eine Blutsperre verhindert stärkere Blutungen. Der obere Teil des distalen Drittels der Fibula, der unmittelbar subkutan liegt, und die Spitze des Außenknöchels werden palpiert. Zwischen diesen beiden Punkten wird eine Längsinzision angelegt, um den Außenknöchel darzustellen. Distal kann die Inzision leicht nach vorn geschwungen verlaufen, sie muss aber direkt bis auf den Knochen reichen. Zu beachten sind die Peronealsehnen. Sie sollten bei Darstellung der Fraktur nach dorsal gehalten werden. Auch nach ventral werden die Weichteile vom Knochen abgelöst und hierdurch die Syndesmose und die ventrolaterale Fläche des Sprunggelenks freigelegt.

Medialer Zugang

Auch dieser erfolgt mit angelegter Blutsperre, Patient in Rückenlage, der Fuß in Außenrotation (Abb. 8). Die distalen Anteile der Tibia, etwa 5 cm proximal der Knöchelspitze und der mediale Ausläufer des Os naviculare werden palpiert. Zwischen diesen Punkten wird eine nach ventral bogenförmig geführte Inzision angelegt, die proximal direkt bis zum Knochen reicht und dann ein Lappen unter Einschluss von Haut und Subkutangewebe mobilisiert. Ventral sollte die V. saphena magna vorsichtig erhalten werden. Die Spitze des Innenknöchels muss nach dorsal und distal sehr vorsichtig dargestellt werden, um eine Schädigung der M.-tibialis-posterior-Sehne, die dicht am Knochen verläuft, zu vermeiden.

Dorsolateraler Zugang

Der Zugang erlaubt eine gleichzeitige Darstellung des Außenknöchels und der dorsalen Tibiakante (Abb. 9). Der Patient liegt in Bauchlage oder auf der Seite, die der Fraktur gegenüber liegt. Der distale Teil des Fibulaschafts und die Achillessehne werden palpiert. Zwischen diesen beiden wird eine Längsinzision, etwas weiter dorsal als bei einem lateralen Zugang, angelegt. Es ist darauf zu achten, den N. suralis und die V. saphena parva nicht zu verletzen. Um die dorsale Kante der Tibia freizulegen, muss die Inzision zwischen den nach lateral gehaltenen Mm. peronei und dem nach medial gehaltenen M: flexor hallucis longus verlaufen, des-

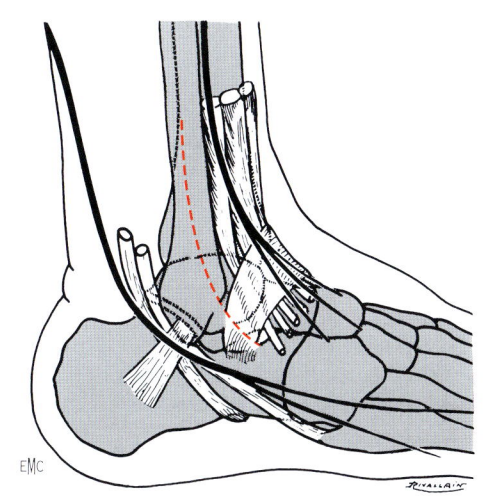

Abb. 7 Lateraler Zugang bei Sprunggelenksfrakturen. Die Hautinzision verläuft direkt über dem Außenknöchel.

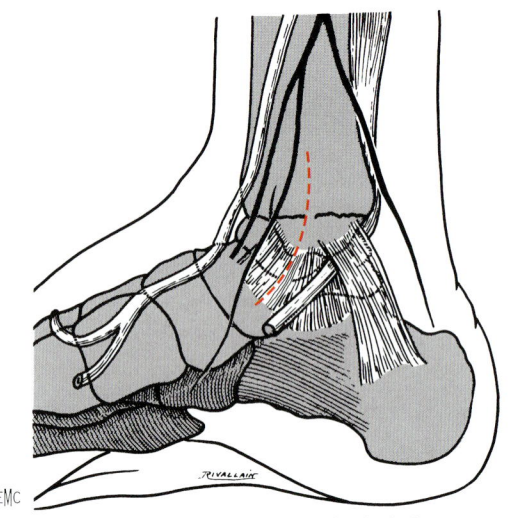

Abb. 8 Medialer Zugang bei Sprunggelenksfrakturen. Beachten Sie die enge Beziehung zwischen dem distalen Fragment und der M.-tibialis-posterior-Sehne.

sen distale Muskelfasern bedecken die dorsale Kante der Tibia, die zusammen mit der dorsalen Seite des Sprunggelenks freigelegt werden kann. Die A. fibularis muss geschont werden. Dieser Zugang erlaubt auch eine Fixation des Außenknöchels.

Ventraler Zugang

Dieser Zugang ist bei der Behandlung von Frakturen der ventralen Tibiakante von Nutzen. Entsprechend der Lage des ventralen Fragments kann der Zugang entweder ventrolateral oder, häufiger, ventromedial bei einem Patienten in Rückenlage liegen (Abb. 10). Zuerst erfolgt eine etwas schräge Inzision von der tibiofibularen Rinne nach distal und lateral. Die Äste des N. peroneus superficialis sind sorgfältig zu schonen. Die lateralen Ausläufer des Extensoren-Retinakulums werden durchtrennt und die Extensorensehnen nach medial gehalten. Hierdurch wird der Zugang zu den ventralen Anteilen der distalen Tibia frei. Zweitens wird eine Inzision von der ventromedialen Seite der distalen Tibia entlang dem lateralen Rand der M.-tibialis-anterior-Sehne angelegt. Hierbei ist die V. saphena magna zu schonen. Der M. tibialis anterior wird nach medial und die Extensoren nach lateral gehalten, um eine Schädigung des ventralen neurovaskulären Strangs zu vermeiden. Wenn eine Fraktur des Innenknöchels vorliegt, kann ein weitere medial liegender Zugang entlang des inneren Rands des M. tibialis anterior sinnvoll sein.

Osteosynthese der Malleolarfrakturen

Bei einer isolierten Fraktur ist die interne Fixation einer Malleolarfraktur relativ einfach. Bei bi- und trimalleolären Frakturen werden üblicherweise 2 oder gelegentlich auch 3 Zugänge erforderlich, um die verschiedenen Komponenten dieser Läsion zu versorgen. Die üblichen Schritte sind eine Fixation des Außenknöchels und, evtl. der dorsalen Lippe der Tibia und anschließend die Fixation des Innenknöchels.

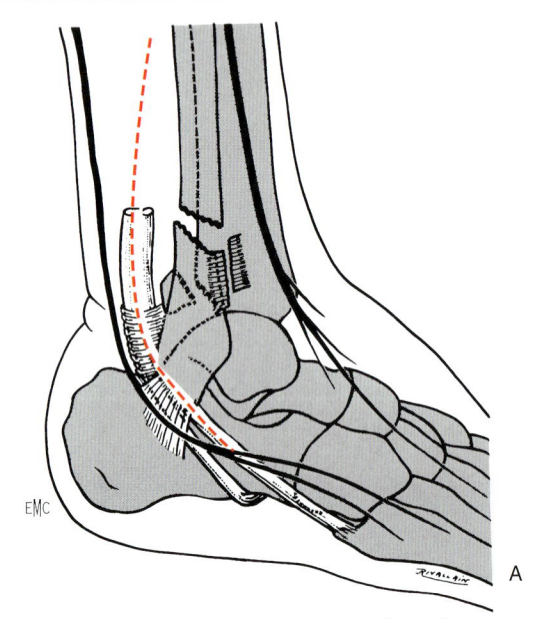

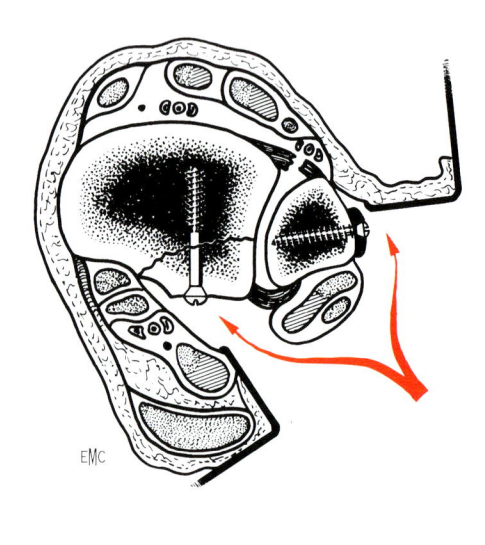

Abb. 9 Dorsolateraler Zugang bei Sprunggelenksfrakturen.
A. Die Hautinzision verläuft auf der Dorsalseite der Peronealsehnen.
B. Dieser hinter den Peronealsehnen verlaufende Zugang bietet eine ausreichende Darstellung des dorsalen Fragments. Danach wird die Knöchelfraktur ventral davon angegangen.

Malleolarfrakturen

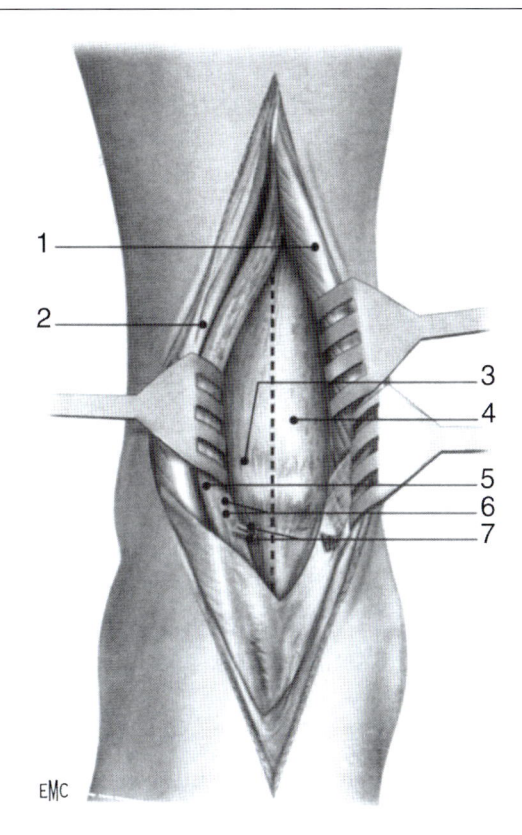

Abb. 10 Ventraler Zugang bei Sprunggelenksfrakturen.
1. M. tibialis anterior; 2. Extensorensehnen; 3. tibiotalare Gelenkkapsel; 4. Tibia; 5, 6. A., V. und N. tibialis anterior; 7. ligierte A. und V. malleolaris medialis.

Osteosynthese des Außenknöchels

Wenn die Osteosynthese eines größeren dorsalen Tibiafragments nicht erforderlich ist, wird ein lateraler Zugang angelegt. Die Fraktur wird vollständig dargestellt. Wenn sie (wie häufig) spiralförmig verläuft, werden die Fragmente so weit gesäubert, dass ihre Kanten klar zu sehen sind. Die Fraktur wird üblicherweise durch Zug und Innenrotation am Fuß reponiert und mit einer Knochenzange gehalten. In den meisten Fällen lässt sich eine anatomische Reposition erreichen. Wenn dies nicht der Fall ist, muss man sich vergewissern, dass das mediale Seitenband auf der medialen Seite des Sprunggelenks nicht interponiert ist. Nach Reposition der Fraktur muss die Länge der Fibula kontrolliert und darauf geachtet werden, dass keine Außenrotation des distalen Fragments verblieben ist. Es ist immer daran zu denken, dass eine enge Relation zwischen dem Endergebnis und der Qualität der Reposition der Fibula besteht. Die Syndesmose muss bezüglich einer Ruptur des ventralen, tibiofibularen Ligaments oder einer evtl. Avulsion des Tuberkule de Tillaux beurteilt werden. Danach kann die Fraktur entweder mit einer oder mehrerer Schrauben oder mit einer Platte fixiert werden (Abb. 11). Die Schrauben sollten von ventral nach dorsal eingesetzt werden und zu einer ausreichenden Kompression zwischen den Fragmenten führen. Sie sollten die dorsale Kortikalis erfassen, aber nicht überragen, um die Peronealsehnen nicht zu behindern. Wenn eine Platte verwendet werden soll, wird eine 1/2- oder 1/3-Rohrplatte gewählt. Sie wird entsprechend der lateralen Kortikalis der Fibula vorgebogen und mit Schrauben fixiert, die auf der medialen Gelenkseite des Außenknöchels nicht überstehen dürfen. Bei einer Plattenosteosynthese ist die Haut etwas mehr gefährdet. Die Platte kann auch auf der Dorsalseite der Fibula angelegt werden, wobei, wie von Weber empfohlen (19), die Schrauben von dorsal nach ventral verlaufen. Die ventrale Syndesmose wird genäht oder das Tuberkule de Tillaux mit einer kleinen Spongiosaschraube fixiert. Wenn das distale Fragment zu klein ist, kann ein Draht durch die distale Spitze des Knöchels eingebracht werden. Der Draht sollte nicht zu steif sein, er sollte evtl. von weiter lateral eingesetzt werden, um die geschwungene Kontur der distalen Fibula zu erhalten und sie nicht gegen den Talus zu drücken. Das Ergebnis wird mit dem Bildwander (a.p. und genau lateral) kontrolliert.

Wenn ein größeres dorsales Tibiafragment fixiert werden muss, verwendet man einen dorsolateralen Zugang und reponiert dann die Fibula und das dorsale Tibiafragment. Die Fibula wird, wie oben beschrieben, fixiert, das Tibiafragment mit 1 oder 2 Schrauben, die von dorsal nach ventral eingebracht werden, stabilisiert. Um ein Eindringen in den tibiotalaren Gelenkspalt zu verhindern dürfen die Schrauben nicht zu weit distal eingebracht werden. Sie sollten nach ventral nicht überragen. Kontrollieren Sie immer mit dem Bildwandler die Reposition des Fragments und die Lage der Schrauben.

Osteosynthese des Innenknöchels

Diese erfolgt über einen medialen Zugang. Hierbei ist sowohl auf die V. saphena ventral wie auf die M.-tibi-

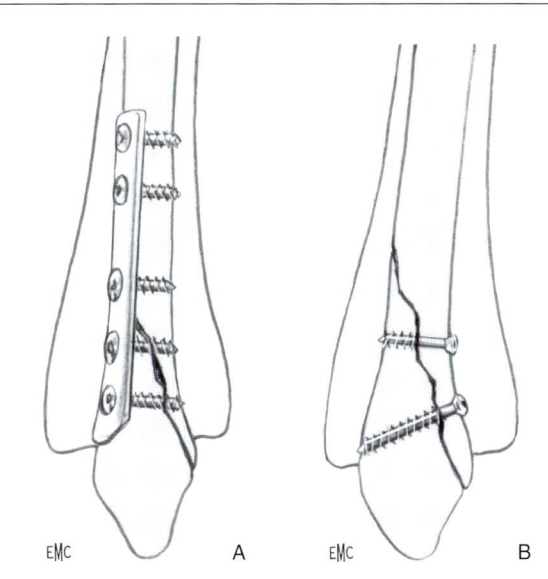

Abb. 11 Osteosynthese des Außenknöchels.
A. Mit dorsaler 1/3-Rohrplatte.
B. Mit 2 a.p.-Schrauben.

alis-posterior-Sehne distal und dorsal zu achten. Die Fraktur wird freigelegt. Üblicherweise ist das distale Fragment nach distal und ventral verschoben. Häufig ist Periost oder fibröses Gewebe zwischen die Frakturflächen interponiert. Dieses muss entfernt werden. Danach wird die Fraktur mit einer Knochenzange oder einem Clip reponiert. Die Fraktur wird mit einer Malleolarschraube oder 2 Kleinfragment-Spongiosaschrauben fixiert (Abb. 12). Häufig sind kanülierte Schrauben oder eine temporäre Fixation mit ein oder zwei Kirschner-Drähten hilfreich. Die Reposition wird mit dem Bildwandler kontrolliert (a.p. und seitlich) und die Lage der Schrauben überprüft um sicher zu sein, dass sie nicht die Gelenkfläche perforieren. Wenn das distale Fragment zu klein oder getrümmert ist, sollte die Fixation mit einem oder mehreren Kirschner-Drähten oder evtl. mit einem in einer 8er-Tour geführten Draht, wie bei der Zuggurtungstechnik, erfolgen (Abb. 13).

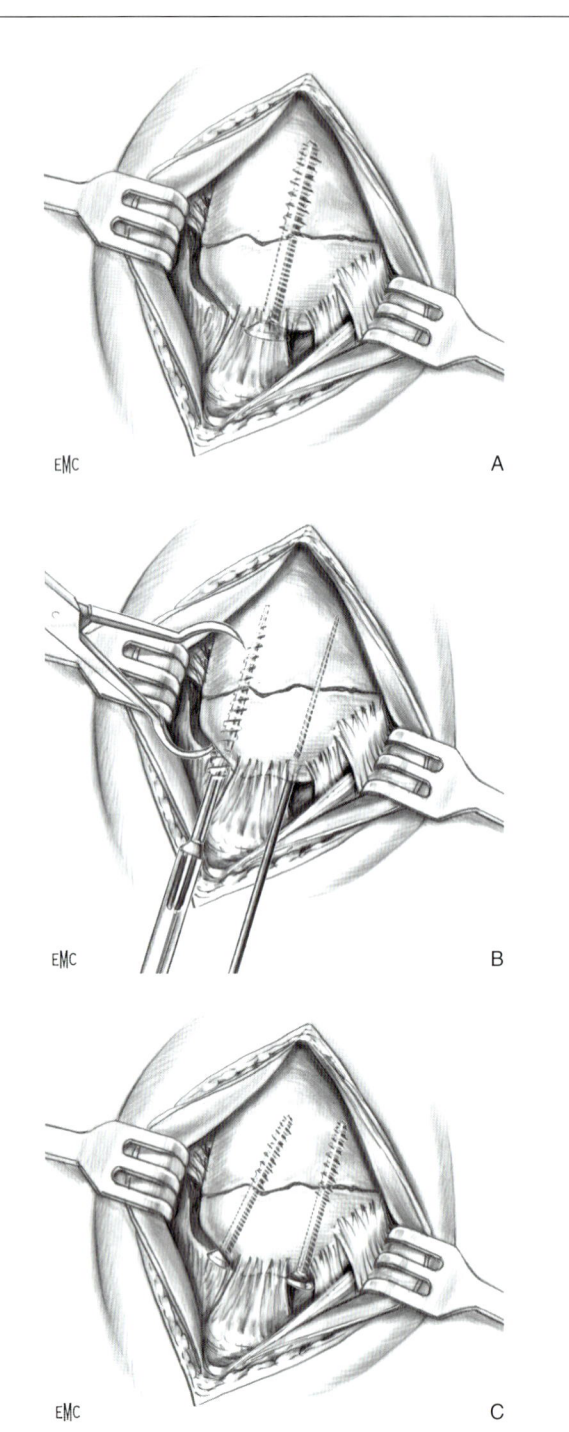

Osteosynthese der dorsalen Gelenklippe der Tibia

Frakturen, die beide Malleolen und die dorsale Gelenklippe der Tibia betreffen, werden trimalleoläre Frakturen genannt. Das dorsale Tibiafragment wird von dem dorsalen tibiofibularen Band, das hier einen breiten Ansatz besitzt, ausgerissen. Die Endergebnisse dieser Frakturen sind schlechter als die von bimalleolären Frakturen, vor allem wenn das dorsale Tibiafragment groß ist und eine dorsale Luxation des Talus ermöglicht. Da sowohl das distale Fibula- wie das dorsale Tibiafragment an dem dorsalen tibiofibularen Ligament hängen, führt die Reposition des Außenknöchels üblicherweise zu einer ausreichenden, wenn auch nicht anatomischen Reposition eines kleinen Tibiafragments. Wenn die Größe dieses Fragments auf dem Röntgenbild offensichtlich mehr als 25% der tibiotalaren Gelenkfläche betrifft, ist eine Osteosynthese indiziert. Der dorsolaterale Zugang erlaubt den direkten Weg auf die dorsale Gelenklippe der Tibia, die, nach Reposition des Außenknöchels, mit ein oder zwei von dorsal nach ventral verlaufenden Schrauben fixiert werden kann (Abb. 14). Auch eine ventrale Inzision ist möglich, um Schrauben in a.p.-Richtung einzubringen, die das dorsale Fragment fixieren. Letzteres wird dann durch den lateralen Zugang zum Außenknöchel reponiert. Der dorsolaterale Zugang hat den Nachteil, dass der Patient in Bauchlage gebracht werden muss. Dadurch wird die Osteosynthese des Innenknöchels schwieriger. Andererseits bietet dies eine bessere Kontrolle des dorsalen Fragments und führt üblicherweise zu einer spontanen Reposition einer begleitenden dorsalen, tibiotalaren Luxation.

Osteosynthese eines ventralen Tibiafragmentes

Diese erfolgt durch einen ventralen Zugang. Das Gelenk wird eröffnet und die Frakturflächen gesäubert. Eingestauchte Fragmente sollten vorsichtig mobilisiert werden. Häufig findet sich ein größeres Fragment, das vorsichtig reponiert werden sollte, um die Gelenkkongruenz wieder herzustellen. Es kann mit 1 oder 2 Malleolar- oder Spongiosaschrauben fixiert werden. Manchmal macht die Einstauchung eine zusätzliche Knochentransplantation erforderlich, um das reponierte Tibiafragment zu stabilisieren.

Abb. 12 Osteosynthese des Innenknöchels.
A. Mit Malleolarschraube (Schraubenfixierung des lateralen Malleolus).
B, C. Temporäre Fixation mit 2 Kirschner-Drähten, die durch Schrauben ersetzt werden.

Malleolarfrakturen

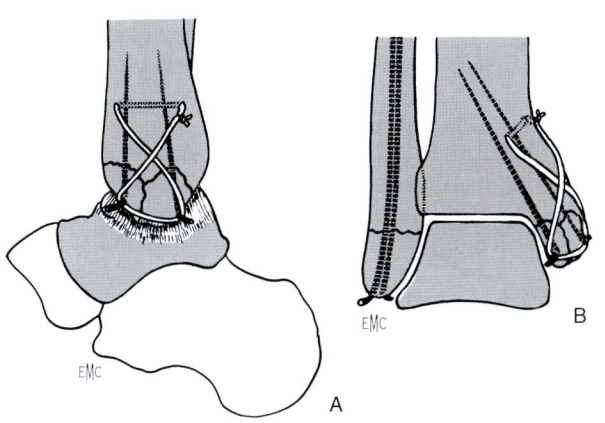

Abb. 13 Osteosynthese des Innenknöchels. Mehrfragmentfraktur, die mit einer Kombination von Kirschner-Drähten und 8-förmiger Drahtschlinge fixiert wird.
A. Blick von medial.
B. Blick von vorn.

Spezielle Situationen

Isolierte Fraktur des Außenknöchels

Es wird immer noch diskutiert, ob eine isolierte Fraktur des Außenknöchels durch anatomische Reposition und interne Fixation behandelt werden soll. Aufgrund biomechanischer Studien bestand der Trend zur chirurgischen Behandlung dieser Verletzungen. Dieser wurde aber später durch neuere biomechanische und klinische Studien (9) in Frage gestellt. Für diejenigen, die eine nicht-operative Behandlung empfehlen, sind isolierte Frakturen des Außenknöchels mit einer verbleibenden Verschiebung unter 3 mm gut zu tolerieren. Sie gehen mit keiner wesentlichen Schädigung des Lig. deltoideum oder des Innenknöchels einher. Hierdurch ist eine Außenrotation des Talus nicht möglich (9, 17). Diese Haltung wurde neulich in einer Studie, die sich mit den Drücken in den Kontaktgebieten beschäftigt, kritisiert. Hierbei fand sich, dass 2 mm Verkürzung oder 5° Rotation der Fibula zu einem Anstieg des Kontaktdrucks im Sprunggelenk führen (15). Der Chirurg, der sich entscheiden muss, ob er die Fraktur operieren will oder nicht, sollte immer die lastübertragende Funktion der Fibula und die Bedeutung des Kontakts zwischen dem Außenknöchel und der lateralen Talusfacette bedenken. Er sollte sich auch daran erinnern, dass eine isolierte Fraktur des Außenknöchels die zweite Stufe in einem Verletzungsablauf ist, der mit einer Ruptur des ventralen tibiofibularen Bands beginnt und sich in einer Außenrotation des distalen Fragments fortsetzt. Nachdem wir viele Fälle einer sekundären Talusverschiebung und tibiotalaren Arthrose nach solchen Frakturen gesehen haben, bevorzugen wir die relativ einfache Operation und geben dadurch dem Patienten die besten Chancen einer vollen Wiederherstellung.

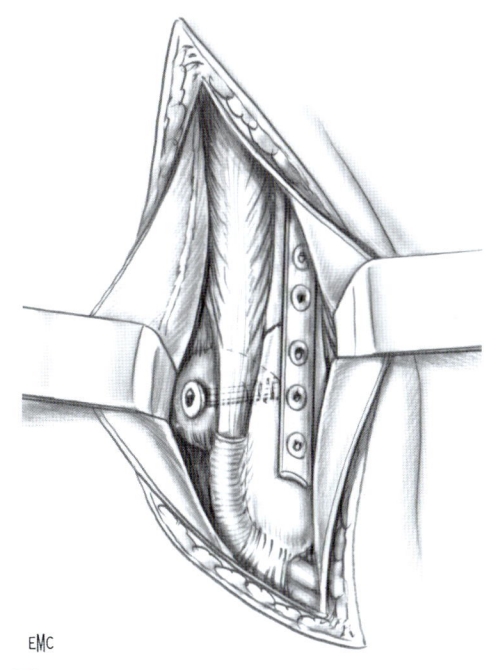

Abb. 14 Osteosynthese der dorsalen Tibialippe mit einer p.a.-Malleolarschraube. Plattenosteosynthese des Außenknöchels.

Verletzungen der Syndesmose

Über die Behandlung von Syndesmosenläsionen bestehen weiterhin unterschiedliche Ansichten. Die Syndesmose ist stabil, wenn der mediale und laterale Gelenkkomplex intakt oder anatomisch wieder hergestellt ist. Wenn der Syndesmosenschaden in Form einer knöchernen Avulsion von einem oder mehreren Bändern vorliegt, stabilisiert die Reposition dieser Fragmente die Syndesmose (z.B. die dorsale Lippe der Tibia). Wenn sich auf der Medialseite eine Verletzung findet, die nicht stabilisiert werden kann und eine Fibulafraktur, die bis 3–4 cm über das Sprunggelenk reicht, sollte eine Fixation der Syndesmose in Erwägung gezogen werden, auch wenn die Fibula anatomisch reponiert ist. Dasselbe gilt für eine Fibulafraktur proximal des Sprunggelenks, die nicht fixiert werden soll und eine Verletzung auf der Medialseite, die nicht stabilisiert werden kann (17). Noch größer sind die Diskussionen, wie die Syndesmose stabilisiert werden soll. Es ist grundlegend wichtig, dass die Syndesmose anatomisch wieder hergestellt wird. Ihre Naht wird üblicherweise mit einer Schraube gesichert, die 3 bis 4 cm oberhalb des Gelenkspalts rechtwinklig zum tibiofibularen Gelenk und nach ventral verlaufend über die Fibula eingebracht wird. Die Schraube wird bei leichter Dorsalflexion des Sprunggelenks bis in die Tibia eingesetzt. Idealerweise sollte die Schraube in der Fibula locker und in der Tibia verankert sein, um die richtige Engstellung zu schaffen (Abb. 15). Hierdurch sollte die Syndesmose stabilisiert und die Beweglichkeit im Sprunggelenk nicht eingeschränkt sein. Üblicherweise wird die Belastung für sechs Wochen verboten. Die Notwendigkeit einer Entfernung dieser

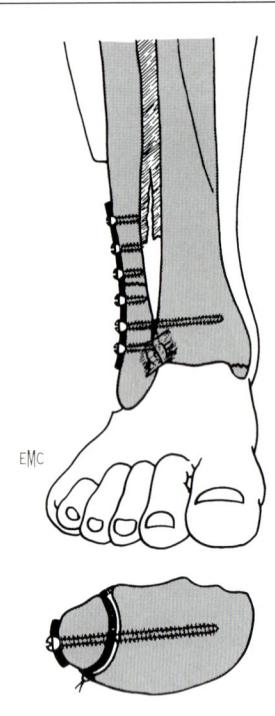

Abb. 15 Schraubenfixation der tibiofibularen Syndesmose. In diesem Fall ist die Syndesmosenschraube in die Plattenosteosynthese integriert.

Schraube und der Zeitpunkt, zu dem dies erfolgen sollte, werden unterschiedlich gesehen. Dies scheint aber von geringer Bedeutung.

Verletzungen des medialen Seitenbands

Eine isolierte Außenknöchelfraktur mit begleitender Verletzung des medialen Seitenbands ist ein Äquivalent einer bimalleolären Fraktur. Erforderlich ist eine anatomische Reposition der Fibulafraktur. Für ein gutes Ergebnis ist üblicherweise eine medialer Zugang zur Versorgung der medialen Verletzung nicht erforderlich (1). Hierbei ist aber daran zu denken, dass eine Interposition des Lig. deltoideum oder anderer Weichteile (M.-tibialis-posterior-Sehne) eine ausreichende Reposition des Talus verhindern kann.

Bosworth-Fraktur

Bosworth beschrieb eine dorsale Luxationsfraktur des Sprunggelenks, die durch Manipulationen nicht reponiert werden kann, da das proximale Fibulafragment verschoben und durch die intakte Membrana interossea hinter der Tibia blockiert ist (2). Die Verletzung sollte offen reponiert und die Fibulafraktur, wie vorn beschrieben, stabilisiert werden.

Offene Frakturen

Diese Frakturen sind häufiger medial als lateral offen. In diesen Fällen kann die korrekte Osteosynthese des Außenknöchels gute Ergebnisse sichern. Für schwerere Fälle empfehlen neuere Studien eine primäre interne Fixation (3). Bei jedem Fall sollten die Vor- und Nachteile einer primären Osteosynthese, eines Fixateur externe oder einer späteren Osteosynthese nach transkalkanearer Traktion und Antibiotikatherapie sorgfältig gegeneinander abgewogen werden.

Nachbehandlung

Bei fast allen Sprunggelenksfrakturen wird postoperativ eine Gipsschiene für einige Tage angelegt. Wenn die Schwellung zurückgeht, erhält der Patient einen Unterschenkelliegegips für 4 Wochen und anschließend einen kurzen Gehgips für nochmals 4 Wochen.

Geschlossene Reposition von Sprunggelenksfrakturen

Immer mehr Frakturen treten bei älteren Menschen mit osteoporotischen Knochen auf. Sie gehen mit einer ausgedehnten Trümmerung und häufigerem Implantatversagen einher. In diesen Fällen kann es klug sein, nur mit einer geschlossenen Reposition und Gipsfixation zu behandeln. Diese Therapie erfordert vom Chirurgen mehr Aufmerksamkeit, um einer sekundären Verschiebung vorzubeugen. Korrekt durchgeführt bietet sie aber gute Ergebnisse.

Literatur

[1] Baird A, Jackson S. Fractures of the distal part of the fibula with associated disruption of the deltoid ligament. Treatment without repair of the deltoid ligament. *J Bone Joint Surg Am* 1987 ; 69 : 1346–1352

[2] Bosworth D. Fracture-dislocation of the ankle with fixed displacement of the fibula behind the tibia. *J Bone Joint Surg Am* 1947 ; 29 : 130–135

[3] Franklin J, Johnson K, Hansen S. Immediate internal fixation of open ankle fractures: report of thirty-eight cases treated with a standard protocol. *J Bone Joint Surg A*m 1984 ; 66 : 1349–1356

[4] Inman V. Biomechanics of ankle joint. In : The joints of the ankle. Baltimore : Williams and Wilkins, 1976 : 45–56

[5] Inman V, Ralston H, Todd F. Introduction. In : Human walking. Baltimore : Williams and Wilkins, 1981 : 1–21

[6] Lambert K. The weight-bearing function of the fibula: a strain gauge study. *J Bone Joint Surg Am* 1971 ; 53 : 507–513

[7] Lauge-Hansen N. Fractures of the ankle. II. Combined experimental-surgical and experimental-roentgenologic investigations. *Arch Surg* 1950 ; 60 : 957–985

[8] Libotte M, Klein P, Alameh M, Blaimont P, Halleux P. Contribution à l'étude biomécanique de la pince malléolaire. *Rev Chir Orthop* 1982 ; 68 : 299–305

[9] Michelson M. Current concepts review. Fractures about the ankle. *J Bone Joint Surg Am* 1995 ; 77 : 142–152

[10] Müller ME, Allgöwer M, Schneider R, Willenegger H. Manual of internal fixation. Techniques recommended by the AO group. NewYork : Springer-Verlag, 1979 : 282–299

[11] Müller ME, Nazarian S, Koch P. The comprehensive classification of fractures of the long bones. New York : Springer-Verlag, 1990

[12] Nielsen J, Dons-Jensen H, Sorensen H. Lauge-Hansen classification of malleolar fractures. Anassessmentof the reproducibility in 118 cases. *Acta Orthop Scand* 1990 ; 61 : 385–387

[13] Rasmussen S, Madsen P, Bennicke K. Observer variation in the Lauge-Hansen classification of ankle fractures. Precision improved by instruction. *Acta Orthop Scand* 1993 ; 64 : 693–694

[14] Sammarco G, Burstein A, Frankel V. Biomechanics of the ankle: a kinematic study. *Orthop Clin North Am* 1973 ; 4 : 75–96

[15] Thordarson D, Motamed S, Hedman T, Ebramzadeh E, Bakshian S. The effect of fibular malreduction on contact pressures in an ankle fracture malunion model. *J Bone Joint Surg Am* 1997 ; 79 : 1809–1815

[16] Van Langelaan EJ. A kinematical analysis of the tarsal joints. *Acta Orthop Scand* [*suppl*] 1983 ; 204 : 1–269

[17] Van der Griend R, Michelson J, Bone L. Instructional course lecture. Fractures of the ankle and distal part of the tibia. *J Bone Joint Surg Am* 1996 ; 78 : 1772–1783

[18] Wagner J, Bourgois R, Hermanne A. Biomécanique du cadre tibio-péronier : rôle mécanique et physiologie du péroné. In : Cahiers d'enseignement de la SOFCOT. Paris : Expansion Scientifique Française, 1983 : 101–114

[19] Weber BG. Die Verletzungen des oberen Sprunggelenkes. Injuries of the ankle. Bern : Verlag Hans Huber, 1972

[20] Yde J. The Lauge Hansen classification of malleolar fractures. *Acta Orthop Scand* 1980 ; 51 : 181–192

Arthroskopie des Sprunggelenks

C.N. Van Dijk

Abstract

Die Arthroskopie des Sprunggelenks ist eine wichtige diagnostische und therapeutische Maßnahme bei chronischen und posttraumatischen Beschwerden im Sprunggelenk geworden. Nach der klinischen Diagnose kann diese anschließend durch eine Arthroskopie gesichert und die pathologische Veränderung behandelt werden.

Die ventralen Probleme betreffen Weichteil- und Knochenimpingement, Synovitis, freie Gelenkkörper oder kleine Verknöcherungen. Mehr zentral gelegene Beschwerden durch osteochondrale Defekte oder Arthrosen können arthroskopisch diagnostiziert und behandelt werden. Dorsale Probleme, wie ein dorsales Impingement-Syndrom (Os trigonum) oder eine Tendinitis des M. flexor hallucis longus werden in Bauchlage des Patienten durch 2 Portale angegangen.

Die Routineeingriffe für ventrale und zentrale Veränderungen werden in Rückenlage des Patienten als ambulanter Eingriff durchgeführt. Bei voller Dorsalflexion öffnet sich das ventrale Arbeitsgebiet. In diesem Gebiet liegen die meisten pathologischen Veränderungen oder können dorthin eingestellt werden. Es ist unnötig, routinemäßig eine Distraktion anzulegen. Die beiden primären ventralen Portale sind üblicherweise ausreichend. Bei Patienten ohne definitive präoperative Diagnose gibt es nur eine sehr begrenzte Indikation für eine diagnostische Arthroskopie.

Aktuelle neuere Entwicklungen sind technische Fortschritte bezüglich Videokameras und Instrumenten, endoskopischen Eingriffen und der Endoskopie des Rückfußes über eine 2-Portal-Technik für dorsale Sprunggelenksprobleme. Hierfür liegt der Patient in Bauchlage.

Schlüsselworte

Sprunggelenk, Arthroskopie, osteochondraler Defekt, Tendoskopie, Arthrose, Rückfuß-Endoskopie

Einleitung

In den letzten 15 Jahren wurde die Sprunggelenksarthroskopie ein wichtiger diagnostischer und therapeutischer Eingriff bei chronischen und posttraumatischen Beschwerden des Sprunggelenks. Burman sah 1931 das Sprunggelenk aus anatomischen Gründen für eine Arthroskopie als nicht zugänglich an (3). Tagaki beschrieb 1939 eine systematische arthroskopische Untersuchung des Sprunggelenks (21). Watanabe publizierte 1972 eine Serie von 28 Sprunggelenksarthroskopien, ähnlich auch Chen und Wertheimer 1992 (4, 29). In den 80er-Jahren folgten mehrere Publikationen (2, 6, 8, 9, 11, 14, 18). Von den meisten Autoren wird heute routinemäßig eine Gelenkdistraktion angelegt (6, 8, 9, 12, 20). Aktuelle Neuentwicklungen sind technische Fortschritte bei Videokameras und Instrumenten, endoskopischen Eingriffen und der 2-Portal-Technik für dorsale Probleme im Sprunggelenk (24, 25, 27).

Indikationen

Nach der klinischen Diagnose kann diese anschließend durch eine Arthroskopie gesichert und die pathologische Veränderung behandelt werden.

Die ventralen Probleme betreffen Weichteil- und Knochenimpingement, Synovitis, freie Gelenkkörper oder kleine Verknöcherungen. Mehr zentral gelegene Beschwerden können von osteochondralen Defekten oder Arthrosen stammen, während dorsale Probleme durch intraartikuläre Veränderungen wie ein dorsales Impingement-Syndrom (Os trigonum), posttraumatische Verknöcherungen, freie Gelenkkörper, Synovitis oder durch Veränderungen periartikulärer dorsaler Strukturen, wie der Sehnen der Peronealmuskulatur, des M. tibialis posterior oder des M. flexor hallucis longus verursacht werden können. Vor allem bei Störungen im dorsalen Bereich des Sprunggelenks ist eine Unterscheidung von subtalaren Veränderungen manchmal schwierig.

Relative Kontraindikationen einer Arthroskopie sind degenerative Veränderungen mit eingeschränkter Beweglichkeit, Gefäßerkrankungen und Ödeme (9). Absolute Kontraindikationen sind Infektionen und ausgeprägte degenerative Veränderungen.

Operationsvorbereitung

Der Eingriff wird im Allgemeinen an ambulanten Patienten unter Narkose oder Epiduralanästhesie durchgeführt. Die Patienten können verschieden gelagert werden. Die meisten Operateure bevorzugen eine Rückenlage (1, 7, 10). Am Oberschenkel wird eine Blutsperre angelegt. Wenn eine Distraktion verwendet wird, bestimmt dies die Stellung des Beins. Der Oberschenkel wird durch einen üblichen urologischen Beinhalter bei 20–60° gebeugtem Hüft- und Kniegelenk abgestützt. Am Operationstisch wird ein Distraktionsgerät steril fixiert. An diesem wird eine nicht-invasive Distraktionsschlinge, die um das Sprunggelenk verläuft, befestigt. Für eine invasive Distraktion empfiehlt sich dieselbe Lagerung des Patienten (1, 7, 10).

Wenn der Eingriff ohne invasive oder nicht-invasive Distraktion erfolgt, liegt der Patient in Rückenlage, das gleichseitige Gesäß leicht angehoben. Die Ferse des betroffenen Beins liegt auf dem untersten Ende des Operationstischs. Hierdurch wird es für den Operateur möglich, das Sprunggelenk dadurch in volle Dorsalflexion zu bringen, indem er sich gegen die Fußsohle des Patienten lehnt (Abb. 1).

Es gibt einige wichtige Überlegungen bei der Entscheidung, ob eine Dorsalflexion oder Traktion verwendet werden soll.

1. Wenn Kochsalzlösung in Dorsalflexion eingebracht wird, „öffnet sich" das ventrale Arbeitsgebiet, sodass alle Knochen- oder Weichteilhindernisse vor dem Innenknöchel, vor dem Außenknöchel, am Talushals oder an der distalen Tibia eingesehen und behandelt werden können (23). Für ventrales Impingement, Synovitis, Verknöcherungen und freie Gelenkkörper ist es von Vorteil, den Eingriff ohne Distraktion durchzuführen (26).
2. In Dorsalflexion steht der Talus konzentrisch im Gelenk. Dadurch wird der Knorpel vor einer möglichen iatrogenen Schädigung geschützt. Freie Gelenkkörper liegen üblicherweise im ventralen Kompartment des Sprunggelenks. Durch die Dorsalflexion entsteht ein ventrales Arbeitsgebiet. Dies macht die Entfernung der Gelenkkörper einfach. Eine Gelenkdistraktion ermöglicht es den freien Gelenkkörpern in die dorsalen Anteile des Gelenks „zu fallen". Hierdurch wird ihre Entfernung schwieriger. Dasselbe gilt für die Entfernung von Verknöcherungen und Knochennasen mit Meißeln oder Fräsen.
3. Die Distraktion des Gelenks führt zu einer Anspannung der ventralen Kapsel. Hierdurch wird es schwieriger, ventrale Osteophyten, Verknöcherungen, freie Gelenkkörper oder Weichteilveränderungen zu erkennen.
4. Wenn unter Distraktion die Portale präpariert und die Instrumente eingebracht werden, kann dies zu einer iatrogenen Knorpelschädigung am Talusdom führen.
5. Der Hauptgrund für eine Inspektion des Talusdoms und der Tibiagelenkfläche ist ein (osteo)chondraler Defekt. Die Diagnose muss präoperativ mittels Anamnese, körperlicher Untersuchung und Standard-Röntgenaufnahmen gestellt werden. In Zweifelsfällen kann ein präoperatives CT (oder MRI) einen (osteo)chondralen Defekt bestätigen oder ausschließen. Zusätzlich lässt sich die Lage und Größe des Defekts beurteilen. Hierdurch wird es möglich, präoperativ zu entscheiden, ob eine Distraktion erforderlich ist.
6. Bei Patienten ohne definitive präoperative Diagnose oder bei denen die Größe und Lage des osteochondralen Defekts unklar ist, kann eine diagnostische Arthroskopie mit mechanischer Distraktion und einem Arthroskop mit kleinem Durchmesser von Nutzen sein. Die Alternative ist ein präoperatives CT. Es gibt 3 andere Situationen, in denen eine mechanische Distraktion und ein Arthroskop mit kleinem Durchmesser hilfreich sind:

– Behandlung von dorsal liegenden osteochondralen Defekten in der Tibiagelenkfläche.
– Behandlung von Weichteilveränderungen, Verknöcherungen oder imprimierten freien Gelenkkörpern im Gelenkspalt zwischen Fibula und Tibia (innerer Syndesmosenbereich).
– Diagnose und Behandlung dorsal liegender Läsionen durch einen ventralen Zugang. Eine wichtige Alternative bei dorsalen Sprunggelenksproblemen ist eine Arthroskopie in Bauchlage über 2 dorsale Portale.

Arthroskopie-Geräte

Für eine Sprunggelenksarthroskopie kann ein 4,0-mm- und 2,7-mm-Arthroskop mit einer 30°-Optik

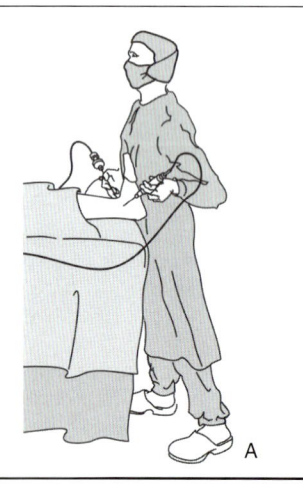

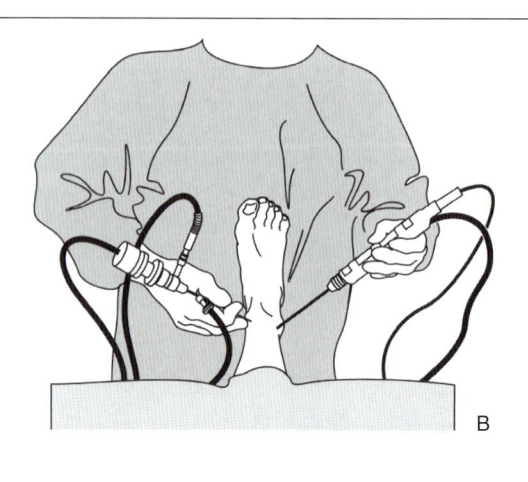

Abb. 1
Operatives Vorgehen. Die Ferse des Patienten liegt auf dem äußersten Ende des Operationstischs, damit der Operateur das Sprunggelenk vollständig dorsal flektieren kann, indem er sich gegen die Sohle des Patienten lehnt.

verwendet werden. Die neuen kurzen Arthroskope mit kleinem Durchmesser bieten ein ausgezeichnetes Bild, das sich kaum von einem Standard-4-mm-Arthroskop unterscheiden lässt. Durch die Hülsen der kleinen Arthroskope kann jedoch nicht dieselbe Menge von Spülflüssigkeit pro Zeiteinheit als durch die Standardhülsen abgegeben werden. Dies ist ein wichtiger Nachteil, wenn motorisierte Instrumente verwendet werden, da man hierbei auf eine ausreichende Spülmenge angewiesen ist. Nach Ansicht des Autors ist es für arthroskopische Routineeingriffe, wie ventrales Impingement-Syndrom, Entfernung freier Gelenkkörper, Behandlung einer Synovitis und der großen Mehrzahl osteochondraler Defekte vorteilhaft, ein 4,0-mm-Arthroskop zu verwenden. Ein 2,7-mm-Arthroskop sollte nur genommen werden bei osteochondralen Defekten des hinteren Talusdoms (weniger als 8% aller osteochondralen Defekte des Sprunggelenks), Veränderungen der Gelenkanteile des Tibiofibulargelenks (innere Syndesmose) sowie Weichteilveränderungen, imprimierten Verknöcherungen oder freien Gelenkkörpern, dorsalen Sprunggelenksproblemen, die über einen ventralen Zugang angegangen werden und bei Patienten ohne präoperative Diagnose.

Spülung

Zur Spülung während der Arthroskopie können verschiedene Flüssigkeiten verwendet werden: Normale Kochsalzlösung, Glykokol oder Ringerlaktat. Bei Verwendung eines 4-mm-Arthroskops reicht üblicherweise der Zufluss durch die Schwerkraft, wenn die Spülflüssigkeit über die Hülse des Arthroskops eingebracht wird. Bei einem 2,7-mm-Arthroskop sollte der Zufluss mittels Schwerkraft über eine gesonderte Kanüle erfolgen. Die Alternative ist die Verwendung einer Arthroskopie-Pumpe.

Instrumente

Neben den Standard-Exzisions- und motorgetriebenen Instrumenten zur Behandlung von Osteophyten und Verknöcherungen können ein 4-mm-Meißel und/oder ein kleines Periostelevatorium nützlich sein. Zur Behandlung osteochondraler Defekte sind eine geschlossene Kürette und motorgetriebene Instrumente für Débridement und Bohrung unerlässlich.

Portale

Die korrekte Anlage der Portale ist der kritische Punkt für jeden arthroskopischen Eingriff. Zur Sprunggelenksarthroskopie werden 2 primäre ventrale Portale verwendet: Das anteromediale und das anterolaterale Portal (Abb. 2). Es wird immer zuerst das anteromediale Portal angelegt, da dies einfacher ist. Dies gilt vor allem bei maximaler Dorsalflexion. Der exakte Eintrittspunkt ist in dieser Stellung leicht zu finden und die Gefahr neurovaskulärer Komplikationen minimal. Zusätzliche ventrale Portale liegen direkt vor der Spitze des Innen- oder Außenknöchels (Abb.

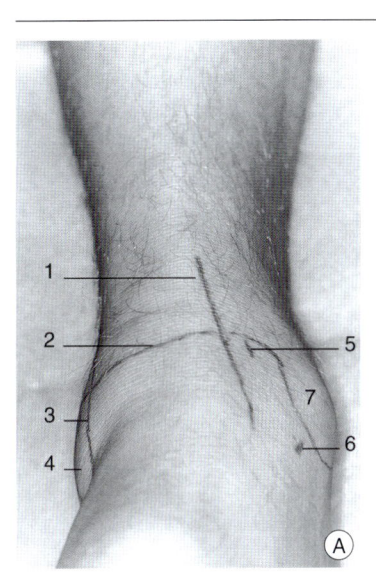

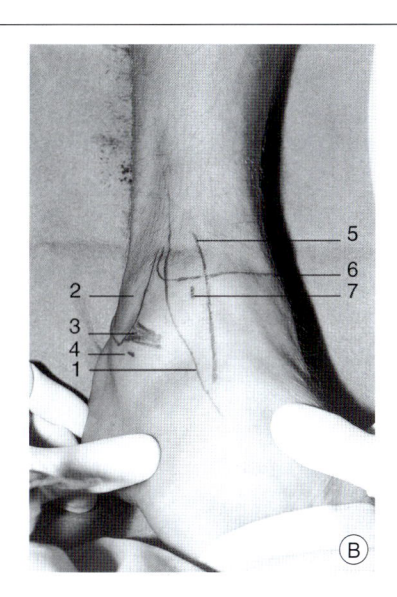

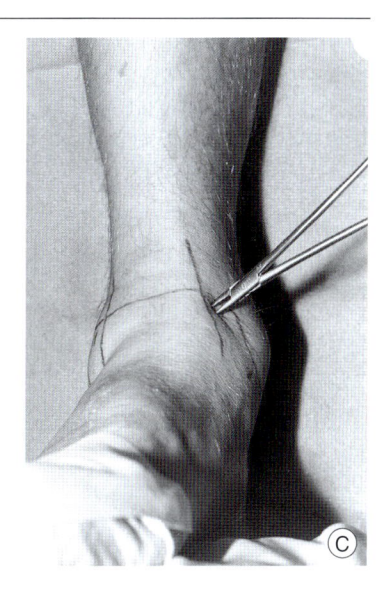

Abb. 2
A. Die beiden primären ventralen Portale sind das anteromediale und anterolaterale Portal. Zusätzliche ventrale Portale liegen direkt vor der Spitze des medialen und lateralen Knöchels. 1. Medialer Rand der M.-tibialis-anterior-Sehne; 2. Höhe des Gelenkspalts; 3. lateraler Rand des M. peroneus tertius; 4. Außenknöchel; 5. anteromediales Routineportal; 6. distales anteromediales Portal; 7. Innenknöchel.
B. Blick von anterolateral. 1. Lateraler Ast des N. pernoneus superficialis; 2. Fibula; 3. Lig. fibulotalare anterius; 4. distales anterolaterales Portal; 5. lateraler Rand des M. peroneus tertius; 6. Höhe des Gelenkspalts; 7. anterolaterales Routineportal.
C. Eine kleine Längsinzision eröffnet nur die Haut. Die stumpfe Präparation mit einer Moskitoklemme geht durch das Subkutangewebe und die Gelenkkapsel bis in das Gelenk.

2). Einige Autoren empfehlen die routinemäßige Anlage von dorsalen Portalen bei der Arthroskopie eines Sprunggelenks (8, 10). In diesen Fällen ist ein dorsolaterales Portal zu empfehlen. Wegen potenzieller schwerer Komplikationen sind die meisten Autoren der Ansicht, dass ein dorsomediales Portal mit Ausnahme ganz extremer Situationen kontraindiziert ist (1, 7, 8, 9).

Anteromediales Portal

Das anteromediale Portal liegt direkt medial der M.-tibialis-anterior-Sehne auf Höhe des Gelenks (Abb. 2). In maximaler Dorsalflexion kann eine Einsenkung getastet werden. Diese liegt in der Horizontalebene zwischen der M.-tibialis-anterior-Sehne und dem Innenknöchel, in der Vertikalebene zwischen der ventralen Tibiakante und dem Talus. Der palpierende Daumen des Operateurs findet erst das Intervall in der Horizontalebene und lokalisiert es dann in der Vertikalebene. Bei Bewegung des Sprunggelenks von Plantarflexion zu Dorsalflexion kann man fühlen, wie sich der Talus gegenüber der distalen Tibia bewegt. Der palpierende Daumen des Operateurs fängt sich in diesem „soft spot". Eine kleine Längsinzision wird nur durch die Haut gelegt. Mit einer Moskitoklemme erfolgt dann die stumpfe Präparation durch das subkutane Gewebe und durch die Kapsel bis in das Sprunggelenk (Abb. 2). Bei forcierter Dorsalflexion lässt sich eine Beschädigung des Knorpels vermeiden. In dieser forcierten Dorsalflexion wird das Arthroskop mit einem stumpfen Trokar eingesetzt. Wenn man fühlt, dass der Trokar mit der in der Tiefe liegenden knöchernen „Gelenklinie" in Kontakt kommt, wird der Schaft mit dem stumpfen Trokar sehr vorsichtig Richtung lateral in das ventrale Arbeitsgebiet vor dem Sprunggelenk geschoben. Das ventrale Kompartment wird mit Flüssigkeit aufgefüllt und inspiziert. Das nächste Portal, das angelegt wird, ist das anterolaterale Portal.

Anterolaterales Portal

Das anterolaterale Portal ist das zweite ventrale Standardportal (Abb. 2). Es wird unter direkter optischer Kontrolle angelegt und hierfür eine Spinalnadel eingebracht. In der Horizontalebene liegt es auf Höhe der Gelenklinie, in der Vertikalebene lateral der Sehnen des M. extensor communis und des M. peroneus tertius. Man muss darauf achten, den N. peroneus superficialis nicht zu verletzen, der subkutan verläuft. Er kann üblicherweise palpiert oder gesehen werden, wenn der Fuß in eine forcierte Plantarflexion und Supination gebracht wird. Dadurch lässt sich häufig der laterale, dorsokutane Ast des N. peroneus superficialis sehen. Der intermediäre dorsale Hautast des N. peroneus superficialis kreuzt die Ventralseite des Sprunggelenks über den Sehnen des M. extensor communis. Eine Beschädigung dieses Asts kann vermieden werden, wenn man lateral dieser Sehnen bleibt. Wenn der laterale Ast lokalisiert werden kann, sollte seine Lage mit einem Stift auf der Haut markiert werden.

Die Lage des anterolateralen Portals kann entsprechend der Lage der Schädigung im Sprunggelenk variieren. Zur Behandlung anteromedialer Veränderungen liegt das anterolaterale Portal möglichst weit medial, nahe der M.-peroneus-tertius-Sehne, zwischen dem lateralen Nervenast und dieser Sehne. Zur Behandlung lateraler Veränderungen wird das anterolaterale Portal weiter lateral angelegt.

Nach einer kleinen Hautinzision werden Subkutangewebe und Kapsel mit einer Moskitoklemme stumpf aufgespreizt.

Distale anteromediale und anterolaterale Portale

Ein zusätzliches laterales Portal liegt direkt unter dem Lig. fibulotalare anterius (Abb. 2A, B). Nach Einbringen einer Spinalnadel erfolgt die Hautinzision in Richtung des Lig. fibulotalare anterius. Die Skalpellklinge kann unter direkter Sichtkontrolle in das Gelenk vorgeschoben werden. Auf der Medialseite (nach Lokalisation des Portals mit einer Spinalnadel) verläuft die Inzision parallel zu den Fasern des Lig. deltoideum. Die Skalpellklinge kann wiederum unter direkter Sichtkontrolle in das Gelenk vorgeschoben werden.

Posterolaterales Portal

Dieses Portal liegt in der Vertikalebene direkt lateral neben der Achillessehne. In der Horizontalebene sollte seine Lage in plantigrader Stellung des Fußes bestimmt werden: Die Hautinzision liegt 1 cm proximal der Spitze des Außenknöchels. Danach wird das Subkutangewebe nach ventral mit einer Moskitoklemme eröffnet. Mit dem stumpfen Trokar kann üblicherweise die Kontur des Processus posterior tali getastet werden. Dann wird der Trokar direkt lateral dieses Prozessus in das Gelenk eingeführt.

Posteromediales Portal

In der Vertikalebene liegt dieses posteromediale Portal genau medial der Achillessehne. In der Horizontalebene liegt es auf derselben Höhe wie das posterolaterale Portal. Nach der Hautinzision wird eine Moskitoklemme in Richtung auf den Schaft/Trokar/Hülse des Arthroskops, das durch das posterolaterale Portal eingesetzt wurde, geführt. Wenn die Moskitoklemme Schaft/Trokar/Hülse berührt, können diese als Führungsstrukturen in das Gelenk genutzt werden. Während dieses Vorgehens sollte die Moskitoklemme immer in Kontakt mit Schaft/Trokar/Hülse des Arthroskops bleiben.

Andere Portale

■ *Anterozentrales Portal*

Das anterozentrale Portal liegt direkt über den Sehnen des M. extensor communis (5). Es geht mit einigen

Arthroskopie des Sprunggelenks

Gefahren für die neurovaskulären Strukturen einher. In den Erfahrungen des Autors ist dieses Portal nie erforderlich gewesen.

■ Achillessehnenportal

Dasselbe gilt für ein Portal durch die Achillessehne, das ursprünglich für einen dorsalen Zugang über 2 Portale beschrieben wurde.

■ Transtibiale und transmalleolare Portale

Ein transmalleolares Portal kann für Débridement und Anbohrung von Läsionen des Talusdoms genutzt werden. Es wird meist zusammen mit einer Sprunggelenksdistraktion verwendet. Ein spezielles Führungsgerät vereinfacht die Platzierung dieses Portals und der Kirschner-Drähte, die zur Anbohrung des Defekts gebraucht werden. Eine transtibiale oder transmalleolare Anbohrung unter Verwendung eines Führungssystems ist vor allem bei Läsionen der Tibiagelenkfläche von Nutzen (Abb. 3). Zur Behandlung von Läsionen des Talusdoms hat das transmalleolare Portal den Nachteil, dass es eine Knorpelschädigung am Innenknöchel auf der gegenüber liegenden Seite des osteochondralen Defekts am Talus verursacht.

Spezielle Indikationen

Ventrales Impingement, Verknöcherungen, Synovitis und freie Gelenkkörper

Die häufigste klinische Manifestation eines lokalisierten, posttraumatischen Sprunggelenkschadens ist ein ventrales Impingement-Syndrom. Dies ist die allgemein anerkannte Bezeichnung für eine Veränderung, die durch einen ventralen Sprunggelenksschmerz und eine eingeschränkte und schmerzhafte Dorsalflexion gekennzeichnet ist (28). Die Ursache kann entweder eine weichteilbedingte oder knöcherne Behinderung sein.

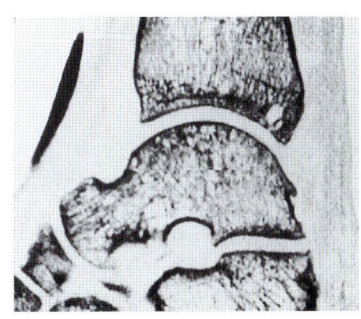

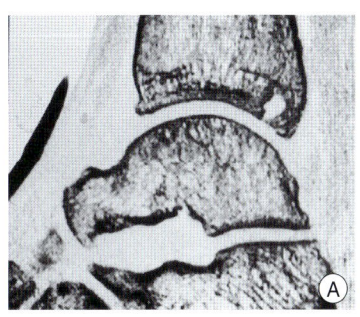

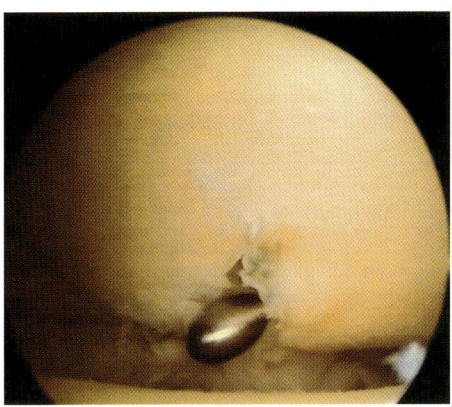

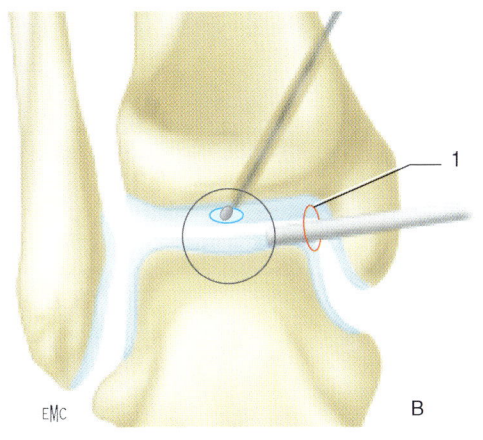

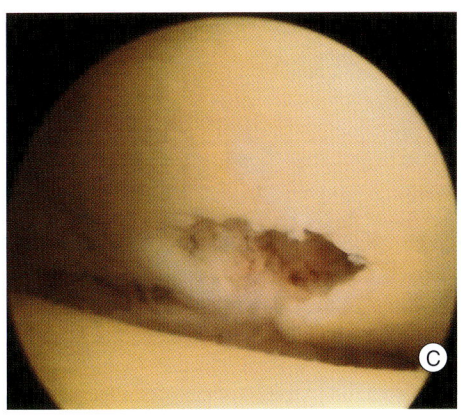

Abb. 3
A. Die CT-Bilder zeigen eine weit dorsal gelegene Läsion der Tibiagelenkfläche.
B. Die in der Tibiagelenkfläche liegende Läsion kann durch ein anteromediales und/oder anterolaterales Portal eingesehen werden. Bohrung und Kürettage sind jedoch durch einen transtibialen Tunnel, der mit einem speziellen Zielgerät geschaffen wurde, effektiv.
1. Hautinzision (anteromediales Portal).
C. Ergebnis nach Débridement und retrograder Bohrung.

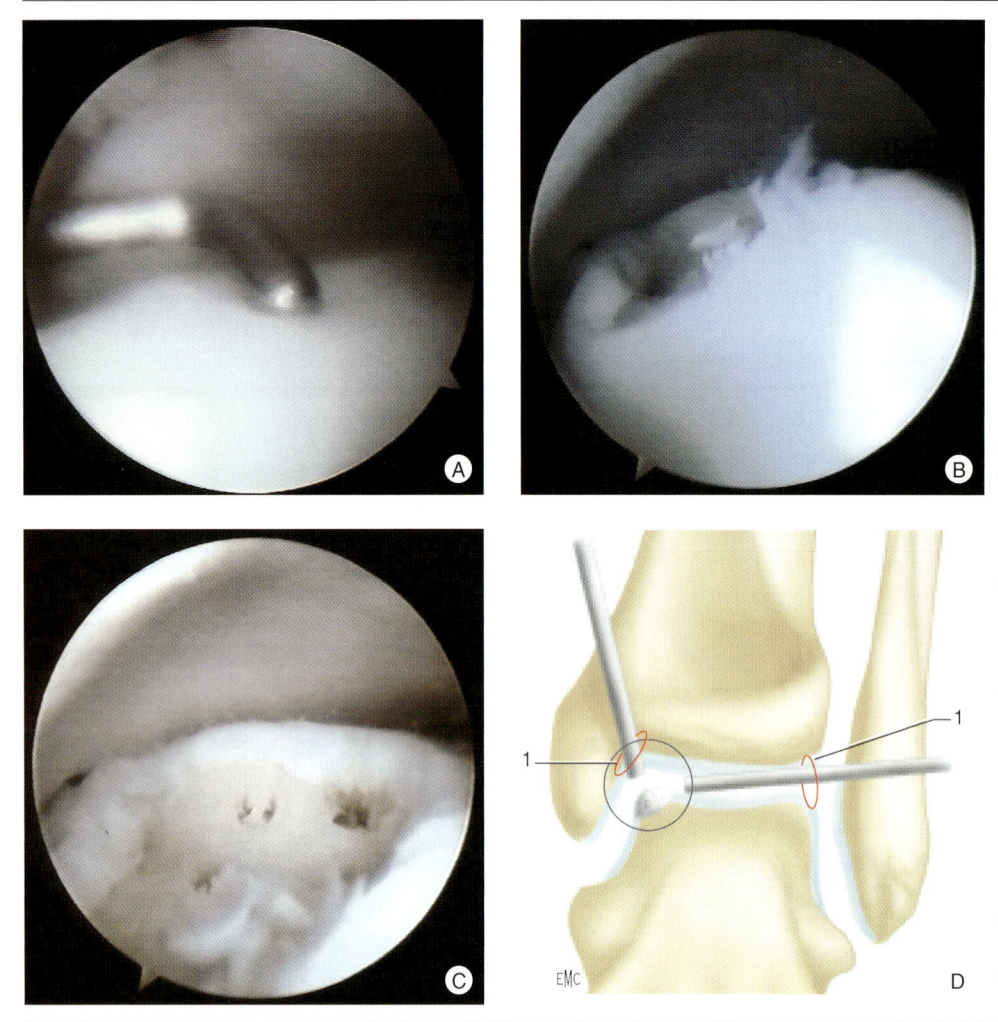

Abb. 4
A. Rechtes Sprunggelenk: Das Arthroskop ist durch das anterolaterale Portal eingesetzt. Unter Dorsalflexion des Sprunggelenks wird der Knorpel am medialen Talusdom palpiert. Der posteromediale subchondrale Defekt (der im CT zu sehen ist) ist von instabilem Knorpel überdeckt.
B. Nachdem der Defekt mit der Sonde identifiziert wurde, wird der Knorpel mit einer Kürette oder einem Shaver entfernt. Das Arthroskop liegt noch im anterolateralen Portal.
C. Das Arthroskop ist jetzt im anteromedialen Portal eingesetzt um zu kontrollieren ob das Débridement vollständig ist und ob zusätzliche Fragmente entfernt werden müssen. Die Lage der Anbohrungen wird überprüft.
D. Schematische Zeichnung.
1. Hautinzision.

Es zeigte sich, dass 90% der Osteophyten im Ansatz der Gelenkkapsel liegen (28). Auf Seite des Talus findet sich der typische Osteophyt proximal der Grube am Talushals. Bei der Arthroskopie lassen sich sowohl die Osteophyten an Talus wie an Tibia leicht finden. Um diese Osteophyten und Verknöcherungen darzustellen und zu entfernen, muss die Kapsel nicht abgelöst werden.

Der arthroskopische Eingriff erfolgt ohne Distraktion bei vollständig dorsal flektiertem Sprunggelenk. Wir verwenden ein 4-mm-Arthroskop. Das anteromediale und anterolaterale Portal wird, wie bereits beschrieben, angelegt. Bei einem anterolateralen Impingement bleibt das Arthroskop im anteromedialen Portal, während die Instrumente durch das anterolaterale Portal eingebracht werden. Meistens muss eine umschriebene lokale Synovektomie zuerst erfolgen, um in der Lage zu sein, die Veränderung zu sehen und zu lokalisieren. Kleine Osteophyten können mit einem 4-mm-„Synovator" oder einer Fräse, größere Exophyten mit einem 4-mm-Meißel oder eine Fräse entfernt werden. Vor Entfernung der Osteophyten muss die Kontur der ventralen Tibia durch ein „shaving" des Gewebes direkt oberhalb des Osteophyten freigelegt werden.

Bei einem anteromedialen Impingement wird das Arthroskop durch das anterolaterale Portal und die Instrumente durch das anteromediale Portal eingebracht. Die Osteophyten an der Spitze des Innenknöchels werden in derselben Art entfernt. Im Allgemeinen wird eine Überkorrektur am Innenknöchel angestrebt, indem nach Resektion des Osteophyten einige Teile des Knöchels mit dem Shaver entfernt werden. Verknöcherungen können oft mit einem kleinen Periostelevatorium ausgelöst werden.

Osteochondrale Defekte

Diese Veränderungen verursachen bei körperlicher Aktivität Beschwerden im Sprunggelenk. Häufig finden sich bei der Untersuchung nur sehr geringe Symptome. Bei den meisten Patienten zeigt sich keine Synovitis oder Bewegungseinschränkung. Diese Defekte verursachen nur dann Symptome, wenn ein freier Gelenkkörper vorliegt. Bei posttraumatischen Fällen war der Patient üblicherweise nach der Verletzung nicht symptomfrei. Die bestmögliche Behandlung besteht in einer Entfernung des toten Knochens und des darüber liegenden Knorpels. Nach dem Débride-

Arthroskopie des Sprunggelenks

ment wird die subchondrale Sklerosezone mit einer Fräse oder Kirschner-Drähten perforiert (22).

Präoperativ sollte entschieden werden, ob eine mechanische Distraktion in Kombination mit einem 2,7-mm-Arthroskop verwendet werden soll oder ein Standard-4-mm-Arthroskop gebraucht und der osteochondrale Defekt im ventralen Arbeitsbereich unter voller Plantarflexion des Sprunggelenks angegangen werden soll. Der osteochondrale Defekt kann nicht in Plantarflexion bei den Patienten erreicht werden, bei denen eine Bewegungseinschränkung (verringerte Plantarflexion im Vergleich zur Gegenseite) besteht oder wenn der Defekt extrem dorsal liegt. Dies betrifft weniger als 10% der Fälle.

In der Routine erfolgt dieser Eingriff ohne Distraktion. Die anteromedialen und anterolateralen Standardzugänge werden, wie beschrieben, angelegt. Wenn der osteochondrale Defekt anteromedial liegt, wird das 4-mm-Arthroskop über das anterolaterale Portal und die Instrumente über das anteromediale Portal installiert. Bei einem anterolateralen Defekt bleibt das Arthroskop im anteromedialen Portal, die Instrumente werden durch das anterolaterale Portal eingebracht. Wenn Osteophyten vorhanden sind, werden sie als erstes mit einem Meißel und/oder einer Fräse entfernt. Eine anterolateral (bei einem anterolateralen Defekt) oder anteromedial (bei einem anteromedialen Defekt) lokalisierte Synovitis wird zunächst mit einem 4,5 oder 5,5 Synovator reseziert. Das Ausmaß der Resektion von Osteophyten und Synovitis wird kontrolliert, indem der Fuß in Plantarflexion gebracht wird. Danach sollte es möglich sein, die osteochondralen Defekte zu palpieren und zu sehen. Wenn dies nicht der Fall ist, erfolgt eine erweiterte Synovektomie in Dorsalflexion. Nach ausreichender Synovektomie sollte es möglich sein, die Läsion in forcierter Plantarflexion durch Palpation des Knorpels mit einer Sonde zu identifizieren. Es sollte nicht nur möglich sein, die Läsion mit einer Sonde zu palpieren, sondern auch zumindest ihre ventralen Anteile zu sehen (Abb. 4A). Wenn möglich wird nun der 4,5-mm-Synovator in den Defekt eingebracht. In Zweifelsfällen kann es hilfreich sein, vor Einsetzen des Synovators den Defekt durch Einbringen einer Spinalnadel zu identifizieren und hierbei das Defektgebiet zu penetrieren. Wenn bei dem Operateur nach Eröffnung des Defekts durch den Synovator oder eine Kürette Zweifel über die Richtung und Ausdehnung des Defekts bestehen, wird das Arthroskop über das Portal auf der Seite des Defekts eingesetzt (das anteromediale Portal bei einem anteromedialen osteochondralen Defekt) und die Vollständigkeit des Débridements beurteilt. Dann wird das Arthroskop wieder in das gegenüber liegende Portal gebracht und das Débridement mit einem Synovator oder einer kleinen geschlossenen Kürette weitergeführt. Es ist wichtig, allen toten Knochen und den darüber liegenden, nicht abgestützten, instabilen Knorpel zu entfernen (Abb. 4B). Jeder Schritt des Débridements sollte mit einem regelmäßigen Wechsel der Portale überprüft werden (Abb. 4C). Hierdurch lässt sich ein sehr genaues und vollständiges Débridement mit Entfernung aller lockeren Fragmente erreichen. Die Instrumente und das Arthroskop werden

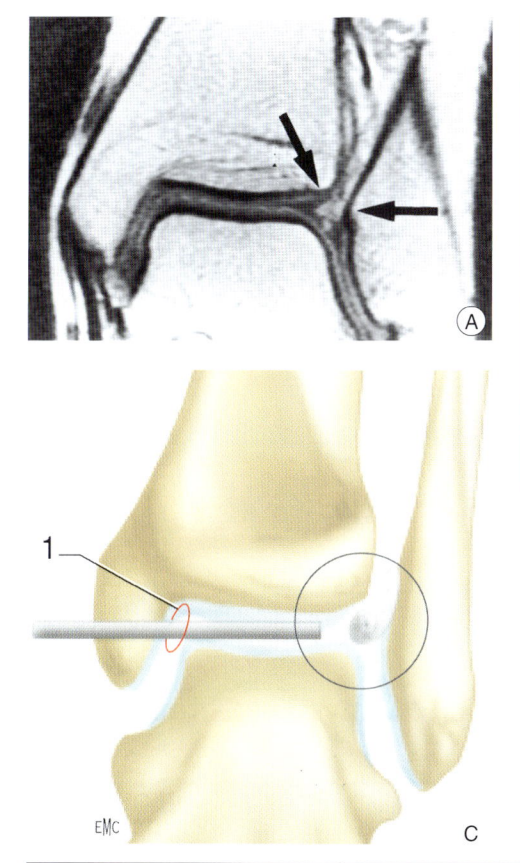

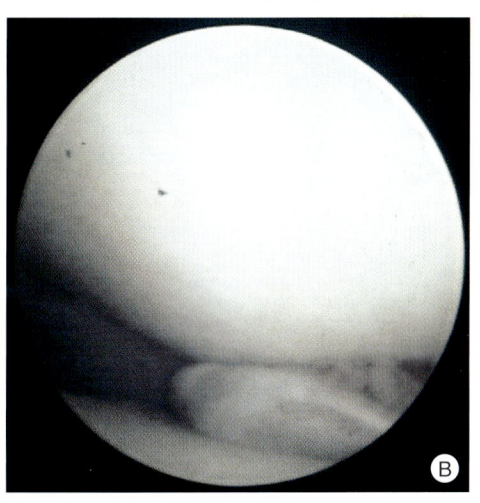

Abb. 5
Weichteilveränderungen zwischen Fibula und Tibia: So genannte „meniskoide Läsion".
A. MRI des rechten Sprunggelenks. Die schwarzen Pfeile weisen auf das meniskoide Gewebe hin.
B. Weichteilveränderung.
C. Schematische Zeichnung.
1. Hautinzision.

bei vollständiger dorsaler Flexion des Sprunggelenks eingebracht und so ein iatrogener Knorpelschaden verhindert. Nach vollständigem Débridement wird die Sklerosezone mit multiplen Bohrlöchern mittels einer 2-mm-Fräse oder einem 1,6-mm-Kirschner-Draht eröffnet (Abb. 4C). Der Kirschner-Draht hat den Vorteil der Flexibilität, wogegen ein 2-mm-Bohrer leichter brechen kann, wenn die Stellung des Sprunggelenks während des Bohrens verändert wird. Wenn ein 2-mm-Bohrer verwendet wird, ist eine Bohrhülse erforderlich, um die Weichteile zu schützen.

Diagnostische Arthroskopie

Bei Läsionen der tibialen Gelenkfläche bei Patienten ohne definitive präoperative Diagnose gibt es nur eine sehr begrenzte Indikation für eine diagnostische Arthroskopie (26). In dieser Situation können ein 2,7-mm-Arthroskop und ein Traktionsgerät hilfreich sein. Dies ist auch nützlich bei Patienten mit osteochondralen Defekten in der Gelenkfläche der Tibia, zur Behandlung von Weichteilveränderungen (Abb. 5), Verknöcherungen oder im Gelenkspalt zwischen Tibia und Fibula (inneres Syndesmosegebiet) eingeklemmten Gelenkkörpern oder bei dorsal liegenden Läsionen, für die ein ventraler Zugang gewählt wurde. Ein nicht-invasives Traktionsgerät, das dem Operateur erlaubt, rasch von der vollen Dorsalflexion (zum Einbringen der Instrumente) in die Distraktionsstellung zu wechseln, bietet offensichtliche Vorteile. Das Distraktionsgerät besteht aus einem Gürtel um die Taille des Operateurs. Dieser Gürtel ist mit einer nicht-invasiven Distraktionsschlinge, die um das Sprunggelenk liegt, verbunden. Das Ausmaß der Distraktion wird dadurch bestimmt, wie weit sich der Operateur zurück lehnt. Zur Entfernung dorsal liegender freier Gelenkkörper wird ein posterolaterales Portal angelegt.

Dorsale Probleme des Sprunggelenks

Ein Zugang über 2 Portale (posterolateral und posteromedial) bei Bauchlage des Patienten ergibt einen ausgezeichneten Zugang zum dorsalen Kompartment des Sprunggelenks. Hierdurch kann das dorsale Kompartment überblickt und Subtalargelenk, Os trigonum und M. flexor hallucis longus inspiziert werden (Abb. 6). Operative Maßnahmen, wie die Entfernung eines Os trigonum, eine Synovektomie des Sprunggelenks und Subtalargelenks, eine Entfernung von freien Gelenkkörpern, Ossicula, Kapselverknöcherungen und Fragmenten aus Avulsionsfrakturen bzw. der Release des M. flexor hallucis longus sind möglich. Am Ende des Eingriffs werden Blutungen mit dem Elektrokauter gestillt. Obwohl bei 83 konsekutiven Eingriffen keine Komplikationen gesehen wurden, sollte dieser endoskopische Zugang zum Rückfuß nur durch einen erfahrenen Arthroskopeur durchgeführt werden, der sich mit der lokalen Anatomie an Kadavern vertraut gemacht hat.

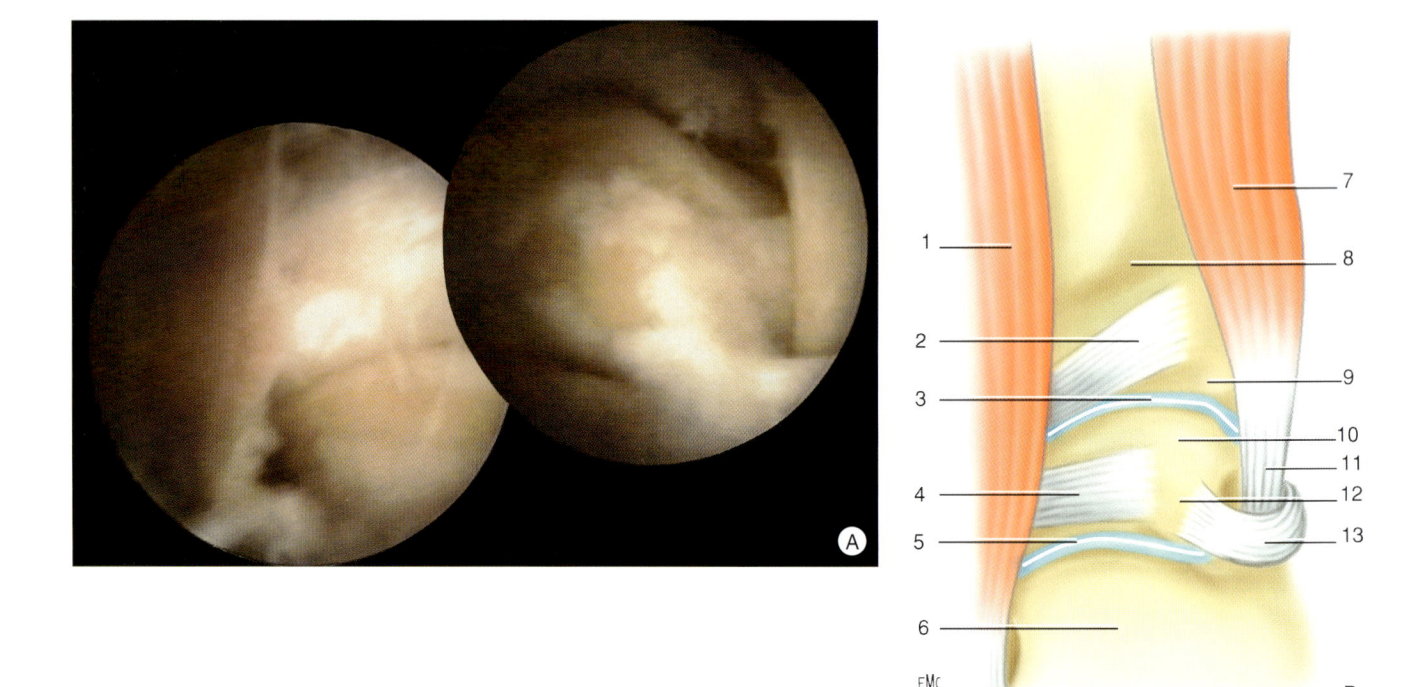

Abb. 6
A. Arthroskopie des dorsalen Sprunggelenks durch ein posterolaterales Portal.
B. Schematische Zeichnung. 1. Muskulärer Anteil der Peronealsehnen; 2. Lig. tibiofibulare posterius; 3. Gelenkspalt; 4. Lig. fibulotalare posterius; 5. Subtalargelenk; 6. Kalkaneus; 7. Muskelfasern des M. flexor hallucis longus; 8. dorsaler Aspekt der distalen Tibia; 9. Innenknöchel; 10. dorsaler Aspekt des Talus; 11. Sehne des M. flexor hallucis longus; 12. Processus posterior tali; 13. Retinakulum des M. flexor hallucis longus.

Sprunggelenksarthrodese

Für eine Sprunggelenksarthrodese wird der gesamte verbliebene Knorpel und der subchondrale Knochen entfernt, das Sprunggelenk in Neutralposition gebracht und intern durch Schrauben oder extern durch einen Fixateur fixiert. Für diesen Eingriff ist ein Distraktionsgerät hilfreich. Die Entfernung des gesamten verbliebenen Knorpels und des subchondralen Knochens kann mit einer offenen Kürette, einer geschlossenen Kürette, einem Synovator und einer kleinen Fräse erfolgen. Die Gelenkflächen von Talus und Pilon sollten gesäubert und die medialen und lateralen Spalten zwischen Talus und Knöcheln ebenfalls débridiert werden. Wenn die dorsalen Gelenkanteile nicht ausreichend überblickt und débridiert werden können ist es hiflreich, die Ligg. fibulotalare anterius und fibulocalcaneare über eine kleine Inzision zu durchtrennen. Hierdurch wird üblicherweise ein besserer Zugang zu den dorsalen Gelenkanteilen möglich. Nach sorgfältigem Débridement wird das Sprunggelenk in Neutralposition eingestellt und perkutane kanülierte Schrauben unter Bildwandlerkontrolle eingebracht. Bei Patienten mit präoperativer Spitzfußstellung ist es nicht immer möglich, das Sprunggelenk in Neutralposition zu bringen, sodass manchmal eine perkutane Verlängerung der Achillessehne durchgeführt werden muss. Der Autor bevorzugt die Fibula mit einer dritten kanülierten Schraube zu fixieren, um eine Pseudarthrose des Talofibulargelenks zu verhindern.

Literatur

[1] Andrews JR, Timmerman LA. Diagnostic and operative arthroscopy. Philadelphia : WB Saunders, 1997

[2] Biedert R. Anterior ankle pain in sports medicine: Aetiology and indications for arthroscopy. *Arch Orthop Trauma Surg* 1991 ; 110 : 293–297

[3] Burman MS. Arthroscopy of direct visualization of joints. An experimental cadaver study. *J Bone Joint Surg* 1931;13 : 669–695

[4] Chen DS, Wertheimer SJ. Centrally located osteochondral fracture of the talus. *J Foot Surg* 1992 ; 31 : 134–140

[5] Drez D, Guhl JF, Gollehon DL. Ankle arthroscopy: techniques and indications. *Foot Ankle* 1981 ; 2 : 138–142

[6] Feder KS, Schonholtz GJ. Ankle arthroscopy: review and longterm results. *Foot Ankle* 1992 ; 13 : 382–385

[7] Ferkel RD. Arthroscopic surgery. In : Whipple TL ed. The foot and ankle. New York : Lippincott-Raven, 1996

[8] Ferkel RD, Scranton PE. Current concepts review: Arthroscopy of the ankle and foot. *J Bone Joint Surg Am* 1993 ; 75 : 1233–1242

[9] Guhl JF. Ankle arthroscopy: pathology and surgical techniques. New York : Slack, 1987

[10] Guhl JF. Foot and ankle arthroscopy. New York : Slack,1993

[11] Jerosch J, Schneider T, Strauss JM. Arthroskopie des oberen Sprunggelenks. Indikationslisten der Literatur – realistische Erwartungen Komplikationen. *Unfallchirurg* 1993 ; 96 : 82–87

[12] Klein W, Jensen KU. Diagnostic arthroscopy surgery of the upper ankle joint. *Orthopäde* 1992 ; 21 : 257–266

[13] Loomer R, Fisher C, Lloyd-Smith R, Sisler J, Cooney T. Osteochondrolysis of the talus. *Am J Sports Med* 1993 ; 21 : 13–19

[14] Martin DF, Baker CL, Curl WW. Operative ankle arthroscopy. Long term follow up. *Am J Sports Med* 1989 ; 17 : 16–23

[15] McMurry TP. Footballers ankle. *J Bone Joint Surg Br* 1950 ; 32 : 68–69

[16] Morgan CD. Arthroscopic tibiotalar arthrodesis. In : McGinty JB ed. Operative arthroscopy. Philadelphia : Lippincott-Williams and Wilkins, 1991 : 695–702

[17] Myerson MS, Quill G. Ankle arthrodesis: a comparison of an arthroscopic and an open method of treatment. *Clin Orthop* 1993 ; 268 : 84–95

[18] Parisien JS. Diagnostic and operative arthroscopy of the ankle: technique and indications. *Bull Hosp Joint Dis* 1985 ; 45 : 38–47

[19] Ritzler T, Van Dijk CN. Arthroskopische Behandlung der Osteochondritis dissecans der Talusrolle. *Arthroskopie* 1998 ; 11 : 187–192

[20] Scranton PE Je, McDermott JE. Anterior tibiotalar spurs: a comparison of open versus arthroscopic debridement. *Foot Ankle* 1992 ; 13 : 125–129

[21] Tagaki K. The arthroscope. *Jpn J Orthop Assoc* 1939 ; 14 : 359

[22] Tol H, Struijs P, Maas M, Van Dijk CN. Treatment of osteochondral defects of the talus. *Foot Ankle Int* in press

[23] Van Dijk CN, Bossuyt PM, Marti RK. Medial ankle pain after lateral ligament rupture. *J Bone Joint Surg Br* 1996 ; 78 : 562–567

[24] Van Dijk CN, Kort N. Tendoscopy of the peroneal tendons. *Arthroscopy* 1998 ; 14 : 471–478

[25] Van Dijk CN, Kort N, Scholten P. Tendoscopy of the posterior tibial tendon. *Arthroscopy* 1997 ; 13 : 692–698

[26] Van Dijk CN, Scholte D. Arthroscopy of the ankle joint. *Arthroscopy* 1997 ; 13 : 90–96

[27] Van Dijk CN, Scholten P, Kort N. Tendoscopy (tendon sheath endoscopy) for overuse tendon injuries. *Oper Tech Sports Med* 1997 ; 5 : 170–178

[28] Van Dijk CN, Tol JL, Verheyen CC. A prospective study on prognostic factors concerning the outcome of arthroscopic surgery for anterior ankle impingement. *Am J Sports Med* 1997 ; 25 : 737–745

[29] Watanabe M. Selfoc-Arthroscope (Watanabe no. 24 arthroscope). Monograph. Tokyo : Teishin Hospital, 1972

Osteochondrosis dissecans des Talus 18

L. Hangody
G. Kish

Abstract

Seit Jahren ist die Osteochondrosis dissecans (OCD) des Talus als eine symptomatische Läsion bekannt, die zu Schmerz, rezidivierender Synovitis, veränderter Gelenkmechanik und Einklemmungen durch freie Gelenkkörper führt. Durch die veränderte Gelenkmechanik und die rezidivierende Synovitis ist sie wahrscheinlich ein Vorläufer einer Sprunggelenksarthrose. Durch die erheblichen Fortschritte in der diagnostischen Bildgebung und dem Aufkommen der Sprunggelenksarthroskopie ließ sich die Klassifikation dieser Läsionen standardisieren, sodass nun ein Vergleich der Behandlungen möglich wird, von denen heute eine Vielzahl zur Verfügung steht. Arthroskopische Eingriffe (Débridement, retrograde Bohrung, Knochentransplantation etc.) haben wegen ihrer minimal-invasiven Technik im Vergleich zu offenen Methoden große Vorteile bei der Behandlung kleiner Defekte und stabiler OCD-Läsionen. Für größere osteochondrale Defekte und instabile OCD-Läsionen wäre das optimale Behandlungsergebnis Langzeitersatz und Integration eines typenspezifischen hyalinen Knorpels. Im Prinzip erfüllt eine Mosaikplastik mit autogenen osteochondralen Transplantaten diese Kriterien. Die frühen ermutigenden Ergebnisse unterhalten zusammen mit den Röntgenbildern und den histologischen Befunden die Hoffnung, dass dieses Vorgehen zu einem anhaltenden Abklingen der Symptome führen kann und eine Sprunggelenksarthrose verhindert. Bei den bestehenden Widersprüchen zwischen konservativen und operativen Behandlungsvorschlägen, bei denen jeweils über befriedigende Ergebnisse berichtet wird und der kleinen Anzahl von Vergleichsstudien besteht der Bedarf an randomisierten prospektiven Studien, um einen reproduzierbaren Behandlungsalgorithmus für eine talare OCD aufstellen zu können.

Schlüsselworte

Sprunggelenk, Talus, Osteochondrosis dissecans, Arthroskopie, Chondrozytentransplantation, osteochondrale Transplantate

Einleitung

Die Osteochondrosis dissecans (OCD) ist eine der häufigeren behindernden Erkrankungen des Talus. Im Gegensatz zur OCD anderer Gelenke besteht bei der OCD des Talus eine hohe Korrelation zwischen Auftreten und Symptomatologie. Die Ätiologie bleibt unklar, obwohl das Trauma (ob akkumulativ oder einmalig) eine klare Rolle spielt. Vor allem bei Läsionen des lateralen Talusdoms bei der sporttreibenden Population führen talare OCD-Läsionen unabdingbar zu einer Änderung der Aktivitäten oder einem vollständigen Rückzug vom Sport. Wenn die Läsion groß ist, sind die Gelenkmechanismen verändert. Dies führt zu einer hohen Inzidenz von Arthrosen (12, 40, 41). Der Ausdruck Osteochondrosis dissecans wurde von König 1888 bei seiner Beschreibung von freien Gelenkkörpern im Kniegelenk, die aus Gelenkflächendefekten stammen, geschaffen (28). Er nahm theoretisch an, dass eine Spontannekrose des Knochens der auslösende Faktor ist. 1922 beschrieb Kappis dieselben Befunde im Sprunggelenk bei Talusdefekten (26). 1932 berichtete Rendu über eine intraartikuläre Fraktur des Talus, die einer OCD-Läsion glich und betonte die traumatische Ätiologie einer OCD (38).

1959 kamen Berndt und Harty (7) zu dem Schluss, dass eine OCD des Talus in Wirklichkeit eine „transchondrale", durch ein Trauma ausgelöste Fraktur sei. Ihre OCD-Klassifikation unterscheidet 4 Stufen:
- Ein kleines Gebiet einer Kompression des subchondralen Knochens. Im MRI zeigt sich eine veränderte Blutversorgung dieses Knochengebiets.
- Partiell abgelöstes osteochondrales Fragment.
- Vollständig abgelöstes osteochondrales Fragment, das noch im Krater liegt.
- Verlagertes osteochondrales Fragment.

Bei diesem klassischen Bericht lagen 43% der Läsionen lateral und 57% medial. Spätere arthroskopische Berichte haben Validität und Nutzen dieser Klassifikation bestätigt. Davidson et al., Nash und Baker, Flick und Gould haben den späteren Befund einer OCD-Läsion nach primär diagnostizierter „Sprunggelenksdistorsion" diskutiert (14, 15, 33). Canale und Belding unterstrichen noch einmal das Trauma als auslösenden Faktor (11, 12). Nach Röden et al. verursachen die lateralen Läsionen mehr Symptome als die medialen OCDs (39). Der Taluskopf stellt eine viel seltenere Lokalisation einer OCD-Läsion des Talus dar (16).

Therapiemöglichkeiten

In den letzten Jahren wurde eine Vielzahl von operativen Behandlungen vorgeschlagen. Diese beinhalten Lavage und Débridement, Entfernung der freien Gelenkkörper, Refixation, Abrasionsarthroplastik, anterograde und retrograde Bohrungen, Knochentransplantate, allogene und autogene osteochondrale Transplantate und, in letzter Zeit periostale oder perichondrale Transplantate und autologe Chrondrozytentransplantation (1, 4, 8, 12, 16–18, 23, 24, 31, 40, 41). Entsprechend dem Stadium, der Lage und der Größe des geschädigten Gebiets haben die meisten dieser Behandlungen spezifische Indikationen. Auch das Alter, das Geschlecht und der Lebensstil eines Patienten beeinflusst die Indikation.

Überlegungen zur konservativen oder operativen Behandlung

Murkherjee und Young berichteten über befriedigende Ergebnisse bei 10 Patienten nach konservativer Behandlung kleiner, nicht-dislozierter OCD-Läsionen: Gips, Schiene, Entlastung (32). Kleine verschobene Läsionen wurden exzidiert, bei großen verschobenen Frakturen eine offene Reposition und interne Fixation empfohlen. Entsprechend den Erfahrungen von Canale machen verschobene laterale Läsionen eine frühzeitige operative Intervention erforderlich (Entfernung der freien Gelenkkörper, Débridement), während inkomplette, unverschobene mediale und laterale Läsionen primär mit einer Gipsruhigstellung behandelt werden können (11, 12). Wenn die Läsion nach vier bis sechs Monaten nicht verheilt ist, empfiehlt er eine Exzision und Kürettage.

Wenn man sich mit den OCD-Läsionen des Talus beschäftigt, sind die genaue Diagnostik und die Operationstechniken wesentliche Gesichtspunkte. Präoperative CT-Aufnahmen bieten topographische Informationen, die dem Operateur und dem Patienten über die Lokalisation und das Ausmaß des vorgesehenen Zugangs Aufschluss geben. Die Art der operativen Behandlung beeinflusst ebenfalls den Zugang. Canale hat zur Behandlung medialer Läsionen wegen ihrer zentral-dorsalen Lage eine Osteotomie des Innenknöchels empfohlen (11, 12). Um diese Osteotomie zu vermeiden, haben Flick und Gould einen ventrolateralen Zugang mit einer „Aushöhlung" der ventromedialen, distalen Gelenkfläche der Tibia vorgeschlagen, dahingegen haben Thompson und Loomer einen kombinierten, ventromedialen und dorsomedialen Zugang empfohlen (15, 42). Bassett et al. beschrieben einen einfachen Zugang zum dorsomedialen Talus (5). Während mehrere Autoren Eingriffe am lateralen Talusdom ohne Osteotomie beschrieben haben, schlugen Jakob et al. neulich eine Technik zur Behandlung lateraler Defekte über eine Osteotomie des Außenknöchels vor (25). Gautier et al. beschrieben die Mosaikplastik des Taluskopfs über einen speziellen Zugang, der eine Osteotomie des Os naviculare einschließt (16).

Möglichkeiten der arthroskopischen Behandlung

In den letzten Jahren hat sich die arthroskopische Behandlung von OCD-Läsionen des Talus durchgesetzt. In einem vergleichenden Bericht von Parisien über Techniken zur Sprunggelenksarthroskopie beschrieb er Portale zur Synovektomie, Débridement, Entfernung freier Gelenkkörper, Kürettage, Abrasio und Bohrungen bei der Behandlung von OCD-Läsionen (35). Die angegeben Scores (88% sehr gute und befriedigende Ergebnisse) wurden durch die Erfahrungen von Van Buecken et al. bestätigt. Dies hat zu einer weit verbreiteten und modifizierten Anwendung dieser Techniken geführt (43). Der arthroskopische Überblick und die möglichen Manipulationen durch die ventromedialen und ventrolateralen Standardportale wurden durch zusätzliche dorsale Portale verbessert. Die Verwendung von 2,7-mm-Instrumenten anstatt der Standard-4,0- oder -4,5-mm-Größen hilft die Schwierigkeiten des Eingriffs zu verringern. Um die gesamte Gelenkfläche überblicken zu können, sind üblicherweise Arthroskope mit einer 30–70°-Optik erforderlich. Spülpumpen, Sprunggelenksdistraktoren und die teilweise Entfernung der ventralen Synovialis des Talokruralgelenks vereinfachen die Arbeit in dem engen Gelenkspalt. Eine übermäßige Distraktion kann jedoch neurovaskuläre Komplikationen verursachen (4, 17, 35, 43).

Heute stellen arthroskopisches Débridement und scharfe Umschneidung der Defektoberflächen arthroskopische Routinetechniken dar. Üblicherweise erlauben ventromediale und ventrolaterale Standardportale dieses Vorgehen. Die anterograde Anbohrung subchondraler Knochenkrater macht oft einen offenen Eingriff erforderlich. Es sind jedoch auch transmalleoläre und verschiedene andere Weichteiltechniken (Bryat und Siegel) für eine arthroskopische Anbohrung verwendet worden (43). Speziell geformte arthroskopische Zielgeräte können die arthroskopische Bohrung erleichtern.

Anterograde und retrograde Bohrung

Das Anbohren des subchondralen Knochens ist eine Behandlungsmöglichkeit der OCD-Läsionen des Talus. Die Idee einer anterograden Anbohrung kommt von Pridie. Sie soll eine fibrokartilaginäre Reaktion aus dem subchondralen Knochen im Bereich des Defekts auslösen (37). Die direkte Verbindung zwischen der Gelenkoberfläche und dem subchondralen Knochenmark mobilisiert mesenchymale Stammzellen, die eine grundlegende Rolle bei der Bildung des reparativen Faserknorpels spielen. Entsprechend der Klassifikation von Berndt und Harty können Läsionen von Grad III und IV ein geeignetes Problem für solche Bohrungen sein (7). Nach den Daten der Campbell-Klinik führt ein offenes oder arthroskopisches Anbohren von OCD-Defekten in 87% zu befriedigenden Ergebnissen (4).

Die retrograde Bohrung unterscheidet sich von dem oben erwähnten Vorgehen. Bei Läsionen von Grad I oder II ist der darüber liegende Knorpel nicht zerstört, sodass die Chance besteht, die Durchblutung im darunter liegenden veränderten Knochen zu stimulieren. Die retrograde Bohrung kann die knöcherne Lade des sequestrierten Fragments durchbrechen. Eine Verbesserung der örtlichen Zirkulation könnte den toten Knochen revitalisieren. Für diese Technik stehen verschiedene Zielgeräte zur Verfügung (4, 9, 17).

Refixation abgelöster Fragmente und Knochentransplantation

Mehrere Autoren haben bei Läsionen von Grad II und III die Refixation des abgelösten Fragments empfohlen. Bei einem offenen Vorgehen können die scharfe Exzision des veränderten osteochondralen Fragments und die Kürettage der Lade des Sequesters ein gutes Bett zur Refixation des abgelösten Fragments schaffen. Möglichkeiten sind auch die Anbohrung, Mikrofrakturierung oder Abrasion des knöchernen Betts, um die Wände des Knochenkraters anzufrischen. Auch ein partieller Ersatz des toten Knochens am abgelösten Fragment kann den Heilungsprozess fördern. Die am häufigsten empfohlenen Techniken zur Refixierung solcher Fragmente sind Kirschner-Drähte, bioabsorbierbare Stifte oder Schrauben (vor allem die Herbert-Schraube) (4, 17). In letzter Zeit wurde die Refixation des abgelösten Fragments durch Kortikalisdübel empfohlen (29).

Periostale und perichondrale Transplantation

Die Transplantation von freien Periostlappen, die von der kranialen, medialen Fläche der Tibia entnommen werden und ähnlichen perichondralen Lappen von unteren Rippen wurden als Möglichkeiten eines hyalinähnlichen „Resurfacing" von „Full-thickness"-Kniedefekten in das Behandlungsspektrum eingeführt (24, 34). Diese Transplantate wurden bei einer OCD des Kniegelenks verwendet und haben sich als erfolgreich erwiesen. Trotz einer begrenzten Anwendung für eine OCD des Talus sind diese Transplantate von theoretischer Bedeutung. Ergänzend zu einigen Publikationen über ein periostales „Resurfacing" von Talusdefekten berichete Homminga über die Transplantation periochondraler Lappen von den freien Rippen in einer kleinen Serie für dieselben Indikationen (24). Derzeit erlauben die begrenzten Erfahrungen mit solchen Techniken keine Aussagen über ihre Langzeiteffektivität.

Autologe Chondrozytentransplantation

Zusätzlich zu der erwähnten Stimulation des Gelenkknorpels wird derzeit mit zunehmender Häufigkeit über Gewebe- und Matrixtransplantationen berichtet. Petersen und Brittberg beschrieben befriedigende Ergebnisse bei einer kleinen Patientenserie nach autologer Chondrozytentransplantation, die sie für die Behandlung einer OCD und chondraler Defekte am Kniegelenk vorgeschlagen hatten (8, 36).
Bei einer Chondrozytentransplantation am Kniegelenk wird in einem ersten Schritt arthroskopisch vom betroffenen Knie Knorpel entnommen. Dieses Präparat wird dann in ein Labor geschickt, wo der Knorpel zerkleinert und enzymatisch aufbereitet wird, um die Zellen von der Matrix zu trennen. Die Zellen werden dann in einem Medium, das zu 10% aus dem eigenen Serum des Patienten besteht, gezüchtet. Die aktivierte und expandierte Chondrozytenpopulation wird dann über einen offenen Eingriff implantiert. Dabei wird das devitalisierte Gewebe des Defekts exzidiert und das Lager débridiert und danach ein Periostlappen von der Medialseite des medialen oberen Teils der Tibia unter dem Pes anserinos gehoben. Mit diesem Periostlappen wird der Defekt so abgedeckt, dass die Kambiumschicht auf dem Knochen liegt. Die periostale Abdeckung, die in ihrer Größe etwa dem Defekt entspricht, wird dann an den Rändern des Defekts mit resorbierbaren 6×0 Nähten fixiert und mit Fibrinkleber imprägniert. Hierdurch entsteht ein wasserdichtes Lager. Der letzte Schritt ist das Einbringen der Chondrozyten unter das Periost, um den Defekt wieder zu beleben und neuen Knorpel zu erzeugen. Postoperativ werden die Patienten mit einer CPM-Schiene ohne Belastung über 12 Wochen behandelt. Die gesamte Rehabilitationszeit dauert 6–9 Monate (32).
Die autologe Chondrozytenimplantation am Talus erfolgt in denselben Schritten (8). Während die Anwendung dieser Technik am Kniegelenk bereits weit verbreitet ist und weltweit erfolgt, gibt es nur wenig Erfahrungen mit dieser Technik bei einer OCD des Talus.

Transplantation osteochondraler Allotransplantate

Sowohl frische wie gefrorene Allotransplantate wurden zur Behandlung großer Defekte verwendet (3, 13). Wegen der graduellen Verschlechterung der hyalinen Anteile solcher Transplantate im Knie haben mehrere Autoren ihre Sorgen über die Verwendung solcher Transplantate im Talus geäußert (2). OCD-Läsionen am Talus verursachen nur kleine oder mittelgroße Defekte in der gewichttragenden Oberfläche des Talus. Kim et al. haben in letzter Zeit über die erfolgreiche Verwendung frischer osteochondraler, schalenförmiger Allotransplantate bei großen osteochondralen Läsionen des Talokruralgelenks berichtet. In ihrem Krankengut hatten 4 von 7 Patienten, die frische osteochondrale Allotransplantate wegen osteochondraler Läsionen des Talokruralgelenks erhalten hatten, anhand klinischer Scores gute oder sehr gute Ergebnisse erreicht (27). Osteochondrale Allotransplantate werden im Allgemeinen zur Behandlung ausgedehnter osteochondraler Defekte empfohlen. Dieser Alternative kommt am Talus wahrscheinlich nur eine begrenzte Anwendung zu (2, 27).

Autologe osteochondrale Transplantate

■ *Transplantate in einem Block*

Auch über autogene osteochondrale Transplantate haben mehrere Autoren berichtet (10, 44). Die Trans-

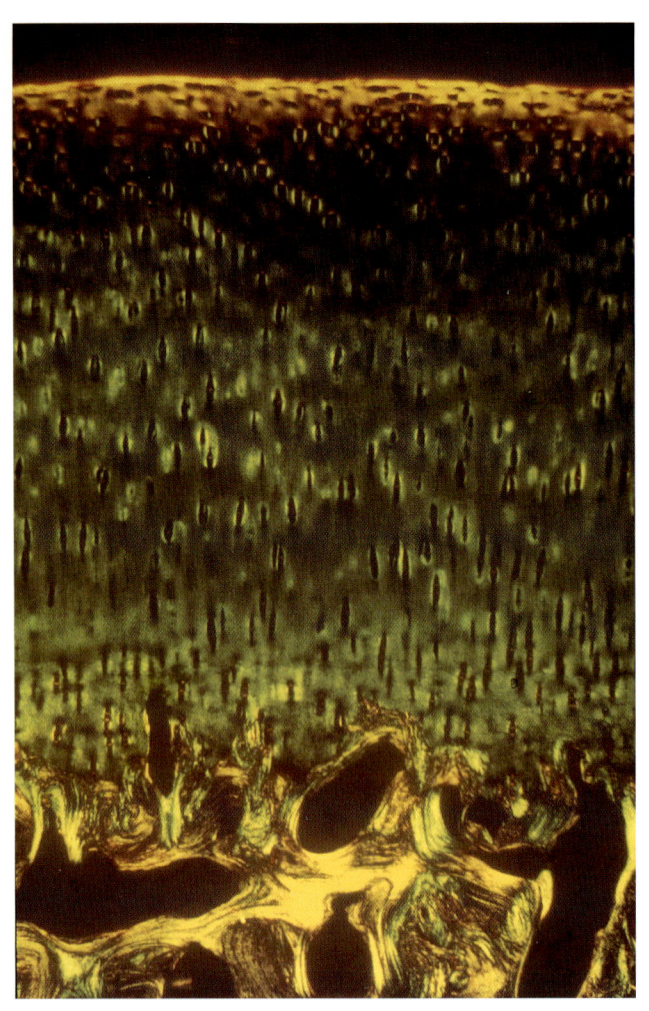

Abb. 1 Histologisches Bild ein Jahr nach Transplantation von hyalinem Knorpel im Tierversuch – Kollagen-spezifisches Weigert-Pikrosiriusrot im polarisierten Licht (120x).

plantation einzelner osteochondraler, blockförmiger Autotransplantate wurde vorwiegend am Knie verwendet. Einige wenige Autoren berichten aber auch über eine gewisse Erfahrung am Sprunggelenk (30). Wie am Knie kann die Verwendung multipler kleinerer Transplantate anstelle eines großen Blocks dabei helfen, Probleme an der Entnahmestelle und Kongruenzprobleme auf der Empfängerseite am Talus zu vermeiden (16, 18, 23, 25).

■ *Autologe osteochondrale Mosaikplastik*

Die Mosaiktechnik – eine spezielle Form der autologen, osteochondralen Transplantation – wurde nach den viel versprechenden Erfahrungen bei der Behandlung von OCD-Läsionen am Kniegelenk nun auch auf den Talus erweitert (19, 20, 21, 22). Die Methode geht auf Tierversuche im Jahr 1991 zurück und wird durch 7-Jahres-Kontrollen bei mehr als 500 Patienten unter Einschluss von Kontroll-Arthroskopien und histologischen Untersuchungen des Transplantats gestützt (Abb. 1). Die Behandlung und Dokumentation der Talus-OCD-Patienten erfolgten seit 1992 parallel (18, 23). Die 2-Jahres-Ergebnisse bei 31 Patienten waren gleichmäßig gut bis sehr gut. Die Basistechnik einer Mosaikplastik bei Läsionen am Talus entspricht derjenigen bei anderen Gelenken, weist aber einige Modifikationen auf.

Präoperative Überlegungen

OCD-Läsionen des Talus liegen abklärbar auf der lateralen oder medialen zentralen Seite des Talusdoms, über die die meiste Gewichtsbelastung und die Torsionskräfte laufen. Präoperative Röntgenaufnahmen des Fußes und das diagnostische Triumvirat des Sprunggelenks (Szintigraphie, CT und MRI) bieten wichtige Informationen bezüglich der Größe und Lage der Läsion, der Blutversorgung des Talus und möglicher begleitender pathologischer Veränderungen.

Die grundlegende Technik dieser Operation ist die Insertion der osteochondralen Dübel rechtwinklig zur Empfängerstelle. Wegen der kongruenten Konfiguration des talokruralen Gelenks mit den erheblich konturierten Gelenkflächen kann der Zugang zu diesen Läsionen eine echte Herausforderung sein. Die Erfahrung hat gelehrt, dass diese Läsionen am besten über eine Arthrotomie, gelegentlich mit gleichzeitiger Osteotomie eines Knöchels angegangen werden. Die Transplantate werden aus der lateralen und medialen Kante am Femur des gleichseitigen Kniegelenks entnommen. Dies sind nicht oder nur minimal gewichttragende Oberflächen, die Qualität ihres hyalinen Knorpels reicht jedoch für die Erfordernisse am Talus. Die Verwendung des Kniegelenks als Spenderstelle kann durch Arthrosen, patellofemorale Symptome oder Bewegungseinschränkungen ausgeschlossen sein. In diesen Fällen kann die Verwendung frischer osteochondraler Allotransplantate oder kleiner (2,7- oder 3,5-mm-Durchmesser) autogener Transplantate von den ventralen Talusanteilen erwogen werden (6). Vor dem Hintergrund der Anamnese, der körperlichen Untersuchung und den bekannten Studien können die Patienten über die Art des vorgesehenen Eingriffs, die Frage, ob eine Osteotomie notwendig wird und den wahrscheinlichen postoperativen Verlauf einschl. der Dauer der Nicht-Belastung informiert werden. Bezüglich einer Mosaikplastik sollte Vorsicht walten bei:
- Patienten über 45 Jahren,
- Patienen mit früheren mehrfachen Eingriffen,
- Patienten, die unabhängig von Alter oder früheren Eingriffen, Zeichen einer panartikulären Arthrose oder einer Verschmälerung des Gelenkknorpels zeigen.

Operationstechnik

In Allgemeinnarkose oder Spinalanästhesie wird die betroffene untere Extremität vom Oberschenkel bis zu den Zehen abgedeckt und die Blutsperremanschette am Oberschenkel bis 100 mmHg über dem systolischen Druck aufgefüllt. Zunächst werden die definitive Lage und der Grad der Läsion arthroskopisch geklärt. Hierbei erfolgt anhand von Größe, Lokalisation und Grad der Läsion die endgültige Entscheidung über das therapeutische Vorgehen. Für Läsionen unter 10 mm im Durchmesser und von Grad II oder weniger erfolgt eine Bohrung und ggf. eine interne Fixation mit resorbierbaren Pins. Außerdem wählen wir für Läsionen,

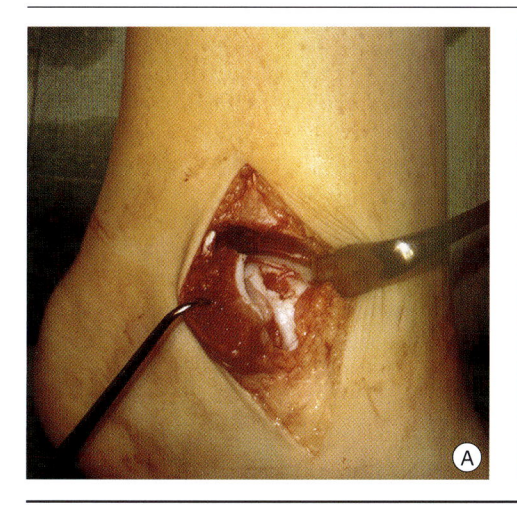

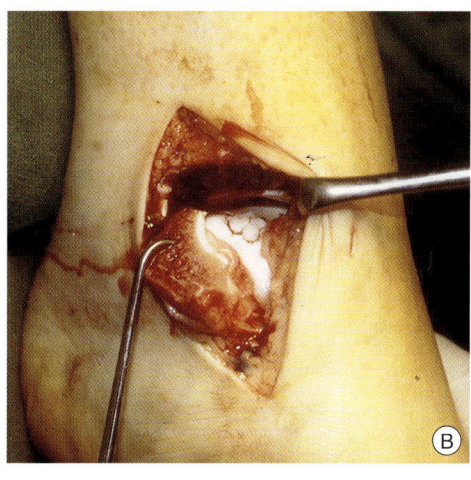

Abb. 2
Autologe osteochondrale Mosaikplastik am medialen Talusdom. Intraoperatives Bild: Zugang durch Osteotomie des Innenknöchels.
A. Defekt.
B. Aufgefüllter Defekt.

die peripher liegen oder eine Kante überlappen, ein Débridement mit einer Abrasionsarthroplastik. Diese Operationen können arthroskopisch erfolgen.

Die idealen Befunde für eine Mosaikplastik sind:
- 10-mm-Durchmesser,
- medialer oder lateraler Dom,
- abgelöste osteochondrale Fragmente,
- ansonsten normale Gelenkflächen an Tibia und Talus.

Eine Arthrose des Sprunggelenks ist eine Kontraindikation, andererseits schließen ventrale Osteophyten an Talus und Tibia, wie sie sich bei Sprungathleten finden, eine Mosaikplastik nicht aus. Deren Entfernung ist ein integraler Bestandteil der Operation, um die postoperative Beweglichkeit zu verbessern.

Für medial liegende Läsionen wird üblicherweise eine Osteotomie des Innenknöchels erforderlich. Um eine ausreichende Übersicht sicherzustellen, muss die Osteotomielinie auf Höhe des Übergangs in das Pilon liegen (Abb. 2A). Wenn die Läsion groß ist und zentral liegt, wird eine Drehung des Sprunggelenks in den Valgus erforderlich. Die dabei entstehende intraoperative Torsion der Weichteile führt zu keinen postoperativen Problemen.

Nach Darstellung der Läsion wird aller veränderter und verdächtig erscheinende Knorpel mit einer Kürette und einer Skalpellklinge bis zu klar definierten Rändern entfernt. Diese vertikalen Ränder haben den Vorteil einer optimalen Kraftverteilung zwischen der Empfängerstelle und den Transplantaten. Die derzeit gebräuchlichen Instrumente für eine Mosaikplastik haben Vorrichtungen zur genauen Bestimmung der Zahl und Größe der Transplantate und der Tiefe der Löcher im Empfängergebiet. Die Größe und Lage der beabsichtigten Bohrlöcher wird am Boden des Defekts markiert. Am Talus beträgt die übliche Größe der Bohrlöcher 3,5, 4,5 und 6 mm. Diese Größe erlaubt die Transplantate für die erwünschte Oberflächenkongruenz zu konturieren und zu drehen. Nach Vorbereitung der Empfängerstelle erfolgt die Entnahme der osteochondralen Transplantate am gleichseitigen Knie. Die laterale supracondyläre Kante wird durch eine 15–20-mm-Miniarthrotomie angegangen. Durch Beugung des Knies zwischen 0 und 100° und Verwendung des MiniJakoscop-Fieberoptik-Retraktor und Entnahmemeißeln können vier oder fünf Dübel entnommen werden. Eine andere Möglichkeit ist ein arthroskopisch gehobenes Transplantat von den medialen oberen Anteilen des medialen Femurokondylus. Die Dübel werden mit doppelt geschliffenen, röhrenförmigen Meißeln entnommen, die den genauen Durchmesser und die korrekte Länge der Transplantate sichern. Nach Entfernung der Transplantate aus dem Meißel kommt es zu einer voraussichtlichen Vergrößerung des Durchmessers von 0,1–0,2 mm, ein Effekt, der für die Pressfit-Fixation von Nutzen ist. Die Länge jedes Transplantats wird notiert. Nach Beendigung der Transplantatentnahme wird eine Drainage eingebracht.

Dann wird die Empfängerstelle wieder dargestellt. Alle Blutkoagel und Knochendebris werden von dem Boden der Läsion und den Löchern ausgespült. Das erste Bohrloch wird mit der tubulären Bohrbüchse angelegt, die auch als Einsatzhülse dient. Die Tiefe des Kanals sollte 2–3 mm größer sein als die Länge des gewählten Transplantatdübels. Jetzt wird das erste Loch mit einem konischen Dilatationsstift 0,1–0,2 mm erweitert. Es ist wichtig zu beachten, dass die Implantation eines Transplantats die Form der beteiligten Wände und der benachbarten Löcher verändert. Dementsprechend müssen Bohren, Erweiterung und Transplantation für jedes Transplantat in einem kombinierten Schritt erfolgen. Die Transplantate werden mit dem gefensterten Einsatztubus inseriert. Dieser bietet Schutz und erlaubt die optische Kontrolle, wenn das Transplantat vorsichtig in seine neue Umgebung gleitet. Eine sehr sorgfältige Handhabung dieses Tubus und seines Stempels verhindert ein versehentliches, zu tiefes Einsinken des Transplantats. Wenn alle Transplantate eingebracht sind, wird das Sprunggelenk gespült, nach freien Gelenkkörpern abgesucht und einmal vollständig durchbewegt, um die Kongruenz der Mosaikplastik und die Kinematik zu kontrollieren (Abb. 2B). Die Osteotomie wird mit zwei 4,0-mm-Malleolarschrauben, die durch zuvor gebohrte Löcher eingebracht werden, verschlossen.

Laterale OCD-Läsionen finden sich am häufigsten an der ventrolateralen Oberfläche des Doms. In den meisten Fällen können diese Läsionen durch eine vertikale,

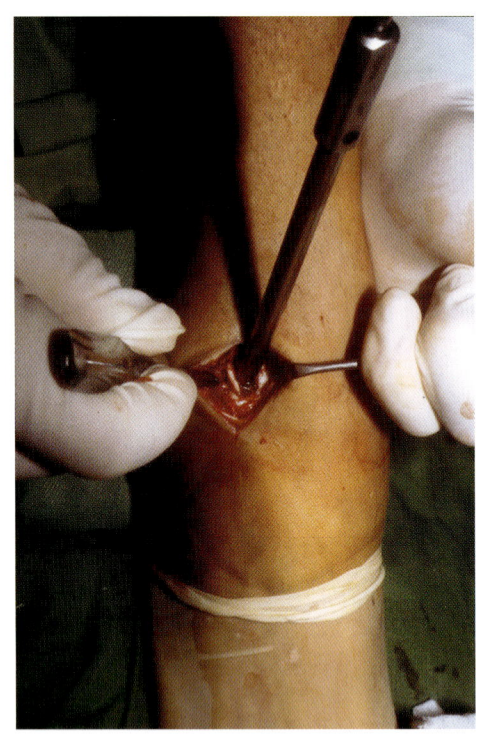

Abb. 3 Autologe osteochondrale Mosaikplastik am lateralen Talusdom. Intraoperatives Bild: Zugang im rechten Winkel durch Rotation des Talus nach distal.

ventrale, laterale Arthrotomie erreicht werden. Danach können die Transplantate mit dem Sprunggelenk in Flexion und Extension im rechten Winkel eingesetzt werden (Abb. 3). Für große Läsionen, die bis nach dorsal reichen, empfahlen Gautier et al. und Jakob et al. die Osteotomie des Außenknöchels (16, 25). Ein Autor (Kish) empfiehlt die Darstellung solcher großen Defekte durch einen ventralen Periostlappen an der Fibula, der den Ursprung des Lig. fibulotalare anterius und ggf. des Lig. fibulocalcaneare einschließt. Der Talus kann dann mithilfe eines als „Joystick" durch den Taluskörper eingebrachten Kirschner-Drahts nach vorn gezogen und nach distal rotiert werden. Ein Verschluss in der Hamilton-Technik erlaubt eine sofortige volle Beweglichkeit. Am Ende des Eingriffs wird die Blutsperre entfernt, die Blutung kontrolliert und ein gut gepolsterter Kompressionsverband angelegt. Der Patient wird 24 Stunden behalten, um die Extremität hoch zu lagern und intravenöse Antibiotika und Schmerzmittel geben zu können. Die Kniedrainage wird nach 24 Stunden entfernt. Die wichtigsten frühen postoperativen Ziele sind die Förderung der aktiven Beweglichkeit und der zunehmenden Belastung. Die Standardregel bei der Rehabilitation ist Entlastung für 3 Wochen und Teilbelastung mit 30 kg für weitere 2 Wochen. Solche eng überwachten Aktivitäten scheinen für die Wiederherstellung der Gelenkmechanik und der Integration der Transplantate hilfreich. Für ein optimales Ergebnis ist die Information und Kooperation des Patienten grundlegend. Die Verwendung abnehmbarer Fuß- und Sprunggelenksorthesen sichert einen kontrollierten Bewegungsumfang, schützt vor Belastung und verbessert den Patientenkomfort.

Ergebnisse

Die Ergebnisse einer Mosaikplastik am Talus bei 31 Patienten in den letzten 6 Jahren wurden entsprechend dem Hannoveraner Scoring-System in 94% als gut bis sehr gut eingestuft. Bei 4% der Patienten bestanden, bei Verwendung des Bandi-Scores bis zu einem Jahr Probleme im Patellofemoralgelenk. Röntgenkontrollen zeigten die Verheilung der Osteotomie nach sechs Wochen in allen Fällen und keinen Anhalt für eine Arthrose, freie Gelenkkörper oder Ablösungen des Transplantats bis zu sechs Jahren. Bei ausgewählten Patienten fand sich in 3D-CTs und MRIs die Gelenkkongruenz und eine gute Knorpeldicke im wieder hergestellten Gebiet. Bei sieben Kontroll-Arthroskopien und Biopsien zeigten sich vollständig kongruente Gelenkflächen in sechs Fällen und eine Chondromalazie Grad II bei einem Patienten (Abb. 4, 5). Die histologische Untersuchung der Transplantate wies ein Überleben des Transplantats als hyaliner Knorpel mit normalem Anteil von Chondrozyten und Matrix nach (23).

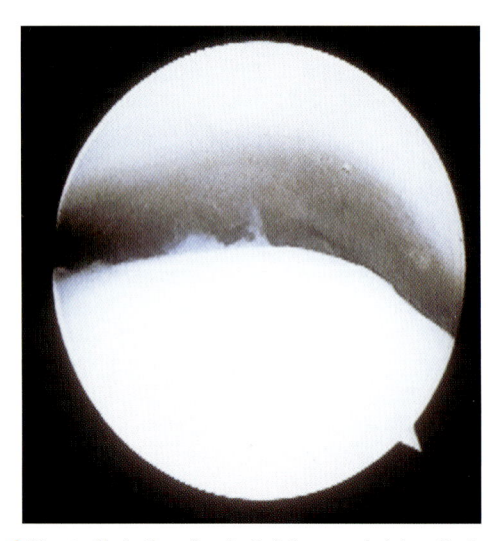

Abb. 4 Kontroll-Arthroskopie 2 Jahre nach Mosaikplastik des medialen Talusdoms bei einer instabilen OCD-Läsion.

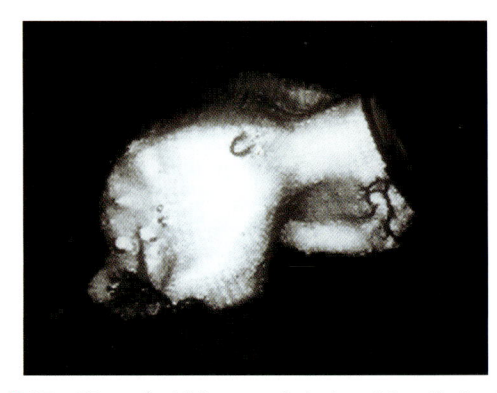

Abb. 5 3D-CT nach 6 Monaten bei einer Mosaikplastik des medialen Talusdoms wegen einer OCD.

Literatur

[1] Alexander AH, Lichtman DM. Surgical treatment of trans-chondral talar dome fractures: osteochondritis dissecans – long term follow up. *J Bone Joint Surg Am* 1980 ; 62 : 646–652
[2] Bakay A. Personal communication. 1999
[3] Bakay A, Csönge L, Fekete L. A mushroom-shaped osteochondral patella allograft. *Int Orthop* 1996 ; 20 : 370–372
[4] Baker CL Jr, Parisien JS. Arthroscopic surgery in osteocartilaginous lesions of the ankle. In : McGinty J Bed. Operative Arthroscopy. Philadelphia : Lippincott-Raven, 1996
[5] Bassett FH III, Billys JB, Gates HS III. A simple surgical approach to the posteromedial ankle. *Am J Sports Med* 1993 ; 21 : 144–146
[6] Beaufils P. Personal communication. 1998
[7] Berndt AL, Harty M. Transchondral fractures (osteochondritis dissecans) of the talus. *J Bone Joint Surg Am* 1959 ; 41 : 988–1020
[8] Brittberg M. Personal communication. 1999
[9] Bryant DD, Siegel MG. Osteochondritis dissecans of the talus: a new technique for arthroscopic drilling. *Arthroscopy* 1993 ; 9 : 238–241
[10] Campanacci M, Cervellati C, Donati U. Autogenous patella as replacement for a resected femoral or tibial condyle. A report on 19 cases. *J Bone Joint Surg Br* 1985 ; 67 : 557–563
[11] Canale ST, Belding RH. Osteochondral lesions of the talus. *J Bone Joint Surg Am* 1980 ; 62 : 97–102
[12] Canale ST. Ankle injuries. In : Edmonson AS, Crenshaw AH eds. Campbell's Operative Orthopaedics I-IV. Saint-Louis : Mosby, 1984
[13] Convery FR, Meyers MH, Akeson WH. Fresh osteochondral allografting of the femoral condyle. *Clin Orthop* 1991 ; 273 : 139–145
[14] Davidson AM, Steele HD, MacKenzie DA, Penny JA. A review of twenty one cases of transchondral fracture of the talus. *J Trauma* 1967 ; 7 : 378–415
[15] Flick AB, Gould N. Osteochondritis dissecans of the talus: a review of the literature and a new surgical approach for medial dome lesions. *Foot Ankle* 1985 ; 5 : 165–185
[16] Gautier E, Jung M, Mainil-Varlet P, Jakob RP. Articular surface repair in the talus using autogenous osteochondral plug transplantation. A preliminary report. *International Cartilage Repair Society Newsletter* 1999 ; 1 : 19–20
[17] Guhl JF, Johnson RP, Stone JW. The impact of arthroscopy on osteochondritis dissecans. In : McGinty JBed. Operative Arthroscopy. Philadelphia : Lippincott-Raven, 1996
[18] Hangody L, Kish G, Karpati Z, Szerb I, Eberhardt R. et al. Treatment of osteochondritis dissecans of the talus: the use of the mosaicplasty technique – preliminary report. *Foot Ankle Int* 1997 ; 18 : 628–634
[19] Hangody L, Karpati Z. A new surgical treatment of localised cartilaginous defects of the knee. *J Orthop Trauma* 1994 ; 37 : 237–243
[20] Hangody L, Kish G, Karpati Z, Szerb I, Udvarhelyi I et al. Arthroscopic autogenous osteochondral mosaicplasty for the treatment of femoral condylar articular defects. *Knee Surg Sports Traumatol Arthrosc* 1997 ; 5 : 262–270
[21] Hangody L, Kish G, Karpati Z, Szerb I, Udvarhelyi I, Toth J et al. Autogenous osteochondral graft technique for replacing knee cartilage defects in dogs. *Orthop Int* 1997 ; 5 : 175–181
[22] Hangody L, Kish G, Karpati Z. Osteochondral plugs: autogenous osteochondral mosaicplasty for the treatment of focal chondral and osteochondral articular defects. *Operative Techniques Orthopaedics* 1997 ; 7 : 312–322
[23] Hangody L, Kish G, Karpati Z. Mosaicplasty for the treatment of osteochondritis dissecans of the talus: 2-6 year results in 31 patients. American Orthopaedic Foot and Ankle Society 29th Annual Meeting. Anaheim, California, February 7th, 1999
[24] Homminga GN. Perichondral arthroplasty. Lecture in the Cartilage Symposium. Rosendael, Netherland, 12th June, 1998
[25] Jakob RP, Mainil-Varlet P, Saager C, Gautier E. Mosaic-plasty in cartilagineos lesions over 4 square cm and indications outside the knee. Cartilage Repair – 2nd Fribourg International Symposium – Book of abstracts, 1997
[26] Kappis M. Weitere Beitrage zur traumatisch-mechanischen Entstehung der „spontanen" Knorpelablösungen (so genannte Osteochondritis Dissecans). *Dtsche Z Chir* 1922 ; 171 : 13–29
[27] Kim CW, Bugbee W. Ankle osteochondral allografts. American Orthopaedic Foot and Ankle Society 29th Annual Meeting. Anaheim, California, February 7th, 1999
[28] König F. Weber freie Körper in den Gelenken. *Dtsche Z Chir* 1888 ; 27 : 90–109
[29] Kumai T, Takakura Y, Tanaka Y et al. Cortical bone peg fixation for osteochondral lesions of the talus. American Orthopaedic Foot and Ankle Society 29th Annual Meeting. Anaheim, California, February 7th, 1999
[30] Martin TL, Wilson MG, Robledo J et al. Early results of autologous bone grafting for large talar osteochondritis dissecans lesions. American Orthopaedic Foot and Ankle Society 29th Annual Meeting. Anaheim, California, February 7th, 1999
[31] Morgan CD. Gross and arthroscopic anatomy of the ankle. In : McGinty JB ed. Operative Arthroscopy. Philadelphia : Lippincott-Raven, 1996
[32] Murkherjee SK, Young AB. Dome fractures of the talus: a report of ten cases. *J Bone Joint Surg Br* 1973 ; 55 : 319–326
[33] Nash WC, Baker CL. Transchondral talar dome fractures: not just a sprained ankle. *South Med J* 1984 ; 77 : 560–564
[34] O'Driscoll SW, Keeley FW, Salter RB et al. Durability of regenerated cartilage produced by free autogenous periosteal grafts in major full-thickness defects in joint surfaces under the influence of continuous passive motion. *J Bone Joint Surg Am* 1988 ; 70 : 595–606
[35] Parisien JS. Arthroscopic treatment of osteochondral lesions of the talus. *Am J Sports Med* 1986 ; 14 : 211–217
[36] Petersen L. Autologous chondrocyte transplantation. Cartilage Repair – 2nd Fribourg International Symposium – Book of abstracts, 1997
[37] Pridie KH. A method of resurfacing of osteoarthritic knee joint. *J Bone Joint Surg Br* 1959 ; 41 : 618–619
[38] Rendu A. Fracture intra-articulaire parcellaire de la poulie astragalienne. *Lyon Méd* 1932 ; 150 : 220–226
[39] Röden S, Tillegärd P, Unander-Scahrin L. Osteochondritis dissecans and similar lesions of the talus. *Acta Orthop Scand* 1953 ; 23 : 51–66
[40] Shea MP, Manoli A. Osteochondral lesions of the talar dome. *Foot Ankle* 1993 ; 14 : 48–55
[41] Thermann H. Treatment of osteochondritis dissecans of the talus: a long term follow up. *Sports Med Arthrosc Rev* 1993 ; 2 : 284–288
[42] Thompson JP, Loomer RL. Osteochondral lesions of the talus in a sports medicine clinic. A new radiographic technique and surgical approach. *Am J Sports Med* 1984 ; 12 : 460–463
[43] VanBuecken K, Barrack RL, Alexander AH, Ertl JP. Arthroscopic treatment of transchondral talar dome fractures. *Am J Sports Med* 1989 ; 17 : 350–356
[44] Yamashita F, Sakakida K, Suzu F, Takai S. The transplantation of an autogenic osteochondral fragment for osteochondritis dissecans of the knee. *Clin Orthop* 1985 ; 201 : 43–50

Arthrodese des Sprunggelenks mit interner Fixation

19

H. Wagner
M. Wagner

Abstract

Die Arthrodese des Sprunggelenks ist von großer klinischer Bedeutung, da sie bei aufgebrauchten arthrotischen Gelenken, die üblicherweise in Fehlstellung stehen, zu rascher und zuverlässiger Stabilität und schmerzfreier Belastbarkeit führt. Restliche Symptome sind selten. Sie treten üblicherweise nur auf, wenn sich in den Nachbargelenken ausgeprägte degenerative Veränderungen entwickelt haben, vor allem wenn die Arthrodese des Sprunggelenks sehr spät erfolgte.

Mit den in der Vergangenheit zur Verfügung stehenden Methoden der Sprunggelenksarthrodese dauerte die knöcherne Konsolidierung lange und erforderte eine lang dauernde Immobilisierung. Daher waren die funktionellen Ergebnisse mäßig, da der steife Fuß, der in dieser Zeit „eingefroren" war, keine kompensatorischen Bewegungen mehr erlaubte. Aus diesem Grund wurde die Arthrodese so spät als möglich durchgeführt, als letzter Ausweg.

Durch eine stabile Osteosynthese ergibt sich eine knöcherne Heilung zwischen 6 und 8 Wochen. Komplikationen sind selten und gute klinische und röntgenologische Ergebnisse können über 25 Jahre und mehr erhalten bleiben, wenn die Arthrodese früh durchgeführt wird, bevor wesentliche degenerative Veränderungen in den Nachbargelenken aufgetreten sind

Eine zusätzliche wichtige Anforderung an eine Sprunggelenksarthrodese ist die Korrektur der Fehlstellung, die üblicherweise besteht. Dies verbessert die Funktion des Fußes und verhindert gleichzeitig inkorrekte Stresseinwirkungen auf die Nachbargelenke. Dies beugt degenerativen Veränderungen in diesen Gelenken durch Fehlbelastung vor und erhält damit die Funktion dieser Gelenke. Dies ist ein essenzieller Gesichtspunkt, da wichtige kompensatorische Bewegungen für eine gute Funktion des Fußes nach einer Arthrodese in den benachbarten Tarsalgelenken ablaufen müssen. Es kann gesagt werden: Je besser die Funktion in den Tarsalgelenken, desto besser die Funktion des Fußes nach einer Sprunggelenksarthrodese.

Schlüsselworte
Sprunggelenk, Arthrodese, interne Fixation

Einleitung

Auch heute in der Zeit des Gelenkersatzes kommt der Arthrodese des Sprunggelenks eine große klinische Bedeutung zu, da sie bei schmerzhaft abgenutzten Gelenken, die meist in Fehlstellung stehen und bei denen die Beweglichkeit erheblich eingeschränkt ist, zu einer raschen und zuverlässigen Stabilität und schmerzfreien Belastbarkeit führen. Restliche Symptome sind selten. Sie finden sich üblicherweise nur, wenn ausgeprägte degenerative Veränderungen mit schweren Schäden am Fuß in den Nachbargelenken aufgetreten sind oder wenn die Arthrodese des Sprunggelenks sehr spät erfolgte.

Durch eine stabile Osteosynthese ergibt sich eine knöcherne Heilung zwischen 6 und 8 Wochen. Komplikationen sind selten und gute klinische und radiologische Ergebnisse mit schmerzfreier Belastbarkeit können über 25 Jahre und mehr anhalten, wenn zum Zeitpunkt der Arthrodese in den Nachbargelenken keine wesentlichen degenerativen Veränderungen bestanden haben.

Die Arthrodese des Sprunggelenks muss 2 Probleme lösen: Zum ersten muss eine knöcherne Überbrückung des Gelenkspalts in einem großen Bereich, die zu einer stabilen, schmerzfreien Belastbarkeit führt, die restlichen schmerzhaften Bewegungen in dem aufgebrauchten Gelenk ausschalten. Zum zweiten muss die üblicherweise vorhandene Fehlstellung korrigiert werden. Dies verbessert die Funktion des Fußes und verhindert gleichzeitig inkorrekte Stresseinwirkungen auf die Nachbargelenke. Dies beugt degenerativen Veränderungen in diesen Gelenken durch Fehlbelastung vor und erhält damit die Funktion dieser Gelenke. Es kann gesagt werden: Je besser die Funktion in den Tarsalgelenken, desto besser die Funktion des Fußes nach einer Sprunggelenksarthrodese.

Diese Zusammenhänge sind sehr wichtig bei der Planung des Zeitpunkts der Arthrodese. Bei einer schmerzhaften Arthrose oder bei relativ frischen posttraumatischen Veränderungen von Form und Funktion des Sprunggelenks besteht häufig eine Fehlstellung, die zu einer schmerzhaften und inkorrekten Stressverteilung in dem betroffenen Gelenk führt. Die ursprünglich

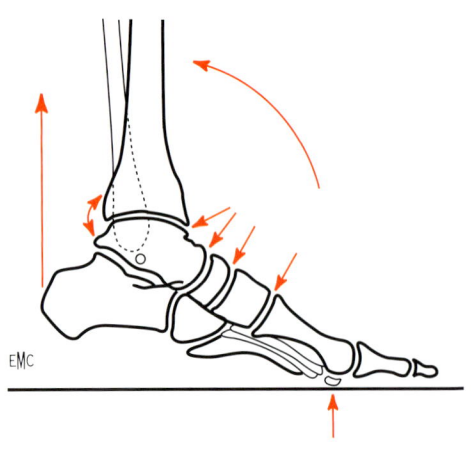

Abb. 1 *Bei einer Fusion des Sprunggelenks in Plantarflexion wird der Druck durch die Gewichtsbelastung auf die Tarsalgelenke übertragen, die komprimiert und in eine dorsale Endstellung gezwungen werden.*

nicht betroffenen, benachbarten Tarsalgelenke werden jedoch dieser inkorrekten Belastung ausgesetzt (Abb. 1). Dadurch werden sie zunächst schmerzhaft, können aber im Lauf der Zeit auch strukturelle Schäden mit einer schmerzhaften Einschränkung der Beweglichkeit erfahren. Wenn dies eintritt, kann der Schmerz in den Nachbargelenken sogar größer sein als in dem primär betroffenen Sprunggelenk. Daher sollte eine Sprunggelenksarthrodese, die auf Dauer nicht zu vermeiden ist, früh durchgeführt werden, um die Nachbargelenke zu schützen. Infolge davon bleiben die Nachbargelenke stabil. Der Fuß behält seine normale Geschmeidigkeit und kann die im steifen Sprunggelenk ausgefallenen Bewegungen sehr effektiv kompensieren.

Prinzipien

Mit den in der Vergangenheit zur Verfügung stehenden Techniken einer Sprunggelenksarthrodese dauerte die knöcherne Konsolidierung sehr lange und erforderte eine lang dauernde Immobilisierung in einem Gipsverband und mit technischen Hilfen. Wegen dieser langen Ruhigstellungszeit verlor der Fuß vollständig seine Geschmeidigkeit und seine Adaptationsfähigkeit. Daher waren die funktionellen Ergebnisse mäßig, da der steife Fuß, der in dieser Zeit „eingefroren" war, keine kompensatorischen Bewegungen mehr erlaubte. Aus diesem Grund wurde die Arthrodese so spät als möglich durchgeführt, als letzter Ausweg.
Vor vielen Jahren hat Charnely auf die Bedeutung einer interfragmentären Kompression bei Arthrodesen hingewiesen (1, 2). Dies wurde aber erst mehrere Jahre später allgemein anerkannt (3, 4, 6–10).
Zusätzlich waren die heutigen Richtlinien bezüglich der Stellung der Arthrodese in der Vergangenheit nicht bekannt. Die Sprunggelenksarthrodese wurde unter einer Plantarflexion des Fußes von 100–110° durchgeführt, um die Abstoßbewegung des Fußes zu erleichtern. Tatsächlich führte diese Plantarflexion aber zu Stressbelastungen der Tarsalgelenke in der dorsalen Endposition und damit zu einem intraartikulären Impingement dieser Gelenke, das im Lauf der Zeit einen schmerzhaften Verschleiß verursachte (s. Abb. 1).
Bei einer Sprunggelenksarthrodese hat die optimale Einstellung des Fußes einen überragenden Einfluss auf die Funktion. Die Stellung des Fußes beeinflusst Gang, Schrittlänge, funktionelle Beinlänge, Anforderungen an die Nachbargelenke und die Stabilität des Kniegelenks.
Bei der Entscheidung über die beste Stellung des Fußes müssen mehrere Aspekte berücksichtigt werden: Eine Versteifung in Plantarflexion macht das Abstoßen schwierig. In Neutralposition des Beins ist kein voller Sohlenstand möglich, der Großzehenballen ist der tiefste Punkt des Fußes. Die Ferse schwebt über dem Boden und es besteht eine funktionelle Beinverlängerung. Bei Belastung wird das Knie in eine Rekurvation gezwungen (Abb. 2A) bzw. kann das Bein wegen der vermehrten Länge nur bei flektiertem Knie mit dem Vorfuß auf dem Boden Belastung übernehmen. Kompensatorische Bewegungen der Nachbargelenke haben keine Bedeutung, da zur Reduktion der Auswirkungen der Plantarflexion die kompensatorischen Bewegungen in Form einer Dorsalflexion verlaufen müssen. Durch die Form ihrer Gelenkflächen und der Spannung in den plantaren Weichteilen, vor allem in der Plantaraponeurose ist die Beweglichkeit der Tarsalgelenke in Richtung Dorsalflexion jedoch weitgehend eingeschränkt. Daher werden diese Gelenke bei plantar flektiertem Fuß ständig in ihrer Endposition überlastet

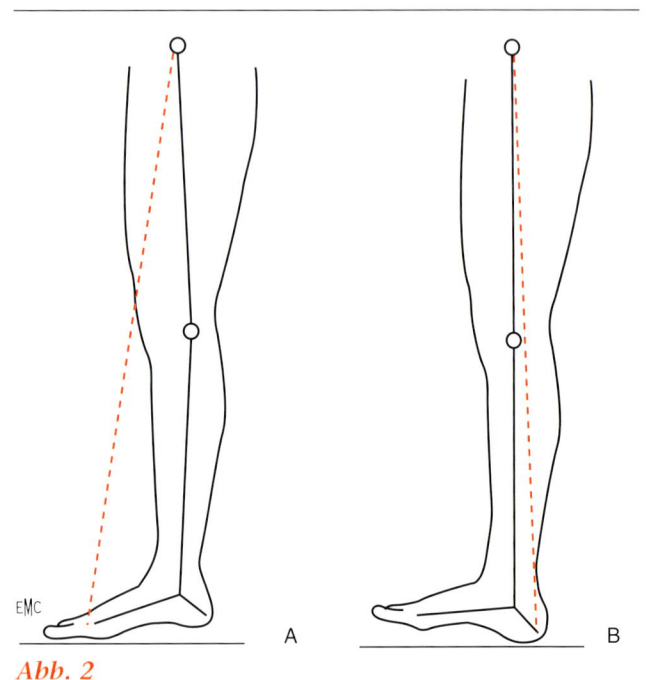

Abb. 2
*A. Bei einer Fusion des Sprunggelenks in Plantarflexion liegt die Achse des Kniegelenks hinter der Verbindungslinie zwischen Hüftgelenk und Abstoßpunkt unter dem Vorfuß. Bei Belastung wird das Kniegelenk in Rekurvation gezwungen.
B. Bei ausgeprägter Dorsalflexion ist die Stabilität des Gelenks verringert, da die Knieachse vor der Linie liegt, die das Hüftgelenk und den Fersenhöcker verbindet.*

und während des Abstoßens komprimiert. Die Stellung in Plantarflexion führt daher nicht nur zu einer Ganganomalie, sondern auch zu einem ständigen inkorrekten Stress auf die Tarsalgelenke und damit zu einer schmerzhaften Situation mit zunehmender Bewegungseinschränkung.

Bei einer ausgeprägten Dorsalflexion wird der Abstoßpunkt nach dorsal verlagert. Dies vereinfacht das Abstoßen, führt aber gleichzeitig zu einer Reduktion der Kniestabilität, da die Knieachse nun vor der Linie liegt, die den Femurkopf und den Fersenbeinhöcker verbindet (Abb. 2B). Die Stellung in Dorsalflexion verursacht auch eine Verkürzung des letzten Teils der Abstoßphase von Vorfuß und Zehen. Wegen der Einschränkung in dieser Beschleunigungsphase wird der Gang unelastisch.

Die folgenden Richtlinien haben sich in der klinischen Erfahrung als wertvoll erwiesen:

Bei einer Arthrodese des Sprunggelenks sollte immer eine Stellung in Plantarflexion vermieden werden, sofern nicht eine Vergrößerung der Fersenhöhe wegen vorbestehender Beinverkürzung beabsichtigt ist oder dies zur Vereinfachung einer Orthesenversorgung wegen einer erheblichen Beinverkürzung gewünscht wird. Bei Frauen sollte die Sprunggelenksarthrodese in Neutralstellung stehen, d.h. im rechten Winkel, da Frauen etwas höhere Absätze bevorzugen. In Neutralstellung ist das Barfußgehen gut möglich und Absätze bis zu 5 cm sind gut tolerabel, sofern eine ausreichende Vorfußbeweglichkeit besteht. Bei Männern hat sich eine Dorsalflexion von 10–15° als richtig erwiesen, wenn der Vorfuß noch ausreichend mobil ist und keine Beinverkürzung oder Lähmung vorliegt. Durch diese leichte Dorsalflexion wird eine Kompression der Tarsalgelenke vermieden. Trotzdem ist es möglich, vollständig auf die Fußsohle zu treten, da der Bewegungsumfang der Tarsalgelenke in Plantarflexion wesentlich größer ist als in Dorsalflexion. Die leichte Dorsalflexion verhindert eine Stressbelastung der Tarsalgelenke in der Endposition und erlaubt auch eine bessere Adaptation des Fußes an Unebenheiten des Bodens.

Eine Vorverlagerung des Abstoßpunkts durch eine Sprunggelenksarthrodese, die in ihren mechanischen Effekten von der Länge des Hebelarms des Vorfußes beeinflusst ist, kann durch eine Dorsalverlagerung des Fußes in der Sprunggelenksgabel reduziert werden (5). Diese Dorsalverlagerung verkürzt den Hebelarm des Vorfußes, gleichzeitig wird der Rückfuß länger. Hier muss ein guter Kompromiss gewählt werden (Abb. 3). Die Dorsalverlagerung des Fußes erfordert jedoch eine Durchtrennung aller Bänder und Narbengewebe zwischen der Sprunggelenksgabel und dem Fuß, um die Verlagerung überhaupt möglich zu machen. Dies vergrößert den operativen Eingriff und verringert die primäre Stabilität.

Bei fast allen Sprunggelenken, bei denen eine Arthrodese erforderlich wird, besteht eine rigide Kontraktur in Plantarflexion, die nicht nur durch die knöchernen Deformierungen, sondern vorwiegend durch die Spannung in der dorsalen Kapsel und den Bändern bedingt ist. Die primäre Stabilität einer Arthrodese kann deutlich erhöht werden, wenn die dorsale Gelenkkapsel erhalten bleibt, d.h. den Fuß nicht nach dorsal zu verlagern. Mit anderen Worten, wenn so viel Knochen schrittweise von den korrespondierenden Gelenkflächen an Tibia und Talus bei der Entfernung des Knorpels aus dem Sprunggelenk über einen ventralen Zugang reseziert wurde, dass die beabsichtigte Dorsalflexion erreicht ist, bildet die erhaltene dorsale Kapsel ein sehr kräftige Zuggurtung. Die Korrekturstellung lässt sich durch einen kräftigen Druck auf den Vorfuß erreichen, durch den die Knochenflächen von Tibia und Talus eng aufeinander gepresst werden. Der korrigierende Druck auf den Vorfuß wird gegen die Zugkraft der dorsalen Kapsel in eine interfragmentäre Kompression im Sprunggelenk verwandelt. Hierdurch kann auch eine volle Belastung des Vorfußes die Dor-

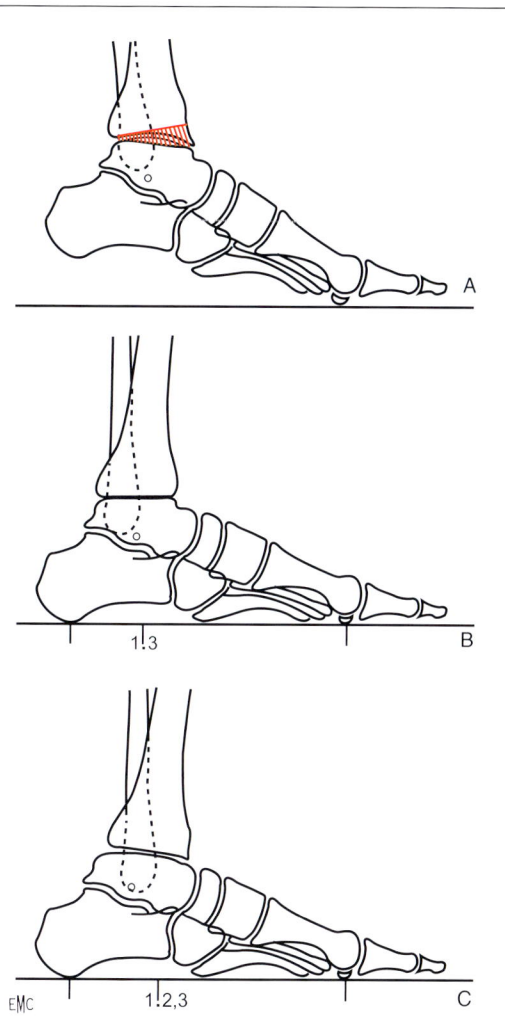

Abb. 3 Arthrodese des Sprunggelenks ohne und mit Dorsalverschiebung des Fußes.
A. Der gestrichelte Bereich zeigt die Resektion für die Arthrodese.
B. Die Adaptation der Resektionsflächen mit Korrektur der Plantarflexion führt zu (normalen) Längenverhältnissen zwischen dem Hebelarm des Rückfußes und des Vorfußes entsprechend 1:3.
C. Bei gleichzeitiger Dorsalverschiebung des Fußes wird der Hebelarm des Vorfußes relativ verkürzt, sodass das Längenverhältnis nun 1:2,3 beträgt.

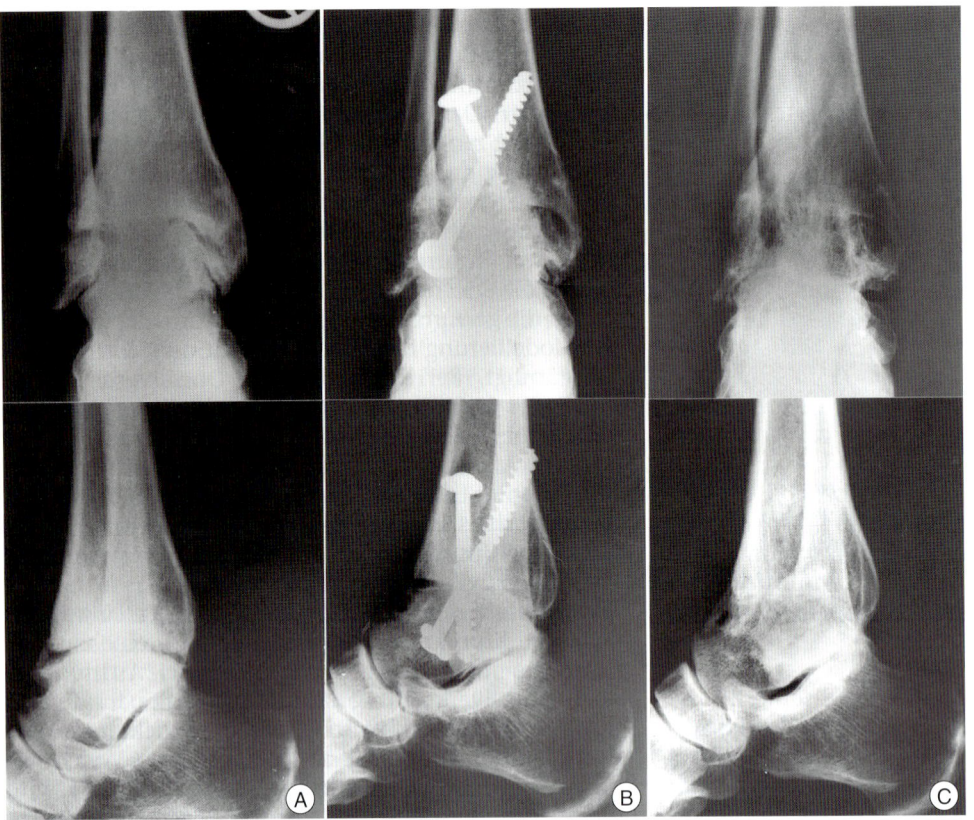

Abb. 7
Typisches Röntgenbild einer Schraubenarthrodese des Sprunggelenks bei einer 33-jährigen Frau.
A. Posttraumatische Arthrose, präoperativ.
B. Lage der Schrauben 2 Monate nach der Operation.
C. Homogene Knochenstrukturen 5 Jahre nach der Arthrodese.

Oberfläche des Außenknöchels. Die Schraube verläuft in kranio-postero-medialer Richtung in den medialen, dorsalen Teil der distalen Tibiametaphyse (Abb. 6A). Die Schraubenlänge soll so gewählt werden, dass das Gewinde vollständig in der Tibia liegt und den Arthrodesespalt nicht überkreuzt und ihn so blockiert. Der Schraubenkopf muss mit einer Unterlegscheibe versehen sein, damit er nicht in den spongiösen Knochen am Talushals einsinkt. Wenn die Schraube angezogen wird, kann der Kompressionseffekt durch die Kompression des Arthrodesespalts eindeutig festgestellt werden. Der Schraubendruck ist nun so groß, dass der Fuß in der Korrekturposition bleibt und nicht länger gehalten werden muss.

Für die zweite und dritte Schraube, die von der Tibia in den Talus verläuft, ist es üblicherweise nötig, Spongiosaschrauben mit einer Gewindelänge von 16 mm zu verwenden, da der Durchmesser des Talus üblicherweise für ein 32-mm-Gewinde zu kurz ist, sodass eine Schraube mit einem längeren Gewinde entweder mit der Spitze in das Subtalargelenk reicht oder das Gewinde den Arthrodesespalt kreuzt und blockiert.

Die zweite Schraube verläuft von der anterolateralen Oberfläche der distalen Tibiametaphyse bis zu den medialen Anteilen des Taluskörpers (Abb. 6B). Die Eintrittsstelle der Schraube liegt etwa 35 mm proximal der Gelenkfläche. Wenn an dieser Stelle eine kräftige Kortikalis vorhanden ist, kann die Lage des Schraubenkopfs mit einem Kopfraumfräser verbessert werden. Bei einer dünnen Kortikalis ist es ratsam, eine Unterlegscheibe zu verwenden. Diese kann nicht wie üblich einfach auf den Schraubenschaft aufgeschoben werden, da sie flach auf der Knochenoberfläche und damit in einer Winkelstellung zu Schraubenschaft und Schraubenkopf liegen würde. Daher muss auch für die Unterlegscheibe ein „Bett" präpariert werden. Hierzu wird am proximalen Ende des Schraubenkanals rechtwinklig zur Richtung der Schraube nach Anbohrung mit einem 2-mm-Bohrer ein Schlitz in den Knochen gemeißelt. Die Unterlegscheibe wird in diesen Schlitz gepresst und danach die Spongiosaschraube durch die Unterlegscheibe eingesetzt (Abb. 6B).

Die dritte Schraube, die üblicherweise nur erforderlich ist, wenn der Fuß nach dorsal verlagert wurde, wird von der anteromedialen Oberfläche der Tibia eingebracht. Hierzu ist eine zusätzliche kleine Inzision notwendig. Der Eintrittspunkt der Schraube liegt etwa 35 mm proximal der Gelenkfläche. Auch hier ist meist eine Unterlegscheibe erforderlich. Die Schraube verläuft in posterolateraler Richtung bis in den dorsolateralen Teil des Taluskörpers nach distal.

Bei der Vorbereitung der Schraubenkanäle für die zweite und dritte Schraube ist es wichtig, die bereits eingesetzte erste Schraube nicht zu tangieren. Eine Orientierungshilfe ist ein in den Kopf der bereits eingebrachten Schraube eingesetzter Schraubenzieher. Hierdurch lässt sich der Verlauf dieser Schraube einfacher abschätzen. Zur Orientierung kann auch ein Bildwandler äußerst nützlich sein.

Durch Anziehen der zweiten und dritten Schraube entsteht eine zusätzliche, gut zu bemerkende Kompression auf den Arthrodesespalt. Abschließend wird die Stabilität der Schrauben durch Bewegungen des Vorfußes nochmals kontrolliert.

Nach Einbringen einer Saugdrainage wird die Wunde unter besonderer Beachtung der Naht im Kreuzband des Fußes schichtweise verschlossen. In diesem Bereich ist die Haut besonders dünn und empfindlich und neigt dazu, an den Wundrändern nekrotisch zu werden. Daher hat es sich als nützlich erwiesen, auf die übliche Hautnaht zu verzichten und die Haut mit dünnen, oberflächlichen, resorbierbaren, subkutanen Nähten zu verschließen und den Hautverschluss durch einen adhäsiven Verband zu sichern. Der Unterschenkel wird nach Anlage eines lockeren Kompressionsverbands in einer Schaumstoffschiene gelagert. Ausnahmsweise kann bei wenig kooperativen Patienten eine ausreichend weite Gipsschiene und anschließend ein Gehgips und ein Schutzverband vor Entlassung des Patienten aus dem Krankenhaus von Nutzen sein. Einengende Verbände, die zu einer peripheren Weichteilschwellung führen, müssen vermieden werden.

Nachbehandlung

In den ersten postoperativen Tagen muss die Weichteilschwellung kontrolliert und ggf. behandelt werden. Bewegungsübungen und Geh- und Stehversuche beginnen am ersten postoperativen Tag. Bei der Übungsbehandlung muss vor allem die aktive Dorsalflexion und bei den Gehübungen eine möglichst normale Abstoßphase bei einem Teilgewicht von 30 kg beachtet werden. Am zweiten postoperativen Tag werden die Wundverbände und die Drainage entfernt und nur ein durchsichtiger, adhäsiver Verband auf der Haut belassen. Es wird ein leichter Kompressionsverband angelegt und täglich gewechselt. Die erste Röntgenkontrolle erfolgt 8 Wochen nach der Operation und anschließend die schrittweise Zunahme der Vollbelastung (Abb. 7). Wenn keine weiteren Probleme im Fuß bestehen, können die Patienten mit normalem Schuhwerk gehen.

Literatur

[1] Charnley J. Positive pressure in arthrodesis of the kneejoint. *J Bone Joint Surg Br* 1948 ; 30 : 478
[2] Charnley J. Compression arthrodesis. London : Churchill Livingstone, 1953
[3] Dávid A, Möllenhoff G, Muhr G. Posttraumatische Arthrodese. *Fortschr Orthop Traumatol* 1996 ; 6 : 284–296
[4] Dormann H, Gierse H, Maaz B. Erfahrungsbericht über Arthrodesen des oberen Sprunggelenkes (1980–1990). *Fortschr Orthop Traumatol* 1996 ; 6 : 263–283
[5] Dunn HL. Stabilizing operation in paralytic deformities of the foot. *Proc R Soc Med* 1922 ; 15 : 15
[6] Ogilvie-Harris DJ, Fitsialos D, Hedman TP. Arthrodesis of the ankle: a comparison of two versus three screw fixation in acrossed configuration. *Clin Orthop* 1994 ; 304 : 195–199
[7] Sangeorzan BJ, Smith D, Veith R, Hansen ST Jr. Triple arthrodesis using internal fixation in treatment of adult foot disorders. *Clin Orthop* 1993 ; 294 : 299–307
[8] Thordarson DB, Markolf K, Cracchiolo A. Stability of an ankle arthrodesis fixed by cancellous-bone screws compared with that fixed by an external fixator. A biomechanical study. *J Bone Joint Surg Am* 1992 ; 74 : 1050–1055
[9] Wagner H, Pock HG. Die Verschraubungsarthrodese der Sprunggelenke. *Unfallheilkunde* 1982 ; 85 : 280–300
[10] Wagner M, Wagner H. Die Verschraubungsarthrodese. *Fortschr Orthop Traumatol* 1996 ; 6 : 297–301

Totalprothesen des Sprunggelenks

H. Kofoed

Abstract

Kenntnisse der Anatomie, Biologie, Kinematik und Biomechanik des Sprunggelenks sind erforderliche Vorausbedingungen für die Konstruktion einer Sprunggelenksprothese wie für die Operationstechnik bei ihrer Implantation. Wenn die Anatomie wie bei degenerativen Veränderungen des Sprunggelenks verändert ist, sollte sie durch den Eingriff wieder weitgehend entsprechend der normalen Anatomie und Fußstellung hergestellt werden. Hierbei ist die Durchblutung, vor allem des Talus zu berücksichtigen. Der Bandapparat sollte intakt belassen oder, bei Defekten, rekonstruiert werden. Die Prothese sollte einen normalen Bewegungsumfang erlauben, die normale Drehachse beachten und eine Drehung des Talus in der Gelenkgabel ermöglichen. Der Zugang zum Sprunggelenk sollte die vitalen Strukturen respektieren und doch genügend Raum für die Schneidelehren schaffen. Bei einem Fehlschlag der Prothese sollten alternative Behandlungsmethoden, vorzugsweise Revisionsprothesen, zur Verfügung stehen oder die Situation einfach in eine Arthrodese umgewandelt werden können.

Die Operationstechnik für ein spezielles Prothesenmodell (S.T.A.R.-Scandinavian Total Ancle Replacement) wird im Detail dargestellt.

Schlüsselworte

Sprunggelenk, Arthroplastik, Prothese, totaler Sprunggelenkersatz, S.T.A.R., Revisionsprothese, Umwandlung in eine Arthrodese, Arthrose, rheumatoide Arthritis

Überlegungen vor einem Sprunggelenkersatz

Die schmerzhafte Degeneration eines Sprunggelenks kann einen operativen Eingriff erforderlich machen, wenn konservative Maßnahmen nicht zum Erfolg geführt haben. Als sog. Goldstandard wird die Sprunggelenksarthrodese bezeichnet. Hierfür sind 40 verschiedene Techniken beschrieben. In den meisten Serien finden sich Fusionsraten von 90% oder mehr (1, 7). In den Ergebnissen größerer Serien findet sich eine hohe Frequenz von Pseudarthrosen und ungünstigen Ergebnissen (4, 6). In den frühen 70er-Jahren wurde als alternative Methode der vollständige Sprunggelenkersatz entwickelt. Die Prothesen der ersten Generation zeigten eine nicht akzeptierbare Versagerrate, daher wurde im letzten Jahrzehnt der totale Sprunggelenkersatz von der Gemeinschaft der Orthopäden mehr oder weniger aufgegeben. Dieser Artikel wird sich mit den Grundlagen der Sprunggelenkprothetik und der derzeitigen Operationstechnik beschäftigen.

Anatomie des Sprunggelenks

Größe und Form des Talus variieren. Der obere Teil des Talusdoms ist üblicherweise ventral breiter als dorsal. Die Winkelstellung der medialen und lateralen Gelenkfacetten am Dom kann mehr oder weniger steil sein. Auch die Stellung des Talus innerhalb der Malleolen ist von Mensch zu Mensch unterschiedlich.

Die Gefäßversorgung des Talus erfolgt über Gefäße im Sinus tarsi. Es besteht aber auch ein Zufluss über die dorsale Kapsel und die am Talushals einstrahlenden Bänder. Die Venen folgen derselben Verteilung (2, 3). Es ist essenziell, während der Implantation einer Sprunggelenkprothese eine Verletzung der Gefäße und Bänder zu vermeiden, um eine Prädisposition für eine Talusnekrose zu verhindern. Bei Erwachsenen ist der subchondrale Knochen der Tibia üblicherweise nur 1–1,5 cm oberhalb des Gelenks solid. Oberhalb dieses Niveaus liegt nur Fettmark. Dies hat Auswirkungen auf die Fixation der Prothesenteile.

N. und A. tibialis posterior liegen direkt hinter dem Innenknöchel. Auf der Ventralseite des Sprunggelenks sollte bei bestimmten Inzisionen der N. peroneus lateralis identifiziert und geschützt werden. Der N. saphenus verläuft über den medialen Malleolus gemeinsam mit der V. saphena. Wenn zusätzlich zum Sprunggelenkersatz eine Rekonstruktion der lateralen Bänder erfolgt, sollte der N. suralis identifiziert und geschützt werden.

Kinematik des normalen Sprunggelenks

Die Funktion eines normalen Sprunggelenks hängt eng von den lateralen Bändern ab, die die wesentlichen Stabilisatoren des Sprunggelenks sind. Eine Insuffizienz dieser Strukturen führt zu einer Kippung

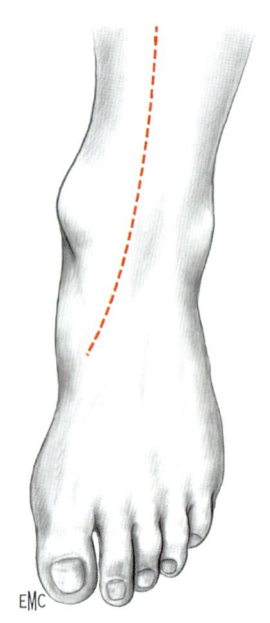

Abb. 1 Bevorzugte Inzision entlang der Tibialis-anterior-Sehne.

des Talus. Dieses Problem kann durch eine scharnierfreie Prothese nicht gelöst werden. Eine Stabilisierung der Prothese löst dieses Problem nicht, da eine solche Konstruktion zu Stressphänomenen im Knochen-Prothesen-Kontakt und in dessen Folge evtl. zu einer Lockerung führt.
Die Belastung eines intakten Sprunggelenks im Moment des maximalen Abstoßens wird auf das 8-fache Körpergewicht geschätzt. Im Vergleich dazu fand sich die Belastung im Hüft- und Kniegelenk entsprechend dem 6fachen Körpergewicht. Das Material aus dem die Prothese hergestellt wird, muss in der Lage sein, diese erheblichen Belastungen im Sprunggelenk aufzunehmen. Auch die Malleolen, vor allem die Fibula, haben eine Funktion bei der Lastübertragung (5). Das bedeutet, dass ihre Artikulation mit dem Talus schlüssig sein muss. Bei einem veränderten Sprunggelenk können die Facettengelenke durch Narbengewebe obliteriert oder sogar ankylotisch sein. Das Design der Prothese muss diese Veränderungen beseitigen, um die Beweglichkeit des Sprunggelenks zu sichern.

Zugänge zum Sprunggelenk

Der operative Zugang muss das Sprunggelenk möglichst weit freilegen, neurovaskuläre Schäden verhindern und mögliche Zusatzeingriffe ermöglichen (Bandrekonstruktion, Fusion anderer Gelenke und Revisionen). Der Zugang muss auch frühere Inzisionen berücksichtigen. In den letzten Jahren haben sich 2 verschiedene Zugänge, die die oben erwähnten Kriterien erfüllen, als nützlich erwiesen. Der am häufigsten verwendete ist eine geschwungene ventrale Inzision entlang der M.-tibialis-anterior-Sehne. Sie beginnt 8 cm oberhalb des Sprunggelenkspalts, verläuft über die Mitte des Sprunggelenks und zieht dann nach medial bis zur Insertion der M.-tibialis-anterior-Sehne (Abb. 1). Das Extensorenretinakulum wird ebenso wie die Sehnenscheide gespalten. Hierdurch wird es möglich, allen neurovaskulären Strukturen nach lateral zu halten und alle drei Kammern des Sprunggelenks freizulegen. Zusätzlich werden weitere Inzisionen lateral oder medial ohne Gefährdung der Hautbrücke möglich. Der andere Zugang ist die Zwei-Lappen-Inzision, die der Autor bei Pilonfrakturen verwendet. Diese beginnt lateral 6–7 cm über dem Sprunggelenk, verläuft entlang der Fibula, kreuzt das Gelenk quer und zieht dann entlang der M.-tibialis-anterior-Sehne nach medial-distal (Abb. 2). Hierdurch ergibt sich eine ausgedehnte Freilegung des Sprunggelenks und die Möglichkeit operativer Eingriffe an der Tibiagelenkfläche wie auch den lateralen und medialen Strukturen. In Abhängigkeit von früheren Inzisionen kann der Zugang auch entgegengesetzt gelegt werden, medial oberhalb des Sprunggelenks beginnend und nach lateral auslaufend.

Implantationstechnik – allgemeine Bemerkungen

Erforderliche Knochenresektionen

Um den bestmöglichen Knochen zur Fixation des tibialen Implantats zu erhalten, sollten nur die ventrale und dorsale Lippe der Tibia entfernt werden. Die Insertion der tibialen Komponente in diesen Knochen führt zu einem ziemlich harten Widerlager. Es ist aber spongiöser Knochen. Daher ist es ratsam, die ventrale

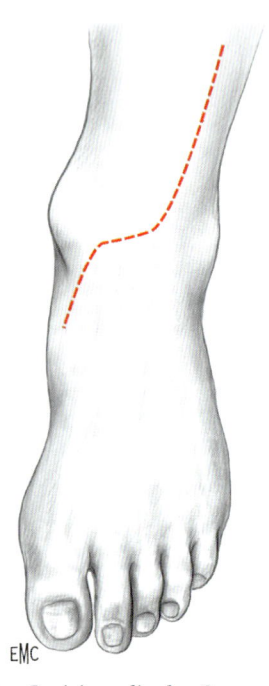

Abb. 2 Alternative Inzision, die das Sprunggelenk in querer Richtung kreuzt.

und dorsale Kortikalis in die Abstützung mit einzubeziehen. Am Talus muss zumindest Knochen in der Höhe des Talusimplantats entfernt werden, um die Rotationsachse zu erhalten.

Kontraindikationen für eine Arthroplastik des Sprunggelenks

Allgemeine Kontraindikationen sind eine avaskuläre Nekrose des Talus, ein Charcot-Gelenk, Störungen des Nervensystems am Unterschenkel, vorausgegangene Sprunggelenkarthrodesen, erhebliche Osteoporose oder Arteriosklerose oder eine sehr aggressive Arthritis. Relative Kontraindikationen können mentale Störungen sein, durch die der Patient den Anweisungen nicht folgen kann oder frühere oder akute tiefe Infektionen. Wenn die Malleolen fehlen, kann eine Sprunggelenkprothese nur eingesetzt werden, wenn maßgefertigte Modelle verwendet werden. Eine Arthroplastik des Sprunggelenks ist kein so häufiger Eingriff wie ein Hüft- oder Knieersatz. Variationen der Gelenkstrukturen scheinen häufiger zu sein. Die Operationstechnik erfordert einen Operateur mit speziellen Erfahrungen in diesem Bereich.

Totaler Sprunggelenkersatz mit der S.T.A.R.-Prothese

Die S.T.A.R.-(Scandinavian Total Ancle Replacement-)Prothese ist eine 3-Komponenten-Prothese des Sprunggelenks. Sie besteht aus einer flachen tibialen Gleitfläche aus Metall, einer metallischen, weitgehend anatomischen Talushaube und einem Polyethylen-„Meniskus", der gegen beide Metallkomponenten kongruent ist. Die Prothese ist ungekoppelt mit einem zylindrischen Bewegungsablauf (Abb. 3). Die normale Rotation des Talus in der Knöchelgabel bleibt erhalten. Rotationskräfte wirken nicht auf die Prothesenteile ein, da der Meniskus gegenüber der tibialen Gleitplatte rotieren und gleiten kann. Dadurch wirken nur Kompressionskräfte auf die Prothesenkomponenten ein. Diese Prothese wird vorzugsweise zementfrei eingesetzt.

Die tibiale Gleitplatte trägt auf ihrer Rückseite zwei Zylinder, die über parallel gebohrte Löcher in die distale Tibia einzusetzen sind. Nach ihrer Insertion sollte diese Platte sowohl ventral wie dorsal auf kortikalem Knochen liegen.

Die Taluskomponente entspricht in ihrer Form dem normalen Talusdom. Sie hat Flanken für das mediale und laterale Facettengelenk. Auf seinem Dom trägt dieser Prothesenteil einen Kamm, der einer Rinne in dem Polyethylen-Meniskus zur Sicherung der Seitenstabilität dieses Meniskus entspricht. Die Innenseite dieser Komponente ist Teil einer Pyramide, die die Belastung auf alle Seiten des Talusdoms verteilt (oben, hinten, vorn und seitlich). Der Meniskus ist quadratisch um eine Rotation des Talus ohne Interferenzen zwischen dem Meniskus und den Malleolen zu ermöglichen.

Knochenschnitte

Nach Freilegung des vorderen Teils des Sprunggelenks wird der Resektionsblock für die distale Tibia mit dem 5-mm-Block eingebracht (Abb. 4A). Nach Entfernung von Osteophyten sollte seine Kante auf Höhe der Kante der distalen Tibia liegen. Hierbei sollte die mediale Ecke des Blocks dort platziert sein, wo die distale Tibia auf den Innenknöchel trifft, d.h. am medialen Facettengelenk. Der Zielstab sollte die Parallelität mit der Tibiaachse in beiden Ebenen sichern (Abb. 4B). Zusätzlich sollte der Block in der Frontalebene richtig orientiert sein. Dann wird der 5-mm-Block entfernt und mit einem oszillierenden Sägeblatt (steif, 1 cm breit und mindestens 10 cm lang) (Abb. 5) der distale Schnitt in der Tibia angelegt. Es ist darauf zu achten, dass das Sägeblatt dorsal in Richtung auf das Gelenkzentrum geführt wird, um die Malleolen nicht zu osteotomieren. Auf diese Weise berührt die Schnittfläche eben die Bogenkuppel der tibialen Gelenkfläche. Dies bedeutet, dass nur die ventralen und dorsalen Lippen der Tibia reseziert wurden. Diese werden dann entfernt. Bei einer weitgehend normalen Anatomie kann man nun zu der Präparation des Talus übergehen. Zuvor muss man sich vergewissern, dass die Facettengelenke frei sind.

Der Talus wird gegen die Schnittfläche an der Tibia gepresst. Hierbei kann es erforderlich werden, an beiden Talusfacetten je 1 mm zu resezieren, um den Talus in Kontakt zu bringen. Wenn dies erreicht wurde, wird ein 4-mm-Resektionsblock in den tibialen Block eingesetzt und die am meisten prominenten 5 mm des Talusdoms in Neutralstellung des Fußes osteotomiert (Abb. 6). Nach Entfernung aller freien Knochenstücke erfolgt die dorsale Kapsulektomie. Das Sprunggelenk sollte nun frei in Plantar- und Dorsalflexion bewegt werden können.

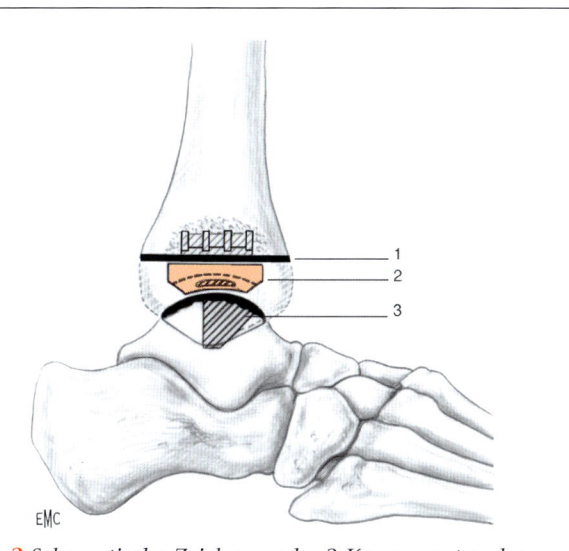

Abb. 3 Schematische Zeichnung der 3 Komponenten der Sprunggelenkprothese. Beachten Sie die ventrale und dorsale kortikale Abstützung der tibialen Gleitplatte. 1. Tibiale Gleitplatte; 2. HDPE-Meniskus; 3. Talushaube.

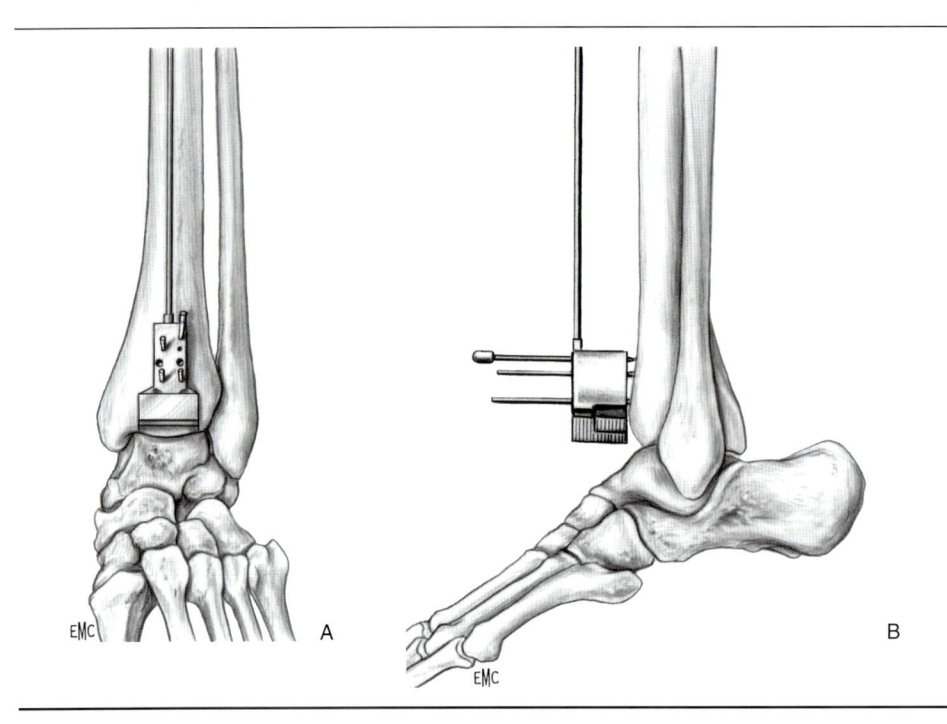

Abb. 4
A. Lage der Resektionslehre für die Tibia mit ihrem Ausrichtstab von ventral.
B. Lage der Resektionslehre für die Tibia mit ihrem Ausrichtstab von lateral.

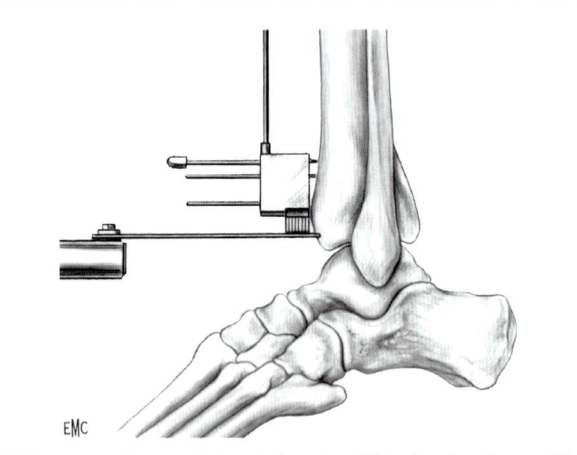

Abb. 5 Aus der Resektionslehre der Tibia ist der 5-mm-Block entfernt. Benützen Sie ein 10 cm langes, steifes Sägeblatt.

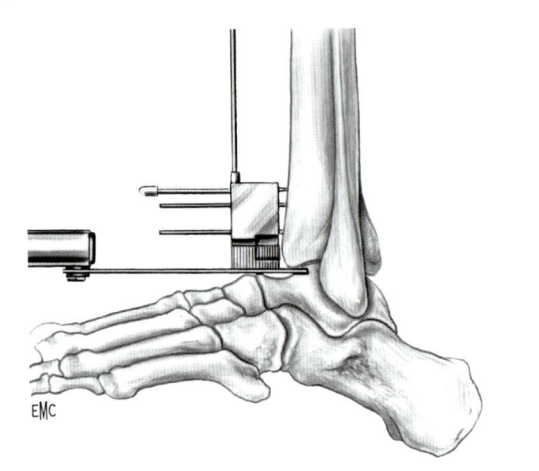

Abb. 6 Schnitt am Talusdom unter dem 4-mm-Block. Der Fuß muss in Neutralposition gehalten werden.

Wenn der Rückfuß nicht in Neutralstellung steht, dürfen keine Schnitte am Talus durchgeführt werden, bevor die Rückfußstellung nicht bis zum Normalen korrigiert ist. Hierfür wird der Rückfuß bis zur Neutralposition gedreht. Dadurch kann es zu einem Impingement entweder mit den Malleolen oder mit der Schnittfläche an der Tibia kommen. Dann müssen dünne Knochenscheiben aus der Talusfacette auf der behindernden Seite reseziert werden, bis der Talus in der Sprunggelenkgabel in Normalstellung gedreht werden kann (Abb. 7). Wenn der Talusdom das Hindernis darstellt, muss auch er auf der Seite, auf der das Impingement eintritt, scheibenförmig reseziert werden. Wenn diese Maßnahmen erfolgreich beendet sind, können die normalen Schnitte am Talus durchgeführt werden. An der medialen Facette dürfen nicht mehr als 1 cm und an der lateralen Facette nicht mehr als 1,5 cm reseziert werden, um die Gefäße und Bänder zu schonen. Hierbei muss man immer in den knorpelbedeckten Teilen der Facette bleiben.

Häufig ist der Talus flach. In diesen Fällen sollte fast nichts von der Oberseite des Doms abgenommen werden. Stattdessen muss der vordere Anteil des Doms etwas mehr unterschnitten werden, um die Talusprothese aufzunehmen.

Gelegentlich bestehen Defekte in der distalen Tibia. Diese können Folge einer Kippung des Talus sein, der sich in die distale Tibia gegraben hat oder sie sind Folge einer synovialen Zyste oder rheumatischen Degeneration. Pilonfrakturen hinterlassen fast immer Tibiadefekte. Solche Defekte dürfen nicht Veranlassung sein, die Politik aufzugeben, bei der Tibiaresektion möglichst distal zu bleiben. Diese Resektion sollte wie beschrieben erfolgen. Danach können die Defekte mit Knochenspänen impaktiert und die tibiale Gleitplatte wie normal eingesetzt werden. Dabei kann eine zusätzliche ventrale Transplantation erforderlich sein. Die postoperative Gipsbehandlung sollte

Totalprothesen des Sprunggelenks

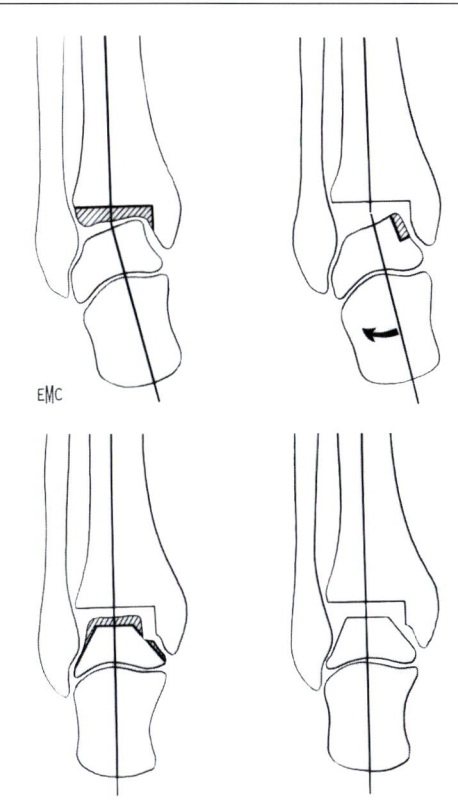

Abb. 7 Bildhauertechnik am Talus, um den Fuß innerhalb der Sprunggelenkgabel in Neutralstellung drehen zu können.

dann länger erfolgen, bis die Transplantate eingeheilt sind.

Nach Osteotomie der distalen Tibia und des Talusdoms muss die Position der nächsten Instrumente bestimmt werden. Hierfür werden zunächst die beiden parallel Oberflächen gegeneinander gepresst und dann auf dem Talus dort eine Linie markiert, wo er gegen die Tibia trifft. Dies ist essenziell für die Platzierung der ventralen, dorsalen und seitlichen Schneidelehre für den Talus (Abb. 8). Dieses Instrument hat 2 Bögen. Die markierte Linie auf dem Talus solle an der Spitze des Bogens zu sehen sein. Das Instrument sollte parallel zur Innenfläche des medialen Malleolus ausgerichtet werden. Die Größe der Sägelehre sollte eine Entfernung von 2 mm an der medialen und lateralen Talusfacette erlauben. Wenn man für diese Schnitte eine oszillierende Säge verwendet, muss beachtet werden, dass die Schnittfläche schräg verläuft. Danach werden mit einem 2 mm breiten Meißel die resezierten Knochenscheiben entfernt. Das nächste Instrument (das eine genaue Replica der Innenseite der Talusprothese ist) wird nun in das Gelenk eingesetzt (Abb. 9). Es wird von der Rückseite des Gelenks soweit nach ventral gezogen, bis es eng auf dem Talus sitzt. Dort wird es fixiert und der dorsale Schnitt (oszillierendes, gerades Sägeblatt (Abb. 10)) und der ventrale Schnitt (oszillierendes abgewinkeltes Sägeblatt (Abb. 11)) angelegt. Das nächste Instrument passt auf die Oberfläche des Talusschnitts. In dem Schlitz in der Mitte werden 1 cm tiefe Bohrlöcher angelegt (Abb. 12). Dann wird das Gelenk gespült und Debris und freie Knochenteile entfernt. Wenn dies versäumt wird, kann dies zu einer behindernden Knochenneubildung führen.

Nach Anlegen aller Schnitte wird die Talusprothese eingesetzt (Abb. 13). Hierzu wird der Fuß möglichst weit nach plantar flektiert. Die Finne auf der Innenseite der Taluskomponente wird über die Rinne im Talusdom gebracht. Mit einem der langen schwarzen Polyethylenstößel (s. Abb. 16) wird dann der Vorderrand der Taluskomponente so weit nach hinten getrieben, bis sich zeigt, dass die gesamte Finne in der Rinne liegt. Wenn die Taluskomponente eingesetzt ist, beginnt die Impaktion mit dem abgewinkelten Impaktor von

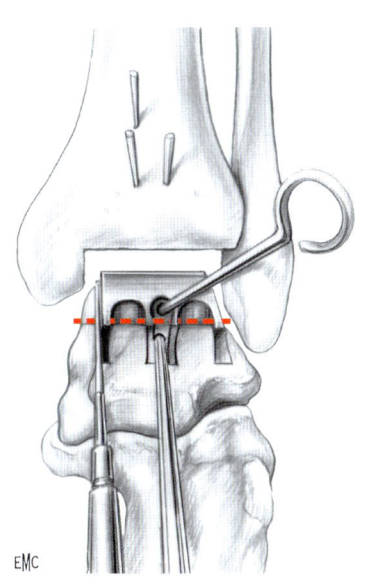

Abb. 8 Seitliche Schnitte an den Facettengelenken.

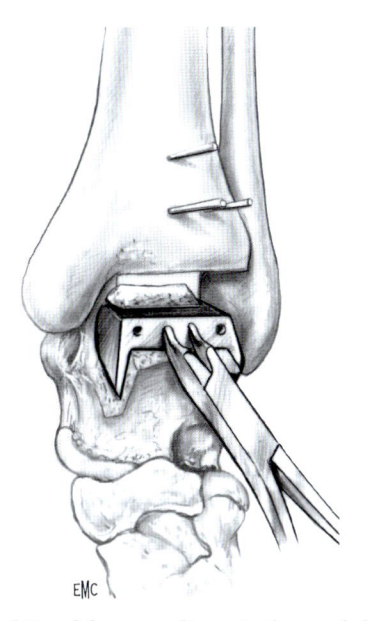

Abb. 9 Resektionslehre, um die ventralen und dorsalen Teile des Talusdoms zuzuschneiden.

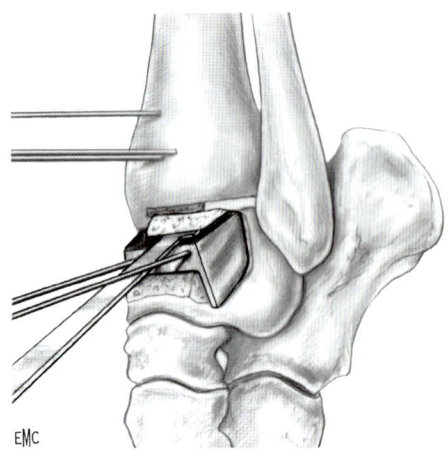

Abb. 10 Dorsale Aufbereitung des Talus mit einem geraden Sägeblatt.

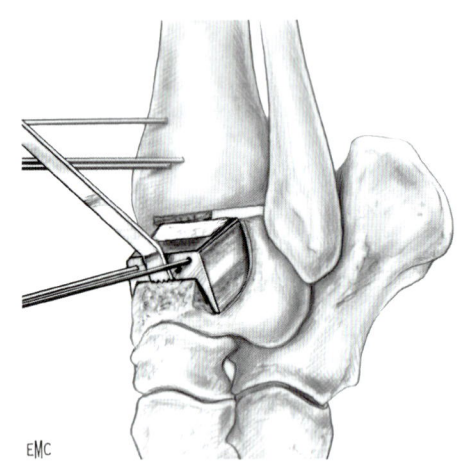

Abb. 11 Ventrale Aufbereitung des Talus mit einem abgewinkelten Sägeblatt.

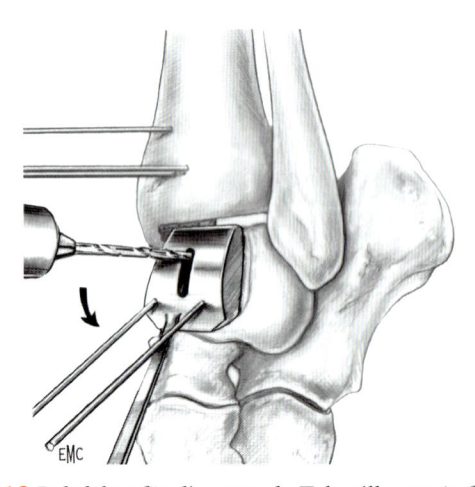

Abb. 12 Bohrlehre für die zentrale Talusrille zur Aufnahme der zentralen Finne der Taluskomponente.

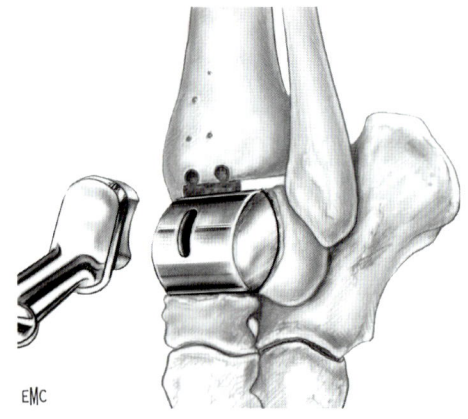

Abb. 13 Einsetzen und Aufschlagen der Taluskomponente.

außerhalb des Gelenks. Dabei soll der Impaktor seinen eigenen Weg auf die Oberfläche des Talus finden und eine kräftige Impaktion bewirken.

Danach wird eines der langen schwarzen Polyethyleninserts auf die Taluskomponente geschoben und die tibiale Bohrlehre mit dem 5-mm-Block nochmals eingesetzt. Dann wird die Länge zwischen dem Vorderrand des Blocks bis zur distalen Tibiakortikalis auf der Außenseite des Gelenks gemessen (Abb. 14). Von dieser Länge werden 5–6 mm abgezogen und der justierbare 6-mm-Bohrer auf diese Länge eingestellt (um eine Durchbohrung der dorsalen Kortikalis zu vermeiden). Man muss sich vergewissern, dass die Bohrkanäle parallel zur Innenfläche des medialen Malleolus liegen. Beide Löcher werden durch das Zielgerät gebohrt (Abb. 15). Dann wird die Bohrlehre entfernt und die Länge zwischen der ventralen-lateralen Tibia bis zur dorsalen Kortikalis gemessen und die Länge der tibialen Gleitplatte entsprechend dieser Länge gewählt. Die Bohrkanäle werden mit einem speziellen Meißel eröffnet.

Bei Neutralstellung des Fußes werden dann die Zylinder auf der tibialen Gleitplatte in diese Bohrkanäle eingesetzt (Abb. 16). Die Tibiakomponente ist ventral breiter als dorsal. Dies kann zu einem Impingement

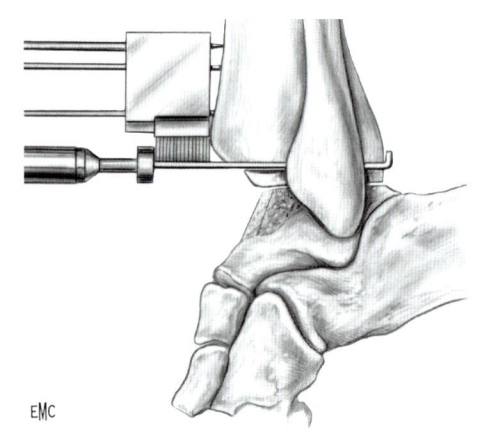

Abb. 14 Abmessen der a.p.-Länge der distalen Tibia.

Totalprothesen des Sprunggelenks

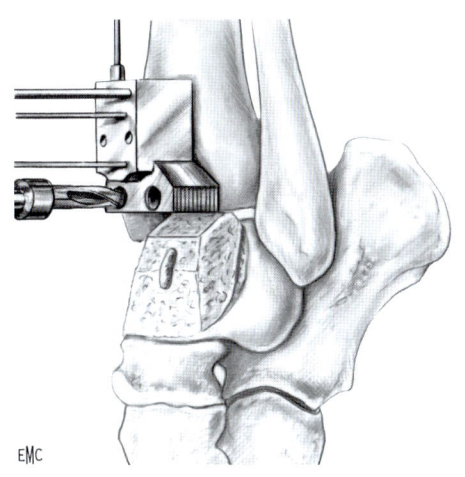

Abb. 15 Nach Wiedereinsetzen der Tibia-Resektionslehre werden Knochenkanäle parallel zur Innenseite des Innenknöchels gebohrt.

mit der Kortikalis des Innenknöchels führen. Wenn dies eintritt, muss die Kortikalis des Innenknöchels mit einem kleinen Meißel auf beiden Seiten der Gleitplatte etwa 2 mm ausgedünnt werden. Hierdurch lassen sich zwei Probleme vermeiden: Entweder ein Bruch des Innenknöchels oder eine Kippung der Gleitplatte aus ihren Löchern. Die tibiale Gleitplatte sollte weit genug eingebracht werden, sodass sie direkt unter der ventralen Kortikalis der Tibia liegt. Die Bohrlöcher werden mit Knochenchips aufgefüllt und impaktiert. Auch alle anderen Defekte sollten mit Knochenchips gefüllt werden. Dann wird das Gelenk gespült und ein ausreichend hoher Meniskus mit Druck eingesetzt. Hierbei darf es zu keiner Kippung des Talus oder des Meniskus kommen. Wenn nach Einbringen der Komponenten der Talus instabil ist (Kippung), wird dies durch lockere oder fehlende Außenbänder verursacht.

Diese müssen mit einer Technik wieder hergestellt werden, die ihre Einstrahlung am Talus und manchmal auch am Kalkaneus mit einbezieht. Es ist unabdingbar, dass das Sprunggelenk stabil wird, sonst führt das Kippen zu einem exzessiven Polyethylenabrieb, einem möglichen Bruch des Meniskus und nachfolgender Lockerung der Prothese.

Wenn Sprunggelenk und Rückfuß ausgerichtet sind, kann dies einige weitere Schritte erforderlich machen, vor allem bei Patienten mit einer rheumatoiden Arthritis oder Patienten mit einem steifen Mittelfuß oder Vorfuß. So hebt z.B. die Korrektur einer schweren Valgusfehlstellung im Rückfuß den ersten Strahl an. Bei Patienten mit degenerativen Veränderungen des Talonavikulargelenks kann diese operativ entstandene Deformität durch eine Rotationsarthrodese im Talonavikulargelenk oder durch eine Korrekturarthrodese im Metatarsalkuneiformgelenk korrigiert werden. Solche Arthrodesen sollten intern fixiert werden, um eine Frühbelastung zu ermöglichen.

Eine gleichzeitige Arthrodese des Talokalkaneargelenks ist nur bei einer rheumatoiden Arthritis erforderlich. Dies erfolgt einfach, indem 2 lange Spongiosaschrauben vom Talushals in den Kalkaneus (oder vice versa) eingesetzt werden. Die Ankylose des Talokalkancargelenks tritt danach selbst unter Belastung ein. Bei Arthrosen mit einem schmerzhaft veränderten Subtalargelenk wird die Rückfußarthrodese vorzugsweise vor der Sprunggelenksarthroplastik durchgeführt (um sicher zu sein, dass keine Talusnekrose eingetreten ist).

Eine Vakuumdrainage wird neben dem Meniskus eingelegt, so dass es die Rückseite des Gelenks drainieren kann. Die Sehnenscheide der M.-tibialis-anterior-Sehne sollte „wasserdicht" verschlossen werden. Auch das Retinakulum der Extensoren wird vernäht und danach die Haut wie üblich verschlossen. Ein Unterschenkelgehgips hält Sprunggelenk und Rückfuß in Neutralstellung. Dieser Gips muss nicht gewechselt werden, wenn er angelegt wurde, nachdem die Blutsperre entfernt

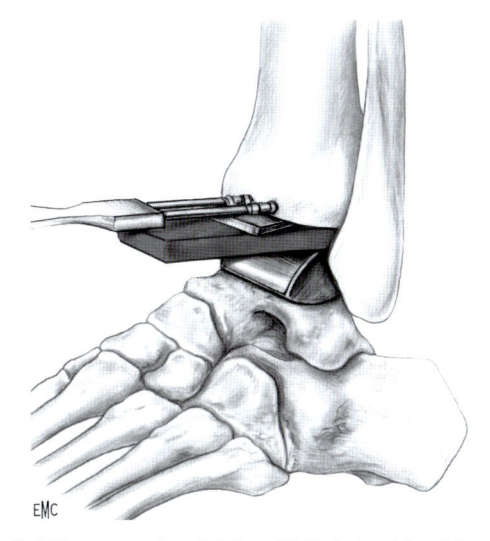

Abb. 16 Einsetzen der tibialen Gleitplatte (sie gleitet dabei über einen großen Polyethyleneinsatz, der auf die Oberfläche des Talus passt).

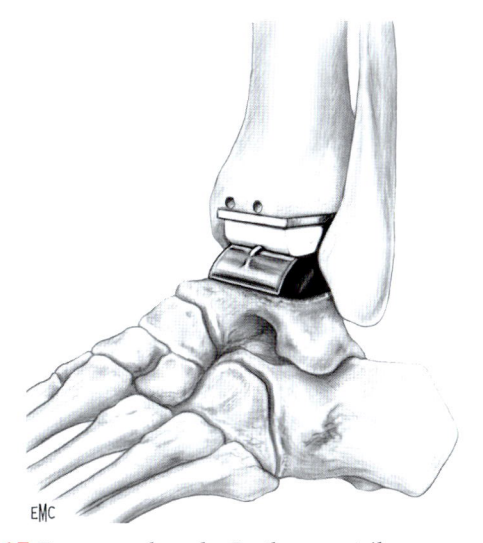

Abb. 17 Zusammenbau der Prothesenanteile mit einem Meniskus, der so hoch ist, dass er zur Stabilität führt.

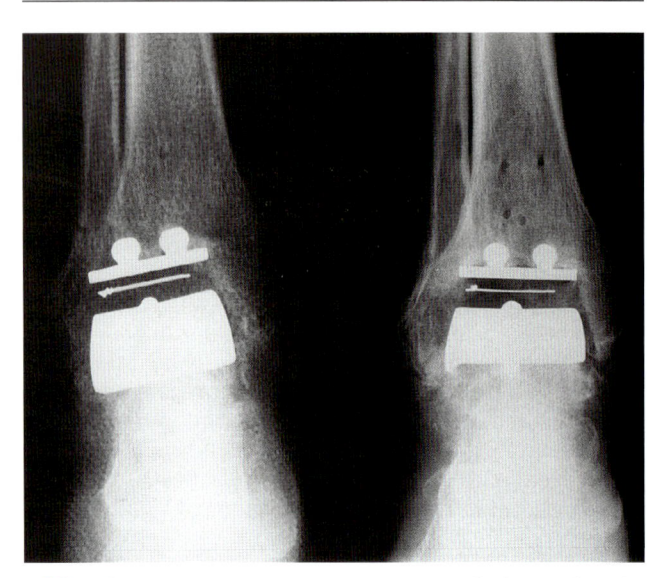

Abb. 18 Die tibiale Komponente im Varus (links) und nach Korrektur in Neutralstellung (rechts).

worden ist. Mit diesem Gips können die Patienten unter Vollbelastung gehen.

Nachbehandlung

Bei guter Knochenqualität und keiner Bandrekonstruktion kann der Gehgips nach 4 Wochen entfernt werden. Danach beginnt das Training unter Einschluss von Zehenspitzen- und Fersengang. Ebenso ist es wichtig, die Patienten wieder zu lehren normal zu gehen, da sie sich häufig ein verändertes Gangbild angewöhnt haben. Bei einer Osteoporose wird der Gips für 6 Wochen belassen. Dies gilt auch für die Patienten, bei denen eine Bandrekonstruktion oder eine intern fixierte Arthrodese durchgeführt worden war.

Komplikationen

Manche Prothesen sind nicht korrekt eingesetzt. Dies kann eine technische Revision mit Korrektur der Implantatlage erfordern. Dies lässt sich üblicherweise durch die Herausnahme des Meniskus und der Tibiakomponente erreichen (Abb. 18). Hierzu werden die Korrekturschnitte angelegt und die neuen Prothesenkomponenten eingesetzt. Dies bedeutet üblicherweise, dass der Meniskus 2–3 mm höher sein muss. Wenn die Taluskomponente nicht korrekt eingebracht ist, liegt sie üblicherweise zu weit ventral im Gelenk. Dieser Prothesenteil sollte entfernt und eine neue Komponente mit richtiger Technik („über den Berg") eingesetzt werden. Die Situation ist schwieriger, wenn die Schnitte am Talus nicht korrekt sind. Dies kann erfordern, den ganzen Talus neu zuzuschneiden, bevor die neue Prothese eingesetzt werden kann.

Eine nicht korrekt eingebrachte Sprunggelenkprothese (d.h. in Fehlstellung) kann nicht so belassen werden, da sich dies auf die Nachbargelenke auswirkt, die sich degenerativ verändern können.

Wenn die Prothesenanteile offensichtlich gelockert sind, sollte die Prothese revidiert werden, auch wenn der Patient keine Beschwerden hat. Ein Belassen solcher Prothesenanteile kann zu einem so großen Knochenverlust führen, dass eine Revision nicht mehr möglich ist. Dann bleibt nur noch eine schwierige Arthrodese, üblicherweise mit ausgedehnten Knochentransplantaten.

Schlussfolgerungen

Die Operationstechnik für Sprunggelenkprothesen wurde sowohl im Allgemeinen wie für einen bestimmten Prothesentyp beschrieben. Wenn man diesem „Kochbuch" folgt, können die meisten degenerativ veränderten und schmerzhaften Sprunggelenke erfolgreich und mit guten Langzeitergebnissen ersetzt werden.

Literatur

[1] Braly WG, Baker JK, Tullos HS. Arthrodesis of the ankle with lateral plating. *Foot Ankle Int* 1994 ; 15 : 649–653
[2] Brookes M. The blood supply of bones. London : Butterworths, 1970
[3] Crock HV. The blood supply of the lower limb bones in man. Edinburgh, London : Livingstone, 1967
[4] Frey C, Halikus NM, Vu-Rose T, Ebramzadeh E. A review of ankle arthrodesis: predisposing factors to nonunion. *Foot Ankle In*t 1994 ; 15 : 581–584
[5] Lambert KL. The weight-bearing function of the fibula. *J Bone Joint Surg A*m 1971 ; 51 : 146–158
[6] Lance EM, Paval A, Fries I, Larsen I, Patterson RL. Arthrodesis of the ankle joint. A follow-up study. *Clin Ortho*p 1979 ; 142 : 146–158
[7] Patterson BM, Inglis AE, Moeckel BH. Anterior sliding graft for tibiotalar arthrodesis. *Foot Ankle In*t 1997 ; 18 : 330–334

Achillessehnenruptur: Nicht-operative Behandlung

S. Fruensgaard
A. Holm

Abstract

Die Häufigkeit von Achillessehnenrupturen hat in den letzten Dekaden zugenommen. Diese Rupturen ereignen sich häufig bei sportlichen Aktivitäten. Bei akuten Verletzungen lässt sich die Diagnose leicht stellen. Differenzialdiagnosen sind jedoch auszuschließen. Die Behandlung einer akuten Ruptur ist entweder operativ oder nicht-operativ. Die operative Behandlung geht mit einer geringen Rate von Rerupturen, aber einer hohen Komplikationsrate einher. Die nicht-operative Behandlung zeigt eine höhere Rate an Rerupturen, aber eine niedere Komplikationsrate. Die Muskelkraft scheint nach einer operativen Behandlung weniger verändert. Die nicht-operative Behandlung wird für ältere oder nicht sportlich aktive Patienten und die operative Behandlung für sportlich aktive und jüngere Menschen empfohlen. Die Wahl der Behandlung sollte jedoch entsprechend den Wünschen und dem Allgemeinzustand des Patienten individuell erfolgen.

Schlüsselworte

Fuß, Achillessehne, Ruptur, nicht-operative Behandlung

Einleitung

Achillessehnenrupturen waren bis 1950 nicht häufig, seither findet sich ein Anstieg. Die Ruptur der Achillessehne ist eine der häufigsten Sehnenrupturen, wahrscheinlich die häufigste. Es wird über eine Inzidenz von 8,5:100.000 (1973) bis zu 18:100.000 (1994) (3) berichtet. Für diesen Anstieg sind vor allem sportliche Aktivitäten verantwortlich. Die häufigste Inzidenz liegt zwischen dem 30. und 40. Lebensjahr. Die Ruptur tritt fast immer einseitig ein. 70–80 % der Rupturen gehen mit sportlichen Aktivitäten, vor allem Ballspiele, Badminton, Fußball, Skifahren und Basketball einher.

Diagnose

Vor allem bei akuten Rupturen, bei denen eine Lücke in der Sehne getastet werden kann, ist die Diagnose häufig ganz einfach zu stellen. Die Verwendung einer Hautcreme kann die Palpation vereinfachen. Nach einiger Zeit wird es jedoch durch die Schwellung durch das Ödem und das Hämatom schwieriger, die Lücke zu tasten. In diesen Fällen sind andere Diagnoseschritte von Vorteil (8). Die wichtigsten Tests sind der Quetschtest von Thomson-Doherty, bei dem keine Plantarflexion eintritt, wenn der M. soleus gequetscht wird sowie der Ausfall der aktiven Plantarflexion (1). Bei dem aktiven Flexionstest sollte man daran denken, dass eine gewisse Plantarflexion durch die gemeinsame Wirkung des M. flexor longus und M. peroneus longus erhalten ist. Dies kann bei diesem aktiven Test zu einem falschen Ergebnis führen. Der Nadeltest von O'Brien ist ein invasiver Test. Hierbei wird eine Nadel etwa 10 cm proximal der Obergrenze des Kalkaneus im rechten Winkel durch die Haut gestochen, bis die Nadelspitze in der Sehne liegt. Dann wird der Fuß passiv nach dorsal flektiert. Das Ausbleiben einer Nadelbewegung gilt als Hinweis auf eine Ruptur distal der Nadel. Eine nicht teure, zusätzliche Hilfe ist die Sonographie (8). Auch ein MRI kann genutzt werden, ist aber wesentlich teurer. Zur Diagnose sind CT- und Röntgenbilder nicht aussagefähig und daher nicht zu empfehlen.

Ein Hinweis auf die Ruptur ist auch die Schilderung des Patienten eines „Knalls" und eines plötzlichen Schmerzes. Differenzialdiagnosen, wie Muskelriss, Peritendinitis, Fraktur und Bandverletzungen sollten ausgeschlossen werden.

Nicht-operative Behandlung
(Abb. 1, 2)

In der Akutphase ist wegen der Schwellung durch Hämatom und Ödem eine Hochlagerung des Beins mit einem gepolsterten Gips in Plantarflexion des Fußes angezeigt. Wenn keine Schwellung besteht, kann das Bein entweder in einem Oberschenkelgips (unter 45°-Kniebeugung) (1) oder in einem Unterschenkelgips (7) ruhig gestellt werden. Das Sprunggelenk sollte in der Spitzfußstellung stehen, die durch die Schwerkraft entsteht. Es wird dem Patienten erlaubt, an Krücken ohne Belastung zu gehen. Bei Patienten mit vorhergehenden Gerinnungsproblemen sollte eine Antikoagulanzien-Therapie in Erwägung gezogen werden (Todesfälle durch Lungenembolien sind beschrieben) (3). Nach 3 Wochen wird die Orthese zu einem Unterschenkelgips geändert, wobei das Sprunggelenk nun etwas mehr dorsal flektiert steht, um Spannung in der Wadenmuskulatur aufzubauen. Nun ist die Belastung erlaubt. Die Orthese wird alle 2 Wochen gewechselt, bis das Sprunggelenk in Neutralposition steht. Es ist wichtig, keine Überkorrektur durchzuführen, d.h. keine Dorsalflexion des Sprunggelenks, da sonst eine Verlängerung der Sehne zu erwarten ist. Die gesamte Immobilisationszeit sollte zwischen 10 und 12 Wochen liegen. Dann wird die Orthese entfernt und mit einem zunehmenden Rehabilitationsprogramm begonnen (7). Zu empfehlen ist ein Fersenkissen von 2 cm für 1–2 Monate. Nach 16 Wochen beginnt der Patient mit dem Einbeinstand. Eine Kraftmessung erfolgt 6 Monate nach der Verletzung. Sportliche Aktivitäten, die plötzliche Beschleunigungen oder Sprünge erfordern, werden nicht vor Ende der Rehabilitation erlaubt (d.h. 6–12 Monate) (7).

Operative versus nicht-operative Behandlung

Bei einer nationalen Untersuchung (4) behandelten weniger als 2% von 787 Krankenhäusern diese Verletzung ausschließlich durch nicht-operative Maßnahmen. 9,5% verwendeten nicht-operative und operative Techniken und fast 90% ausschließlich eine operative Behandlung als Standardvorgehen. In den Jahren 1997 und 1999 wurden quantitative Analysen von über 200 Studien über die Behandlung von Achillessehnenrupturen publiziert (3, 5, 6). Hierbei wurde die operative Behandlung mit der nicht-operativen Behandlung in Vergleich gesetzt. Bei nicht-operativer Behandlung fand sich eine Rerupturrate von 12% im Vergleich zu 3% bei operativer Behandlung. Die Rerupturrate scheint jedoch in Relation zur Immobilisationszeit zu stehen (1). Gesamt gesehen war die Komplikationsrate bei nicht-operativer Behandlung 4% (Lungenembolie, tiefe Venenthrombose, Sehnenverlängerung, Verletzung des N. suralis und Adhäsionen). Sie betrug bei operativer Behandlung 30% (tiefe Venenthrombose, Pneumonie, Hautnekrosen, Fisteln, Zweit-Operationen, verzögerte Heilung, Granulome, Infektionen, Verletzungen des N. suralis, Adhäsionen) (5).

Sowohl nach nicht-operativer wie nach operativer Behandlung wurde über eine Verringerung der Muskelkraft berichtet. Bei der Untersuchung der Kraft zur Plantarflexion mit einem Druckaufnehmer zeigte sich eine Verringerung von 35% nach nicht-operativer Behandlung im Vergleich zu 25% nach Operation (2). In den beiden Gruppen gab es keinen Unterschied bezüglich der Zeit der Arbeitsunfähigkeit (5). Hierbei kehrten 83% der operativ behandelten und 69% der nicht-operativ behandelten Patienten zu dem Aktivitätsniveau vor der Verletzung zurück (6). In der nicht-operativen Gruppe trieben 69,5% wieder Sport im Vergleich zu 73,4% in der operierten Gruppen.

Überlegungen zur Behandlung

Bei nicht-operativer Behandlung lassen sich operative und anästhesiologische Komplikationen vermeiden. Die Rate an Komplikationen (große, mittlere und kleinere) liegt bei nur 3%. Sie bezieht sich vorwiegend auf tiefe Venenthrombosen durch die Immobilisation. Dies lässt sich durch eine Thrombose-Prophylaxe verringern. Die nicht-operative Behandlung erfordert eine längere Immobilisationszeit. Dies kann zu einer Atrophie und Schwäche der Wadenmuskulatur führen. Die Gefahr einer Reruptur ist signifikant höher als nach einer operativen Behandlung. Sie scheint von der Immobilisationszeit abhängig zu sein.

Bei einer operativen Behandlung kann die Rate der Komplikationen (große, mittlere und kleinere) bis zu 30% betragen. Sie betrifft vorwiegend operative und

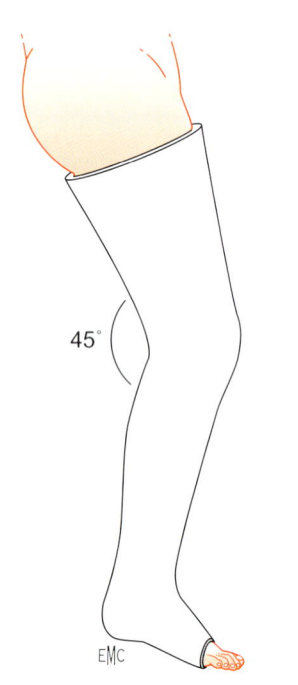

Abb. 1 Oberschenkelgips mit 45° gebeugtem Knie.

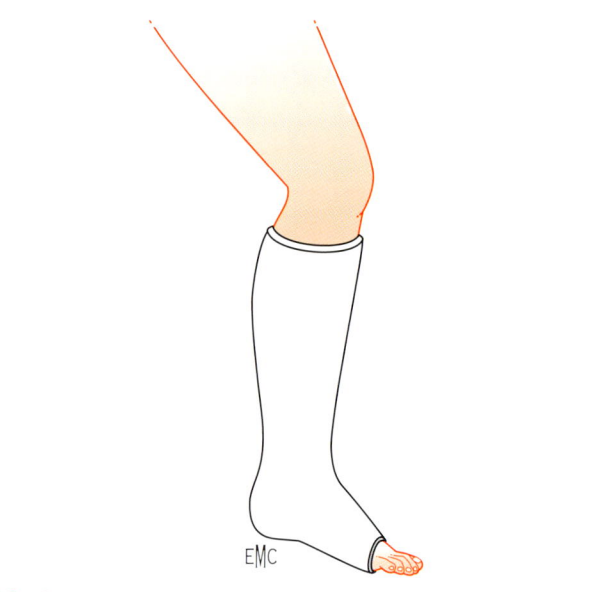

Abb. 2 Unterschenkelgips.

anästhesiologische Probleme. Die Rerupturrate ist signifikant geringer. Bei der operativen Behandlung kann Spannung auf die Sehne gegeben werden. Dies verbessert die Kraft der Wadenmuskeln.

Schlussfolgerungen

Welche Behandlung sollte für einen Patienten gewählt werden, der eine Achillessehnenruptur erlitten hat? Die Behandlung sollte entsprechend den Wünschen und dem Gesamtzustand des Patienten individuell erfolgen. Unter Kenntnis der oben erwähnten Risiken kann eine operative Behandlung für sportlich aktive und jüngere Patienten und eine nicht-operative Behandlung für nicht sportlich aktive und ältere Patienten empfohlen werden. Vor allem bei nicht-operativer Behandlung und bei Hochrisikopatienten sollte eine Prophylaxe tiefer Venenthrombosen in Erwägung gezogen werden.

Literatur

[1] Fruensgaard S, Helmig P, Riis J, Stovring JO. Conservative treatment for acute rupture of the Achilles tendon. *Int Orthop* 1992 ; 16 : 33–35

[2] Häggmark T, Eriksson E. Hypotrophy of the soleus muscle in manafter Achilles tendonrupture. *Am J Sports Med* 1979 ; 7 : 121–126

[3] Leppilahti J, Orava S. Total Achilles tendon rupture. A review. *Sports Med* 1998 ; 25 : 79–100

[4] Lill H, Moor C, Schmidt A, Echtermeyer V. Current status of treatment of Achilles tendon ruptures. Results of a nationwide survey in Germany. *Chirurg* 1996 ; 67 : 1160–1165

[5] Lo IK, Kirkley A, Nonweiler B, Kumbhare DA. Operative versus nonoperative treatment of acute Achilles tendon ruptures: A quantitative review. *Clin J Sport Med* 1997 ; 7 : 207–211

[6] Maffulli N. Current concepts review – Rupture of the Achilles tendon. *J Bone Joint Surg Am* 1999 ; 81 : 1019–1036

[7] McComis GP, Nawoczenski DA, DeHaven KE. Functional bracing for rupture of the Achilles tendon. *J Bone Joint Surg Am* 1997 ; 79 : 1799–1808

[8] Thermann H. Management of Achilles tendon rupture. *Orthopade* 1999 ; 28 : 82–97

Akute und chronische Achillessehnenrupturen

22

I.P. Kelly
M. Stephens

Abstract

Die Ruptur der Achillessehne ist eine häufige Verletzung mit zunehmender Inzidenz. Die Diagnose ist einfach, obwohl 25% der Rupturen erst verspätet zum Arzt kommen. Bei frischen akuten Rupturen kann die Behandlung entweder operativ oder konservativ durchgeführt werden. Bei der Operation erfolgt die primäre End-zu-End-Naht mittels offener, perkutaner oder kombinierter Techniken mit oder ohne Verstärkung. Die Häufigkeit und Schwere von Komplikationen wird durch die Verbesserung der Patientenauswahl und der Operationstechniken deutlich geringer. Keine der einzelnen Techniken hat sich als überlegen erwiesen. Die konservative Behandlung hat erneut Interesse gefunden. Die höhere Rerupturrate und die schlechteren funktionellen Ergebnisse sind jedoch signifikant. Übersehene Rupturen haben bei einer operativen Behandlung ein besseres Ergebnis. Hierbei gibt es die 4 Möglichkeiten einer alleinigen primären Naht, einer Verstärkung der Naht mit einem Sehnentransfer, einer Verstärkung mit Aponeuroselappen oder überbrückende Techniken. Die für eine Verstärkung zur Verfügung stehenden Sehnen sind die des M. plantaris, M. peroneus brevis, M. flexor digitorum longus und M. flexor hallucis longus. Aponeuroselappen sind eine Umkehrplastik des Gastrosoleus- oder eine V-Y-Plastik. Beschrieben sind verschiedene Überbrückungstechniken und die Verwendung von synthetischem Material. Die Endergebnisse sind sowohl von der Operationstechnik wie von der Rehabilitationsmethode bestimmt, wobei Letztere sich als sehr wichtig erwiesen hat.

Schlüsselworte

Sprunggelenk, Achillessehne, Sehnenruptur, operative Wiederherstellung, Sehnentransfer, perkutane Sehnennaht

Einleitung

Die Ruptur der Achillessehne ist eine häufige Verletzung mit zunehmender Inzidenz. Die Diagnose ist einfach, obwohl 25% der Rupturen erst verspätet zum Arzt kommen. 75% aller Rupturen finden sich bei Sportlern mit Akzellerations-Dezellerationsaktivitäten, wobei Badminton die am häufigsten betroffene Sportart ist (26). Das Opfer ist üblicherweise ein Wochenend-Freizeitsportler (der „Wochenendkrieger"), der älter ist als ein Berufssportler, der sich nicht aufwärmt oder nicht dieselbe Betreuung hat wie die professionellen Sportler. Die am häufigsten betroffene Altersgruppe ist 30–40 Jahre, die männliche Prädominanz beträgt 9:1. Die Ätiologie einer Achillessehnenruptur bleibt unklar. Die Theorien betreffen wiederholte Mikrotraumen, Durchblutungsstörungen, Kortisongaben und Dysfunktionen inhibitorischer Mechanismen (2).

Die Diagnose basiert auf der Anamnese und der körperlichen Untersuchung. Der Verletzungsmechanismus ist üblicherweise eine forcierte aktive Plantarflexion des Fußes bei gestrecktem Kniegelenk oder eine plötzliche kraftvolle, passive Dorsalflexion des nach plantar flektierten Fußes. Der Patient verspürt sofort einen Wadenschmerz, so als wenn er von hinten getreten worden wäre und hat Schwierigkeiten, seine sportliche Aktivität weiter beizubehalten. Der lokalisierte Schmerz wird schlimmer, wenn das umgebende Ödem und die Blutung zunehmen. Zusätzlich finden sich Schwellung und Druckschmerz und möglicherweise eine palpable Sehnenlücke.

Der Patient zeigt noch eine gewisse aktive Plantarflexion im Sprunggelenk, kann aber auf diesem Bein keinen Zehenstand mehr durchführen.

Beim Thompson-Test wird bei dem entspannt auf dem Untersuchungstisch auf dem Bauch liegenden Patienten die Wade direkt unter ihrer breitesten Stelle gequetscht. Hierbei sollte der Fuß passiv in Plantarflexion gehen. Es ist wichtig das Ausmaß der Plantarflexion mit der unverletzten normalen Seite zu vergleichen.

Trotz der offensichtlich einfachen Diagnose der Ruptur werden bis zu 25% übersehen und verzögert vorgestellt.

Die Behandlung einer Achillessehnenruptur wird unverändert in der Literatur diskutiert. Die Therapiemöglichkeiten sind operativ oder konservativ. Es besteht ein erneutes Interesse an einer konservativen Therapie, die im Laufe der Zeit verbreiteter akzeptiert werden könnte. Die operative Therapie bleibt derzeit der Standard der Behandlung frischer Rupturen. Die akute Operation erfolgt durch eine primäre End-zu-End-Naht durch offene perkutane oder kombinierte Techniken mit oder ohne Verstärkung der Naht (14). Es sind viele Arten der Nahtkonfiguration und Verstärkung beschrieben. Übersehene Rupturen haben bei operativer Behandlung ein besseres Ergebnis. Auch hier gibt es mehrere chirurgische Techniken, von denen die meisten gute und sehr gute Ergebnisse für sich in Anspruch nehmen.

Operationstechnik

Für eine informierte Zustimmung ist es erforderlich, dem Patienten die relativen Risiken einer operativen und nicht-operativen Therapie zu erklären. Zu den Vorteilen der operativen Behandlung gehört die geringere Rerupturrate, die genaue Wiederherstellung von Sehnenlänge und -spannung und die besseren funktionellen Ergebnisse. Nachteilig ist die Rate größerer Komplikationen von 8% und kleinerer Komplikationen von 5% (24). Durch eine konservative Therapie lassen sich die mit einem offenen Eingriff und der Anästhesie einhergehenden Risiken vermeiden. Der Patient kann rascher zur Arbeit zurückkehren und bleibt kürzer im Krankenhaus. Der Nachteil ist eine höhere Rate an Rerupturen. Auch das Nachbehandlungsprogramm sollte dem Patienten erklärt werden unter Einschluss der voraussichtlichen Dauer der Arbeitsunfähigkeit und des Fahrverbots.

Es wird eine Blutsperremanschette am Oberschenkel angelegt, das Bein exsanguiniert und der Patient in Bauchlage gedreht. Das betroffene Bein wird bis über das Kniegelenk bei freiem Fuß abgedeckt. Die meisten Chirurgen decken beide Beine ab, um die dynamische Spannung im normalen Bein zu fühlen, um diese bei der Naht zu reproduzieren. Der häufigste Zugang ist eine posteromediale Längsinzision. Haut, subkutanes Fett und Sehnengleitgewebe werden längs inzidiert, wobei die lateral liegenden N. suralis und V. saphena parva geschont werden müssen. Es werden keine Lappen gebildet und die Manöver in den Weichteilen möglichst klein gehalten. Mit scharfen Haken werden die Ränder der Inzision angehoben, um die ausgefransten Enden der rupturierten Sehne freizulegen. Die Rupturstelle liegt meistens 3–5 cm proximal der Sehneninsertion. Einige Autoren haben einen posterolateralen Zugang verwendet, aber Probleme mit dem N. suralis beobachtet. Die ventrale Sehnenscheide darf nicht durchtrennt werden, da hier die wesentliche Blutversorgung der Sehne liegt.

Das Hämatom wird aus der gerissenen Sehne entfernt und die Enden aneinander gelegt. Bei frischen Rupturen ist immer eine End-zu-End-Naht möglich. Klassischerweise werden die Kessler- (Abb. 1) und Bunnell- (Abb. 2) Nahttechniken verwendet. Nun hat aber die „Locking-loop"-Technik (Abb. 3) vermehrt Interesse gefunden (15). Diese Technik bietet eine anatomischere Orientierung, erfordert keine Geweberesektion und keine Tabaksbeutelnaht der Sehne. Die Naht muss leicht angespannt sein ohne lockere Stellen in den Schlingen. Für die primäre Anastomose verwenden wir einen kräftigen, nicht-resorbierbaren Faden. Das Sehnengleitgewebe wird mit einer resorbierbaren Naht verschlossen. Hierdurch verringert sich das Risiko von Narbenbildung und Hautadhäsionen an der Nahtstelle. Nach Einlage einer Saugdrainage wird die Haut mit 4/0-Nylon-Einzelknopfnähten genäht. Wenn das Sehnengleitgewebe nicht vollständig ist, kann die M.-plantaris-Sehne auseinander gezogen werden, um die Anastomose abzudecken und so die Gefahr von Adhäsionen zu verringern (Abb. 4) (19).

Unmittelbar postoperativ wird ein trockener Verband und eine Unterschenkelschiene in der Spitzfußstellung angelegt, die durch die Schwerkraft entsteht. Die Nähte werden nach 10–14 Tagen entfernt und das Rehabilitationsprogramm weitergeführt.

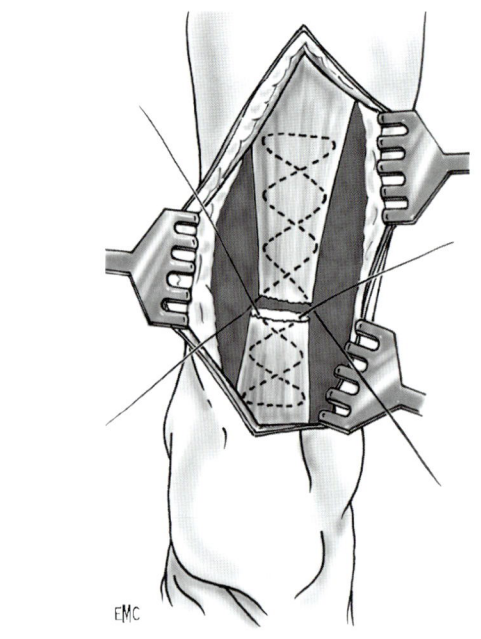

Abb. 2 Bunnell-Naht.

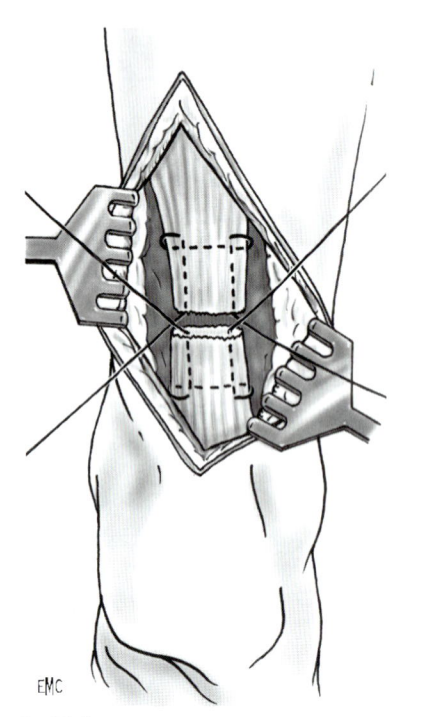

Abb. 1 Kessler-Naht.

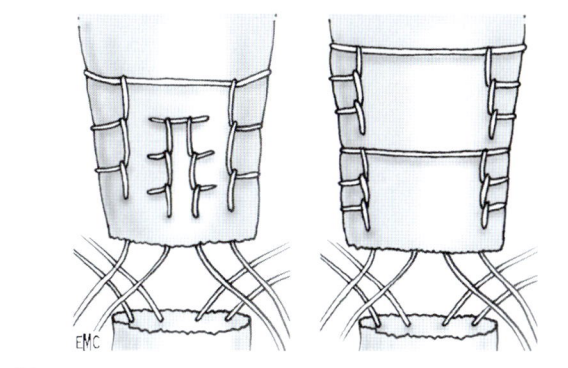

Abb. 3 „Locking-loop"-Naht.

Spezielle Situationen und Variationen

Verstärkung

Für die Behandlung frischer Rupturen sind viele Verstärkungstechniken beschrieben unter Einschluss von M. plantaris, M.-peroneus-brevis-Transfer (28) und einem Marlex®-Netz (11). Die Autoren stimmen jedoch überein, dass frische Rupturen nur selten eine Verstärkung erforderlich machen. Wenn die Naht wegen einer tiefen Rupturstelle oder einer degenerativ veränderten Sehne unbefriedigend bleibt, ist der M. plantaris die Sehne der Wahl. Die Sehne wird mit einem Sehnenstripper möglichst weit proximal durchtrennt und dann mit einer Fasziennadel, möglichst zweimal, durch die proximale Sehne geführt und dann in einer Schlinge in den distalen Sehnenstumpf gezogen (Abb. 5). Das verbliebene Sehnenende wird ausgezogen und über die Anastomose gelegt, um mögliche Adhäsionen zu verringern.

Rehabilitation

Die Behandlungsergebnisse werden nicht nur von der Nahttechnik, sondern auch und evtl. noch wesentlicher von der späteren Rehabilitation beeinflusst. Daher muss die Naht kräftig genug sein, um eine frühe funktionelle Rehabilitation und nicht eine Immobilisation im Gipsverband zu ermöglichen. Die Bedenken wegen einer höheren Rerupturrate bei früher Mobilisation sind bisher unbegründet (9). Die Probleme der Gipsimmobilisation sind Wadenatrophie, Einsteifung des Sprunggelenks, Knorpeldegeneration und Änderungen in den Band- und Sehnenstrukturen. Der einzige Vorteil einer Gipsimmobilisation könnte eine geringere Infektionsrate sein. Dahingegen führt eine frühe geführte Übungsbehandlung zu qualitativen Veränderungen im Heilungsprozess, einer kräftigeren Anastomose mit einer höheren Rate der Wiederaufnahme der früheren Aktivitäten, einem besseren Bewegungsumfang, einer besseren Flexionskraft, weniger Patienten mit Wadenatrophie, kürzerer Krankschreibung und weniger Sehnenverlängerungen (10).

Komplikationen

Die Komplikationen einer offenen Naht werden seltener und weniger signifikant. Dies ist Folge einer besseren Kenntnis der Verletzung, einer verbesserten Patientenauswahl und einer besseren Operationstechnik. Nistor berichtete über eine Rate größerer Komplikationen von 8%. Es handelte sich um Fisteln (3%), Hautnekrosen (2%), Rerupturen (2%) und tiefe Infektionen (1%) (24). Carden et al. publizierten eine Rate größerer Komplikationen von 17% bei seiner operativ versorgten Gruppe und 4% in der nicht-operativen Gruppe (8). Die meisten Wundkomplikationen sind gering, große Hautdefekte aber schwierig zu behan-

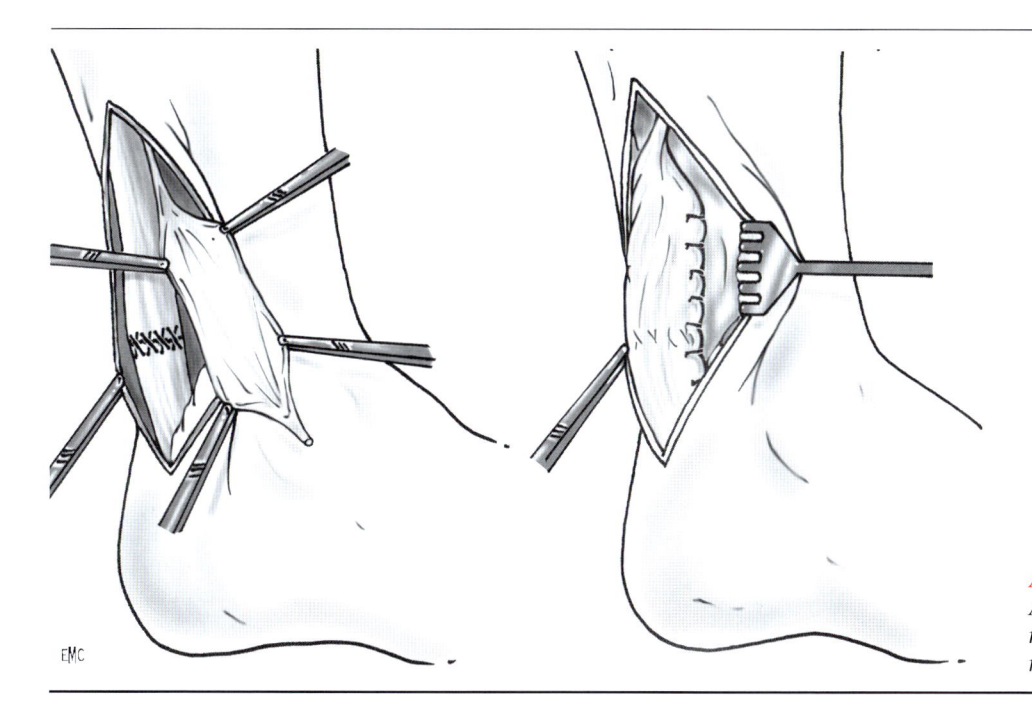

Abb. 4 Abdeckung der Sehnennaht mit breit gezogener M.-plantaris-Sehne.

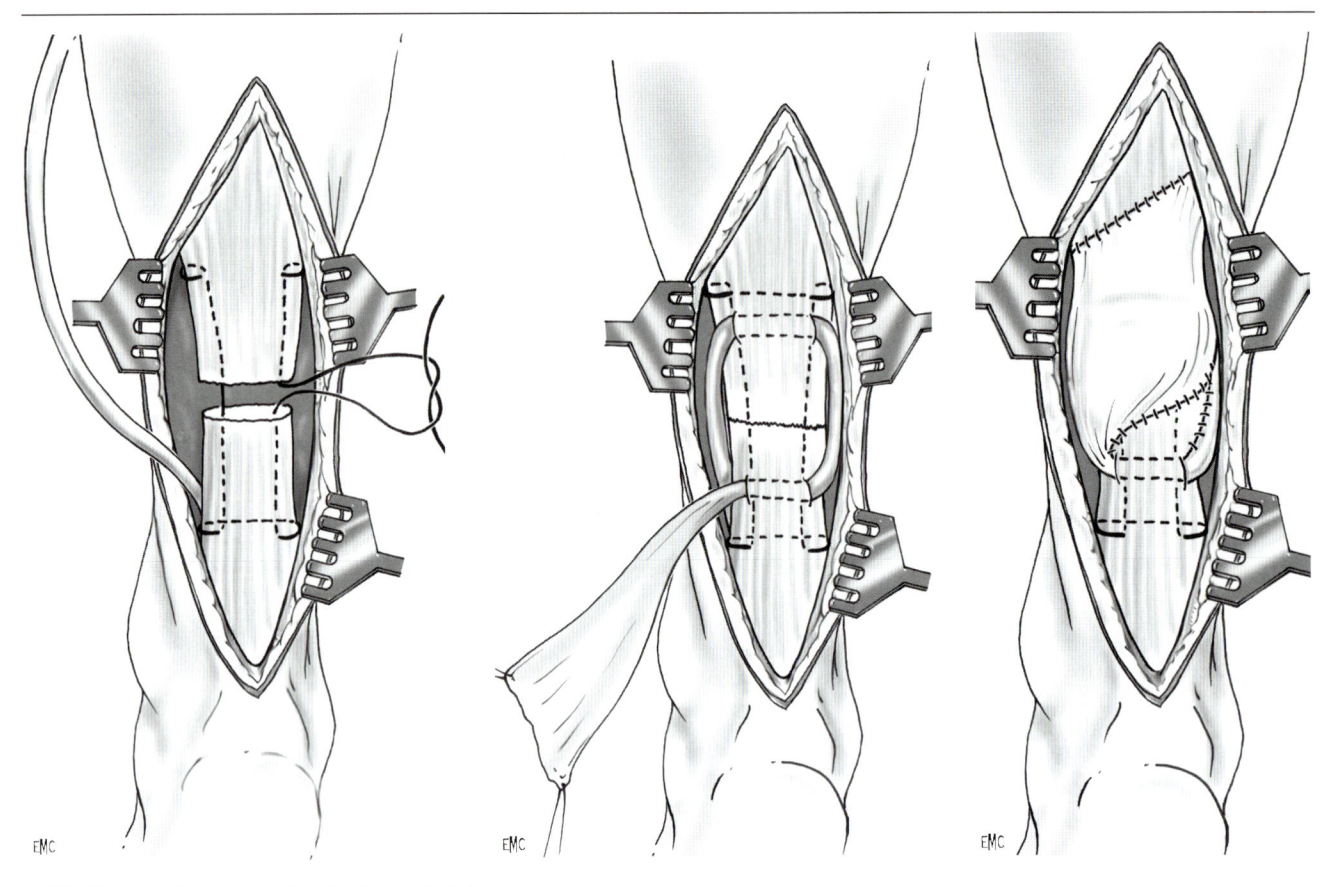

Abb. 5 Verstärkung mit der M.-plantaris-Sehne.

deln. Spalthaut kann nicht auf die nackte Sehne transplantiert werden. Lokale Lappen sind selten möglich und führen zu Narbenbildungen und kosmetischen Störungen. Freie mikrovaskuläre Lappen ermöglichen den Verschluss von Haut und Weichteilen in einer einzeitigen Operation und führen zu guten Langzeitergebnissen. Bei einer Infektion sind muskuläre Lappen besser als fasziokutane Lappen, da sie besser durchblutet sind.

Kleinere Komplikationen erfordern keine weiteren Eingriffe, beeinträchtigen nicht das funktionelle Ergebnis und ereignen sich in bis zu 5% der Fälle. Hierzu gehören Verzögerungen der Wundheilung, Verletzungen des N. suralis, Narbenbildungen, Hautadhäsionen an der Nahtstelle und oberflächliche Wundinfektionen. Die Naht der Sehnenscheide sollte die Vernarbungs- und Adhäsionsprobleme lösen und eine sorgfältige Operationstechnik und Antibiotikatherapie die Häufigkeit von Wundinfektionen verringern. Funktionelle Rehabilitationsprogramme sollten auch zu weniger Thrombosekomplikationen führen.

Ergebnisse

Die operative Behandlung einer akuten Achillessehnenruptur führt zu einer geringeren Rerupturrate und einem besseren funktionellen Ergebnis (26). Willis et al. beschrieben in einem Überblick über 20 größere Studien zwischen 1959 und 1984 eine Rerupturrate von 1,54% bei 777 operierten Fällen und von 17,7% bei 226 nicht-operierten Fällen (33). Carden publizierte eine Rate von 2,2% bei operierten Patienten (n = 587) und 17,9% bei nicht-operierten Patienten (n = 229) (8). In der prospektiven Untersuchung von Nistor fand sich eine Rerupturrate von 4% in der operativen Gruppe und 8% in der nicht-operativen Gruppe (24). Inglis et al. hatten 0% Rerupturen bei seinem operierten Patienten (0/48) gegenüber 30% Rerupturen in der nicht-operierten Gruppe (9/31) (13). Krueger-Franke et al. fanden ein höheres Rerupturrisiko bei Rupturen, die bis zu 2 cm von der Insertion entfernt lagen und schlug daher eine Verstärkung bei diesen Patienten vor (16). Die Rerupturraten nach nicht-operativer Behandlung werden sicherlich besser (17).

Es gibt keine einzelne überlegene Operationstechnik (2). Die Rehabilitationsmethode kann der entscheidende Faktor sein. Parameter, wie Schmerz, Hinken, Bewegungsumfang, Wadenumfang, Muskelkraft und Ultraschall korrelieren nicht sicher mit dem funktionellen Ergebnis (10, 16). Nistor berichtete als einziger über keine statistisch signifikanten Unterschiede zwischen operierten und nicht operierten Gruppen im Zybex-Test (24).

Mandelbaum et al. behandelten in einer prospektiven Studie 29 Sportler mit Nr. 2 nicht-resorbierbaren Nähten in der Crackow-Technik (21). Sie begannen mit frühzeitigen Bewegungsübungen und einer funktionellen Rehabilitation bereits nach 48–72 Stunden. Es kam zu keinen Rerupturen. Zwei Patienten entwickelten eine oberflächliche Wundinfektion. Alle Patienten kehrten nach durchschnittlich 4 Monaten zu dem Aktivitätesniveau zurück, das sie vor der Verletzung gehabt hatten. Nach 12 Monaten zeigten sich keine signifikanten Unterschiede in der Beweglichkeit des Sprunggelenks, isokinetischen Kraft oder Ausdauer im Vergleich zur Gegenseite.

Kontraindikationen

Kontraindikationen einer operativen Behandlung sind Situationen, die zu Wundheilungsstörungen führen könnten. Hierzu gehören Diabetes mellitus, periphere Gefäßerkrankungen, lokale Hautveränderungen, ein Alter von über 65 Jahren, Rauchen und Korpulenz. Die Compliance der Patienten ist sehr wichtig, vor allem wenn postoperativ eine funktionelle Rehabilitation erfolgen soll.

Perkutane Techniken

Mit perkutanen Nähten lassen sich die Komplikationen eines offenen Eingriffs vermeiden und gute Ergebnisse erzielen (5, 7). Mögliche Vorteile sind das Fehlen von größeren Wunden, die zu Heilungs- oder Infektionskomplikationen führen könnten, die Wiederherstellung der Sehnenlänge, die Sicherung einer frühen aktiven Mobilisation, eine einfache und schnelle Technik in Lokalanästhesie und keine Blutsperre oder Nachtschienen. Die Nachteile sind eine höhere Rerupturrate und eine mögliche Schädigung des N. suralis.

Die Naht erfolgt über Stichinzisionen 2,5 cm proximal der Sehnenlücke beidseits der Sehne (20) (Abb. 6). Die Stichinzisionen müssen Haut- und Subkutangewebe aber nicht die Sehnenscheide oder die Sehne eröffnen. Mit einer Klemme werden in jeder Wunde die Weichteile vom Sehnengleitgewebe gelöst. Dann wird eine nicht resorbierbare Naht Nr. 1 quer von lateral nach medial durch den proximalen Stumpf geführt, sodass auf jeder Seite der Sehne eine ausreichende Fadenlänge bleibt. Dann werden gerade Nadeln durch die Stichwunden unter 45° zur Längsachse geführt, die auf der Gegenseite durch die Haut austreten. Die Nadeln werden erst durch die Haut geführt, wenn auch hier Stichwunden angelegt wurden. Dann werden die Nähte angezogen. Eine Unterminierung um die Nähte verringert die Menge des Subkutangewebes, das bei dieser Naht mit erfasst wird. Die gerade Nadel auf der Lateralseite wird durch eine gebogene Nadel ersetzt, die dann zwischen dem Sehnengleitgewebe und dem Subkutangewebe nach distal geführt wird und in Höhe der halben Strecke zwischen der Insertion und der Ruptur aus der Haut kommt. Zuvor wird die Haut wieder mit einem Stich eröffnet und die Weichteile gelöst. Die gebogene Nadel wird dann wieder durch eine gerade Nadel ersetzt und von lateral nach medial durch den distalen Stumpf und in derselben Art durch die mediale Haut geführt. Dann werden die geraden und die gebogenen Nadeln wieder gegeneinander gewechselt und die Naht nach proximal und aus der medialen Stichwunde geführt. Wenn sich die Sehnenenden zusammengelegt haben, wird der Faden geknotet.

Der zunächst für 4 Wochen angelegte Unterschenkelliegegips wird dann in einen Unterschenkelgehgips gewechselt, der weitere 4 Wochen getragen wird. In einer Studie von 18 Patienten kam es zu keinen Rerupturen und keinen Problemen an Haut oder N. suralis (20). Bei einem Patienten fand sich eine Hauteinziehung und bei einem Druckschmerz über dem subkutanen Knoten. Die Kraft im Sprunggelenk betrug nach einem Jahr 86% und nach 2 Jahren 89%.

Veraltete Sehnenrupturen

Übersehene Rupturen sind älter als 4 Wochen und führen unbehandelt zu einer erheblichen funktionellen Behinderung (1). Sie sind üblicherweise die Folge einer Fehldiagnose, eines fehlenden Arztbesuches oder einer erfolglosen konservativen Therapie. Die Patienten stellen sich meist mit einer Muskelatrophie und verminderten Ausdauer und nicht mit den klassischen Zeichen: „Lücke, Schmerz oder Hinken" vor. Ultraschall und MRI-Untersuchungen sind hilfreich, um die Lage und Größe des Defektes zu bestimmen und zu klären, ob ein M. plantaris vorhanden ist.

Die 4 chirurgischen Möglichkeiten einer verspäteten Wiederherstellung sind: primäre Naht, Verstärkung mit einer Sehnenverpflanzung, Verstärkung mit einem Aponeuroselappen oder Überbrückungstechniken. Zur Verstärkung stehen die Sehnen des M. lantaris, M. peroneus

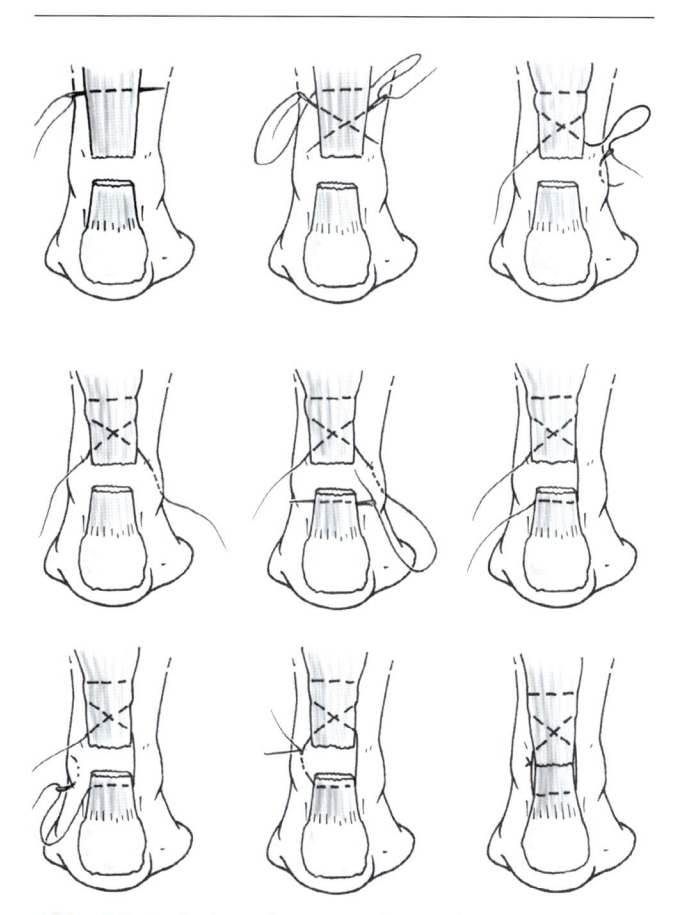

Abb. 6 Technik der perkutanen Sehnennaht.

brevis (28), M. flexor hallucis longus (32) und M. flexor digitorum longus zur Verfügung (22). Aponeuroselappen sind entweder eine Umkehrplastik des Gastrosoleus (4) oder eine V-Y-Plastik. Zur Überbrückung von Defekten wurden Fascia-lata-Transplantate, Sehnen-Knochenplastiken mit der Patellasehne und Tuberositas tibiae (3) oder M. triceps brachii und Olekranon (27) oder Sehnen-Allotransplantate (23) wie auch synthetische Materialien, wie Dacron und Marlex-Netze, verwendet. Vor kurzem übersehene Rupturen können durch primäre Naht behandelt werden. Hierzu wird eine Mobilisation des Gastrosoleus-Komplexes durchgeführt, das frische fibröse Narbengewebe als örtliches Transplantat genutzt und die Sehnenenden mit 2 nicht-resorbierbaren Nr.-5-Nähten adaptiert (25).

Bei einem Sehnentransfer können verschiedene Sehnen genutzt werden. Die Verwendung des M. plantaris wurde bereits beschrieben. Der M. peroneus brevis kann als dynamischer Transfer und verstärkendes Sehnentransplantat gebraucht werden. Hierfür wird die Ruptur durch eine posterolaterale Inzision unter Schutz des N. suralis freigelegt. Über eine kleine Inzision über der Basis des 5. Mittelfußknochens wird der M. peroneus brevis von seiner Einstrahlung gelöst, der distale Stumpf auf den M. peroneus longus genäht und diese Wunde verschlossen. Danach wird die Faszie inzidiert, das laterale und dorsale Kompartiment voneinander getrennt und der M. peroneus brevis in den Zugang gezogen. Abschließend wird ein Kanal für die Sehne durch den Kalkaneus gebohrt und die Sehne U-förmig auf der Achillessehne vernäht. Sie wirkt damit wie eine dynamische Schlinge über der Ruptur. Berichtet werden exzellente Ergebnisse bei 28 von 30 Patienten bei der 5-Jahres-Kontrolle und ein gutes Ergebnis bei den übrigen 2 Patienten (28). Die Technik kann modifiziert werden, indem der M. peroneus brevis durch einen koronaren Schlitz im distalen Stumpf gezogen wird (29). Die Sehne wird mit mehreren Einzelknopfnähten gesichert, um eine Aufspaltung des distalen Stumpfes zu vermeiden. Der theoretische Nachteil ist eine Eversionsschwäche. Die Nachkontrolle von 8 Patienten mit Kraftmessungen in Eversion und Plantarflexion zeigten eine objektive Schwächung der Eversion bei weitgehend normaler Flexionskraft, keine Sprunggelenksinstabilität und keine subjektiven funktionellen Folgen der Eversionsschwäche (12).

Für einen M.-flexor-hallucis-longus-(FHL-)Transfer wird der Patient mit einer Oberschenkelblutsperre auf dem Rücken gelagert. Zuerst wird der M. flexor hallucis longus auf der Medialseite des Fußes über eine mediale Mittelfußinzision, die vom Os naviculare bis zum Kopf des ersten Mittelfußknochens reicht, dargestellt. Hierzu wird die tiefe Faszie scharf durchtrennt und der M. abductor hallucis und M. flexor hallucis brevis nach plantar gehalten. Gelegentlich ist es erforderlich, den Ursprung des kurzen Flexors abzulösen, um den Überblick zu verbessern. Der M. flexor hallucis longus muss medial und der M. flexor digitorum longus lateral identifiziert werden. Dann wird der M. flexor hallucis longus soweit distal durchtrennt, dass ein Transfer auf den M. flexor digitorum longus möglich ist. Das proximale Ende wird mit einer Standnaht gefasst und das distale Ende bei Neutralstellung aller fünf Zehen auf den Flexor digitorum longus vernäht. Dann wird eine posteromediale Inzision vom Muskel-Sehnen-Übergang bis 2 cm distal der Insertion der Achillessehne angelegt.

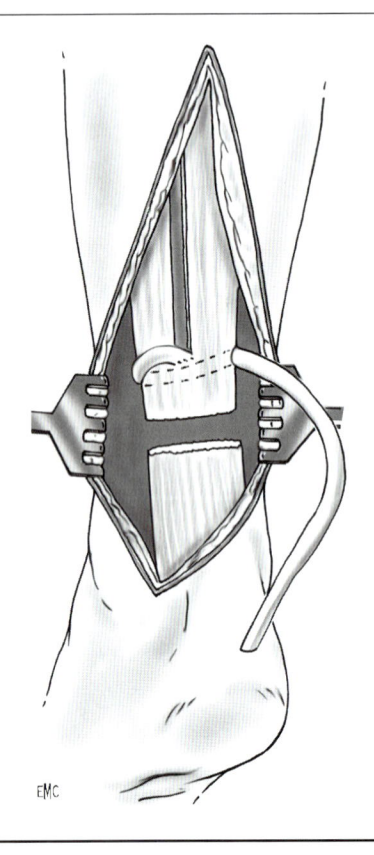

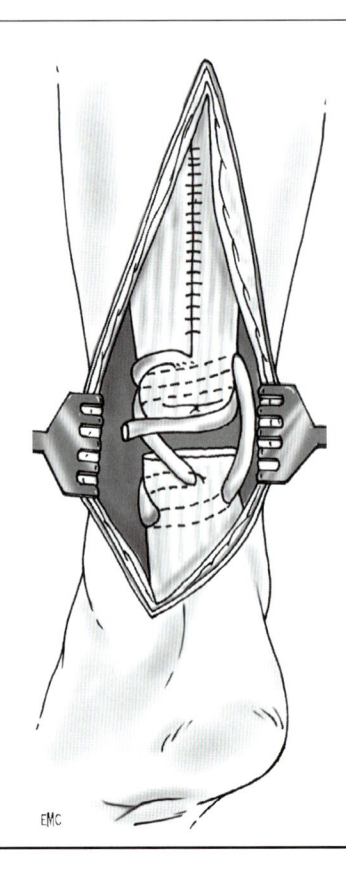

Abb. 7
Verstärkung mit einem Aponeuroselappen.

Nach Längseröffnung der Faszie im dorsalen Kompartiment kann der M. flexor hallucis longus identifiziert und in die Wunde gezogen werden. Dann wird ein querer Bohrkanal in halber Höhe des Kalkaneus von medial nach lateral und ein vertikaler Kanal direkt unterhalb der Insertion der Achillessehne gebohrt. Letzterer muss den queren Kanal treffen. Mit einem Fadenschieber wird der Flexor hallucis longus von distal nach proximal in den knöchernen Kanal gezogen und dann von distal nach proximal durch die Achillessehne gewoben und bei 10°-Plantarflexion angespannt. Die Sehne wird mit mehreren Nr.-1-Nähten fixiert. Die gesamte Rekonstruktion kann evtl. durch zusätzliche Techniken, wie den Plantaris oder einen Faszienlappen verstärkt werden. Die Patienten erhalten einen Unterschenkelliegegips in Spitzfußstellung für 4 Wochen, anschließend einen Gehgips in Neutralstellung für weitere 4 Wochen. Der Vorteil des M. flexor hallucis longus besteht darin, dass er kräftiger ist als der M. flexor digitorum longus oder der M. peroneus brevis, dieselbe Zugrichtung hat und gleichzeitig mit der Achillessehne arbeitet und nahe an der Achillessehne liegt, sodass nur eine minimale Dissektion notwendig wird.

Beschrieben sind Verstärkungstechniken mit Aponeuroselappen. Die Grundlage dieser Techniken ist, dass die Raphe der Achillessehne von der Ferse bis über drei Fünftel der Wadenlänge reicht (14). Über eine Längsinzision in der Mittellinie, bei der sorgfältig der proximal zentral verlaufende N. suralis geschont werden muss, wird die Sehnenraphe in ihrer gesamten Länge freigelegt. Dann wird ein 1,5-cm-Streifen aus den mittleren Sehnenanteilen von proximal nach distal bis auf Höhe des proximalen Sehnenstumpfs mobilisiert. Hierdurch sollte sich ein Sehnenstreifen von 1,5 cm Breite und 18–22 cm Länge ergeben. Der Defekt wird mit Einzelknopfnähten verschlossen und der Sehnenstreifen dann quer durch die proximale Sehne gezogen, um ein Ausreißen zu verhindern und dort mit resorbierbaren Einzelknopfnähten gesichert (Abb. 7). Der Sehnenstreifen wird quer durch den distalen Stumpf und dann von hinten nach vorn geführt. Er wird straff gezogen und mit Einzelknopfnähten fixiert. Dann wird der Sehnenstreifen quer durch die proximale Sehne gezogen und mit sich selbst wieder vernäht. Die Vorwölbung dieser Konstruktion bildet sich postoperativ allmählich zurück.

Die Sehnenenden können mit einer Matratzennaht mit kräftigem, nicht-resorbierbarem Nahtmaterial aneinander gezogen werden (18). Dann werden 2 Lappen aus der M.-gastrocnemius-Sehne jeweils 1 cm breit und 8 cm lang gehoben, wobei mindestens 3 cm der Sehne auf der proximalen Seite der Ruptur stehen bleiben müssen (Abb. 8). In die Kanten des Sehnentransplantats werden einfache Standnähte gelegt, um zu sichern, dass diese bei Anspannung nicht ausreißt. Dann werden die Lappen um 180° gedreht, damit die glatte Oberfläche nach subkutan zu liegen kommt. Sie können auf dem distalen Stumpf und gegeneinander vernäht werden oder sie werden durch die distale Sehne geführt, nach proximal zurückgeschlagen und gegeneinander vernäht.

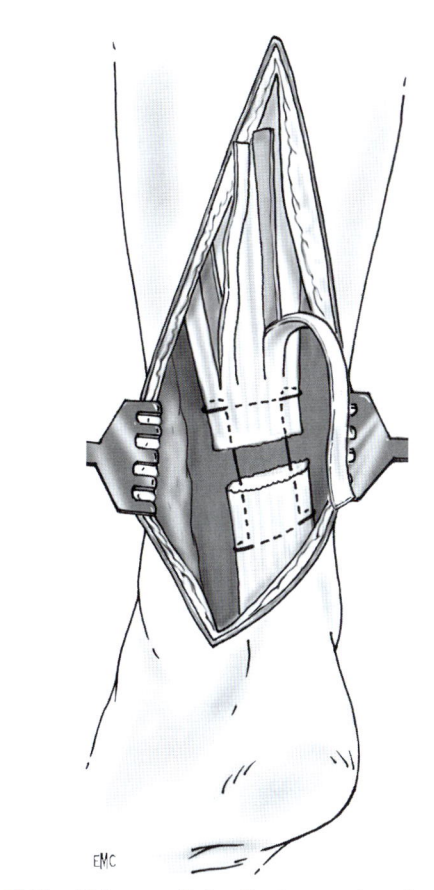

Abb. 8 *Verstärkung mit der Gastrocnemiussehne.*

Für eine V-Y-Plastik wird die Defektlücke nach Débridement bis auf vitales Sehnengewebe bei Neutralstellung des Fußes ausgemessen. Dann wird ein V-förmiger Lappen in der Aponeurose des Gastrocnemius gehoben, wobei die Schenkel des V jeweils 1,5 cm länger sein müssen als die Sehnenlücke (Abb. 9). Dann wird der Lappen nach distal gezogen, um die Lücke aufzufüllen und End-zu-End mit einer der üblichen Nähte fixiert. Der entstandene Y-Defekt in Aponeurose und Muskelbauch wird mit Einzelknopfnähten verschlossen. Der Defekt kann nötigenfalls mit einem Aponeuroselappen verstärkt werden.

Schlussfolgerung

Bei der Behandlung einer Achillessehnenruptur gibt es kein einzelnes überlegenes Verfahren. Frische Rupturen heilen mit einer primären Naht und erfordern selten eine Verstärkung. Bei chronischen Rupturen besteht zusätzlich zur Naht die Möglichkeit einer Verstärkung mit Sehnenverpflanzungen, Aponeuroselappen oder Überbrückungstechniken. Häufigkeit und Schwere der Komplikationen werden durch eine bessere Auswahl der Patienten und eine bessere Operationstechnik weniger bedeutungsvoll. Die Art der Rehabilitation könnte der entscheidende Faktor sein.

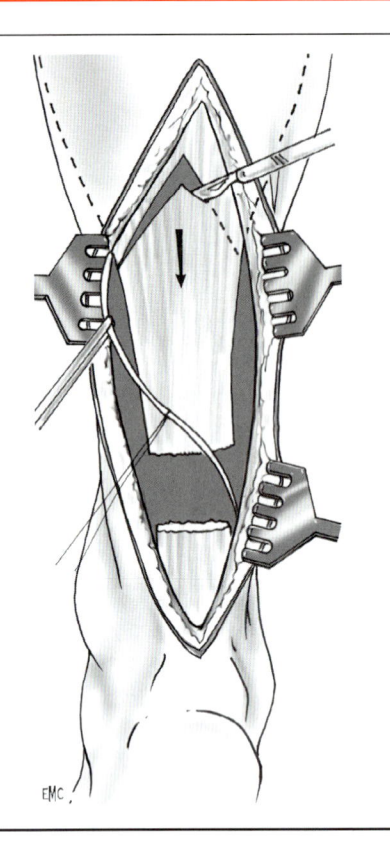

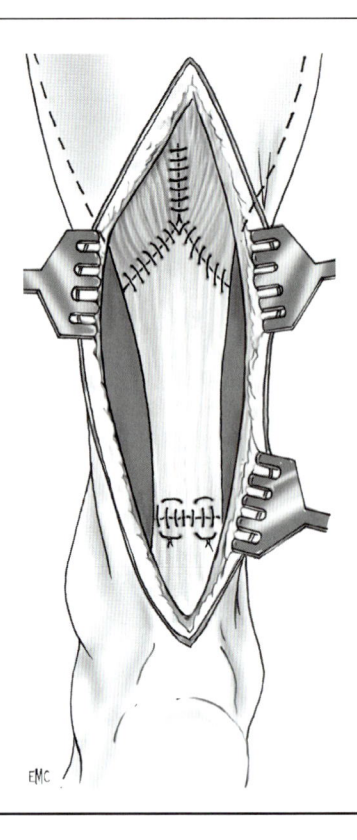

Abb. 9
Technik der V-Y-Plastik.

Literatur

[1] Barnes MJ, Hardy AE. Delayed reconstruction of the calcaneal tendon. *J Bone Joint Surg Br* 1986 ; 68 : 121–124

[2] Beskin J, Saunders RA, Hunter SC. Surgical repair of Achilles tendon ruptures. *Am J Sports Med* 1987 ; 15 : 1–8

[3] Besse JL, Lerat JL, Moyen B, Vincent P, Brunet-Guedj E. Reconstruction distale du tendon d'Achille avec un transplant os-tendon à partir du système extenseur du genou. *Rev Chir Orthop* 1995 ; 81 : 453–457

[4] Bosworth DM. Repair of defects in the tendo Achillis. *J Bone Joint Surg Am* 1956 ; 38 : 111–114

[5] Bradley JP, Tibone JE. Percutaneous and open surgical repairs of Achilles tendon ruptures: a comparative study. *Am J Sports Med* 1990 ; 18 : 188-195

[6] Braye F, Versier G, Comtet JJ, Rogissart F, Allouard L. Le recouvrement du tendon calcanéen par les lambeaux de muscles court péronier et long fléchisseur de l'hallux. *Ann Chir Plast Esthét* 1996 ; 41 : 137–144

[7] Buchgraber A, Pässler HH. Percutaneous repair of Achilles tendon rupture – immobilisation versus functional postoperative treatment. *Clin Orthop* 1997 ; 341 : 113–122

[8] Carden DG, Noble J, Chalmers J, Lunn P, Ellis J. Rupture of the calcaneal tendon – the early and late management. *J Bone Joint Surg Br* 1987 ; 69 : 416–420

[9] Carter TR, Fowler PJ, Blokker C. Functional post operative treatment of Achilles tendon repair. *Am J Sports Med* 1992 ; 20 : 459–462

[10] Cetti R, Hendriksen LO, Jacobsen KS. A new treatment of ruptured Achilles tendons. A prospective randomized study. *Clin Orthop* 1994 ; 308 : 155–165

[11] Fernandez-Fairen M, Gimeno C. Augmented repair of Achilles tendon ruptures. *Am J Sports Med* 1997 ; 25 : 177–181

[12] Gallant GG, Massie C, Turco VJ. Assessment of eversion and plantarflexion strength after repair of Achilles tendon rupture using peroneus brevis tendon transfer. *Am J Orthop* 1995 ; 24 : 257–261

[13] Inglis AE, Scott WN, Sculco TP, Patterson AH. Ruptures of the Achilles tendon. An objective assessment of surgical and non-surgical treatment. *J Bone Joint Surg Am* 1976 ; 58 : 990–993

[14] Kakiuchi M. A combined open and percutaneous technique for repair of the tendo Achillis: comparison with open. *J Bone Joint Surg Br* 1995 ; 77 : 60–63

[15] Krackow KA, Thomas SC, Jones LC. A new stitch for ligament tendon fixation. *J Bone Joint Surg Am* 1986 ; 68 : 764-766

[16] Krueger-Franke M, Siebert CH, Scherzer S. Surgical treatment of ruptures of the Achilles tendon: a review of long-term results. *Br J Sports Med* 1995 ; 29 : 121–125

[17] Lill H, Moor C, Schmidt A, Echtermeyer V. Current status of treatment of Achilles tendon ruptures. Results of a nationwide survey in Germany (in German). *Chirurg* 1996 ; 67 : 1160–1165

[18] Lindholm A. A new method of operation in subcutaneous rupture of the Achilles tendon. *Acta Chir Scand* 1959 ; 117 : 261

[19] Lynn T. Repair of the torn Achilles tendon using the plantaris tendon as a reinforcing membrane. *J Bone Joint Surg Am* 1966 ; 48 : 268–272

[20] Ma GW, Griffith TG. Percutaneous repair of acute closed ruptured Achilles tendon. A new technique. *Clin Orthop* 1977 ; 128 : 247–255

[21] Mandelbaum BR, Myerson MS, Forster R. Achilles tendon ruptures – a new method of repair, early range of motion, and functional rehabilitation. *Am J Sports Med* 1995 ; 23 : 392–395

[22] Mann R, Holmes B, Seale K, Collins DN. Chronic rupture of the Achilles tendon: a new technique of repair. *J Bone Joint Surg Am* 1991 ; 73 : 214–219

[23] Nellas ZJ, Loder BG, Wertheimer SJ. Reconstruction of an Achilles tendon defect utilizing an Achilles tendon allograft. *J Foot Ankle Surg* 1996 ; 35 : 144–148

[24] Nistor L. Surgical and non surgical treatment of Achilles tendon rupture: a prospective randomised study. *J Bone Joint Surg Am* 1981 ; 63 : 394–399

[25] Porter DA, Mannario FP, Snead D, Gabel SJ, Ostrowski M. Primary repair without augmentation for early neglect Achilles tendon ruptures in the recreational athlete. *Foot Ankle* 1997 ; 18 : 557–564

[26] Soldatis JJ, Goodfellow DB, Wilber JH. End-to-end operative repair of Achilles tendon rupture. *Am J Sports Med* 1997 ; 25 : 90–95

[27] Sylaidis P, Fatah MFT. A composite lateral arm flap for the secondary repair of a multiply ruptured Achilles tendon. *Plast Reconstr Surg* 1995 ; 96 : 1719–1723

[28] Teuffer AP. Traumatic rupture of the Achilles tendon: reconstruction by transplant and graft using the lateral peroneus brevis. *Orthop Clin North Am* 1974 ; 5 : 89–93

[29] Turco VJ, Spinella AJ. Achilles tendon rupture – peroneus brevis transfer. *Foot Ankle* 1987 ; 7 : 253–259

[30] Us AK, Bilgin SS, Aydin T, Mergen E. Repair of neglected Achilles tendon ruptures: procedures and functional results. *Arch Orthop Trauma Surg* 1997 ; 116 : 408–411

[31] Wapner KL, Hecht PJ, Mills RH. Reconstruction of neglected Achilles tendon injury. *Orthop Clin North Am* 1995 ; 26 : 249–263

[32] Wapner KL, Pavlock GS, Hecht PJ, Naselli F, Walther R. Repair of chronic Achilles tendon rupture with flexor hallucis longus transfer. *Foot Ankle* 1993 ; 14 : 443–449

[33] Wills CA, Washburn S, Caiozzo V, Prietto CA. Achilles tendon rupture. A review of the literature comparing surgical versus non-surgical treatment. *Clin Orthop* 1986 ; 207 : 156–163

Chronische Achillodynie und Haglund-Ferse

23

M. Åström
G. Mac Lellan

Abstract

Eine chronische Achillodynie wird durch eine Tendinose hervorgerufen. Dies ist eine degenerative Erkrankung, die durch einen schmerzhaften Knoten in der Sehne charakterisiert ist, der zu einer Partialruptur führen kann. Die meisten Patienten sind Freizeitsportler im mittleren Lebensalter, etwa 30% aber Ältere, die keinen Sport treiben. Als Haglund-Ferse bezeichnet man die Prominenz der posterosuperioren Kontur der Ferse. Es kann aber ein großer Anteil der dorsalen Oberfläche der Tuberositas des Kalkaneus mit verändert sein. Die mechanische Traumatisierung durch den hinteren Schuhrand kann eine schmerzhafte Kallusbildung in der Haut oder häufige Ulzerationen über der Deformität verursachen. Viele Patienten klagen jedoch über Fersenschmerz ohne Hautprobleme. Dies weist darauf hin, dass sich Haglund-Ferse und distale Achillodynie zum Teil überlappen und evtl. eine wechselseitige ätiologische Beziehung haben. Im Wesentlichen besteht eine Indikation zur operativen Behandlung, da weder die chronische Achillodynie, noch die Haglund-Ferse besonders gut auf konservative Maßnahmen ansprechen. Die chronische Achillodynie wird durch Exzision der Sehnenveränderung, Längsinzision zur Stimulierung der Heilung und nötigenfalls einer Umkehrplastik zur Überbrückung des Sehnendefekts behandelt. Bei einer Haglund-Ferse wird die Prominenz reseziert. Bei großen oder rezidivierenden Deformitäten ist jedoch eine subtraktive Keilosteotomie vor dem Sehnenansatz zu empfehlen. Ernsthafte Komplikationen sind selten, der postoperative Verlauf aber häufig langwierig.

Schlüsselworte

Ferse, Achillessehne, Achillodynie, Tendinose, Haglund-Ferse, Resektionsplastik, Kalkaneusosteotomie

Einleitung

Chronische Achillesschmerzen werden häufig von Leistungssportlern geklagt. Sie werden allgemein als Überlastungsschaden angesehen. Die meisten Patienten sind jedoch Freizeitsportler im mittleren Alter, aber bis zu 30% Ältere, die keinen Sport treiben. Dies weist auf eine komplexe multifaktorielle Ätiologie hin (3, 20). Unglücklicherweise hat diese häufige klinische Entität einen verwirrenden Deckmantel diagnostischer Bezeichnungen erhalten, wie „Tendinitis" oder „Peritendinitis". Ersteres ist eine Fehlbezeichnung, da es histopathologisch keine Entzündungszeichen in der Sehne gibt. Neuere Daten weisen darauf hin, dass auch Letzteres selten die unabhängige primäre Schädigung darstellt (3). Es besteht eine zunehmende Übereinstimmung, dass die Hauptursache eine fokale Sehnendegeneration (Tendinose) in den mittleren Sehnenanteilen oder an ihrem Ansatz ist. In 20% der Fälle findet sich als Komplikation der Tendinose eine makroskopische partielle Sehnenruptur (3, 17). Eine prominente Fersenkontur (Haglund-Ferse) verursacht häufig ein schmerzhaftes Reiben oder Hautulzerationen. Die Veränderung kann mit Veränderungen der distalen Sehne, wie einer Tendinose oder mit Teilrupturen und einer retrokalkanearen Bursitis vergesellschaftet sein.

Chronische Achillodynie

Es wurden verschiedene Operationstechniken vorgeschlagen, entsprechend den verschiedenen Theorien über die Ätiologie. Die meisten der früheren Publikationen empfehlen ein Release oder eine Entfernung des Sehnengleitgewebes. Einige schlagen aber die Exzision der partiellen Rupturen vor. Neuere Studien gehen im Allgemeinen von einer Mixtur verschiedener Läsionen aus und empfehlen daher einen umfassenden Eingriff, der eine Exzision des pathologisch veränderten Gewebes, mehrfache Längsinzisionen der Sehne um die Heilung zu stimulieren und, bei großen Sehnendefekten, eine Umkehrplastik beinhaltet.

Indikationen und Grenzen

Dem Patienten sollte die Operation empfohlen werden, wenn er nach einer 6-monatigen Behandlung mit konservativen Maßnahmen unter Einschluss von Schonung und physikalischen Rehabilitationsmaßnahmen nicht beschwerdefrei geworden ist. Vorausgegangene Kortisoninjektionen erhöhen die Wahrscheinlichkeit einer partiellen Ruptur und weisen damit besonders auf eine erforderliche operative Behandlung hin. Bei

25–50% der Patienten wird evtl. ein operativer Eingriff erforderlich (11, 14), wohingegen die anderen entweder auch ohne Operation beschwerdefrei werden oder sich bereit erklären, einen mehr sitzenden Lebensstil zu akzeptieren. Es gibt nur wenige Grenzen für den Eingriff. Vorausgegangene Operationen an der Ferse sollten den Operateur jedoch veranlassen, Lage und Aussehen der alten Narben genau zu beurteilen, um keine gefährlichen Inzisionen anzulegen, die zu Hautnekrosen führen können.

Diagnose

Die Veränderung lässt sich durch die typischen Zeichen, wie morgendliche Einsteifung, Schmerz bei sportlicher Betätigung und einem druckempfindlichen Knoten in der Sehne leicht diagnostizieren. Die Bildgebung durch Ultraschall oder MRI zeigt die Läsion, bietet aber keine weiteren Vorteile. Weder durch klinische Zeichen noch durch die Bildgebung kann eine Tendinosis von einer Teilruptur oder anderen spezifischen Veränderungen unterschieden werden (2). Eine solche Unterscheidung ist auch unnötig, da alle Veränderungen mit derselben operativen Technik angegangen werden.

Operationstechnik

Die Operation kann entweder in Narkose oder in Lokalanästhesie erfolgen. Bei einer Lokalanästhesie kann die Nadel die Sehne verletzen und zu einer Blutung in der Sehne führen. Hierdurch kann die Identifizierung der Läsion schwieriger werden. Der Patient liegt auf der gegenüber liegenden Seite. Eine laterale 6–7 cm lange Inzision bietet den besten Überblick bei Eingriffen in der Fersenregion. Einige Operateure bevorzugen eine mediale Inzision mit dem Patienten in Bauchlage, um den N. suralis und die V. saphena parva zu umgehen und weil die Narbe auf der Innenseite des Sprunggelenks weniger auffällt. In jedem Fall sollte die Inzision in einem gewissen Abstand von der dorsalen Mittellinie liegen. Eine Blutsperre ist nicht unbedingt erforderlich, erleichtert aber die Identifikation der Läsion. Der N. suralis und die V. saphena parva liegen subkutan lateral der Sehne (Abb. 1) und müssen geschont werden. Die dünne oberflächliche Unterschenkelfaszie wird inzidiert, um das Sehnengleitgewebe freizulegen. Dies ist eine dünne, durchsichtige Gleitmembran, die die Sehne direkt unter der Faszie überdeckt. Die subkutanen Gefäße werden sorgfältig koaguliert, um eine postoperative Schwellung zu verhindern und die Narbenbildung zu minimieren. Die auf der Vorderfläche der Sehne eintretenden Blutgefäße dürfen nicht verletzt werden. Das Sehnengleitgewebe wird längs gespalten und durch vorsichtige stumpfe Präparation von der Sehne gelöst. Die verletzlichen Strukturen des Sehnengleitgewebes sollten geschont werden, um den Wundverschluss zu erleichtern. Narbenbildungen und Adhäsionen sind sorgfältig zu beachten, da sie üblicherweise auf eine oberflächliche partielle Sehnenruptur hinweisen. Eine ausgedehnte Narbenbildung im Sehngleitgewebe ist selten. Sei sollte exzidiert werden, um die Sehne zu entlasten. Die Sehne wird auf Verfärbungen und oberflächliche Rupturen inspiziert und bezüglich eines Tumors sorgfältig palpiert. Letzterer weist auf eine Tendinose und begleitende innere Teilrupturen hin. Der veränderte Sehnenteil, in dem sich üblicherweise ein harter Tumor auf der Medialseite findet, wird in der Frontalebene längs gespalten, um den Inhalt freizulegen. Die Inzision darf nicht aus der Frontalebene abweichen. Dieser Operationsschritt wird erleichtert, wenn der Assistent die Ränder der Sehneninzision mit 2 Pinzetten auseinander hält. Bei einer Tendinose ist die Läsion wenig demarkiert mit einer stumpfen, gräulichen Verfärbung und veränderten Faserstrukturen, die in Kontrast stehen zu dem glitzernden, silbrigen, längs gestriften Erscheinungsbild einer normalen Sehne (Abb. 2). Wenn keine partielle Ruptur besteht, kann dies jedoch für einen unerfahrenen Beobachter schwierig zu erkennen sein. Um den Heilungsprozess anzuregen, werden drei oder vier Längsinzisionen im inneren der Sehne angelegt (Abb. 3). Partielle Rupturen und Gebiete mit einer ausgeprägten Tendinose werden reseziert. Bei einer dista-

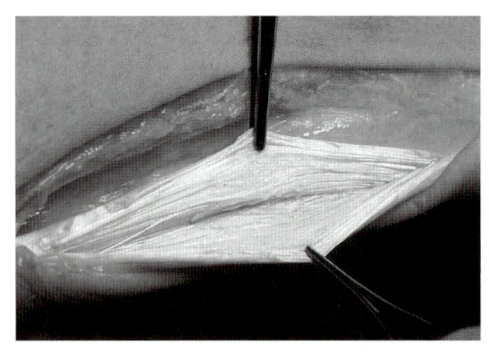

Abb. 2 Tendinose. Die „gewöhnliche" Läsion liegt in den zentralen Sehnenanteilen (zwischen den Spitzen der Pinzetten). Proximal und distal der Läsion, die für einen unerfahrenen Betrachter häufig schwer zu erkennen ist, finden sich normale Faserstrukturen.

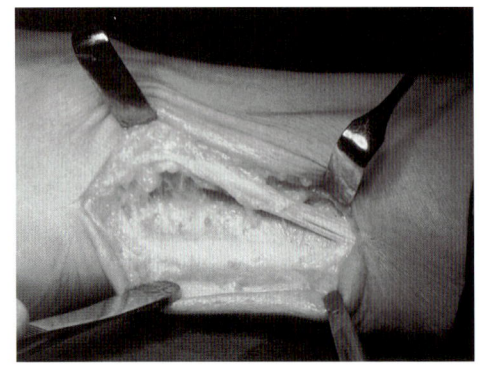

Abb. 1 Laterale Hautinzision. Der Patient liegt auf der kontralateralen Seite. Die oberflächliche Unterschenkelfaszie ist freigelegt. Beachten Sie den N. suralis und die V. saphena parva (Haken). Das sind die einzigen Strukturen, die identifiziert und geschützt werden müssen.

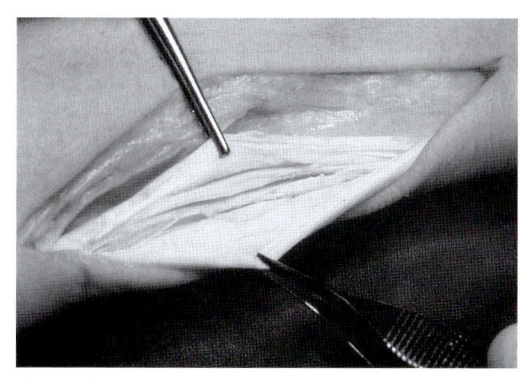

Abb. 3 Tendinose. Läsionen, die schwer abgrenzbar sind, werden durch mehrere Längsinzisionen behandelt, die den Heilungsprozess in Gang setzen sollen.

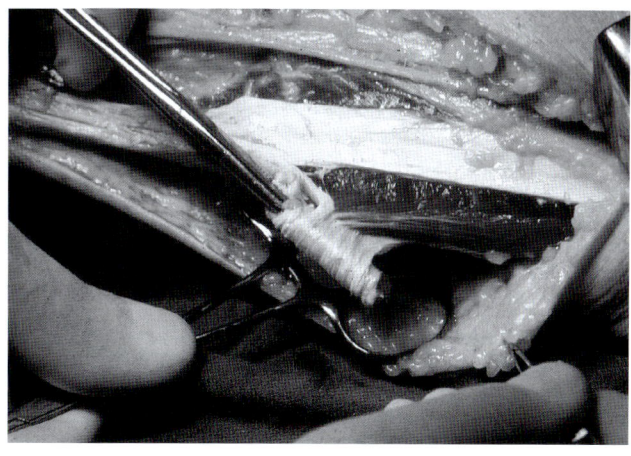

Abb. 5 Umkehrplastik. Die Faszie wird mit derselben Technik entnommen, mit der man eine Sardinenbüchse öffnet.

len Läsion wird die retrokalkaneare Bursa eröffnet, und ein kleiner Keil (4–5 mm) aus der posterosuperioren Prominenz des Kalkaneus mit einem sagittalen Sägeschnitt entfernt, um die Sehne zu dekomprimieren und ihre Insertion zur Identifikation von Partialrupturen freizulegen (Abb. 4). Die Sehneninzision wird vernäht und das Sehnengleitgewebe über der Sehne mit einer fortlaufenden Naht verschlossen.

Die oberflächliche Faszie bleibt offen. Die Resektion der Läsion kann zu kleinen Sehnendefekten führen, die Seit-zu-Seit vernäht werden. Gelegentlich bleibt nach der Resektion einer größeren Teilruptur ein Defekt, der zu einer vollständigen Ruptur führen könnte. In diesen Fällen muss die Sehne durch eine örtliche Umkehrplastik oder Verschiebeplastik oder durch einen Sehnentransfer (M. flexor hallucis longus, M. plantaris longus) verstärkt werden. Wir bevorzugen eine Umkehrplastik mit einem dorsalen 1,5 cm breiten Lappen aus der Soleusfaszie. Die Hautinzision wird nach proximal in der Mittellinie der Wade erweitert. Nach Inzision der Faszie wird das Transplantat gehoben, indem es um eine gerade Klemme gewickelt wird (Abb. 5). Dieser Streifen bleibt distal gestielt und wird nach unten geklappt (Innenseite nach außen), in den Sehnendefekt geschlagen und vernäht (Abb. 6). Ein größerer Defekt mit der Gefahr einer kompletten Ruptur, der nicht vernäht werden kann, erfordert einen umfänglicheren Eingriff mit einer Verschiebeplastik der proximalen Sehne. Hierzu wird die proximale Sehne durch eine lange Inzision in Form eines umgekehrten V mit der Spitze an der Insertion des M. gastrocnemius von der Soleusfaszie gelöst und hierbei die Ansätze der Muskelfasern belassen. Das Transplantat wird nach distal gezogen, um den Defekt zu überbrücken und danach die Faszieninzision unter optimaler Spannung Seit-zu-Seit vernäht. Eine partielle Avulsion der Insertion am Kalkaneus kann einfach durch eine 4-mm-Spongiosaschraube und einer gezähnelten Unterlegscheibe aus Kunststoff refixiert werden.

Nachbehandlung

Der Patient wird für 2 Wochen in einem Unterschenkelgehgips immobilisiert. Wenn größere Sehnendefekte eine Sehnenverstärkung erforderten, kann eine Immobilisation von 6–8 Wochen notwendig

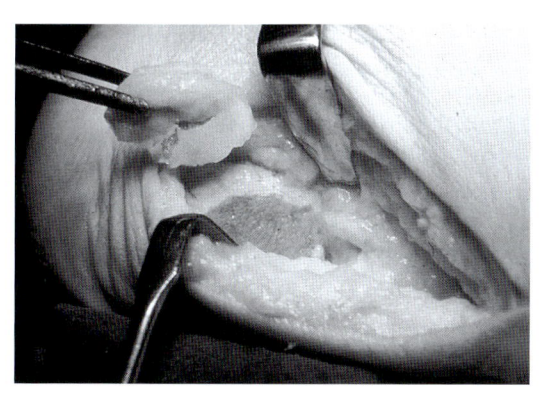

Abb. 4 Exzision der posterosuperioren Kante des Kalkaneus. Die Sehne ist durch den unteren Haken geschützt. Dieser Eingriff erfolgt üblicherweise bei distalen Tendinopathien der Achillessehne, um die Sehne zu dekomprimieren und die Darstellung des Sehnenansatzes zur Identifikation von Partialrupturen zu verbessern.

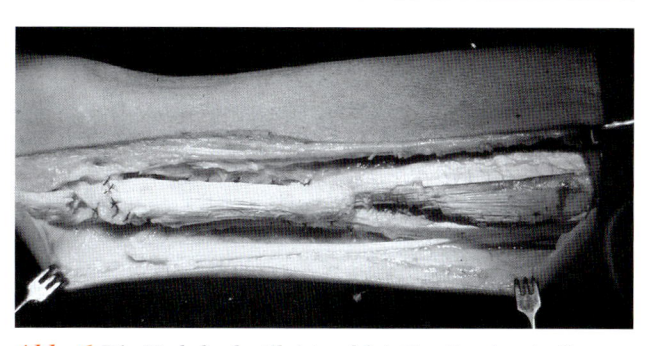

Abb. 6 Die Umkehrplastik ist erfolgt. Der Faszienstreifen wird so vernäht, dass er den Defekt bedeckt. Beachten Sie den zentralen Hebedefekt in der M.-soleus-Aponeurose.

sein. Postoperativ ist in den ersten 3–4 Monaten ein Sportverbot gegeben, unbegrenzte Aktivitäten bei Leistungssportlern sind erst nach weiteren 2 Monaten erlaubt.

Komplikationen

Es sind Gesamtkomplikationsraten bis zu 13% beschrieben (20, 25). Die meisten Fälle sind jedoch leicht und beeinflussen das Endergebnis nicht. Eine Wunddehiszenz findet sich in 1–4% (14, 18, 22, 25). Ihre Heilung kann einige Monate in Anspruch nehmen, wobei jedoch üblicherweise eine Hauttransplantation nicht erforderlich wird. Eine hypertrophe Narbenbildung kann Folge einer Hautnekrose sein. Sie wird in 1–5% der Fälle beschrieben (14, 16, 20, 25). Die Infektionsrate liegt zwischen 1 und 6% (14, 18, 20, 25). Sie lässt sich durch Antibiotika erfolgreich beherrschen. Andere, weniger häufige Komplikationen sind tiefe Venenthrombosen (20), Sehnenadhärenzen durch die Entwicklung ausgedehnter subkutaner Narben (22) und Einscheidungen des N. suralis (14). Eine weitere seltene, aber interessante Komplikation ist die Verlängerung oder vollständige Zerreißung der Sehne (20, 25). Einige dieser Fälle sind offensichtlich mehr Folge der pathologischen Veränderungen als des operativen Eingriffs.

Ergebnisse

Es gibt kein allgemein verwendetes Verlaufsprotokoll. Die meisten Operateure bezeichnen jedoch eine unbegrenzte Aktivität ohne oder mit geringen intermittierenden Beschwerden als ein zufriedenstellendes (sehr gutes bis gutes) Ergebnis. Frühe Studien berichten über 95–100% befriedigende Ergebnisse (10, 15), die zum Teil in nur 2–3 Monaten postoperativ erreicht werden. Spätstudien sind zum Teil weniger optimistisch und bieten Daten, die entsprechend der Läsion unterteilt sind. Die Gesamterfolgsrate liegt zwischen 67 und 87% (4, 14, 16, 18, 20, 21, 22). Manche Autoren beschreiben schlechtere Resultate bei distalen Läsionen (11, 14, 16, 21) oder bei einer Tendinose (14, 18, 22). Die postoperative Erholung ist häufig zögerlich, wobei manche Patienten bis zu 6–12 Monate benötigen, um die volle Funktion wieder zu erlangen (13, 15, 21, 22). Der Prozentsatz der Reoperationen liegt zwischen 3 und 23% (10, 11, 14, 16, 18, 22, 25). Die Ergebnisse sind üblicherweise schlechter als nach Primäreingriffen. Langzeitergebnisse (> 8 Jahren) bei Leistungssportlern sind gut. Es sind jedoch Rezidive beschrieben, die eine Reoperation erforderten (12).

Haglund-Ferse

Die typische Prominenz an der Ferse besteht oft in Form einer kleineren Deformität an oder lateral der Sehneninsertion. Sie kann jedoch auch einen größeren Teil der dorsalen Oberfläche der Tuberositas des Kalkaneus umfassen. Die Exzision der retrokalkanearen Bursa bei Fersenschmerzen wurde 1913 von White (24) vorgeschlagen. Die partielle Resektion der Tuberositas des Kalkaneus empfahl 1928 Haglund (5). Er wies als erster darauf hin, dass Fersenschmerzen mit einer posterosuperioren Prominenz der Ferse einhergehen können. Der Name Haglund ist heute mit dieser Veränderung verbunden. Sein operatives Vorgehen ist immer noch die bevorzugte Behandlungsmethode. Ein Keilosteotomie (26) ist jedoch zur Verschmälerung der Fersenkontur effektiver als eine Resektionsplastik. Sie sollte bei größeren Deformierungen, die den Sehneneinsatz mit einbeziehen, in Erwägung gezogen werden.

Indikationen und Grenzen

Konservative Maßnahmen betreffen üblicherweise Schuhveränderungen, wie Absatzerhöhungen, Fersenkissen oder teilweise Entfernung des Rückschuhs. Die meisten dieser Maßnahmen sind nicht effektiv und können die Stabilität und das Aussehen eines Schuhs erheblich verringern. Hierdurch bleibt der operative Eingriff bei Patienten mit anhaltendem Schmerz und Schuhproblemen die wesentliche Behandlungsoption. Bewegungseinschränkungen, wie bei der chronischen Achillodynie, finden sich selten. Sie stehen im Zusammenhang mit Narben nach vorhergehenden Eingriffen, die auch den operativen Zugang zur Ferse behindern können.

Diagnose

Schmerzhafte Kallusbildungen der Haut, Reiben und häufige Ulzerationen über dem prominenten Höcker weisen auf ein mechanisches Trauma durch den Rückschuh hin. Relativ häufig werden aber auch Schmerzen nahe des Sehnenansatzes ohne erkennbare Hautprobleme geklagt. Eine Haglund-Ferse kann nicht sicher von einer chronischen Achillodynie unterschieden werden, da häufig gleichzeitig mit dieser Deformität eine distale Tendinose mit oder ohne partielle Sehnenruptur besteht oder Folge einer Erhöhung des lokalen Druckes durch die Haglund-Ferse ist. Eine mäßige Schwellung und Fluktuation auf beiden Seiten der Sehneninsertion sowie ein lokaler Anstieg der Hauttemperatur weisen auf eine retrokalkaneare Bursitis hin, die häufig gemeinsam mit einer distalen partiellen Sehnenruptur auftritt. Die klinische Deformität findet sich häufig bei einer Cavovarus-Haltung des Fußes. Sie ist seltener eine wirkliche Exostose der Tuberositas des Kalkaneus. Sie kann durch ein lokales Weichteilödem oder eine Zunahme des Sehnenvolumens vergrößert sein. Die laterale Röntgenaufnahme der Ferse ist üblicherweise erstaunlich unauffällig. Manchmal zeigen sich jedoch große Knochenzacken an der Sehneninsertion. Viele Autoren haben versucht, die Deformität anhand verschiedener radiologischer Messungen zu definieren. Keine hat sich als wirklich wertvoll erwiesen.

Chronische Achillodynie und Haglund-Ferse

Operationstechnik

Die Operation kann sowohl in Narkose wie in Lokalanästhesie durchgeführt werden. Erstere ist jedoch bei größeren Eingriffen, wie einer Keilosteotomie, besser. Zu empfehlen ist die Lagerung des Patienten auf der gegenüberliegenden Seite und ein lateraler Zugang, bei dem der Fuß auf einer stabilen Auflage liegt. Hierdurch ergibt sich ein ausgezeichneter Überblick und eine stabile Lagerung der Ferse. Eine dorsale Inzision sollte immer vermieden werden. Ein Blutsperre erleichtert den Eingriff und spart Zeit.

Bei einer einfachen Resektionsplastik sollte die Inzision parallel zum lateralen Rand der Achillessehne verlaufen. Eine begrenzte subperiostale Ablösung (6–7 mm) der lateralen Sehneninsertion verbessert den Überblick. Eine Prominenz auf der lateralen Seite der Sehne lässt sich am besten mit einem Meißel resezieren, da diese Technik einen spitzwinkeligen Ansatz erfordert, durch den das dünne Blatt einer Säge verbogen werden kann. Eine solche Säge ist jedoch sehr nützlich, wenn die posterosuperiore Kante des Kalkaneus reseziert werden soll. Der Sägeschnitt sollte möglichst in der Frontalebene liegen und wenig oberhalb der Sehneninsertion auslaufen, um eine scharfe Kante in der Sehneninsertion zu vermeiden, die zu einer mechanischen Irritation führen könnte. Wir raten dringend von einer ausgedehnten Resektion ab, die das benachbarte Subtalargelenk eröffnen oder einen Ermüdungsbruch durch die Tuberositas des Kalkaneus verursachen könnte.

Eine große Prominenz unter Einschluss der Sehneninsertion kann nicht mit einer einfachen Resektion entfernt werden. Diese Situation erfordert einen größeren Eingriff, wie eine frontale Keilosteotomie ventral der Insertion. Der Keil sollte möglichst in der Frontalebene und seine Spitze entweder dorsal oder ventral dem Processus plantaris der Tuberositas des Kalkaneus liegen. Die erstere Alternative sollte gewählt werden, wenn die Sehne wegen distalen Veränderungen inspiziert werden muss. Hierfür wird eine gerade Inzision parallel zur Sehne auf der halben Distanz zwischen ihrer Insertion und dem Außenknöchel erforderlich. Eine Keilosteotomie vor dem Processus plantaris erfolgt durch eine gebogene Inzision, die über der lateralen Facette der Tuberositas des Kalkaneus zentriert ist. Der N. suralis liegt ventral dieser beiden Inzisionen und muss geschont werden. Die Inzision geht direkt auf den Knochen, der durch eine subperiostale Präparation freigelegt wird. Die korrekte Form des Keils wird dadurch gesichert, dass an der Spitze der Osteotomie ein Führungsdraht quer durch die plantare Kortikalis gebohrt wird. Die Knochenschnitte werden mit einer Säge angelegt, die parallel zu diesem Führungsdraht gehalten wird. Die Größe des Keils hängt vom Ausmaß der geplanten Korrektur ab. Typischerweise beträgt die proximale Basis etwa 10 mm (Abb. 7). Der Keil lässt sich leicht entfernen, wenn das mediale Periost mit einem scharfen Elevatorium abgelöst wird, das über den proximalen Rand der Tuberositas des Kalkaneus geführt wird. Hierbei ist darauf zu achten, den neurovaskulären Strang nicht zu verletzen. Das dorsale Fragment, an dem die Sehne ansetzt, sollte mindestens

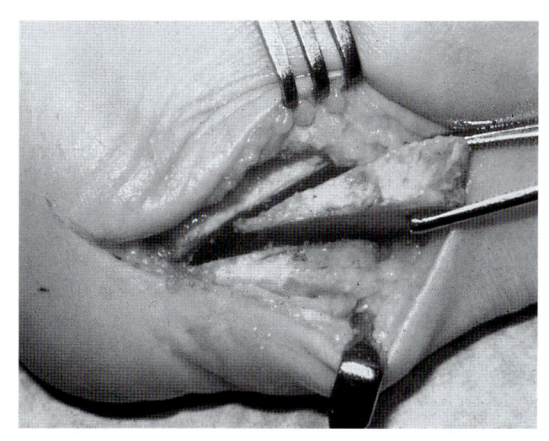

Abb. 7 Kalkaneusosteotomie bei einer Haglund-Ferse dorsal des Processus plantaris der Tuberositas des Kalkaneus. Der Keil wird entnommen. Plantar bleibt ein Kortikalis-„Scharnier" erhalten, um die Stabilität zu verbessern.

7 mm breit sein, damit es von den Implantaten gefasst werden kann, die zur Sicherung der Osteotomie eingebracht werden. Die Osteotomie wird durch Dorsalflexion des Sprunggelenks geschlossen. Hierbei sollte ein planterer Periostzügel erhalten geblieben sein, um eine Instabilität zu verhindern. Die Fixation erfolgt durch ein oder zwei 4 mm solide oder 4,5 mm kanülierte Schrauben mit kurzem Gewinde. Diese werden perkutan durch die Sehneninsertion oder durch die dorsale Facette der Tuberositas des Kalkaneus, die durch zur Seite halten der Sehne nach medial freigelegt wird, eingebracht. Die Retraktion der Sehnen wird einfacher, wenn 6–7 mm des lateralen Randes der Sehneninsertion abgelöst wurden. Mit Vorteil werden kanülierte Schrauben verwendet, vor allem da deren Führungsdraht die Osteotomie temporär fixiert. Der Schraubenkopf sollte sorgfältig versenkt werden, um nicht an der Sehne zu reiben. Die Osteotomie kann auch durch einige laterale Klammern verschlossen werden. Hierbei ist aber ein intakter plantarer Zügel unabdingbar, da diese Methode zur sekundären Verschiebung neigt. Eine Zerreißung des plantaren Weichteilzügels kann dadurch vermieden werden, dass der spongiöse Knochen vor Einbringen der Klammern angebohrt wird.

Obwohl in der Literatur oft beschrieben, ist eine Exzision der retrokalkanearen Bursa üblicherweise unmöglich, da die Bursa selten als klar definierte Struktur besteht. Die Entfernung eines Knochensporns im Sehnenansatz macht häufig die Ablösung eines großen Anteils der Sehne erforderlich und sollte vermieden werden. Größere Knochensporne, die zur Verformung beitragen, werden am besten durch die oben beschriebene Osteotomie behandelt.

Nachbehandlung

Nach einer einfachen Resektionsplastik wird der Patient sofort mobilisiert. Er kann aber frühestens nach 2 Monaten problemlos Schuhe tragen. Osteotomien werden für 6 Wochen in einem Unterschenkelgehgips ruhig gestellt. Danach ist eine Rehabilitation von weiteren 6 Wochen erforderlich.

Komplikationen

Eine ausgedehnte Resektionsplastik bietet keine größere Verringerung der Schmerzen als eine vorsichtigere (1, 19), kann jedoch zu einem Ermüdungsbruch der Tuberositas des Kalkaneus führen (8). Eine Osteotomie kann nach proximal dislozieren, vor allem wenn Klammern verwendet wurden. Durch eine Osteotomie wird der Hebelarm des M. triceps surae immer verkürzt und hierdurch die mechanische Situation für die aktive Plantarflexion etwas verschlechtert. Wenn der Apex der Osteotomie eher an der Spitze als dorsal oder ventral am Processus plantaris liegt, kann im Zentrum der Ferse eine unangenehme Kante entstehen. Die anderen Komplikationen entsprechen denen, die für die operative Behandlung einer chronischen Achillodynie besprochen wurden.

Ergebnisse

Patienten ohne deutliche Hautveränderungen zeigen ein weniger vorhersehbares Ergebnis. Dies erklärt sich wahrscheinlich aus der Überlappung von Haglund-Ferse und chronischer Achillodynie. Studien nach einfacher Resektionsarthroplastik sind widersprüchlich, da der Anteil der geheilten oder gebesserten Patienten zwischen fast 100% (6, 7) und weniger als 60% (1, 19, 23) angegeben wird. Mehr als 50% haben eine residuelle Deformität (1, 23). Einige Autoren (23) halten die operative Behandlung vor dem Hintergrund der schlechten Gesamtergebnisse für nicht gerechtfertigt. Bei einer Haglund-Ferse ist die Osteotomie in der Literatur anerkannt. Unsere persönliche Erfahrung zeigt, dass dies in schwierigen Fällen mit einer großen oder rezidivierenden Deformierung ein nützlicher Eingriff ist. Die Ergebnisse sind jedoch schlecht dokumentiert, da über diese Behandlung nur wenige Berichte publiziert wurden (9, 23, 26).

Literatur

[1] Angermann P. Chronic retrocalcaneal bursitis treated by resection of the calcaneus. *Foot Ankle* 1990 ; 10 : 285–287

[2] Åström M, Gentz CF, Nilsson P et al. Imaging in chronic achilles tendinopathy: a comparison of ultrasonography, magnetic resonance imaging and surgical findings in 27 histologically verified cases. *Skeletal Radiol* 1996 ; 25 : 615–620

[3] Åström M, Rausing A. Chronic Achilles tendinopathy. A survey of surgical and histopathologic findings. *Clin Orthop* 1995 ; 308 : 151–164

[4] Benazzo F, Stennardo G, Valli M. Achilles and patellar ten-dinopathies in athletes: pathogenesis and surgical treatment. *Bull Hosp Joint Dis* 1996 ; 54 : 236–240

[5] Haglund P. Beitrag zur Klinik der Achillessehne. *Z Orthop Chir* 1928 ; 49 : 49–58

[6] Hintermann B, Holzach P. Die Bursitis subachillea – eine bio-mechanische Analyse und klinische Studie. *Z Orthop Ihre Grenzgeb* 1992 ; 130 : 114–119

[7] Huber HM. Prominence of the calcaneus: late results of bone resection. *J Bone Joint Surg Br* 1992 ; 74 : 315–316

[8] Huber HM, Waldis M. Die Haglund-Exostose – eine Operationsindikation und ein kleiner Eingriff? *Z Orthop Ihre Grenzgeb* 1989 ; 127 : 286–290

[9] Keck SW, Kelly PJ. Bursitis of the posterior part of the heel. *J Bone Joint Surg Am* 1965 ; 47 : 267–273

[10] Kvist H, Kvist M. The operative treatment of chronic calcaneal paratenonitis. *J Bone Joint Surg Br* 1980 ; 62 : 353–357

[11] Kvist M. Achilles tendoninjuries in athletes. *AnnChir Gynaecol* 1991 ; 80 : 188–201

[12] Leach RE, Schepsis AA, Takai H. Long-term results of surgical management of Achilles tendinitis in runners. *Clin Orthop* 1992 ; 282 : 208–212

[13] Leadbetter WB, Mooar PA, Lane GJ, Lee SJ. The surgical treatmentof tendinitis. Clinical rationale and biologic basis. *Clin Sports Med* 1992 ; 11 : 679–712

[14] Leppilahti J, Orava S, Karpakka J, Takala T. Overuse injuries of the Achilles tendon. *Ann Chir Gynaecol* 1991 ; 80 : 202–207

[15] Ljungqvist R. Subcutaneous partial rupture of the Achilles tendon. *Acta Orthop Scand* 1967 ; (suppl 113)

[16] Morberg P, Jerre R, Swärd L, Karlsson J. Long-term results after surgical management of partial Achilles tendon ruptures. *Scand J Med Sci Sports* 1997 ; 7 : 299–303

[17] Movin T, Gad A, Reinholt FP, Rolf C. Tendon pathology in long-standing achillodynia. Biopsy findings in 40 patients. *Acta Orthop Scand* 1997 ; 68 : 170–175

[18] Nelen G, Martens M, Burssens A. Surgical treatment of chronic Achilles tendinitis. *Am J Sports Med* 1989 ; 17 : 754–759

[19] Nesse E, Finsen V. Poor results after resection for Haglund's heel. Analysis of 35 heels in 23 patients after 3 years. *Acta Orthop Scand* 1994 ; 65 : 107–109

[20] Rolf C, Movin T. Etiology, histopathology and outcome of surgery in achillodynia. *Foot Ankle* 1997 ; 18 : 565–569

[21] Schepsis AA, Leach RE. Surgical management of Achilles tendinitis. *Am J Sports Med* 1987 ; 15 : 308–315

[22] Schepsis AA, Wagner C, Leach RE. Surgical management of Achilles tendon overuse injuries. A long-term follow-up study. *Am J Sports Med* 1994 ; 22 : 611–619

[23] Taylor GJ. Prominence of the calcaneus: is operation justified? *J Bone Joint Surg Br* 1986 ; 68 : 467–470

[24] White CS. Retrocalcaneal bursitis. *NY Med J* 1913 ; 263–265

[25] Williams JG. Achilles tendon lesions in sport. *Sports Med* 1986 ; 3 : 114–135

[26] Zadek I. An operation for the cure of achillobursitis. *Am J Surg* 1939 ; 43 : 542–546

Posttraumatische Instabilität des Sprunggelenks: Anatomische Rekonstruktion der fibularen Bänder

24

B. Hintermann

Abstract

Sprunggelenkdistorsionen zählen zu den häufigsten muskuloskelettalen Verletzungen. Sie betreffen bis zu 25% aller Verletzungen, die in der Praxis behandelt werden. Die beste Behandlungsmethode gerissener Außenbänder des Sprunggelenks ist weiter Gegenstand der Diskussion. Wenn eine operative Behandlung erwogen wird, ist das Verständnis der spezifischen Anatomie und Biomechanik der Sprunggelenkbänder für einen Erfolg unabdingbar. Eine Rekonstruktion der Sprunggelenkbänder erfolgte bei 234 Sprunggelenken bei 243 Patienten (132 Männer und 111 Frauen mit einem Durchschnittsalter von 28,2 Jahren (16–48 Jahren)). Es handelte sich um eine direkte Naht bei 182 Sprunggelenken (75,2%) und eine verstärkte Naht mit der Plantarissehne bei 52 Sprunggelenken (24,8%). Bei den 208 Patienten, die für eine Kontrolle nach durchschnittlich 3,7 Jahren (1–10 Jahre) zur Verfügung standen, fand sich ein Durchschnittsscore von 89,1 Punkten (90–100 Punkte) auf dem AOFAS-Hindfoot-Scale. Die funktionellen Ergebnisse waren bei 157 Patienten (75,5%) sehr gut, bei 46 Patienten (22,1%) gut, bei 5 Patienten (2,4%) mäßig und bei keinem Sprunggelenk (0%) schlecht. Die guten und sehr guten Ergebnisse, die mit dieser Methode erzielt wurden, lassen sich durch die genau anatomische Rekonstruktion erklären, durch die weder die Kinematik noch die Mechanik des Sprunggelenks verändert wird. Die Ergebnisse legen nahe, dass der Operateur, wenn immer möglich, eine Technik wählen sollte, bei der die Anatomie und die normale Mechanik des Sprunggelenks wieder hergestellt wird.

Schlüsselworte

Sprunggelenk, Distorsion, Bandverletzungen, Instabilität

Einleitung

Distorsionen des Sprunggelenks in lateraler Inversion sind häufige Verletzungen bei Sportlern und der Gesamtbevölkerung. Die meisten dieser Verletzungen führen nicht zu einer chronischen, behindernden Instabilität. Es ist weitgehend anerkannt, dass eine primäre Sprunggelenkdistorsion konservativ unter Einschluss einer aggressiven Rehabilitation nach der konservativen Behandlung behandelt werden sollte. Die Mehrzahl der Patienten mit einem begrenzten lateralen Schaden kommen mit dieser Behandlung gut zurecht. Mehrere Berichte belegen jedoch, dass bei 20–40% der Patienten, deren Sprunggelenkdistorsion konservativ behandelt worden war, gewisse Beschwerden und Instabilitätsprobleme zurück bleiben, die sie bei den Aktivitäten des täglichen Lebens und des Sports stören (1, 7, 14, 15). Für diese Patienten ist eine operative Rekonstruktion des lateralen Bandkomplexes am Sprunggelenk ratsam, wenn Versuche der konservativen Rehabilitation fehlgeschlagen sind.

Klinische Symptome

Die wesentliche Komplikation eines geschädigten lateralen Bands ist eine chronische laterale Instabilität, die sich in wiederholten Verletzungen mit Schmerz, Druckschmerz und manchmal Schwellung über den Außenbändern manifestiert (5, 10, 14, 16). Etwa 30% (1) sind zwischen diesen Ereignissen asymptomatisch, während sich bei anderen Patienten chronischer lateraler Schmerz, Druckschmerz, Schwellung oder Induration mit erheblichen Schwierigkeiten bei den Aktivitäten in Sport und täglichem Leben entwickeln (1, 5, 16). Die Anamnese mit Unsicherheit, Instabilität und „Giving way" (9, 10) ist wesentlich wichtiger zur Diagnose als die körperliche Untersuchung, die bei akuten und rezidivierenden Distorsionen allgemein als unzuverlässig angesehen wird (1, 13).

Körperliche Untersuchung

Die meisten Patienten mit einer Sprunggelenkdistorsion beschreiben ein „Knall"- oder Riss-Gefühl im Moment der Verletzung. Bei der Untersuchung findet sich bei Palpation ein Druckschmerz unterschiedlichen Ausmaßes über den verschiedenen Bändern. Es können Ecchymosen vorhanden sein oder fehlen. Bezüglich des Ausmaßes der Schädigung können vorsichtige Stressmanöver mit dem Talus-Kippungs-Test und dem vorderen Schubladentest zusätzliche Informationen liefern. Es wurde vorgeschlagen, die lateralen Sprunggelenkdistorsionen wie folgt zu klassifizieren: Grad I: Leichte Dehnung der Bänder ohne Instabilität; Grad II: Umschriebener, aber nicht vollständiger Riss und mäßige Instabilität und Grad III: Kompletter Riss der Bänder mit erheblicher Laxität und Instabilität (2).

Röntgenuntersuchung

Die Diagnose einer Instabilität kann durch ein Röntgenbild in forcierter Innenversion und ein laterales Bild mit vorwärts geschobenem Fuß unterstützt werden. Eine Taluskippung von mehr als 5° Unterschied zur unverletzten Gegenseite wird üblicherweise als pathologisch beurteilt (9), wobei andere Autoren ein Minimum von 10° fordern (4). Eine ventrale Subluxation von über 6 mm wird üblicherweise auch als pathologisch angesehen (6, 9). Bei etwa 5% der Bevölkerung findet sich jedoch eine breite Variation bis zu 25° Taluskippung und Unterschiede von einer Seite zur anderen bis zu 19° (4). Dies weist darauf hin, dass die radiologische Diagnose einer lateralen Instabilität höchst unzuverlässig ist. Dies wird noch klarer, wenn man bedenkt, dass nur 40% der Patienten mit einer radiologischen Instabilität die Symptome eines instabilen Sprunggelenkes zeigen (5) und dass etwa derselbe Prozentsatz mit symptomatischer Sprunggelenkinstabilität sich auf Stressaufnahmen als stabil zeigt (12).

Operationstechnik

Der Patient wird in Rückenlage gelagert, das Becken mit einem Keilkissen unter dem Gesäß der betroffenen Seite etwa 30° gekippt. Der Fuß wird in Plantarflexion gehalten und eine 6–8 cm lange, etwas geschwungene Inzision angelegt, die am distalen Malleolus beginnt und in Richtung der Basis des 5. Mittelfußknochens verläuft. Der Bereich um den distalen Malleolus wird dargestellt. Im distalen Teil der Inzision werden zuerst der Sinus tarsi und das Subtalargelenk freigelegt und eröffnet. Dann erfolgt die weitere Präparation nach proximal unter Erhalt der verbliebenen und häufig vernarbten Bänder. Dann wird das Sprunggelenk eröffnet und ein kleiner Haken auf dem Talushals eingesetzt. Die häufig eingerissene Sehnenscheide der Peronealsehnen wird mit einem stumpfen Langenbeckhaken nach dorsal gezogen. Jetzt können die Verhältnisse an den Stümpfen der Ligg. fibulotalare anterius und fibulocalcaneare geklärt werden. Wenn eine primäre Naht möglich ist, werden 1 oder 2 resorbierbare 1-Nähte in 8er-Form sowohl in das fibulokalkaneare wie vordere fibulotalare Band gelegt (Abb. 1A). Diese Nähte werden nicht angezogen und ein Bohrloch direkt lateral der Gelenkfläche der Fibula zwischen der fibularen Insertion der Ligg. fibulotalare anterius und fibulocalcaneare angelegt, das etwa 10 mm über der Spitze des Außenknöchels liegt. In dieses wird dann ein Mitek®-Anker eingesetzt (Abb. 1B). Beide Enden des nicht-resorbierbaren 1-Fadens des Ankers werden in ähnlicher Weise durch die beiden Bänder geführt und unter leichter Spannung in Neutralposition des Fußes geknotet. Die vorgelegten resorbierbaren Nähte werden dann mit dem Periost des Außenknöchels vernäht (Abb. 1C). Dann wird das Sprunggelenk vollständig durchbewegt, um sicher zu sein, dass die Nähte halten. Wenn sich ein verbleibender Spalt in der Sehnenscheide der Peronealsehnen findet, wird dieser mit resorbierbaren 2/0-Nähten verschlossen. Dann wird die anterolaterale Gelenkkapsel mit resorbierbaren Nähten so verschlossen, dass die lokalen Weichteile gerafft werden. Danach wird die Haut vernäht.

Wenn der Zustand der Ligg. fibulotalare anterius und fibulocalcaneare keine sichere primäre Naht erlaubt,

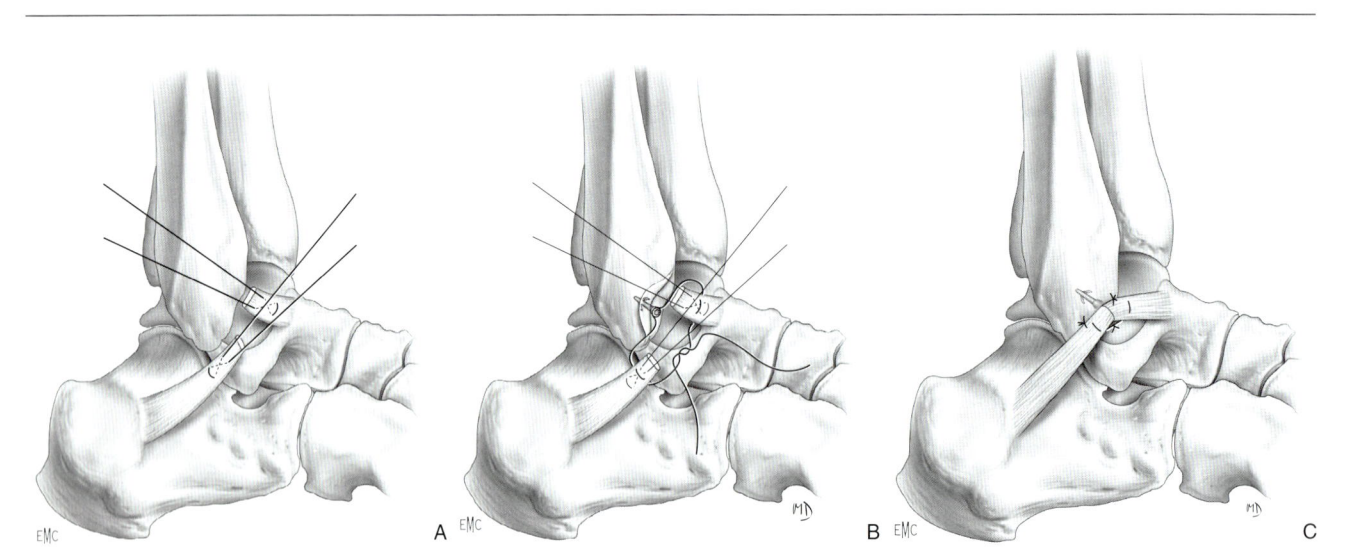

Abb. 1 A. In die Stümpfe die Ligg. fibulotalare anterius und fibulocalcaneare wird eine Naht gelegt.
B. Der Mitek®-Anker wird 10 mm oberhalb der Spitze des Außenknöchels eingesetzt und die beiden Enden der nicht-resorbierbaren Nr.-1-Naht in die beiden Bänder geführt.
C. Die Naht wird unter leichter Spannung mit dem Fuß in Neutralstellung vervollständigt und die beiden vorgelegten resorbierbaren Fäden dann mit dem Periost des Außenknöchels vernäht.

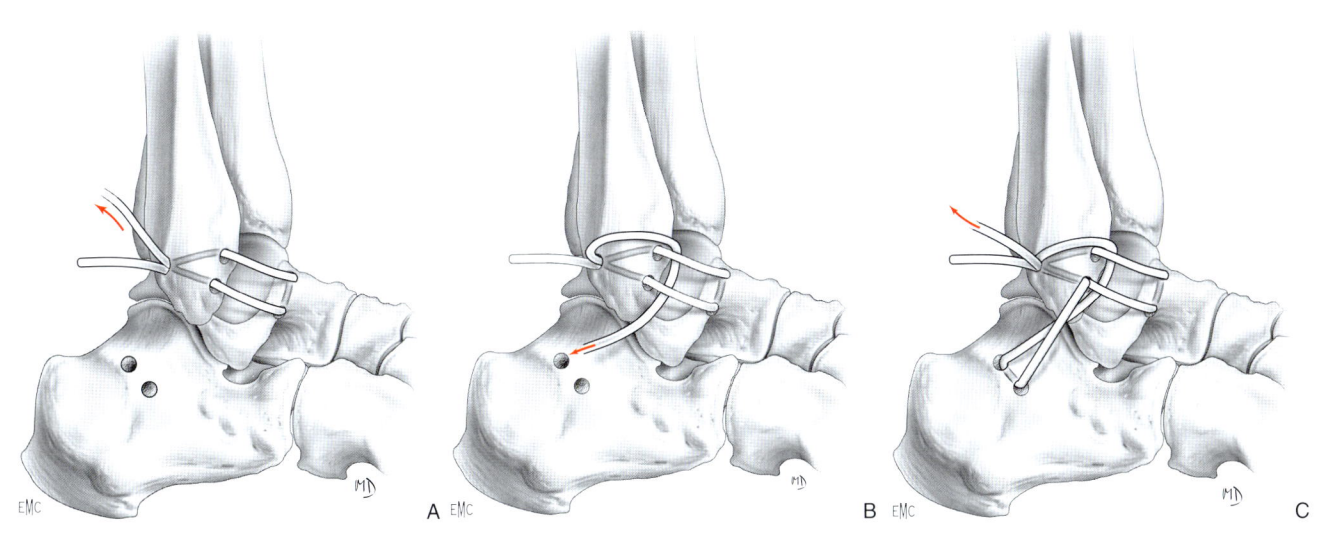

Abb. 2 Das Transplantat wird schrittweise durch die vorbereiteten Knochenkanäle gezogen (siehe Text).

wird die M.-plantaris-Sehne entnommen (8). Hierfür wird eine 1–2 cm lange Hautinzision über der medialen Seite der Achillessehne direkt proximal des Tuber calcanei angelegt und die Sehne des M. plantaris aufgesucht. Die Plantarissehne wird vom Knochen abgelöst und ihr Stumpf mit einer atraumatischen 0-Naht gefasst und nach proximal mobilisiert. Dann wird der Sehnenstripper eingebracht und bis zur proximalen Wade über eine Distanz von 20–25 cm vorgeschoben und dabei die Standnaht in der Sehne unter Spannung gehalten. Dann wird der innere Zylinder des Strippers gedreht und hierdurch die Sehne durchtrennt. Sie wird dann nach distal ausgezogen. Sie sollte üblicherweise eine Länge von 17–18 cm haben. Mit einem 3,2-mm-Bohrer werden zwei 10 mm tiefe, konvergierende Löcher in die ventrale Fläche des Außenknöchels 10–18 mm proximal der Knöchelspitze gebohrt, ohne hierbei die dorsale Kortikalis zu perforieren. Ein weiteres horizontales Loch wird in der posterolateralen Kortikalis angelegt, das die ventralen Löcher auf Höhe der Konvergenz trifft. Eine Branche einer Repositionszange wird nun in das dorsale Loch eingesetzt und durch Drehen der Zange ein Kanal geschaffen. Dies wird dann am ventralen Loch wiederholt und gleichzeitig die Knochenkanten geglättet. In gleicher Weise werden 2 konvergierende Löcher in den Talushals auf Höhe der Insertion des Lig. fibulotalare anterius unter einem kraniokaudalen Abstand zwischen diesen beiden Löchern von 10 mm gebohrt. Sie werden wieder durch dieses Drehmanöver mit einer Repositionszange miteinander verbunden, sodass ein Kanal entsteht.

Der Fuß wird nun in maximaler Supination gehalten und die Peronealsehnen nach dorsal gezogen. Hierdurch kann die Ansatzstelle des Lig. fibulocalcaneare ca. 12 mm distal dem Gelenkspalt des Subtalargelenkes freigelegt werden. Zwei konvergierende Löcher werden in den Kalkaneus gebohrt. Ihr a.p.-Abstand beträgt etwa 6 mm. Dann wird wieder mit Repositionszange ein knöcherner Kanal geschaffen. Nun wird eine Naht durch die Löcher geführt, um Lage und Spannung des Sehnentransplantates zu kontrollieren. Bei einer Neutralstellung von Fuß und Subtalargelenk sollte der Faden am Vorderrand des Außenknöchels liegen. Der Faden bleibt belassen, da er die nachfolgende Passage der Standnaht in der Sehne vereinfacht. Das freie Ende der Sehne wird mit einer Klemme gesichert. Mithilfe der Standnaht wird das andere Ende der isolierten Sehne in das dorsale Loch am Malleolus gebracht und durch das proximale Loch nach vorn ausgezogen (Abb. 2A). Von dort aus läuft sie in das proximale Loch im Talushals und tritt durch das distale Loch aus. Dann läuft sie auf das distale Loch des Außenknöchels zurück und wird nach dorsal ausgezogen. Dann verläuft die Sehne über den Außenknöchel und weiter unter der Schlinge über dem Talushals bis zum distalen Bohrloch im Kalkaneus (Abb. 2B). Die Sehne wird durch den Knochenkanal im Kalkaneus in a.p.-Richtung und dann bis zum unteren Loch am Vorderrand des Außenknöchels geführt und nach lateral ausgezogen (Abb. 2C). Mit dem Fuß in Neutralstellung wird das Sehnentransplantat unter leichte Spannung gebracht. Das Transplantat wird auf eine gleichmäßige Spannung kontrolliert und die unbehinderte Beweglichkeit von Sprunggelenk und Subtalargelenk überprüft. Die beiden Enden der transplantierten Sehne werden unter leichter Spannung mit einer resorbierbaren 0-Naht vernäht und die noch bestehenden Bandstümpfe auf das Transplantat gesteppt. An allen Inzisionen werden Subkutangewebe und Haut mit Einzelknopfnähten verschlossen.

Nachbehandlung

Der Unterschenkel wird in einer dorsalen Schiene mit dem Sprunggelenk in 90° gelagert. Bei normaler Wundheilung können aktive und passive Bewegungsübungen 2–3 Tage nach dem Eingriff aufgenommen werden. Wenn verfügbar, verwendet man eine CPM-Schiene. Eine Supination, sowohl aktiv wie passiv, ist zu vermeiden. Es werden aber isometrische Übungen für die Peronealmuskulatur aufgenommen. Dann wird ein spezieller Schuh, der den Fuß vor Inversion/Supination und exzessiver Plantarflexion schützt, angepasst. Das Gehtraining beginnt am 3. Tag, sofern die Wundheilung in Ordnung ist und die Schwellung zurück geht. Zum Gehen wird ein Kompressionsverband angelegt. Die Belastung sollte schmerzlos möglich sein. Die volle, schmerzfreie Belastung wird üblicherweise nach 10 Tagen erreicht. Ab diesem Zeitpunkt ist weder eine Krücke noch eine Nachtschiene erforderlich. Nach 4 Wochen werden Übungen in allen Ebenen und ein zunehmendes propriozeptives Training freigegeben. Die Wiederaufnahme sportlicher Aktivitäten wird nur erlaubt, wenn der Patient einen Spezialschuh mit bilateralen, stabilisierenden Stäben trägt, die dann schrittweise entfernt werden. Die Rückkehr zu einer sitzenden Beschäftigung ist üblicherweise nach 2 Wochen, körperliche Arbeiten nach 5–8 Wochen möglich.

Ergebnisse

Zwischen 1988 und 1997 führten wir die Rekonstruktion der Sprunggelenkbänder an 234 Sprunggelenken bei 243 Patienten (132 Männern und 111 Frauen mit einem Durchschnittsalter von 28,2 Jahren (16–48)) durch. Von diesen waren 27 Patienten (27 Sprunggelenke) Leistungssportler mit einer Erstverletzung Grad III. Die anderen 196 Patienten (207 Sprunggelenke) hatten mindestens 2 schwere Distorsionen mit anschließendem Schmerz und Schwellung erlitten. Drei dieser Patienten hatten eine primäre Bandnaht erhalten, die anderen waren konservativ behandelt worden. Die Indikation zur Bandrekonstruktion wurde bei allen Patienten gestellt, wenn die Instabilität trotz dreimonatiger intensiver Physiotherapie weiter bestand. 7 Patienten mit einer bilateralen Instabilität wurden an beiden Füßen in einer Sitzung operiert, 128 Sprunggelenke (175 Patienten) wurden mit einer primären Naht und 28 Sprunggelenke (48 Patienten) mit einer Bandplastik mit einem freien Plantarissehnentransplantat behandelt. In einem Fall musste ein zu kurzes Transplantat der M.-plantaris-Sehne durch die Sehne des M. extensor digitorium IV verstärkt werden. Bei 4 anderen Patienten (4 Sprunggelenke) fehlte eine Plantarissehne. Daher wurden die Sehnen des M. extensor digitorium II und IV verwendet. Wegen einer gleichzeitig bestehenden Kalkaneus-Varus-Deformität wurde bei 9 Patienten (9 Sprunggelenke) eine simultane Dwyer-Osteotomie erforderlich.

208 Sprunggelenke (89,6%) konnten über 3,6 Jahre (1–10 Jahre) weiter verfolgt werden. In der Zwischenzeit hatten 2 Patienten eine schwere Distorsion des operierten Sprunggelenks mit Ausbildung eines Hämatoms erlitten. Nach konservativer Therapie war ein Patient symptomfrei und in der Lage, am Sport teilzunehmen, dies konnte der andere Patient nicht. Letzterer unterzog sich einer erneuten Bandrekonstruktion mit einem freien Plantarissehnentransplantat und einer zusätzlichen Dwyer-Osteotomie. Hierdurch wurde das Sprunggelenk stabil. Der Patient nahm dann seine vollen sportlichen Aktivitäten wieder auf.

Zum Zeitpunkt der Nachkontrollen waren 191 Patienten (91,8%) in der Lage, den Sport wieder auszuüben, den sie vor der Verletzung getrieben hatten, 10 Patienten (4,8%) hatten ihre frühere sportliche Aktivität aus verschiedenen Gründen nicht wieder erreicht und 7 weitere Patienten (3,4%) waren, wie vor der Verletzung, nicht aktiv. Es fanden sich keine Unterschiede zwischen den Patienten, die mit einer Bandnaht und denen die mit einer Bandplastik mit der Plantarissehne behandelt worden waren. Im AOFAS-Hindfoot-Scale (11) erreichten 208 Sprunggelenke einen durchschnittlichen Punktescore von 98,1 (90–100). Die Gelenkbeweglichkeit fand sich in keinem Fall eingeschränkt. Bei 3 Patienten war die Beweglichkeit des Subtalargelenks gering behindert.

Eine Patientin, bei der gleichzeitig eine Kalkaneusosteotomie durchgeführt worden war, litt postoperativ an einer oberflächlichen Wundinfektion, die nach 4 Wochen abheilte. Zum Zeitpunkt der Nachkontrollen klagte ein Patient über eine gewisse Parästhesie im Entnahmegebiet der Plantarissehne und ein zweiter im proximalen Bereich der Entnahmestelle der Extensorensehne. Andere Komplikationen fanden sich nicht.

Schlussfolgerungen

Die anatomische Rekonstruktion der Außenbänder des Sprunggelenks, die bei rezidivierenden Distorsionen und, selten, bei Leistungssportlern mit primären Grad-III-Distorsionen indiziert ist, ist eine erfolgreiche Behandlungsmöglichkeit. Wie in dieser Studie gezeigt und durch die Ergebnisse anderer Autoren gesichert (1, 3), können hiermit gute und sehr gute Ergebnisse (über 90%) erzielt werden.

Literatur

[1] Brostroem L. Sprained ankle V – treatment and prognosis. *Acta Chir Scand* 1966 ; 132 : 537–550
[2] Cass JR, Morrey BF, Katoh Y, Chao EY et al. Ankle instability: comparison of primary repair and delayed reconstruction after long-term follow-up study. *Clin Orthop* 1985 ; 198 : 110–117
[3] Czaja S, Müller W. Surgical treatment of ankle instability secondary to chronic tear of the lateral ligaments. *Orthop Traumatol* 1998 ; 6 : 245–256
[4] Drez D, Young JC, Parker W. Non-operative treatment of double lateral ligament tears of the ankle. *Am J Sports Med* 1982 ; 10 : 197–200
[5] Freeman MA. Instability of the foot after injuries to the lateral ligament of the ankle. *J Bone Joint Surg Br* 1965 ; 47 : 669–677
[6] Grace TG. Muscle imbalance and extremity injury. A perplexing relationship. *Sports Med* 1985 ; 2 : 77–82
[7] Hintermann B. Ankle sprain – a harmless injury? *Schweiz Rundsch Med Prax* 1996 ; 85 : 396–398
[8] Hintermann B. Anatomical reconstruction of the lateral ligament complex of the ankle. *Orthop Traumatol* 1998 ; 6 : 205–213
[9] Hintermann B, Holzach P, Matter P. Injury pattern of the lateral ankle ligaments: radiological diagnosis and clinical study. *Unfall chirurg* 1992 ; 95 : 142–147
[10] Karlsson J, Bergstrem T, Peterson L. Reconstruction of the lateral ligaments of the ankle for chronic lateral instability. *J Bone Joint Surg Am* 1988 ; 70 : 581–588
[11] Kitaoka HB, Alexander IJ, Adelaar RS, Nunley JA, Myerson MS, Sanders M et al. Clinical rating systems for the ankle-hindfoot, midfoot, hallux, and lesser toes. *Foot Ankle Int* 1994 ; 15 : 349–353
[12] Kristiansen B. Evan's repair of lateral instability of the ankle joint. *Acta Orthop Scand* 1981 ; 52 : 679–682
[13] Orava S, Jaroma H, Suvela M. Radiological instability of the ankle after Evan's repair. *Acta Orthop Scand* 1983 ; 54 : 734–738
[14] Ruth CJ. The surgical treatment of injuries of the fibular collateral ligaments of the ankle. *J Bone Joint Surg Am* 1961 ; 43 : 229–239
[15] Staples OS. Ligamentous injuries of the ankle joint. *Clin Orthop* 1965 ; 42 : 21–25
[16] Staples OS. Ruptures of the fibular collateral ligaments of the ankle. *J Bone Joint Surg Am* 1975 ; 57 : 101–197

25 Die Peroneus-tertius-Ligamentoplastik zur Behandlung der chronischen Sprunggelenkinstabilität

C. Mabit
F. Fiorenza
V. Desnoyers

Abstract

Die Autoren stellen einen Originaleingriff mit Verwendung des M. peroneus tertius zur Behandlung von chronischen Instabilitäten des Sprunggelenks vor.

Der M. peroneus tertius ist ein nicht regelmäßig bestehender Muskel, der sich bei 90% einer Population findet. Die Breite der Sehne steht in Relation zu ihrer Länge: Bei 60% der Fälle ist sie breiter als 4 mm. Hierdurch wird die Sehne biomechanisch nutzbar. Der Eingriff erfolgt durch einen lateralen Zugang. Die Sehne kann einfach unter dem kaudalen Extensorenretinakulum gefunden werden. Sie wird dann von ihrem distalen Ansatz an der Basis des 5. Mittelfußknochens bis zu ihrem Muskelbauch freipräpariert. Durch den Außenknöchel wird ein Kanal gebohrt (das proximale Loch liegt auf Höhe des Lig. fibulotibiale anterius und das distale Loch auf dem ventralen Teil des Knöchels). Auch in den Talushals wird ein Kanal gebohrt.

Das Transplantat wird durch diese Kanäle gezogen, mit dem Fuß in Neutralstellung angespannt und mit sich selbst vernäht. Diese Transplantation entspricht einer anatomischen Rekonstruktionstechnik, die die ventralen Zügel des lateralen Seitenbands des Sprunggelenks wieder herstellt.

Bei einer Beteiligung des Subtalargelenks sind 2 Modifikationen beschrieben:
– Nachdem es durch den Talushals gezogen wurde, wird das Transplantat auf der Außenseite des Kalkaneus fixiert. Es imitiert damit den Verlauf des Lig. talocalcaneare.
– Dies Band kann durch einen Retinakulumlappen, der nach kranial durch den Kanal im Talus gezogen wird, ersetzt werden.

Diese Technik, die durch die anatomischen Gegebenheiten limitiert ist, stellt eine Alternative zu anderen anatomischen Eingriffen dar.

Schlüsselworte

Sprunggelenk, chronische Sprunggelenkinstabilität, Peroneus-tertius-Ligamentoplastik, Ligamentoplastik

Einleitung

Sprunggelenkdistorsionen machen 25–50% aller Sportverletzungen aus. Sie betreffen den Außenbandkomplex in 80–90% aller Fälle (1, 8, 17). Außerdem schätzt man, dass sich täglich eine Inversionsverletzung des Sprunggelenks pro 10.000 Menschen ereignet (3). Eine chronische laterale Sprunggelenkstabilität betrifft 10–30% der Folgen einer Sprunggelenkdistorsion. Sie kann zu erheblicher Einschränkung der sportlichen Aktivitäten führen (1, 12, 21).

Eine operative Rekonstruktion der Außenbänder ist angezeigt, wenn eine funktionelle Rehabilitation mit neuromuskulärem und propriozeptivem Training nicht erfolgreich war und rezidivierende Inversionsverletzungen auftreten, die die sportlichen und täglichen Aktivitäten behindern.

Es sind zahlreiche Techniken und Modifikationen beschrieben (19). Schematisch können 2 Eingriffsarten unterschieden werden:
- Nicht-anatomischer Ersatz vorwiegend unter Verwendung des M. peroneus brevis als Tenodese.
- Anatomischer Ersatz durch Retention des lateralen kapsuloligamentären Komplexes oder verstärkende Ligamentoplastiken.

Wir stellen eine Originaltechnik vor, bei der der M. peroneus tertius für eine anatomische Rekonstruktion genutzt wird (15).

Anatomische Grundlagen

Der M. peroneus tertius (PT) wird klassischerweise als ein inkonstanter Muskel beschrieben, der bei ca. 90% einer Population vorhanden ist (10, 20). Er führt zu einer Dorsalflexion des Fußes und trägt zur Eversion bei. Der PT entspringt vom unteren Drittel der Ventralfläche der Fibula und vor allem von der Membrana interossea. Seine Sehne liegt lateral des M. extensor digitorium longus und verläuft unter dem Extensorenretinakulum. Distal setzt sie an der mediodorsalen Oberfläche der Basis des 5. Mittelfußknochens an. Diese distale Insertion hat üblicherweise die Form eines Hockey-Schlägers (Abb. 1). Es sind zahlreiche

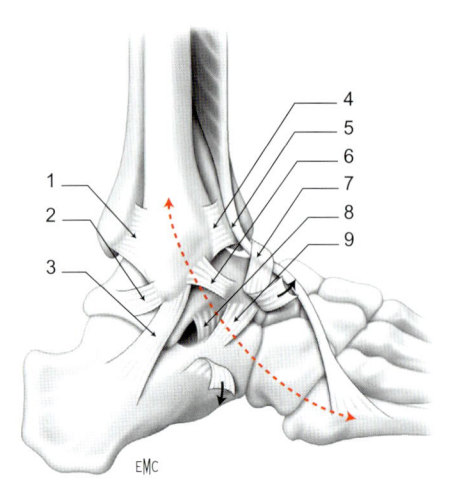

Abb. 1 Schematische Zeichnung des ventrolateralen Bandkomplexes des tibiotalaren und subtalaren Gelenks. 1. Lig. tibiofibulare posterior; 2. Lig. fibulotalare posterior; 3. Lig. fibulocalcaneare; 4. Lig. tibiofibulare anterior; 5. M.-peroneus-tertius-Sehne; 6. Lig. fibulotalare anterius; 7. distales Extensorenretinakulum (durchtrennt); 8. Lig. talocalcaneare interosseum; 9. ventrolaterales Lig. talocalcaneare. Zugang: Hautinzision (gepunktete Linie).

anatomische Varianten beschrieben (10, 25, 26):
- Ein gemeinsamer sehniger Ursprung oder ein sehniger Zusammenschluss mit dem Extensor digitorum longus (15%),
- eine gabelförmige (5%) oder dreistrahlige distale Insertion (2,5%).
- eine Sehnendoppelung (2,5%),
- Variationen der Insertion: An der Basis des 5. Mittelfußknochens, an der 5. Zehe, am M. extensor longus der 5. Zehe.

Der PT wird vom N. peroneus profundus und einem Ast der A. tibialis anterior versorgt.

Stevens et al. (26) beschrieben, dass die Breite der PT-Sehne mit ihrer Länge korreliert. In 60% der Fälle liegt die Breite zwischen 4 und 6 mm, in 2,5% der Fälle ist sie unter 3 mm breit und damit mechanisch uninteressant.

Operatives Vorgehen

Standardtechnik (Abb. 2, 3)

Der Eingriff erfolgt über einen lateralen Zugang. Wir verwenden eine etwa 8 cm lange Inzision, die über der Spitze des Außenknöchels zentriert wird. Es ist darauf zu achten, den N. peroneus superficialis nicht zu verletzen, der subkutan am proximalen Ausläufer der Inzision liegt. Das submalleoläre Fettpolster wird durchtrennt und erhalten. Dann kann das kaudale Extensorenretinakulum dargestellt werden. Unter Erhalt seines kalkanearen Ansatzes wird ein proximaler Lappen aus dem Retinakulum präpariert. Falls der PT vorhanden ist, liegt er meist als die am weitesten laterale Struktur unter dem Retinakulum. Nötigenfalls kann die laterale Inzision nach distal erweitert werden, um die distale Insertion des PT freizulegen. Die PT-Sehne wird dann proximal an ihrem Muskelbauch durchtrennt. Hierbei ist ihre arterielle Versorgung zu schonen. Dann kann die Beurteilung des ligamentären Schadens unter besonderer Beachtung des lateralen Seitenbandkomplexes (vor allem des Lig. fibulotalare anterius), des Lig. talocalcaneare anterius und des Lig. talocalcaneare interosseum erfolgen.

Dann werden der Talus und der Außenknöchel dargestellt und 2 transossäre Kanäle gebohrt: Einer vertikal durch den Talushals und der andere durch den Knöchel (das proximale Loch liegt auf Höhe des Lig. tibiofibulare anterius und das distale Loch auf der Ventralfläche des Malleolus entsprechend der fibularen Insertion des Lig. fibulotalare anterius). Diese Kanäle werden vorsichtig mit einer Raspel erweitert.

Das vollständige mobilisierte distale Ende des Transplantats kann nun durch die beiden Kanäle gezogen werden. Dies sollte ohne größeren Widerstand in den Kanälen leicht möglich sein. Das PT-Transplantat wird dann mit dem Fuß in Neutralposition angespannt und mit sich selbst vernäht. Sein distales Ende reicht üblicherweise auf die Vorderfläche des Knöchels und kann gegen das Periost vernäht werden. Die Naht der Sehnenschlinge ergibt die endgültige Spannung des Transplantats. Das Transplantat wird zusätzlich dadurch gesichert, dass es gegen das Periost am Eintrittspunkt in den Knöchelkanal vernäht wird. Dann wird das Retinakulum verschlossen, eine Drainage in den Sinus tarsi gelegt, das inframalleoläre Fettpolster reponiert und die Haut vernäht.

Postoperativ erfolgt die Ruhigstellung des Sprunggelenks in einem Unterschenkelgips über 40 Tage.

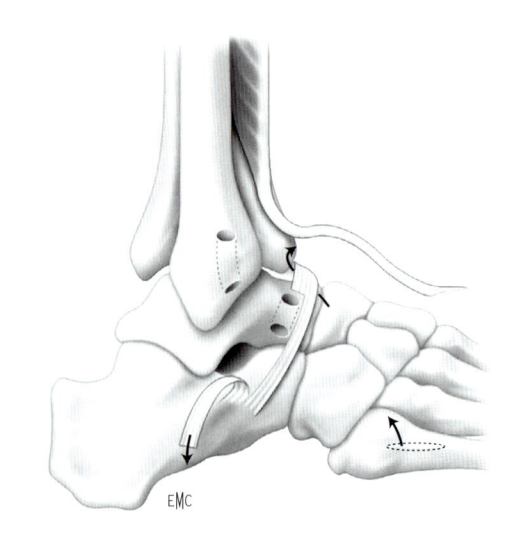

Abb. 2 Standardbandplastik mit dem PT: Operationstechnik. Der dorsale Teil des unteren Extensoren-Retinakulums wird durchtrennt und ein Lappen mit erhaltener Insertion am Kalkaneus präpariert. Die PT-Sehne wird an ihrer distalen Insertion abgelöst, bis zu ihrem Muskelbauch freipräpariert und mit einer Naht gefasst. Durch den Außenknöchel und den Hals des Talus werden Knochenkanäle gebohrt.

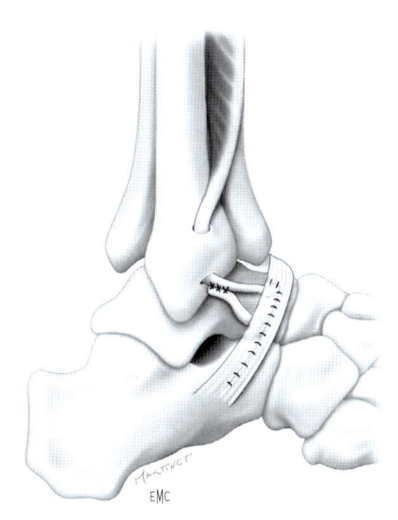

Abb. 3 *Standardbandplastik mit dem PT: Operationstechnik. Die PT-Sehne wird durch die Knochenkanäle an Außenknöchel und Talus gezogen und mit sich selbst vernäht. Das untere Extensoren-Retinakulum wird verschlossen.*

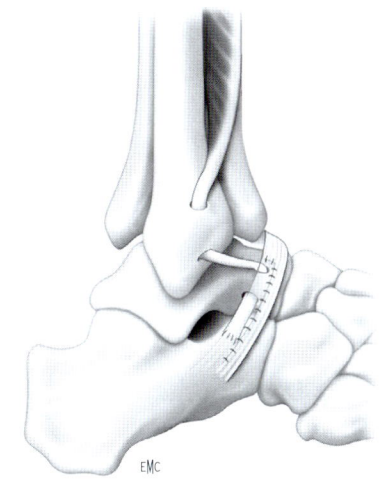

Abb. 4 *„Modifikation 1" der Bandplastik: Operationstechnik. Der distale Teil des PT-Transplantats wird nach Passage durch den Tunnel im Talus auf die laterale Fläche des Kalkaneus nach distal gezogen und dort vernäht.*

Nach Gipsentfernung beginnt das Rehabilitationsprogramm. Es umfasst die übliche Physiotherapie, Muskelkräftigungen, Bewegungsübungen, Propriozeption und neuromuskulären Aufbau.

Modifikationen

Laterale Sprunggelenkdistorsionen gehen häufig mit Inversionsverletzungen einher, daher kann das Subtalargelenk mit betroffen sein. Eine subtalare Instabilität ist heute eine gut bekannte klinische Entität, die häufig mit einer tibiotarsalen Instabilität vergesellschaftet ist (2, 6 18, 24, 27). Diese kombinierten Bandverletzungen können durch ein MRI des Subtalargelenks bei lateraler subtalarer Beteiligung diagnostiziert werden (13). Diese präoperative Abklärung ist bei der Planung der Technik der Bandrekonstruktion von klinischer Bedeutung.

■ *Modifikation I* (Abb. 4)

Die ersten Schritte entsprechen den oben beschriebenen. Die Länge der PT-Sehne reicht üblicherweise aus, um den Eingriff zu erweitern. Die Modifikation betrifft den Verlauf des distalen Anteils des Transplantats. Nach dessen Passage durch den Kanal im Talus wird das Transplantat nach distal auf die Lateralseite des Kalkaneus gezogen, wo es am knöchernen Ansatz des Retinakulums vernäht wird (nötigenfalls kann die Naht mit einem Knochenanker gesichert werden).

■ *Modikation II* (Abb. 5)

Bei dem Standardeingriff kann auch eine andere Technik der subtalaren Stabilisation zur Anwendung kommen. Der oben beschriebene Retinakulumlappen kann als zusätzliches Transplantat gebraucht werden. Sein Ansatz an der Außenseite des Kalkaneus bleibt erhalten. Sein distales Ende wird nach oben geschlagen und dann nach kranial durch den Kanal im Talus gezogen (dieser Kanal muss dann ausreichend erweitert sein, um das PT und das Retinakulumtransplantat aufzunehmen). Es wird dann an der dorsalen Gelenkkapsel mit einer Naht fixiert.

Bei beiden Modifikationen wird der ventrolaterale Teil des subtalaren Bandkomplexes anatomisch rekonstruiert.

Ergebnisse

Diese Technik ist anatomisch und biomechanisch ausgewogen:
- Sie bietet ein brauchbares Transplantat mit erhaltener arterieller Versorgung, dessen Länge immer ausreicht, um eine Sehnenschlinge zur Rekonstruktion des Lig. fibulotalare arterius zu bilden.
- Es ist ein die Anatomie wieder herstellender Eingriff, der die Hauptnachteile einer Tenodese mit dem M. peroneus brevis (PB) vermeidet. Die Technik mit Verwendung des PB opfert vor allem einen aktiven lateralen Stabilisator des tibiotalaren Gelenks und blockiert das Subtalargelenk.

Wie mehrere Autoren festgestellt haben, korrelieren bessere funktionelle Langzeitergebnisse mit Techniken, die die Anatomie wieder herstellen. Brunner und Gaechter (4), Roy-Camille et al. (23), Karlsson et al. (9) und Mabit et al. (14) wiesen darauf hin, dass eine exakte anatomische Rekonstruktionstechnik den Bewegungsumfang erhält und zu einer guten Stabilität des Sprunggelenks führt. Nach Brunner und Gaechter (4), Burks und Morgan (5) und Liu und Baker (11) hängen gute funktionelle Ergebnisse wahrscheinlich mehr von einer isometrischen Lage der Bandinsertion ab – wie in der Kniechirurgie allgemein akzeptiert – als von der Herkunft des Transplantats.

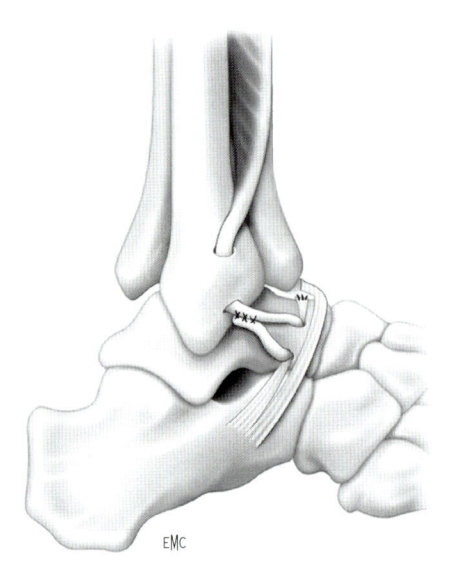

Abb. 5 „Modifikation 2" der Bandplastik: Operationstechnik. Zusätzlich zur Standardtechnik wird ein Transplantat aus dem Retinakulum gebildet. Dieses bleibt auf der Lateralseite des Kalkaneus stehen. Sein dorsaler Ausläufer wird mit einer Naht gefasst und nach kranial durch den Tunnel im Talus gezogen und dann an der dorsalen Kapsel fixiert.

Dieser mehr anatomische Verlauf des Bands wurde auch biomechanisch durch die Studien von Colville et al. (7) unterstützt. In einer neueren Studie mit einer dreidimensionalen In-vitro-Analyse der Gelenkbewegung konnten Rosenbaum et al. zeigen, dass eine Tenodese die kinematische Kopplung des Sprunggelenkkomplexes zerstört (22).

In einer fortlaufenden persönlichen Serie von 36 Ligamentoplastiken des Sprunggelenks haben wir Erfahrung mit 29 PT-Techniken bei einer durchschnittlichen Beobachtungszeit von 2 Jahren. Das Durchschnittsalter der Patienten betrug 29 Jahre. Die PT-Sehne fehlte in 7 Fällen und war in 7 weiteren nicht-adäquat. In diesen Fällen wählten wir zur Rekonstruktion die periostale Ligamentoplastik, die von Roy-Camille et al. (23) angegeben wurde. Diese Technik führt zu einer anatomischen Rekonstruktion mit guten Langzeitergebnissen, sofern das Periosttransplantat genügend kräftig ist (16). Daher scheint die PT-Sehne, falls vorhanden, das geeignetere Gewebe für ein Transplantat als das Periost. Wir verwendeten die PT-Standardtechnik bei 8 Patienten mit einer isolierten tibiotarsalen Instabilität. Bei 18 Patienten wurde dies wegen einer subtalaren Beteiligung mit einem Retinakulumlappen kombiniert. Bei 3 Patienten wurde der PT sowohl für die tibiotalare wie subtalare Instabilität entsprechend der „Modifikation I" genutzt. Bei den Kontrollen zeigte sich das funktionelle Ergebnis gut ohne Einschränkung der Beweglichkeit des Sprunggelenks und einer vollständigen Wiederherstellung der Stabilität dieses Gelenks.

Indikationen

Die PT-Ligamentoplastik erfüllt die Anforderungen an eine anatomische Rekonstruktion bei lateraler Sprunggelenkinstabilität. Die Indikationen sind jedoch aus anatomischen Gründen eingeschränkt, d.h. Vorliegen der M.-peroneus-tertius-Sehne und ihr ausreichender Durchmesser. Die Technik scheint eine Alternative zu anderen anatomischen Rekonstruktionen zu sein. Sie erfordert keinen speziellen operativen Zugang zum Sprunggelenk, sodass entsprechend der vorgefundenen Bandschädigung und den anatomischen Besonderheiten des Patienten die günstigste Operationstechnik gewählt werden kann.

Literatur

[1] Balduini F, Vergso JJ, Torg JS, Torg E. Management and rehabilitation of ligamentous injuries to the ankle. Sports Med 1987 ; 4 : 364–380

[2] Brantigan JW, Pedegana LR, Lippert FG. Instability of the subtalar joint: diagnostic by stress tomography in three cases. J Bone Joint Surg Am 1977 ; 59 : 321–324

[3] Brooks SC, Potter BT, Rainey JB. Treatment for partial tears of the lateral ligament of the ankle: a prospective trial. Br Med J 1981 ; 282 : 606–607

[4] Brunner R, Gaechter A. Repair of fibular ligaments: comparison of reconstructive techniques using plantaris andpero-neal tendons. Foot Ankle 1991 ; 11 : 359–367

[5] Burks RT, Morgan J. Anatomy of the lateral ankle ligaments. Am J Sports Med 1994 ; 22 : 72–77

[6] Clanton TO. Instability of the subtalar joint. Orthop Clin North Am 1989 ; 4 : 583–592

[7] Colville MR, Marder RA, Zarins B. Reconstruction of the lateral ankle ligament: a biomechanical analysis. Am J Sports Med 1992 ; 20 : 594–600

[8] Garrick JG. The frequency of injury, mechanism of injury and epidemiology of the ankle sprains. Am J Sports Med 1977 ; 5 : 241–242

[9] Karlsson J, Eriksson BL, Bergsten T, Rudholm O, Sward L. Comparison of two anatomic reconstructions for chronic lateral instability of the ankle joint. Am J Sports Med 1997 ; 25 : 48–53

[10] LeDouble AF. Traité des variations de système musculaire chez l'homme et leur signification du point de vue de l'anthropologie. Paris : Schleicher Frères, 1897

[11] Liu S, Baker C. Comparison of lateral ankle ligamentous reconstruction procedures. Am J Sports Med 1994 ; 22 : 313–317

[12] Lofvenberg R, Karrholm J, Lund B. The outcome of non operated patients with chronic lateral instability of the ankle: a 10-year follow-up study. Foot Ankle Int 1994 ; 15 : 165–169

[13] Mabit C, Boncoeur-Martel MP, Chaudruc JM, Valleix D, Descottes B, Caix M. Anatomic and MRI study of the sub-talar ligamentous support. Surg Radiol Anat 1997 ; 19 : 111–117

[14] Mabit C, Chaudruc JM, Fiorenza F, Huc H, Pecout C. Lateral ligament reconstruction of the ankle: comparative study of peroneus brevis tenodesis versus periosteal ligamento-plasty. Foot Ankle Surg 1998 ; 4 : 71–76

[15] Mabit C, Pecout C, Arnaud JP. La ligamentoplastie au troisième fibulaire (peroneus tertius) dans les laxités latérales de la cheville : technique chirurgicale. Rev Chir Orthop 1996 ; 82 : 70–75

[16] Mabit C, Setton D, Charissoux JL, Pecout C, Arnaud JP. La ligamentoplastie au périoste dans les instabilités chro-niques de la cheville chez le sportif. J Traumatol Sport 1993 ; 10 : 102–105

[17] Mack RP. Ankle injuries in athletes. Clin Sports Med 1982 ; 1 : 71–84

[18] Meyer JM, Garcia J, Hoffmeyer P, Fritschy D. The subtalar sprain: a roentgenographic study. Clin Orthop 1988 ; 226 : 169–173

[19] Peters JW, Trevino SG, Renstrom P. Chronic lateral ankle instability. Foot Ankle 1991 ; 12 : 182–191

[20] Reinmann R. Der variable Streckapparat der kleinen Zehe. Gegenbaurs Morphol Jahrb 1981 ; 127 : 188–209

[21] Rijke AM, Jones B, Vierhout PA. Injury to the lateral ankle ligaments of athletes: a posttraumatic follow-up. Am J Sports Med 1988 ; 16 : 256–259

[22] Rosenbaum D, Becker HP, Wilke HJ, Claes LE. Tenodeses destroy the kinematic coupling of the ankle joint complex. J Bone Joint Surg Am 1998 ; 80 : 162–168

[23] Roy-Camille R, Saillant G, Gagna G, Benazet JP, Feray C. Les laxités externes chroniques de la cheville : cure chirurgicale par une ligamentoplastie du périoste. Rev Chir Orthop 1986 ; 72 : 121–126

[24] Rubin G, Witten M. The subtalar joint and the symptom of turning over on the ankle: a new method of evaluation utilizing tomography. Am J Orthop 1962 ; 4 : 16–19

[25] Sarrafian KS. Anatomy of the Foot and the Ankle. Philadelphia : JB Lippincott, 1993

[26] Stevens K, Platt A, Ellis H. Acadaveric study of the peroneus tertius. Clin Anat 1993 ; 6 : 106–110

[27] Zell BK, Shereff MJ, Greenspan A, Liebowitz S. Combined ankle and subtalar instability. Bull Hosp Joint Dis 1986 ; 46 : 37–46

Luxation der Peronealsehnen

Y. Tourné
D. Saragaglia
C. Chaussard
D. Benzakour
H. Bèzes

Abstract
Eine Luxation der Peronealsehnen ist eine typische Verletzung von Skifahrern. Die Inzidenz ist jedoch gering. Bei akuten Luxationen wird die Diagnose häufig übersehen. Sie lässt sich leichter bei der rezidivierenden Form stellen. Die Behandlung muss sowohl für akute wie für rezidivierende Luxationen ausschließlich operativ erfolgen, da eine konservative Behandlung üblicherweise nicht zum Erfolg führt. Die verwendete Operationstechnik muss sich nach der Art der Schädigung und den präoperativen Gegebenheiten richten (Ruptur der Sehnenscheide, Laxität der Sehnenscheide, fibroperiostale Ablösung, Dysplasie der retrofibularen Rinne). Die wesentlichen Ziele des Eingriffs sind die Rekonstruktion der fibrösen Scheide und die Refixation einer subperiostalen Ablösung. In über 80% der Fälle sind die Ergebnisse sehr zufriedenstellend.

Schlüsselworte
Sprunggelenk, Peronealsehnen, Luxation, Sehnenscheidenruptur, Sehnenscheidenlaxität

Einleitung

Die zuerst von Monteggia (13) bei einem Balletttänzer beschriebene traumatische Luxation der Peronealsehnen ist eine seltene Verletzung. Es ist die typische Sprunggelenkverletzung von Skifahrern (21, 23). In der Notfallaufnahme ist die Diagnose schwierig zu stellen und wird oft übersehen (2, 18, 20, 21). Das klinische Bild entspricht der einer schweren Sprunggelenkdistorsion. Der Schmerz liegt aber lateral hinter dem Knöchel. Radiologisch zeigt sich keine Laxität. Eine Dorsalflexion unter Eversion kann die Luxation reproduzieren. Die Peronealsehnen können ständig disloziert sein, hierdurch wird die Diagnose erleichtert (6, 8, 14).
Die Diagnose einer rezidivierenden Luxation der Peronealsehnen ist einfacher. Das klinische Bild entspricht der einer chronischen Sprunggelenkinstabilität ohne objektive Laxität. Die klinische Untersuchung kann evtl. das „Klicken" oder die vollständige Luxation reproduzieren. Der Schmerz liegt laterale hinter dem Knöchel. Die Luxation kann permanent bestehen. Hierbei fühlt man bei Palpation die Sehnen auf der Außenfläche des Außenknöchels. Ein CT mit Tenographie und dynamischen Untersuchungen unterstützt die Diagnose (11).
Die präoperative Abklärung (2, 11, 21) kann 3 typische Läsionen zeigen:
- Ruptur der Sehnenscheide. Dies ist selten und findet sich üblicherweise bei akuten Läsionen. Die Ruptur kann im Zentrum der Sehnenscheide oder an ihrer Insertion auf der Außenseite des Außenknöchels liegen.
- Sehnenscheidenlaxität.
- Fiborperiostale Ablösung. Diese findet sich bei über 50% der Patienten (2, 21). Sie ist ähnlich der Ablösung des Labrums nach Hartmann und Broca bei rezidivierenden Schulterluxationen (4).

Außerdem muss man an eine Dysplasie der retrofibularen Rinne denken, da dies die Ursache einer rezidivierenden Sehnenluxation sein kann (1).
Eine Luxation der Peronealsehnen kann in Anbetracht der Fehlschläge nach konventioneller Gipsbehandlung oder der Therapie mit einer Bragard-Bandage nur operativ behandelt werden (5).
Es gibt 4 Arten der chirurgischen Therapie:
- Rekonstruktion der peronealen Sehnenscheide,
- Tenoplastik,
- osteoplastischer Block,
- Vertiefung der retromalleolaren Rinne.

Operationsindikationen

Die chirurgische Technik muss präoperativ entsprechend der vorliegenden Läsion festgelegt werden. Wenn die Sehnenscheide mit glatten Rändern gerissen ist, empfiehlt sich eine einfache Naht. Wenn die rupturierte Sehnenscheide ausgedünnt ist, wird sie mit einem Periostlappen verstärkt. Bei einer subperiostalen Ablösung mit oder ohne begleitende Ruptur der Sehnenscheide scheint die gemeinsame Rekonstruktion von Sehnenscheide und Periost das geeignetste Vorgehen, das zu ausgezeichneten Ergebnissen geführt hat (21). Dies erlaubt die Behandlung der subperiostalen Ablösung sowie der begleitenden Ruptur oder Laxität der Sehnenscheide ohne die Rückseite der Sehnenscheide zu eröffnen und ohne die Verwendung von Knochenverschiebungen, die wir immer als zu aggressiv angesehen haben.

Operationstechniken

Rekonstruktion der peronealen Sehnenscheide

■ Doppelrekonstruktion (Sehnenscheide und Periost)

Diese Technik wurde 1995 beschrieben (21), ist jedoch seit 1982 in Gebrauch. Es ist eine interessante Modifikation der früheren Raffung der Sehnenscheide (2), da sie die Sehnenscheide hinter ihrer periostalen Ablösung von der Außenfläche des Außenknöchels nicht eröffnet.
Der Patient liegt in Seitenlage, der Operateur steht hinter dem Außenknöchel, der Assistent auf der Gegenseite. Der Eingriff erfolgt in Blutsperre. Die gebogene Inzision liegt zentriert um den Außenknöchel. Sie läuft geschwungen um dessen Spitze und folgt dem Verlauf der Peronealsehnen. Dadurch wird der hinter der Inzision liegende N. suralis geschont. Das Periost am Außenknöchel wird vom Knöchel abgeschoben und dann nach dorsal bis zur Ablösungstasche débridiert. Deren Größe kann von wenigen Millimetern bis zu 1 oder 2 Zentimetern betragen. Die Sehnenscheide darf keinesfalls hinter der Dorsalseite des Außenknöchels eröffnet werden. Die fibröse Scheide der Peronealsehnen wird nicht lateral gespalten.
Dann wird ein fibroperiostaler Lappen, 3–4 cm lang und 3 cm breit, gehoben. Mit einem 2-mm-Bohrer werden von vorn nach hinten 3 Kanäle rechtwinklig zur Längsachse des Knöchels in den Außenknöchel gebohrt: Der erste auf Höhe der Knöchelspitze, der zweite 1 cm höher und der dritte 1 cm über dem zweiten (Abb. 1).
U-förmige Nähte mit kräftigen, resorbierbaren Fäden ziehen die dorsale Lippe des Lappens hinter den Außenknöchel und schieben die Sehnen in ihre Rinne zurück. Diese Nähte verhindern, dass die neue Sehnenscheide weder zu eng (Behinderung des Sehnengleitens) noch zu locker (Rezidivgefahr) ist. Die Knoten werden vor dem Außenknöchel geknüpft. Die verbliebenen Teile des Fibroperiosts werden reseziert oder reinseriert. Mit Bewegungen des Sprunggelenks wird überprüft, dass weder eine Striktur noch eine Subluxation der Sehnen besteht (Abb. 2). Das Subkutangewebe wird durch Einzelknopfnähte mit einem dünnen, resorbierbaren Faden über einem Redon-Drainage verschlossen. Die Haut wird fortlaufend entsprechend Blair Donatti oder Algöwer vernäht.
Am Ende des Eingriffs wird ein anmodellierter zirkulärer Unterschenkelliegegips angelegt. Nach 15 Tagen werden der Gips abgenommen, die Nähte entfernt und nun ein neuer Gehgips für weitere 30 Tage angelegt. Während der 45 Tage der Gipsbehandlung wird ein niedermolekulares Heparin zur Thromboseprophylaxe gegeben. Unmittelbar nach Gipsentfernung beginnt die Physiotherapie.

■ Technische Modifikationen

Zugang durch die fibröse Sehnenscheide (2)

Diese Technik wurde vorgeschlagen, um eine Ablösung von der Außenfläche des Außenknöchels zu vermeiden und die fibröse Scheide der Peronealsehnen zu rekonstruieren. Der Patient liegt in Rückenlage mit einem Polster unter dem Becken auf der zu operierenden Seite. Der Eingriff erfolgt in Blutsperre. Die Inzision verläuft mit einer ventralen Konkavität bogenförmig. Sie beginnt 4–5 cm über und hinter dem Außenknöchel. Sie folgt dem Verlauf der Peronealsehnen und endet an der Spitze des Außenknöchels oder ventral davon. Hinter der dorsalen Oberfläche des Außenknöchels wird die fibröse Scheide der Peronealsehnen vertikal inzidiert, um die periostale Ablösung freizulegen.
Die Ablösung wird durch eine transossäre Reinsertion durch 2 oder 3 horizontale Kanäle verschlossen. Die fibröse Sehnenscheide wird dann unter sorgfältiger Beachtung der freien Gleitfähigkeit der Sehnen vernäht (Abb. 3). Die Nachbehandlung erfolgt im Unterschenkelgips über 45 Tage, davon 30 unter Vollbelastung.

Doppelrekonstruktion bei periostaler Ablösung (2)

Bei einer subaponeurotischen periostalen Ablösung mit gleichzeitiger partieller Ruptur der Sehnenscheide werden die Peronealsehnen durch eine Sehnenscheiden-Periost-Plastik refixiert. Die Lagerung des Patienten und die Inzision entsprechen derjenigen für einen Zugang durch die fibröse Sehnenscheide (s.o.). Die weitere Präparation legt die subaponeurotische Dislokation mit der begleitenden partiellen Ruptur der fibrösen Sehnenscheide frei und stellt beide Sehnen dar. Die Inzision in der Sehnenscheide wird nach proximal und distal erweitert. Die Scheide der Peronealsehnen darf aber keinesfalls hinter der dorsalen Kante des Außenknöchels eröffnet werden.
Dann wird ein fibroperiostaler Lappen, 4 cm hoch und 2 cm breit, distal gestielt, präpariert. Durch 4 horizontale Kanäle, die im 1-cm-Intervall mit einem 1,8-mm-Bohrer angelegt wurden, werden nun U-förmig resorbierbare Nähte gelegt. Der Lappen wird am Außenknöchel reinseriert. Die Knoten werden auf der Vorderseite des Außenknöchels geknüpft. Die Sehnen-

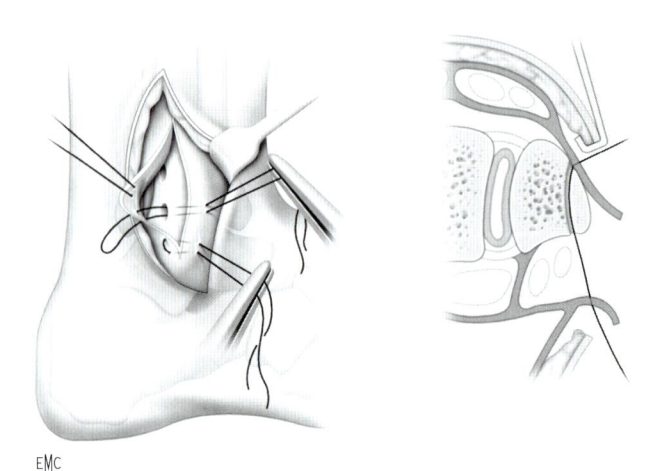

Abb. 1 Drei a.p.-Kanäle werden durch den Außenknöchel gebohrt. Die durch sie geführten Matratzennähte ziehen den Lappen hinter den Außenknöchel.

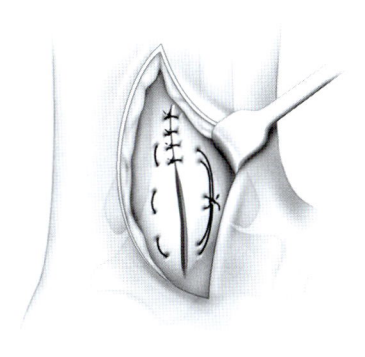

Luxation der Peronealsehnen

Abb. 2 Die Knoten werden vor dem Außenknöchel geknüpft. Der verbliebene Teil des Lappens wird auf dem verbliebenen Teil des Periosts fixiert.

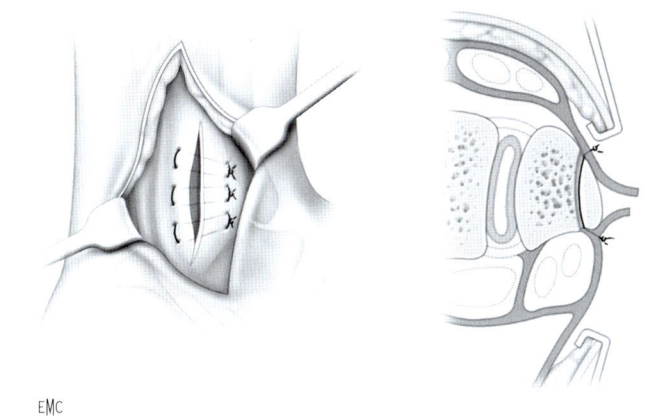

Abb. 4 Transossäre Reinsertion eines fibroperiostalen Lappens. Rekonstruktion der Sehnenscheide.

scheide wird vernäht und die Ablösung verschlossen (Abb. 4). Die Nachbehandlung entspricht der oben beschriebenen.

■ *Periostplastik* (2)

Ein Periostlappen, 4 cm hoch und 2 cm breit, wird nach dorsal geklappt und mit der dorsalen Kante des längs eröffneten oberen Anteils der peronealen Sehnenscheide vernäht (Abb. 5). Die Ablösung muss subaponeurotisch, aber extraperiostal liegen. Die Nachbehandlung erfolgt wie oben.

■ *Naht der Sehnenscheide*

Diese von Exner 1909 (7) beschriebene Technik besteht in einer direkten Naht der beiden Lippen der Sehnenscheide. Die Ablösung liegt subaponeurotisch, aber extraperitoneal. Die Peronealsehnen liegen im Subkutanraum. Die beiden Lippen der Sehnenscheide müssen glatt begrenzt sein, um eine stabile, spannungsfreie Naht zu ermöglichen. Die Nachbehandlung entspricht wieder der oben detailliert dargestellten.

Tenoplastik (9, 19)

Die bekannteste Technik ist die Achillessehnenplastik, die von Jones 1932 beschrieben wurde (9). Der Zugang liegt lateral hinter dem Knöchel. Das Band wird hinter den Peronealsehnen eröffnet und hierdurch die laterale Seite der Achillessehne freigelegt. Ein 5–6 cm langer und 5 mm breiter Sehnenstreifen wird von der Außenseite der Achillessehne abgelöst. Sein proximales Ende wird durchtrennt und das distale Ende am Kalkaneus belassen. Mit einem 3,2-mm-Bohrer (und danach mit einem 4,5-mm-Bohrer von dorsal nach ventral) wird ein Kanal 1 cm oberhalb der Spitze des Außenknöchels gebohrt. Dann wird der Sehnenstreifen entweder dorsal mit sich selbst oder ventral mit dem Periost vernäht. Zuvor wird der Fuß in Dorsalflexion eingestellt, um eine Limitierung dieser Bewegung zu vermeiden. Der Sehnenstreifen ersetzt das obere peroneale Retinakulum (Abb. 6).

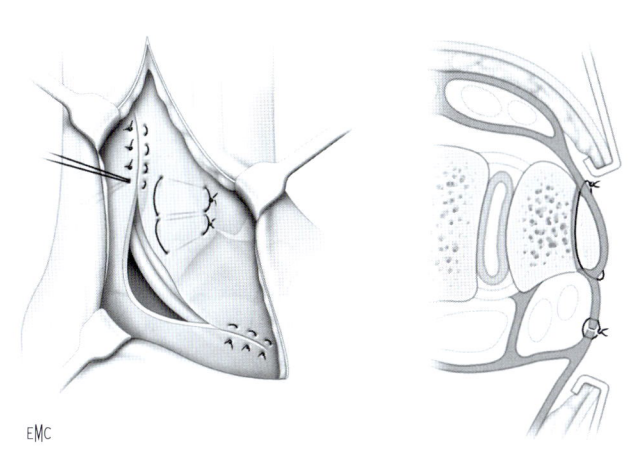

Abb. 3 Verschluss der periostalen Ablösung und Naht der Sehnenscheide.

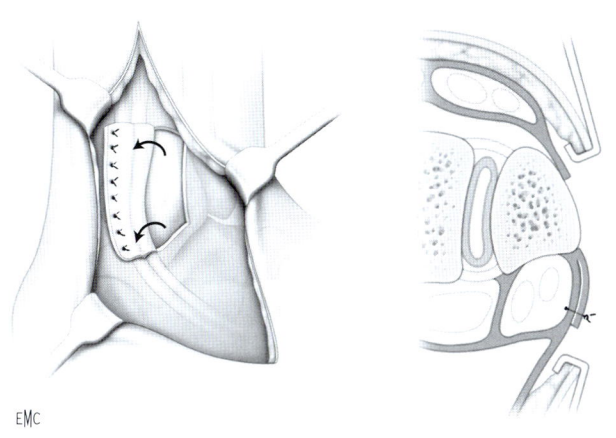

Abb. 5 Ein periostaler Lappen wird nach dorsal geklappt und mit der Rückseite des oberen Anteils der Sehnenscheide vernäht.

Eingriffe am Knochen

■ Knochenblock

Diese Technik hat eine Verbesserung der lateralen, retromalleolären Rinne zum Ziel, um hierdurch eine Ventralluxation zu verhindern. Mit einer Säge wird ein Knochensegment vom Außenknöchel abgelöst und nach ventral verschoben und 180° rotiert (Kelly-Technik (10, 22), nach hinten vorschoben (DuVries-Technik (5)) (Abb. 7) oder nach distal verlagert (Micheli-Technik (12)). Es wird dann dort mit einer Schraube fixiert.

■ Ligamenttransfer

Das Lig. calcaneofibulare wird von der Lateralseite des Kalkaneus mit einem Knochenfragment abgelöst (Abb. 8) (15–17, 20). Die Peronealsehnen werden in ihre Rinne zurück verlagert. Dann wird das Knochenfragment über den beiden Peronealsehnen wieder in seine ursprüngliche Position gebracht und hier mit einer Schraube fixiert. Dadurch wird ein Luxationsrezidiv verhindert. Die Tenoplastik mit dem Lig. calcaneofibulare, das wie beschrieben abgelöst und refixiert wird, stellt das untere Retinakulum der Peronealsehnen wieder her.

Vertiefung der retroperonealen Rinne (durch Aushöhlung)

Die Technik zielt darauf ab, die retromalleoläre Rinne, wie beim oben beschriebenen Knochenblock, zu verbessern. Die Technik sollte nur bei erheblicher Dysplasie der Rinne verwendet und muss mit einem fibroperiostalen Lappen verstärkt werden.

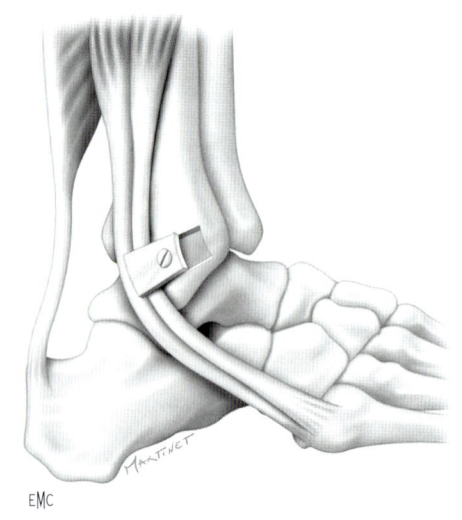

Abb. 7 Bei der DuVries-Technik wird ein Segment des Außenknöchels nach dorsal geschoben.

Komplikationen der operativen Behandlung

Bei dem operativen Zugang muss vor allem im Bereich unter dem Außenknöchel eine Verletzung des N. suralis dadurch vermieden werden, dass er, hinter und unter (im dorsalen und kaudalen Bereich) der Inzision belassen wird. Sehnenscheidenrupturen und/oder Luxationsrezidive erfordern einen weiteren Eingriff, meistens mit einem fibroperiostalen Lappen (2) oder gelegentlich einer Achillessehnenplastik (21). Wenn die Rekonstruktion zu einer Striktur der Sehnen geführt hat, kann sich eine Tenosynovitis oder Tendinopathie

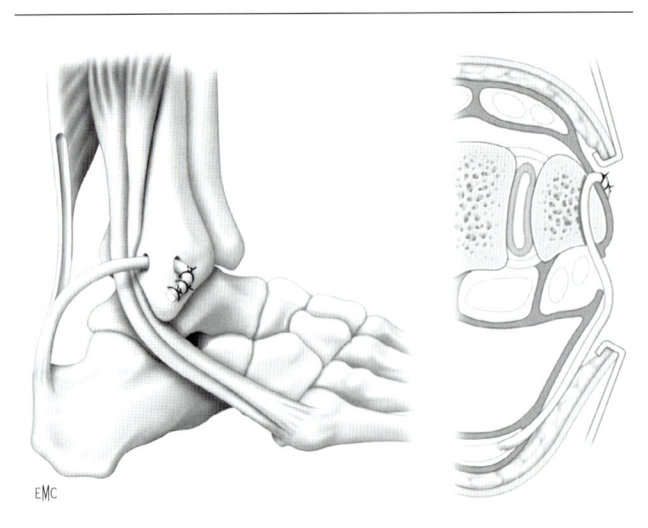

Abb. 6 Der Streifen wird in den horizontalen Kanal inseriert, der in den Außenknöchel gebohrt wurde und dann mit sich selbst vernäht.

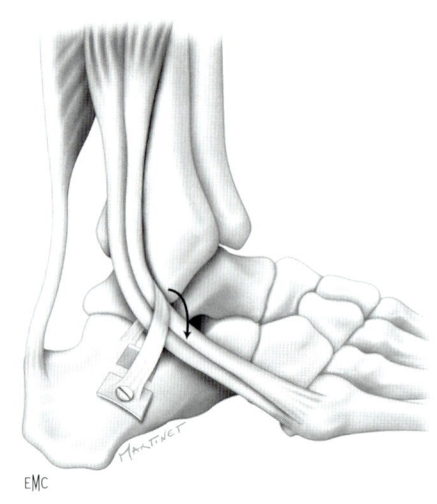

Abb. 8 Der mediale Zügel des lateralen Seitenbands wird von der Lateralseite des Kalkaneus mit einem knöchernen Fragment ausgelöst und dann über die Peronealsehnen geführt. Das knöcherne Fragment wird dann an seine Ursprungsstelle zurück verlagert und mit einer Schraube fixiert.

entwickeln. In diesen Fällen ist ein erneuter Eingriff unvermeidlich.

Schlussfolgerungen

Die Behandlung einer Luxation der Peronealsehnen sollte sowohl für akute Formen wie für Rezidive ausschließlich operativ erfolgen, da eine konservative Therapie in den meisten Fällen zu einem Misserfolg führt. Das wesentliche Ziel des operativen Eingriffs ist die Wiederherstellung einer kräftigen fibrösen Sehnenscheide und die Refixation der subperiostalen Avulsion. Die postoperative Rezidivrate ist minimal und die Ergebnisse befriedigen in über 80% der Fälle (4, 21).

Literatur

[1] Arrow Smith SR, Fleming LL, Allman FL. Traumatic dislocation of the peroneal tendons. *Am J Sports* 1983 ; 11 : 142–146

[2] Benazet JL, Saillant G, Segal P, Roy-Camille R. Chirurgie de la luxation des tendons péroniers. *Encyl Méd Chir* (Elsevier, Paris), Techniques chirurgicales-Orthopédie-Traumatologie, 44-900, 1994 : 1–8

[3] Bragard K. Bandage gegen Luxation der Peronealsehnen. *Münch Med Wochenschr* 1934 ; 81 : 2008–2009

[4] DasDe D, Balasubramaniam P. A repair operation for recurrent dislocation of peroneal tendons. *J Bone Joint Surg Br* 1978 ; 67 : 585-587

[5] DuVries HL. Surgery of the foot. St Louis : CVMosby, 1959 : 246-255

[6] Eckert WR, Lakes M, Davis AE. A cute rupture of the peroneal retinaculum. *J Bone Joint Surg Am* 1976 ; 58 : 670–673

[7] Exner GU. Zur Behandlung frischer Peroneussehnenluxation. *Zentralbl Chir* 1909 ; 1 : 1794

[8] Folschveiller J. Abriss des Retinaculum musculi fibularium proximale und seine Folgen. *Hefte Unfallheild* 1967 ; 92 : 98–100

[9] Jones E. Operative treatment of chronic dislocation of the peroneal tendon. *J Bone Joint Surg* 1932 ; 14 : 574–576

[10] Kelly RE. An operation for the chronic dislocation of the peroneal tendons. *Br J Surg* 1920 ; 7 : 502–504

[11] Laude F, Saillant G. Luxation des tendons péroniers. *Encyl Méd Chir* (Elsevier, Paris), Appareil locomoteur, 14-098-B-10, 1995 : 1–4

[12] Micheli LJ, Waters PM, Sanders D. Sliding peroneal graft repair for chronic dislocation of the peroneal tendons. *AmJ Sports Med* 1989 ; 17 : 68–71

[13] Monteggia GB. Instituzini chirurgiche, Part 2, Milan, 1803 : 336–341

[14] Platzgummer G. Über ein einfaches Verfahren zur operativen Behandlung der habituellen Peroneussehnenluxation. *Arch Orthop Unfallchir* 1967 ; 61 : 144–150

[15] Poll RG, Duijfjes F. The treatment of recurrent dislocation of the peroneal tendons. *J BoneJoint Surg Br* 1984 ; 66 : 91–101

[16] Pozo JL, Jackson MA. A rerouting operation for dislocation of peronal tendons. Operative technique and cases report. *Foot Ankle* 1984 ; 5 : 42–44

[17] Sarmiento A, Wolf M. Subluxation of peroneal tendons. *J Bone Joint Surg* 1975 ; 57 : 115–116

[18] Segal PH, Nivelet R, Dehoux E. La luxation des péroniers latéraux chez le sportif. *J Traumatol Sport* 1985 ; 2 : 12–16

[19] Stein R. Reconstruction of the superior peroneal retinaculum using a portion of the peroneus brevis tendon. *J Bone Joint Surg Am* 1987 ; 69 : 288–297

[20] Steinbock G, Pinsger M.Treatment of peroneal tendon dislocation bytransposition under the calcaneo-peroneal ligament. *Foot Ankle* 1990 ; 15 : 107–111

[21] Tourne Y, Saragaglia D, Benzakour D, Bezes H. La luxation traumatique des tendons péroniers. Àpropos de 36 cas. *Int Orthop* 1995 ; 19 : 197–203

[22] Wirth CJ. Eine modifizierte Operationstechnik nach Viernstein und Kelly zur Behandlung der chronisch rezidivierenden Peronealsehnenluxation. *Z Orthop* 1990 ; 128 : 170–173

[23] Zoellner G, Clancy W. Recurrent dislocation of the peroneal tendon. *J Bone Joint Surg Am* 1979 ; 61 : 292–294

Talusfrakturen

E. Espinar Salom

Abstract

Der Talus wirkt als ein Drehpunkt, der die Bewegungen der Fußwurzel ermöglicht. Durch seine spezielle Form liegt der Knochen fast vollständig intraartikulär mit nur wenigen Kapsel- und Bandansätzen, die eine mäßige Blutversorgung sichern. Primäre und sekundäre Ischämien sind eine häufige Komplikation der Talusverletzung. Biomechanisch spielt der Talus eine wesentliche Rolle in der Statik und Dynamik des Rückfußes.

Entsprechend den neuen Klassifikationen werden die Talusfrakturen in 2 große Gruppen unterteilt: Vollständige oder partielle Frakturen.

Die vollständigen Frakturen liegen in Körper, Hals oder Kopf des Talus. Wenn eine erhebliche Fragmentverschiebung besteht, sind eine operative Reposition und Fixation angezeigt. Zur Versorgung von Taluskörper und Talushals können 3 Zugänge genutzt werden: Anteromedial, posterolateral und transmalleolar. Für eine sagittale Fraktur sollte der Zugang entweder posteromedial oder transmalleolar gewählt werden. Trümmerfrakturen sollten primär durch eine tibiotalare oder Chopart-Arthrodese behandelt werden.

Partielle Frakturen können rings um den Knochen lokalisiert sein an Dom, Kopf, dorsolateralem Processus oder dorsalem subtalaren Processus. Auf konventionellen Röntgenaufnahmen ist die Diagnose manchmal schwierig. Die Behandlung der Wahl ist die Exzision. Wenn das Fragment jedoch groß ist, ist eine Reposition und Stabilisation durch eine interne Fixation ratsam. Die günstigsten Zugänge verlaufen durch den lateralen Bandkomplex oder posterolateral. Eine subtalare Arthrodese ist bei subtalaren Frakturen indiziert. Für Frakturen von Taluskopf und -dom empfiehlt sich ein medialer Zugang, für die Frakturen des Doms ist auch ein transmalleolärer Zugang möglich.

Schlüsselworte

Fuß, Talusfrakturen, vollständige Frakturen, partielle Frakturen, operatives Vorgehen

Einleitung

Der Talus wirkt als ein Drehpunkt, der die Bewegungen der Fußwurzel ermöglicht. Durch seine spezielle Form liegt er fast vollständig intraartikulär. Zwei Drittel seiner Oberfläche sind von Knorpel bedeckt. Die wesentliche Blutversorgung erreicht den Knochen über Kapsel und Bandansätze. Dieses geringe Gefäßnetz verringert die Widerstandsfähigkeit des Talus gegen Verletzungen und begünstigt primäre oder sekundäre Durchblutungsstörungen.

Es bestehen 3 Gefäßnetze:
- Das vordere Netz aus der A. dorsalis pedis versorgt den Talushals,
- die A. canalis tarsi aus dem dorsomedialen Gefäßnetz verläuft durch das Lig. deltoideum bis zum Taluskörper und versorgt 70% des Talus (16),
- das am dorsalen Tuberkel liegende dorsale Gefäßnetz wird von der A. fibularis versorgt.

Der Talus spielt in der Statik und Dynamik des Rückfußes eine wesentliche Rolle. Zusammen mit den anderen Rückfußgelenken trägt er dazu bei, dass Dorsal- und Plantarflexionen des Sprunggelenks zu einer Eversion und Inversion des Fußes führen (7, 15).

Klassifikation

Anhand der derzeitigen diagnostischen technischen Möglichkeiten werden Talusfrakturen in 2 große Gruppen eingeteilt: Vollständige und partielle Frakturen. Die vollständigen Frakturen werden zusätzlich entsprechend ihrer Lage in Talus-Körper-, Hals- oder Kopffrakturen unterteilt (10).

Vollständige Frakturen

Dies sind die häufigsten. Sie können quer (Abb. 1), horizontal oder sagittal verlaufen oder getrümmert sein (Crush). Sie können in Kombination mit einer Tibiafraktur auftreten (Abb. 2). Sie werden durch eine Dorsalflexion des Fußes ausgelöst, wobei der Talus zwischen dem Rückfuß und der vorderen Tibiakante komprimiert wird. Bei den Grad-I-Frakturen sind die Fragmente nicht verschoben. Bei Grad II ist das Subtalargelenk nach dorsal luxiert. Bei Grad-III-Frakturen liegt das dorsale Talusfragment nach dorsomedial luxiert.

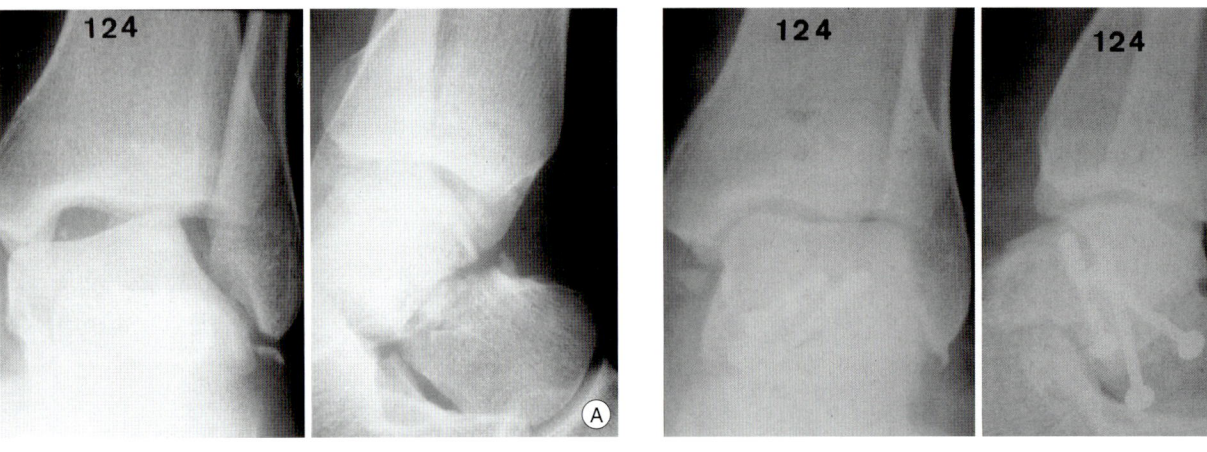

Abb. 1
A. Quere Fraktur durch den Talushals mit Luxation des Taluskörpers. Die Fraktur verläuft durch den Sinus tarsi.
B. Reposition und Stabilisation mit 3 Kleinfragmentschrauben.

Partielle Frakturen (Avulsionen)

Diese Verletzungen sind selten. Sie machen etwa 1% aller Talusfrakturen aus. Sie können isoliert oder in Kombination mit Mittelfuß- oder Rückfußluxationen eintreten. Ihre Diagnose kann auf konventionellen Röntgenbildern sehr schwierig sein. Heute ist ein CT essenziell, um diese Verletzungen zu entdecken. Ein MRI ist bezüglich des Weichteilschadens von Hilfe.
Das anatomische Bild von Avulsionsfrakturen kann ganz unterschiedlich sein: isoliert oder zusammen mit anderen Verletzungen der peritalaren Region. Die Läsionen können an Körper, Hals oder Kopf des Talus liegen. Frakturen des Taluskörpers können mit jeder anderen partiellen Talusfraktur kombiniert sein.
Die partiellen Frakturen lassen sich in 4 Gruppen unterscheiden:
- Komprimiert mit trabekulärer Einstauchung,
- einfach mit einem einzelnen osteochondralen Fragment,
- disloziert (Dislokation eines einzelnen Fragments),
- luxiert (Luxation eines einzelnen Fragments) (13).

Indikationen und Operationstechnik

Vollständige Frakturen

■ *Vertikale Frakturen von Talus-Hals und -Körper*

Grad I: Immobilisation durch einen „Knie-Sprunggelenk-Fuß"-Gips in Neutralstellung des Fußes (90°). In bestimmten Fällen kann der Fuß in leichte Plantarflexion eingestellt werden.
Grad II und III: Da die empfindliche Gefäßversorgung gestört ist, sollten diese Frakturen operativ behandelt werden.
Es gibt 3 wesentliche Zugänge: Anteromedial, posterolateral und inferomedial.

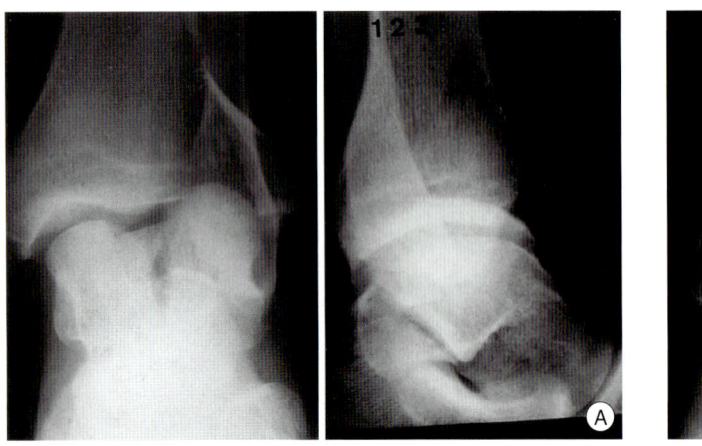

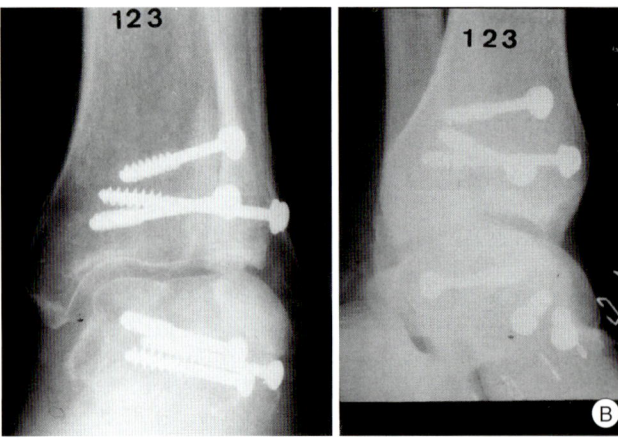

Abb. 2
A. Sagittale Fraktur bei gleichzeitiger lateraler Pilonfraktur.
B. Die laterale Tibiafraktur und die Fraktur des Taluskörpers wurden mit Kleinfragmentschrauben fixiert.

Anteromedialer Zugang

Der Patient liegt mit einer pneumatischen Blutsperre in Rückenlage. Die Abdeckung sollte freie Bewegungen von Fuß und Sprunggelenk erlauben. Das Bein liegt auf einem Kissen. Über der Vorderseite des Talus wird eine 10 cm lange vertikale Inzision angelegt. Hierbei muss der N. tibialis anterior geschont werden. Zwischen den Sehnen des M. extensor hallucis longus und des M. extensor digitorum werden der Gefäßstrang der A. dorsalis pedis und die tieferen Äste des N. tibialis anterior dargestellt. Die tiefe Faszie und das obere und untere Retinakulum der Extensoren werden in derselben Richtung wie die Hautinzision durchtrennt. Der Gefäß-Nervenstrang wird nach lateral gehalten. Jetzt kann die Kapsel eröffnet und die Inzision bis auf die Kante des Os naviculare verlängert werden. Die Kapselinzision wird durch horizontale, mediale und laterale Inzisionen erweitert, sodass der Talushals dargestellt und die Fraktur sorgfältig mit so wenig Beschädigung des Periosts wie möglich reponiert werden kann.

Der Fuß muss kräftig in Spitzfußstellung gedrückt werden. Die Reposition der Fragmente wird einfacher, wenn man einen Knochenretraktor oder Knochenhaken benutzt, um den Taluskörper anzuheben. Zwei parallele Kirschner-Drähte halten die temporäre Reposition. Die Fragmente werden durch einige Kleinfragmentschrauben fixiert, die im knorpelfreien Bereich des Halses liegen. Schrauben von mehr als 3,5 mm haben ein zu langes Gewinde und sind wegen ihres Volumens ungeeignet (Abb. 3). Nach Entfernung der Blutsperre muss die Stabilität überprüft werden. Beim Wundverschluss werden die Kapsel und die Retinakula genäht und die Kapsel am Os naviculare mit transossären Nähen refixiert.

Um das Gebiet der Trochlea zu erreichen, muss dieser Zugang mit einer anterolateralen Inzision modifiziert werden. Die Präparation erfolgt lateral der M.-extensor-digitorum-longus-Sehne. Der laterale Teil der Trochlea lässt sich nach Eröffnung der lateralen Faszie, der Kapsel des Sprunggelenks und des Retinakulums darstellen. Zur Freilegung der Kapsel des Talonavikulargelenks kann diese Inzision T-förmig erweitert werden.

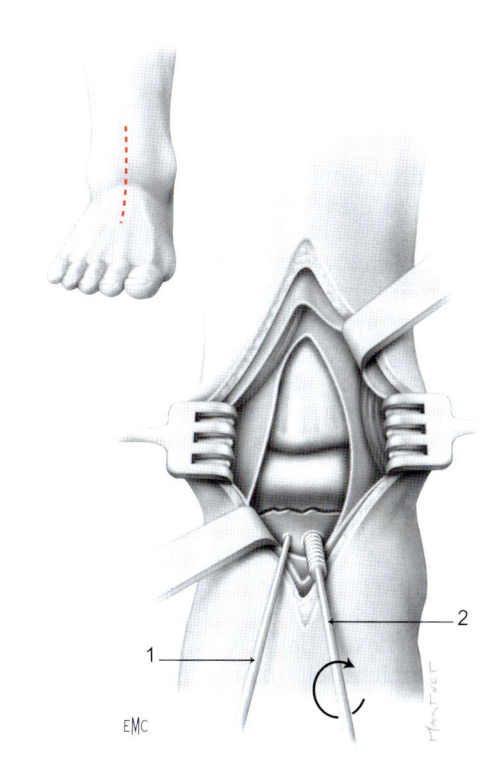

Abb. 3 *Anteromedialer Zugang und Frakturfixation.*
1. Kirschner-Drähte mit Gewinde halten die Reposition;
2. kanülierte Schrauben.

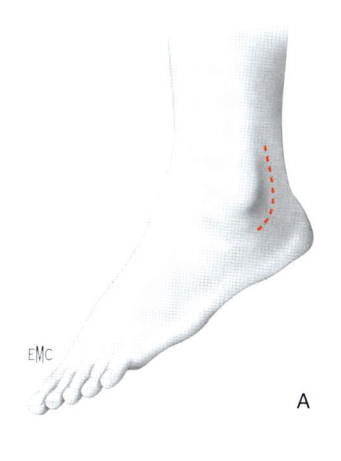

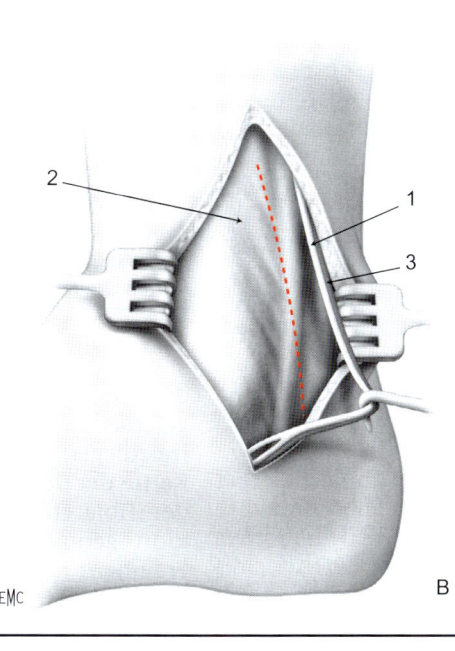

Abb. 4
Posterolateraler Zugang.
A. Hautinzision.
B. Präparation. 1. N. suralis;
2. Unterschenkelfaszie;
3. V. saphena.

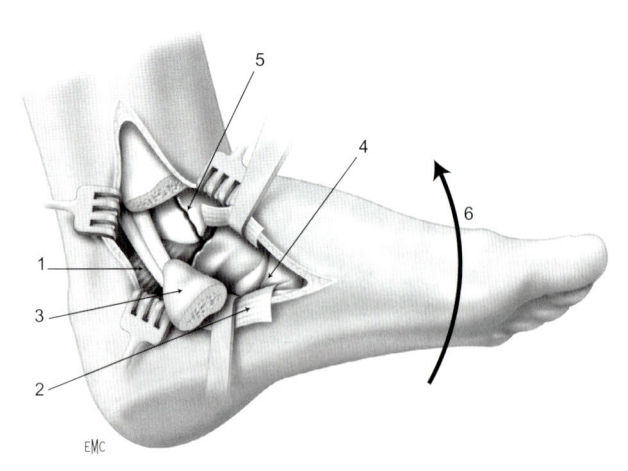

Abb. 9 Inferomedialer Zugang (Freilegung).
1. Lig. deltoideum;
2. „H"-förmige Inzision des Lig. calcaneonaviculare;
3. Innenknöchel, mediale Gelenkfläche;
4. Tuberositas des Os naviculare;
5. Frakturspalt;
6. Eversion.

Dorsomedialer Zugang

Wenn der Innenknöchel gebrochen ist, kann er einfach nach distal gezogen und hierdurch die Fraktur des Taluskörpers dargestellt werden. Eine zusätzliche anteromediale Arthrotomie legt Taluskörper und -hals frei und erlaubt nach korrekter Reposition eine interne Fixation. Quere Schrauben werden in den unteren und ventralen Teil des ventralen Bereichs der Gelenkfacette eingesetzt. Der Gefäß-Nervenstrang ist zu sorgfältig zu schonen. Die Knöchelosteotomie wird durch Schrauben oder Zuggurtung refixiert und die Wunde schichtweise verschlossen.

Medialer transmalleolarer Zugang

Wenn keine Fraktur des Innenknöchels vorliegt, ist eine Osteotomie angezeigt. Sie muss in der richtigen Höhe angelegt werden. Wenn sie zu weit distal, nahe der Knöchelspitze liegt, kann die Trochlea nicht dargestellt werden (Abb. 10). Wenn sie zu proximal liegt, kann die Gelenkfläche am Talus geschädigt werden. Eine Verletzung des Lig. deltoideum ist immer sorgfältig zu vermeiden.

■ *Trümmer-(Crush-)Frakturen*

Oft ist es sehr schwierig Trümmerfrakturen des Talus zu rekonstruieren. Eine primäre Talektomie hat zu schlechten Ergebnissen geführt: Längenverlust, Instabilität und Schwäche des Rückfußes. Einige Autoren haben eine primäre tibiokalkaneare Arthrodese, die möglicherweise zu besseren Ergebnissen führt, empfohlen. Die Arthrodese kann auf das tibiotalare Gelenk beschränkt bleiben oder zu einer pan-talaren Arthrodese erweitert werden. Beides erfordert eine Resektion der Gelenkflächen und eine Fixation, manchmal die Verschiebung eines ventralen Knochenspans aus der Tibia oder die Stabilisation mit einem Fixateur externe.

Bei Trümmerfrakturen erhöht die häufige Knochennekrose die Rate von Fehlschlägen der konventionellen Techniken. Postoperativer Schmerz ist eine häufige Komplikation. Es ist schwierig, die Frakturtypen auf klassischen Röntgenbildern zu bestimmen. Die Einführung von CT und MRI haben die Diagnostik verbessert und häufiger Publikationen zu dieser Frage iniziiert (2, 3, 9). Trümmerfrakturen des Taluskörpers können bis zu 50% der dorsalen und lateralen Anteile der subtalaren Gelenkfläche einbeziehen. Diese Frakturen können auch konservativ mit einem Liegegips für einen Monat und anschließender Teilbelastung behandelt werden.

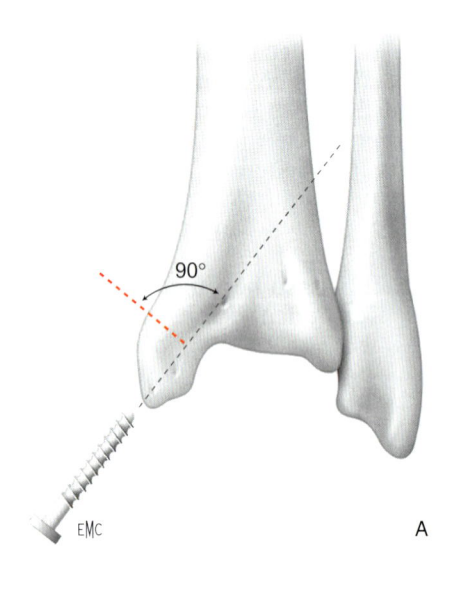

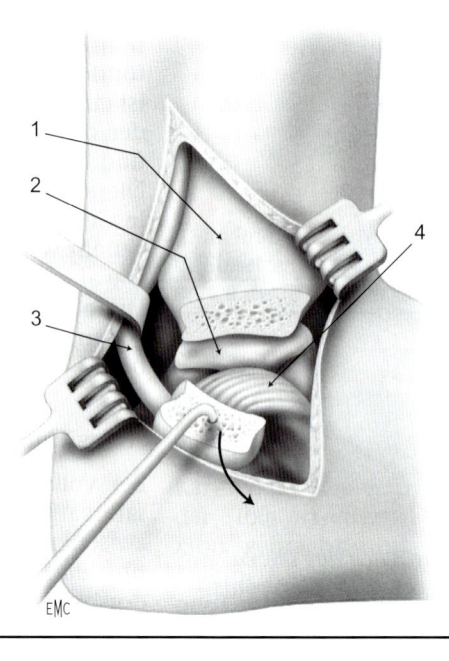

Abb. 10
A. Lage und Richtung der Osteotomie des Innenknöchels.
B. Darstellung nach Osteotomie. 1. Tibia; 2. mediale Gelenkfläche des Talus;
3. M.-tibialis-posterior-Sehne;
4. Talusdom.

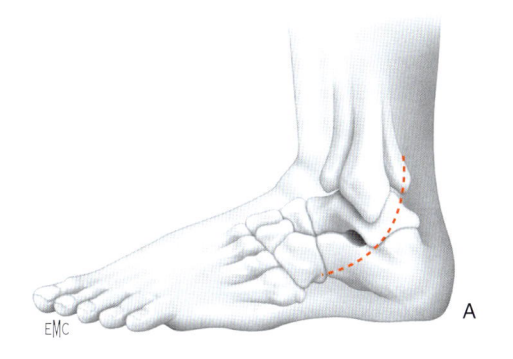

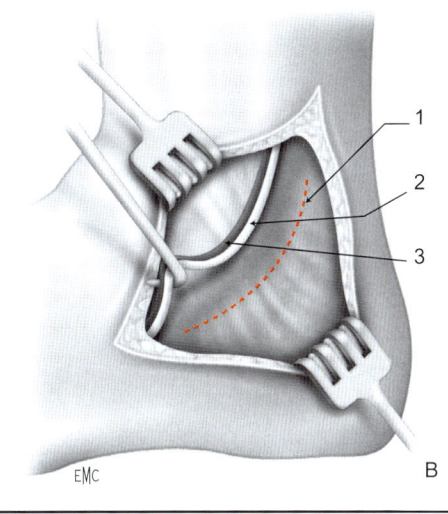

Abb. 11
Lateraler Zugang zum Kalkaneus.
A. Hautinzision.
B. Darstellung der Peronealscheide.
1. Faszieninzision;
2. N. cutaneus dorsalis lateralis;
3. V. saphena.

Zahlreiche Autoren empfehlen eine interne Fixation (14). Sie schlagen die Resektion kleinerer und die Osteosynthese größerer Fragmente vor. Der Zugang der Wahl verläuft durch die lateralen Bänder. Eine laterale, vertikale Inzision zieht bogenförmig um den Außenknöchel (Abb. 11A). Der N. cutaneus dorsalis lateralis, ein Ast des N. fibularis, sollte dargestellt und geschützt werden (Abb. 11B). Das Extensorenretinakulum wird durchtrennt und hierbei die V. saphena parva und der N. suralis sorgfältig geschont. Nun wird der Spalt zwischen dem M. peroneus tertius und der M.-extensor-digitorum-Sehne aufgesucht (Abb. 12). Nach Durchtrennung des Lig. calcaneofibulare und Einstellung des Fußes in forcierten Varus kann die Fraktur dargestellt und reponiert werden. Sie wird dann durch 2 Kleinfragmentschrauben, die in Richtung auf den proximalen Anteil verlaufen, stabilisiert.

Partielle Frakturen

Frakturen des Processus dorsalis

Diese Frakturen betreffen den Höcker des dorsalen Tuberkels und gehen oft mit einer talonavikular-kalkanear Luxation einher. Zur Wiederherstellung der Gelenkkongruenz ist meist eine Stabilisation durch interne Fixation erforderlich. Hierzu ist der posterolaterale Zugang geeignet. Das Fragment wird bei dorsal flektiertem Fuß reponiert und durch eine Kleinfragment-Spongiosaschraube fixiert. Der Fuß wird für 4 Wochen in einem Gehgips ruhig gestellt. Wenn das Fragment klein ist oder nur das Tuberkulum betrifft, kann es über den oben beschriebenen Zugang entfernt werden. Wenn die fibulotibialen Bänder jedoch an ihm ansetzen, sollte eine Resektion vermieden werden. Gelegentlich ist eine konservative Behandlung indiziert (Gips für 3–4 Wochen).
Frakturen des dorsalen Tuberkulums können die obere Gelenkfläche des Talus einbeziehen (10). In diesen Fällen ist ein medialer Zugang indiziert.

Mehrfragmentfrakturen der subtalaren Gelenkfläche

Diese Frakturen sind selten. Sie entstehen bei spontaner Reposition einer talonavikularen Luxation. Therapeutisch ist eine subtalare Arthrodese angezeigt.

Periphere Frakturen des Taluskopfs

Diese können Folge eines direkten oder indirekten Verletzungsmechanismus oder einer forcierten Medialverschiebung sein, die sich spontan reponiert hat. Große Fragmente müssen reponiert und mit resorbierbaren Implantaten stabilisiert werden. Für diese Fälle ist der transplantare Zugang durch das kalkaneonavikulare Ligament angezeigt. Die Nachbehandlung ist dieselbe wie bei Talushalsfrakturen.

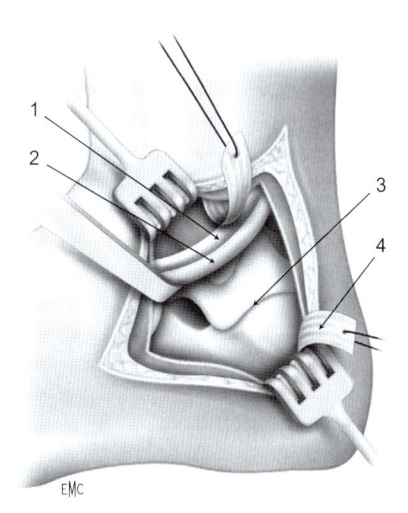

Abb. 12 Lateraler Zugang zum Subtalargelenk (mit Darstellung der posterolateralen Kalkaneusfacette). 1. M.-peroneus-longus-Sehne; 2. M.-peroneus-brevis-Sehne; 3. Subtalargelenk; 4. durchtrenntes Lig. fibulocalcaneare.

■ Osteochondrale Frakturen des Talusdoms

Bei diesem Verletzungstyp ist die Diagnose durch die mögliche Bildgebung häufig schwierig, sodass die Fraktur oft als chronische Läsion oder als Osteochondrosis dissecans fehlgedeutet wird. Typ und Lage der Verletzung und die Größe des Fragmentes bestimmen die Behandlung. Heutzutage haben arthroskopische Eingriffe die offene Reposition und Fixation ersetzt. Verbesserungen im arthroskopischen Instrumentarium haben auch die Rolle der arthroskopischen Behandlung freier Gelenkkörper und traumatischer Osteochondrosen gesteigert.

Frakturen vom Typ I und II (12)

Diese Frakturen können durch Immobilisation im Gips über 4–5 Wochen und anschließender zunehmender Belastung behandelt werden. Wenn sie übersehen oder nicht korrekt behandelt werden, können solche Frakturen zu degenerativen Schäden führen.

Frakturen vom Typ III und IV (12)

Diese Frakturen erfordern wegen den verschobenen Fragmenten eine operative Therapie. Die Fragmente sollten reponiert und mit Kleinfragmentschrauben oder resorbierbaren Stiften stabilisiert werden. Für posteromediale Läsionen empfehlen wir einen etwas modifizierten medialen, transmalleolaren Zugang. Die großen Fragmente erfordern eine rasche Reposition und interne Fixation durch 2 Kleinfragmentschrauben. Wenn der Knorpel zerstört ist oder die Fragmente klein oder zu zertrümmert sind, ist der beste Entschluss ihre Entfernung evtl. mit Anbohrungen der freiliegenden Knochenflächen. Dann wird der Innenknöchel reponiert und mit 2 Malleolarschrauben fixiert und die Weichteile anschließend verschlossen. Postoperativ kann die zunehmende Belastung an Krücken empfohlen werden. Bei anterolateralen Verletzungen des Taluskopfs ist ein anterolateraler Zugang etwas vor dem Außenknöchel angezeigt. Über eine kurze Arthrotomie wird das Fragment dargestellt.

Literatur

[1] Bauer R, Kerschbaumer F, Poisel S. Vías de abordaje quirúrgico en ortopedia y traumatología. Barcelona : Ediciones DOYMA,1988

[2] Bohay DR, Manolill A. Occult fractures following subtalar joint injuries. *Foot Ankle Int* 1996 ; 17 : 164–169

[3] Ebraheim NA, Mekhail AO, Salpietro BJ, Mermer MJ, Jackson WT. Talar neck fractures: anatomic considerations for posterior screw application. *Foot Ankle Int* 1996 ; 17 : 541–546

[4] Ebraheim NA, Padalinam TG, Omas G, Wong FY. Posteromedial process fractures of de talus. *Foot Ankle Int* 1995 ; 16 : 164–166

[5] Espinar E. Treatment of fractures of the astragalus. In : Médecine et chirurgie du pied. 1er Congrès européen d'orthopédie. Journée des spécialistes du Pied. Paris : Masson, 1993 : 49–69

[6] Espinar E. Vía de abordaje trans-ligamento calcáneoescafoideo para el tratamiento de las fracturas del astrágalo. *Rev Med Cir Pie* 1990 ; 4 : 15–30

[7] Espinar E. Traumatologia del pie. Barcelona : Masson,1998

[8] Frawley PA, Hart JA, Orth FA, Young DA. Treatment outcome of majorfractures of the talus. *Foot Ankle Int* 1995 ; 16 : 339–345

[9] Heckman JD, McLean MH. Fractures of the lateral process of the talus. *Clin Orthop* 1985 ; 199 : 108–113

[10] Inokuchi S, Ogawa K, Usami N. Classification of fractures of the talus: clear differentiation between neck and bodyfractures. *Foot Ankle Int* 1996 ; 17 : 748–750

[11] Kitaoka HB, Patzer GL. Arthrodesis for the treatment of arthrosis of the ankle and osteonecrosis of the talus. *J Bone Joint Surg Am* 1998 ; 80 : 370–379

[12] Miller MD, Osborne JR, Warner JJ, Fu FH. MRI-arthroscopy correlative atlas. Philadelphia : W.B. Saunders,1997

[13] Müller ME, Allgöwer M, Schneider R, Willenegger H. Manual of internal fixation. Berlin : Springer-Verlag,1991

[14] Ove PN, Bosse MJ, Reinert CM. Excision of posterolateral talar dome lesions through a medial transmalleolar approach. *Foot Ankle* 1989 ; 9 : 171–175

[15] Pisani G, Milano L. Patologia evolutiva del complesso legamentoso periastragalico. *Foot Surg* 1983 ; 7 : 153–163

[16] Trueta J. La estructura del cuerpo humano. Barcelona : Labor,1975

Kalkaneusfrakturen

28

H. Zwipp
S. Rammelt
J.M. Gavlik

Abstract

Kalkaneusfrakturen stellen immer noch eine Herausforderung für einen orthopädischen Chirurgen dar. Zur Klassifikation der Frakturen und detaillierten Operationsplanung sind standardisierte Röntgenuntersuchungen unter Einschluss eines CT erforderlich. In der letzten Dekade entwickelte sich eine klare Tendenz in Richtung offene Reposition und interne Fixation intraartikulärer Kalkaneusfrakturen. Die korrekte anatomische Reposition und stabile Osteosynthese mit einer einzelnen Y-förmigen lateralen Kalkaneusplatte führt in einem hohen Prozentsatz der publizierten Fälle zu guten bis sehr guten Ergebnissen. In den meisten Fällen lässt sich dies allein durch einen ausgedehnten lateralen Zugang erreichen. Bei isolierten Frakturen des Sustentaculum tali ist die Osteosynthese mit Spongiosaschrauben oder einer kleinen H-Platte über einen medialen Zugang möglich. Nur in den seltenen Fällen einer Destruktion der medialen Gelenkfacette bei Trümmerfrakturen erscheint ein kombinierter medialer-lateraler Zugang von Vorteil. Offene Frakturen und Frakturen mit erheblichem Weichteilschaden sollten notfallmäßig mit einem initialen Débridement, geschlossener Reposition, Minimal-Osteosynthese und externer Fixation behandelt werden, um die gefürchteten Weichteil- und Knocheninfektionen zu verhindern. Nach stabiler Osteosynthese ist eine frühe Lappendeckung empfehlenswert, um eine Konsolidation zu erreichen. Bei allen Kalkaneusfrakturen sollte auf die operative Behandlung eine intensive Physiotherapie folgen.

Schlüsselworte

Fuß, Frakturen, Kalkaneus, Klassifikation, interne Fixation, konservative Behandlung, Komplikationen

Einleitung

Der Kalkaneus ist der größte und am häufigsten gebrochene Knochen des Tarsus. Insgesamt betreffen die Frakturen des Kalkaneus weniger als 2% aller Frakturen. Die Mehrzahl der Kalkaneusfrakturen liegt intraartikulär und sind eine häufige Ursache von Behinderung und anhaltendem Schmerz. Die komplexe und irreguläre Form des Kalkaneus macht die Beurteilung seiner Verletzungen und die anatomische Rekonstruktion schwierig. Im Lauf der Jahre hat sich jedoch unser Verständnis des Frakturmechanismus und der Frakturanatomie verbessert, hauptsächlich durch die allgemeine Anwendung des CT in der Frakturdiagnostik. Dies erlaubt nun eine exakte präoperative Klassifikation und Operationsplanung (20, 27).
Wie bei anderen Frakturen der unteren Extremitäten ist die Weichteilsituation für das Endergebnis von höchster Bedeutung. Dies gilt vor allem für Kalkaneusfrakturen, bei denen das Fersenpolster ein komplexes System von miteinander in Verbindung stehenden Gewebekammern darstellt, das auch durch wiederholte Mikrotraumen geschädigt werden kann (18). Zusätzlich werden die Knochen des Rückfußes nur durch eine dünne Hautschicht bedeckt, die besonders gegenüber Druck und Scherkräften verletzlich ist. Wenn eine extensive Schwellung des Rückfußes nach geschlossenen Frakturen besteht, muss immer an die mögliche Entwicklung eines Kompartmentsyndroms gedacht werden. Daher sind die zeitliche Planung des Eingriffes und eine sorgfältige Behandlung der begleitenden Weichteilverletzungen von ebenso großer Bedeutung wie die korrekte Frakturreposition. Die Entwicklung mikrochirurgischer Techniken, wie z.B. muskulokutane Lappen mit mikrovaskulären Anastomosen, haben neue Wege bei der Behandlung von Kalkaneusfrakturen mit schwerem Weichteilschaden geöffnet, die in der Vergangenheit häufig zu einer chronischen Osteomyelitis, ja sogar zu einer partiellen oder totalen Amputation des Fußes geführt haben.

Anatomische und biomechanische Überlegungen

Der Kalkaneus ist der größte Knochen des Fußes. Seine einzigartige knöcherne Architektur macht ihn zu einem wichtigen Teil des Längsgewölbes, das die Länge der lateralen Säule sichert. Er wirkt auch als kräftiger Hebelarm beim Gehen, Stehen und Bücken, da die größte Sehne des menschlichen Körpers, die Achillessehne, an ihm ansetzt. Die interne Architektur besteht vorwiegend aus gewölbeartigen, trabekulären Strukturen aus spongiösem Knochen. Sie entsprechen den axialen Kompressionskräften, die das Körpergewicht durch den Kalkaneus auf seine Tuberositas und den Vorfuß übertragen. Hierdurch entsteht ein neutrales Dreieck mit nur wenigen Trabekeln, das für eine Impaktion der dorsalen Facette bei Kalkaneusfrakturen anfällig ist. Der spongiöse Knochen wird von einer Wand kortikalen Knochens unterschiedlicher Stärke ummantelt. Diese ist auf der Lateralseite des Kalkaneus besonders dünn. Hierdurch kommt es zu der lateralen Ausbuchtung, die sich häufig bei Kalkaneusfrakturen findet. Im Bereich des Halses ist die Kortikalisschicht kräftig und bildet den Winkel von Gissane. Weiter dorsal bildet die Kortikalis den von Böhler (3) beschriebenen Tuberositas-Gelenkwinkel. Dieser ist im Seitenbild ein Maßstab für die Gewölbefunktion des Kalkaneus. Er wird zur Quantifizierung der Qualität der Reposition nach Kalkaneusfrakturen weitgehend verwendet. Unter der dorsalen Facette des Subtalargelenkes liegt ein Bereich sehr dichten Knochens, der auch als der Thalamus des Kalkaneus bezeichnet wird.

Der Kalkaneus trägt 4 Gelenkflächen. Drei von diesen sind Facetten des komplexen Subtalargelenkes, die mit dem Talus artikulieren. Die größte ist die konvexe dorsale Facette. Die konkave mittlere Facette und die ebene ventrale Facette gehen in etwa ein Fünftel aller Fälle ineinander über. Die dorsale Facette ist von den kleineren ventralen und mittleren Facetten durch eine Rinne getrennt, die der Sulcus calcaneus genannt wird. Zusammen mit dem Talus bildet der Kalkaneus den Canalis tarsi medial und in dem sich öffnenden lateralen Teil den Sinus tarsi. Eine bikonkave, sattelförmige Gelenkfläche verbindet den Kalkaneus mit dem Os cuboideum. Die Tuberositas calcanei ist der kräftige dorsale Punkt der Gewichtsübertragung im Fuß. Das Sustentaculum tali hat eine innere Knochenstruktur, die es zu dem biomechanisch stabilsten Teil des Kalkaneus macht. Es ist mit dem Talus über kräftige ligamentäre Strukturen, das mediale Lig. talocalcaneare und das Lig. tibiocalcaneare verbunden. Die Sehne des M. flexor hallucis longus verläuft unter der Unterfläche und übt eine dynamische Pressfitkraft auf das Sustentaculum aus, durch die die anatomische Stellung zum Talus gehalten wird, selbst wenn das Sustentaculum frakturiert ist.

Frakturen des Kalkaneus werden durch axiale Kräfte hervorgerufen. Diese entstehen üblicherweise bei Arbeitern durch einen Sturz oder bei Verkehrsunfällen. Daher sind Männer etwa vier- bis fünfmal öfter betroffen als Frauen (19). Wichtige Faktoren, die die Morphologie der Fraktur beeinflussen, sind die Höhe und Richtung der impaktierenden Kraft, die Stellung des Fußes während der Verletzung, der Muskeltonus der Waden- und Fußsohlenmuskeln und der Mineralgehalt des Knochens.

Die vertikale Lastachse des Beines liegt medial der Längsachse des Kalkaneus. Die Primärfraktur (8) ist ein Ergebnis der exzentrisch verlaufenden vertikalaxialen Kraft und der divergierenden Längsachsen von Talus und Kalkaneus, die einen Winkel von etwa 20–30° bilden. Diese Frakturen in der Sagittalebene führen zu 2 großen Fragmenten: Das eine superomedial (Sustentaculum tali) und das andere posterolateral (Kalkaneuskörper mit dem Tuberositassegment). Der Frakturmechanismus verursacht immer einen Ausbruch der lateralen Wand. Bei den „Joint-depression"-Frakturen verläuft eine zweite Frakturlinie (8) nach distal und dorsal zu der keilähnlich impaktierten dorsalen Facette. Sie bezieht die Tuberositas nur marginal mit ein. Bei „Tongue-Typ"-Frakturen zieht die sekundäre Frakturlinie längs in die Tuberositas. Hierdurch entsteht eine komplexe Deformierung des Rückfußes, bei der der Tuberositas-Gelenkwinkel gegen 0° geht oder sogar negativ wird. Zusätzliche Frakturlinien können nach ventral ziehen und zu einer Ablösung des Sustentaculum-Fragments oder des kalkaneokuboidalen Gelenks führen, wodurch ein weiteres anterolaterales Fragment entsteht. Wenn die ventrale Fraktur die mediale Facette durchkreuzt, findet sich ein Maximum von fünf Hauptfragmenten mit drei frakturierten Gelenkflächen.

Therapie

Diagnose

Die klinische Diagnose der Kalkaneusfraktur spielt weiterhin eine große Rolle, vor allem bei der Beurteilung des Ausmaßes des Weichteilschadens. Dies ist der kritische Faktor bei Klassifikation, Operationsplanung und Prognose. Außerdem finden sich Kalkaneusfrakturen häufig bei polytraumatisierten Patienten oder bei Patienten mit geringeren Beschwerden. Erheblich zertrümmerte Frakturen führen in wenigen Stunden zur Blasenbildung. Die starke Kompression des Fußes verursacht häufig oberflächliche Hautnekrosen, die später auf die tieferen Schichten übergreifen können. Diese Faktoren verzögern die operative Wiederherstellung der Fraktur und verschlechtern dadurch zusätzlich das Endergebnis. Zu den Standard-Röntgenaufnahmen gehören axiale und laterale Aufnahmen des Kalkaneus und eine dorsoplantare Aufnahme des Fußes. A.p.-Aufnahmen des gleichseitigen Sprunggelenkes sind immer erforderlich, da dies häufig mit betroffen ist. Einfache Aufnahmen des gegenseitigen (nicht betroffenen) Fußes sind nützlich, um die normale Form des Rückfußes beurteilen zu können (bezüglich des Tuberositas-Gelenkwinkels). Die schrägen Brodén-Aufnahmen sind zur Beurteilung des Ausmaßes des Schadens im Subtalargelenk und zur Beurteilung des Ergebnisses der operativen Rekonstruktion von großem Wert. Axiale und koronare CT-Bilder erlauben eine dreidimensionale Analyse der Frakturmorphologie. Heutzutage ist ein CT zur präoperativen Klassifizierung einer Kalkaneusfraktur unerlässlich. Es hilft bei der Planung des therapeutischen Vorgehens und der Beurteilung der Prognose.

Klassifikation

Die CT-Untersuchung hat eine neue Dimension bei der Frakturklassifikation und präoperativen Planung eröffnet. Die Klassifikation von Sanders (20) beruht allein auf den CT-Befunden und bezieht sich auf die Anzahl der Frakturlinien, die im koronaren CT zu sehen sind. Zwipp et al. (27) schlugen eine Frakturklassifikation in 12 Punkten vor. Sie basiert auf einem koordinatenähnlichen x-Fragment-y-Gelenksystem.

Sie bezieht sich auf die Anzahl der Fragmente (2–5) und betroffenen Gelenkflächen (0–3) wie auch auf das Ausmaß des Weichteiltraumas und Begleitfrakturen in den benachbarten Knochen (zusätzlich 4 Punkte). In einer größeren Patientengruppe hat sich diese Klassifikation als prognostisch wertvoll erwiesen (26).

Behandlung

■ *Konservative Behandlung*

Eine konservative Behandlung ist im Allgemeinen extraartikulären Frakturen ohne größere Verschiebung und den seltenen Fällen minimal verschobener intraartikulärer Frakturen mit einer zu vernachlässigten Gelenkstufe (üblicherweise unter 1 mm) vorbehalten. Wenn ein nicht zu akzeptierendes Ausmaß an Abflachung, Verbreiterung oder Verkürzung des Rückfußes besteht, ist die operative Therapie auch bei extraartikulären Frakturen indiziert. Ausnahmen sind die allgemein anerkannten Kontraindikationen für einen operativen Eingriff, wie z.B. neurovaskuläre Schäden, insulinabhängiger Diabetes mellitus, schlechte Compliance und schwere Allgemeinerkrankungen mit eingeschränkter Lebenserwartung. Ein Alter über 65 Jahre stellt nur eine relative Gegenindikation dar, die von der Gesamtsituation des Patienten und seinen funktionellen Wünschen abhängt.

Das Ziel der konservativen funktionellen Therapie ist die frühe Mobilisation des Patienten nach Konsolidierung der Weichteile. Die Patienten erhalten 3–4 Tage Bettruhe. Durch Elevation, Eis und antiphlogistische Medikamente wird die Schwellung möglichst gering gehalten. Danach beginnt die physikalische Therapie mit aktiver Beübung des verletzten Fußes. Die Patienten dürfen an 2 Krücken gehen. Nach 3 Wochen ist eine Teilbelastung möglich. Sie wird über 6–12 Wochen auf 20 kg beschränkt. In speziell geformten Schuhen ist eine Vollbelastung bereits 8–10 Tage nach der Verletzung möglich.

Bei jüngeren Patienten mit erheblicher Deformierung des Rückfußes, bei denen aus den oben erwähnten Gründen ein chirurgischer Eingriff kontraindiziert ist, sollte eine geschlossene Reposition versucht werden. Hierfür hat Böhler (4) mehrere Techniken vorgeschlagen. Die am häufigsten verwendete ist die laterale Kompression mit einer speziell geformten Zwinge. Alternativ kann das Repositionsmanöver von Omoto et al. versucht werden, das von einem intakten Lig. talocalcaneare abhängig ist (17). Die verschobene Kalkaneusfraktur wird von Hand unter axialem Zug und Varus-Valguskippung unter kräftiger lateraler Kompression reponiert. Sie wird dann in einem Unterschenkelgips fixiert. Die Teilbelastung beginnt nach 8–10 Tagen, die Vollbelastung im Gips nach 3–6 Wochen und gipsfrei nach 6–12 Wochen.

■ *Semioperative Behandlung*

Eine semioperative (oder minimal-invasive) Behandlung beinhaltet mehrere Methoden der geschlossenen Reposition und externen oder internen Fixation. Es gibt hierzu 2 wesentliche Indikationen. Die erste ist die Notfallversorgung bei offenen Frakturen oder schwerem Weichteilschaden, vor allem bei polytraumatisierten Patienten. Außerdem ist eine geschlossene Reposition und nachfolgende Stabilisation mit perkutanen Kirschner-Drähten bei den jüngeren Patienten zu empfehlen, bei denen eine Kontraindikation für einen offenen Eingriff besteht. Bei offenen Frakturen mit erheblich traumatisierten Weichteilen ist eine sofortige Reposition zur Entlastung der Weichteile angezeigt. Die Wunde wird sorgfältig débridiert und mit einem synthetischen Hautersatz abgedeckt. Es gibt mehrere Möglichkeiten der externen Fixation. Die schnellste ist eine temporäre Fixation mit Kirschner-Drähten. Zur geschlossenen Reposition und anschließenden externen Fixation kann ein 3-Punkt-Distraktor am Rückfuß installiert werden (26). Dieser Distraktor erlaubt Zug in allen 3 Ebenen (9). Ein Nagel liegt in der Tuberositas des Kalkaneus, einer im Taluskörper und einer im Os cuboideum. Eine andere Möglichkeit ist ein medialer Fixateur externe, der die lateralen Weichteile für eine spätere offene Rekonstruktion des Kalkaneus unberührt lässt. Die Fixationspunkte für die Steinmann-Nägel sind dieselben wie für den 3-Punkt-Distraktor. In den meisten Fällen kann die definitive interne Fixation in einer zweiten Sitzung nach Konsolidierung der Weichteile durchgeführt werden. Bei einem drohenden Kompartmentsyndrom des Fußes erfolgt die Dermatofasziotomie über einen ausgedehnten dorsomedialen Zugang. Nach Entlastung des Kompartiments erfolgt zum Schutz der Weichteile eine tibiotarsale Transfixation. Die Wunde wird im Rahmen des Zweiteingriffs verschlossen. Bei schwerem Weichteiltrauma, vor allem bei offenen Frakturen, sollte eine frühzeitige Abdeckung mit lokalen oder freien Weichteillappen erwogen werden, um einen definitiven Wundverschluss zu erreichen und Infektionen zu verhindern. Auch dies erfolgt in einem Zweiteingriff zusammen mit einer stabilen internen Osteosynthese.

■ *Offene Eingriffe*

Die grundlegenden Prinzipien einer operativen Behandlung von Kalkaneusfrakturen sind: 1) Wiederherstellung der anatomischen Form des Rückfußes; 2) anatomische Rekonstruktion aller betroffenen Gelenkflächen; 3) stabile Osteosynthese ohne Transfixation, die eine frühe Mobilisation erlaubt. Für die offene Reposition von Kalkaneusfrakturen wurde eine Vielzahl operativer Zugänge empfohlen. Sie betreffen laterale, mediale, dorsolaterale, dorsoplantare und kombinierte mediale-laterale Zugänge.

Präoperative Behandlung

Dem Patienten wird Bettruhe verordnet. Das verletzte Bein wird mit Eisauflagen hoch gelagert, um die Weichteilschwellung weiter zu verringern. Nützlich sind der Einsatz von NSAIDs und enzymatischen Medikamenten wie auch die Entleerung des venösen Plexus mit einem Pumpentraining. Die Patienten erhalten niedermolekulares Heparin. Der Eingriff erfolgt, wenn die Schwellung abgeklungen ist, üblicherweise nach 6–8 Tagen.

Medialer Zugang

In der Mehrzahl der Fälle liegt die intraartikuläre Komponente der Fraktur auf der Lateralseite. Sie kann durch diesen Zugang nur indirekt reponiert werden. Ein isolierter medialer Zugang (15) wird für einfache Zweifragment- und extraartikuläre Frakturen immer noch empfohlen, da es ein rascher Zugang mit relativ kleiner Weichteilfreilegung ist. Die Gefahr aller medialer Zugänge liegt in der Schädigung des Gefäßnervenstrangs, der dort verläuft und A., V. und N. tibialis posterior enthält (7). Der Patient liegt in Rückenlage mit einer Blutsperre am Oberschenkel. Die Inzision verläuft horizontal oder in einem leicht geschwungenen S in Richtung der Hautfalten, etwa 8–10 cm lang direkt auf halber Höhe zwischen der Spitze des Innenknöchels und der Sohle. Haut, Subkutis und Faszie werden durchtrennt. Der Gefäßnervenstrang wird vorsichtig mobilisiert, angeschlungen und mit einer Penrose-Drainage zur Seite gehalten (Abb. 1A). Der M. abductor hallucis longus wird nach kaudal abgeschoben, die Sehne des M. flexor hallucis longus wird nur identifiziert und bleibt dann an ihrem Platz. Unter subperiostaler Präparation kann das Sustentakulumfragment des Kalkaneus nun vollständig dargestellt werden. Über eine Stichinzision und Vorbohrung wird nun eine 6,5-mm-Schanz-Spongiosaschraube in das Hauptfragment, das die Tuberositas trägt, eingesetzt. Dieses Fragment kann nun unter axialem Zug gegen das Sustentakulumfragment und das Processus-anterior-Fragment reponiert werden. Wenn die korrekte anatomische Rekonstruktion der medialen Wand erreicht ist, kann das Ergebnis temporär mit 1,6–2,0-Kirschner-Drähten fixiert werden. Hierbei ist es hilfreich, 2 parallele Kirschner-Drähte von der Unterseite des Tuberositasfragments in das Sustentakulumfragment und 2 Kirschner-Drähte von der Dorsalseite des Tuberositasfragments in den Processus anterior des Kalkaneus zu bohren. Die temporäre Fixation kann notfalls bis über den Gelenkspalt reichen. Die definitive Fixation erfolgt mit einer kleinen H-Platte und vier 3,5-mm-Kortikalis-Zugschrauben. Von diesen sollte eine in das Sustentakulumfragment verlaufen, eine in das Processus-anterior-Fragment und 2 in das Tuberositasfragment (Abb. 1B). Es ist ratsam, die H-Platte entsprechend der individuellen Form der medialen Wand des Kalkaneus vorzubiegen, um jeder Fragmentverschiebung vorzubeugen. Die korrekte Reposition und extraartikuläre Lage der Schrauben wird intraoperativ durch Standard-Röntgenbilder überprüft.

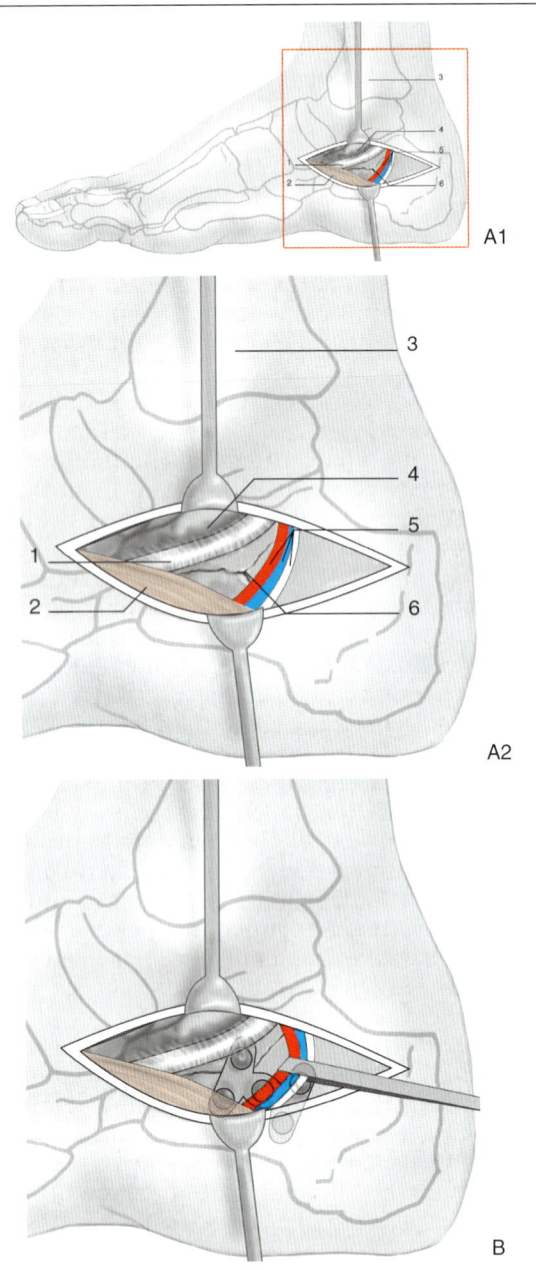

Modifizierter medialer Zugang (Sustentakulum-Zugang)

In seltenen Fällen einer isolierten Fraktur des Sustentakulums ohne Gelenkbeteiligung ist ein kleiner Sustentakulum-Zugang (26) als Modifikation des medialen Zugangs nützlich (Abb. 2). Die etwa 3 cm lange Längsinzision verläuft über den palpablen medialen Rand des Sustentaculums tali parallel zur Fußsohle. Das Gefäßnervenbündel wird identifiziert und belassen. Das Sustentakulum wird nun dargestellt und 2 lange (etwa 70 mm) 3,5-mm-Zugschrauben in das Sustentaculum tali entlang dessen Achse bis zum Tuberositas-Hauptfragment eingesetzt. Die korrekte Reposition und extraartikuläre Lage der Schrauben wird durch intraoperative Standard-Röntgenaufnahmen überprüft. Bei komplexeren Kalkaneusfrakturen mit Fragmentation des Sustentaculum tali kann dieser Zugang auch zusätzlich zum ausgedehnten lateralen Zugang verwendet werden.

Abb. 1
A. Medialer Zugang zum Kalkaneus: Die Hautinzision verläuft genau in der Mitte zwischen dem Innenknöchel und der Ferse, ganz gerade oder als leicht geschwungenes S. Die Freilegung der gebrochenen medialen Wand erfordert eine sorgfältige Ablösung der Weichteile und Identifikation des M.-tibialis-posterior-Gefäßnervenstranges und der Sehnen, die in Nähe des Sustentaculum tali verlaufen. 1. M.-flexor-hallucis-longus-Sehne; 2. M. abductor hallucis longus; 3. Innenknöchel; 4. Sustentaculum tali; 5. Gefäßnervenstrang aus A., V. und N. tibialis posterior; 6. gebrochene mediale Kalkaneuswand.
B. Die Fraktur ist durch eine kleine H-Platte und Schrauben fixiert. Der Gefäßnervenstrang wir entweder nach ventral oder nach dorsal gehalten.

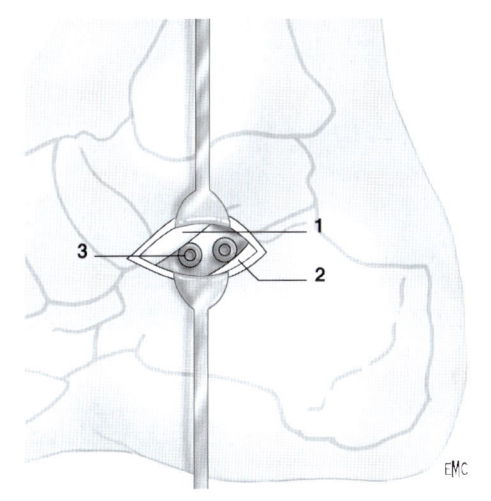

Abb. 2 Modifizierter medialer Zugang (Sustentakulum-Zugang): Die Haut wird direkt über dem palpablen Sustentaculum tali inzidiert. Die Sehnen werden identifiziert und belassen, das Sustentakulum-Fragment mit 2 Schrauben nach lateral am Hauptfragment des Kalkaneus fixiert. 1. M.-tibialis-posterior- und M.-flexor-digitorium-communis-Sehnen; 2. M.-flexor-hallucis-longus-Sehne; 3. Sustentaculum tali.

Direkter lateraler Zugang

Durch den direkten lateralen Zugang ergibt sich eine direkte aber begrenzte Darstellung der Gelenkkomponente der Fraktur. Der Zugang geht jedoch mit dem erhöhten Risiko von Wundrandnekrosen einher (11, 23). Er kann nur in ausgewählten Fällen zur Reposition extraartikulärer Frakturen der Tuberositas empfohlen werden.

Erweiterter lateraler Zugang

Dieser Zugang wird von den meisten Autoren für die Mehrzahl der intraartikulären Kalkaneusfrakturen empfohlen. Er besteht aus einem Hautlappen in voller Stärke über der lateralen Wand des Kalkaneus und schafft Zugang zum Subtalargelenk und zum Kalkaneokuboidalgelenk (1, 13, 27). Eine Alternative ist der posterolaterale Zugang, der nach ventral zur Darstellung des gesamten Rückfußes bis zum Processus anterior erweitert werden kann (22, 25). Das weitere operative Vorgehen entspricht genau dem für den erweiterten lateralen Zugang, das weiter unten beschrieben wird.

Die Operation von Kalkaneusfrakturen erfolgt üblicherweise in Narkose. Ein Grund hierfür ist die Länge des Eingriffs (etwa 90–150 Minuten, entsprechend der Schwere der Fraktur). Dies wäre für den Patienten, speziell in Seitenlage, sehr unbequem. Ein weiterer Grund besteht darin, notfalls die Möglichkeit zu haben, autologe Transplantate vom Beckenkamm zu entnehmen. Dies wäre unter Lokalanästhesie sehr kritisch.

Der Patient wird auf dem Operationstisch auf die nicht verletzte Seite gelagert und am verletzten Bein eine Blutsperre angelegt. Das Bein wird vom Fuß bis zum mittleren oder proximalen Drittel der Wade in üblicher Weise rasiert und desinfiziert. Dann erfolgt die Abdeckung mit sterilen Tüchern. Die Blutsperre wird auf 300–350 mmHg aufgepumpt.

Die Inzision hat eine bumerangähnliche Form. Sie verläuft auf einer imaginären Linie um den Außenknöchel genau in der Mitte zwischen dem Außenknöchel und dem dorsalen bzw. kaudalen Rand der Ferse (Abb. 3A). Das subkutane Lager wird dann beginnend im Winkel der Inzision genau vertikal durchtrennt, bis die laterale Wand des Kalkaneus sichtbar wird. Bei der Durchtrennung der Subkutis muss der N. cutaneus intermedius dorsalis (ein Ast des N. fibularis superficialis) und der N. cutaneus dorsalis posterior (ein Ast des N. suralis) und die V. saphena parva beachtet und geschont werden. Bei Erweiterung der subkutanen Präparation nach distal um das Kalkaneokuboidalgelenk freizulegen, werden die Peronealsehnen in ihrer Sehnenscheide vorsichtig mobilisiert. Nach Beendigung der Inzision über die ganze vorgesehene Länge wird der Kalkaneus subperiostal freigelegt, bis das Subtalargelenk sichtbar wird. Das distale Retinakulum der Peronealsehnen und das Lig. fibulocalcaneare werden subperiostal abgelöst. Hierdurch entsteht ein Hautlappen in voller Stärke, der temporär mit Kirschner-Drähten, die in den Talus eingesetzt wurden oder mit nicht-resorbierbaren Fäden zur Seite gehalten werden kann (Abb. 3B). Wenn am Ende des Eingriffs der Lappen zurückgeklappt wird, kommen alle Gebilde innerhalb des Lappens an ihre anatomische Position zurück. Durch die En-bloc-Präparation wird die Durchblutung im Lappen nicht gestört, da sie das Angiosom der A. fibularis darstellt (10). Wenn das vorgewölbte Fragment der lateralen Wand mit den zentralen Anteilen nur noch locker in Verbindung steht, kann es temporär entfernt werden, um einen besseren Überblick zu gewinnen. Bei allen oben beschriebenen Operationsschritten muss eine zusätzliche Schädigung der Weichteile sorgfältig vermieden werden, um die Inzidenz vermeidbarer postoperativer Komplikationen, wie verzögerte Wundheilung und oberflächliche oder tiefe Weichteilinfekte, zu senken. Zu vermeiden ist der Einsatz scharfer Haken. Wenn nach mehrfacher Lavage alle Fragmente identifiziert sind, besteht der erste und grundlegende Schritt zur Wiederherstellung der anatomischen Form des Kalkaneus in der Reposition des Tuberositasfragmentes mit dem Westhues-Manöver. Eine 6,5-mm-Schanz-Schraube mit Handgriff wird über eine Stichinzision und Vorbohrung in die Tuberositas eingesetzt. Unter direkter Sichtkontrolle des subtalaren Gelenkspalts wird der Handgriff nach unten gezogen, um das Tuberositasfragment in seine korrekte Lage zurückzubringen (Abb. 4).

Das Ausmaß der Korrektur des Tuberositas-Gelenkwinkels und der Valgusfehlstellung können intraoperativ mit dem Bildwandler überprüft werden. Anschließend wird die dorsale Facette dargestellt und schrittweise reponiert (Abb. 5). Wenn der mediale Teil der dorsalen Facette (siehe „d" in Abb. 5) nach lateral verkippt ist, muss er kongruent zur unteren Gelenkfläche des Talus reponiert werden. Er kann dann mit einem 2,0-Kirschner-Draht, der von plantar bis in den Talus gebohrt wird, fixiert werden. In einem zweiten Schritt wird der deprimierte laterale Teil der dorsalen Facette (siehe „e" in Abb. 5) angehoben und mit 2,0-Kirschner-Drähten gegen den medialen Teil des Sustentakulums (siehe „a" in Abb. 5) fixiert. Die Kirschner-Drähte werden

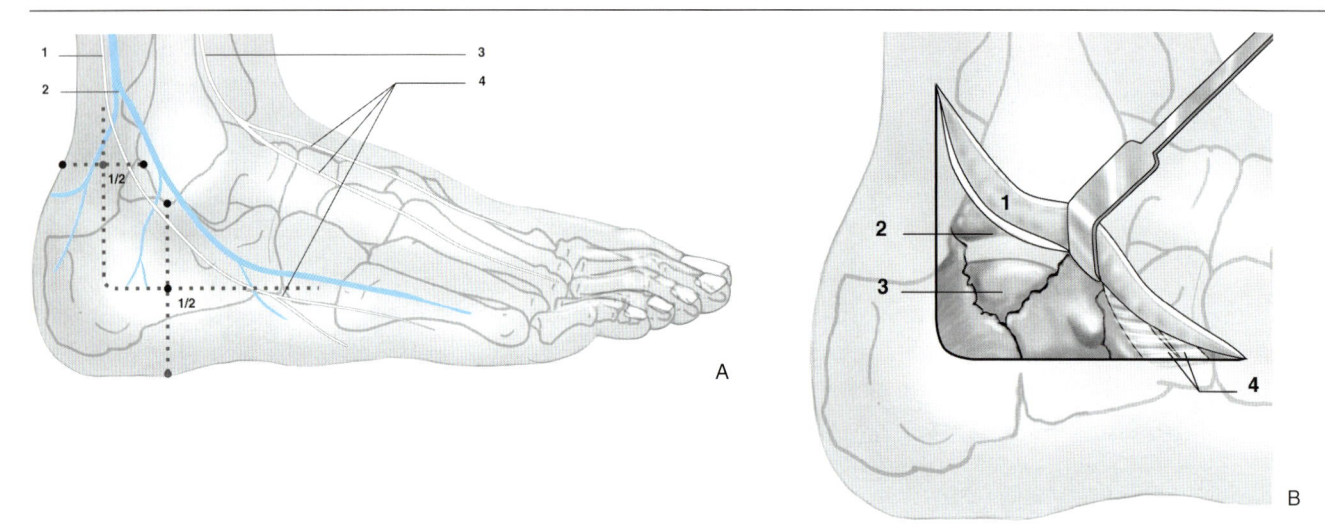

Abb. 3 A. Erweiterter lateraler Zugang zum Kalkaneus. Die Inzision liegt genau in der Mitte zwischen dem Außenknöchel und der Achillessehne und der Ferse. Der Wundwinkel ist etwas abgerundet. An den Ausläufern der Inzision ist der N. suralis zu schonen. 1. N. suralis; 2. V. saphena parva; 3. N. fibularis superficialis; 4. Nn. cutaneus dorsalis medialis, intermedialis und lateralis.
B. Der Zugang erlaubt die Darstellung zur gesamten lateralen Wand des Kalkaneus einschl. Subtalar- und Kalkaneokuboidalgelenk. Für Letzteres müssen die Peronealsehnen mobilisiert werden. 1. Angehobener Hautlappen in voller Stärke; 2. Subtalargelenk; 3. deprimierte dorsale Facette; 4. M.-peroneus-longus- und -brevis-Sehnen.

2 mm unterhalb der Gelenkfläche angesetzt und unter 10° in Richtung Talus und unter 15° in Richtung Mittelfuß eingebohrt. Nun kann das ganze dorsale Fragment gegen das Fragment des Processus anterior ausgerichtet und dadurch der wichtige Gelenkwinkel wieder hergestellt werden. Um den Processus anterior überblicken zu können ist es manchmal erforderlich, das Fettpolster im Sinus tarsi zu entfernen und das Lig. talocalcaneare interosseum zu spalten oder sogar abzulösen. Dies vor allem, wenn es das Fragment des Processus anterior retrahiert und so die Reposition unmöglich macht. Nun werden zusätzliche Kirschner-Drähte in der Longitudinal- und Vertikalachse des

Abb. 4 Reposition des Tuberositasfragments mit dem Westhues-Manöver. Eine Schanz-Schraube wird in die Tuberositas calcanei eingesetzt. Sowohl der Tuberositas-Gelenkwinkel wie Varus- oder Valgusfehlstellungen werden korrigiert und hierdurch die Anhebung des dorsalen Facettenfragments möglich.

Kalkaneus vom Tuberositagsfragment aus (siehe „b" in Abb. 5) eingesetzt, um eine temporäre Fixation gegenüber dem Talus und dem Os cuboideum zu schaffen (Abb. 6). Dabei ist es immer ratsam, für eine bessere Stabilisation, 2 parallele Kirschner-Drähte zu verwenden. Wenn ein 5. Fragment vorliegt, das sog. anteriore Facettenfragment, muss das Kalkaneokuboidalgelenk kongruent reponiert werden. Dieses Fragment wird dann mit 2 zusätzlichen Kirschner-Drähten stabilisiert. Die exakte Wiederherstellung des Kalkaneus sollte auch mit dem Bildwandler unter Einschluss der Beurteilung des subtalaren Gelenkspaltes entsprechend den 20° Brodén-Bildern kontrolliert werden.

Die Anhebung der deprimierten lateralen Anteile der posterioren Facette hinterlässt immer eine Defektzone als Folge der Impaktion dieses Fragmentes in das „neutrale Dreieck". Viele Autoren sind der Ansicht, dass eine zufriedenstellende Stabilisation der lateralen Wand mit einer Platte allein nicht erreicht werden kann. Konsequenterweise wird dann der Defekt entweder mit autologen Knochentransplantaten (kortikospongiös oder spongiös) vom gleichseitigen Beckenkamm oder einem Allotransplantat, wie Hydroxyapatit, aufgefüllt. Es gibt keine Studie, die die Überlegenheit des einen Materials gegenüber dem anderen sicher nachweist. Autologe Knochentransplantate scheinen sich besser mit dem frakturierten Knochen zu verbinden. Sie machen jedoch eine zusätzliche Inzision über dem Beckenkamm mit all den möglichen Gefahren erforderlich. Synthetische Allotransplantate haben den Nachteil höherer Kosten. Einige Autoren verneinen die Notwendigkeit einer Knochentransplantation und verlassen sich auf die regenerativen Fähigkeiten der Spongiosa (13).

Die interne Fixation wird mit dem Einbringen einer Platte beendet, die auf der wiederhergestellten lateralen Wand des Kalkaneus fixiert wird. Hierfür wurden

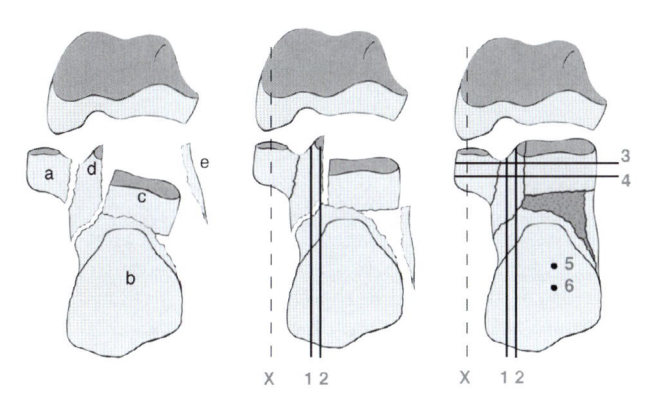

Abb. 5 Schrittweise Rekonstruktion des Kalkaneus von medial nach lateral. Die Transfixation mit Kirschner-Drähten beginnt in kaudokranialer Richtung (x, 1, 2) wird dann von lateral nach medial (3, 4) und von dorsal nach ventral (5, 6) weiter geführt. Die genaue Zahl von Kirschner-Drähten hängt von der Zahl und Größe der Hauptfragmente ab. Der nach Anhebung der dorsalen Facette verbleibende Defekt wird nötigenfalls mit autologem Knochentransplantat aufgefüllt.

mehrere unterschiedlicher Platten vorgeschlagen: 1/3-Rohrplatten, 3,5-mm-Rekonstruktionsplatten, 1 oder 2 (2fach oder 3fach) H-förmige Platten, eine einzelne Y-förmige Platte, eine LCP und eine unregelmäßig geformte Platte. In den meisten Studien ließ sich eine ausreichende Stabilität mit einer einzelnen Y-förmigen Platte (in verschiedenen Formen) erreichen, u.a. von Letournel (13), Sanders (21) und Laughlin et al. (12). Die Platte wird entsprechend den individuellen anatomischen Gegebenheiten konturiert und mit 3,5-mm-Kortikalis- oder Spongiosaschrauben am Kalkaneus fixiert (Abb. 7).

Zwei der Schrauben sollten in das Sustentaculum tali verlaufen, 2 oder 3 in die Tuberositas und 2 in den Processus anterior. Wenn das Fragment des Processus anterior erheblich verschoben ist oder ein anteriores Facettenfragment besteht, können 1 oder 2 zusätzliche Kortikalisschrauben außerhalb der Platte erforderlich werden.

Nun wird die Blutsperre geöffnet und die Kirschner-Drähte und die Schanz-Schrauben entfernt. Die korrekte anatomische Rekonstruktion, die Gelenkkongruenz und die extraartikuläre Lage der Schrauben wird auf Standard-Röntgenaufnahmen dokumentiert: Fuß a.p. und lateral und Rückfuß axial sowie 20° Brodén-Aufnahme. Nach sorgfältiger Hämostase wird die Haut schichtweise verschlossen und ein steriler Kompressionsverband angelegt. Postoperativ wird das verletzte Bein mit einer Unterschenkelgipsschiene ruhig gestellt.

Bilateraler Zugang

Stephenson (23) schlug einen kombinierten medialen-lateralen Zugang vor, der lateral aus einer modifizierten Kocher-Inzision und medial aus einer 6–8 cm langen vertikalen Inzision besteht. Der Autor empfiehlt den zusätzlichen medialen Zugang wenn sich in Bildwandler oder Röntgenbild nach offener Reposition und interner Fixation ausschließlich durch einen lateralen Zugang keine zufriedenstellende Fragmentstellung zeigt. Der Autor hat diesen zusätzlichen medialen Zugang bei 7 von 22 Patienten, die alle zuvor von lateral angegangen worden waren, verwendet. Dieser zusätzliche mediale Zugang erscheint vor allem bei den Fällen von Vorteil, bei denen die mediale Gelenkfacette bei Trümmerfrakturen zerstört ist.

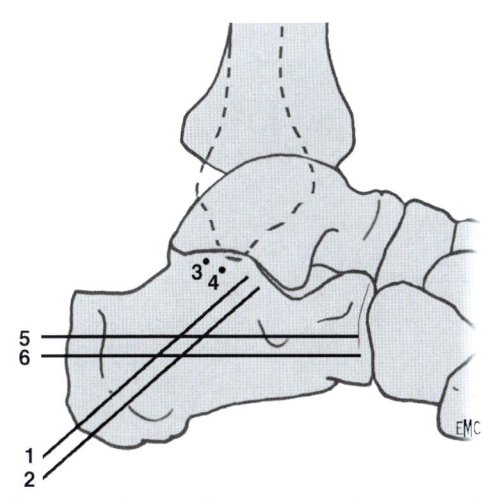

Abb. 6 Schema der Kirschner-Draht-Fixierung von der Seite gesehen, dieselbe Numerierung wie in Abb. 5.

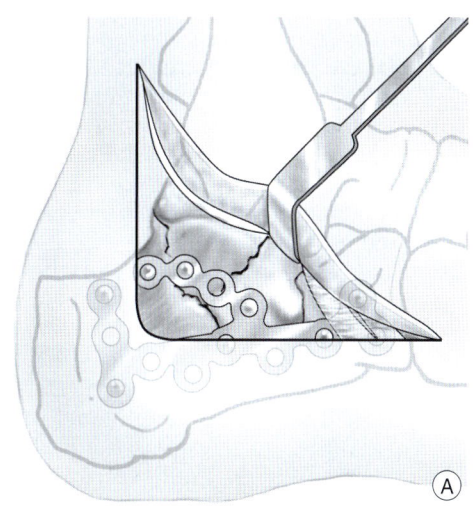

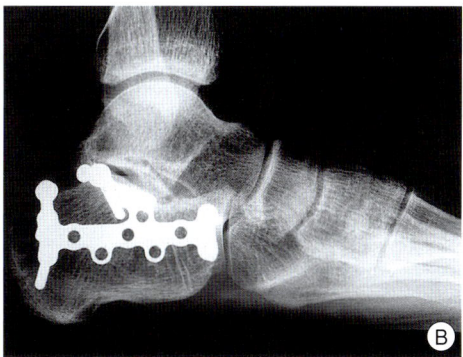

Abb. 7 Sander-Platte (21) in situ (A) und im lateralen Röntgenbild (B).

Primäre subtalare Arthrodese

Einige Autoren empfehlen eine primäre subtalare Arthrodese bei erheblich zertrümmerten Frakturen (5, 20). Andere sind jedoch der Ansicht, dass auch bei solchen Frakturen eine primäre Osteosynthese versucht werden sollte und zu akzeptablen Ergebnissen führt (22, 26). Dieses Vorgehen ist nur ratsam, wenn es mit einer Wiederherstellung der Fersenhöhe und -breite erfolgt und eine plantigrade Fußstellung erreicht wird. Wenn sich eine schmerzhafte subtalare Arthrose entwickelt, kann eine sekundäre Arthrodese nach primärer Osteosynthese erforderlich werden. Aber auch in diesen Fällen verringerte die primäre offene Reposition die Belastung der Weichteile und vereinfacht damit den Eingriff zur Arthrodese.

Nachbehandlung

Das Ziel der Nachbehandlung ist die frühe Mobilisation des Patienten. Postoperativ wird der verletzte Fuß in einem Unterschenkelliegegips ruhig gestellt. Die physikalische Therapie beginnt mit passiven Bewegungsübungen des Sprunggelenks (Flexion und Extension), soweit schmerzfrei möglich am ersten postoperativen Tag. Am zweiten postoperativen Tag wird der Patient an Krücken ohne Belastung des operierten Beines mobilisiert. Die Übungsbehandlung wird mit aktiven und passiven Bewegungsübungen aus dem Gips in den Subtalar- und Chopart-Gelenken (Pronation/Supination, Inversion/Eversion) erweitert. Gleichzeitig erfolgen isotone und isometrische Übungen unter Einschluss der CPM. Der Patient wird angehalten, die Fußsohle des verletzten Fußes etwa zehnmal pro Stunde gegen den Gips zu drücken, um den venösen Plexus des Fußes zu entleeren und die Schwellung zu verringern. Ab dem fünften postoperativen Tag wird die Teilbelastung erlaubt.

Die Belastung bleibt für 6 Wochen auf 15 kp beschränkt (bei Trümmerfrakturen mit Knochentransplantaten bis zu 12 Wochen). In dieser ganzen Zeit muss der Patient eine intensive physikalische Therapie einhalten, um ein gutes Funktionsergebnis zu sichern. Der Patient sollte aktiven Sport und schwerere Belastungen des verletzten Fußes über mindestens 4 Monate postoperativ vermeiden. Rehabilitationsprogramme sind üblicherweise nicht erforderlich. Das Osteosynthesematerial kann nach einem Jahr entfernt werden. Zu diesem Zeitpunkt lässt sich die Rekonstruktion und der Umbau des fakturierten Knochens in einem CT beurteilen.

Ergebnisse und Komplikationen

Das Fehlen eines uniformen Verlaufsprotokolls macht einen Vergleich zwischen den verschiedenen Studien schwierig, da die meisten Autoren ihre eigenen Bewertungsskalen benutzen. Entsprechend dem Ziel dieses Beitrages werden nur größere Studien zusammengefasst. Bèzes et al. (2) behandelten 257 Patienten mit intraartikulären Kalkaneusfrakturen durch offene Reposition und interne Fixation mit einer 1/3-Rohrplatte. Die Verlaufskontrollen von 205 Fällen zeigten 158-mal gute bis sehr gute Ergebnisse (85,4%). Letournel (13) fand bei seinen 80 Patienten, die er mit einer Y-förmigen, lateralen Platte behandelt hatte, 56% gute und sehr gute Ergebnisse. Er fand eine brauchbare Beweglichkeit im Subtalargelenk bei 47% aller Patienten. Sanders (20) beschrieb eine deutlich negative Korrelation zwischen dem Grad der Destruktion der dorsalen Facette und dem Endergebnis bei 120 Patienten nach offener Reposition und Osteosynthese durch laterale Zugschrauben und H-Platte. Insgesamt wurden die Ergebnisse bei 73% als gut oder sehr gut beurteilt. Zwipp et al. (27) fanden 61% gute bis sehr gute Ergebnisse bei 123 Fällen dislozierter intraartikulärer Kalkaneusfrakturen, die mit offener Reposition und Osteosynthese durch laterale H-Platten behandelt worden waren. Forgon (9) berichtete über 89% gute bis sehr gute Ergebnisse nach geschlossener Reposition und perkutaner Osteosynthese. Hierbei muss nochmals darauf hingewiesen werden, dass fast jeder Autor seinen eigenen Score verwendet. Unter diesem Gesichtspunkt können mit einer stabilen Osteosynthese gute bis sehr gute Ergebnisse in etwa zwei Drittel der Fälle erwartet werden.

Es bestehen wenige Vergleichsstudien mit relativ geringer Patientenzahl, die operative und konservative Behandlungen miteinander vergleichen. Leung et al. (14) fanden in einer retrospektiven Studie nach offener Reposition und interner Fixation (n = 44) deutlich bessere Ergebnisse im Vergleich zu einer konservativen Gruppe von 19 Patienten. Buckley und Meek (6) fanden keine signifikanten Unterschiede in 2 Vergleichsgruppen von 17 Patienten bezüglich Schmerz und Funktion. Sie berichteten jedoch über insgesamt bessere klinische Ergebnisse in einer operativ behandelten Untergruppe, in denen eine anatomische Wiederherstellung erreicht werden konnte. Eine prospektive randomisierte Untersuchung (24) zeigte signifikant bessere Ergebnisse bei 15 mit Osteosynthese behandelten Patienten als bei einer konservativ behandelten Vergleichsgruppe von 15 Patienten. In allen Studien findet sich gemeinsam, dass die anatomische Reposition eine Vorbedingung für gute Ergebnisse ist. Schwere Weichteilschädigungen und Fragmentzertrümmerungen verschlechtern allgemein die Ergebnisse.

Die Frühkomplikationen einer operativen Behandlung können durch eine sorgfältige Präparation und absolut aseptische Operationstechnik minimiert werden. Die häufigste postoperative Komplikation ist eine oberflächliche Wundrandnekrose. Sie tritt in 2–10% aller Fälle auf und heilt üblicherweise spontan mit guter Reaktion auf eine angemessene Wundpflege. Oberflächliche Infektionen können durch die Lokalanwendung von Mercurochrom behandelt werden. Ein Wundhämatom lässt sich durch Hochlagerung und Eisauflagen verkleinern. Wenn es sich nicht zurückbildet, sind Punktion oder operative Revision angezeigt (2–5% aller Fälle), um Abszessbildungen oder Kompartmentsyndromen vorzubeugen. Wundabszesse sollten sofort inzidiert und gleichzeitig systemische Antibiotika gegeben werden. Tiefe Infektionen einschließlich posttraumatischer Osteomyelitiden ereignen sich in 2–7% der Fälle. Die einzig sinnvolle Behandlung ist ein radikales Débridement und eine aggressive antimikrobielle Therapie. In schweren Fällen kann eine subtotale oder totale Kalkanektomie unvermeidbar werden. Pseudarthrosen sind sehr selten. Ihre Therapie der Wahl ist eine Revision mit Knochentransplantation und Fixation mit großen Spongiosaschrauben.

Es gibt nur wenige Berichte über Spätkomplikationen mit der oben beschriebenen Operationstechnik, da die Ergebnisse von Langzeitkontrollen noch ausstehen. Die Hauptsorge ist die Entwicklung einer posttraumatischen Arthrose in den betroffenen Subtalar- und Kalkaneokuboidalgelenken. Wenn diese nur radiologisch auffällt, sind keine weiteren Eingriffe erforderlich. Wenn sie beim Patienten erhebliche Beschwerden verursacht, kann eine Revision des veränderten Gelenkes hilfreich sein. Dies kann während der Metallentfernung erfolgen. In schweren therapieresistenten Fällen kann eine subtalare oder sogar Dreifach-Arthrodese notwendig sein. Eine 10-Jahres-Verlaufsstudie nach Osteosynthese von Kalkaneusfrakturen zeigte eine Verbesserung der funktionellen Ergebnisse im Vergleich zu den 5-Jahres-Resultaten, trotz Verschlechterung der röntgenologischen Befunde (16).

Schlussfolgerungen

Kalkaneusfrakturen stellen immer noch eine Herausforderung an die operative Therapie dar. Erforderlich ist eine exakte und standardisierte Röntgenuntersuchung unter Einschluss eines CT, um die dreidimensionale Anatomie der Fraktur zu erkennen und die Klassifikation und detaillierte präoperative Planung durchführen zu können. Obwohl der therapeutische Ansatz immer noch kontrovers gesehen wird, gibt es in den letzten Jahren einen sicheren Trend zur offenen Reposition und internen Fixation von intraartikulären Kalkaneusfrakturen. Aus der vorhandenen Literatur kann geschlossen werden, dass die korrekte anatomische Frakturreposition und stabile Osteosynthese ohne Gelenktransfixation bei intraartikulären Frakturen in einem hohen Prozentsatz der Fälle zu guten bis sehr guten Ergebnissen führt. In der Mehrzahl der Fälle kann die anatomische Rekonstruktion des Kalkaneus und die Kongruenz seiner Gelenkflächen über einen erweiterten lateralen oder posterolateralen Zugang durchgeführt werden. Üblicherweise ergibt die Osteosynthese mit einer einzelnen Y-förmigen lateralen Platte am Kalkaneus genügend Stabilität. Bei isolierten Frakturen des Sustentaculum tali ist die Fixation mit einer Spongiosaschraube oder einer kleinen H-Platte über einen medialen Zugang möglich. Nur bei den seltenen Fällen einer Destruktion der medialen Gelenkfacette bei Trümmerfrakturen scheint ein kombinierter medialer-lateraler Zugang von Vorteil. Bei offenen Frakturen und Frakturen mit schwerem Weichteilschaden finden sich häufiger Früh- und Spätkomplikationen, vor allem Infektionen von Weichteilen und Knochen. Diese Frakturen sollten primär mit initialem Débridement, geschlossener Reposition, Minimal-Osteosynthese und externer Fixation behandelt werden. Die stabile interne Osteosynthese kann dann nach Konsolidation der Weichteile in einem zweiten Eingriff erfolgen. Zu empfehlen ist ein frühzeitiger Gewebetransfer, um einen definitiven Wundverschluss zu erreichen und Infektionen vorzubeugen. Bei allen Kalkaneusfrakturen ist eine intensive physikalische Therapie unabdingbar, um die dynamische Funktion des verletzten Fußes wieder herzustellen.

Literatur

[1] Benirschke SK, Mayo KA, Sangeorzan BJ, Hansen ST. Results of operative treatment of calcaneal fractures. In : Schatzker J, Tscherne Heds. Major fractures of the pilon, the talus and the calcaneus. Berlin : Springer-Verlag, 1992 : 152–174

[2] Bèzes H, Massart P, Fuorquet JP. The operative treatment of intra-articular calcaneal fractures. Indications, technique, and results in 257 cases. Clin Orthop 1993 ; 290 : 55–59

[3] Böhler L. Behandlung der Fersenbeinbrüche. Arch Klin Chir 1929 ; 157 : 723–732

[4] Böhler L. Fersenbeinbrüche. In : Die Technik der Knochenbruchbehandlung. 12./13. Auflage. Wien : Mauderich, 1957 : Band II : 2148–2217

[5] Buch BD, Myerson MS, Miller SD. Primary subtalar arthrodesis for the treatment of intra-articular calcaneal fractures. Foot Ankle Int 1996 ; 17 : 61–70

[6] Buckley RE, Meek RN. Comparison of open versus closed reduction of intra-articular calcaneal fractures: a matched cohort in workmen. In : Schatzker J, Tscherne H eds. Major fractures of the pilon, the talus and the calcaneus. Berlin : Springer-Verlag, 1992 : 195–205

[7] Eastwood DM, Phipp L. Intra-articular fractures of the calcaneum: whysuch controversy? Injury 1997 ; 28 : 247–259

[8] Essex-Lopresti P. The mechanism, reduction technique, and results in fractures of the os calcis. Br J Surg 1952 ; 39 : 395–419

[9] Forgon M. Closed reduction and percutaneous osteosynthesis: technique and results in 265 calcaneal fractures. In : Schatzker J, Tscherne H eds. Major fractures of the pilon, the talus and the calcaneus. Berlin : Springer-Verlag,1992 : 207–213

[10] Freeman BJ, Duff S, Allen PJ, Nicholson HD, Atkins RM. The extended lateral approach to the hindfoot. Anatomical basis and surgical implications. J Bone Joint Surg Br 1998 ; 80 : 139–142

[11] Hall RL, Shereff MJ. Anatomy of the calcaneus. Clin Orthop 1993 ; 290 : 27–35

[12] Laughlin RT, Carson JG, Calhoun JH. Displaced intra-articular fractures treated with the Galveston plate. Foot Ankle Int 1996 ; 17 : 71–78

[13] Letournel E. Open treatment of acute calcaneal fractures. Clin Orthop 1993 ; 290 : 60–67

[14] Leung KS, Yuen KM, Chan WS. Operative treatment of displaced intra-articular fractures of the calcaneum. J Bone Joint Surg Br 1993 ; 75 : 196–201

[15] McReynolds JS. The surgical treatment of fractures of the os calcis. J Bone Joint Surg 1982 ; 64 : 415

[16] Melcher G, Degonda F, Leutenegger A, Rüedi T. Ten-year follow-up after operative treatment for intra-articular fractures of the calcaneus. J Trauma 1995 ; 38 : 713–716

[17] Omoto H, Sakurada K, Sugi M, Nakamura K. A new method of manual reduction for intra-articular fracture of the calcaneus. Clin Orthop 1983 ; 177 : 104–111

[18] Perry J. Anatomy and biomechanics of the hindfoot. Clin Orthop 1983 ; 177 : 9–15

[19] Ruch JA, Taylor GC. Calcaneal fractures. In : McGlamry ED, Banks AS, Downey MS eds. Comprehensive textbook of foot surgery. Section 8 : Trauma of the foot and leg. Baltimore : Williams and Wilkins, 1992 : 1543–1573

[20] Sanders R. Intra-articular fractures of the calcaneus: present state of the art. J Orthop Trauma 1992 ; 6 : 252–265

[21] Sanders R. Intra-articular fractures of the calcaneus. Experiences with a new calcaneal plate design. Communication by Synthes USA,1992

[22] Speck M, Klaue K. Klinische und radiologische Ergebnisse nach offener Reposition und Osteosynthese von Calcaneus-Trümmerfrakturen. Hefte Unfallchirurg 1997 ; 268 : 93–98

[23] Stephenson JR. Treatment of displaced intra-articular fractures of the calcaneus using medial and lateral approaches, internal fixation and early motion. J Bone Joint Surg Am 1987 ; 69 : 115–130

[24] Thordarson DB, Krieger LE. Operative vs. non-operative treatment of intra-articular fractures of the calcaneus: a prospective randomized trial. Foot Ankle Int 1996 ; 17 : 2–9

[25] Tile M. Fractures of the calcaneus. In : Schatzker J, Tile M eds. The rationale of operative fracture care [2nd ed]. Berlin : Springer-Verlag,1997 : 589–603

[26] Zwipp H. Chirurgie des Fußes. Wien-New York : Springer-Verlag, 1994

[27] Zwipp H, Tscherne H, Thermann H, Weber T. Osteosynthesis of displaced intra-articular fractures of the calcaneus. Clin Orthop 1993 ; 290 : 76–86

Triple-Arthrodese des Fußes bei Erwachsenen

29

G. Dereymaeker

Abstract

Eine Triple-Arthrodese, bei der das talokalkaneare, talonavikulare und kalkanokuboidale Gelenk in korrekter Stellung des Rückfußes, mit oder ohne Osteotomie, miteinander fusioniert werden, ist ein technisch schwieriger Eingriff bei der Behandlung von schmerzhaften Rückfußproblemen, die auf eine konservative Therapie nicht angesprochen haben. Für eine erfolgreiche Fusion ist ein sicheres Débridement des subchondralen Knochens und eine gute Apposition der Knochen erforderlich. Für gute funktionelle Langzeitergebnisse ist bei diesem Eingriff die perfekte Reposition und Einstellung des Rückfußes in Relation zu Unterschenkel und Vorfuß eine absolute Voraussetzung. Eine Spongiosatransplantation wird selten erforderlich. Die interne Fixation mit Immobilisation im Gipsverband ist heute Standard geworden. Die Patienten müssen darüber unterrichtet werden, dass dieses Vorgehen bis zur vollen Wiederherstellung sechs Monate in Anspruch nimmt.

Schlüsselworte

Fuß, Rückfuß, Fusion, Triple-Arthrodese, Hohlfuß, Plattfuß

Einleitung

Als Triple-Arthrodese bezeichnet man den operativen Eingriff, bei dem Talokalkanea-, Talonavikular- und Kalkaneokuboidalgelenk miteinander fusioniert werden. Das Ziel besteht in einer Verbesserung der Funktion des Rückfußes durch Schmerzausschaltung und einer Korrektur der unnormalen Rückfußachse. Obwohl in diesen Eingriff vier Knochen einbezogen sind, bezieht sich die Terminologie im Wesentlichen auf die drei Ebenen, in denen eine Korrektur möglich ist: Vertikal, horizontal, sagittal.

Eine Triple-Arthrodese stellt ohne Zweifel die ausgedehnteste Fusion eines Rückfußes dar. Bei den meisten Patienten sollte die Arthrodese eines individuellen Rückfußgelenks bevorzugt werden, wenn auf diese Art Schmerzreduktion, Stabilität und Korrektur der Fehlstellung erreicht werden können. Gesamt gesehen ist dieser schwierige Eingriff nur indiziert, wenn konservative Maßnahmen nicht zum Erfolg geführt haben. Er sollte nur durch einen erfahrenen und geschickten Operateur mit profunden Kenntnissen der funktionellen Anatomie von Sprunggelenk und Fuß durchgeführt werden.

Indikationen

Die Indikationen für eine Triple-Arthrodese sind:
- Eine schmerzhafte Arthrose des Rückfußes durch eine rheumatoide Arthritis oder eine posttraumatische Arthrose nach einer Kalkaneus- oder Talusfraktur oder eine tarsale Coalitio,
- die Korrektur einer fixierten Rückfußdeformierung wie bei einem erworbenen Plattfuß, rupturierter Tibialis-posterior-Sehne oder einem Hohlfuß (3, 6),
- die Stabilisierung einer Rückfußdeformierung durch eine muskuläre Imbalance, wie bei einer Charcot-Marie-Tooth-Erkrankung oder einer zerebrovaskulären Schädigung (6).

Kontraindikationen

Kontraindikationen einer Triple-Arthrodese betreffen:
- Fälle, bei denen ein weniger ausgedehnter Eingriff (subtalare, talonavikulare oder kalkaneokuboidale Arthrodese) ausreicht,
- Durchblutungsstörungen des Unterschenkels,
- einen noch wachsender Fuß bei einem Kind (1).

Relative Kontraindikationen bzw. spezielle Vorsicht erfordern ein Charcot-Fuß und/oder ein Diabetes (7).

Präoperative Planung

Wenn größere Deformierungen an Knie- (oder Hüft-) Gelenk einen korrektiven Eingriff erfordern, der die Achsen des Beines verändern könnte, ist es ratsam, diese Operation vor einer größeren korrigierenden Fußarthrodese durchzuführen, sodass die Ausrichtung von Knie und Fuß einander angepasst werden können.

Die Diagnose sollte klar sein, vor allem bezüglich der zugrunde liegenden progressiven Erkrankung, wie z.B. bei einem Hohlfuß. Eine Charcot-Marie-Tooth-Erkrankung sollte ausgeschlossen oder zumindest diagnostiziert sein, da sie das Schluss- oder Langzeitergebnis des Eingriffs beeinträchtigen kann. Der Patient muss hierüber informiert werden.

Bei der Untersuchung müssen die gesamte untere Extremität und der Fuß am stehenden Patienten von

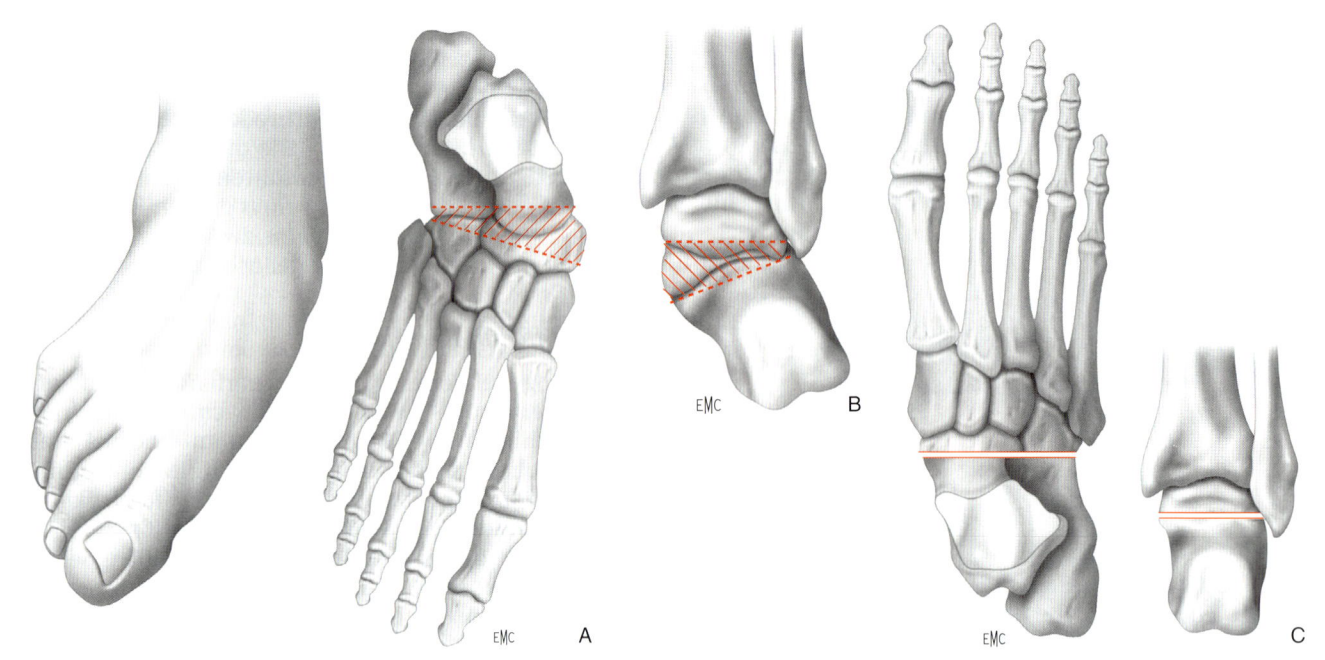

Abb. 4 Ausgeprägter Valgusplattfuß. Wenn die Deformierung erheblich fixiert ist, muss auf Höhe der Subtalar- und Fußwurzelgelenke sowohl in der Frontal- (A) wie der Horizontalebene (B) eine mediale subtraktive Keilosteotomie durchgeführt werden. Der Verschluss der Osteotomie (C) führt zur Korrektur der Deformität.

geht dann auf den Talus über. Wenn der laterale Teil des Gelenks vom Knorpel befreit ist, wird der Arthrodesespreizer in diesen Teil des Gelenks gesetzt und die Entknorpelung der tiefer liegenden Gelenkanteile mit einem gebogenen Meißel fortgesetzt. Hierbei ist darauf zu achten, nicht zu kräftig und nicht zu weit vorzugehen, um die wichtigen Weichteile auf der Medialseite, vor allem die M.-flexor-hallucis-Sehne, die sehr nahe neben dem dorsomedialen Rand der dorsalen Facette verläuft, nicht zu verletzen. Am medialen Rand des Gelenkes werden die knöchernen Strukturen mit einer Kürette von der Kapsel gelöst.

Jetzt wird der Arthrodesespreizer tiefer in den Sinus tarsi eingesetzt und die mediale Facette auf Seite des

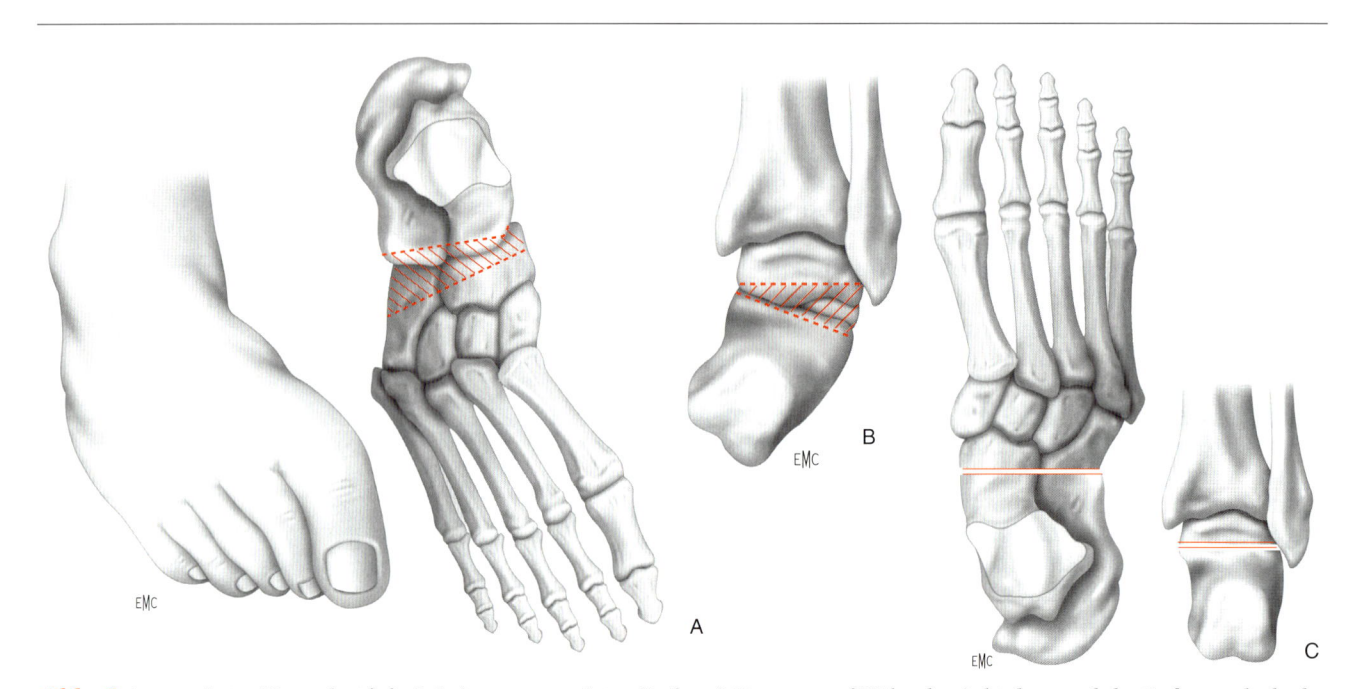

Abb. 5 Ausgeprägter Varusplattfuß. Bei einer ausgeprägten Deformität muss auf Höhe des Subtalar- und der Fußwurzelgelenke sowohl in der Frontal- (A) wie der Horizontalebene (B) eine laterale subtraktive Keilosteotomie durchgeführt werden. Der Verschluss der Osteotomie (C) führt zur Korrektur der Deformität.

Talus und des Kalkaneus mit einem geraden Meißel (1–1,5 cm) entknorpelt. Dies erfolgt dann auch an den vorderen Facetten von Talus und Kalkaneus.

Fußwurzelgelenke

Das Kalkaneokuboidalgelenk wird mit einem geraden, 2–2,5 cm breiten Meißel entknorpelt. Man beginnt auf der Oberseite des Kalkaneus und geht dann über die Außenseite Richtung Talonavikulargelenkspalt weiter und vergewissert sich hierbei, dass auch die subchondrale Knochenschicht vollständig entfernt ist. Dies wiederholt sich am Os cuboideum. Dann wird mit einer Kürette der restliche Knorpel am konkaven Teil des Processus anterior des Kalkaneus entfernt.

Danach wird der Arthrodesespreizer in das Kalkaneokuboidalgelenk eingesetzt und hierdurch der laterale Teil des Talonavikulargelenks eröffnet. Mit einem 2–2,5 cm breiten, geraden Meißel wird der Taluskopf so angemeißelt, dass, je nachdem ob eine Hohlfuß- oder Valgusdeformität korrigiert werden muss, ein lateraler oder medialer Keil entsteht. Wenn eine In-situ-Arthrodese möglich ist, wird ein gebogener Meißel verwendet. Bei einer Spitzfußdeformität kann ein Keil mit dorsaler Basis erforderlich werden.

Das Os naviculare wird von lateral nach medial mit einem gebogenen 2-cm-Meißel entknorpelt. Dann wird der Arthrodesespreizer in das Talonavikulargelenk eingesetzt und hierdurch die medialen Anteile des Gelenks sehr gut eröffnet. Hierbei dürfen die lateralen Kanten des Talus nicht ausbrechen oder imprimiert werden. Dann wird die überstehende mediale Nase des Os scaphoideum reseziert. Die Entfernung dieses Knochenteils ist manchmal schwierig, sie erfolgt am besten mit einer mittelgroßen, gebogenen Knochenschere.

■ *Reposition und Fixation*

Die Wunde wird gespült und die Reposition in Angriff genommen. Das Bein wird aus der Schrägstellung freigegeben, sodass die Patella wieder gegen die Decke weist. Wenn zu diesem Zeitpunkt noch keine Verlängerung der Achillessehne durchgeführt wurde und sie ein Hindernis bei einer ausreichenden Reposition einer Valgus- oder Equinus-Deformität bildet, kann nun immer noch die Entscheidung hierüber fallen.

Die Reposition (Abb. 7) erfolgt in 2 Schritten. Zuerst wird der Rückfuß auf Höhe des Subtalargelenks und dann die Fußwurzelgelenke reponiert.

Bei Reposition des Subtalargelenks müssen 2 Gesichtspunkte berücksichtigt werden: Die Stellung des Rückfußes sollte zwischen 5 und 7° Valgus betragen und der Kalkaneus sollte anatomisch unter dem Talus liegen. Hierfür wird bei einem ausgeprägten Valgusplattfuß eine Innenrotation und bei einem Varushohlfuß eine Außenrotation des Kalkaneus erforderlich. Die Stellung wird vom Fußende des Operationstischs aus dadurch überprüft, dass das Bein bei gestrecktem Kniegelenk etwa 60° angehoben wird. Wenn die Reposition korrekt ist, erfolgt eine provisorische Fixation mit einem 2-mm-K-Draht oder einem Führungsdraht für 6,5 mm kanülierte Schrauben von der Dorsal-Medialseite des Talushalses (vermeiden Sie eine Penetration des Sprunggelenks) in Richtung der mittleren plantaren Anteile der Ferse.

Dann werden die Fußwurzelgelenke gegen die distalen Flächen von Talus und Kalkaneus reponiert. Das Kalkaneokuboidalgelenk sollte anatomisch reponiert werden. Die Höhen der Fußwurzelknochen sollten gut zusammen passen. Reposition und Apposition können beurteilt werden, indem der Chirurg seinen Zeigefinger durch den lateralen Zugang auf der Außenseite und den Daumen medial auf den medialen Rand des Os naviculare legt.

Nun besteht das Ziel darin, mit einer Hand in neutraler Dorsalflexion des Rückfußes eine ganz leichte Valgus- und Pronationsstellung des Vorfußes auf Höhe der Fußwurzelgelenke zu erreichen. Dies bedeutet, dass der gesamte Außenrand des Fußes in einem genauen 90°-Winkel und der Innenrand in 95° eingestellt wird. Das normale mediale Gewölbe muss dadurch geschaffen werden, dass das Os naviculare höher oder tiefer eingestellt wird. Dann wird die Stellung des Vorfußes überprüft. Wenn man durch den ersten Zwischenzehenspalt oder über die zweite Zehe blickt, muss eine gerade Linie die Patella halbieren.

Dann erfolgt eine intraoperative Röntgenkontrolle (a.p. und lateral bei 90° dorsal flektiertem Fuß) oder eine Bildwandlerkontrolle.

Wenn eine zufriedenstellende Reposition erreicht wurde, schließt sich die definitive Fixation an (8). Das Subtalargelenk wird mit einer 6,5 mm (kanülierten) Schraube von plantar nach dorsal fixiert, damit der Schraubenkopf das Sprunggelenk nicht stört (Abb. 8). Die Fixierung des Talonavikulargelenks erfolgt vorzugsweise mit einer 4 mm kanülierten Schraube oder einer 3,2-mm-Schraube von plantar im Os naviculare nach dorsal im Talus. Bei osteoporotischem Knochen

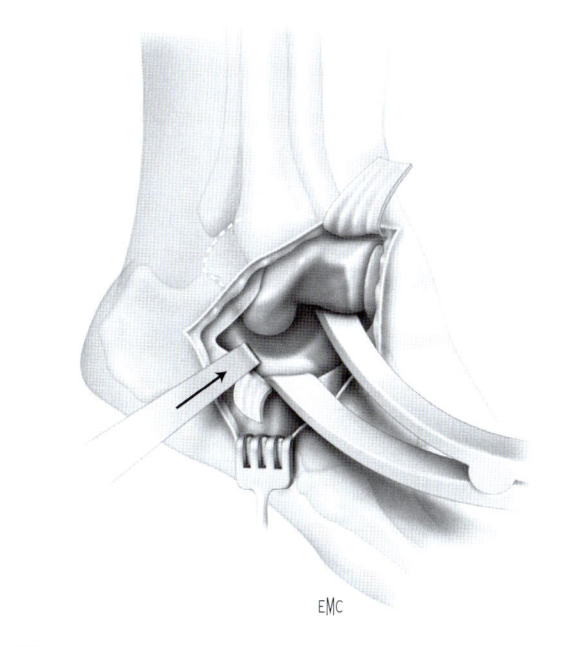

Abb. 6 Mit einem Arthrodesespreizer wird das Subtalargelenk eröffnet und freigelegt.

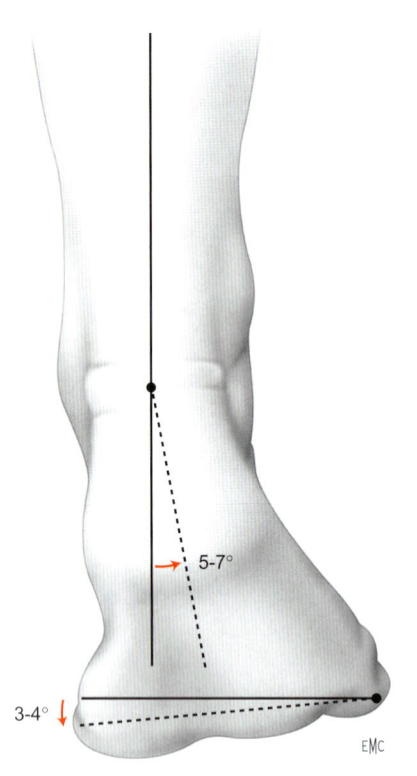

Abb. 7 Idealstellung des Fußes nach einer Dreifach-Arthrodese: Planen Sie einen leichten Rückfußvalgus von 5–7°, eine Dorsalflexion des Rückfußes in Neutralstellung und eine ganz geringe Pronation des Vorfußes (Außenrand des Fußes bei genau 90°, Innenrand bei 95°).

eines Rheuma-Patienten bevorzugt der Autor einen 3 mm starken, perkutanen Kirschner-Draht von weiter dorsal im Os naviculare durch den Talus bis in den Kalkaneus. Es können auch 2 talonavikulare Klammern eingesetzt werden, dies verwendet der Autor aber selten. Das Kalkaneokuboidalgelenk wird mit einer Schraube, 2 Klammern oder einem perkutanen 2,5-mm-Kirschner-Draht fixiert.

Je nach Kontakt der Gelenkflächen wird entschieden, ob eine Knochentransplantation vom Beckenkamm erforderlich ist. Nach einem sorgfältigen Débridement der Gelenkflächen reicht in 50% der Fälle der am Fuß selbst gewonnene Knochen aus, um kleine Areale aufzufüllen.

Vor Beginn des Wundverschlusses wird die Blutsperre entfernt und die Blutung kontrolliert. Über eine gesonderte Stichinzision wird eine mittlere Saugdrainage eingelegt. Die Wunde wird mit Donati-Einzelknopfnähten in einer Schicht verschlossen.

Nachbehandlung

Die Thromboseprophylaxe sollte in der gewählten Art und Weise postoperativ weitergeführt werden.

Für 2 Wochen wird ein Oberschenkelgips angelegt, danach üblicherweise die Nähte entfernt und dann ein Unterschenkelliegegips für weitere 2 Wochen (bei Rheuma-Patienten) oder für 4 Wochen getragen. Wenn eine Röntgenkontrolle dann eine ausreichende Konsolidierung zeigt, wird ein Gehgips für weitere 4–6 Wochen angelegt. Wenn perkutane Kirschner-Drähte eingesetzt wurden, werden sie normalerweise nun, vor Aufnahme der Belastung, entfernt.

Während der folgenden 6 Monate findet die Umstellung des Gangbildes statt. Hierbei spielt vor allem das Lisfranc-Gelenk auf unebenem Boden eine wichtigere Rolle. In der Mehrzahl der Fälle ist es möglich, normale Schuhe zu tragen, wenn keine weiteren Fußprobleme vorhanden sind. Gelegentlich werden kleinere Schuhabänderungen, z.B. ein lateraler Keil oder eine Abrollrampe, erforderlich.

Fehlschläge und Vermeidung von Komplikationen

Gehen Sie direkt in die Tiefe ohne unnötige subkutane Präparation der Weichteile. Machen Sie eine sorgfältige Blutstillung (5).
- Verwenden Sie, wenn immer möglich, den Arthrodesespreizer als Haken anstelle von Weichteilhaken oder Hohmann-Hebeln und lockern Sie ihn während des Eingriffs immer wieder.
- Vermeiden Sie eine Fehlstellung: Planen Sie einen leichten Rückfußvalgus von 5–7°, eine neutrale Dorsalflexion des Rückfußes und eine sehr geringe Pronation des Vorfußes (der laterale Fußrand in einem genauen 90° Winkel und der mediale Fußrand in 95°).

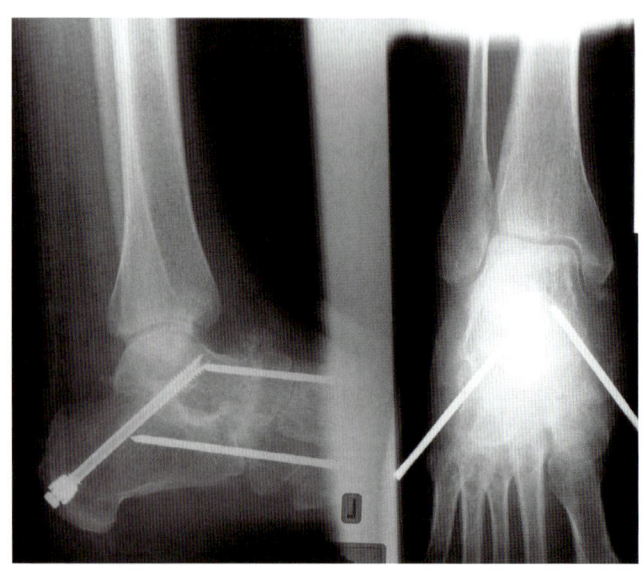

Abb. 8 Fixation einer Triple-Arthrodese durch eine kanülierte 6,5-mm-Schraube (Icos®), die von der Ferse aus über einen von dorsal nach plantar rechtwinklig zum Subtalargelenk verlaufenden Führungsdraht eingesetzt wurde. Die Schraube perforiert nicht die dorsale Kortikalis des Talus und vermeidet so eine Störung des Sprunggelenks. Das Talonavikular- und Kalkaneokuboidalgelenk sind mit perkutanen 3-mm-Kirschner-Drähten fixiert.

- Es sind Pseudarthroseraten bis zu 15–20% beschrieben (2, 5). Versuchen Sie Pseudarthrosen zu verhindern, indem Sie die beschriebenen Techniken einer anatomischen Gelenkresektion und nötigenfalls Knochentransplantate verwenden. Die Pseudarthroserate fällt dann auf 5% (1, 2, 8, 9).
- Informieren Sie den Patienten präoperativ über den langen Heilverlauf.
- Eine Spätarthrose der Nachbargelenke, wie der Tarsometatarsalgelenke oder des Sprunggelenks, kann sich nach langer Zeit, nach 8–15 Jahren, entwickeln (4).

Literatur

[1] Adelaar RS, Donnelly EA, Meunier PA et al. A long-term study of triple arthrodesis in children. *Orthop Clin North Am* 1976 ; 7 : 895–908

[2] Angus PD, Cowell HR. Triple arthrodesis: a critical long-term review. *J Bone Joint Surg Br* 1986 ; 68 : 260–265

[3] Duncan JW, Lorell WW. Hoke triple arthrodesis. *J Bone Joint Surg Am* 1978 ; 60 : 795–798

[4] Graves SC, Mann RA, Graves KO. Triple arthrodesis in older adults: results after long-term follow-up. *J Bone Joint Surg Am* 1993 ; 75 : 355–362

[5] Hall JE, Calvert P. Lambrinudi triple arthrodesis: a review with pratical reference to the technique of the operation. *J Pediatr Orthop* 1987 ; 7 : 19–24

[6] Lambrinudi C. New operation on drop foot. *Br J Surg* 1927 ; 15 : 193–200

[7] Papa J, Myerson M, Girard P. Salvage with triple arthrodesis in intreatable diabetic neuropathic arthropathy of the foot and the ankle. *J Bone Joint Surg Am* 1993 : 75 : 1056–1066

[8] Sangeorzen BJ, Smith D, Veith R, Hansen ST. Triple arthrodesis using internal fixation in treatment of adult foot disorders. *Clin Orthop* 1993 ; 294 : 299–307

[9] Thompson FR. Treatment of comminuted fractures of the calcaneus by triple arthrodesis. *Orthop Clin North A*m 1973 ; 4 : 189–191

Klumpfuß: Nicht-operative Behandlung 30

T. Epeldegui Torre

Abstract

Die nicht-operative Behandlung eines Klumpfußes besteht aus der Anlage von einer Serie von Gipsverbänden und Manipulationen. Der erste Gips korrigiert die Hohlfußdeformität und bringt den Vorfuß in Supination. Die folgenden wöchentlichen Gipswechsel korrigieren die Adduktus- und Varusdeformität, indem sie den Vorfuß nach lateral und in zunehmende Abduktion führen. Schließlich erfolgt eine Außenrotation des Fußes von 30°. Die Stellung des Taluskopfs im Talokalkaneonavikulargelenk sollte unter Kontrolle bleiben. Vor der Gipsanlage erfolgen vorsichtige Manipulationen des Fußes, um die Korrektur so einzustellen, wie es die Flexibilität des Fußes erlaubt. Die als letztes korrigierte Deformität ist der Spitzfuß. Wenn diese in gewissen Graden zurück bleibt, wird eine perkutane Tenotomie durchgeführt und dann nochmals ein Gipsverband angelegt. Wenn die Korrektur einmal erreicht ist, erfolgt die weitere Behandlung durch Lagerungsschienen in Kombination mit Manipulationen und Stimulationen. Grundlegende Voraussetzung ist die Kooperation der Familie des Patienten.

Im Laufalter werden die Schienen noch über Nacht getragen und die Manipulationen und Stimulationen weiter geführt. Die Schienen müssen eine Dorsalflexion des Fußes von 90° und eine Außenrotation von 30° sicherstellen. Bis zum Alter von 3 Jahren wird eine diskontinuierliche Schienenanlage empfohlen.

Schlüsselworte

Fuß, Klumpfuß, nicht-operative Behandlung, M.-tibialis-anterior-Transplantation

Einleitung

Ein Klumpfuß ist eine angeborene Fehlbildung, die 4 bestimmte Deformitäten beinhaltet: Spitzfuß, Hohlfuß, Varusfehlstellung und Adduktion. Diese Deformierungen beruhen sowohl auf Skelett- wie auf Weichteilveränderungen.

Die Skelettveränderungen verursachen eine Störung der Relation zwischen den beiden knöchernen Säulen des Fußes. Die mediale Säule ist kürzer und zeigt eine erhebliche mediale Deviation, hierbei vor allem eine Medialverlagerung des Os naviculare auf dem Taluskopf, das dabei die ersten 3 Fußstrahlen mitnimmt. Die laterale Säule steht in Außenrotation mit Fehlstellung im Kalkaneokuboidalgelenk (Abb. 1).

Zur Hohlfußbildung kommt es, weil der erste Mittelfußknochen in Plantarflexion, außerhalb der Ebene der anderen Mittelfußknochen, steht (Abb. 2).

Der vordere Teil des Kalkaneus liegt unter dem Taluskopf. Dies führt dazu, dass die beiden knöchernen Säulen, im Vergleich zu ihrer Lage in einem normalen Fuß, in einem divergierenden Winkel übereinander stehen (8, 9).

Die retrahierten und fibrösen Weichteile sind der zweite entscheidende Faktor bei der Korrektur der Deformität (7).

Die verschiedenen Klassifikationsmethoden sind wegen den Schwierigkeiten, den relativen Anteil jeder der Deformierungen zu quantifizieren, nicht leicht zu vereinheitlichen. Die am verbreitetsten akzeptierte Klassifikation beruht auf dem Ausmaß der Deformität (4). Entsprechend der Steifigkeit ist die Korrektur mehr oder weniger erfolgreich.

Zu beachten sind Änderungen im Bewegungsumfang des entsprechenden Fußes.

Bewegungen des normalen Fußes finden zusätzlich im Chopart-Gelenk statt. Die Plantarflexion geht mit einer Inversion, die Dorsalflexion mit einer Eversion einher (14). Diese zusätzlichen Bewegungen finden im Talokalkaneonavikulargelenkblock statt. In diesem Bereich bewegt sich der ganze Fuß um den Taluskopf (6).

Dies legt bereits nahe, dass für eine Dorsalflexion des Fußes ein gewisser Grad von Valgus in der Ferse geschaffen werden muss.

Die Korrektur dieser Situation beinhaltet eine Lateralverschiebung des Vor- und Mittelfußes mit Wiederausrichtung der knöchernen Säulen. Dazu gehört auch eine gewisse Außenrotation.

Das Hauptziel einer konservativen Behandlung besteht darin, eine plantigrade Abstützung mit guter Ausrichtung des Fußes und einen Bewegungsumfang von über 30° im Sprunggelenk zu erreichen und normales Schuhwerk benützen zu können, all dies ohne Kallusbildung. Es ist nicht realistisch, eine vollständige Normalisierung des Fußes zu erwarten (19). Die meisten Orthopäden empfehlen ein nicht-operatives Vorgehen bei der frühzeitigen Behandlung eines Klumpfußes (10–13, 16–18, 20, 22). Retrospektive Studien bieten jedoch eine verwirrende Beurteilung der Schlussergebnisse dieser Methode (1).

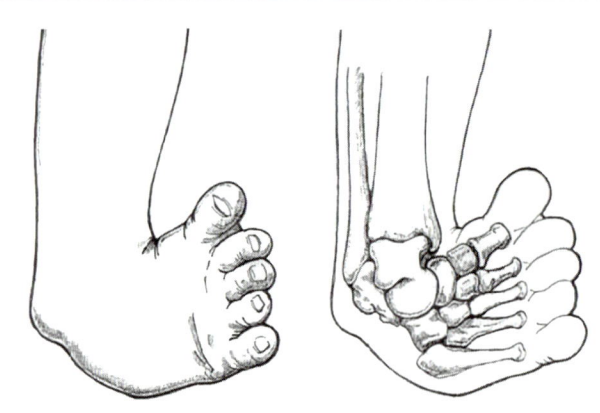

Abb. 1 *Ein Klumpfuß beinhaltet eine Spitzfuß-, Hohlfuß-, Varus- und Adduktus-Deformität. Bezüglich der Skelettdeformierungen bei einem Klumpfuß liegt das Os naviculare medial der Kante des Taluskopfs und verursacht eine Verschiebung der medialen Fußsäule mit einer erheblichen Adduktionsdeformität. Der Talus liegt parallel über dem Kalkaneus. Dadurch ist der Diversionswinkel zwischen den beiden knöchernen Säulen des Fußes aufgehoben.*

Zeichen einer schlechten Prognose

Bei der konservativen Behandlung eines Klumpfußes deuten verschiedene Zeichen auf eine schlechte Prognose hin:
- Sehr kurze und runde Füße. Diese Fußform behindert die Gipsanlage erheblich, da diese schlecht modelliert werden können. Es kann gesagt werden, dass diese Füße „aus dem Gips fliehen".
- Füße mit einer tiefen plantaren Falte. Diese Füße sind üblicherweise sehr steif. Zusätzlich machen sie die Korrektur der Hohlfußdefomität schwierig, wobei die Gefahr besteht, dass diese Deformität im Lauf der Korrektur weiter besteht.
- Fälle, die mit verschiedenen anderen Fehlbildungen einhergehen, vor allem mit kurzen Gliedmaßen.

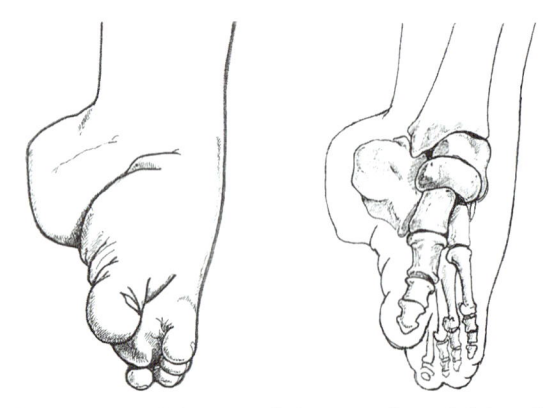

Abb. 2 *Die Hohlfußbildung bei einem Klumpfuß ist sehr häufig mit einer tiefen Plantarfalte assoziiert. Die knöcherne Fehlstellung zeigt eine Plantarflexion des ersten Mittelfußknochens, der nicht mehr in derselben Ebene wie die anderen Mittelfußknochen liegt.*

Behandlung

Die konservative Behandlung eines Klumpfußes basiert auf einer zunehmenden Korrektur der Deformitäten einschl. der Flexibilität und dem Versuch, eine normale Fußform zu schaffen. In allen Fällen muss eine frühest mögliche Behandlung angestrebt werden, da die Ergebnisse einer konservativen Behandlung besser sind, wenn die Korrekturmaßnahme vor dem 3. Lebensmonat begonnen wurde. Es gibt 2 hauptsächliche Behandlungsmethoden für Patienten unter diesem Alter.

Funktionelle Behandlung

Diese konservative Behandlungsmethode besteht aus der Anlage von Bandagen und Schienen, um eine zunehmende Korrektur in die Wege zu leiten. Gleichzeitig erfolgen Manipulationen und physiotherapeutische Anwendungen, die ebenso dazu beitragen, eine graduelle Korrektur der Deformität zu erreichen (2, 15, 21).
Die Physiotherapie erfordert tägliche Anwendungen während der ersten Lebenswochen und eine stationäre Überwachung der Entwicklung sowie Training und Kontrollen durch die Eltern.
Zusätzlich zur Physiotherapie wurde die Verwendung einer CPM-Schiene empfohlen. Diese Schiene wird am Fuß mit Bandagen befestigt. Sie kann entsprechend dem Bewegungsumfang eingestellt werden, der durch die Situation am betroffenen Fuß und dem Ausmaß der Steifigkeit möglich ist (5). Durch dieses Vorgehen lässt sich eine größere Korrektur erzielen als durch einfache Manipulationen und Bandagierungen. Auch wenn die erreichte Korrektur nicht vollständig ist, verbessert sie die Hautbedingungen. Dies ist ggf. für einen operativen Eingriff wichtig.
Wegen der Schwierigkeiten eine große Abteilung für physikalische Therapie einzurichten und zu unterhalten, geographischen Problemen, die Familien daran hindern können, häufig in das Krankenhaus zu kommen, den Erfordernissen wiederholter Zuweisungen und Krankenhausaufenthalte und den damit verbundenen Kosten ist das oben beschriebene Vorgehen nicht allgemein zugänglich.

Gips-Serien und Manipulationen

Eine andere Behandlungsmethode verbindet vorsichtige Manipulationen, die die Flexibilität schrittweise verbessern und zu einer zunehmenden Korrektur führen mit der Anlage anschließender Gipsverbände um die neue Fußstellung zu erhalten (16, 18, 20).
Für die initiale Behandlung empfehlen die meisten Autoren dieses Vorgehen. Ponseti (19, 20) hat eine genaue Methodik für diese Technik angegeben. Auch Lowell und Hancock (12) schlugen Manipulationen vor der Gipsapplikation vor.
Die Behandlung muss immer die veränderte Anatomie, vor allem die pathologische Ausrichtung der knöchernen Säulen des Fußes, berücksichtigen und

auf fundierten Kenntnissen der Biomechanik und der funktionellen Anatomie des Fußes beruhen.
Bei der Anlage der Gipsverbände ist Folgendes zu empfehlen:
- Die vorstehende Protrusion der Deformität müssen durch Polster geschützt werden.
- Die Gipse sollten einmal wöchentlich während der ersten Lebensmonate erneuert werden, um Kompressionen vorzubeugen (das Bein wächst, der Gips nicht).
- Das Kniegelenk sollte in 90°-Flexion in den Gips einbezogen werden, um die Fußstellung besser kontrollieren zu können und den Fuß daran zu hindern, nach oben zu schlüpfen mit der Gefahr einer Kompression am Fußrücken und einem vermehrten Spitzfuß.
- Die Stellung der Patella sollte kontrolliert werden, um einen Referenzpunkt zu haben, wenn die zunehmende Außenrotation des Fußes in die Wege geleitet wird.

Anlagesequenz der Gipsverbände

Für einen Behandlungserfolg ist es grundlegend wichtig, der Methodik der Gipsanlage strikt zu folgen.
Das Ziel des ersten Gipses ist die Torsionsveränderungen des Vorfußes wieder auszurichten.
Die Hohlfußdeformität kommt bei Klumpfüßen von der Fehlstellung des ersten Mittelfußknochens in Plantarflexion. Bei der Korrektur eines Klumpfußes ist es die natürliche Tendenz eines Chirurgen, alle Deformitäten gleichzeitig zu behandeln. Hierdurch entsteht die Gefahr einer Verstärkung der Hohlfußdeformität des Vorfußes mit einem noch tiefer stehenden ersten Strahl. Um diese Gefahr zu vermeiden, soll der erste Gips die Mittelfußknochen in eine Ebene bringen. Daher wird dieser Gips in deutlicher Supination des Vorfußes angelegt (Abb. 3).
Hohlfuß und Adduktion sind nicht sehr schwer zu korrigieren. Für eine Korrektur der Varusfehlstellung ist es jedoch erforderlich, das Os naviculare zusammen mit dem Os cuboideum und dem vorderen Teil des Kalkaneus nach lateral zu schieben (18).
Um den Vorfuß nach lateral zu bringen, muss der Chirurg mit seinem Daumen auf die Lateralseite des Taluskopfs drücken, sodass durch vorsichtige Manipulationen der Vorfuß nach lateral gleitet und das Os naviculare eine Ausrichtung auf den Taluskopf schrittweise wiedererlangt. Dies verhindert, dass sich der Fuß im Sprunggelenk und nicht im Talokalkaneonavikulargelenk dreht (Abb. 4).
Hierdurch lässt sich in Abhängigkeit von der Flexibilität, die durch die Manipulationen geschaffen werden kann, eine gradweise Korrektur erreichen. Das Ziel besteht darin, den Fuß in Außenrotation zu bringen und die Korrektur der Spitzfußstellung für spätere Behandlungsstufen zu belassen.
Bei jedem Gipswechsel erlauben vorsichtige Manipulationen die Fortschritte in der Flexibilität und damit in der Korrektur zu überprüfen. Der Gips hilft die durch die Manipulationen erzielten Fortschritte zu erhalten (Abb. 5).

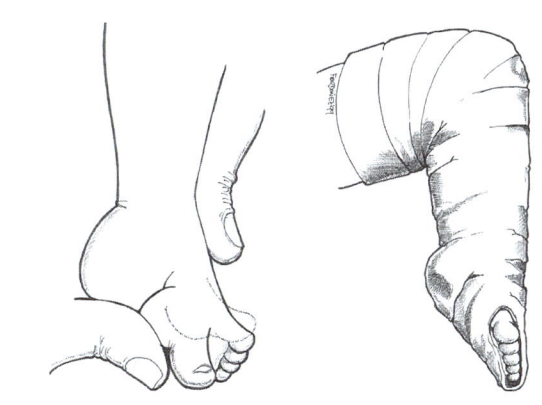

Abb. 3 Der erste Gips bringt den Vorfuß in Supination. Das Ziel dieses Gipses ist es, den ersten Mittelfußknochen mit den anderen Mittelfußknochen wieder in eine Ebene zu bringen und hierdurch den Hohlfuß zu korrigieren.

Mit den nachfolgenden Gipsen beginnt die Korrektur der Adduktions- und Varusfehlstellung und die Wiederausrichtung des Fußes. Wie in unserer Einleitung erwähnt, hängt die Rückgewinnung der Außenrotation des Fußes von 2 pathoanatomischen Faktoren ab:
- Es muss ein geringer Valgus erreicht werden, der die Dorsalflexion des Fußes ermöglicht. Daher gehört zur Korrektur eine Lösung des Talus vom Kalkaneus.
- Es ist erforderlich, die normalen Verhältnisse zwischen den Achsen der beiden knöchernen Säulen des Fußes wieder herzustellen.

Diese Methode der Korrektur durch Gipsverbände führt zu einer sukzessiven Korrektur von Hohlfuß, Adduktus und Varus in einem Zeitraum von 7–8 Wochen, in denen die Gipse einmal wöchentlich gewechselt werden (Abb. 6). Wenn der Fuß genügend Flexibilität zeigt, wird die Korrektur der Spitzfußstellung mithilfe von Gipsen aufgenommen. Hierbei ist sorgfältig zu vermeiden, den Fuß in eine Wiegemesserstellung zu zwingen. Dies ist eine der Gefahren der Korrektur einer Spitzfußdeformität mit Gipsverbänden.

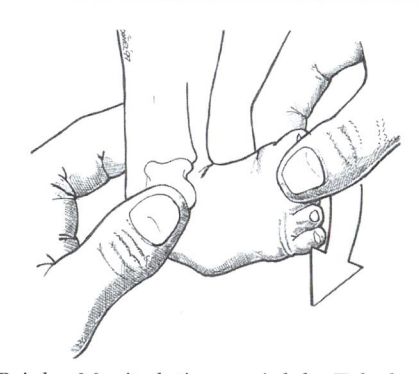

Abb. 4 Bei den Manipulationen wird der Taluskopf mit dem Daumen verschoben, um den Fuß im Talokalkaneonavikulargelenk wieder auszurichten. Unter Belassen der Spitzfußstellung sollte die schrittweise Korrektur der Deformierung auch die Korrektur der Varusstellung der Ferse erlauben.

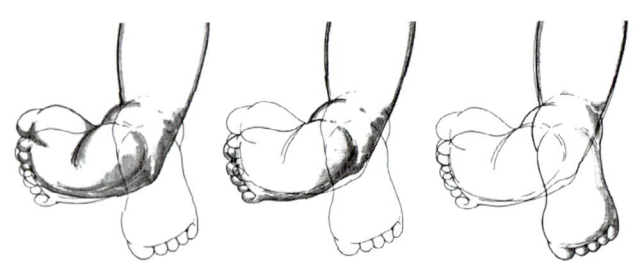

Abb. 5 Schematische Darstellung der zunehmenden Korrektur eines Klumpfußes. Beachten Sie die Verringerung der Plantarfalte durch die Korrektur des Hohlfußes und der Adduktionsfehlstellung und die abschließende Wiederausrichtung der Ferse durch Korrektur der Varusstellung.

Wenn der Spitzfuß einer Korrektur nicht zugänglich ist, muss dieser Teil der Behandlung mit einer perkutanen Tenotomie der Achillessehne und anschließender Anlage eines Gipsverbandes für vier Wochen vervollständigt werden.

Tenotomie der Achillessehne

Mit einer Hand wird der Fuß in Dorsalflexion gehalten, mit der anderen Hand bestimmt der Chirurg die mediale Kante der Achillessehne, die wie ein straffes „Band" erscheint. Die Haut wird mit einem Nr. 15 Skalpell parallel zur medialen Kante der Sehne eröffnet. Wenn das Skalpell um 90° gedreht wird, kann die Sehne auf Höhe ihrer Insertion am Kalkaneus quer durchtrennt werden.

Die andere Hand, die den Fuß hält, drückt ihn nun in Dorsalflexion unter einer spannungsfreien Valgusstellung des Kalkaneus. Dann wird in dieser Stellung ein Gipsverband für 4 Wochen angelegt (Abb. 7). Die Tenotomie kann in Lokalanästhesie erfolgen, der Autor empfiehlt aber eine Allgemeinnarkose. Nach erreichter Korrektur muss diese durch kontinuierliche Manipulationen und Schienenlagerungen bis zu ihrer Konsolidierung gesichert werden.

Es gibt zwei Alternativen für diese Schienen:
- Es ist zu empfehlen, zu Beginn der Behandlung die Denis-Browne-Schienen zu verwenden, die den ganzen Tag und dann über Nacht getragen werden (Abb. 8A).
- Wir empfehlen eine Schiene, die wir in Madrid entwickelt haben, die die Korrektur aufrecht erhält (Dorsalflexion über 90°, Ausrichtung des Fußes und 30° Außenrotation). Diese Schiene kann leicht mit Plastazote® hergestellt und mit eingebauten Zügeln adjustiert werden (Abb. 8B).

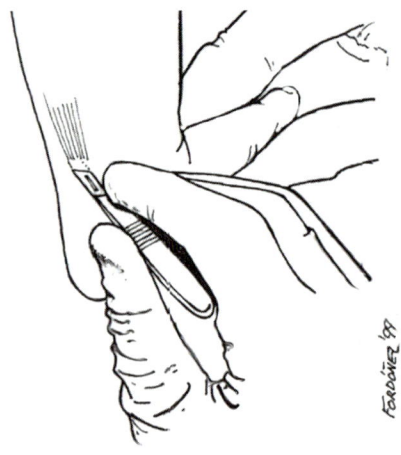

Abb. 7 Der Spitzfuß ist die letzte Deformierung, die korrigiert wird. Wenn der Fuß nicht flexibel ist oder die Gefahr besteht, eine „Wiegemesser"-Deformität zu schaffen, wird die Behandlung durch eine perkutane Tenotomie der Achillessehne und anschließender Anlage eines Gipsverbandes in Dorsalflexion des Sprunggelenks und Außenrotation komplettiert.

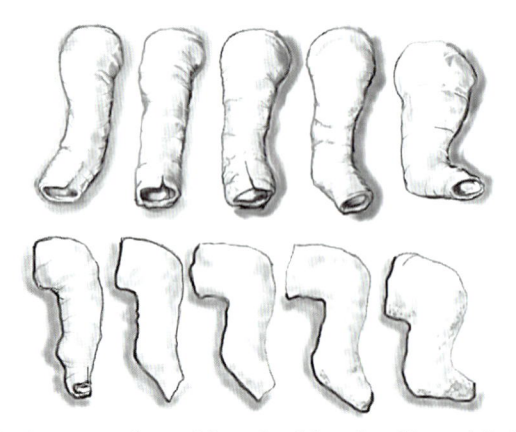

Abb. 6 Sequenz der aufeinander folgenden Gipsverbände zur Korrektur eines Klumpfußes. Die abschließende Korrektur erfordert eine 30°-Außenrotation des Fußes. Daher ist eine Kontrolle der Kniestellung notwendig.

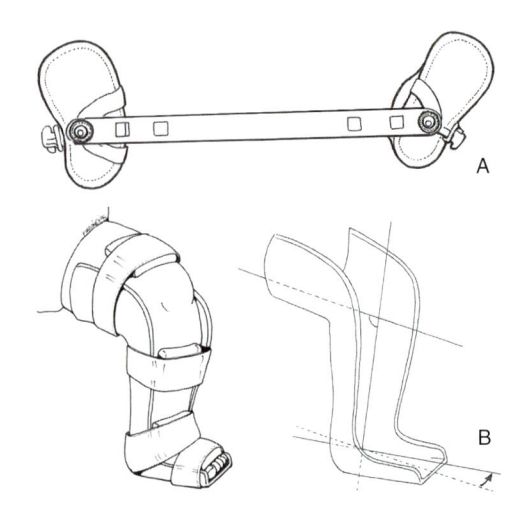

Abb. 8 Die Korrektur sollte durch die Kombination von Manipulationen und Schienenlagerungen aufrecht erhalten werden:
A. Denis-Browne-Schiene bei freiem Kniegelenk aber durch den Querstab gegeneinander fixierten Füßen.
B. Die Schiene des Autors mit dem Knie in Beugung aber freiem Bein. In beiden Fällen ist der Fuß nach außen rotiert.

Der Sinn dieser am Ende der Behandlung getragenen Schienen ist es, die erreichte Korrektur aufrecht zu erhalten. Wir zielen darauf ab, die Ausrichtung des Fußes, das Ausmaß der Dorsalflexion (gleich oder größer als 90°) und einen geringen Valgus einschl. einer Außenrotation zu sichern. Die Denis-Browne-Schiene erfüllt diese Anforderungen. Hierbei führt aber das gesamte Bein (das in der Hüfte rotieren kann) diese Außenrotation durch. Bei unserer Schiene wird die Außenrotation des Fußes durch die Stellung des Kniegelenkes in 90°-Beugung kontrolliert. Die in Madrid entwickelte Schiene erlaubt auch unabhängige Bewegungen des Beines, dies ist angenehmer als die Denis-Browne-Schiene, die beide untere Extremitäten immobilisiert.

Die Schiene sollte bis zum Alter von 9 oder 10 Monaten den gesamten Tag getragen werden. Danach kann die Dauer der Schienung schrittweise verkürzt werden, um das Laufen zu erleichtern. Wir empfehlen die nächtliche Anlage der Schiene bis zum Alter von 2 Jahren.

Wenn der Fuß ausreichend korrigiert ist, sind keine speziellen Schuhe erforderlich. Es kann jedoch ein gewisses Ausmaß von funktionellem Adduktus zurück bleiben. In diesen Fällen, vor allem wenn eine Denis-Browne-Schiene verwendet wird, kann ein gerader oder inversionsverhindernder Schuh getragen werden.

Rezidive

Die Dauer der konservativen Behandlung beträgt etwa 4 Monate. Wenn eine restliche Deformität oder Steifigkeit zurück bleibt, nimmt die Wahrscheinlichkeit einer chirurgischen Behandlung zu. Verschiedene Rezidivarten können durch folgende Situationen entstehen:

Unzureichende Korrektur

Nach unserer Erfahrung ist ein Rezidiv ziemlich wahrscheinlich, wenn die volle Korrektur (Ausrichtung des Vorfußes, Ferse in Neutral- oder leichter Valgusposition, Dorsalflexion über 90°) im Alter von 5 Monaten nicht erreicht wurde, da in diesen Situationen Manipulationen und Schienen meist nicht ausreichen. Diese Fälle sollten als „Fehlschläge der konservativen Behandlung" angesehen werden.

Nicht-kontinuierliche Behandlung

Bei einem Klumpfuß sollte die Behandlung nie als abgeschlossen angesehen werden, wenn die Korrektur der Deformierung erreicht ist. Eine sehr sorgfältige Überwachung muss bis zum Alter von 3–4 Jahren durch Nachtschienen und Übungsbehandlung weiter geführt werden. In unserer Erfahrung ist die nicht-kontinuierliche Anwendung der Schienen und Manipulationen im Verlauf des ersten Jahres die Hauptursache eines Rezidivs. Die Eltern der Patienten entschließen sich sehr oft, die Anlage von Schienen abzubrechen, sobald sie eine gute Fußstellung sehen.

Spätrezidive

Hierbei handelt es sich üblicherweise nicht um Komplettrezidive der Deformität. Sie unterscheiden sich daher von den oben erwähnten Rezidiven. Diese Rezidive treten zwischen dem 4. und 5. Lebensjahr auf

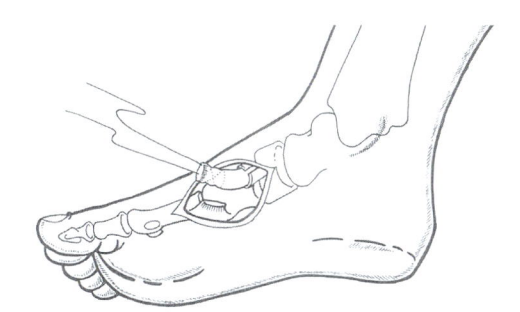

Abb. 9 *M.-tibialis-anterior-Transplantation. Über einen Zugang auf der Medialseite des Fußes wird die Insertion der M.-tibialis-anterior-Sehne dargestellt und diese an ihrem Ansatz durchtrennt.*

und entsprechen einer zunehmenden Supination und Adduktion des Vorfußes ohne hierbei eine Varus- oder Equinus-Deformierung auszulösen. In diesen Fällen schlagen wir eine chirurgische Behandlung durch eine M.-tibialis-anterior-Transplantation vor.

M.-tibialis-anterior-Transplantation

Die Tibialis-anterior-Sehne wird auf das Os cuneiforme III verpflanzt. Hierdurch wird die funktionelle Imbalance üblicherweise gut kompensiert. Der Eingriff ermöglicht eine Dorsalflexion des Fußes ohne Supination.

Hierbei sind 3 Inzisionen erforderlich: Die erste verläuft über der ventromedialen Fußkante auf Höhe der Basis des ersten Mittelfußknochens, um die M.-tibialis-anterior-Sehne aufzusuchen und abzulösen (Abb. 9).

Es ist ratsam vor der Verlagerung eine Standnaht einzusetzen, um die Ablösung von den Adhärenzen am distalen Ende der Sehnenscheide zu erleichtern.

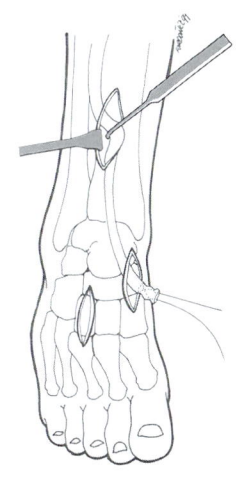

Abb. 10 *Die durchtrennte Sehne wird über eine Inzision auf der Vorderseite des Unterschenkels, 3 cm oberhalb des Tibiotalargelenks, nach vorn gezogen. Das Sehnenende ist mit einer Bunnell-Naht gefasst.*

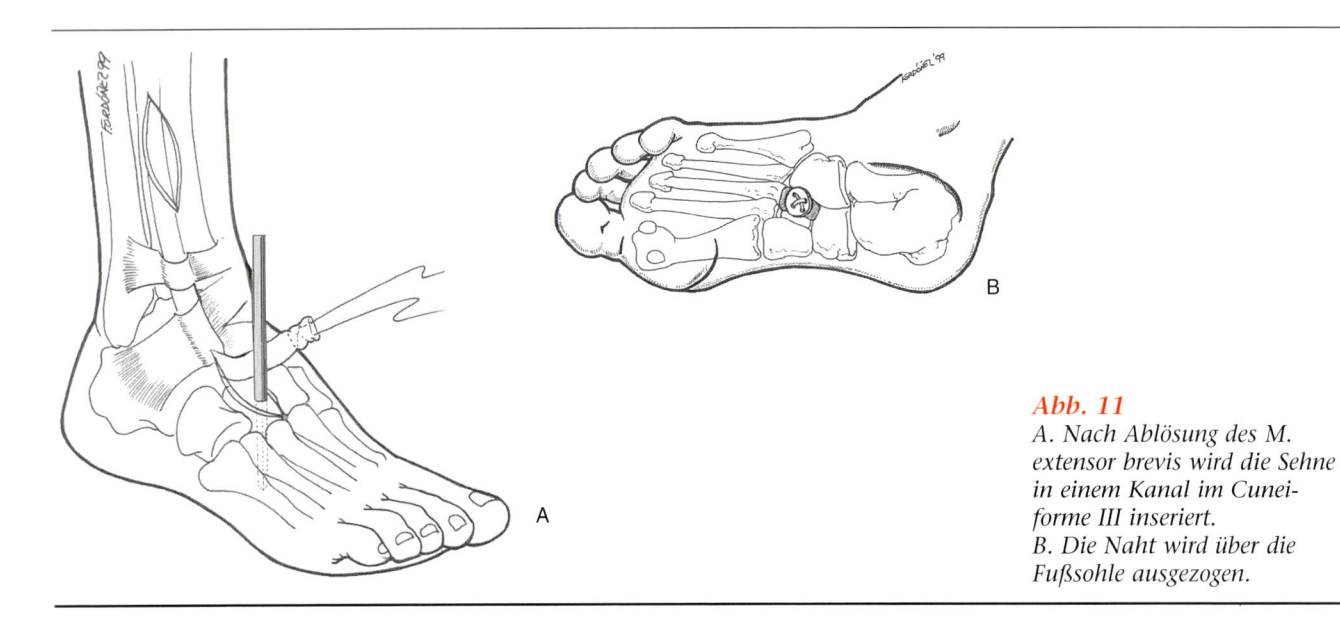

Abb. 11
A. Nach Ablösung des M. extensor brevis wird die Sehne in einem Kanal im Cuneiforme III inseriert.
B. Die Naht wird über die Fußsohle ausgezogen.

Die zweite Inzision erfolgt über der Vorderseite des Unterschenkels 3 cm lang oberhalb des Tibiotalargelenks. Die M.-tibialis-anterior-Sehne wird lokalisiert und nach Eröffnung der Sehnenscheide von der Extensoren-Sehne, gelöst und unter leichtem Zug aus der Inzision gezogen (Abb. 10).

Die dritte Inzision liegt über dem Fußrücken. Die Sehne des Extensor longus und der M. extensor brevis werden vom dritten Os cuneiforme abgeschoben, um einen Bohrkanal durch den Knochen anlegen zu können. Das distale Ende der Tibialis-anterior-Sehne wird nun mit einer Bunnell-Naht gefasst und dann die Sehne unter dem Extensorenretinakulum bis in die dorsale Inzision gezogen. Danach wird sie unter angemessener Spannung von dorsal nach plantar in den Knochenkanal gezogen und hier inseriert (Abb. 11A, B). Bei Palpation durch die Haut auf der Dorsalseite von Fuß- und Sprunggelenk sollte eine gewisse Spannung in der verpflanzten Sehne (Tenodeseeffekt) zu spüren sein. Nach dem Eingriff wird ein Gipsverband für 4–6 Wochen angelegt. Danach beginnen Übungen zur Dorsalflexion. Eine physikalische Therapie ist nicht erforderlich. Der Patient wird angehalten, ein normales Gehen zu üben. Spätere Rezidive sind ungewöhnlich.

Eine Atrophie der Wade oder eine Verkürzung des Fußes stellen keine wesentlichen funktionellen Folgen dar, sofern sie nicht mit anderen Arten funktioneller Störungen einhergehen.

Literatur

[1] Bensahel H, Catterall A, Dimeglio A. Practical applications in idiopathic clubfoot: A retrospective multicentric study in EPOS. *J Pediatr Orthop* 1990 ; 10 : 186–188

[2] Bensahel H, Guillaume A, Czukonyi Z, Desgrippes Y. Results of physical therapy for idiopathic clubfoot: A long term follow up study. *J Pediatr Orthop* 1990 ; 10 : 189–192

[3] Carrol N. Congenital clubfoot: pathoanatomy and treatment. *Instruct Course Lectures* 1987 ; 36 : 117–121

[4] Dimeglio A, Bensahel H, Souchat PH, Mazeau PH, Bonnet F. Classification of clubfoot. *J Pediatr Orthop B* 1995 ; 4 : 129–136

[5] Dimeglio A, Bonnet F, Mazeau PH, DeRosa V. Orthopaedic treatment and passive motion machine: consequences for the surgical treatment of clubfoot. *J Pediatr Orthop B* 1996 ; 5 : 173–180

[6] Epeldegui T, Delgado E. Acetabulum Pedis Part I: Talo-calcaneo- navicular joint socket in normal foot. *J Pediatr Orthop B* 1995 ; 4 : 1–10

[7] Fukuhara K, Schollmeier Uhthoff H. The pathogenesis of clubfoot. *J Bone Joint Surg Br* 1994 ; 76 : 450–457

[8] Herzenberg J, Carroll N, Christofersen M, Lee E, White S, Munroe R. Clubfoot analysis with three-dimensional computer modelling. *J Pediatr Orthop* 1988 ; 8 : 257–262

[9] Ippolito E, Ponseti I. Congenital clubfoot in the human foetus. *J Bone Joint Surg Am* 1980 ; 62 : 8–22

[10] Karski T, Woskol. Experience in the conservative treatment of congenital clubfoot. *J Pediatr Orthop* 1989 ; 9 : 134–136

[11] Laaveg S, Ponseti I. Long term results of treatment of congenital clubfoot. *J Bone Joint Surg Am* 1980 ; 62 : 23–31

[12] Lowell W, Hancock C. Treatment of congenital talipes equinovarus. *Clin Orthop* 1970 ; 70 : 79–86

[13] Lusskin R. The technique of dynamic adhesive strapping for congenital clubfoot. *Bull Hosp Joint Dis* 1987 ; 47 : 235–244

[14] Manter J. Movements of the subtalar and transverse tarsal joints. *The Anatomical Record*, 1941 : 397–410

[15] Masse P. Le traitement du pied bot par la méthode „fonctionnelle" In : Cahier d.enseignementdela SOFCOT.Paris : Expansion scientifique française, 1997 : 51–56

[16] Morcuende JA, Weinstein S, Dietz F, Ponseti I. Plaster cast treatment of clubfoot: The Ponseti method of manipulation and casting. *J Pediatr Orthop B* 1994 ; 3 : 161–167

[17] Nather A, Bose K. Conservative and surgical treatment of clubfoot. *J Pediatr Orthop* 1987 ; 7 : 42–48

[18] Ponseti I. Current concepts. Treatment of congenital clubfoot. *J Bone Joint Surg Am* 1992 ; 74 : 448–454

[19] Ponseti I. Congenital clubfoot. Fundamentals of treatment. New York : Oxford University Press, 1996

[20] Ponseti I, Smoley E. Congenital clubfoot: The results of treatment. *J Bone Joint Surg Am* 1963 ; 45 : 261–275

[21] Seringe R, Atia R. Pied bot varus equin congénital idiopathique: résultats du traitement „fonctionnel" (269 pieds). *Rev Chir Orthop* 1990 ; 76 : 490–501

[22] Yamamoto H, Muneta T, Morita S. Nonsurgical treatment of congenital clubfoot with manipulation, cast, and modified Denis Browne splint. *J Pediatr Orthop* 1998 ; 18 : 538–542

Weichteilrelease zur Korrektur des Pes equinovarus im Kindesalter

31

R. Seringe
R. Zeller

Abstract
Das Ziel des Weichteilrelease ist die Korrektur der drei wesentlichen Deformitäten: Des tibiotalaren Spitzfußes, der Adduktion des kalkaneopedalen Blocks und der Adduktion des Mittelfußes. Die übliche Inzision liegt posteromedial. Die Verlängerung der Achillessehne und die Ablösung der dorsalen tibiotalaren Gelenkkapsel und des dorsolateralen, fibrösen Gewebes erlaubt die Korrektur des Spitzfußes und der sichtbaren Supination des Fußes. Ein selektiver plantarer Release (mediale Hälfte der Plantarisfaszie, M. abductor hallucis, mediales Septums, Sehne des M. flexor digitorium longus) erlaubt zusammen mit einer Verlängerung der Mm.-tibialis-posterior- und -tibialis-anterior-Sehnen und einem Release der Kapseln der Fußwurzelgelenke die Korrektur der Adduktion des kalkaneopedalen Blocks und der Fußwurzelgelenke. Die subtalaren Gelenke werden belassen, um eine Überkorrektur zu vermeiden. Obligatorisch ist die interne Fixation mit einem Drahtstift und intraoperative Röntgenbilder.

Schlüsselworte
Fuß, Klumpfuß, pädiatrischer Pes equinovarus, Fußwurzelgelenke, Subtalargelenk, Tibiotalargelenk, Weichteilrelease

Die Retraktion der Weichteile scheint vor allem die dorsomedialen Strukturen des Fußes zu betreffen. Aus diesem Grund erfolgte die operative Korrektur vorwiegend dorsomedial mit einem gemeinsamen talonavikularen und subtalaren Release. Seit 1975 führte eine neue Betrachtungsweise der pathologischen Anatomie eines Klumpfußes zu einer neuen umfassenden Operationstechnik. Hierbei müssen drei wesentliche Deformitäten angegangen werden: Der tibiotalare Spitzfuß, die Adduktion des kalkaneopedalen Blocks und die Mittelfußadduktion.

Behandlungsziele

Das Ziel besteht darin, die verkürzten Sehnen zu verlängern, die Aponeurose und die Sehnenscheiden zu spalten und einige Gelenke zu mobilisieren, um den Fuß reponieren zu können und hierdurch eine weitgehend anatomische Beziehung zwischen den verschiedenen knöchernen Anteilen wieder herzustellen. Die beschriebenen Eingriffe sollten im Kleinkindesalter (nach acht bis zehn Monaten) erfolgen, können aber bis zum Alter von zehn Jahren durchgeführt werden. Wir empfehlen keine Eingriffe bei Neugeborenen, da diese üblicherweise zu schlechten Ergebnissen führen (6).

Lagerung und Zugang

Das Kind liegt in Rückenlage. Das gegenseitige Gesäß ist mit einem Kissen angehoben, um einen guten Zugang zur Dorsomedialregion des Fußes zu ermöglichen. Die Inzision verläuft dorsomedial, bleibt hinter der dorsalen Tibiakante und zieht unter dem Innenknöchel bogenförmig nach distal und dann bis zur Basis des ersten Mittelfußknochens (Abb. 1). Das Subkutangewebe wird bis auf die Faszie durchtrennt. Dann wird die Haut angehoben, um den Innenknöchel freizulegen. Die dorsale Hautlippe wird nach lateral gehalten, um die Achillessehne darzustellen.

Identifikation des Gefäßnervenstrangs und Durchtrennung der Flexorsehnen

Unter der oberflächlichen Faszie wird das neurovaskuläre M.-tibialis-posterior-Bündel identifiziert und die Sehnenscheiden des M. tibialis posterior und M. flexor digitorum longus inzidiert. Beide Sehnen werden nach ventral gehalten (Abb. 2). Der Gefäßnervenstrang liegt nahe der M.-flexor-hallucis-longus-Sehne. Die Präparation wird nach distal bis zum Tibiotalargelenk fortgesetzt. Das untere Ende der Präparation ist erreicht, nachdem einige Millimeter der oberen Anteile der Sehnenscheide des M. flexor hallucis longus, die genau auf Höhe des dorsalen Subtalargelenks liegt, durchtrennt wurden. Um das Tibiotalargelenk darzustellen, können der Gefäßnervenstrang und die Sehne des M. flexor hallucis longus nach ventral oder dorsal mobilisiert werden.

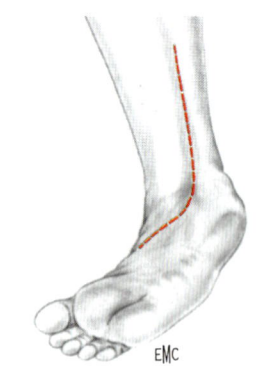

Abb. 1 Dorsomedialer Zugang.

Dorsaler Release und dorsolateraler Release

Das Ziel besteht darin, den Spitzfuß durch Ausschaltung der wesentlichen Hindernisse zu korrigieren: Die Achillessehne, die dorsale tibiotalare Kapsel, das Lig. fibulocalcaneare, das Lig. fibulotalare posterior und das peroneale Retinakulum (diese Strukturen können als der dorsale fibröse Knoten bezeichnet werden (posterolateral fibrous knot = PLFK)). Gleichzeitig kann eine merkliche Korrektur des Rückfußvarus, wie die ersten Schritte der Derotation des Vorfuß-Kalkaneus-Blockes (oder kalkaneopedaler Block) durchgeführt werden. Die Z-förmige Verlängerung der Achillessehne erfolgt in der Sagittalebene (Abb. 3). Mit einer Flexions-Extensionbewegung des Fußes wird die dorsale tibiotalare Kapsel identifiziert und dann vorsichtig inzidiert.

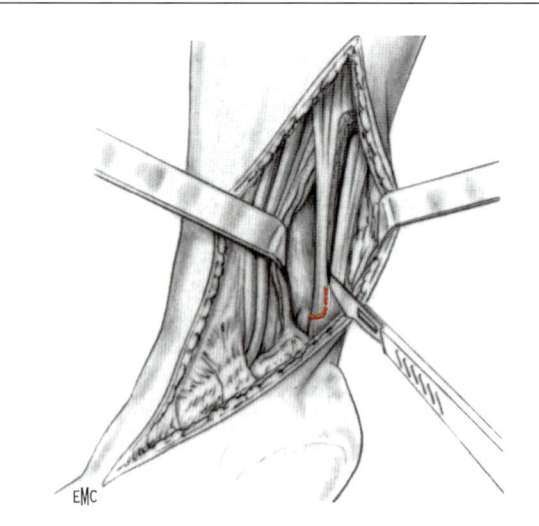

Abb. 3 Z-förmige Verlängerung der Achillessehne in der Sagittalebene.

Durch Einsetzen eines Hakens in dieses Gelenk wird gesichert, dass es sich um das Tibiotalargelenk handelt: Dieser Haken wird zuerst leicht nach kranial und dann genau rechtwinklig zur Tibia eingesetzt. Am Subtalargelenk liegt der Haken in kaudaler Richtung leicht schräg zur Tibia. Der Release erfolgt medial der Sehnenscheide des M. tibialis posterior nach lateral bis nahe zum Außenknöchel (Abb. 4).

Der Release des PLFK erfolgt nach Identifikation des N. suralis und der V. saphena. Hierzu wird eine Längsinzision der oberflächlichen Faszie (die durch das peroneale Retinakulum verstärkt ist) zwischen der Achillessehne und der peronealen Sehnenscheide

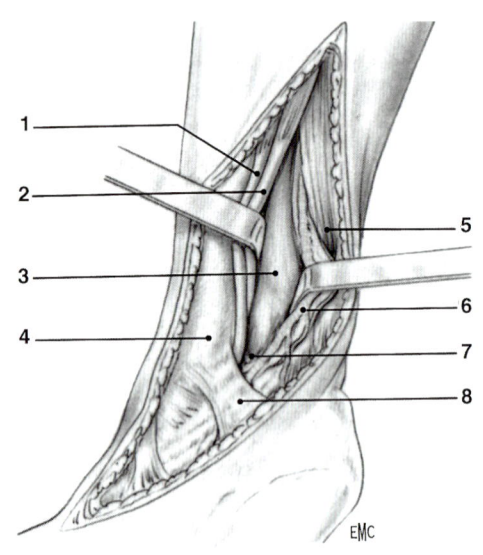

Abb. 2 Identifikation des Gefäßnervenstrangs und der Flexoren-Sehnen. 1. M.-tibialis-posterior-Sehne; 2. M.-flexor-digitorum-longus-Sehne; 3. lockeres Subkutangewebe im dorsalen supramalleolären Gebiet; 4. Innenknöchel; 5. Achillessehne; 6. dorsaler tibialer Gefäßnervenstrang; 7. dorsale tibiotalare Kapsel; 8. Lig. laciniatum.

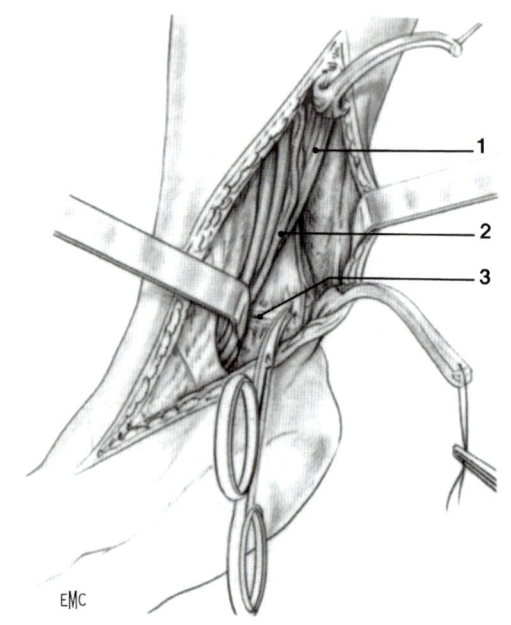

Abb. 4 Spaltung der dorsalen tibiotalaren Kapsel. 1. M.-flexor-hallucis-longus-Sehne; 2. dorsaler tibialer Gefäßnervenstrang; 3. eröffnetes Tibiotalargelenk.

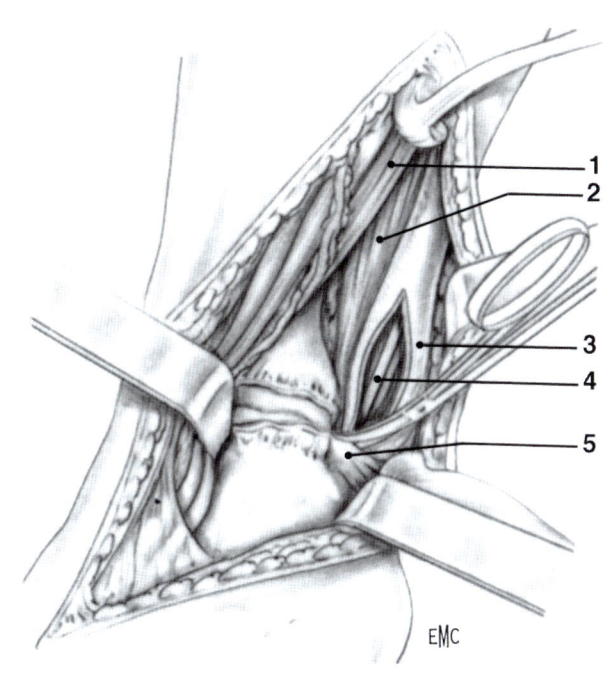

Weichteilrelease zur Korrektur des Pes equinovarus im Kindesalter

Abb. 5 Release des dorsolateralen, fibrösen Knotens (PLFK). 1. M.-flexor-hallucis-longus-Sehne; 2. peroneale Sehnenscheide; 3. oberflächliche laterale Faszie; 4. N. suralis und V. saphena; 5. dorsolateraler fibröser Knoten.

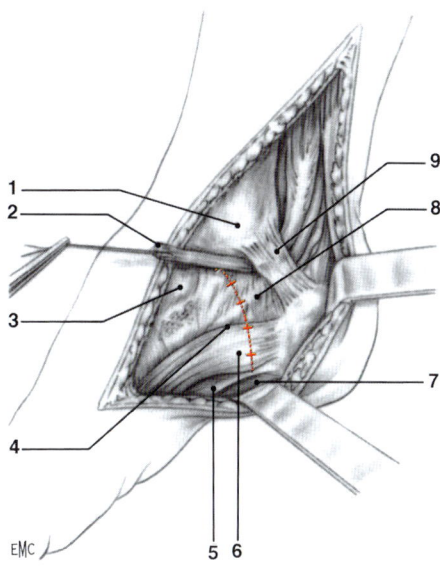

Abb. 7 Ventromedialer und plantarer Release: Identifikation der Strukturen, die zu durchtrennen sind (gestrichelte Linie). 1. Innenknöchel; 2. distaler Ausläufer der M.-tibialis-posterior-Sehne; 3. Os naviculare; 4. Oberrand des medialen Septums; 5. mediales Septum; 6. M. abductor hallucis longus; 7. plantare Faszie; 8. ventromedialer fibröser Knoten; 9. Lig. laciniatum.

durchgeführt (Abb. 5). Die Schere sollte in Kontakt mit dem Kalkaneus bleiben. Die Tuberositas des Kalkaneus wird mit einem kleinen Haken nach unten gezogen und hierdurch die Darstellung des ligamentären Komplexes des PLFK ermöglicht. Alle Bandstrukturen, die vom Außenknöchel zum Talus oder Kalkaneus ziehen, sollten durchtrennt werden (Abb. 6). Danach sollte die Dorsalflexion des Fußes wieder möglich sein. Am Ende des dorsalen und dorsolateralen Release sollte die Dorsalflexion ohne jegliche Supination etwa 20° betragen.

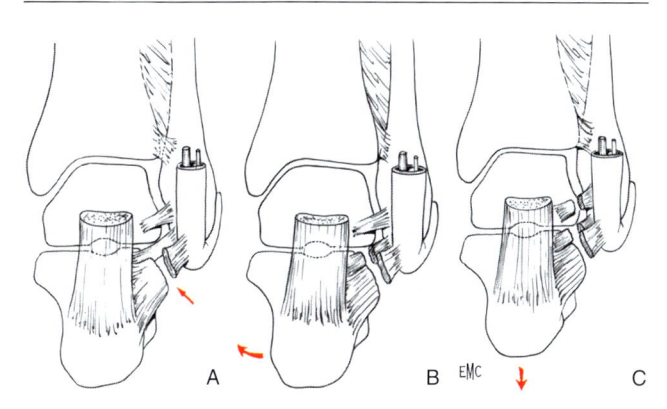

Abb. 6 Elemente des dorsolateralen fibrösen Knotens (PLFK). A. Durchtrennung des verdickten peronealen Retinakulums. B. Durchtrennung des dorsolateralen Lig. fibulocalcaneare. Dies ermöglicht eine gewisse Rotation des kalkaneopedalen Blocks. C. Durchtrennung des Lig. fibulotalare posterior. Dies erlaubt eine Korrektur der Plantarflexion des Kalkaneus.

Ventromedialer und plantarer Release

Ein selektiver plantarer Release ist erforderlich, um das mediale Gewölbe zu verlängern und die Adduktion des Mittelfußes zu korrigieren. Der plantare Release sollte jedoch nicht durchgeführt werden, wenn ein „Wiegemesserfuß" besteht, wie dies als Folge einer erfolglosen Manipulationstherapie möglich sein kann. Der distale Ansatz der M.-tibialis-anterior-Sehne wird vom Os naviculare abgelöst, um die maximal mögliche Länge für eine Reinsertion zu erhalten. Die Sehnenscheide des M. tibialis posterior wird direkt vor dem Innenknöchel eröffnet (Abb. 7).

Das plantare Release erfolgt durch die Durchtrennung der Plantarisfaszie über ihre halbe Breite (Abb. 8).

Der M. abductor hallucis longus wird vom medialen Septum über zwei Drittel seiner Länge abgelöst. In diesem Bereich sollte die Ablösung mit großer Vorsicht erfolgen, da das mediale Septum das einzige Element ist, das die M.-tibialis-posterior-Gefäße und ihre Aufteilung in die medialen und lateralen plantaren Äste schützt. Der Oberrand des medialen Septums ist üblicherweise verdickt und an den Sehnenscheiden des M. tibialis posterior und M. flexor digitorum longus adhärent. Hierdurch entsteht der ventromediale fibröse Knoten (oder „master knot" von Henry). Um den Vorfuß ausreichend mobilisieren zu können, ist eine quere Durchtrennung des medialen Septums und des „master knots" erforderlich. Dies erfolgt wegen der Nähe des N. plantaris am besten stumpf mit einer kleinen Klemme. Die Sehnenscheide des M. flexor digito-

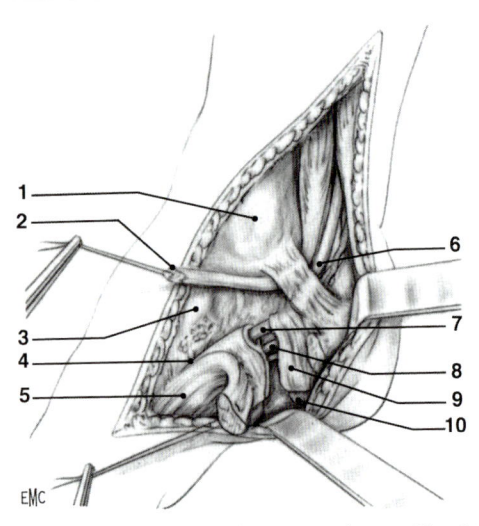

Abb. 8 Ventromedialer und plantarer Release: Oberflächliche Strukturen durchtrennt (gestrichelte Linie in Abb. 7).
1. Innenknöchel; 2. distaler Ausläufer der M.-tibialis-posterior-Sehne; 3. Os naviculare; 4. Oberrand des medialen Septums; 5. M. abductor hallucis longus, an seinem Ursprung durchtrennt; 6. Sehne des M. flexor digitorum longus bei ihrem Eintritt in den Kalkaneuskanal; 7. Sehne des M. flexor digitorium longus in ihrer eröffneten Sehnenscheide; 8. medialer N. plantaris; 9. mediales Septum; 10. durchtrennte plantare Faszie.

rum longus wird dadurch identifiziert, dass eine kleine Sonde in den Kalkaneuskanal eingeschoben wird. Diese Sehnenscheide wird auf Höhe der Mittelfußgelenke gespalten und hierdurch der Zugang zu einem Gebiet möglich, das mit Fettgewebe gefüllt ist. In diesem Gebiet wird die M.-flexor-hallucis-longus-Sehne an der Stelle aufgesucht, wo sie aus ihrer Sehnenscheide tritt. Die plantare Oberfläche der Fußwurzelknochen wird mit einem Haken dargestellt, der die Sehnen und neurovaskulären Strukturen zur Seite hält (Abb. 9).

Die dorsale Oberfläche des Talonavikulargelenks wird durch Präparation nahe am Knochen unter der A. tibialis anterior freigelegt. Dann wird das Talonavikulargelenk eröffnet und alle ligamentären Strukturen, die das Os naviculare mit dem Talus verbinden, durchtrennt. Die Gelenkfläche liegt sehr schräg, man sollte vermeiden, den Talushals zu penetrieren (Abb. 10). Das Talonavikulargelenk wird mit einer stumpfen Sonde eröffnet. Dann erfolgt die zirkuläre Kapsulotomie unter Einschluss des Lig. calcaneonaviculare plantare.

Zu diesem Zeitpunkt der Operation kann der kalkaneopedale Block unter den Talus gebracht werden. Folgende Strukturen werden geschont: Die subtalaren Bänder und Kapseln, das Lig. laciniatum und das Lig. deltoideum (Abb. 11). Häufig ist ein vollständiger Release der Fußwurzelgelenke erforderlich, im Besonderen ein Release des Kalkaneokuboidalgelenks.

In der Mehrzahl der Fälle wird die Tibialis-anterior-Sehne verlängert. Nach Auslösung der Sehne aus den Weichteilen am Vorderrand der Inzision wird sie Z-förmig verlängert.

Interne Fixation mit einem Stift
(Abb. 12)

Nach Korrektur der Adduktion-Suppination des Fußes wird ein K-Draht (Kirschner-Draht) in das mediale Fußgewölbe eingesetzt. Um jede dorsale Subluxation des Os naviculare zu vermeiden, sollte während der Fixation der Fuß in Spitzfußstellung gehalten werden.

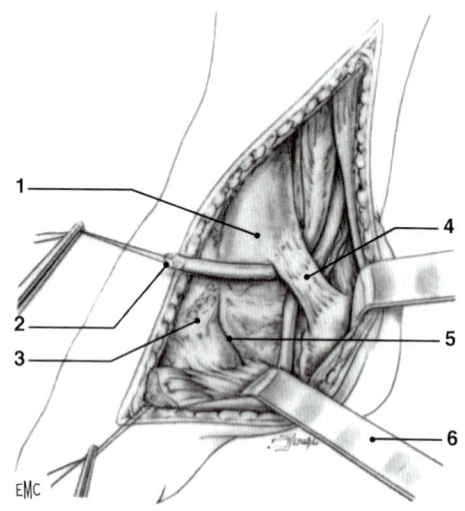

Abb. 9 Ventromedialer und plantarer Release: Durchtrennung in der Tiefe. Der Haken hält die plantaren Strukturen zur Seite, um die Unterseite der Fußwurzelgelenke mit ihrem S-förmigen Verlauf darstellen zu können. 1. Innenknöchel; 2. distaler Ausläufer der M.-tibialis-posterior-Sehne; 3. Os naviculare; 4. Lig. laciniatum; 5. S-förmiger Verlauf der Unterseite der Fußwurzelgelenke; 6. Haken.

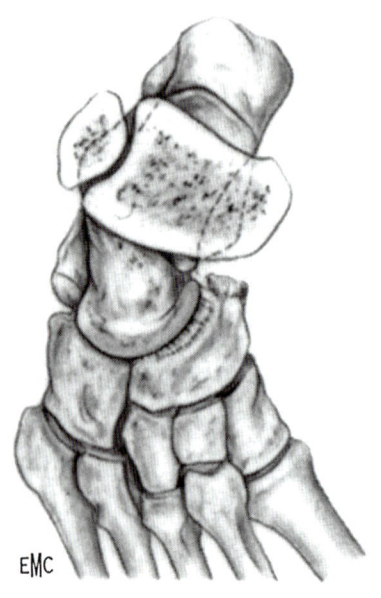

Abb. 10 Das Talonavikulargelenk liegt unterhalb des Innenknöchels und der Tuberositas des Os naviculare. Der Gelenkspalt verläuft schräg nach ventral und lateral, je nach dem, wie viel restliche Adduktion noch besteht.

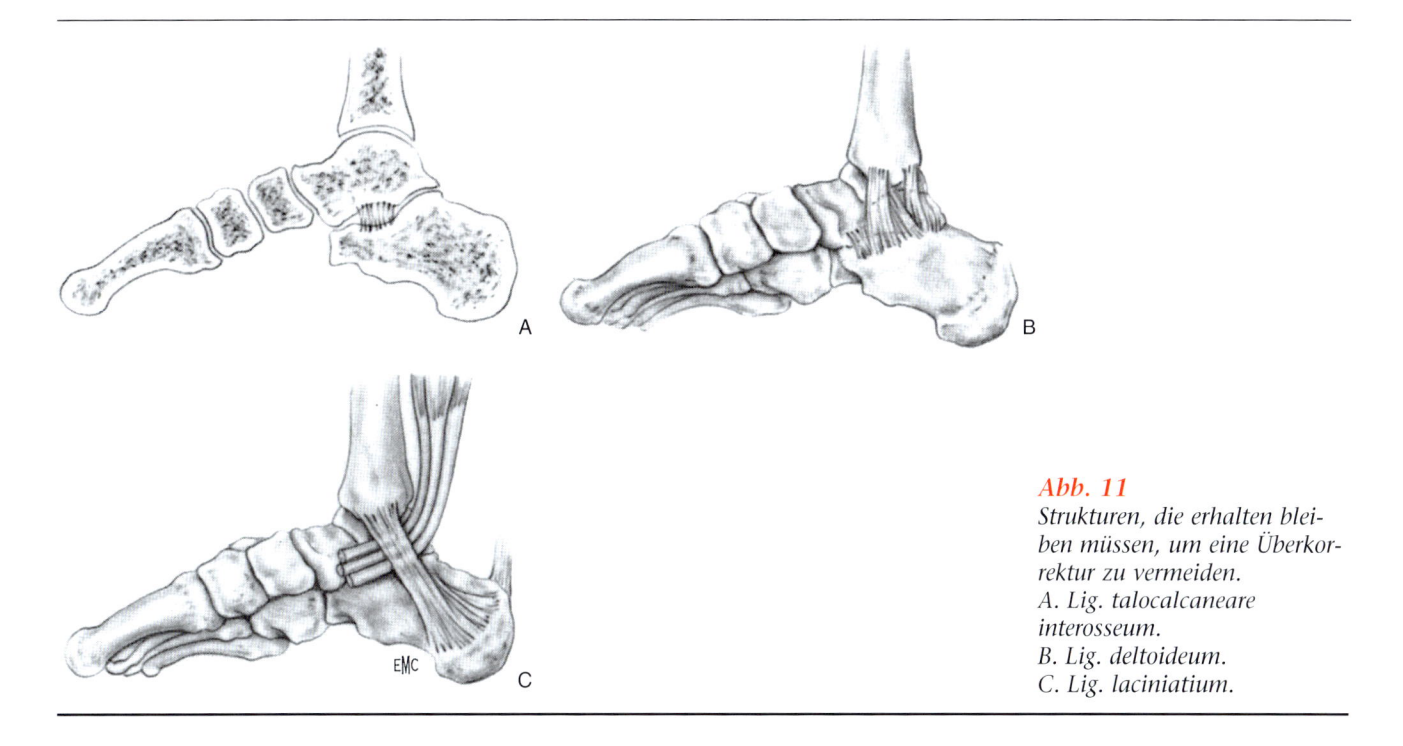

Abb. 11
Strukturen, die erhalten bleiben müssen, um eine Überkorrektur zu vermeiden.
A. Lig. talocalcaneare interosseum.
B. Lig. deltoideum.
C. Lig. laciniatium.

Peroperative Röntgenbilder

Die Röntgenkontrolle erfolgt im seitlichen Strahlengang unter maximaler Dorsalflexion des Fußes und im a.p.-Strahlengang entsprechend einer Standposition.

Was soll man bei einer unvollständigen Reposition tun?

Eine weiter bestehende Adduktion des Vorfußes ist eine Indikation für eine Verkürzung des lateralen Gewölbes über eine kartilaginäre oder osteokartilaginäre Resektion. Der K-Draht wird wieder entfernt und eine zweite Hautinzision vom Außenknöchel bis zum vierten Mittelfußknochen angelegt (Abb. 13). Der M. extensor digitorum brevis wird von seinem Ursprung gelöst und nach distal gehalten. Lateral und unter dem Kalkaneokuboidalgelenk werden die Peronealsehnen identifiziert. Die Kapsel des Kalkaneokuboidalgelenks wird lateral-plantar eröffnet. Die Resektion erfolgt dann mit der Lichtblau-Technik mit einem Meißel. Hierbei wird ein Knochenkeil mit lateraler Basis von 10–20° an dem distalen Ausläufer des Kalkaneus entnommen (4). Bei gleichzeitiger Reposition des Kalkaneokuboidalgelenks wird nun wieder ein K-Draht in das mediale Gewölbe eingesetzt. Üblicherweise ist keine Fixation des lateralen Gewölbes mit einem K-Draht nötig. Bei peristierendem Spitzfuß muss man sich über die Vollständigkeit des Release des dorsomedialen, fibrösen „Knotens" vergewissern. Hierfür wird ein Spatel zwischen den Talus und den Außenknöchel eingesetzt.
Wenn eine gewisse restliche Supination des Rückfußes besteht, kann eine ungenügende Divergenz zwischen Talus und Kalkaneus, die sich auf einem a.p.-Bild zeigt, die Ursache sein. Durch den lateralen Zugang muss dann ein ventrolateraler subtalarer Release durchgeführt werden. Wenn dies nicht ausreicht, ist das Lig. laciniatum zu durchtrennen um hierdurch eine Valgusbewegung der Ferse zu ermöglichen. Auch ein Release auf der Medialseite des Subtalargelenks kann erforderlich werden (10). Dies ist häufig bei einem Klumpfußrezidiv der Fall. Das Lig. talocalcaneare interosseum sollte immer erhalten bleiben, um die Rotation des Kalkaneus unter den Talus zu erleichtern und die Vaskularisation des Talus zu erhalten.
Bei einem peristierenden Hohlfuß muss ein sorgfältiges plantares Release mit einer vollständigen Durchtrennung der Plantaraponeurose erfolgen.

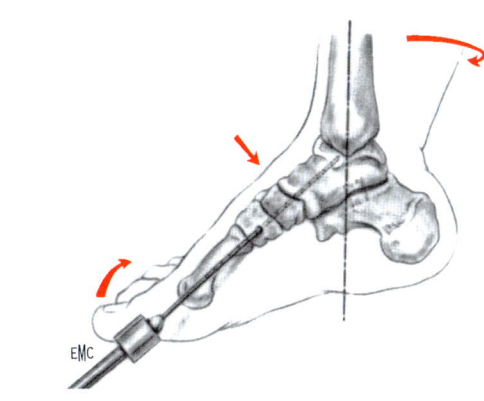

Abb. 12 Interne Fixation mit einem K-Draht im medialen Gewölbe. Innenrotation des Beines (talotibiofibularer Komplex). Außenrotation des kalkaneopedalen Blocks, das Os naviculare wird nach plantar gedrückt.

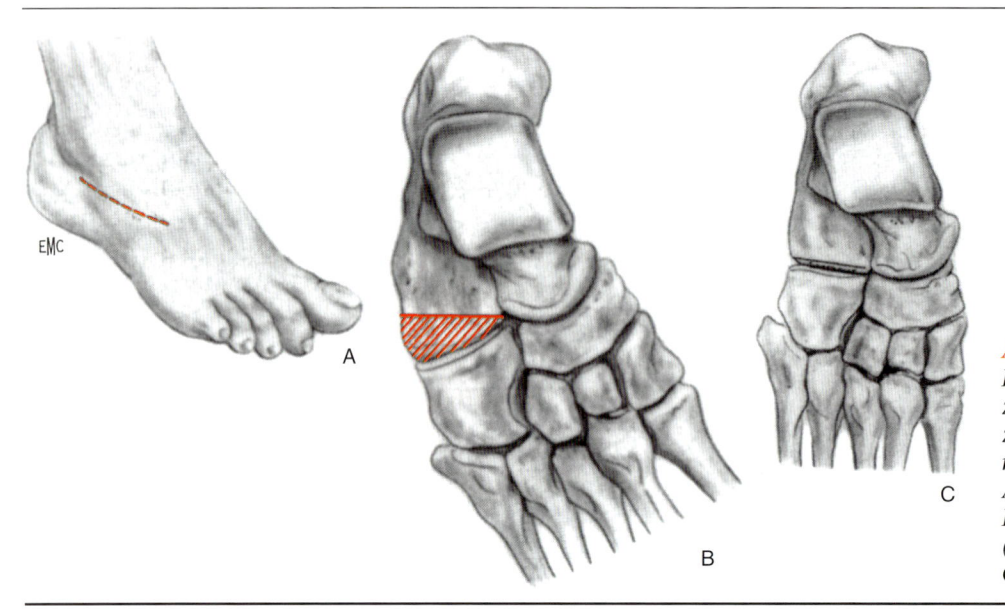

Abb. 13
Lateraler Release mit Verkürzung des lateralen Gewölbes zur Korrektur einer verbliebenen Mittelfußadduktion.
A. Inzision.
B. Distale Resektion (Lichtblau-Technik).
C. Erreichte Korrektur.

Wundverschluss

Vor dem Wundverschluss wird die Blutsperre entfernt, um die Blutstillung zu vervollständigen. Überprüft werden die Durchblutung des Fußes und der Puls der A. tibialis posterior, die nach der Korrektur der Deformitäten unter Spannung steht. Nach einer mäßigen Verlängerung von 10–15 mm wird die Achillessehne vernäht und die Sehnen des M. tibialis posterior und anterior ebenso versorgt. Wenn kein subtalarer Release durchgeführt wurde, kann die dorsomediale Inzision üblicherweise spannungsfrei verschlossen werden.

Nachbehandlung

In mittlerer Plantarflexion des Fußes wird eine dorsale Gipsschiene angelegt. Diese Stellung ist zu empfehlen, da die Ödembildung an Fuß und Zehen sich in der ersten Woche sichtbar verringert. Nach der ersten Woche wird ein zirkulärer Gips in mittlerer Dorsalflexion des Fußes angelegt. Bis zum Alter von 4 Jahren sollte hierbei ein Oberschenkelgips mit einer Kniebeugung von 90° verwendet werden. Die gesamte Immobilisationsdauer durch Gips und K-Draht beträgt üblicherweise etwa 3 Monate. Nach 40 Tagen kann ein Gehgips angelegt werden. Stift und Gips werden nach 3 Monaten entfernt und die Physiotherapie begonnen. Oft ist eine Nachtschiene über mehrere Jahre erforderlich, um einem Spitzfußrezidiv während der Wachstumsperiode vorzubeugen.

Andere Techniken zum Release eines Klumpfußes

Die dorsomediale Inzision erlaubt eine ausgedehnte Darstellung der medialen und plantaren Anteile des Fußes. Die Darstellung des dorsolateralen Gebiets des Sprunggelenks ist jedoch manchmal schwierig. Dies erklärt, warum in letzter Zeit 2 Zugänge zunehmend populärer wurden. Der dorsolaterale Zugang (Carroll-Technik) und der Cincinatti-Zugang.

Kombinierter Zugang: Dorsomedialer und medialer plantarer Zugang (Carroll-Technik) (1, 3)

Das Kind liegt üblicherweise in Bauchlage. Die erste Hautinzision wird dorsolateral angelegt. Für die mediale Inzision wird ein Kissen unter die gegen-

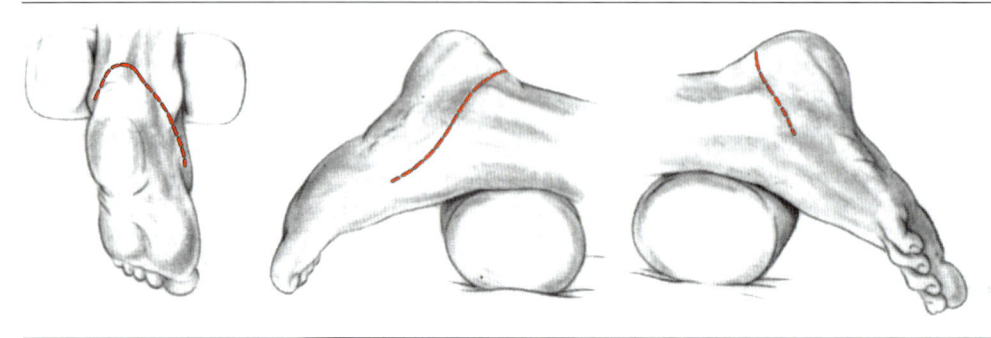

Abb. 14
Cincinatti-Zugang.

seitige Hüfte geschoben und das gesamte Bein in Innenrotation gedreht. Die Inzision reicht von der Basis des ersten Mittelfußknochens bis hinter den Innenknöchel.

Cincinatti-Zugang (2)

Die dorsale zirkuläre Inzision beginnt an der Basis des ersten Mittelfußknochens und reicht dorsolateral bis zur Spitze des Außenknöchels (Abb. 14, 15). Sie sollte 5 mm oberhalb der Fersenfalte liegen. Nötigenfalls kann sie lateral bis zum Kalkaneokuboidalgelenk erweitert werden. Hautkomplikationen sind selten, wenn die Vorschriften dieses Zugangs beachtet werden: Das Subkutangewebe muss in derselben Richtung wie die Hautinzision durchtrennt und die Inzision nicht in Richtung auf die Ferse unterminiert werden (Gefahr von Hautnekrosen).

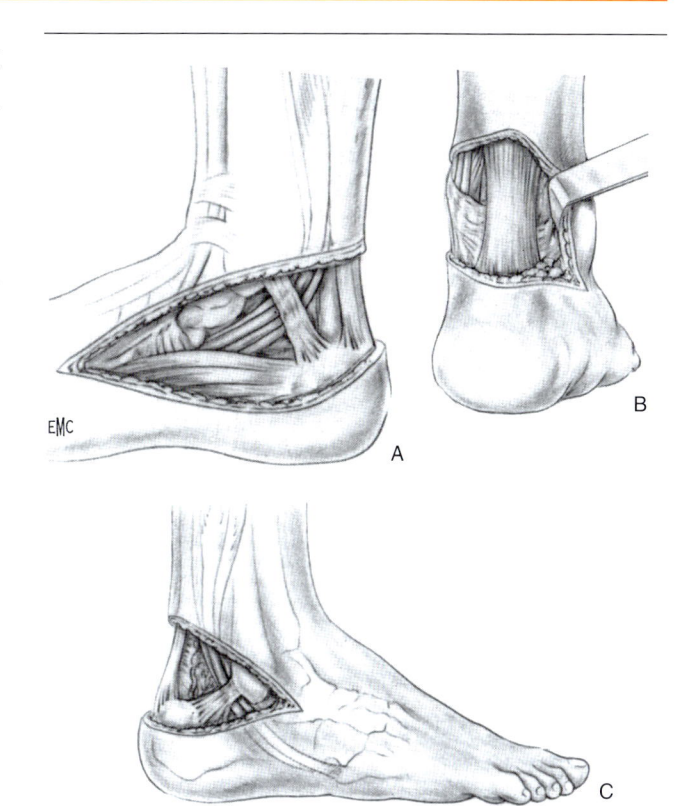

Abb. 15 Darstellung durch den Cincinatti-Zugang.
A. Von medial.
B. Von dorsal.
C. Von lateral.

Literatur

[1] Carroll N. Pathoanatomy and surgical treatment of resistant clubfoot AAOS. *Instr Course Lect* 1988 ; 37 : 93–106

[2] Crawford A, Marxen J, Osterfeld D. The Cincinatti incision. A comprehensive approach for surgical procedures of the foot and ankle in childhood. *J Bone Joint Surg A*m1982 ; 64 : 1355–1358

[3] Lascombes P. Réduction chirurgicale initiale et ses résultats. In : Carlioz H, Pous JG éd. Pied bot varus équin congénital. Cahiers d'enseignement de la SOFCOT n° 43. Paris : Expansion Scientifique Française, 1993 : 55–63

[4] Lichtblau S. A medial and lateral release operation for clubfoot. A preliminary report. *J Bone Joint Surg* 1973 ; 55 : 1377–1384

[5] Masse P, Benichou J, Dimeglio A et al. Pied bot varus équin congénital. *Rev Chir Orthop* 1976 ; 62 (suppl II) : 37–50

[6] Pous JG, Dimeglio A. A neonatal surgery in clubfoot. *Orthop Clin North Am* 1978 ; 9 : 223–240

[7] Seringe R. Anatomie pathologique. In : Carlioz H, Pous JG éd. Pied bot varus équin congénital. Cahiers d'enseignement de la SOFCOT n° 43. Paris : Expansion Scientifique Française, 1993 : 7–20

[8] Seringe R, Bonvin JC, Miladi L, Fassier F. Traitement chirurgical du pied bot varus équin congénital idiopathique par libération des parties molles. *Rev Chir Orthop* 1986 ; 72 (suppl II) : 63–65

[9] Seringe R, Miladi L. Comparative evaluation of two surgical techniques with and without subtalar release. In: Simons G ed. The Clubfoot. The present and a view of the future. New York : Springer-Verlag, 1994 : 463–467

[10] Simons G. Complete subtalar release in clubfeet. *J Bone Joint Surg Am* 1985 ; 67 : 1044–1065

Tarsektomie zur Korrektur eines Klumpfußrezidivs

M. Napiontek

Abstract

Es wird die Operationstechnik zur Behandlung eines Klumpfußrezidivs beschrieben, falls die Deformität nicht mit einem Weichteilrelease und offener Reposition korrigiert werden kann. Die Tarsektomie erfolgt, wenn die Deformität wegen der Fehlstellung der Gelenkflächen nicht korrigierbar ist. Es werden die folgenden Techniken beschrieben: Subtraktive Keilosteotomie des vorderen Teils des Kalkaneus, Resektion des vorderen Teils des Kalkaneus, Resektion des Kalkaneokuboidalgelenks, subtraktive Keilresektion aus dem Os cuboideum, subtraktive Keilosteotomie des Kalkaneus wegen eines Rückfußvarus, Osteotomie des Fußwurzeldomes für eine Hohlfuß- oder Hohlfuß-Varus-Deformität und die Dreifach-Arthrodese.

Schlüsselworte

Fuß, Klumpfuß, Klumpfußrezidiv, Tarsektomie

Einleitung

Eine Resektion innerhalb des Tarsus wegen eines Klumpfußrezidivs ist gerechtfertigt, wenn die Deformität mittels Weichteilrelease und offener Reposition nicht korrigiert werden kann. Tarsektomien werden durchgeführt, wenn die Deformität wegen einer wechselseitigen Fehlstellung der Gelenkflächen nicht korrigierbar (steif) ist. Daher betreffen die Indikationen für dieses Vorgehen üblicherweise ältere Kinder.
Tarsektomien können unterteilt werden in:
- Einfache: Ein Eingriff zur Korrektur einer einzelnen Deformität.
- Multiple: Ein Eingriff am selben Fuß zur Korrektur einer komplexen Deformität (z.B. Resektion des Kalkaneokuboidalgelenks in Kombination mit einer subtraktiven Keilosteotomie des Kalkaneus oder einer Dreifach-Arthrodese).
- Kombinierte: Ein Eingriff mit gleichzeitigen verschiedenen anderen Techniken, wie Weichteilrelease, offener Reposition oder Osteotomien am Fuß.

Eine andere Klassifikation bezieht sich auf die Lokalisation des Eingriffs im Fuß (8): Ventrale und dorsale Tarsektomien. Wenn Lokalisation der Tarsektomie und die Gelenkflächen mit einbezogen werden, lassen sich diese Eingriffe in zwei Gruppen unterteilen:
- Andere Resektionen als eine Arthrodese des Tarsus, die an einem Knochen durchgeführt werden, gelegentlich selbst im ersten Jahr und bis zur Sklettreife.
- Einzelne oder multiple Arthrodesen bei Kindern über 12 Jahren.

Eine Tarsektomie, die die Gelenkflächen mit einbezieht, ist eine endgültige Operation, die das Wachstum des Fußes einschränkt. Aus diesem Grund ist dieser Eingriff häufiger bei beidseitigem Klumpfuß indiziert. Es wurde bereits die Kallusdistraktionen mit der Ilizarov-Technik in einem reseziertem Chopart-Gelenk beschrieben (4). Zusätzlich behindert eine Tarsektomie durch die Gelenke den Bewegungsumfang des Fußes. Dies sollte bei der Wahl der Behandlungsmethode bedacht werden. Somit ist festzustellen, dass eine Tarsektomie bei einem Klumpfußrezidiv bei rigiden, nicht-korrigierbaren Deformitäten, vor allem wenn diese bilateral bestehen, indiziert ist. Ihr Ziel ist es, entweder einen Teil des Fußes korrekt auszurichten oder alle Deformitäten bei gleichzeitiger Verringerung der Weichteilspannungen zu korrigieren.

Techniken

Subtraktive Keilosteotomie in den vorderen Anteilen des Kalkaneus

Diese Technik ist besonders zur Korrektur des sog. „bohnenförmigen" Fußes von Nutzen. Hierbei besteht eine ausgeprägte Medialverschiebung des Os cuboideum gegenüber dem ventralen Teil des Kalkaneus, die sich auf a.p.-Röntgenbildern zeigt (7). Diese Osteotomie ist bei irreponiblen Luxationen vom Typ 2 oder 3 indiziert. Der Eingriff wird üblicherweise mit einem vollständigen oder partiellen subtalaren Release über einen Cincinatti-Zugang kombiniert oder zusätzlich zu einem dorsomedialen Release durchgeführt. Letzteres erfolgt gemeinsam mit einem lateralen Release durch den Sinus tarsi (Ollier-Zugang). Nach Freilegung der Faszie muss der N. suralis identifiziert werden. Die peronealen Sehnenscheiden werden längs gespalten und nach unten gezogen. Der Muskelbauch des M. extensor digitorum brevis wird in seinen proximalen Anteilen abgelöst. Die Sehnen des M. extensor digitorum longus werden mit einem Haken geschützt. Die Bänder zwischen den vorderen Anteilen des Talus und des Kalkaneus (gelegentlich ein Teil des Lig. talocalcaneare interosseum) müssen durchtrennt werden. Der Keil wird aus den lateralen oder dorso-lateralen Anteilen des vorderen Teils des Kalkaneus entnommen, wobei man etwa 1 cm proximal der Gelenkfläche bleibt (Abb. 1). Das Kalkaneokuboidalgelenk bleibt intakt. Die Osteotomie wird mit einem Kirschner-Draht für 6 Wochen stabilisiert und in dieser Zeit ein Oberschenkelgips angelegt, der nach 2 Wochen gewechselt wird, dann wird der Kirschner-Draht entfernt und für die nächsten 6–8 Wochen ein Unterschenkelgips getragen, der üblicherweise nach 4 Wochen gewechselt wird.

■ *Komplikationen, Ergebnisse und Schlussfolgerungen*

Nach den Erfahrungen des Autors kann diese Technik selbst im ersten und zweiten Lebensjahr in einem kombinierten Eingriff mit vollständigem oder partiellem subtalaren Release angewendet werden, wenn die Gelenkflächen am Processus posterior des Kalkaneus erhalten werden sollen. Durch eine Osteotomie auf dieser Höhe ist es möglich, den Mittel- und Vorfuß auszurichten. Die Technik kann jedoch zu einer Überkorrektur und daraus resultierender Valgus- und Abduktionsfehlstellung führen. Simons (6) empfiehlt diesen Eingriff für Kinder über 3 Jahre. Die Ergebnisse bei einer homogenen Patientengruppe waren meistens gut (9). Ältere Patienten, bei denen bereits mehrere Operationen durchgeführt worden waren und bei denen wahrscheinlich schwerere Veränderungen bestehen, sind mit diesem Eingriff nicht gut behandelt.

Resektion des Processus anterior des Kalkaneus

Diese Technik wurde auch von Lichtblau für einen zu langen Außenrand des Fußes bei einer sog. „bohnenförmigen" Deformität beschrieben (5). Sie ist indiziert, wenn die Adduktion des Mittelfußes vorwiegend in der proximalen Reihe der Fußwurzel (Chopart-Gelenk) stattfindet und, wie bei dem oben beschriebenen Eingriff, eine Medialverlagerung des Os cuboideum gegenüber dem Kalkaneus besteht. Der Zugang ist derselbe. Man führte eine partielle Cincinatti-Inzision oder eine isolierte Sinus-tarsi-Inzision (Ollier) durch. Danach werden die peronealen Sehnenscheiden, die unter und vor dem Außenknöchel liegen, identifiziert. Sie werden längs eröffnet und beide Peronealsehnen nach plantar gehalten und dann das Kalkaneokuboidalgelenk dargestellt. Das Lig. bifurcatum wird durchtrennt und der distale Ausläufer des Kalkaneus keilförmig mit einem einzelnen Osteotomieschnitt reseziert. Hierbei wird etwa 1 cm vom distalen und lateralen Rand des Kalkaneus und 2 mm vom distalen und medialen Rand zusammen mit der Gelenkfacette entfernt (Abb. 2). Dann wird das Os cuboideum mit dem distalen osteotomierten Ende des Kalkaneus in Kontakt gebracht. Bei kleinen Kindern ist es am besten, die Resektion mit einem Messer durchzuführen, bei älteren mit einem Meißel. Üblicherweise ist keine Stabilisation erforderlich. Der Autor bevorzugt jedoch eine Stabilisation der lateralen Säule mit Kirschner-Drähten, vor allem wenn die Resektion Teil eines ausgedehnten Release ist.
Zunächst wird ein Oberschenkelgips für 6 Wochen angelegt und danach ein Unterschenkelgehgips für weitere 4–8 Wochen.

■ *Komplikationen, Ergebnisse und Schlussfolgerungen*

Das Ausmaß der Deformität und das Alter des Patienten zum Zeitpunkt der Operation scheinen das Ergebnis der Operation nicht direkt zu beeinflussen. Die wesentliche Kontraindikation für diese Operation scheint ein steifer Fuß, unabhängig von dessen Ursache, zu sein. Die Operation kann nützlich sein, wenn die Gelenke noch mobil sind. Es ist ein sicherer Eingriff. Komplikationen, wie eine kalkaneokuboidale Fusion oder eine Überkorrektur sind selten. Die Technik kann bei jungen Kindern, selbst im ersten Lebensjahr, empfohlen werden. Üblicherweise ist die Resektion des Processus anterior des Kalkaneus Teil eines ausgedehnten Eingriffes, wie einem vollständigen oder partiellen, subtalaren Release durch den Cincinatti-Zugang oder eines dorsomedialen Release.

Resektion des Kalkaneokuboidalgelenks

Diese Technik wurde von Evans zur Korrektur einer Adduktions- und Varusdeformität mit Fusion des Kalkaneokuboidalgelenks beschrieben (2).
Der Zugang ist derselbe wir für die oben beschriebenen Techniken. Dann erfolgt eine Keilresektion des Kalkaneokuboidalgelenks (Abb. 3). Ihre Breite hängt von der Rigidität der Deformität ab. Der Bereich der Gelenkresektion sollte anschließend mit Klammern oder einfachen K-Drähten fusioniert werden. Der Autor bevorzugt letzteres, um den Patienten eine erneute Anästhesie zu ersparen.
Zunächst wird ein Oberschenkelgips für 6 Wochen angelegt und danach ein Unterschenkelgehgips für weitere 4–8 Wochen.

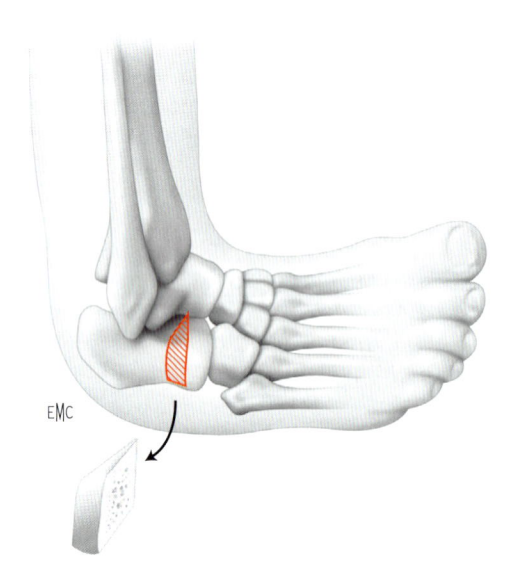

Abb. 1 Subtraktive Keilosteotomie im vorderen Anteil des Kalkaneus.

Abb. 2 Keilresektion des Processus anterior des Kalkaneus zusammen mit seiner Gelenkfläche (Lichtblau-Technik).

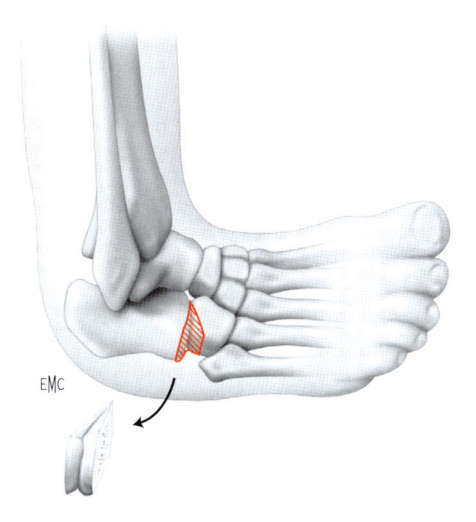

Abb. 3 Keilresektion des Kalkaneokuboidalgelenks (Evans-Technik).

■ Komplikationen, Ergebnisse und Schlussfolgerungen

Es kann zu einer Überkorrektur kommen. Ein Ausbleiben der Fusion ist keine ernsthafte Komplikation. Die geeignetsten Patienten sind Kinder über 3 Jahre mit einer verlängerten lateralen Fußsäule und einem geringen Rückfußvarus. Der Eingriff sollte für Klumpfußrezidive vorbehalten bleiben. Er kann mit Sehnenverlängerungen oder einem Weichteilrelease kombiniert werden. Besonders führt die Öffnung des Talonavikulargelenks über eine gesonderte mediale Inzision zu einer besseren Korrektur der Mittelfußadduktion und -supination.

Subtraktive Keilosteotomie des Os cuboideum

Der Zugang entspricht dem oben beschriebenen. Die Peronealsehnen müssen jedoch weiter distal dargestellt werden. Die Kalkaneokuboidal- und Metatarsalgelenke sollten zur Identifikation nicht eröffnet werden. Dann erfolgt die Keilresektion aus dem Os cuboideum von lateral (Abb. 4).

■ Komplikationen, Ergebnisse und Schlussfolgerungen

Komplikationen entstehen aus einer falschen Lokalisation der Gelenke proximal und distal des Os cuboideum, d.h. einer Schädigung ihrer Gelenkflächen. Ergebnisse bei homogenen Patientengruppen sind nicht beschrieben. Die Indikation für diese Technik betreffen Kinder von über einem Jahr und sind ähnlich wie diejenigen für die Keilresektion des Processus anterior des Kalkaneus. Der Unterschied liegt in der Lokalisation der Adduktionsdeformität: Wenn diese genau zwischen den Chopart- und Lisfranc-Gelenken liegt, ist dies eine gute Indikation für die Keilresektion des Os cuboideum. Bei Kindern über 4 Jahren wird dieser Eingriff häufig mit einer additiven Keilosteotomie des medialen Os cuneiforme kombiniert.

Subtraktive Keilosteotomie des Kalkaneus wegen eines Rückfußvarus

Die subtraktive Keilosteotomie des Kalkaneus wurde 1959 von Dwyer zur Korrektur der Hohlfußdeformität beschrieben (1). Später wurde sie als Rettungsverfahren zur Korrektur des Rückfußvarus verwendet.
Die Hautinzision für einen isolierten Eingriff liegt auf der Außenseite des Kalkaneus. Sie beginnt hinter dem distalen Ansatz der Achillessehne, verläuft dann direkt unter und parallel zu den Peronealsehnen und endet plantar auf Höhe des Processus anterior des Kalkaneus.

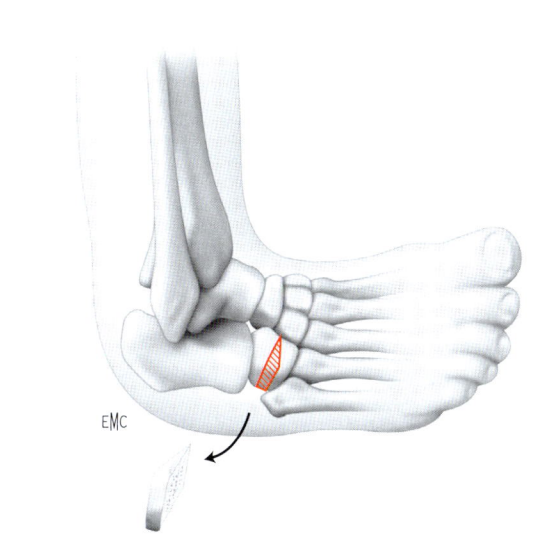

Abb. 4 Subtraktive Keilosteotomie am Os cuboideum.

Der Zugang zum Kalkaneus entlang des Unterrandes der Peronealsehne sollte, wenn möglich, ohne Eröffnung ihrer Sehnenscheiden, erfolgen. Der N. suralis und die peronealen Venen müssen identifiziert und vorsichtig nach kranial gezogen werden. Dann erfolgt die subperiostale Mobilisation der peronealen Sehnenscheiden nach kranial. Unter die Achillessehne und den Processus anterior des Kalkaneus werden Hohmann-Haken subperiostal eingesetzt. Die Keilresektion liegt unter und dorsal der M.-peroneus-longus-Sehne und parallel zu ihr (Abb. 5). Die Kortikalis auf der Medialseite des Kalkaneus wird belassen. Der Verschluss des Osteotomiespalts erfolgt, unter Bruch der medialen Kortikalis, indem der Vorfuß gegen den Zug der Achillessehne in Dorsalflexion gedrückt wird. Es erfolgt keine interne Stabilisation. Bereits nach 5–7 Tagen kann in einem Gipsverband mit der Belastung begonnen werden. Nach Verschluss der Osteotomie wird die Achillessehne locker und verlagert sich etwas nach lateral. Der Fuß wird in einem Unterschenkelgips immobilisiert, bis die Osteotomie verheilt ist.

■ *Komplikationen, Ergebnisse und Schlussfolgerungen*

Die Indikationen sind nicht korrigierbare Varusfehlstellungen des Rückfußes bei Kindern über 4 Jahren. Der Eingriff kann mit anderen Tarsektomien, z.B. mit der Resektion des Kalkaneokuboildalgelenks, kombiniert werden. Der Eingriff kann erfolgen, wenn kein Equinus des Rückfußes besteht und der Kalkaneus auf den lateralen Röntgenaufnahmen im Stehen relativ groß erscheint. Die Indikationen sind besser, wenn zusätzlich eine Hohlfußdeformität besteht. Dann beginnt der Eingriff mit einer perkutanen Durchtrennung der Plantarfaszie.

Osteotomie des Fußwurzeldomes für Hohlfuß- oder Hohlfuß-Varus-Deformitäten

Diese Operation ist ein Rettungsverfahren bei Klumpfüßen mit einer rigiden Hohlfuß- oder Hohlfuß-Varus-Deformität. Sie hat keinen Einfluss auf eine verbliebene Varusstellung des Rückfußes oder einen ausgeprägten distalen Metatarsus adductus. Die horizontale Inzision verläuft über dem medialen Fußrand. Die Plantarfaszie wird dargestellt und etwa 1 cm dieser Faszie quer exzidiert. Der Zugang wird verschlossen und eine zweite Inzision über dem Fußrücken durchgeführt. Bei der Präparation in die Tiefe ist darauf zu achten, die Sehnen des M. extensor digitorum longus und die A. dorsalis pedis nicht zu verletzen. Durch eine Längsinzision zwischen den langen Extensorensehnen werden danach multiple Segmente der Kapseln und der tiefen Faszie subperiostal abgelöst. Mit einem gebogenen Meißel erfolgt dann eine kuppelförmige Fußwurzelosteotomie durch die drei Ossi cuneiforme, das Os cuboideum und die Basis des fünften Mittelfußknochens (Abb. 6). Dann wird ein nach lateral geschwungener Knochenkeil von etwa 1 cm Höhe entfernt. Dies erleichtert die dorsoplantare Ausrichtung und die Korrektur der Varusfehlstellung.

Das Resektat ist auch in dorsoplantarer Richtung keilförmig, um eine maximale Derotation des Vorfußes zu ermöglichen. Der Fuß wird dann unter Reduktion des Hohlfußes und der Varusdeformität in der gewünschten Position eingestellt. Die Reposition wird mit 2 Kirschner-Drähten, die gekreuzt über die Osteotomie eingebracht werden, stabilisiert.
Das Bein wird in einem Unterschenkelgips gelagert. Nach 6 Wochen wird der Gips entfernt und die Kirschner-Drähte gezogen. Danach wird ein Unterschenkelgehgips für einen weiteren Monat getragen.

■ *Komplikationen, Ergebnisse und Schlussfolgerungen*

Der oben beschriebene Eingriff, der als „Akron midtarsal dome osteotomy" (10) bezeichnet wird, ist bei Kindern über 8 Jahren indiziert. Bei diesen Patienten fanden sich befriedigende Ergebnisse in 94% der Fälle. Dieser Eingriff führt nur zu sehr wenigen Komplikationen. Er kann positiv mit den Ergebnissen verglichen werden, die nach der „Japas tarsal V osteotomy" beschrieben sind.

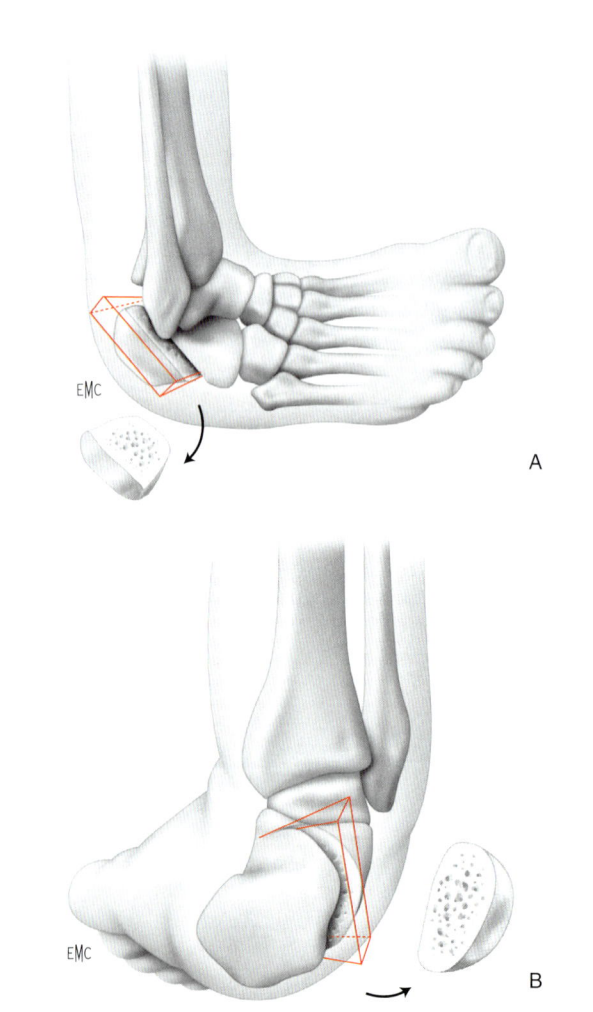

Abb. 5 Subtraktive Keilosteotomie am Kalkaneus bei Rückfußvarus (Dwyer-Technik).
A. Blick von der Seite.
B. Blick von dorsal.

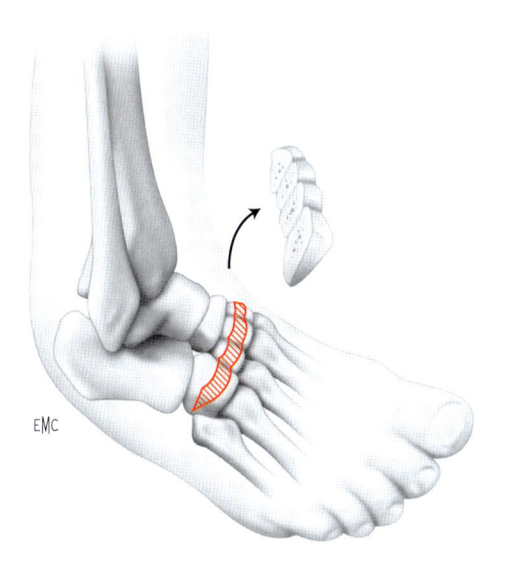

Tarsektomie zur Korrektur eines Klumpfußrezidivs

Abb. 6 Die „Akron midtarsal dome osteotomy".

■ *Nachbehandlung*

Für 6 Wochen wird ein Oberschenkelgips angelegt. Die Nähte werden nach 2–3 Wochen und die Kirschner-Drähte nach 6 Wochen entfernt. Danach folgt ein Unterschenkelgehgips für 8 Wochen, der nach 4 Wochen gewechselt wird. Die Patienten können davon ausgehen, dass sie normale Schuhe tragen können.

■ *Schlussfolgerungen, Indikationen und Grenzen*

Eine Dreifach-Arthrodese ist ein sog. abschließender Eingriff, der bei Kindern ab 12 Jahren durchgeführt werden kann. In Ausnahmefällen ist es möglich, eine Dreifach-Arthrodese bei jüngeren Kindern durchzuführen. In dieser Situation muss sich der Operateur jedoch entscheiden, ob er die Deformität korrigieren, aber das weitere Wachstum des Fußes stören oder vor diesem Eingriff warten will, bis der Fuß seine Skelettreife erreicht hat.

Dreifach-Arthrodese

Dieser Eingriff wird durchgeführt, um komplexe Equinovarus-Deformitäten von Vorfuß und Rückfuß zu korrigieren und den Fuß korrekt auszurichten.

Auf der Ventrolateralseite des Fußes wird eine gerade oder geschwungene Inzision, die über dem Sinus tarsi zentriert ist, angelegt. Die Scheiden der Peronealsehnen werden längs inzidiert. Das Periost des Kalkaneus wird zusammen mit den Sehnen der Mm. peroneus longus und brevis zur Seite gehalten. Der Inhalt des Sinus tarsi wird reseziert. Der sehnige Ursprung des M. extensor digitorum brevis wird vom Kalkaneus und der Lateralseite des Talushalses abgelöst und nach distal gezogen. Dann wird ein Elevatorium subperiostal eingesetzt, das die Sehnen des Extensors und den Gefäßstrang (A. dorsalis pedis) zur Seite hält. Die Kapseln des Kalkaneokuboidal- und Talonavikulargelenks werden dargestellt und inzidiert. Mit Meißel oder Säge wird ein Keil aus der lataralen und ventralen Fußseite entnommen, der die proximalen und distalen Gelenkflächen des Chopart-Gelenks enthält (Abb. 7). Die Gelenkflächen zwischen Talus und Kalkaneus werden dargestellt und ein ähnlicher Keil aber aus der Außenseite des talokalkanearen Gelenkes osteotomiert und entfernt. Die Höhe des Keils hängt von der erforderlichen Varuskorrektur ab. Die resezierten Knochenteile sollten zur späteren Verwendung erhalten werden. Sie werden klein geschnitten und im Sinus tarsi und im Talonavikularbereich angelagert, da dies die wahrscheinlichsten Pseudarthrosestellen sind. Bei Bedarf kann der Tarsus in die richtige Stellung gebracht werden. Die resezierten Gelenke werden mit Kirschner-Drähten oder Klammern transfixiert.

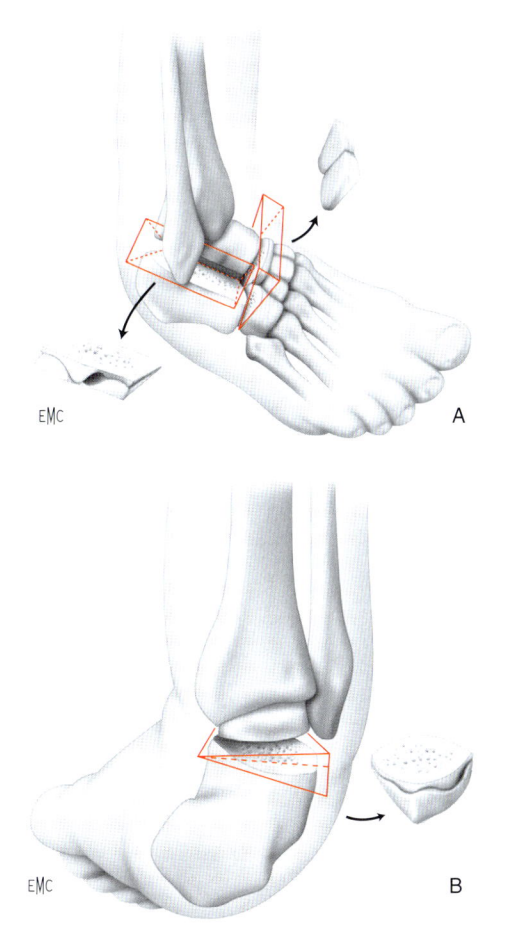

Abb. 7 Dreifach-Arthrodese des Fußes.
A. Blick von der Seite.
B. Blick von dorsal.

245

Literatur

[1] Dwyer FC. Osteotomy of the calcaneum for pes cavus. *J Bone Joint Surg Br* 1959 ; 41 : 80–86

[2] Evans D. Relapsed club foot. *J Bone Joint Surg Br* 1961 ; 43 : 722–733

[3] GhanemI, Zeller R, Miladi L, Seringe R. Distal intra-articular resection of the calcaneus in the treatment of severe or recurrent congenital clubfoot. *Rev Chir Orthop* 1995 ; 81 : 709–715

[4] Koczewski P, Shadi M, Napiontek M. Foot lengthening – an important goal in treatment of severe clubfoot deformity using Ilizarov distraction osteotomies [abstract]. In : 16th Meeting of the European Paediatric Orthopaedic Society (EPOS), Heildelberg/Mannheim, Germany, March 19–22, 1997

[5] Lichtblau S. A medial and lateral release operation for club foot. *J Bone Joint Surg Am* 1973 ; 55 : 1377–1384

[6] Simons GW. Complete subtalar release in club feet. *J Bone Joint Surg Am* 1985 : 67 : 1044–1055

[7] Thometz JG, Simons GW. Deformity of the calcaneocuboid joint in patients who have talipes equinovarus. *J Bone Joint Surg Am* 1993 ; 75 : 190–195

[8] Tomeno B, Filipe G. Ostéotomies du tarse antérieur et postérieur. *Encycl Méd Chir* (Elsevier, Paris), Techniques chirurgicales – Orthopédie-Traumatologie, 44–920, 1990 : 1–13

[9] Toohey JS, Campbell P. Distal calcaneal osteotomy in resistant talipes equinovarus. *Clin Orthop* 1985 ; 197 : 224–230

[10] Wilcox PG, Weiner DS. The Akron midtarsal dome osteo-tomy in the treatment of rigid pes cavus: a preliminary report. *J Pediatr Orthop* 1985 ; 5 : 333–338

Plattfußdeformität durch Insuffizienz der M.-tibialis-posterior-Sehne: Osteotomie und Rekonstruktion

B. Hintermann

Abstract

Die Behandlung eines erwobenen Plattfußes bei einem Erwachsenen durch eine Insuffizienz der M.-tibialis-posterior-Sehne wird weiterhin kontrovers diskutiert. Es zeigte sich, dass eine Weichteilrekonstruktion und Sehnenverpflanzung zu keiner Langzeitkorrektur der Deformität führt. Daher wurden Osteotomien mit Sehnenverpflanzungen kombiniert, um eine Langzeitkorrektur sowohl der Schmerzen wie der Deformität zu erreichen. 40 Füße (24 Frauen und 16 Männer mit einem Durchschnittsalter von 48,6 Jahren (zwischen 23–72 Jahren)) wurden bei einer Tibialisinsuffizienz Stadium II und Stadium II–III mit der bevorzugten Technik des Autors behandelt. Diese besteht aus einer Kombination der Verlängerung der lateralen Fußsäule und einer Rekonstruktion der medialen Weichteile. Nach einer durchschnittlichen Beobachtungszeit von 23,4 Monaten zeigten alle Patienten eine zufriedenstellende Wiederherstellung des medialen Längsgewölbes, eine Reduktion der Abduktion des Vorfußes und eine normalisierte Gewölbehöhe. Die durchschnittlichen funktionellen Ergebnisse (AOFAS-Rückfuß-Score) verbesserte sich von 47,2 präoperativ auf 89,2 zum Zeitpunkt der Nachuntersuchung. Die klinischen Ergebnisse wurden insgesamt bei 17 Patienten als sehr gut, bei 20 als gut, bei 3 als mäßig und bei keinem als schlecht beurteilt. Es fand sich eine Zunahme von 16,2° (9–44°) im lateralen Talometatarsalwinkel und 20,2° (8–45°) im anteroposterioren Metatarsalwinkel. Bei einer flexiblen Planovalgus-Deformität scheint einer Kalkaneusosteotomie mit gleichzeitiger medialer Sehnen- und Bandrekonstruktion eine wesentliche Rolle in der operativen Behandlung und der Funktion zuzukommen, da hierdurch die normale Biomechanik wieder hergestellt wird und dies eine erfolgreiche Funktion der wieder hergestellten und verpflanzten Sehnen ermöglicht.

Schlüsselworte

Fuß, Plattfuß im Erwachsenenalter, Sehneninsuffizienz des M. tibialis posterior, Kalkaneusosteotomie, Sehnenrekonstruktion

Einleitung

Die Behandlung einer erworbenen Plattfußdeformität, einem Syndrom, das unter der Bezeichnung Insuffizienz der Tibialis-posterior-Sehne bekannt geworden ist (posterial tibial tendon insufficiency = PTTI) wird kontrovers gesehen (5, 8, 9). Nicht-operative Behandlungen sind häufig erfolglos. Für eine zunehmende Plattfußdeformität sind zahlreiche Operationen beschrieben. Ein Transfer der M.-flexor-digitorum-longus-Sehne bietet eine Lösung für den medialen Schmerz und einen Sehnenersatz, korrigiert aber nicht die Deformität, die häufig zunimmt und schmerzhaft wird (4, 12, 14). Eine Fusion – subtalar (11), talonavikular, Doppel- oder Dreifach-Arthrodese (17) korrigiert die Deformität in unterschiedlichem Ausmaß, aber um den Preis einer unangenehmen Steifigkeit und der Gefahr von arthrotischen Veränderungen in den Nachbargelenken.

Aus diesen Gründen wurde versucht, durch Osteotomien und gleichzeitigem Sehnentransfer eine lang anhaltende Korrektur von Schmerz und Deformität zu erreichen. Die meisten Autoren empfehlen eine Osteotomie im vorderen Kalkaneus, wie ursprünglich von Evans (1, 3) für Kinder mit Plattfuß empfohlen, oder eine etwas weiter dorsal liegende Osteotomie an der Grenze zum dorsalen Subtalargelenk (5, 7). Wenn die laterale Säule verlängert ist, wird das mediale Längsgewölbe wieder hergestellt (13, 17) und hierdurch möglich, dass die rekonstruierten und verpflanzten Sehnen erfolgreich funktionieren (7, 16).

Alternativ kann durch eine gerade mediale Gleitosteotomie im dorsalen Kalkaneus eine gewisse Korrektur des Gewölbes ohne Fusion erreicht werden (15). Die Technik hat den Vorteil, dass sie sowohl den Bodenkontaktpunkt der Ferse, wie die Insertion der Achillessehne nach medial verlagert. Dies verringert theoretisch die Belastung auf der Medialseite des Fußes und erhöht die Fähigkeit des M.-triceps-surae-Komplexes als Invertor zu wirken oder zumindest den Effekt als möglicher Evertor zu verringern. Obwohl sich nach diesem Eingriff eine gewisse Korrektur des Gewölbes findet, bietet er nicht unbedingt eine vollständige Korrektur. Ein alternatives Konzept könnte die gemeinsame Verlängerung der lateralen Säule und die mediale Gleitosteotomie sein (16). Nach diesem gemeinsamen Eingriff können eine Arthrose des Kalkaneokuboidalgelenks oder Weichteilprobleme evtl. ein wesentliches Problem werden. Eine Osteotomie, die das mediale Gleiten des Kalkaneus mit einer Verlängerung der lateralen Säule in einer Osteotomie verbindet, zeigte in vitro eine Korrektur, die mit einer Verlängerung des vorderen Kalkaneus vergleichbar war (2). Sie muss ihre Effektivität aber noch in der Klinik beweisen.

Die vom Autor bevorzugte Technik der kombinierten Verlängerung der lateralen Säule und der Rekonstruktion der medialen Weichteile wird im Detail dargestellt. Hierbei ist zu beachten, dass die Lage der Kalkaneusosteotomie weniger nahe am Kalkaneokuboidalgelenk liegt als von anderen Autoren vorgeschlagen (13, 16).

Präoperative Untersuchung

Bei der klinischen Untersuchung wird das Ausmaß der Planovalgus-Deformität des betroffenen Fußes bezüglich Rückfußvalgus, Vorfußabduktion, Verringerung der Gewölbehöhe und Pronation des Fußes beurteilt. Bei einem PTTI findet sich eine Verringerung der Supinationskraft beim manuellen Muskeltest und Schwierigkeiten beim Fersenstand auf der betroffenen Seite, aber keine Schwierigkeiten auf der Gegenseite.

Röntgenaufnahmen des Fußes, a.p. und seitlich, werden unter Belastung angefertigt. Auf dem seitlichen Bild wird der laterale Talometatarsalwinkel (Winkel zwischen der Achse von Taluskopf und -hals und der ersten Metatarsalachse) und auf dem a.p.-Bild der dorsoplantare Talometatarsalwinkel (Winkel zwischen Taluskopf und -hals und erster Metatarsalachse) mit der von Sangeorzan et al. (17) beschriebenen Methode gemessen.

Indikationen

Die Indikation für eine kombinierte Verlängerung der lateralen Säule und Rekonstruktion der medialen Weichteile ist ein Stadium II und, wenn sich noch keine Supination des Vorfußes entwickelt hat, ein frühes Stadium III einer Insuffizienz der M.-tibialis-posterior-Sehne. Folgende Bedingungen sind unumgänglich:
- Flexible Deformität,
- erhaltene Subtalar- und Talonavikulargelenke.

Operationstechnik

Der Patient liegt in Rückenlage. Die betroffene Extremität und der vordere Beckenkamm werden abgewaschen und abgedeckt. Wir verwenden eine pneumatische

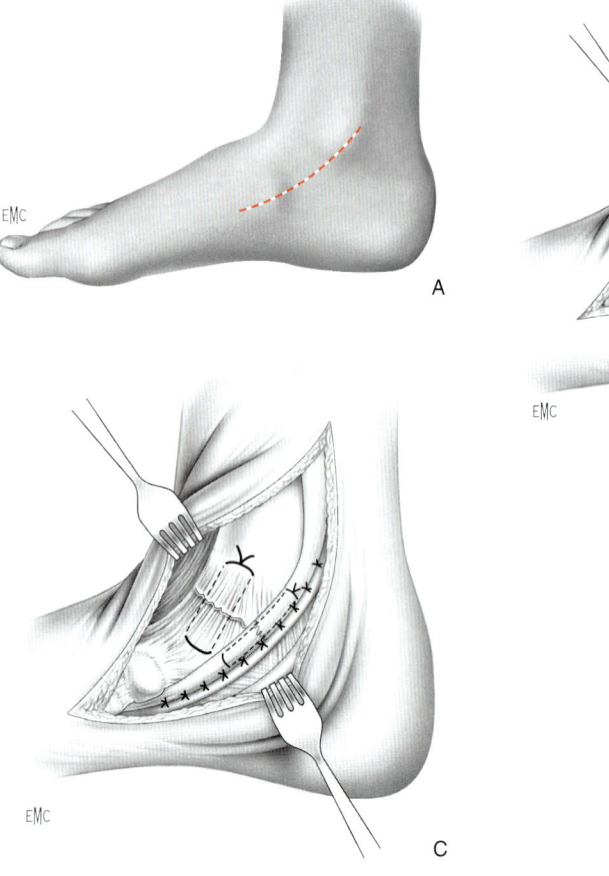

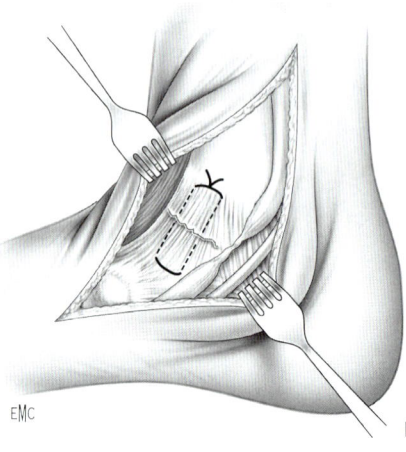

Abb. 1
A. Die schräge Inzision auf der Medialseite beginnt 10 cm oberhalb der Spitze des Innenknöchels und verläuft leicht geschwungen über den medialen Fußrand bis zur Insertion der M.-tibialis-posterior-Sehne auf der Unterseite des Os naviculare.
B. Die Wiederherstellung des Lig. deltoideum mit 2/0 nicht-resorbierbaren Nähten erfolgt so, dass das Band verkürzt wird, wenn die Nähte angezogen werden.
C. Der proximale und distale Stumpf der M.-tibialis-posterior-Sehne werden mit einer modifizierten Kessler-Naht mit nicht-resorierbarem 2-0 Ti-Cron® aneinander adaptiert und die Anastomosenstelle mit in der Sehne liegenden Einzelnähten vestärkt. Bei überextendierter Zehe erfolgt die Seit-zu-Seit-Anastomose der M.-tibialis-posterior-Sehne mit der M.-flexor-digitorum-Sehne mit in der Sehne liegenden 2-0 Ti-Cron® Einzelknopfnähten.

Blutsperre. Mit einer Sprunggelenkarthroskopie können intraartikuläre Veränderungen, die Situation am Lig. deltoideum und die mediale und laterale Instabilität beurteilt werden.

Die schräge Inzision auf der Medialseite beginnt 10 cm oberhalb der Spitze des Innenknöchels und verläuft leicht geschwungen über den medialen Fußrand bis zur Insertion der M.-tibialis-posterior-Sehne auf der Unterseite des Os naviculare (Abb. 1A). Die tiefe Faszie wird freigelegt und durchtrennt, wobei ein breites Pulley direkt vor dem Innenknöchel auf Höhe der tibialen Gelenkfläche belassen wird. Dann werden die Tibialissehne, der tibionavikulare Teil des oberflächlichen Lig. deltoideum und das Spring-Ligament dargestellt. Die Sehne wird in ihrem Verlauf mobilisiert und Lage und Ausmaß der Ruptur beurteilt. Wenn die Synovia hypertrophiert ist, wird sie scharf exzidiert. Wenn sich ein nekrotisches Segment einer auffällig verfärbten, verdünnten und beschädigten Sehne findet, wird dieses Segment oder Teile davon mit einem Skalpell exzidiert. Wenn das Ligament nicht überdehnt oder lax erscheint, sondern einen einzelnen Längsriss oder 2–4 kleine Risse am Bandansatz zeigt, wird es mit wenigen 2/0 nicht-resorbierbaren Einzelknopfnähten versorgt (Abb. 1B). Wenn das Band jedoch offensichtlich locker ist und bei der Untersuchung überdehnt erscheint, unabhängig davon ob sichtbare Risse in den mittleren Anteilen oder an der Ansatzstelle bestehen, erfolgt die Wiederherstellung mit 2/0 nicht-resorbierbaren Nähten, sodass das Ligament verkürzt wird, wenn die Fäden angezogen werden. Wenn der Riss an der Ansatzstelle des Bandes liegt, verwenden wir einen Knochenanker (Mitek®). Wenn das Band vollständig zerrissen ist, ist, nach dem Versuch alle Risse im Ligament zu vernähen, eine Verstärkung mit einem Plantarissehnentransplantat ratsam.

Über der Außenseite des Rückfußes wird eine schräge Inzision angelegt (Abb. 2A). Der M. extensor digitorum brevis wird an seiner proximalen Insertion abgelöst und dadurch der Sinus tarsi und die dorsale Facette freigelegt. Das Kalkaneokuboidalgelenk wird lokalisiert, aber nicht eröffnet. Dann erfolgt die Osteotomie von lateral nach medial 12–15 mm proximal des Gelenks mit einer oszillierenden Säge. Dann wird ein Caspar-Spreizer eingesetzt und geöffnet und dabei das mediale Längsgewölbe, das wieder hergestellt werden muss, beobachtet (Abb. 2B). Die Höhe des trikortikalen Spans vom Beckenkamm, der zur Wiederherstellung des Gewölbes benötigt wird, hängt von der Größe der Aufdehnung durch den Caspar-Spreizer ab. Danach wird ein entsprechender trikortikaler Span vom Beckenkamm entnommen, der dann auf die benötigte Länge geschnitten und in die Osteotomie eingesetzt wird (Abb. 2C). Nach Entfernung des Spreizers sichern Kompressionskräfte die Stabilität des Transplantats, sodass keine interne Fixation erforderlich wird.

Mit dem Fuß in Plantarflexion und Inversion erfolgen die vorbereiteten Nähte in den Bändern (Abb. 1C). Der proximale und distale Stumpf der M.-tibialis-posterior-Sehne werden mit einer modifizierten Kessler-Naht mit nicht-resorbierbarem 2-0 Ti-Cron® einander angenähert und die Anastomosenstelle mit in der Sehne liegenden Einzelnähten verstärkt. Bei überextendierter Zehe erfolgt die Seit-zu-Seit-Anastomose der M.-tibialis-posterior-Sehne mit der M.-flexor-digitorum-Sehne mit in der Sehne liegenden 2-0 Ti-Cron® Einzelknopfnähten. Das Retinakulum wird an seinen distalsten und proximalsten Enden zur Dekompression der Sehnenscheide etwas offen gelassen. An allen Inzisionen werden Subkutangewebe und Haut mit Einzelknopfnähten verschlossen.

Nachbehandlung

Es wird ein Kompressionsverband für 2–5 Tage, ein Unterschenkelgehgips für 6 Wochen und ein stabilisierender Schuh für weitere 4–5 Wochen angelegt. Nach Entfernung des Gipsverbandes beginnen aktive Bewegungs- und Kräftigungsübungen, hierbei vor allem Supinationsbewegungen des Fußes. Der Patient wird in einem Fuß- und Sprunggelenks-Rehabilitationspro-

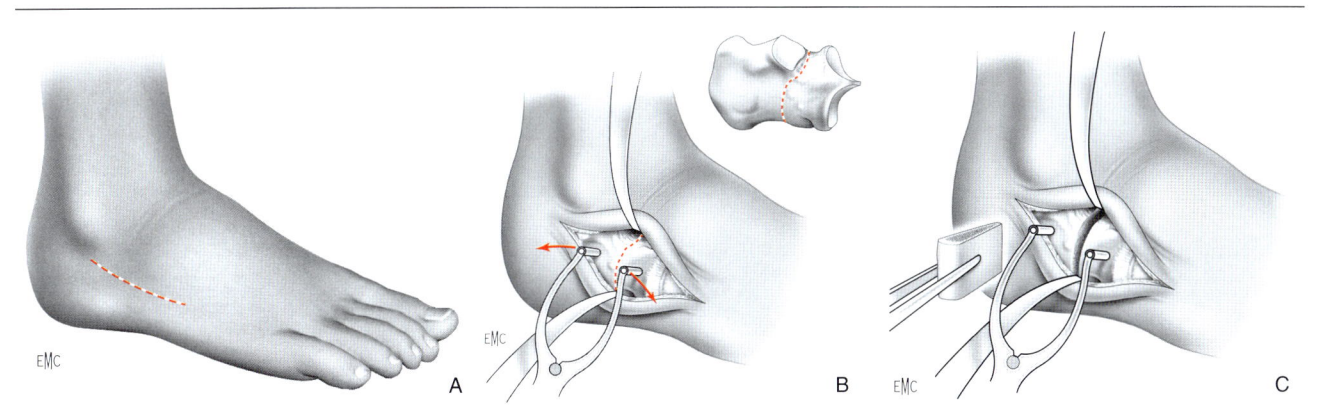

Abb. 2
A. Über der Außenseite des Rückfußes wird eine schräge Inzision angelegt
B. Der M. extensor digitorum brevis wird an seiner proximalen Insertion abgelöst und dadurch der Sinus tarsi und die dorsale Facette freigelegt. Das Kalkaneokuboidalgelenk wird lokalisiert, aber nicht eröffnet. Dann erfolgt die Osteotomie von lateral nach medial 12–15 mm proximal des Gelenks mit einer oszillierenden Säge. Dann wird ein Caspar-Spreizer eingesetzt und geöffnet und dabei das mediale Längsgewölbe, das wieder hergestellt werden muss, beobachtet.
C. Der trikortikale Span wird in die Osteotomie eingesetzt.

gramm instruiert. Er kann seine vollen Aktivitäten so wieder aufnehmen, wie er es toleriert. Nach 3–4 Monaten werden sportliche Aktivitäten mit wiederholten Fußbelastungen erlaubt.

Ergebnisse

Von November 1994 bis Juli 1998 wurden 39 Patienten (40 Füße) mit der klinischen Diagnose einer PTTI operativ behandelt. Hierbei kam die Technik mit der vorderen Kalkaneusosteotomie zur Verlängerung der lateralen Säule und der medialen Weichteilrekonstruktion zur Anwendung. Es handelte sich um 24 Frauen und 16 Männer mit einem Durchschnittsalter von 48,6 Jahren (23–72 Jahre). Die Symptome bestanden durchschnittlich 13 Monate (3–32 Monate). Bei 3 Patienten war früher eine chirurgische Revision des Tarsaltunnels durchgeführt worden. Alle Patienten klagten über erhebliche Schmerzen im medialen Rückfuß oder im lateralen Sprunggelenk oder an beiden Stellen und eine Abnahme der Gehstrecke. Alle Patienten hatten eine zunehmende Plattfußbildung bemerkt, die trotz Einlagen oder Sprunggelenksbandagen schrittweise zunahm. Patienten mit einem PTTI-Syndrom, aber keiner klinischen Deformierung, die eine operative Behandlung erforderten, wurden in dieser Zeit nur mit einem Weichteileingriff behandelt und daher nicht in diese Studie aufgenommen.

Nach einer durchschnittlichen Beobachtungszeit von 30,4 Monaten (12–55 Monate) berichteten 33 Patienten (82%) über ein vollständiges Abklingen der Schmerzen, 6 Patienten (15%) über geringe Schmerzen und 1 Patient (3%) über mäßigen Schmerz. Kein Patient war der Ansicht, dass er durch den Eingriff verschlechtert worden sei. Der Patient mit den mäßigen Schmerzen klagte diese in Höhe des Sprunggelenks und des Subtalargelenks. Ein Patient hatte beim Gang in unebenem Gelände Beschwerden im Kalkaneokuboidalgelenk, aber keine Schmerzen bei Inversions- und Eversionsbewegungen. Fünf weitere Patienten hatten gewisse Schwierigkeiten in unebenem Gelände zu gehen. Drei Patienten hatten Probleme mit den Schuhen und benötigten eine Korrektur ihrer Konfektionsschuhe. Bei keinem Patienten waren orthopädische Schuhe oder Schienen erforderlich. Die restliche Inversion und Eversion des Rückfußes war unterschiedlich. Der durchschnittliche Bewegungsumfang betrug 18° (10–25°). Die Subtalarbewegung war um durchschnittlich 4,4° (0–15°) im Vergleich zum anderen Fuß verringert, wobei der größere Teil des Bewegungsverlustes die Eversion betraf.

Die Verlängerung des Kalkaneus und die Rekonstruktion der medialen Weichteile führte zu einem Anstieg des lateralen Talometatarsalwinkels von 16,2° (9–44°) (Abb. 3A, B) und einem Anstieg des a.p.-Metatarsalwinkels von 20,2° (8–45°) (Abb. 3C, D).

Der Knochenspan heilte bis auf einen Fall immer ein. Bei diesem Patienten wurde eine erneute Transplantation nach 10 Wochen erforderlich, danach erfolgte die Durchbauung in 8 Wochen. Eine Wunddehiszenz heilte problemlos. Ein Transplantat verschob sich minimal nach dem Eingriff und heilte dann ohne Schwierigkeiten. Ein Patient entwickelte eine schmerzhafte degenerative Arthrose des Kalkaneokuboidalgelenks, die nach 5 Monaten mit einer Arthrodese behandelt wurde.

Die klinischen Gesamtergebnisse wurden bei 17 Patienten als sehr gut, bei 20 als gut, bei 3 als mäßig und bei einem Patienten als schlecht beurteilt. Der durchschnittliche Funktionsscore (AOFAS-Rückfuß-Skala) (10)) verbesserte sich von 47,2 präoperativ auf 89,2 zum Zeitpunkt der Nachkontrolle. Dieser Anstieg war höher als der von Pomeroy und Manoli (16) gefundene. Diese Autoren hatten 20 Füße bei 17 Patienten im Stadium II der Erkrankung durch eine Verlängerung der lateralen Säule in Kombination mit einem Transfer des M. flexor digitorum longus und einer perkutanen Verlängerung der Achillessehne behandelt. Bei der Kontrolluntersuchung nach 17,5

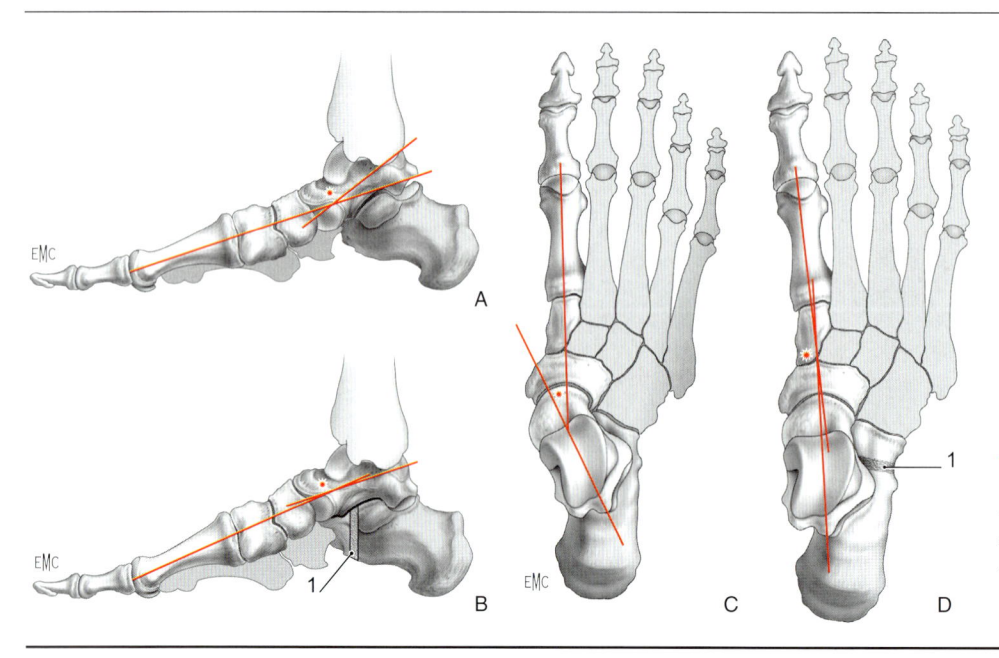

Abb. 3
Talusmetatarsalwinkel vor und nach Verlängerung der lateralen Säule.
A, B. Seitliches Bild.
C, D. A.p.-Bild.
1. Eingesetzter Span.

Monaten fanden sie einen Anstieg im AOFAS-Rückfuß-Score von präoperativ 51,4 auf 82,8 (+ 31,4). Ein Grund könnte sein, dass wir eine umfassendere Rekonstruktion der Weichteile unter Einschluss von Sehnen und Bändern durchgeführt hatten. Ein anderer Grund könnte sein, dass wir im Gipsverband die Vollbelastung erlaubten und eine frühere funktionelle Nachbehandlung nach 6 Wochen, während Pomeroy und Manoli (16) ihre Patienten in einem Liegegips über 8 Wochen immobilisierten. Außerdem führten wir keine Verlängerung des Fersenzügels durch. Es könnte sein, dass der perkutane Release der Achillessehne bei den Pomeroy-Patienten den Fersenzügel in einem gewissen Ausmaß schwächt.

Schlussfolgerung

Obwohl Langzeitdaten noch nicht vorliegen, sind die Frühergebnisse nach kombinierter Verlängerung der lateralen Säule und Rekonstruktion der medialen Weichteile positiv. Der Eingriff verringert den Schmerz, korrigiert den Pes planovalgus und die Abduktionsdeformität, erhält die Beweglichkeit des Subtalargelenks und der Mittelfußgelenke, hat eine hohe Heilungs- und geringe Komplikationsrate und zeigt bei zunehmender Beobachtungszeit keine Verschlechterung der klinischen und radiologischen Ergebnisse (Abb. 4). Die Kalkaneusosteotomie und Rekonstruktion der medialen Bänder scheinen daher bei der operativen Behandlung einer Pes-planovalgus-Deformität, die im Stadium II der Erkrankung auftritt, eine wesentliche Rolle zu spielen, da durch diese Technik die normale Biomechanik vermehrt wieder hergestellt wird, die ermöglicht, dass die Sehnenrekonstruktion und Sehnenverlagerung erfolgreich wirken. Solange keine degenerativen Gelenkveränderungen und signifikanten Subluxationen des Subtalargelenks eingetreten sind, kann dieses Behandlungskonzept auch bei einer PTTI im späten Stadium II angewandt werden, wenn eine vollständige Korrektur der Deformität bei der klinischen Untersuchung nicht mehr erreicht werden kann. Mit diesem Eingriff kann die Biomechanik wieder mehr zur Normalität zurückgeführt werden. Dies ermöglicht, dass die rekonstruierten und verpflanzten Sehnen wieder eine erfolgreiche Funktion gewinnen.

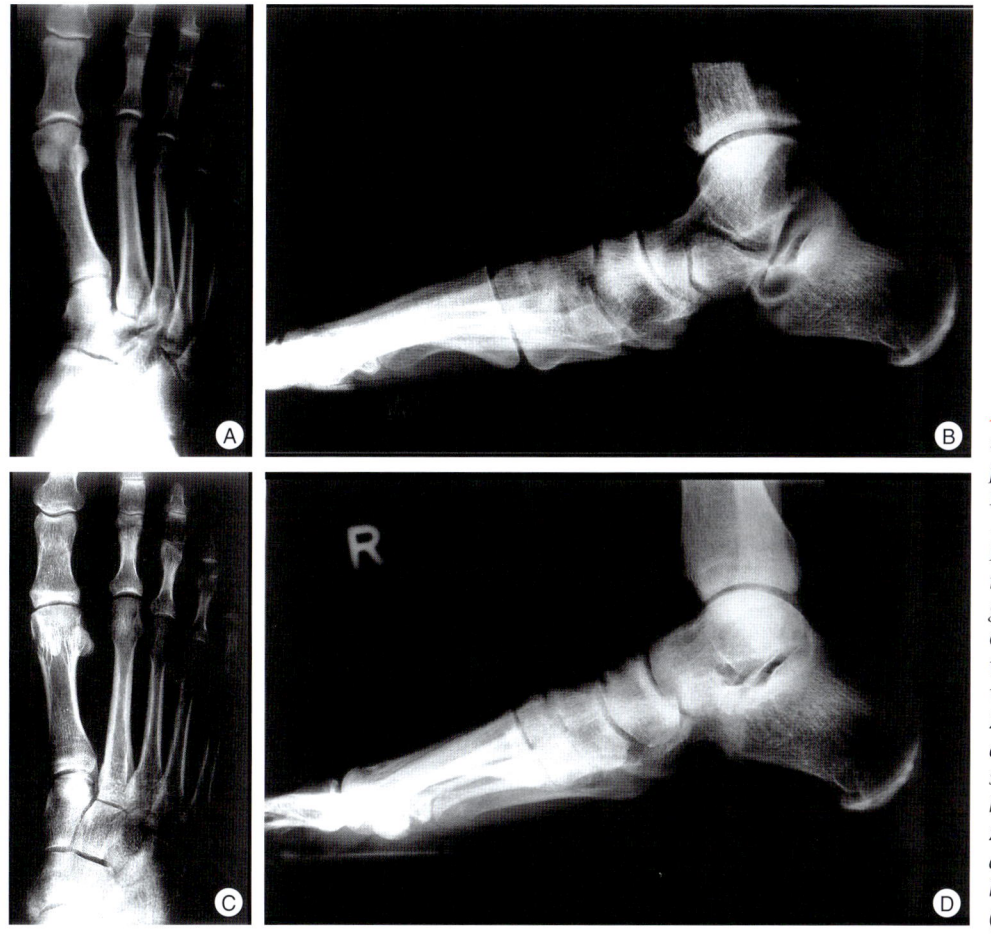

Abb. 4
55-jähriger Patient mit einer progressiven Pes-planovalgus-Deformität bei einem PTTI 15 Monate nach schwerem Pronationstrauma. Die präoperativen klinischen und radiologischen (A, B) Befunde zeigten einen ausgeprägten Pes planovalgus und abductus, der nicht vollständig zu korrigieren war. 24 Monate nach Verlängerung der lateralen Säule Wiederherstellung der Sehne und Verkürzung des Lig. deltoideum zeigen sich die Überdachung des Os naviculare (C) und der laterale Talometatarsalwinkel (D) deutlich verbessert.

Literatur

[1] Anderson AF, Fowler SB. Anterior calcaneal osteotomy for symptomatic juvenile pes planus. *Foot Ankle Int* 1984 ; 4 : 274–283

[2] Deland JT, Paga AE, Kenneally SM. Posterior calcaneal osteotomy with wedge: cadaver testing of a new procedure for insufficiency of the posterior tibial tendon. *Foot Ankle Int* 1999 ; 20 : 290–295

[3] Evans DC. Calcaneo-valgus deformity. *J Bone Joint Surg Br* 1975 ; 57 : 270–278

[4] Funk DA, Cass JR, Johnson KA. Acquired adult flat foot secondary to posterior tibial-tendon pathology. *J BoneJoint Surg Am* 1986 ; 68 : 95–100

[5] Hintermann B. Tibialis posterior dysfunction. A review of the problems and personal experience. *Foot Ankle Surg* 1997 ; 3 : 61–70

[6] Hintermann B, Nigg BM, Sommer C. Foot movement and tendon excursion: an in vitro study. *Foot Ankle Int* 1994 ; 15 : 386–395

[7] Hintermann B, Valderrabano V, Kundert HP. Lengthening of the lateral column and reconstruction of the medial soft tissue for treatment of acquired flat foot deformity associated with insufficiency of the posterior tibial tendon. *Foot Ankle Int* 1999 ; 20 : 622–629

[8] Holmes G, Cracchiolo A, Golnar JL, Mann RA. Symposium: current practices in the management of possible tibial posterior tendon rupture. *Contemp Orthop* 1990 ; 20 : 79–108

[9] Jahss MH. Spontaneous rupture of the tibialis posterior tendon. Clinical findings, tenograpic studies and a new technique of repair. *Foot Ankle* 1982 ; 3 : 158–166

[10] Kitaoka HB, Alexander IJ, Adalaar RS, Nunely JA, Myerson MS, Sandors M. et al. Clinical rating systems for the ankle-hindfoot, midfoot, hallux, and lesser toes. *Foot Ankle* 1994 ; 15 : 349–353

[11] Kitaoka HB, Patzer GL. Subtalar arthrodesis for posterior tibial tendon dysfunction and pes planus. *Clin Orthop* 1997 ; 345 : 187–194

[12] Mann RA, Thompson FM. Rupture of the posterior tibial tendon causing flat foot. *J Bone Joint Surg Am* 1985 ; 67 : 556–561

[13] Manoli AI, Beals T, Pomeroy GP. The role of osteotomies in the treatment of posterior tibial tendon disorders. In : Shereff JM ed. Adult flat foot: posterior tibial tendon dysfunction. Philadelphia : WB Saunders, 1997 : 309–317

[14] Michelson J, Conti S, Jahss MH. Survivorship analysis of tendon transfer surgery for posterior tibial tendon rupture. *Orthop Trans* 1992 ; 16 : 30

[15] Myerson MS, Corrigan J, Thompson F. Tendon transfer combined with calcaneal osteotomy for treatment of posterior tibial tendon insufficiency: a radiological investigation. *Foot Ankle Int* 1995 ; 16 : 712–718

[16] Pomeroy GP, Manoli AI. A new approach for flat foot secondary to tibialis posterior tendon insufficiency: a preliminary report. *Foot Ankle Int* 1997 ; 18 : 206–212

[17] Sangeorzan BJ, Mosca V, Hansen ST. Effect of calcaneal lengthening on relationships among the hindfoot, midfoot, and forefoot. *Foot Ankle Int* 1993 ; 14 : 136–141

Plattfuß bei Kindern: Behandlung mit einem endo-orthotischen Implantat

S. Giannini
F. Ceccarelli
M. Mosca

Abstract

Ein echter morphologischer und funktioneller idiopathischer Plattfuß ist selten. Er stellt eine Indikation für ein operatives Vorgehen bei Patienten im Alter zwischen 8 und 12 Jahren dar. Der Eingriff muss die normalen Verhältnisse zwischen Talus und Kalkaneus vollständig wiederherstellen und stabilisieren. Diese Korrektur muss lange genug bestehen bleiben, damit die Knochen des noch wachsenden Fußes sich selbst remodellieren können.

In der Literatur sind zahlreiche Operationstechniken beschrieben. Die Literatur berichtet aber auch über Nachteile, wie eine Fusion oder Versteifung des Subtalargelenks, ein Rezidiv der Deformität im Lauf der Zeit, einen Bruch des Synthesematerials, eine Abstoßung von endo-orthotischen Implantaten, der Notwendigkeit zusätzlicher medialer Eingriffe oder Techniken, die die Pathologie bei der Korrektur dieser Deformität nicht berücksichtigen.

Die Autoren verwenden ein expandierbares endo-orthotisches Implantat, das in den Sinus tarsi eingesetzt wird. Diese einfache Methode zur Korrektur der Deformität ist das einzige, was operativ erfolgt. Es kann aber erforderlich werden, die Achillessehne Z-förmig zu verlängern, wenn das Sprunggelenk nach Wiederherstellung der normalen Verhältnisse zwischen Talus und Kalkaneus nicht bis zum rechten Winkel extendiert werden kann.

Falls eine störende Prominenz am Os naviculare besteht, wird zusätzlich dieser prominente Knochen getrimmt und hierbei die M.-tibialis-posterior-Sehne unter Spannung gebracht. Die sehr guten Ergebnisse bei der Korrektur des Plattfußes, der Erhalt der Beweglichkeit des Subtalargelenks und die Stabilität der erreichten Korrektur belegen gemeinsam, dass diese Technik sehr wirkungsvoll ist.

Schlüsselworte

Plattfuß, subtalare Arthrorise, endo-orthotisches Implantat, Valgusdeformität, pronierter Fuß

Einleitung

Als Plattfuß kann ein Fuß bezeichnet werden, der unter Belastung in ständiger oder vorwiegender Pronation bleibt. Ziel eines chirurgischen Eingriffes ist die Wiederherstellung der physiologischen Stellung zwischen Talus und Kalkaneus und der Erhalt dieser Stellung, solange sich die Fußknochen während der kommenden Wachstumsperiode remodellieren (Abb. 1). Dafür wird häufig eine definitive (12) oder temporäre (13, 15) subtalare Fusion durchgeführt. Alternativ ist eine Arthrorise mit Knochentransplantaten möglich (4, 5, 20, 23, 25). Dies führt jedoch zu einer subtalaren Versteifung oder einem Rezidiv der Deformität durch Resorption des Transplantats. Eine subtalare Arthrorise kann auch mit einer Schraube (Kalkaneo-Stop) erfolgen (2, 19). Wegen häufiger Überkorrekturen, Osteolysen um die Schraube und vor allem Schraubenbrüchen, wurden Modifikationen des Eingriffs (19) und des Schraubendesigns (3, 19, 21) erforderlich. Wenn sie allein erfolgen, sichern mediale Eingriffe mit Verkürzung der M.-tibialis-posterior-Sehne evtl. in Kombination mit einer M.-tibialis-anterior-Tenodese oder mit einer Retention des Lig. calcaneoscaphoideum (18) nicht die Stabilität der Korrektur über längere Zeit. Eine Kalkaneusosteotomie mit Medialisation der dorsalen Tuberositas (14) korrigiert nicht die Deformität unter Berücksichtigung der Pathologie, selbst wenn dieser Eingriff die Belastung des Rückfußes rebalanciert. Eine Verlängerung der lateralen Säule (18) verursacht eine Subluxation der subtalaren vorderen Gelenkfacetten. Eine intraartikuläre Fraktur (in einem Drittel der Fälle wegen der ausgeprägten Dislokation der anterioren und medialen Gelenkfacette) führt zu einer Arthrose im Subtalargelenk. Eine Arthrorise des Subtalargelenkes kann mit verschiedenen endo-orthotischen Implantaten durchgeführt werden. Sie muss aber immer mit einem zusätzlichen medialen Eingriff verbunden werden, um die Gefahr einer Ab- oder Ausstoßung zu vermeiden (22, 24).

1981 entwickelten wir ein Implantat, das aus einem hohlen Teflon®-Zylinder mit einem proximalen kleinen Sattel besteht. Dies ist in einem Teil so längs gespalten, dass 4 aufspreizbare Finnen entstehen. Diese Finnen spreizen sich auf, wenn eine Schraube in das Implantat eingesetzt wird, nachdem dieses in den Sinus tarsi eingebracht wurde (Abb. 2). Um eine Entfernung des Implantats unnötig zu machen, verwenden

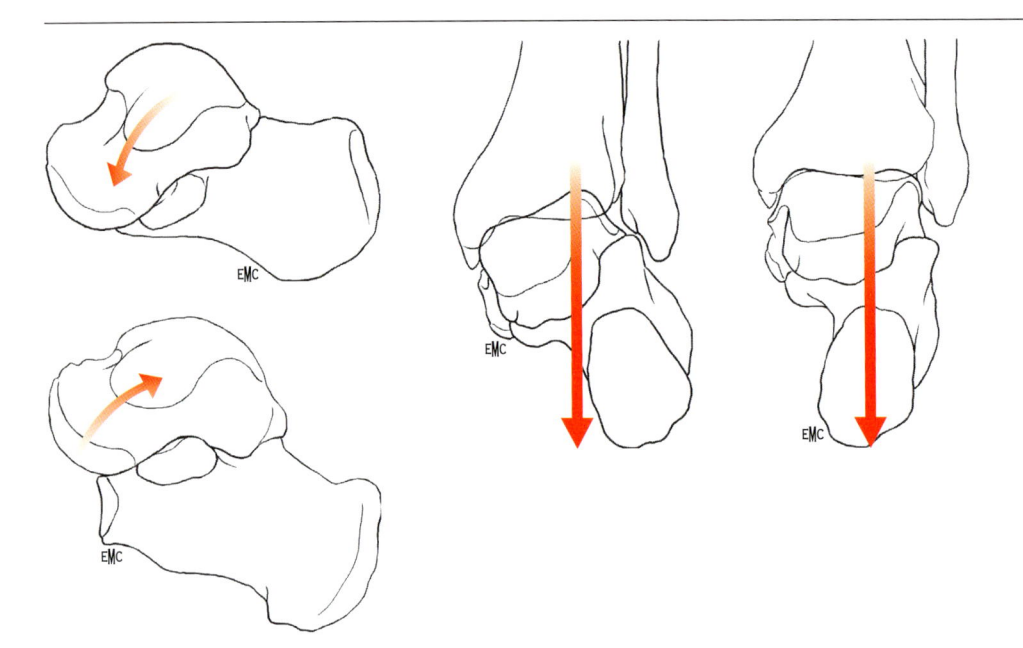

Abb. 1
Die operativen Ziele bei einem kindlichen Plattfuß.

wir seit 1991 dasselbe Modell aus bioresobierbarem Material (Poly-L-Lactidsäure) (10, 11) (Abb. 3).

Operationstechnik

Ein morphologisch pronierter Fuß bedarf keiner Behandlung. Behandelt werden muss aber ein funktionell pronierter Fuß, der Schmerzen, Arthrose und sekundäre Deformitäten verursacht. Nur mit einer genauen klinischen Untersuchung ist die Unterscheidung eines funktionellen Plattfußes von einem Fuß, der nur morphologisch platt ist, möglich. In unklaren Fällen kann eine Ganganalyse mit einer Oberflächen-Elektromyographie während des Gehens dabei hilfreich sein, funktionelle Ganganomalien zu erkennen und zu quantifizieren (6, 7, 8). Generell verwendet man Röntgenbilder a.p. und seitlich unter Belastung, um einen Plattfuß zu beurteilen. Hierbei werden die charakteristischen Krümmungswinkel ausgemessen und nach Skelettveränderungen, akzessorischem Navikulare und anderen angeborenen Defekten gesucht. Spezielle Röntgenbilder können eine Koalition nachweisen. Hierbei ist das CT am sichersten. Der reproduzierbarste Winkel ist der laterale Talometatarsalwinkel. Er wird gebildet durch die Achse, die durch den Talushals verläuft und die Achse des ersten Mittelfußknochens (16) (Abb. 4). Normalerweise beträgt der Winkel 0°. Wenn die Spitze dieses Winkels nach plantar zeigt, bedeutet dies, dass das Gewölbe kollabiert ist. Wenn die Deformität zunimmt, wird der Winkel größer. Die Linie kann, je nach Typ des Plattfußes, in einem oder mehreren Gelenken unterbrochen sein. Im a.p.-Bild findet sich der talokalkanearer Winkel, der durch die Achsen von Talus und Kalkaneus gebildet wird: Bei einem Plattfuß ist dieser Winkel größer als 35° (Abb. 5).

Diese Maße erlauben nur die Beurteilungen der statischen Morphologie des Fußes und stellen keine absolute Indikation für eine chirurgische Behandlung dar. Tatsächlich können Füße, die entsprechend diesen Maßen als schwere Plattfüße angesehen werden, funktionell besser sein als weniger veränderte Plattfüße.

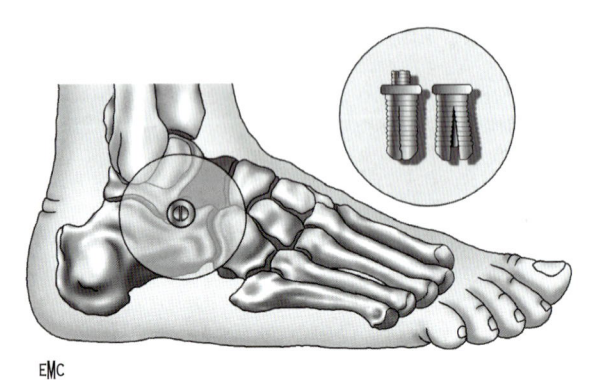

Abb. 2 Subtalare Arthrorise durch ein expandierbares endo-orthotisches Implantat.

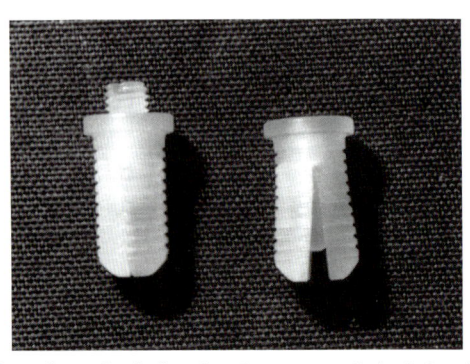

Abb. 3 Endo-orthotisches Implantat aus Poly-L-Lactidsäure. Es gibt das Implantat in 2 verschiedenen Größe, 8 mm und 10 mm Durchmesser.

Plattfuß bei Kindern: Behandlung mit einem endo-orthotischen Implantat

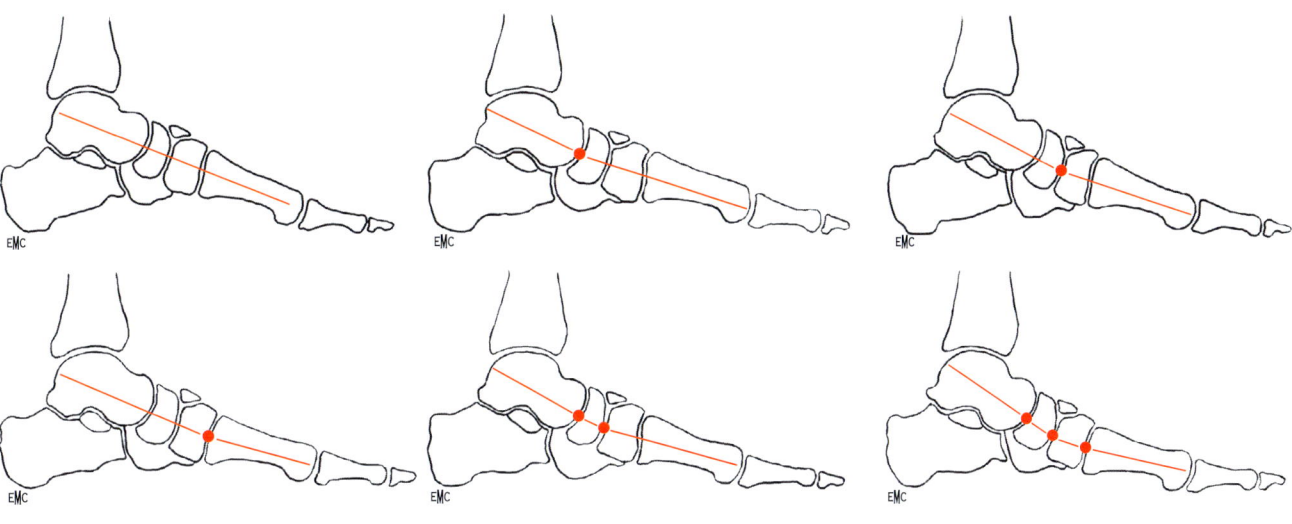

Abb. 4 Meary-Linie, die im Text erklärt wird.

Zugang

Die 1 cm lange Inzision liegt über dem Sinus tarsi (Abb. 6A). Danach wird mit einer abgerundeten Schere das Extensorenretinakulum direkt vor dem Os cuboideum eröffnet.

Einsetzen des Implantats

Die Instrumentierung zum Einsetzen der beiden Anteile sind sehr einfach. Sei bestehen aus einem universalen Handgriff, drei stumpfen Stiften verschiedenen Durchmessers (6, 8 und 10 mm), einem Positionierer und einem Schraubenzieher (6).

Ein stumpfer Stift Nr. 6 wird hinter dem zervikalen Lig. eingeführt und danach stumpfe Stifte mit zunehmendem Durchmesser (6, 8 und 10 mm) eingesetzt, bis die Korrektur erreicht ist. Der Durchmesser des zuletzt eingesetzten Stiftes (üblicherweise 8 mm) entspricht der Größe des richtigen Implantats. Das Implantat wird mit dem passenden Positionierer eingeführt. Dann wird die Schraube eingedreht. Hierdurch öffnen sich die Finnen des Implantats und führen zu einer stabilen Fixation im Sinus tarsi (Abb. 6B). Das Extensorenretinakulum wird mit einer 2,0-Naht verschlossen und danach die Haut mit einem zweiten Stich vernäht.

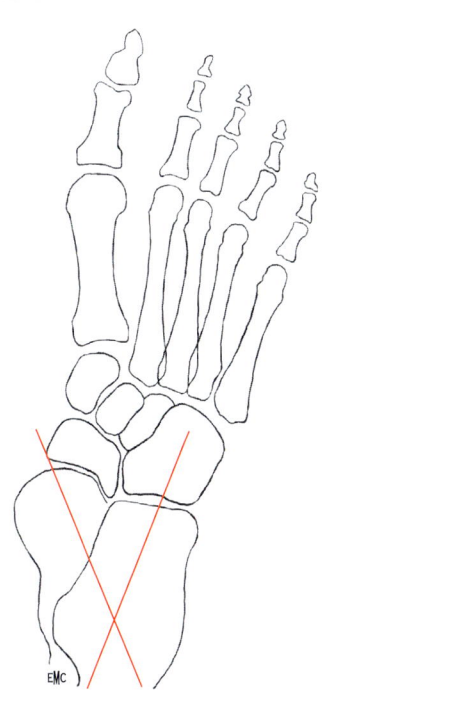

Abb. 5 Talokalkanearer Winkel im a.p.-Bild.

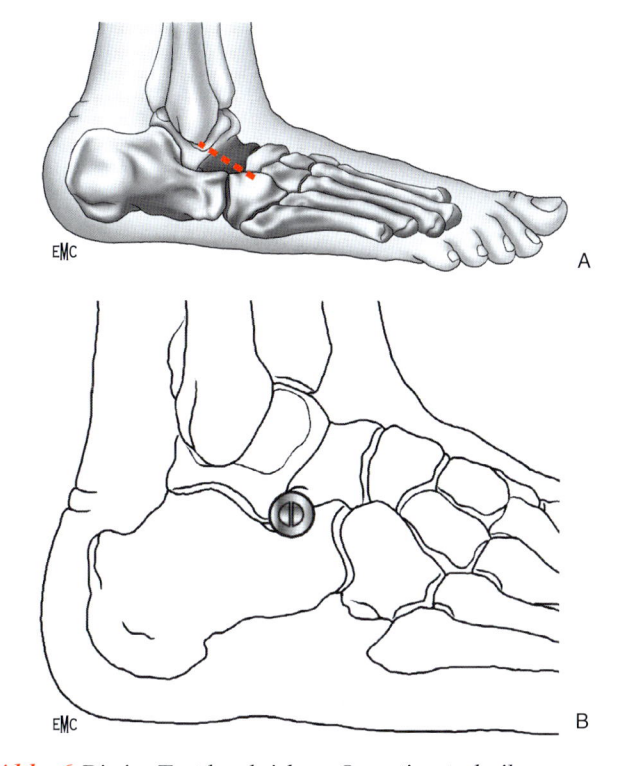

Abb. 6 Die im Text beschriebene Operationstechnik.

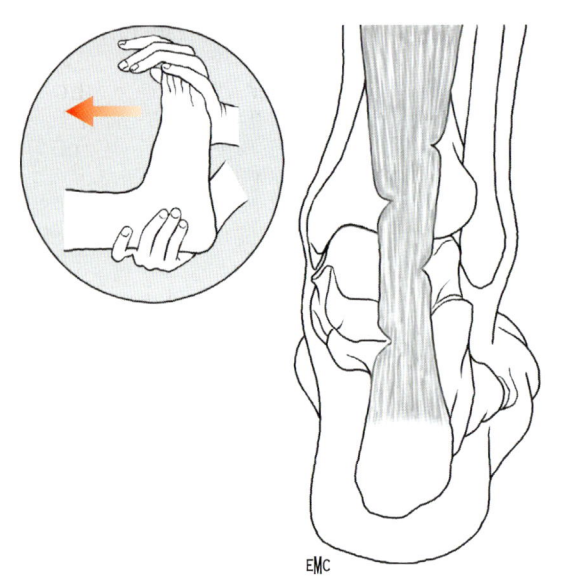

Abb. 7 Verlängerung der Achillessehne mit alternierenden Hemiinzisionen.

Zusätzliche Maßnahmen

Üblicherweise ist das Einsetzen dieses Implantats der einzige Operationsschritt. Wenn danach der Fuß jedoch nicht in 90°-Dorsalflexion gebracht werden kann, kann eine perkutane Verlängerung der Achillessehne mit alternierenden Halbinzisionen erforderlich sein (8, 10, 11) (Abb. 7). Ein medialer Eingriff ist nur indiziert, wenn ein schmerzhaftes Os tibialis besteht oder einer schmerzhaften Prominenz des Os naviculare oder bei einer Abkippung zwischen Os naviculare und Kuneiforme von mehr als 15° zur Meary-Linie. Über der Prominenz des Navikulare wird eine 4 cm lange Inzision angelegt (Abb. 8A).

Die M.-tibialis-posterior-Sehne wird vom Ansatz am Os naviculare abgelöst und das Periost angehoben. Die M.-tibialis-posterior-Sehne wird zur Seite gehalten und der akzessorische Knochen (falls vorhanden) oder die Prominenz des Os naviculare mit einem Meißel reseziert (Abb. 8B). Die Unterfläche des Navikulare wird dekortiziert. Dann wird eine resorbierbare Nr. 2 Naht durch das dorsale Periost auf Höhe des Talonavikulargelenks gelegt und eine Bunnell-Naht (1) 2 cm proximal der abgelösten Insertion durch die M.-tibialis-posterior-Sehne geflochten (Abb. 8C). Diese Naht wird dann von proximal-kaudal nach distal-kranial durch das Os naviculare geführt. Indem die beiden Fadenenden angezogen werden, wird die M.-tibialis-posterior-Sehne gestrafft. Die Naht wird durch 2 oder 3 weitere Nähte verstärkt. Die Sehnenscheide des M. tibialis posterior wird mit 2,0-Nähten verschlossen und anschließend die Haut vernäht.

Nachbehandlung

Wenn nur ein Implantat eingebracht wurde, wird für 3 Wochen ein Unterschenkelgehgips angelegt, der eine frühzeitige schmerzfreie Entlassung ermöglicht. Wenn einer oder beide zusätzlichen Eingriffe erfolgten, wird ein Unterschenkelgips für 6 Wochen getragen: Vier Wochen ohne Belastung und die restlichen 2 Wochen mit Belastung. Nach Gipsentfernung können normale Schuhe getragen werden. Gleichzeitig werden Dehnungsübungen und propriozeptive Rehabilitationsübungen verordnet.

Komplikationen und Ergebnisse

Unsere Ergebnisse bezüglich der ersten 50 Fälle mit dem nicht-resorbierbaren Implantat waren zu 94% gut (11). Wir hatten 2 Fälle leichter Hyperkorrektur und einen Fall eines Rezidivs, da der Patient zu jung war (7 Jahre). Der einzige Nachteil war die empfohlene Entfernung des Implantats nach einem Jahr. Die ersten 20 Plattfüße, die mit dem bio-resorbierbaren endo-orthotischen Implantat behandelt worden waren, haben eine Beobachtungszeit von mindestens 7 Jahren und 8 Monaten. Alle wurden unter Berücksichtigung von Morphologie, Schmerz, Funktionalität, Wiederaufnahme sportlicher Aktivitäten und Zufriedenheit des Patienten beurteilt. Gesamt gesehen war das morphologische Aussehen des Fußes normal (Abb. 9). Mit Ausnahme von 4 Fällen einer tarsalen Koalition, bei denen die Supination zu einem Drittel behindert

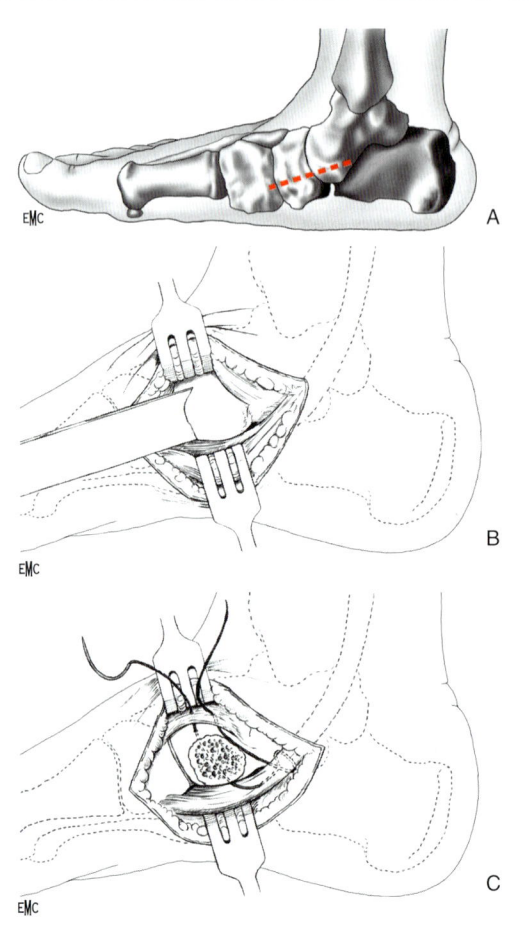

Abb. 8 Der im Text erklärte zusätzliche mediale Eingriff.

war, zeigten alle Füße eine vollständige Beweglichkeit. Aus funktioneller Sicht zeigten die Daten der prä- und postoperativen Ganganalyse durch die Normalisierung der Gangparameter die Effektivität dieser Behandlung. Alle Patienten sind zu ihren früheren Aktivitäten zurückgekehrt. Auch die sieben Patienten, die vor dem Eingriff sportlich aktiv waren.

Wir haben keine muskulären Fußkontrakturen durch Irritationen im Sinus tarsi beobachtet. Alle Patienten waren mit dem Ergebnis zufrieden.

Das MRI, das zwischen 3 Monaten und 5 Jahren nach dem Eingriff durchgeführt wurde, zeigte keine Kammerbildungen oder Band- oder Skelettveränderungen im Sinus tarsi.

Die Veränderungen im endo-orthotischen Implantat werden nach 6 Monaten sichtbar. Nach 3 Jahren ist das Implantat fast vollständig resorbiert, sodass nur noch ein asymptomatisches Ödem im Sinus tarsi zu sehen ist. Nach 5 Jahren ist das Implantat vollständig resorbiert.

Schlussfolgerungen, Indikationen und Grenzen

Nur funktionelle Plattfüße bei Patienten zwischen dem 8. und 12. Lebensjahr stellen Indikationen für eine operative Behandlung dar. Ein fundamentaler Punkt des Eingriffs ist eine stabile und vollständige Korrektur der normalen Verhältnisse zwischen Talus und Kalkaneus, die lange genug bestehen bleiben muss, um zu ermöglichen, dass sich Knochen und mediale Weichteile in der anschließenden Wachstumsperiode remodellieren. Es sind mehrere Techniken beschrieben. Sie haben jedoch ihre Nachteile wie eine Behinderung der subtalaren Beweglichkeit (Fusion), subtalaren Einsteifung oder Korrekturverluste im Lauf der Zeit (alleinige mediale Zugänge, temporäre Fusion,

Fusion mit Knochentransplantaten), Brüche der fixierenden Implantate mit der Notwendigkeit von Zweiteingriffen zur Implantatentfernung, Osteolysen (Kalkaneo-Stop), Abstoßungen des endo-orthotischen Implantats oder Eingriffen, die nicht an der Pathologie der Deformität ansetzen oder zu einer subtalaren Arthrose führen (Osteotomien des Kalkaneus oder der lateralen Säule).

Die von uns entwickelten expandierbaren Implantate haben erwiesen, dass sie in der Lage sind, eine stabile Korrektur zu schaffen und die subtalare Beweglichkeit zu erhalten. Der Eingriff ist schnell und einfach, respektiert die Strukturen des Fußes und macht zusätzliche Eingriffe oder Implantatentfernungen unnötig.

Die Indikation für diese Technik ist ein flexibler Plattfuß bei Kindern zwischen dem 8. und 12. Lebensjahr, der symptomatisch ist oder auch asymptomatisch, wenn durch die klinische Untersuchung das funktionelle Defizit sicher nachgewiesen werden kann oder, bei unklaren Fällen, durch die Ganganalyse bestätigt wird. Eine weitere Indikation für das endo-orthotische Implantat ist ein vertikaler Talus. Bei einem solchen schweren Plattfuß ist es natürlich erforderlich, alle Weichteile, die die Reposition des Talonavikulargelenks behindern, zu entfernen. Dies verhindert, dass sich der Talus wieder vertikal einstellt (6).

Mit dem endo-orthotischen Implantat kann auch ein Plattfuß mit einer kalkaneonavikularen oder talokalkanearen Koalition nach Resektion der Knochenbrücke korrigiert werden.

Ein neurologischer Plattfuß oder ein Plattfuß durch ausgeprägte ligamentäre Laxität wird besser mit einer Grice-Fusion (12) behandelt, da bei diesen Patienten während des Wachstums keine muskuläre Rebalance erwartet werden kann. Auch ein hyatrogener Plattfuß muss mit der Grice-Technik oder durch eine Kalkaneusosteotomie korrigiert werden (9).

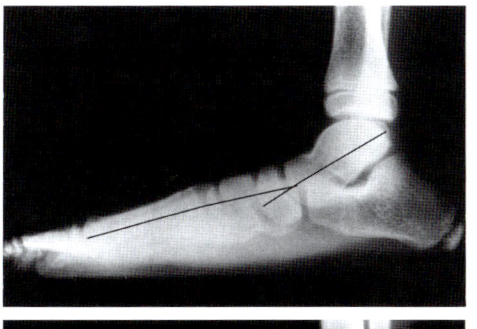

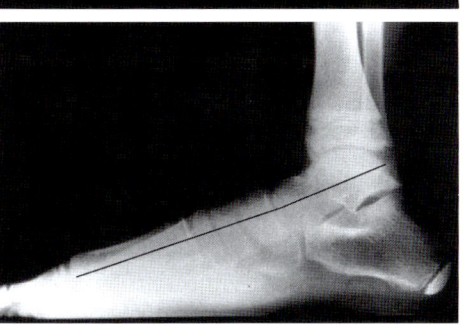

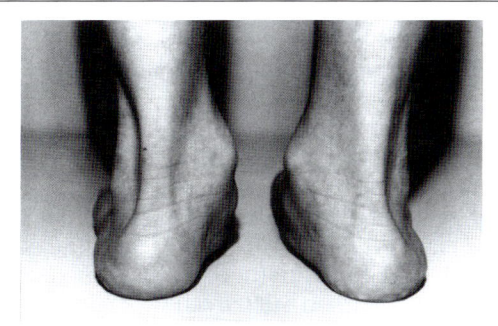

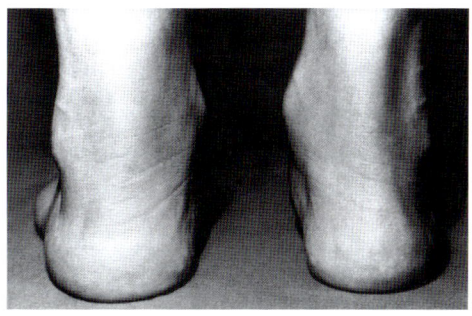

Abb. 9
10-jähriger Junge. Klinische und röntgenologische Befunde prä- und postoperativ.

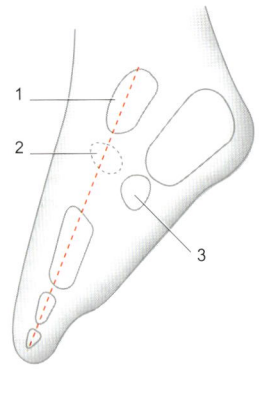

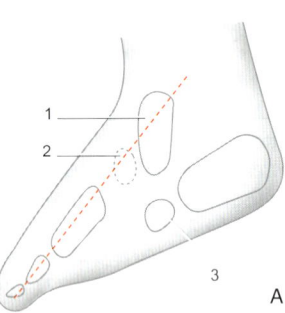

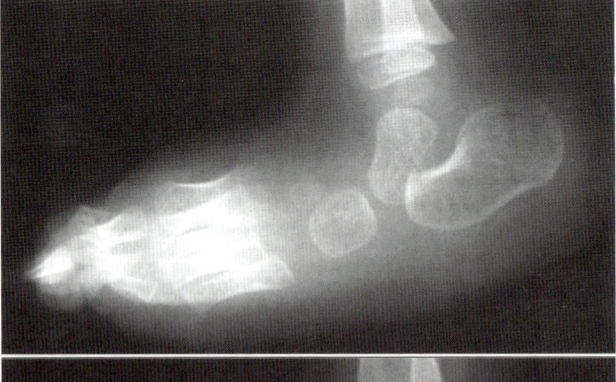

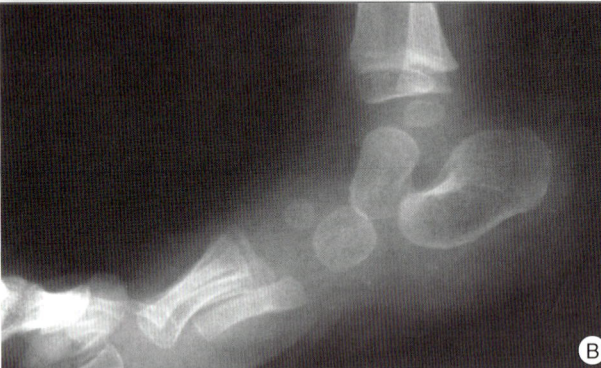

Abb. 1
A. Schemazeichnung des lateralen Röntgenbildes in voller Plantarflexion bei einem normalen Fuß (oben) und bei einem angeborenen vertikalen Talus (unten). Die sog. „Eyre-brook"-Aufnahme:
1. Talus; 2. Os naviculare; 3. Os cuboideum.
B. Seitliches Röntgenbild eines 18 Monate alten Kindes mit angeborenem vertikalen Talus (oben in Neutralstellung, unten in forcierter Plantarflexion). Dabei zeigt sich, dass sich in forcierter Plantarflexion das Os naviculare nicht auf den Taluskopf reponiert.

dehnen und in einer Equinusstellung einzugipsen, um zu versuchen, den Vorfuß gegen den Rückfuß auszurichten (8). Dennoch ist ein operativer Eingriff fast immer erforderlich. In der Vergangenheit sind für die Korrektur dieser seltenen Veränderung zahlreiche Operationsmethoden beschrieben. Die wesentlichen Schritte sind folgende:
- Reduktion und Stabilisation der talonavikularen Dislokation.
- Korrektur des Rückfußequinus und Stabilisation des Kalkaneus in seiner korrekten Stellung unter dem Talus.
- Reposition und Stabilisation des Vorfußes, der in Pronation und häufig in Eversion steht, gegenüber dem korrigierten Rückfuß.

Dies bedeutet im Effekt eine offene Reposition der 3 Hauptdeformitäten dieser Veränderung. Gelegentlich wurde die Reposition in zwei Stufen empfohlen (9): Reposition des Vorfußes gegen den Rückfuß in einem ersten Schritt und dann Korrektur des Rückfußes in einem zweiten. Heutzutage bevorzugen der Autor und die meisten anderen Operateure eine vollständige Reposition der Dreifach-Deformität in einem Eingriff (7). Dieser erfolgt wahrscheinlich am besten im Alter zwischen 6 Monaten und 2 Jahren. Wenn das Kind an multiplen anderen Problemen leidet, ist es vernünftig, den operativen Eingriff zurückzustellen, bis die Entwicklung des Kindes klar wird und andere Probleme ggf. behandelt wurden. Die Deformität selbst verhindert das Gehen nicht. Sie ist jedoch hässlich und erschwert das Tragen von Schuhen.

Operationstechnik: Einseitige Korrektur der dreifachen Deformität

Lagerung des Patienten

Die Operation erfolgt am besten mit einer Blutsperre in einem blutungsfreien Gebiet. Der Patient liegt in Rückenlage, das Bein wird bis oberhalb des Knies abgedeckt. Die Medial-, Lateral-, Dorsal- und Rückseite des Fußes müssen für den Operateur erreichbar sein.

Inzision

Die Cincinatti-Inzision, die von Crawford et al. (2) populär gemacht wurde, war ursprünglich von Dr. Giannestras für die einzeitige Korrektur eines angeborenen vertikalen Talus (Abb. 2) vorgeschlagen worden. Sie bietet einen ausgezeichneten Zugang zu allen 3 Komponenten dieser komplexen Deformität. Alternativ kann der Operateur eine mediale-horizontale Inzision, eine kurze vertikale dorsale Inzision und eine laterale horizontale Inzision verwenden.

Stadium I

Der Rückfuß ist in Equinus und Valgus fixiert. Der Autor bevorzugt diese Stellung als erstes zu lösen, bevor er die wichtigere talonavikulare Dislokation auf der Medialseite in Angriff nimmt. Die straffe Achillessehne kann Z-förmig verlängert werden. Da

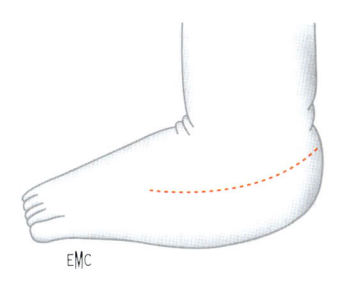

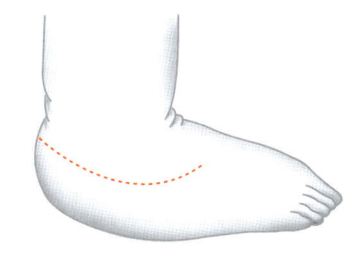

Abb. 2
Darstellung der Cincinatti-Inzision. Links: Ansicht von medial. Rechts: Ansicht von lateral.

der Rückfuß auch in Valgus steht, bevorzugen einigen Operateure den distalen-horizontalen Teil der Z-förmigen Inzision für ein Release des Valgus nach lateral zu schneiden und nicht, wie normalerweise, nach medial, vor allem bei Patienten mit einem Equinovarus, wie bei einem Klumpfuß. Das einfache Release der straffen Achillessehne reicht manchmal aus, um den Kalkaneus in seine korrekte Lage zu bringen. Bei ausgeprägteren und älteren Fällen kann es erforderlich werden, hierfür eine dorsale Kapsulotomie des Sprunggelenks und Subtalargelenke durchzuführen. Um die korrekte Stellung des Kalkaneus zu sichern, setzen manche Operateure vor allem bei schwereren und älteren Fällen einen Kirschner-Draht in die Längsachse des Kalkaneus ein und verwenden diesen, um den Kalkaneus dann nach unten und in die korrekte Stellung in leichten Valgus zu bringen.

Stadium II

Der nächste und sehr wichtige Teil der Korrektur dieser komplexen Deformität ist die Reposition der talonavikularen Dislokation.

Der Schlüssel, um das Os naviculare und den Kopf des Talus zu finden, ist die Sehne des M. tibialis posterior, die man durch die mediale Inzision nach vorn verfolgen kann. Sie verläuft entweder unter dem Taluskopf oder ist nach dorsal über den Taluskopf subluxiert und führt direkt auf das Os naviculare (Abb. 3). Die Sehne ist immer erheblich verlängert und kann proximal des Taluskopfs durchtrennt werden. Man verfolgt dann den distalen Teil bis zur Basis des Os naviculare. Das Os naviculare muss dann durch Ablösung der Kapsel an der Stelle, an der sie am Rücken des Talushalses adhärent geworden ist, mobilisiert werden. Danach ist der Talushals zu mobilisieren und aus der Konvexität der Fußsohle anzuheben. Der M. tibialis anterior und die Dorsalflektoren der Zehen, die am vorderen Ende der medialen Inzision liegen, sind immer kontrakt. Sie müssen Z-förmig verlängert werden, um den Vorfuß nach unten in volle Plantarflexion zu bekommen und das Os naviculare auf den Talushals zu reponieren. Bei ausgeprägter Deformität ist es manchmal schwierig, die Dorsalflektoren der Zehen im vorderen Anteil der medialen Inzision ausreichend darstellen zu können. In diesen Fällen können die Dorsalflektoren über eine zusätzliche ventrale Inzision vor dem Sprunggelenk soweit Z-förmig verlängert werden, dass der Vorfuß in seine normale Equinus-Position gebracht werden kann.

In diesem Stadium kann es möglich sein, den Talus auf den Kalkaneus zu reponieren. Oft ist es jedoch nicht möglich, bevor der dritte Operationsschritt durchgeführt wurde – der Release der lateralen Komponenten der Deformität durch die laterale Inzision.

Stadium III

Durch die laterale Inzision werden die Peronealsehnen freigelegt und Z-förmig verlängert. Sie sind immer erheblich verkürzt. Das Kalkaneokuboidalgelenk kann subluxiert oder auch luxiert sein. Dies wurde von Coleman et al. (1) als Typ II des angeborenen vertikalen Talus beschrieben. Vom ihm kam der wichtige Hinweis, dass die Kalkaneokuboidalverlagerung zusätzlich zu allen Korrektureingriffen am Talonavikular- und Talokalkanearlgelenk reponiert und stabilisiert werden muss (Abb. 4). Die Kapsel des Kalkaneokuboidalgelenks muss eröffnet und das Gelenk mobilisiert werden, um jegliche Verlagerung zu reponieren und den vorderen Anteil des Kalkaneus darzustellen. Bei dieser Situation sind Kopf und Hals des Talus nach medial und kaudal verlagert. Häufig ist es erforderlich, den Taluskopf und -hals in ihre richtige Stellung über den vorderen Anteilen des Kalkaneus mit einem kleinen Elevatorium oder einem McDonald-Dissektor, die von lateral eingesetzt werden, anzuheben. Dieses Manöver vervollständigt die Reposition des Talus in seine korrekte Stellung auf dem Kalkaneus und ermöglicht auch das Os naviculare korrekt auf den Taluskopf zu bringen. Ein kräftiger Kirschner-Draht kann dann retrograd im ersten Strahl

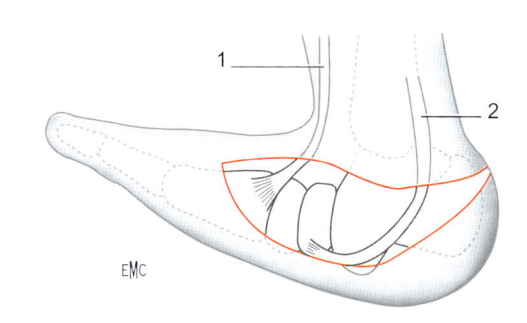

Abb. 3 Situs unter dem medialen Teil der Cincinatti-Inzision mit dem auf dem Talushals liegenden Os naviculare, der elongierten M.-tibialis-posterior-Sehne und der kurzen M.-tibialis-anterior-Sehne. 1. M. tibialis anterior; 2. M. tibialis posterior.

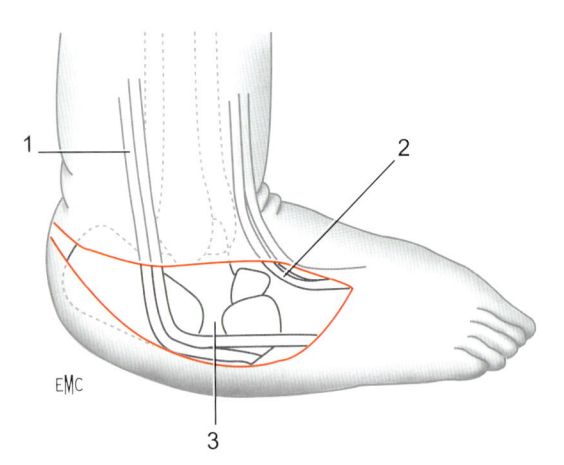

Abb. 4 Situs unter dem lateralen Teil der Cincinatti-Inzision mit den verkürzten Peronealsehnen und dem subluxierten Kalkaneokuboidalgelenk. 1. Die straffen Peronealsehnen erfordern eine Z-förmige Verlängerung; 2. die Dorsalflektoren der Zehen sind kontrakt und erfordern eine Z-förmige Verlängerung; 3. das Kalkaneokuboidalgelenk ist subluxiert.

durch das Zentrum des Os naviculare und durch den ersten Mittelfußknochen eingesetzt werden. Dann wird dieser Kirschner-Draht bei korrekt reponierten Os naviculare auf dem Talus und korrekt liegendem Talus auf dem Kalkaneus in den Taluskörper zurück gebohrt und so der ganze mediale Strahl des Fußes stabilisiert (Abb. 5). Die Lage des Kirschner-Drahtes kann mit dem Bildwandler überprüft werden. Frühere Eingriffe, wie die von Stone und Lloyd-Roberts (9) vorgeschlagenen Operationen beinhalteten die Entfernung des gesamten Os naviculare, um die mediale Säule zu verkürzen. Nachdem nun aber die Bedeutung eines Release der lateralen Seite des Fußes und einer Korrektur der Verschiebung des Kalkaneokuboidalgelenks erkannt sind, ist es nicht mehr erforderlich, die mediale Säule in dieser Art zu kürzen. Stone und Lloyd-Roberts (9) empfahlen auch den M. tibialis anterior als eine Art statische Tenodese zu nutzen, indem er durch den Talushals geführt wird, um diesen in seiner richtigen Stellung zu halten. Diese Operation ergab, wie von Duncan und Fixsen (4) beschrieben, mittelfristig gute Ergebnisse. Heute glauben jedoch die meisten Operateure, dass eine Z-förmige Verlängerung des M. tibialis anterior in Kombination mit einer vollständigen Reposition und Stabilisation des Os naviculare auf dem Taluskopf befriedigend und ein Sehnentransfer dieser Art definitiv nicht erforderlich ist.

Wenn die 3 Komponenten der Deformität vollständig reponiert sind, kann der Kirschner-Draht umgebogen und unter der Haut über dem ersten Mittelfußknochen versenkt werden. Die überdehnte Kapsel des Talonavikulargelenks kann verkürzt und unter dem reponierten Talonavikulargelenk vernäht werden, um dies abzustützen und zu kräftigen. Auch der M. tibialis posterior wird verkürzt und genäht. Hierdurch ergibt sich eine zusätzliche Unterstützung des reponierten Talonavikulargelenks. Die Z-förmig verlängerte M.-tibialis-anterior-Sehne wird in dieser verlängerten Stellung vernäht (s. Abb. 5). Die langen Zehenextensoren, die auch verlängert sind, können in dieser verlängerten Stellung entweder von medial oder von lateral vernäht werden. Wie unter Stadium II erwähnt, ist es nur gelegentlich erforderlich, diese Sehnen über einen direkten ventralen Zugang über dem Sprunggelenk zur Reposition des Vorfußes gegen den Rückfuß zu verlängern. Dies ist der Fall, wenn sie durch den Cincinatti-Zugang oder eine separate mediale oder laterale Inzision nicht ausreichend verlängert werden können. Abschließend werden auf der Lateralseite die Peronealsehnen in ihrer verlängerten Stellung vernäht. Üblicherweise ist es nicht erforderlich, das Kalkaneokuboidalgelenk mit einem Kirschner-Draht oder einer andern internen Fixation zu stabilisieren. Vor allem wenn sie einen Kirschner-Draht in der Längsachse des Kalkaneus eingesetzt haben, um die Equinus-Stellung des Kalkaneus zu korrigieren, benutzen einige Chirurgen diesen Kirschner-Draht am Ende der Operation, um die korrekte Stellung zwischen Kalkaneus und Talus zu sichern.

Nach dem Entleeren der Blutsperre und sorgfältiger Blutstillung werden die Wunden schichtweise verschlossen, wenn keine zu große Spannung auf der Haut besteht, lieber mit einer Subkutannaht die mit Steristrips® verstärkt wird, als mit Einzelknopfnähten. Die Lage des Kirschner-Drahts und die korrekte Reposition des Talonavikulargelenks und des Subtalargelenks können während der Operation und am Ende des Eingriffs mit dem Bildwandler kontrolliert werden. Je nach Wunsch des Chirurgen wird ein Oberschenkel- oder Unterschenkelgips mit dem Fuß in Neutralstellung angelegt. Wegen der sehr ausgedehnten Weichteilpräparation ist es richtig, den Gips sofort zu spalten. Nor-

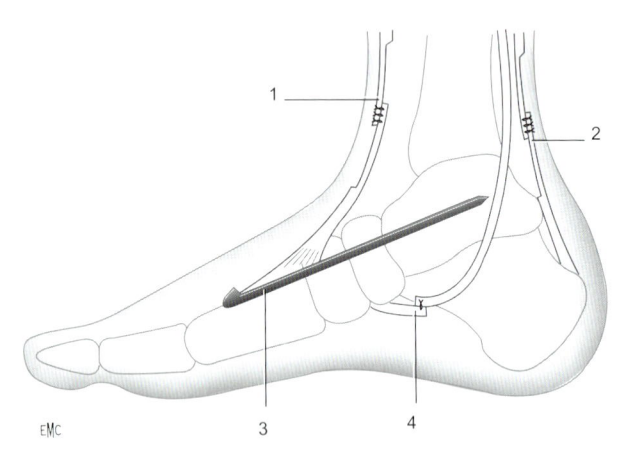

Abb. 5 Die schematische Zeichnung des Fußes von medial nach Abschluss der Operation zeigt, dass das Os naviculare auf dem Taluskopf reponiert und der mediale Strahl mit einem Kirschner-Draht stabilisiert ist. Der M. tibialis anterior wurde Z-förmig verlängert und die M.-tibialis-posterior-Sehne unter dem reponierten Talonavikulargelenk gedoppelt. Der Equinus des Kalkaneus wurde korrigiert und die Achillessehne Z-förmig verlängert. 1. Z-förmig verlängerter M. tibialis anterior; 2. Z-förmig verlängerte Achillessehne; 3. kräftiger Kirschner-Draht, der die talonavikulare Reposition sichert; 4. gedoppelte M.-tibialis-posterior-Sehne.

malerweise muss er alle 2 Wochen gewechselt werden. Nach 6 Wochen wird der Kirschner-Draht im medialen Strahl entfernt, ebenso ggf. der Kirschner-Draht im Kalkaneus. Dann wird ein sorgfältig anmodellierter Unterschenkelgehgips angelegt, den das Kind weitere 6 Wochen tragen muss. Nach insgesamt 3 Monaten wird dieser Gips entfernt. Vor allem wenn das Kind an neurologischen Grunderkrankungen leidet, kann es notwendig werden, darüber hinaus Orthesen zu tragen.

Komplikationen und Ergebnisse

Es handelt sich um eine seltene Veränderung und es gibt wenig Langzeitstudien über eine einzelne Operationstechnik. Die meisten Autoren berichten über Hautprobleme nach diesem ausgedehnten Eingriff und dass es wichtig ist, bei der ersten Operation die volle Reposition der Deformität zu erreichen. Dodge et al. (3) berichteten in einer retrospektiven Studie mit 36 Füßen über gute Langzeitergebnisse aus verschiedenen Zentren, wobei unterschiedliche Operationstechniken zur Anwendung gekommen war. Kodros und Dias (7) kontrollierten 32 Patienten (42 Füße) nach durchschnittlich 7 Jahren nach. Sie beschrieben keine Wundkomplikationen und keine Anzeichen avaskulärer Nekrosen des Talus, die von einigen anderen Autoren angeführt worden waren. Bei 10 Füßen wurde jedoch eine weitere Operation erforderlich. Bei der abschließenden Beurteilung wurden 31 Füße als gut und 11 als mäßig eingestuft. Die Autoren kamen zu dem Schluss, dass der Cincinatti-Zugang eine ausgezeichnete Darstellung für diesen komplexen Eingriff ermöglicht. Die Mehrzahl ihrer Patienten hatte andere Grunderkrankungen, sodass nur 10 Füße in der Gruppe der idiopathischen Veränderungen waren. Bei vielen dieser Patienten kann das funktionelle Gesamtergebnis mindestens ebenso sehr von der Grunderkrankung wie von der Qualität des Ergebnisses ihrer Fußoperation bestimmt sein.

Literatur

[1] Coleman SS, Stelling FH, Jarrett J. Pathomechanics and treatment of congenital vertical talus. *Clin Orthop* 1970 ; 70 : 62

[2] Crawford AH, Marxen JL, Osterfeld DL. The Cincinnati incision: a comprehensive approach for surgical procedures of the foot and ankle in childhood. *J Bone Joint Surg A*m1982 ; 64 : 1355–1358

[3] Dodge LB, Ashley RK, Gilbert RJ. Treatment of congenital vertical talus: a retrospective review of thirty-six feet with long-term follow-up. *Foot Ankle* 1987 ; 7 : 326–332

[4] Duncan RD, Fixsen JA. Congenital convex pes valgus. *J Bone Joint Surg Br* 1999 ; 81 : 250–254

[5] Eyre-Brook A. Congenital vertical talus. *J Bone Joint Surg Br* 1967 ; 49 : 618–627

[6] Hamanishi C. Congenital vertical talus: classification with sixty-nine cases and a new measurement system. *J Pediatr Orthop* 1984 ; 4 : 318–326

[7] Kodros SA, Dias LS. Single stage surgical correction of congenital vertical talus. *J Pediatr Orthop* 1999 ; 19 : 42–48

[8] Silk FF, Wainwright D. The recognition and treatment of congenital flatfoot in infancy. *J Bone Joint Surg Br* 1967 ; 49 : 628–633

[9] Stone KH, Lloyd-Roberts GC. Congenital vertical talus. A new operation. *Proc R Soc Med* 1963 ; 56 : 12

Der Fuß bei zerebraler Lähmung

F. Makai
M. Kokavec

Abstract
Die Autoren beschreiben die typische Deformität eines Fußes bei zerebraler Lähmung und deren operative Behandlung. Von größter Wichtigkeit bei diesem Problem ist der präventive Ansatz. Das Ziel der Weichteileingriffe bei jüngeren Kindern ist es vor allem schwerere Knochendeformierungen zu vermeiden. Es werden auch die möglichen Komplikationen einer operativen Behandlung besprochen.

Schlüsselworte
Fuß, zerebrale Lähmung, Fußdeformität, Achillessehnenverlängerung, Sehnentransfer, Grice-Technik, Dreifach-Arthrodese

Einleitung

Bei Patienten mit einer zerebralen Lähmung (Cerebral Palsy = CP) kommt es bei fast 100% der Fälle zu einer Mitbeteiligung des Fußes. Diese findet sich üblicherweise schon bei Kindern zwischen drei und vier Jahren, auch wenn diese nicht laufen. Bei einer Hemiplegie steht der deformierte Fuß in Equinus oder Equinovarus. Bei einer Diplegie oder Tetraplegie kommt es in 64% zu einer Valgus- und in 36% zu einer Varusdeformität (5). Alle die erwähnten Deformitäten führen zu einer Instabilität unter Belastung und Schwierigkeiten der Fußführung in der Schwungphase. Die meisten dieser Deformitäten sind zumindest bis zur Adoleszenz flexibel. Eine Varusdeformität behindert funktionell mehr beim Gehen und Stehen, bietet jedoch weniger Schwierigkeiten für eine operative Behandlung. Eine Valgusdeformität ist funktionell weniger behindernd, aber operativ schwieriger zu korrigieren (5). Von den Patienten werden Orthesen nicht gut vertragen. Sie helfen meist auch nicht den Langzeitverlauf der Deformität zu beeinflussen. Daher ist eine frühzeitige operative Therapie zu empfehlen.

Vor dem Entschluss einer operativen Behandlung eines Fußes bei einer zerebralen Lähmung müssen wir ein System von Prioritäten berücksichtigen. Prioritäten für den tetraparetischen Patienten sind die Aktivitäten des täglichen Lebens und der Kommunikation. Bei geringeren Formen der Deformität ist die Priorität das Aufsetzen und Gehen. Eine operative Behandlung ist nur nach einer detaillierten Untersuchung durch einen Orthopäden in enger Zusammenarbeit mit einem Neurologen, einem Physiotherapeuten, einem Pädiater und einem Psychologen indiziert. Bezüglich des Aufsetzen und Gehens muss das Kind auf allen Höhen dynamisch untersucht werden. Die Beurteilung sollte eine Analyse der Beobachtung und eine Elektromyographie beinhalten. Ein „Blick auf verschiedene Höhen" ist erforderlich, um die Indikation für eine Operation an einem spastischen Fuß festzulegen. Dies bedeutet, dass, wenn man nur den spastischen Fuß beachtet ohne die spastische ischiokrurale Muskulatur oder den spastischen Psoas zu berücksichtigen, man eine Valgusdeformität des Fußes durch eine nicht adäquate Behandlung (d.h. alleinige Verlängerung der Achillessehne) schaffen kann.

Damit die Patienten möglichst bald zu dem selben Aktivitätsgrad wie vor der Operation zurückkehren können, müssen wir Operationstechniken wählen, die sie nur sehr kurz immobilisieren. Eine Möglichkeit besteht darin, den Verlauf der Muskeln bis zu den Sehnen zu modifizieren. Dies erfordert nur eine kurze Gipsfixation und berücksichtigt die Architektur des Muskels. Bei der Diskussion eines operativen Eingriffs sehen wir häufig, dass der Neurologe eher konservativ ist und empfiehlt eine Behandlung mit Botulinustoxin zu beginnen. Der Orthopäde sollte nicht zustimmen. Ein Fuß der einer operativen Behandlung bedarf, wird nach Abklingen des Botulinustoxin-Effekts immer weiter Probleme bieten.

Operative Behandlung

Spitzfuß

Dies ist die häufigste Deformität bei einer CP. Sie wird durch die Spastizität des M. triceps surae in Kombination mit der Schwäche der Dorsalflektoren des Sprunggelenks hervorgerufen. Sie findet sich üblicherweise bilateral und bleibt bis zum Alter von drei Jahren relativ flexibel. Bei diesen Fällen ist die beste Behandlung eine Verlängerung der Achillessehne. Das üblicherweise diplegische Kind darf nicht nur statisch, sondern muss auch dynamisch untersucht werden (wichtig für das Gehen) (8). Wenn eine rasche dynamische passive Dorsalflexion im Sprunggelenk minus 5–10° der Dorsalflexion erreicht, ist der M. triceps surae dynamisch verkürzt. Derselbe Muskel kann bei einer statischen Untersuchung normal erscheinen. Für die Entscheidung zu einem operativen Vorgehen ist eine genaue Untersuchung des Fußes in „blockierter" Supination unter Narkose essenziell. Kinder mit einem kurzen M. triceps surae laufen auf ihren Zehen. Nach intensiver Rehabilitation oder, bei schwachen Bändern, rutscht der Fuß in den Valgus. Bei anhaltender Spannung in der Achillessehne entwickelt sich ein Valgus der Ferse mit einer nachfolgenden Rekurvation des Kniegelenks.

■ *Verlängerung des M. triceps surae*

Eine Verlängerung des M. triceps surae kann mit verschiedenen Techniken erreicht werden:
1) Die klassische Z-Tenotomie wird bei CT-Patienten selten durchgeführt.
   Technik: Über eine leicht geschwungene laterale Inzision erfolgt nach Spaltung der Sehnenscheide eine Z-Tenotomie der Sehne, wobei der tiefe Schenkel direkt über der Tuberositas calcanei liegt. Dann wird ein Oberschenkelgips für 3 Wochen und danach ein Unterschenkelgips für nochmals 3 Wochen angelegt.
2) Eine gleitende Verlängerung der Achillessehne (Hoke-Technik) erfolgt entsprechend einem statischen oder dynamischen Test bei 90° gebeugtem Knie. Wenn in dieser Stellung die Dorsalflexion des Fußes nicht die Neutralstellung im Sprunggelenk erreicht, ist diese Operation angezeigt.
   Technik: Die dorsale Längsinzision entspricht der oben für die Achillessehnenverlängerung dargestellten. Durch die Sehnenscheide werden 2 quere Inzisionen (eine medial, eine lateral) in der Sehne angelegt (Abb. 1). Der Fuß wird dann in Neutralstellung oder leichter Dorsalflexion im Sprunggelenk gebracht. Hierdurch verlängert sich die Sehne ohne ihre Kontinuität zu verlieren. Das Bein wird in einem Oberschenkelgips für 2 Wochen und einem Unterschenkelgips für weitere 2 Wochen ruhig gestellt. Nach den Angaben von Blasier und White (3) heilt die Achillessehne nach dieser Technik in 3 Wochen. Dieselbe Technik kann perkutan erfolgen, wobei gelegentlich 3 Sehneninzisionen (2 lateral, 1 medial) angelegt werden.
3) Die Strayer-Technik wird vor allem bei dynamischen Deformitäten bei diplegischen Patienten mit einem positiven Strayer- oder Silverskjold-Test genutzt, wenn bei 90°-Beugung des Kniegelenks das Sprunggelenk in Neutralstellung gebracht werden kann.
   Technik: Über dem mittleren Drittel der Wade erfolgt eine Längsinzision (Abb. 2A). Nach Identifikation des Aponeurosenübergangs vom M. gastrocnemius zum M. soleus wird diese Aponeurose durchtrennt. Nach einer forcierten Dorsalflexion des Sprunggelenks wird der proximale Teil der Aponeurose mit dem M. soleus vernäht und ein Oberschenkelgips über 3–4 Wochen angelegt (5).
4) Die Vulpius-Technik verwendet man in den Fällen, in denen weder eine gleitende Verlängerung noch eine Strayer-Technik angezeigt sind. Dieser Eingriff erfolgt am Muskel-Sehnen-Übergang und erlaubt damit eine gleich große Verlängerung des Muskels und der Sehne.
   Technik: Die Inzision liegt über dem mittleren bis distalen Drittel der Wade. Die Aponeurose des Triceps surae wird an ihrem Übergang in die Achillessehne dargestellt und V-förmig inzidiert (Abb. 2B). Ein Unterschenkelgips über 2–3 Wochen ist ausreichend.

Varusdeformität

Diese Deformität wird durch die Spastizität der dorsalen oder ventralen tibialen Muskulatur oder einer Kombination von beidem oder durch die Schwäche der peronealen Muskeln ausgelöst. Bei einer Hemiplegie findet sich manchmal eine Hyperaktivität des M. tibialis anterior, die eine Varusdeformität des Mittelfußes auslöst. In diesen Fällen ist eine Teilverlagerung des M. tibialis anterior indiziert (2, 12). Bei einer vermehrten Spastik des M. tibialis posterior ist eine Verlängerung im Muskel-Sehnen-Übergang oder eine Teilverlagerung indiziert, um der varisierenden Deformationskraft entgegen zu wirken (13).

Technik für die Teilverlagerung des M. tibialis posterior: Die erste Inzision erfolgt über dem Os naviculare. Dort wird die Hälfte der Sehne abgelöst (Abb. 3A). Dieser Teil wird nach dorsal und proximal in eine zweite Inzision gezogen. Über diese Inzision wird der abgelöste Sehnenanteil nach lateral verlagert und mit der M.-peroneus-brevis-Sehne vernäht. Danach wird ein Oberschenkelgips für 6 Wochen angelegt.

Technik der Teilverlagerung des M. tibialis anterior: Die erste Hautinzision liegt über seiner Insertion am Vorfuß (Abb. 3B). Die Hälfte der Sehne wird abgelöst und unter dem Extensorenretinakulum nach proximal

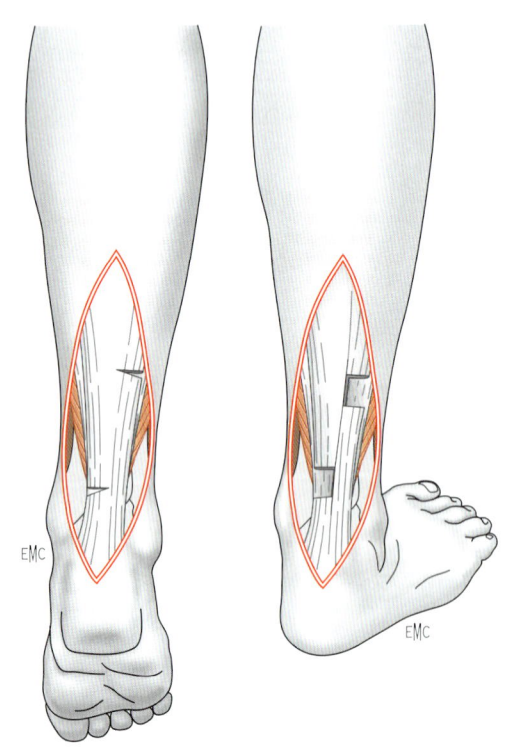

Abb. 1 Hoke-Technik zur gleitenden Verlängerung der Achillessehne.

Der Fuß bei zerebraler Lähmung

besteht, ist ein Transfer des M. tibialis anterior und posterior angezeigt.

Die beschriebenen Muskelverlagerungen sind nur indiziert, wenn keine knöchernen Deformitäten bestehen. Sonst ist eine Keilosteotomie des Kalkaneus oder eine Dreifach-Arthrodese angezeigt.

Valgusdeformität

Diese Deformität findet sich häufig zusammen mit einem Spitzfuß (Equinovalgus), vor allem bei diplegischen und tetraplegischen Kindern. Das Auftreten der Valgusdeformität hängt mit der vermehrten Belastung bei einem kurzen M. triceps surae zusammen. Dabei veranlassen die schwachen Bänder den Vorfuß nach lateral abzuweichen. Im Gegensatz zu einer Varusstellung ist eine Valgusstellung des Fußes stabil. Eine länger bestehende Valgusdeformität führt zu einer typischen Hallux-valgus-Deformierung. Eine Verlängerung der Peronealmuskeln ist von Vorteil. Wegen der vielen schlechten Ergebnisse ist aber eine Verlagerung der Peronealsehnen nicht zu empfehlen. Bei dieser Deformität lassen sich die besten Ergebnisse mit einer extraartikulären Arthrodese nach Grice erreichen (Abb. 4A) (1, 7, 9), vor allem wenn die Fußdeformität nicht fixiert ist. Diese Operation kann auch am wachsenden Kind empfohlen werden, da sie das volle Wachstum des Rückfußes und die Wiederherstellung der Originalhöhe des kollabierten Rückfußes erlaubt.

Technik: Für die Fixation wird ein Knochenspan (aus Tibia, Fibula, Ileum oder Knochenbank) verwendet. Die Hautinzision erfolgt unter dem Außenknöchel. Der Sinus tarsi wird mobilisiert. Das Transplantat muss exakt zwischen Talus und Kalkaneus eingesetzt werden. Wir verwenden für die Knocheninzision einen 3 cm breiten Meißel. Danach erfolgt die Reposition der Valgusdeformität und die Implantation des Kortikalis-

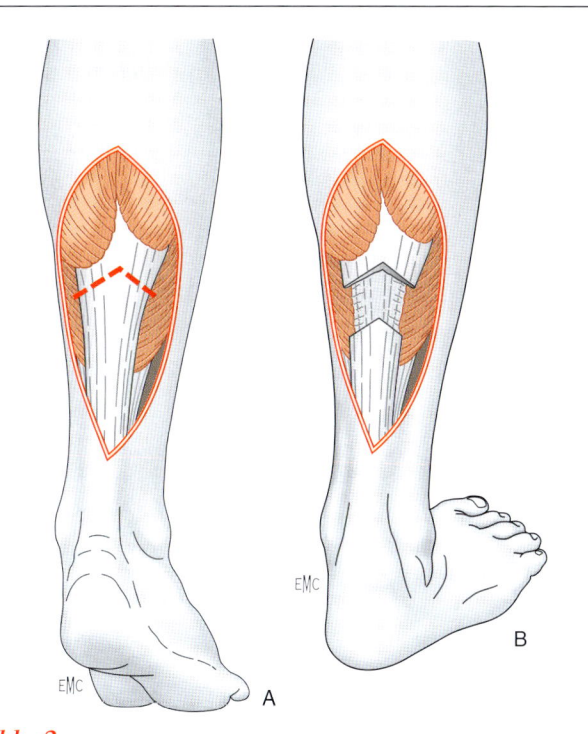

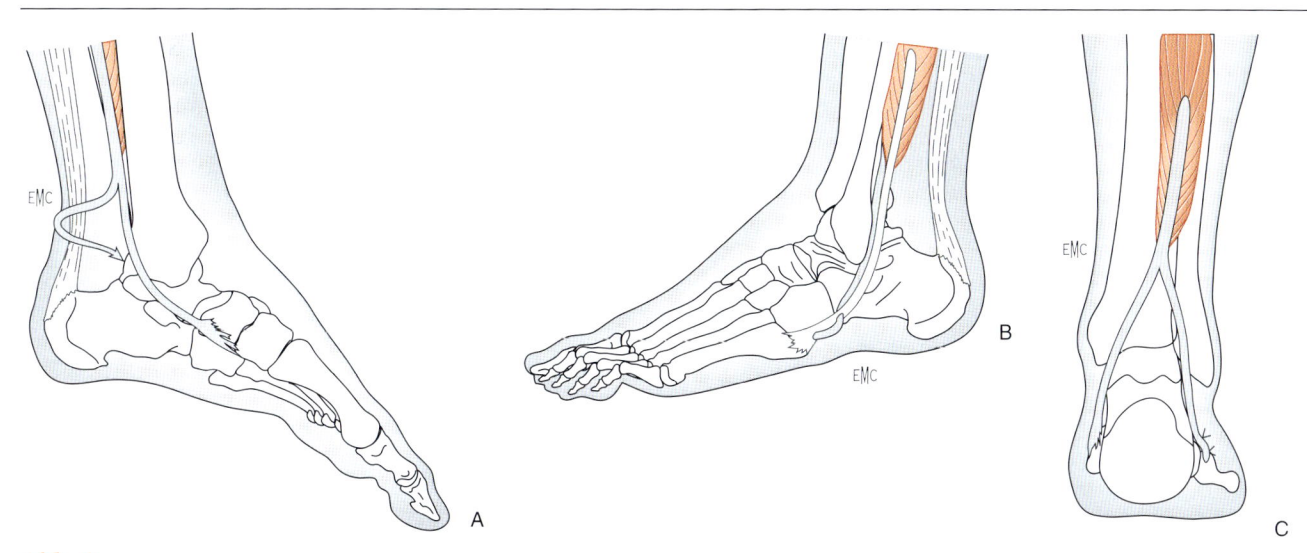

Abb. 2
A. Strayer-Technik. Verlängerung der Aponeurose des M. gastrocnemius.
B. Vulpius-Technik. V-förmige Verlängerung des M. triceps surae an seinem Muskel-Sehnen-Übergang.

und ventral gezogen. Dort erfolgt eine zweite Hautinzision. Durch diese wird die Sehnenhälfte nach lateral gebracht, wo sie über eine kleine zusätzliche Inzision am Os cuboideum fixiert wird (Abb. 3C). Für 6 Wochen wird ein Oberschenkelgips angelegt. Wenn eine kombinierte Deformität von Mittel- und Vorfuß

Abb. 3
A. Teilverpflanzung des M. tibialis posterior.
B. Teilverpflanzung des M. tibialis anterior.
C. Die Sehnenhälfte wird am Os cuboideum fixiert.

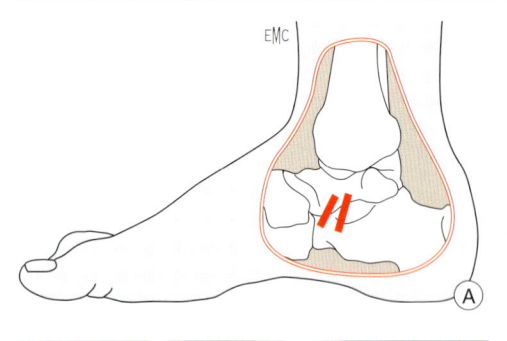

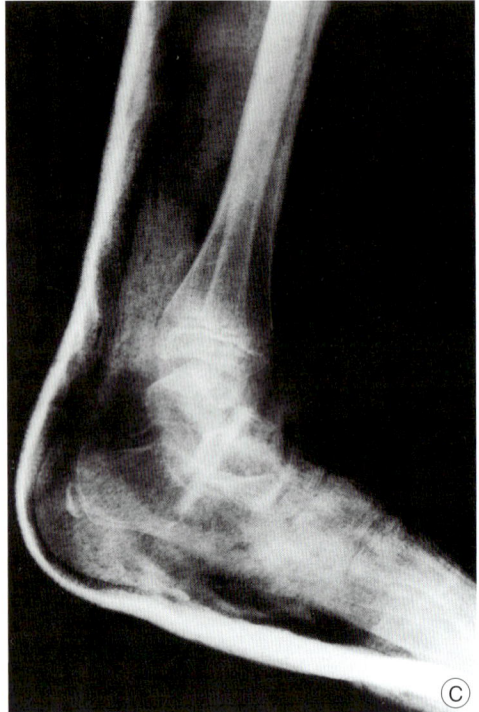

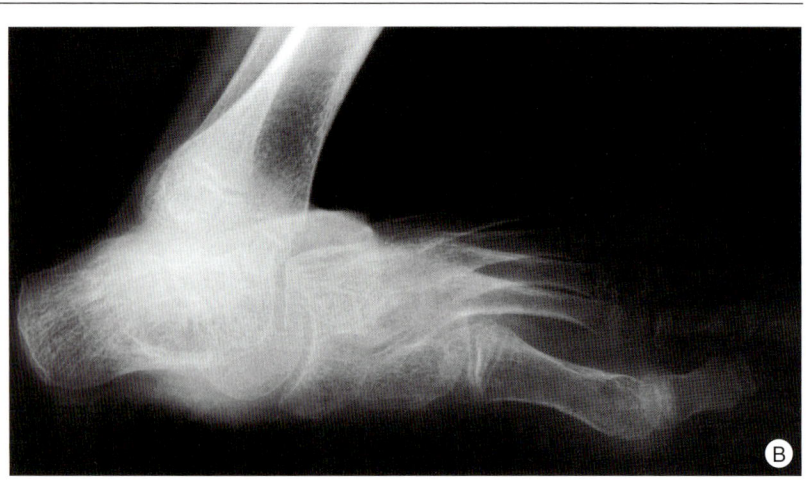

Abb. 4
A. Schematische Zeichnung der Grice-Technik.
B, C. Prä- und postoperative Röntgenbilder des Fußes.

transplantates (oder von zwei parallelen Transplantaten) in den Kanal zwischen Talus und Kalkaneus. Die Transplantate müssen parallel zur Tibiaachse liegen (Abb. 4B, C). Einige Autoren (6) verwenden kein Kortikalistransplantat, sondern Spongiosa und eine Schraubenfixation. Ein Unterschenkelgips wird über drei Monate getragen. Bei weniger stark deformierten Fällen bei jungen Patienten mit reponierbarer Planovalgus-Deformität empfiehlt sich eine Kombination der Grice-Operation mit der Joung-Operation (Suspension des Os naviculare durch einen M.-tibialis-anterior-Transfer) (10).

Bei einer rigiden Deformität des Fußes kurz vor der Skelettreife ist die einzige Operationstechnik, die eine Valgus- oder Varusdeformität sicher beseitigen kann, eine Dreifach-Arthrodese (Abb. 5). Sie besteht aus der Fusion des Talonavikular-, Kalkaneokuboidal- und Talokalkanealgelenks, nachdem zuvor entsprechend der Deformität (Varus, Valgus, Equinus) eine Keilosteotomie durchgeführt wurde. Die Stellung des Fußes wird mit Knochenklammern oder Kirschner-Drähten über sechs Wochen gesichert und ein Unterschenkelgips für drei Monate getragen (4, 11).

Hallux valgus

Diese Deformität findet sich sehr häufig bei einer CP, schon in jungem Alter. Sie wird durch eine ausgeprägte Valgusdeformität des Fußes verursacht. Ein anderer Grund für einen Hallux valgus bei einer CP ist die Spastik der Adduktorenmuskulatur. Alle operativen Eingriffe am Hallux valgus sollten erst nach Korrektur der Valgusdeformität des Fußes erfolgen. Bei einem Metatarsus varus ist eine Osteotomie an dessen Basis mit einer Ablösung des spastischen Adduktoren zu empfehlen. Um ein Rezidiv des Hallux valgus zu vermeiden, erfolgt eine Arthrodese des ersten Metatarsophalangealgelenkes, die mit einer Schraube oder einem Kirschner-Draht fixiert wird (4).

Hammerzehen

Bei einer Flexionskontraktur der Beugesehnen (Hammerzehen) empfiehlt sich eine Durchtrennung dieser Sehnen über eine kurze plantare oder dorsale Inzision.

Abb. 5
Dreifach-Arthrodese.

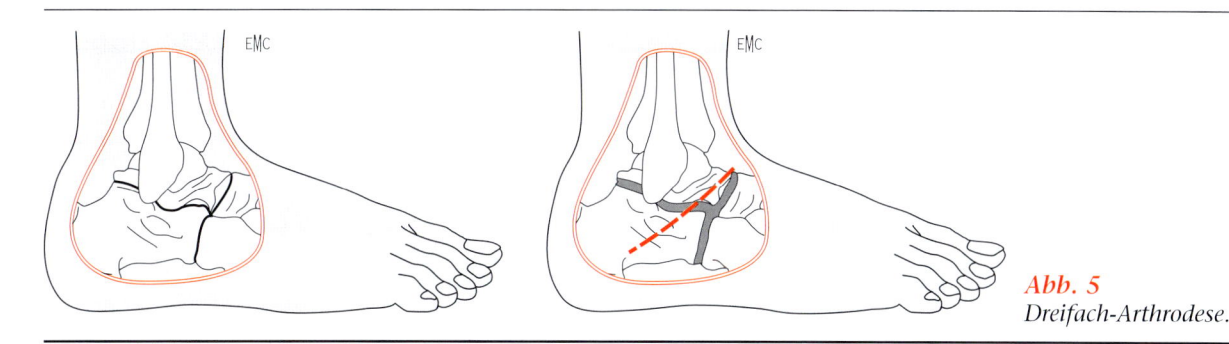

Literatur

[1] Alman BA, Craig CL, Zimbler S. Subtalar arthrodesis for stabilization of valgus hindfoot in patients with cerebral palsy. *J Pediatr Orthop* 1993 ; 13 : 634–641

[2] Barnes MJ, Herring JA. Combined split anterior tibial tendon transfer and lengthening of the posterior tibial tendon. Results in patients who have a varus deformity of the foot due to spastic cerebral palsy. *J Bone Joint Surg Am* 1991 ; 73 : 734–738

[3] Blasier RD, White R. Duration of immobilization after percutaneous sliding heel-cord lengthening. *J Pediatr Orthop* 1998 ; 18 : 299–303

[4] Canale ST, Beaty JH. Operative pediatric orthopaedics. St Louis : CV Mosby, 1991 : 1–1159

[5] Dutkowsky JP. Cerebral palsy. In : Campbellus operative orthopaedics. St Louis : CV Mosby, 1998 ; vol IV : 3896–3956

[6] Fulford GE. Surgical management of ankle and foot deformities in cerebral palsy. *Clin Orthop* 1990 ; 253 : 56–61

[7] Mallon WJ, Nunley JA. The Grice procedure. Extra-articular arthrodesis. *OrthopClin North Am* 1989 ; 20 : 649–654

[8] Reimers J. Static and dynamic problems in spastic cerebral palsy. *J Bone Joint Surg* 1973 ; 55 : 822–827

[9] Scott SM, Janes PC, Stevens PM. Grice subtalar arthrodesis followed to skeletal maturity. *J Pediatr Orthop* 1988 ; 8 : 176–183

[10] Smetana V, Schejbalová A. Combination of Young's and Grice's operation in surgical treatment of children with CP. *Acta Chir Traum Cech* 1994 ; 61 : 86–89

[11] Tenuta J, Shelton YA, Miller F. Long-term follow-up of triple arthrodesis in patients with cerebral palsy. *J Pediatr Orthop* 1993 ; 13 : 713–716

[12] Vogt JC. Split anterior tibial transfer for spastic equinovarus foot deformity. Retrospective study of 73 operated feet. *J Foot Ankle Surg* 1998 ; 37 : 2–7

[13] Yngve DA, Chambers C. Vulpius and Z lengthening. *J Pediatr Orthop* 1996 ; 16 : 759–764

ary}

Fußdeformitäten bei Myelomeningozele 37

L.S. Dias

Abstract

Bei einer Myelomeningozele sind Fußdeformitäten häufig. Sie können angeboren sein wie ein Klumpfuß oder vertikaler Talus oder sich sekundär durch eine Muskelimbalance entwickeln, wie Kalkaneus- oder Kavusdeformitäten. Das Endziel der Behandlung ist ein plantigrader beweglicher und weicher Fuß, der mit Schienen versorgt werden kann. Operative Eingriffe mit Sehnenexzisionen und Kapsulektomien sind zuverlässige Therapiemaßnahmen. Eine Sehnenverlagerung ist selten indiziert. Knöcherne Deformitäten werden durch Osteotomien korrigiert. Wenn möglich sollte eine subtalare oder Dreifach-Arthrodese vermieden werden. Ein weicher Fuß ist besser als ein rigider Fuß. Eine frühzeitige Behandlung mit Beseitigung der deformierenden Kräfte ist unbedingt erforderlich, um fixierte knöcherne Deformitäten und sehr ausgedehnte operative Eingriffe zu vermeiden.

Schlüsselworte

Fuß, Fußdeformität, Myelomeningozele, Klumpfuß, vertikaler Talus, Cavusdeformität, Cavovarusdeformität

Einleitung

Etwa 80–90% der Kinder mit einer Myelomeningozele haben Fußdeformitäten (19, 27) als Folge der Muskelimbalance. Diese Deformitäten bestehen entweder schon bei Geburt wie ein Pes equinovarus oder ein vertikaler Talus oder sie entwickeln sich allmählich, wie als klassisches Beispiel die Valgusdeformität. Nur Patienten, deren Schaden in einer sehr tiefen Sakralhöhe liegt und keine Muskelimbalance bewirkt, haben keine Fußdeformität. Aber auch diese Kinder können eine gewisse intrinsische Muskellähmung haben und im Lauf der Zeit einen Hohlfuß entwickeln (5, 14, 23). Da die Mehrzahl der Kinder mit einer Spina bifida Schienen braucht, ist ein plantigrader weicher Fuß, der mit Schienen versorgt werden kann, das Endziel der Behandlung. Zur Korrektur der Fußdeformitäten sind häufig operative Eingriffe erforderlich (17). Es sind 2 Richtlinien zu befolgen:
- Eingriffe zur Muskelbilanzierung, bei denen motorische Einheiten entfernt werden, sind zuverlässiger als Sehnenverlagerungen oder Sehnenverlängerungen. Wir glauben, dass Sehnenentfernungen besser sind als Sehnenverlängerungen.
- Eine Arthrodese (1, 11, 12, 13, 22, 25) sollte, wenn immer möglich, vermieden werden. Eine Korrektur knöcherner Deformitäten kann durch eine entsprechende Osteotomie erreicht werden, bei der die Gelenkbeweglichkeit erhalten bleibt.

Ein beweglicher instabiler Fuß ist leichter mit einer Schiene zu versorgen als ein rigider Fuß. Studien haben gezeigt, dass degenerative Veränderungen im Sprunggelenk und trophische Störungen an der Tibiaepiphyse nach einer subtalaren Fusion häufig auftreten. Burke et al. (3) berichteten, dass Druckstellen und Ulzerationen häufiger nach einer Dreifach-Arthrodese gesehen werden als nach Weichteileingriffen und Osteotomien. Wenn eine Muskelimbalance besteht, nehmen diese Deformitäten schrittweise zu. Wenn sie nicht frühzeitig behandelt werden, kommt es zu knöchernen Deformitäten, die für eine vollständige Korrektur ausgedehnte Osteotomien erfordern. Auch eine geringe Muskelimbalance kann im Lauf der Zeit zu ausgeprägteren Deformitäten führen. Die Diagnose solcher Muskelimbalancen durch exakte manuelle Testserien der Muskulatur und ein frühzeitiges Eingreifen kann der Entwicklung fixierter knöcherner Deformitäten vorbeugen.

Nach einem chirurgischen Eingriff und der Entfernung des Gipses ist es ebenso wichtig, durch gut angepasste AFO-Schienen (Ancle-Foot-Orthese) die Korrektur zu erhalten und Rezidiven vorzubeugen.

Equinovarus-Deformität

Etwa 30% der Kinder mit einer Myelomeningozele haben bei Geburt einen Klumpfuß. Es besteht ein deutlicher Unterschied zwischen einem idiopathischen Klumpfuß und der Equinovarus-Deformität bei Kindern mit einer Spina bifida, der an die Deformierung erinnert, die man bei einer Arthrogryposis mulitplex congenital sieht. Bei einer Spina bifida ist der Klumpfuß durch eine erhebliche Rigidität charakterisiert. Häufig findet sich auch eine Fehlstellung in Supination durch einen aktiven M. tibialis anterior ohne Antagonisten. Immer findet sich eine Rotationsfehlstellung des Kalkaneus und Talus und eine kalkaneokuboidale und talonavikulare Subluxation. Eine Hohlfußkomponente kann hinzu kommen. Menelaus (20) hat darauf hingewiesen, dass bei vielen Patienten bei der Equinovarus-Deformität auch eine erhebliche Innenrotation der Tibia besteht.

Mit konservativen Maßnahmen lässt sich selten, wenn überhaupt, eine Korrektur erreichen. Am ehesten verbessern Seriengipse die Deformität etwas. In der großen Mehrzahl der Fälle ist aber sicher ein operatives Vorgehen angezeigt. Zu Beginn sollten Gipsverbände in Serie angewendet werden, um eine partielle Korrektur des Fußes, vor allem der Vorfußdeformität, zu erzielen. Dies ist auch nützlich, um Weichteile und Haut zu dehnen, was bei der Operation einen besseren Verschluss der Inzision erlaubt. Unsere Erfahrung belegt, dass die operative Behandlung eines Klumpfußes um den 10. bis 12. Lebensmonat erfolgen sollte.

Die chirurgische Behandlung besteht in einem, wie wir sagen „radikalen posteromedialen-lateralen Release". Wir bevorzugen die Cincinatti-Inzision mit breiter Freilegung der anatomischen Strukturen medial, dorsal und lateral (4). Es handelt sich um einen sehr technischen Eingriff, der nur von Operateuren durchgeführt werden sollte, die in der orthopädischen Chirurgie des kindlichen Fußes Erfahrung haben. Bei dem Eingriff werden die Sehnen mehr exzidiert als verlängert. Um die Supinationsfehlstellung zu korrigieren und ihrem Rezidiv vorzubeugen, sollte immer eine Tenotomie der M.-tibialis-anterior-Sehne mit anschließender Exzision erfolgen. Wir führen ein vollständiges Release des Subtalargelenks einschl. des Lig. interosseum durch. Nach der Wiederausrichtung von Talus, Os naviculare, Kalkaneus und Os cuboideum wird die Reposition mit einem Kirschner-Draht durch das Talonavikular- und Talokalkaneargelenk gesichert. Notfalls kann ein dritter Kirschner-Draht für das Kalkaneokuboidalgelenk eingebracht werden. Sehr wichtig ist die Korrektur der Rotationsfehlstellung von Talus und Kalkaneus. Postoperativ wird eine Oberschenkelschiene bei leichter Spitzfußstellung des Fußes angelegt, um in den ersten 2 Wochen jede Spannung von der Naht zu nehmen. Danach wird nochmals ein Oberschenkelgips mit dem Fuß in korrekter Stellung für 6 Wochen angelegt. Bei der Entfernung dieses Gipses werden auch die Kirschner-Drähte entfernt und nun eine AFO-Schiene für nachts über einen nicht festgelegten Zeitraum und einen AFO-Korsett während des Tages angepasst.

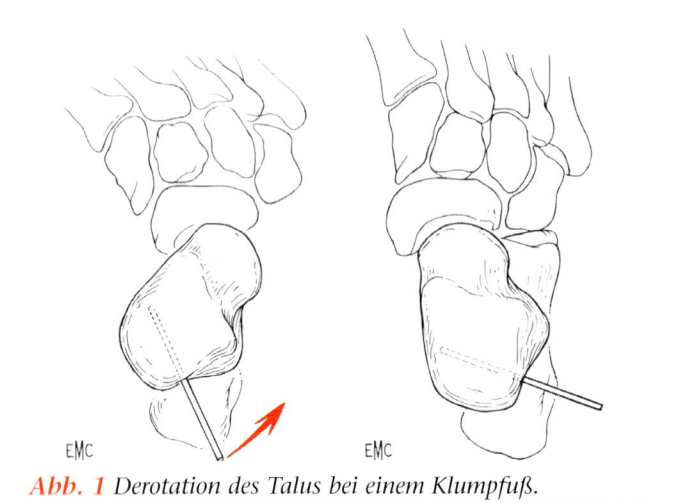

Abb. 1 Derotation des Talus bei einem Klumpfuß.

Operationstechnik

Über den Cincinatti-Zugang wird ein posteromediales-laterales Release durchgeführt (4). Ein Stück der Sehnen unter Einschluss der M.-tibialis-anterior-Sehne wird exzidiert – nicht verlängert. Es erfolgt ein vollständiges Release des Subtalargelenks einschließlich des Lig. interosseum. Dann folgt ein Release zirkulär um das Kalkaneokuboidalgelenk. In manchen Fällen ist zusätzlich ein plantares Release durch eine isolierte plantare Inzision erforderlich. Ein temporärer Kirschner-Draht wird in die posterolaterale Fläche des Talus eingesetzt, um den Talus in der Sprunggelenkgabel nach medial zu rotieren. Die Talusrotation wird durch diesen Kirschner-Draht gesichert und danach das Os naviculare vor den Taluskopf reponiert (Abb. 1). Diese Reposition wird dann durch einen zweiten Kirschner-Draht gehalten. Er wird durch den Taluskörper gebohrt, fasst das Os naviculare vor dem Talus und tritt ventral aus dem Fuß aus. Dann wird der temporär eingesetzte Kirschner-Draht aus dem Talus entfernt. Der Kalkaneus wird unter den Talus in seine Normalstellung reponiert und ein zweiter Kirschner-Draht durch das Talokalkaneargelenk eingesetzt, um die korrekte Stellung zu halten.

Wir haben 63 Füße, bei denen ein radikales posteromediales-laterales Release über den Cincinatti-Zugang durchgeführt worden war, kontrolliert (4). Das Durchschnittsalter zum Zeitpunkt des Eingriffs betrug 14 Monate, die durchschnittliche Beobachtungszeit 6 Jahre. Bei einer klinischen Beurteilung nach gut, mäßig und schlecht zeigten 63% der Füße der gesamten Serie ein gutes Ergebnis, 14% ein mäßiges und 23% ein schlechtes. Bei 42 Füßen, bei denen die Technik der Derotation des Talus über einen Kirschner-Draht nicht erfolgte, sahen wir 30% schlechte Ergebnisse. Im Gegensatz dazu hatten von 21 Füßen, bei denen die Derotation des Talus mit dieser „Joy-stick"-Technik durchgeführt worden war, nur 10% ein schlechtes Ergebnis. Wir sind wirklich der Ansicht, dass die Korrektur der Rotationsfehlstellung von Talus und Kalkaneus für ein gutes Ergebnis unumgänglich ist. Wir fanden auch, dass die Endergebnisse der Behandlung des Klumpfußes bei Schäden auf tiefen Lumbal- und Sakralhöhen besser waren. Bei diesen beiden Gruppen zeigten nur 11% ein schlechtes Ergebnis, das eine vollständige Revision des posteromedialen-lateralen Release oder eine Talektomie erforderlich machte. Andererseits hatten wir bei Kindern mit thorakalen oder hohen lumbalen Läsionen 50% schlechte Ergebnisse. Die Erklärung für diesen Unterschied liegt darin, dass bei den niederen Höhen die Kinder früher belasten und daher häufiger stehen und gehen, was zum Erhalt einer guten Fußstellung beiträgt. Bei Kindern mit einer höher gelegenen Myelomeningozele, die nur eingeschränkt gehen und stehen können und die meiste Zeit im Rollstuhl sitzen, findet sich trotz der Anlage von AFO-Schienen häufiger ein Rezidiv der Deformität. Ohne Zweifel ist die Häufigkeit schlechter und mäßiger Ergebnisse bei einem Spina-bifida-Klumpfuß höher als bei den operativen Ergebnissen bei einem idiopathischen Klumpfuß. Bei einem Spina-bifida-Klumpfuß bestehen knöcherne Deformitäten, gestörte Muskelfunktionen, schlechte Gelenkflächen und fibröse Gewebe. Da diese Patienten keine aktiven Dorsalflektoren und Evertoren der Füße besitzen, sind nach Gipsentfernung Unterschenkelschienen (AFO) mit frühem Belasten und Gehen wichtige Faktoren der Nachbehandlung. Wir empfehlen dringend, dass nach Gipsentfernung jedes Spina-bifida-Kind ein Steh-Gestell für mindestens 3 Stunden am Tag gebrauchen sollte.

Auch ein zweiter Typ einer erworbenen Equinovarus-Deformität kann bei einer Spina bifida gefunden werden. Dieser entwickelt sich üblicherweise nach Ligatur des Rückenmarks. Wenn der Fuß relativ weich ist, führt eine einfache Sehnenexzision zur Korrektur. Wenn der Fuß jedoch rigider ist, ist ein ähnliches radikales, posteromediales-laterales Release indiziert.

Die häufigste verbleibende Deformität nach einer operativen Behandlung eines Klumpfußes bei einer Spina bifida ist die Adduktion des Vorfußes, häufig Folge einer Wachstumsimbalance zwischen der lateralen und medialen Säule. Wenn der Fuß mit einem Brace versorgt werden kann, muss kein weiterer Eingriff erfolgen. Wenn die Adduktionsdeformität aber die Anlage eines Brace verhindert, lässt sie sich durch eine subtraktive Keilosteotomie des Os cuboideum mit einer additiven Keilosteotomie des medialen Kuneiforme operativ korrigieren. Dieser Eingriff wird weiter unten dargestellt. Wenn nach einer operativen Behandlung ein Rezidiv der Deformität eintritt, kann wegen der ausgedehnten Narbenbildung nach solchen Eingriffen ein zweites posteromediales-laterales Release recht schwierig sein. Wir glauben, dass eine Talektomie das beste Vorgehen ist, um bei solchen Patienten einen plantigraden Fuß zu schaffen (20, 26, 28, 31). Unsere Erfahrungen mit einer Talektomie bei Spina bifida waren sehr positiv. 1987 publizierten Stern und Dias (7) ihre Erfahrungen bei 28 Füßen mit einer ausgeprägten Equinovarus-Deformität, die mit einer Talektomie behandelt worden waren. Bei 14 Patienten (23 Füße) bestand die primäre Diagnose einer Myelomeningozele. Vier Patienten (5 Füße) litten an einer Arthrogrypose. Die primäre Indikation für den Eingriff war ein ausgeprägter rigider Equinovarus-Fuß, der nicht mit Schienen zu behandeln war und bei dem zuvor ein radikales posteromediales Release nicht zum Erfolg geführt hatte.

Talektomie

Operationstechnik

Die Exzision des Talus erfolgt durch eine schräge anterolaterale Inzision. Im Allgemeinen kann der Talus in einem Stück entfernt werden. Die Freipräparation kann aber in den Talonavikular-, Talokalkanear- und Tibiotalergelenken sehr schwierig sein, da diese Gelenke durch Narbengewebe weitgehend obliteriert sind. Es ist wichtig, keine Talusfragmente zurückzulassen, da sie ein Rezidiv der Deformität verursachen können. Daher sollten vor Wundverschluss Röntgenaufnahmen angefertigt werden, um ggf. alle kleinen, zurück gelassenen Knochenteile zu erkennen.

Unter der Kenntnis, dass eine verbleibende Adduktionsdeformierung des Vorfußes nach einer Talektomie häufig ist und der Talus einen Teil der medialen Fußsäule darstellt, haben wir in den letzten Jahren diesen Eingriff mit einer subtraktiven Keilosteotomie des Os cuboideum kombiniert und hierdurch die mediale und laterale Säule balanciert. Hierdurch konnten wir eine spätere Mittelfußosteotomie oder Verkürzung der lateralen Säule umgehen (18).

Am Ende des Eingriffs wird der Kalkaneus nach dorsal gebracht und dort durch einen Kirschner-Draht gehalten, der durch den Kalkaneus und die Knöchelgabel verläuft. Postoperativ wird mit dem Fuß in korrigierter Stellung ein Unterschenkelgips angelegt und über 6 Wochen belassen. Dann wird der Kirschner-Draht entfernt und nachts eine gut modellierte Unterschenkelschiene getragen.

In unserer Serie betrug die durchschnittliche Beobachtungszeit 4 Jahre. Unsere Endergebnisse wurden mit 2 Methoden bewertet. Zuerst wurde das klinische Bild beurteilt. Ein plantigrader, mit einer Schiene zu versorgender Fuß wurde als gutes Ergebnis angesehen. Jede restliche Equinus- oder Varusdeformität, deretwegen eine Orthese nicht zu verwenden war, wurde als schlechtes Ergebnis bezeichnet. Unter diesen Kriterien wurden 23 Füße als gut (82,1%) eingestuft. Bei 5 Füßen war das Ergebnis schlecht, an 6 Füßen folgte wegen einer verbliebenen Adduktionsdeformität eine Mittelfußosteotomie, damit der Fuß mit einem Gehapparat versorgt werden konnte. Auch nach mehreren Jahren haben wir nie die Entwicklung eines Charcot-Gelenks gesehen.

Ohne Zweifel wird durch die verbesserte Technik der operativen Korrektur eines Klumpfußes die Indikation für eine Talektomie seltener. In unserer Klinik erreichen wir bei operierten Klumpfüßen bei Patienten mit tiefen lumbalen und sakralen Höhen in 90% ein gutes oder befriedigendes Ergebnis. Schlechte Ergebnisse einer Klumpfußkorrektur finden sich weiterhin bei hohen Myelomeningozelen. Wir sind der Ansicht, dass ein ausgedehntes radikales posteromediales-laterales Release mit Exzision von Sehne und Gelenkkapsel mit gleichzeitiger Korrektur der Rotationsfehlstellung von Talus und Kalkaneus zu einer deutlichen Verbesserung der Endergebnisse der Klumpfußchirurgie bei einer Spina bifida geführt hat.

Spitzfuß

Ein Spitzfuß findet sich häufiger bei Kindern mit hohen lumbalen und thorakalen Läsionen. Meist handelt es sich um eine erworbene Deformität, der durch Brace (AFO) und Schienen (total body splint oder AFO) vorgebeugt werden kann. Wenn sie jedoch eintritt, erfordert dies eine operative Behandlung, um einen plantigraden, mit einem Gehapparat zu versorgenden Fuß zu schaffen. Bei geringer Deformität kann eine einfache Achillessehnenexzision erfolgen. Dies sollte zu einer guten Korrektur des Spitzfußes führen. Die Achillesseh-

ne wird über eine kurze Längsinzision freigelegt und etwa 2 cm von Sehne und Sehnenscheide exzidiert. Es wird ein Unterschenkelgips in Neutralstellung des Fußes angelegt und für 10–14 Tage belassen und dann ein AFO-Korsett und eine Nachtschiene verwendet.
Bei ausgeprägterer Spitzfußstellung, bei der eine Kontraktur des M. tibialis posterior und der talaren und talokalkaneären Gelenke besteht, ist ein radikales dorsales Release erforderlich. Wir verwenden einen kleineren Cincinatti-Zugang, exzidieren alle Sehnen und eröffnen die Gelenkkapsel von Sprung- und Subtalargelenk großzügig. Für eine volle Korrektur ist es sehr wichtig, das Ligamentum calcaneofibulare zu durchtrennen. Gelegentlich setzen wir eine talokalkaneären Kirschner-Draht ein, um den Rückfuß in der richtigen Stellung halten. Der Fuß wird über mindestens 6 Wochen in einem Unterschenkelgips ruhig gestellt mit anschließender AFO-Schiene über Nacht und Brace während des Tages. Wenn die Spitzfußstellung sehr ausgeprägt ist, kann es bei der Cincinatti-Inzision zu Problemen beim Hautverschluss kommen. In diesen Fällen kann eine Längsinzision medial der Achillessehne angelegt werden. Es kann aber trotzdem eine kurze dorsolaterale Inzision für einen ausreichenden Zugang und die Durchtrennung des Lig. fibulocalcaneare notwendig werden.

Vertikaler Talus

Etwa 10% der Kinder mit einer Spina bifida haben bei der Geburt einen vertikalen Talus, der durch die Fehlstellung von Rückfuß und Mittelfuß charakterisiert ist (27). Der Talus steht in einer weitgehend vertikalen Stellung, der Kalkaneus in Equinus und Valgus, das Os naviculare liegt dorsal und lateral des Talus. Gelegentlich ist das Os cuboideum gegenüber dem Kalkaneus nach dorsal subluxiert. Knochen- und Gelenkdeformierungen sind das Ergebnis von Weichteilkontrakturen. Diese verursachen den Umbau von Knochen und Knorpel zur Anpassung an die unnormalen Kräfte (Hypoplasie der mittleren Facette). Der häufigste Typ eines vertikalen Talus ist bei Geburt bereits vorhanden. Es gibt auch einen zweiten, sich erst entwickelnden Typ. Beide können nicht mit konservativen Mitteln korrigiert werden. Zur Vorbereitung auf einen vollständigen posteromedialen-lateralen Release, der erfolgen sollte, wenn das Kind etwa 10–12 Monate alt ist, kann bei einem angeborenen vertikalen Talus eine Manipulation und Gipsserie die Weichteilkontrakturen evtl. teilweise korrigieren.
Der Eingriff entspricht in etwa der Operation bei einem Klumpfuß mit einem ausgedehnten posteromedialen-lateralen Release. Talus, Kalkaneus, Os naviculare und Os cuboideum sollten wieder gegeneinander ausgerichtet sein. Die interne Fixation erfolgt mit Kirschner-Drähten. In den ersten 2 Wochen wird eine Oberschenkelschiene angelegt und danach für 6 Wochen ein Oberschenkelgips.

Operationstechnik

Der Patient liegt in Bauchlage mit einer Blutsperremanschette am Oberschenkel. Die Korrektur erfolgt in einer Sitzung. Die quere Standard-Cincinatti-Inzision reicht vom ersten Metatarsophalangealgelenk auf der Medialseite des Fußes dorsal um den Kalkaneus und dann bis zum Os cuboideum auf der lateralen Fußseite. Der N. suralis wird aufgesucht und geschützt und die Achillessehne Z-förmig verlängert. Der dorsale-tibiale Gefäßnervenstrang wird identifiziert, sorgfältig freipräpariert und mit Gefäßzügeln angeschlungen. Auf der dorsolateralen Seite des Sprunggelenks werden die M.-perononeus-longus- und -brevis-Sehnen und auf der Dorsomedialseite die Sehnen des M. flexor hallucis longus, M. flexor digitorum longus und M. tibialis posterior aufgesucht und nach proximal und distal frei präpariert. Dann wird die dorsale Kapsel des tibiotalaren und subtalaren Gelenks eröffnet. Das Kapselrelease reicht nach medial so weit, dass es das dorsale Drittel des Lig. deltoideum und lateral das Lig. fibulocalcaneare mit einbezieht. Die Mm.-tibialis-posterior- und -anterior-Sehnen werden dann von ihren Insertionen am Os naviculare und dem ersten Kuneiforme abgelöst und mit einer Naht zur späteren Refixierung gefasst. Die medialen Anteile der Kapsel des Talonavikulargelenks werden unter Einschluss des Lig. calcaneonaviculare (Spring) T-förmig eröffnet. Dann werden die dorsalen Anteile der talonavikularen Gelenkkapsel abgelöst und das Subtalargelenk medial im Bereich der vorderen und mittleren Facette ebenso mobilisiert. Das laterale subtalare Release wird durch den lateralen Schenkel der Inzision vervollständigt. Wir empfehlen auch ein Release des Kalkaneokuboidalgelenks.
Danach muss die Reposition durchgeführt werden. Ein Kirschner-Draht wird in den dorsalen Anteil des Talus eingesetzt. Dieser Kirschner-Draht wird als „joy-stick" (Abb. 2) benutzt, um den Talus aus seiner vertikalen Stellung anzuheben. Gleichzeitig wird das Os naviculare und der Vorfuß unter Längszug gesetzt und das Talonavikulargelenk durch Plantarflexion des Os naviculare und des Vorfußes reponiert. Unter Aufrechterhalten dieser Stellung wird ein zweiter Kirschner-Draht mit Gewinde von der Dorsalseite des Talus entlang dessen Längsachse durch den Hals und durch das Talonavikulargelenk gebohrt, der dann am Fußrücken austritt. Dieser Kirschner-Draht wird dann nach vorn gezogen, bis seine dorsale Spitze eben in der Rückfläche des Talus liegt. Als nächstes wird der Kalkaneus aus seiner früheren Equinus- und Eversionsstellung unter den Talus reponiert und ein Kirschner-Draht mit Gewinde von der Plantarseite der Ferse durch den Kalkaneus über das Subtalargelenk bis in den Talus eingesetzt (er darf nicht in das Sprunggelenk eindringen). Nötigenfalls können die Sehnen der langen Zehenstrecker über eine separate Inzision über der Vorderseite des Sprunggelenks und die Peronealsehnen durch den lateralen Schenkel der Cincinatti-Inzision verlängert werden.
Die zu große plantarmediale Kapsel des Talonavikulargelenks und das Spring-Ligament werden in der „Vestover-pants"-Technik vernäht und hierbei das Gelenk in der nun reponierten Stellung gestrafft. Anschließend erfolgt die Refixation der M.-tibialis-posterior-Sehne auf der plantarmedialen Seite und der M.-tibialis-anterior-Sehne auf der dorsomedialen Seite der talonavikularen Kapsulorrhaphie mit nicht-resorbierbaren Nähten. Die Achillessehne wird bei Neutralstellung des

Sprunggelenks in ihrer verlängerten Position genäht und dann Subkutangewebe und Haut verschlossen. Die Kirschner-Drähte werden so gekürzt, dass etwa 1 cm aus der Haut ragt. Abschließend wird eine anmodellierte dorsale Oberschenkelschiene angelegt.
Der Patient wird etwa 10 Tage postoperativ wieder kontrolliert. Dabei wird die Schiene entfernt und ein Unterschenkelgips angelegt. Sechs Wochen postoperativ werden der Gips und die Kirschner-Drähte ambulant entfernt. Der Patient erhält dann eine Sprunggelenks-Fuß-Orthese, die auch nachts im nächsten Jahr oder länger getragen werden muss. Tagsüber wird ein AFO-Brace verwendet.
Kodros und Dias (15) stellten ihre Erfahrungen an 20 Füßen mit einem vertikalen Talus bis Spina bifida vor. Anhand der klinischen Beurteilung wurden 48 Ergebnisse als gut und drei als mäßig eingestuft. Es fanden sich keine schlechten Ergebnisse. Ein Patient entwickelte eine Equinovarus-Deformität nach einer Rückenmarksligatur, die ein posteromediales Release erforderlich machte. Bei einem Patienten kam es zu einer erheblichen Valgusstellung der Ferse, die mit einer Kalkaneusosteotomie behandelt wurde (Koutsogiannis-Technik).

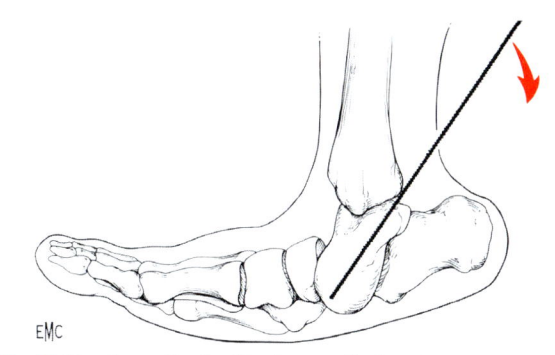

Abb. 2 Kirschner-Draht für den vertikal stehenden Talus.

Kalkaneusdeformität

Eine Kalkaneusdeformität findet sich bei ca. 30% der Kinder mit einer Spina bifida (2, 8, 9, 10, 29, 32). Bei den meisten von ihnen liegt die Läsion auf Höhe L5/S1 mit aktiven Dorsalflektoren und schwachen Plantarflektoren. Die Veränderung kann sich auch bei einem höheren Schadensniveau finden. Dabei besteht eine Spastizität der Dorsalflektoren und Evertoren des Sprunggelenks und eine Lähmung der Plantarflexoren. Am häufigsten handelt es sich um eine Kalkaneovalgusdeformität (6, 16, 30). Sie entsteht durch die Imbalance zwischen den aktiven Muskeln des vorderen Kompartments und den inaktiven Muskeln des dorsalen Kompartments. Die Valgusdeformität wird durch die Muskelimbalance zwischen den Evertoren, die aktiv oder spastisch sein können, und den Invertoren, die gelähmt sind, ausgelöst. Der Valgus kann entweder nur im Subtalargelenk vorliegen oder gleichzeitig eine Valgusdeformität des Sprunggelenkes bestehen. Wenn die Deformität bei Geburt besteht, steht der Fuß wegen der aktiven Dorsalflektoren aktuell in Dorsalflexion. Üblicherweise ist die Deformität nicht rigide, sodass der Fuß mit Schienen in eine Neutralstellung gebracht werden kann. Wenn die Deformität rigide ist, sind Seriengipse angezeigt mit anschließenden AFO-Schienen. Meistens besteht die Kalkaneusdeformität aber nicht bei Geburt, sondern entwickelt sich schrittweise als Folge der anhaltenden Muskelimbalance. Wenn sie unbehandelt bleibt, führt sie zu einer plump-prominenten Ferse, an der sich leicht Druckstellen bilden und die das Anlegen von Schienen und das Tragen von Schuhen sehr schwierig macht. Mit der Kalkaneovalgusdeformität geht häufig eine Außenrotation der Tibia einher. Um knöchernen Deformitäten vorzubeugen, ist eine frühe Korrektur der Muskelimbalance indiziert. Wie bereits gesagt, ist eine Sehnenablösung effektiver als eine Sehnenverpflanzung. Wir glauben, dass ein anterolaterales Release durch einfache Tenotomie aller Dorsalflektoren des Sprunggelenks und eine Tenotomie des Mm. peroneus brevis und longus zu einem weichen, plantigraden Fuß führt, der mit einem Brace versorgt werden kann.

1992 berichteten wir über unsere Erfahrungen mit dem anterolateralen Release zur Korrektur des Kalkaneusdeformität bei Spina-bifida-Patienten (24). Wir analysierten die Ergebnisse an 57 Füßen. Alle Patienten wurden unter klinischen Gesichtspunkten mit Betonung des klinischen Aussehens des Fußes, Problemen beim Tragen von Schienen oder Schuhen und dem Vorliegen von Druckstellen beurteilt. Von diesen Patienten zeigten 81,5% ein gutes Ergebnis mit einem weichen, plantigraden Fuß, der mit einem Brace versorgt werden konnte und keinen Druckstellen. Bei 18% kam es entweder zu einem Rezidiv der Deformität, das ein zweites Release erforderlich machte oder zur Entwicklung eines Spitzfußes, der ein Release der Achillessehne erforderte. Von den 15 Füßen, bei denen wegen eines schlechten Ergebnisses ein zweiter Eingriff notwendig wurde, zeigten 13 bei späteren Kontrollen ein gutes Ergebnis. Wir glauben, dass das anterolaterale Release ein einfacherer Eingriff ist, als die Verpflanzung der M.-tibialis-anterior-Sehne auf den Kalkaneus (2). Das anteriore oder anterolaterale Release kann ambulant erfolgen, erfordert nur eine kurze Ruhigstellung im Gips (2 Wochen) und kann bereits im Alter von 18 Monaten durchgeführt werden.

Bei älteren Kindern, bei denen eine signifikante knöcherne Deformität des vertikal stehenden Kalkaneus vorliegt, richtet sich die chirurgische Korrektur auf die Deformität des Kalkaneus. Die von Mitchell beschriebene Technik, eine subtraktive Keilosteotomie des Kalkaneus, zusammen mit einem plantaren Release, kann die Ausrichtung von Kalkaneus und Rückfuß verbessern und so eine bessere Brace-Versorgung ermöglichen und die Entwicklung von Druckstellen im Bereich der Ferse verhindern. Es ist wichtig gleichzeitig eine Ablösung aller Extensorensehnen durchzuführen und die Mm. peroneus brevis und longus abzulösen und zu resezieren, wenn sie aktiv oder spastisch sind. Zusammengefasst bedeutet dies, dass es bei einer Kalkaneusdeformität notwendig ist, früh einzugreifen, bevor sich die vertikale Stellung des Kalkaneus vollständig etabliert. Dabei kann durch einen einfaches anterolaterales Release ein gut mit einem Brace zu versorgenden Fuß geschaffen werden, bei dem im späteren Leben keine Probleme mit Druckstellen auftreten.

Das anterolaterale Release

■ *Operationstechnik*

Der Patient liegt in Rückenlage, der Eingriff erfolgt über eine ventrale Quer- oder Längsinzision oberhalb der Sprunggelenkfalte mit Durchtrennung und Exzision von 2 cm der Sehnen des M. tibialis anterior, M. peroneus tertius, M. extensor digitorum communis und M. extensor hallucis longus. Wenn auch, wie häufig, eine Valguskomponente vorliegt, erfolgt ein ähnlicher Eingriff dorsal der Fibula durch eine gerade laterale Inzision direkt oberhalb des Sprunggelenks mit Exzision von 2 cm der Mm.-peroneus-longus- und -brevis-Sehnen.

Postoperativ wird der Fuß über 2 Wochen mit einem Unterschenkelgehgips ruhig gestellt und nach Gipsentfernung eine Sprunggelenks-Fuß-Kunststoffschiene nachts und ein AFO-Brace tagsüber getragen.

Supinationsdeformität

Eine Supinationsdeformität kann mit einer Adduktionsdeformität des Vorfußes einhergehen. Sie entsteht durch die unkontrollierte Aktion des M. tibialis anterior, wenn die Mm. peroneus brevis und longus gelähmt sind. Diese Deformität findet sich am häufigsten bei Kindern mit einer L5- und S1-Läsion. Man sieht sie auch nach operativen Eingriffen am Klumpfuß, bei denen die M.-tibialis-anterior-Sehne nicht exzidiert wurde. Wenn die Muskelimbalance weiter besteht, kann sich eine fixierte Deformität entwickeln. Wenn der Fuß weich ist, ist eine einfache Tenotomie der M.-tibialis-anterior-Sehne angezeigt. Bei bestimmten Patienten, vor allem bei einer sehr tiefen Läsion, die einen kräftigen Gastrocsoleus haben und ohne Orthese gehfähig sind, kann die M.-tibialis-anterior-Sehne auf die Fußwurzel (laterales Os cuneiforme) in Verlängerung des dritten Mittelfußknochens verlagert werden. Bei einer Spina bifida empfehlen wir nicht die Verpflanzung eines Teils der M.-tibialis-anterior-Sehne. Wenn die Deformität fixiert ist, ist es erforderlich, zusätzlich zur Tenotomie oder Verpflanzung der M.-tibialis-anterior-Sehne eine subtraktive Keilosteotomie am medialen Os cuneiforme durchzuführen. Dies ermöglicht eine Plantarflexion des ersten Strahls und eine Wiederausrichtung des Vorfußes. Bei einer ausgeprägteren Supinationsdeformität unter Einschluss des gesamten Vorfußes ist eine ausgedehntere Mittelfußosteotomie erforderlich. Wenn zusätzlich zur Supination des Vorfußes ein vermehrter Valgus des Rückfußes besteht, muss man die Länge der medialen und lateralen Säule bestimmen. Wenn die laterale Säule kurz ist, ist ihre Verlängerung mit der von Evans (8) beschriebenen Technik oder derzeit mit der Mosca-Technik indiziert (Mosca VS. Calcaneal lengthening for valgus deformity of the hind foot. Results in children who had severe symptomatic flatfoot and skewfoot. J Bone Joint Surg 1995; 77: 500–512). Wenn nur ein Rückfußvalgus ohne Verkürzung der lateralen Säule vorliegt, ist eine mediale Gleitosteotomie des Kalkaneus, wie sie Koutsogiannis beschrieben hat, das Vorgehen der Wahl.

Vorfußadduktionsdeformität

Nach einem posteromedialen-lateralen Release ist die häufigste verbleibende Deformität, welche die Schienenversorgung stören kann, die Adduktion des Vorfußes. In unserer Erfahrung sind die meisten dieser Deformitäten Folge einer Wachstumsimbalance zwischen der medialen und lateralen Säule. Gelegentlich geht diese Adduktionsdeformität mit einer ständigen medialen Subluxation des Os naviculare einher (18). Während der letzten 13 Jahre haben wir für residuelle Adduktionsdeformitäten bei einem idiopathischen Klumpfuß, aber auch bei einer Spina bifida, eine Technik verwendet, die wir Doppelosteotomie nennen. Sie besteht im Wesentlichen aus einer subtraktiven Keilosteotomie des Os cuboideum und einer additiven Keilosteotomie des medialen Os cuneiforme. Dadurch kommt es zu einer Balance zwischen der medialen und lateralen Säule. Der Eingriff ist angezeigt, wenn die verbliebene Adduktionsdeformität die Brace-Versorgung stört.

Operationstechnik

Der Patient liegt in Rückenlage. Über der dorsolateralen Seite des Fußes wird direkt über dem Os cuboideum eine 3–5 cm lange Inzision angelegt. Wenn bei dem Patienten früher ein posteromedialer-lateraler Release über einen Cincinatti-Zugang durchgeführt worden war, erfolgt die Inzision in der alten Operationsnarbe, reicht aber etwas weiter nach distal. Das gesamte Os cuboideum wird extraperiostal dargestellt. Vor der lateralen Keilosteotomie ist es wichtig, röntgenologisch die genaue Lage der Osteotomie mit einer Keith-Nadel zu bestimmen. Dann wird mit einer oszillierenden Säge und Meißeln ein lateraler Keil mit einer Basis von etwa 1 cm aus dem Os cuboideum entnommen. Dabei ist besondere Sorgfalt erforderlich, um den Knochen nicht zu brechen. Dann erfolgt eine zweite Inzision durch die alte Narbe auf der Medialseite des Fußes, um das mediale Kuneiforme freizulegen. Dieser Knochen muss sorgfältig identifiziert werden. Hierfür wird eine Keith-Nadel eingebracht und ihre Lage röntgenologisch kontrolliert. Es ist wichtig, die Insertion der M.-tibialis-anterior-Sehne am Os cuneiforme und an der Basis des ersten Mittelfußknochens sicher zur Seite zu halten. Die Osteotomie des medialen Os cuneiforme erfolgt mit einem Meißel parallel zum Gelenk zwischen Os cuneiforme und erstem Mittelfußknochen (Abb. 3). Die Kuboidosteotomie wird dann verschlossen und mit einem K-Draht mit Gewinde fixiert. Die Osteotomie am Os cuneiforme wird mithilfe von 2 Kirschner-Drähten, die als „joy-sticks" benutzt werden, eröffnet und der Span aus dem Os cuboideum eingesetzt. Normalerweise ist es nicht erforderlich, die Osteotomie des medialen Os cuneiforme mit einem Kirschner-Draht zu fixieren. Wenn der M. abductor hallucis brevis kontrakt ist, werden bei diesem Eingriff seine Sehne und Muskelfasern über den medialen Zugang durchtrennt. Wenn eine Hohlfußkomponente besteht, kann eine Ablösung der Plantarfaszie durch eine isolierte Inzision auf der Plantarfläche des Fußes erfolgen. Gelegentlich ist bei einer Spina bifida die M.-tibialis-anterior-Sehne noch inseriert und aktiv. In diesem Fall wird sie an ihrer Insertion durchtrennt. In jeden Zugang wird eine kleine Drainage gelegt, die Wunde verschlossen und ein Unterschenkelliegegips angelegt. Drei Wochen postoperativ wird der Gips gewechselt und der Kirschner-Draht aus dem Os cuboideum entfernt. Dann wird ein Unterschenkelgehgips für weitere 3 Wochen verordnet. Zu diesem Zeitpunkt sollten Röntgenaufnahmen angefertigt werden. Nach Entfernung des Gipses wird eine Nachtschiene, bei der der Vorfuß in Abduktion steht, anmodelliert. Tagsüber wird ein AFO-Brace getragen.

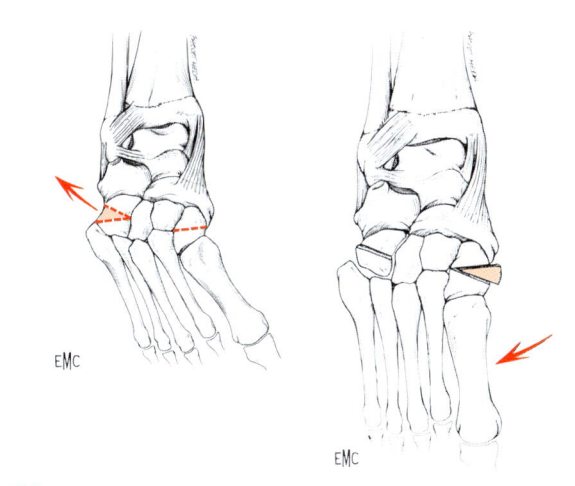

Abb. 3 Doppel-Osteotomie für eine verbliebene Adduktionsdeformität.

Schlussfolgerungen

Das Endziel der Behandlung ist ein weicher, plantigrader Fuß, der mit Schienen versorgt werden kann. Sehnenexzisionen sind besser als Sehnenverlängerungen oder Sehnenverlagerungen. Wenn möglich sollte man jede Arthrodese (subtalar oder dreifach) vermeiden. Angezeigt sind Osteotomien mit Erhalt der Gelenkbeweglichkeit. Wichtig ist die frühe Diagnose einer Muskelimbalance. Sie muss behandelt werden, bevor sich knöcherne Deformitäten entwickeln. Nach einem chirurgischen Eingriff hilft eine Brace-Versorgung tagsüber und Nachtschienen, um ein Rezidiv der Deformität zu verhindern.

Literatur

[1] Aronson DD, Middleton DL. Extraarticular subtalar arthrodesis with cancellous bone graft and internal fixation for children with mylomeningocele. *Dev Med Child Neurol* 1991 ; 33 : 232
[2] Banta JV, Sutherland DH, Wyatt M. Anterior tibial transfer to the os calcis with Achilles tenodesis for calcaneal deformity in myelomeningocele. *J Pediatr Orthop* 1982 ; 2 : 125
[3] Burke SW, Weinse LS, Maynard MJ. Neuropathic foot ulcers in myelody splasia. *Orthop Trans* 1991 ; 15 : 102
[4] Crawford AH, Marxen JL, Osterfield DL. The Cincinnati incision: a comprehensive approach for surgical procedures of the foot and ankle in childhood. *J Bone Joint Surg A*m1982 ; 64 : 1355
[5] Cyphers SM, Feiwell E. Review of Girdlestone-Taylor procedure for clawtoes in myelodysplasia. *Fooot Ankle* 1988 ; 8 : 229
[6] Dias LS, Busch M, Tachdjian MO. Surgical treatment of severe hindfoot valgus by medial displacement osteotomy of the os calcis. *Orthop Trans* 1987 ; 11 : 35
[7] Dias LS, Stern LS. Talectomy in the treatment of resistant talipes equinovarus deformity in myelomeningocele and arthrogryposis. *J Pediatr Orthop* 1987 ; 7 : 39
[8] Evans D. Calcaneovalgus deformity. *J Bone Joint Surg Br* 1975 ; 57 : 270
[9] Filliberti RF. Transfer of the tibialis anterior for calcaneous deformity in ambulant patients with myelomeningocele. *J Bone Joint Surg Am* 1992 ; 74 : 994–1002
[10] Fraser RK, Hoffman EB. Calcaneus deformity in ambulant patients with myelomeningocele. *J Bone Joint Surg Br* 1991 ; 73 : 994
[11] Gallien R, Morin F, Marquis F. Subtalar arthrodesis in children. *J Pediatr Orthop* 1989 ; 9 : 59
[12] Gross PM, Lyne D. The Grice procedures: indications and evaluation of long-term results. *Clin Orthop* 1980 ; 153 : 194
[13] Hayes JT, Gross HB. Surgery for paralytic defects secondary to myelomeningocele and myelodysplasia. *J Bone Joint Surg Am* 1964 ; 46 : 1577
[14] Jones R. Certain operative procedures in the paralysis of children, with special reference to poliomyelitis. *Br Med J* 1911 ; 2 : 1520
[15] Kodros SA, Dias LS. Single-stage surgical correction of congenital vertical talus. *J Pediatr Orthop* 1999 ; 19 : 42
[16] Koman LA, Mooney JF. Management of valgus hindfoot deformiuty in pediatric cerebral palsy patients by medial displacement osteotomy. *J Pediatr Orthop* 1993 ; 13 : 180
[17] Levitt RL, Canale ST, Gartland JJ. Surgical correction of foot deformity in the older patients with myelomeningocele. *Orthop Clin North Am* 1974 ; 5 : 19
[18] Lichtblau S. Medial and lateral release operation for club-foot: preliminary report. *J Bone Joint Surg Am* 1973 ; 55 : 1377
[19] Lindseth RE. Treatment of the lower extremity in children paralyzed by meningocele (birth to 18 months). In : The American Academy of Orthopedic Surgeons: Instructional course lectures, vol 25. St Louis : CV Mosby, 1976
[20] Menelaus MD. Talectomy for equinovarus deformity in arthrogryposis and spina bifida. *J Bone Joint Surg Br* 1971 ; 53 : 468
[21] Neto JC, Dias LS, Gabrieli AP. Congenital talipes equinovarus in spina bifida: treatment and results. *J Pediatr Orthop* 1996 ; 16 : 782–785
[22] Olney BW, Menelaus MB. Triple arthrodesis of the foot in spina bifida patients. *J Bone Joint Surg Br* 1988 ; 70 : 234
[23] Paulos L, Coleman SS, Samuelson KM. Pes cavovarus. *J Bone Joint Surg Am* 1980 ; 62 : 943
[24] Rodriques RC, Dias LS. Calcaneus deformity in spina bifida: results of anterolateral release. *J Pediatr Orthop* 1992 ; 12 : 461
[25] Ross PM, Lyne D. The Grice procedure: indications and evaluation of long-term results. *Clin Orthop* 1980 ; 153 : 195
[26] Segal LS, Mann DC, Feiwell E, Hoffer MM. Equinovarus deformity in arthrogryposis and myelomeningocele: evaluation of primary talectomy. *Foot Ankle* 1989 ; 10 : 12–16
[27] Sharrard WJ, Grosfield I. The management of deformity and paralysis of the foot in myelomeningocele. *J Bone Joint Surg Br* 1968 ; 50 : 456
[28] Sherk HH, Marchinski LJ, Clancy M, Melchonni J. Ground reaction forces on the plantar surface of the foot after talectomy in the myelomeningocele. *J Pediatr Orthop* 1989 ; 9 : 269–275
[29] Stevens PM, Toomey E. Fibular Achilles tenodesis for paralytic ankle valgus. *J Pediatr Orthop* 1988 ; 8 : 169–175
[30] Trieshmann H, Mills M, Hall J et al. Sliding calcaneal osteotomy for treatment of hindfoot deformity. *Orthop Trans* 1980 ; 4 : 305
[31] Trumble T, Banta JV, Raycroft JF, Curtis BH. Talectomy for equinovarus deformity in myelodysplasia. *J Bone Joint Surg Am* 1985 ; 67 : 21–29
[32] Westin GW, Dingeman RD, Gausewitz SH. The results of tenodesis of the tendo Achillis to the fibula for paralytic pes calcaneus. *J Bone Joint Surg Am* 1988 ; 70 : 320–328

Tarsale Koalition

T. Epeldegui
S. Ordóñez

Abstract

Als tarsale Koalition bezeichnet man die Vereinigung von 2 oder mehr Knochen in einem Fuß. Die Koalition kann knöchern, knorpelig oder bindegewebig sein. Die häufigsten Koalitionen sind kalkaneonavikulare und talokalkaneare Verbindungen. Es können jedoch auch viele andere bei unterschiedlichen Syndromen, wie einer fibularen Hypoplasie, einem Apert-Syndrom oder einem Nevergel-Perlman-Syndrom gefunden werden.

Die Symptome beginnen in der Präadoleszenz. Sie bestehen aus Schmerz und Einschränkung der subtalaren Beweglichkeit. Röntgenbilder und CT-Aufnahmen bestätigen die Diagnose. Zunächst wird eine nicht-operative Behandlung gewählt. Sie besteht aus Einlagen zur Abstützung des Fußes oder Gipsverbänden und Entlastung.

Die operative Behandlung ist eine Resektion der Brücke. Ihre Indikation hängt von dem Ausmaß der knöchernen Brücke, dem Vorliegen einer subtalaren Arthrose und der Größe der Valgusfehlstellung des Kalkaneus ab.

Schlüsselworte

Fuß, tarsale Koalition, kalkaneonavikulare Koalition, talokalkaneare Koalition, Resektion der Brücke

Einleitung

Eine tarsale Koalition ist eine angeborene Kondition, die aus der Verbindung von 2 oder mehr Knochen in einem Fuß besteht. Die Koalition kann ossär, fibrös oder kartilaginär sein (9). Die knöcherne Brücke kann das Gelenk vollständig oder partiell überspannen.
Am häufigsten finden sich talokalkaneare und kalkaneonavikulare Koalitionen. Bei talokalkanearen Koalitionen entsteht die Brückenbildung durch ein Ausbleiben oder eine Verzögerung der Differenzierung des mesenchymalen Gewebes in differenziertes Gewebe zwischen Talus und dorsalem Segment des Kalkaneus (12, 17).
Es gibt 3 Typen von Koalitionen: Extraartikulär, intraartikulär und gemischt.
Bei einer tarsalen Koalition handelt es sich üblicherweise um eine isolierte Deformität. Sie findet sich aber auch bei einigen angeborenen Störungen, wie einer fibularen Hemimelie, einem Apert-Syndrom oder Nevergel-Perlman-Syndrom.
Die Inzidenz tarsaler Koalitionen ist schwer zu beurteilen, da sie auch in symptomfreien Füßen vorliegen können. Die Inzidenz wird zwischen 0,4 und 2% geschätzt (7, 13, 19, 21). Es gibt aber Berichte über eine höhere Inzidenz pränataler Synchondrosen bei Föten, als sie in klinischen Studien angegeben wird.

Klinische Befunde

Eine tarsale Koalition löst nicht immer Symptome aus. Sie kann auf Röntgenbildern eine Zufallsdiagnose sein. Sie kann unilateral oder bilateral vorliegen. Wenn sie unilateral besteht, ist die Inzidenz auf beiden Seiten gleich. Etwa 50% aller Koalitionen sind bilateral (9).
Das häufigste Symptom ist vor allem bei einer talokalkanearen Koalition mäßige Beschwerden oder Schmerzen in der Präpubertät, wenn die Brücken sich von Synchondrosen in Synostosen umbilden (1, 21). In einigen Fällen nimmt der Schmerz jedoch zu und führt zu einem ausgeprägten Hinken (16). Die Patienten mit einer kalkaneonavikularen Koalition lokalisieren den Schmerz in den Bereich der Koalition und berichten über eine mäßige Einschränkung der subtalaren Beweglichkeit. Diese Einschränkung führt zu einer Einsteifung und einem Pes planovalgus. Der Schmerz ist Folge von Muskelspasmen. Der Jack-Test zur Entwicklung des plantaren Längsgewölbes ist negativ.
Der Spasmus der Peronealmuskulatur ist Folge der Eversion des Fußes. Harris und Beath (11) wiesen 1947 auf das gemeinsame Vorkommen einer tarsalen Koalition und eines peronealen spastischen Plattfußes hin und beschrieben den peronealen spastischen Plattfuß, der zuvor von Robert Jones definiert worden war.
Ein Drittel der talokalkanearen Koalition zeigt eine erhebliche Einschränkung der Beweglichkeit im Subtalargelenk. Häufig findet sich eine knöcherne Prominenz hinter dem Innenknöchel. Aus diesem Grund wurde sie als Ursache eines Tarsaltunnelsyndroms bei Adoleszenten angesehen (23).

Röntgenbefunde

Auf einer a.p.-Aufnahme des Sprunggelenks (Abb. 1) zeigt sich ein Kugelgelenk. Dies ist eine häufige Begleit-

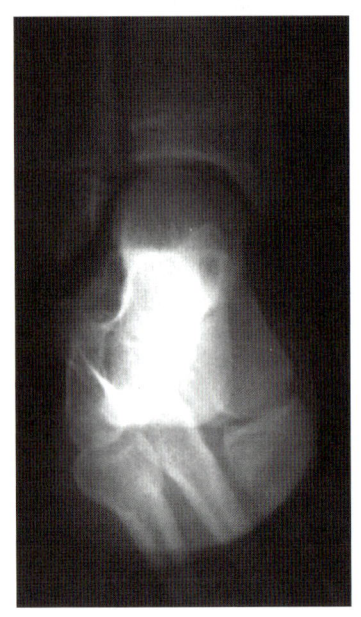

Abb. 1 Röntgenbild des Sprunggelenks – Kugelgelenk-Sprunggelenk bei einem Patienten mit einer Hemimelie der Fibula und einer talokalkanearen Koalition.

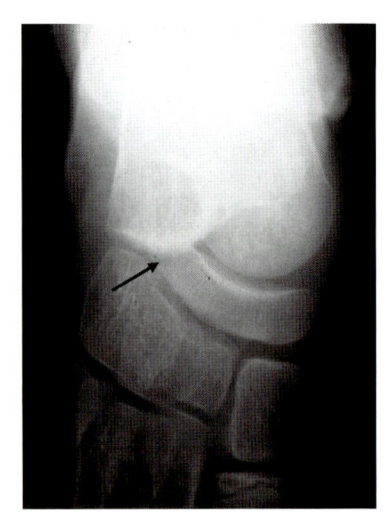

Abb. 3 Röntgenbild in Sloman-Technik. Die Schrägaufnahme zeigt die kalkaneonavikulare Koalition.

erscheinung einer talokalkanearen Koalition und findet sich oft bei einer Hypoplasie der Fibula (2).
Ein a.p.-Bild des Fußes gibt nur Informationen über verschiedene tarsale Koalitionen: Interkuneiform oder kalkaneokuboidal oder talonavikular. Ein laterales Bild gibt Aufschluss über eine talokalkaneare Koalition. Es zeigt sich auch eine Prominenz über dem Rücken des Talus (Talusschnabel) (Abb. 2). Dies ist ein indirekter Hinweis auf eine Bewegungseinschränkung, im talokalkanearen-navikularen Gelenkkomplex und veranlasst eine zusätzliche Schrägaufnahme. Diese Veränderung fand sich bei 70% der Valgus-Plattfüße mit einer tarsalen Koalition (24).
Auf dem seitlichen Bild zeigt sich auch ein sehr langer anteromedialer Fortsatz des Kalkaneus („Ameisenbär"-Zeichen). Dies ist ein indirekter Hinweis auf eine kalkaneonavikulare Koalition (18).

Schrägprojektion des Fußes (Abb. 3)

Slomann schlug diese Röntgenprojektion zur Beurteilung einer knöchernen kalkaneonavikularen Koalition vor (20). Bei bestehender Koalition weist sie diese nach.

Axialaufnahme des Kalkaneus

Diese wurde von Harris und Beath (11) vorgeschlagen, wird aber derzeit nicht häufig verwendet, da sie, obwohl sie eine talokalkaneare Koalition nachweisen kann, für eine gute Darstellung schwierig einzustellen ist.

CT-Bild (Abb. 4)

Ein CT bietet gute Informationen über talokalkaneare Koalitionen und erleichtert die Größenbeurteilung der Brücken (14). Die beste Information erhält man durch

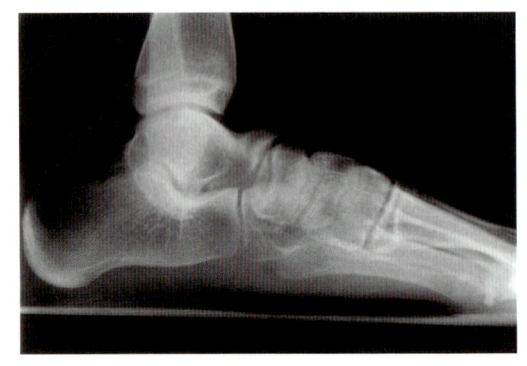

Abb. 2 Seitliches Röntgenbild: bei einer kalkaneonavikularen Koalition findet sich eine Prominenz am Rücken des Talushalses.

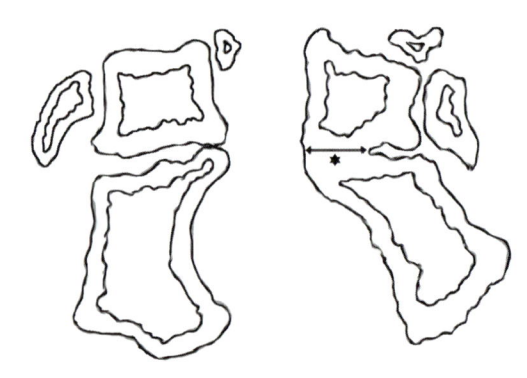

Abb. 4 Zeichnung eines vergleichenden koronaren CTs bei einer talokalkanearen Koalition. Das Ausmaß der Beteiligung des Subtalargelenks muss beurteilt werden.

Tarsale Koalition

ein koronares CT. Diese Projektion erlaubt die Beurteilung der Größe des Kalkaneus-Valgus, indem der Valgus gegenüber dem Talus und dem Tibiotalargelenk bestimmt wird (24).

MRI

Ein MRI ist nur indiziert, wenn Röntgenbilder oder CT die Diagnose nicht bestätigen, aber Symptome bestehen, die den Verdacht auf eine Synchondrose über eine fibröse Brücke lenken.

Behandlung

Die Behandlung beginnt mit konservativen Maßnahmen. Operative Eingriffe sind indiziert, wenn die konservative Behandlung nicht erfolgreich war, bei symptomatischen und erheblichen Veränderungen des Gelenks und wenn eine Arthrose besteht.

Konservative Behandlung

Die primäre konservative Behandlung besteht aus abstützenden Einlagen und einem Supinationskeil am Absatz. Wenn eine peronealer spastischer Plattfuß besteht, wird ein Liegegips erforderlich. Um diesen korrekt anzulegen, wird üblicherweise eine Narkose benötigt. Der Gips wird über einen Zeitraum von vier bis sechs Wochen belassen.
Wenn der Schmerz abgeklungen ist, ist es erforderlich, die Beweglichkeit durch physikalische Therapie wieder zu erreichen, wobei die empfohlene Entlastung beibehalten wird, bis die Flexibilität wieder erreicht ist.

Operative Behandlung

Dies ist bei einem Fehlschlag der konservativen Therapie indiziert. Die operativen Optionen hängen vom Typ der Koalition ab.

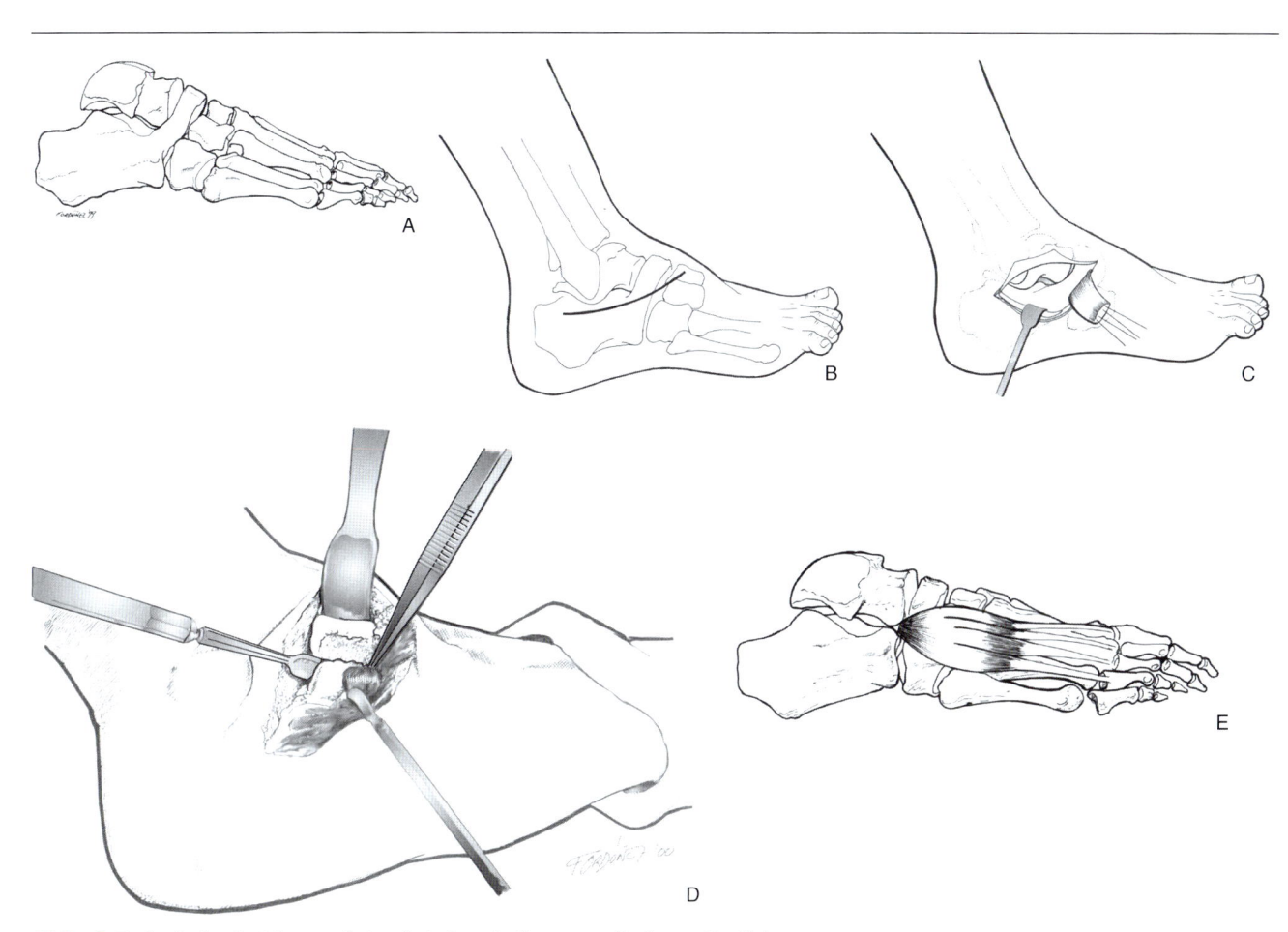

Abb. 5 Technik der Brückenresektion bei einer kalkaneonavikularen Koalition.
A. Die anatomische Zeichnung zeigt die Brücke zwischen Kalkaneus und Os naviculare.
B. Verlauf der Ollier-Inzision.
C. Der M. extensor digitorum brevis ist von seiner proximalen Insertion gelöst und zur Seite gehalten, um die kalkaneonavikulare Brücke freizulegen.
D. Die Brücke wird mit einem Meißel reseziert.
E. Der M. extensor digitorum brevis wird nach Resektion der Brücke in den Hohlraum gezogen und zwischen Kalkaneus und Os naviculare interponiert.

■ *Kalkaneonavikulare Koalition* (Abb. 5A, B, C, D, E)

Eine Resektion der Brücke ist indiziert, wenn die Symptome einsetzen, bevor degenerative Veränderungen eingetreten sind (6). Die Technik wurde von Badgley (1) vorgeschlagen und später von Cowell (5) beschrieben.

■ *Resektion der Brücke – Operationstechnik*

Die Brücke wird über einen Ollier-Zugang dargestellt. Hierbei ist darauf zu achten, den N. suralis nicht zu verletzen. Dann muss der M. extensor digitorum brevis von seiner proximalen Insertion auf der dorsalen Oberfläche des Kalkaneus abgelöst werden. Unter dem Muskel kann die Knochenbrücke zwischen Kalkaneus und Os naviculare dargestellt werden. Mit einem Meißel wird ein rechteckiger knöcherner Block von 1 cm reseziert, wobei man sich vergewissern muss, dass die Brücke vollständig entfernt ist.
Die Nachbargelenke dürfen nicht geschädigt werden. Der Muskel wird mit einer Bunnell-Naht sicher refixiert. Sie wird nach proximal gezogen und dann durch das Loch, das bei der Resektion der Brücke entstanden ist, geführt. Die Naht wird auf der plantarmedialen Seite des Fußes in einem nicht belasteten Gebiet nach außen gezogen. Durch diese Technik wird der Muskel zwischen die beiden knöchernen Segmente interponiert und verhindert so die erneute Bildung einer knöchernen Brücke (10). Danach empfiehlt sich ein Liegegips für drei Wochen mit einem anschließenden Gehgips unter zunehmender Belastung. Nach Entfernung des Gipses empfiehlt sich eine Beübung von Rückfuß und Mittelfuß, um wieder einen weichen Fuß zu erreichen. Dies muss bis zur vollständigen Wiederherstellung beibehalten werden.

■ *Talokalkaneare Koalition*

Bei dem Entschluss zu einer Resektion der Brücke sollten folgende Vorbedingungen beachtet werden: Die Ausdehnung des betroffenen Gelenkgebiets, die Frage einer subtalaren Arthrose und der Valguswinkel des Kalkaneus.
Wenn die Koalition über 50% des gesamten Gelenkgebiets betrifft, ist die Indikation für eine Resektion der Brücke fraglich, da sich kaum Weichteile interponieren lassen und die Rezidivrate hoch ist.
Die Resektion muss ausgedehnt genug sein, um die ganze Brücke zu entfernen. Man muss bedenken, dass die Gelenkoberflächen des Subtalargelenks aus Wachstumsknorpel bestehen. Die Entwicklung eines

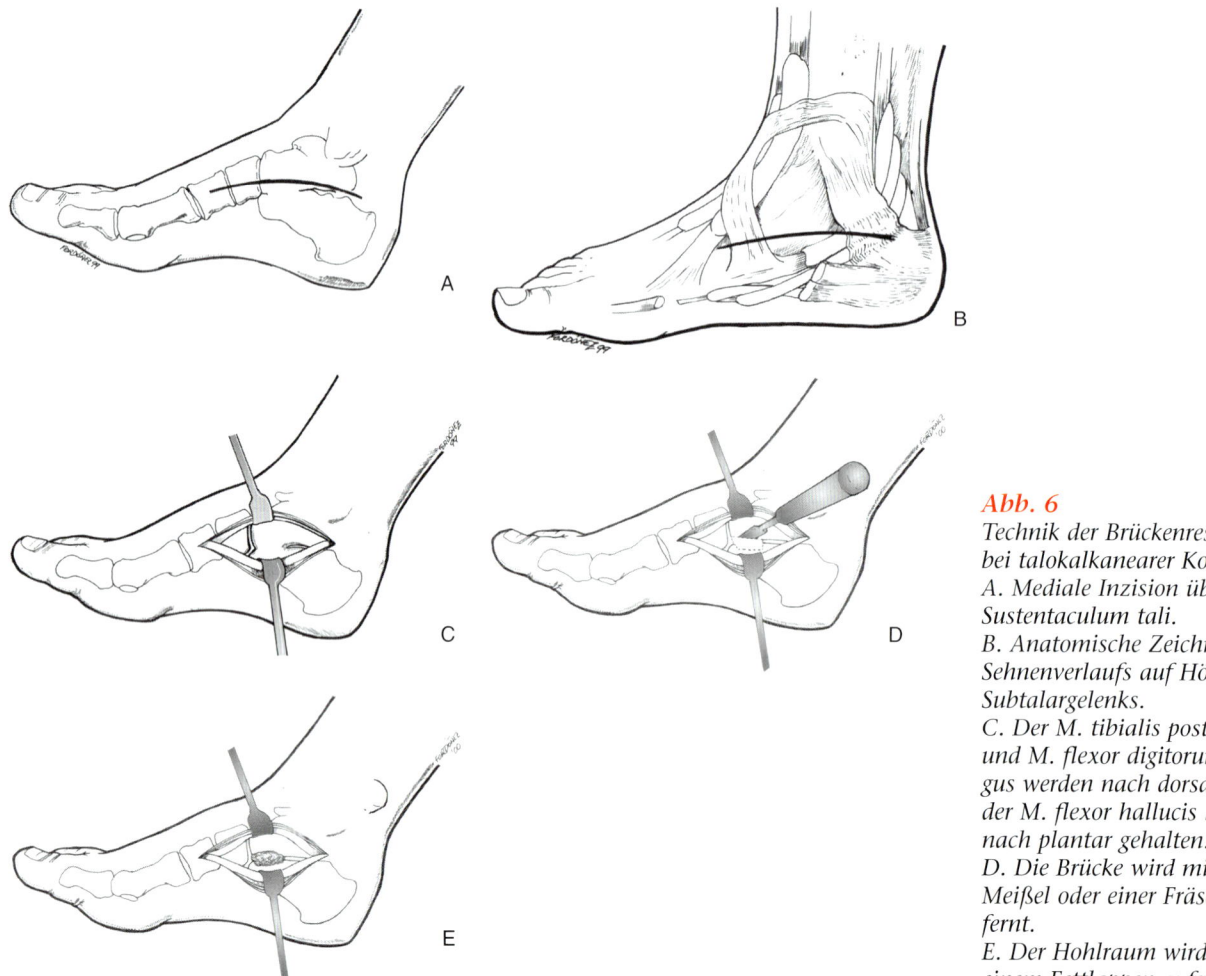

Abb. 6
Technik der Brückenresektion bei talokalkanearer Koalition.
A. Mediale Inzision über dem Sustentaculum tali.
B. Anatomische Zeichnung des Sehnenverlaufs auf Höhe des Subtalargelenks.
C. Der M. tibialis posterior und M. flexor digitorum longus werden nach dorsal und der M. flexor hallucis longus nach plantar gehalten.
D. Die Brücke wird mit einem Meißel oder einer Fräse entfernt.
E. Der Hohlraum wird mit einem Fettlappen aufgefüllt.

Tarsale Koalition

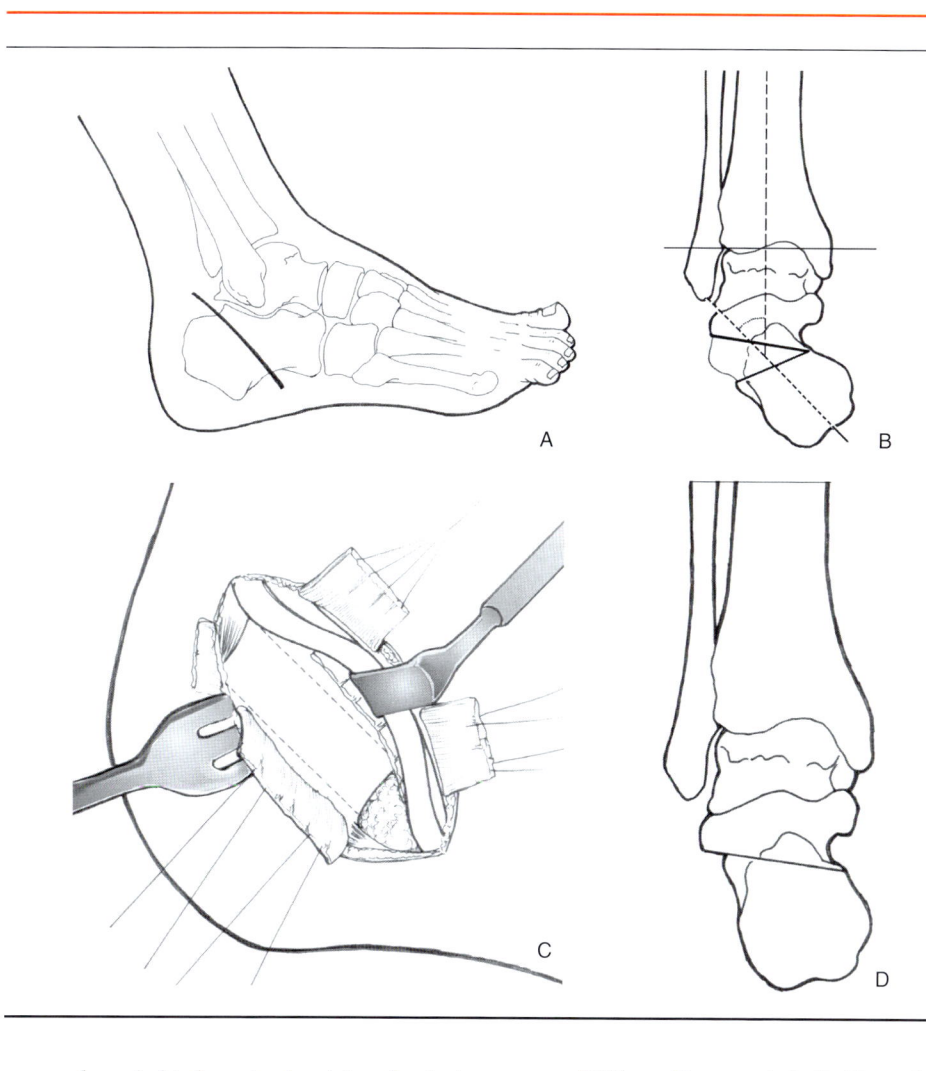

Abb. 7
Technik der Kalkaneus-Osteotomie.
A. Laterale Schräginzision über dem dorsalen Kalkaneus, der N. suralis und die Peronealsehnen müssen geschützt werden.
B. Größenbestimmung des Valgus auf einem koronaren Sprunggelenks-CT zur Berechnung der Osteotomie.
C. Verlauf der Osteotomie zur Resektion eines Keils aus dem Kalkaneus. Das Subtalargelenk wird nicht verletzt.
D. Ergebnis der Osteotomie, die die Valgusfehlstellung des Kalkaneus korrigiert.

normalen Subtalargelenks ist schwierig, wenn 50% oder mehr des Gelenks reseziert wurden.
Wenn sich auf Röntgenbildern eine Arthrose zeigt, kann diese natürlich irreversible Störungen verursachen, die nach Resektion der Knochenbrücke nicht abklingen.
Bezüglich des Valguswinkels des Kalkaneus haben retrospektive Studien der Operationsergebnisse schlechte Resultate gezeigt, wenn die Brückenresektion bei einem Rückfußvalgus von über 18° erfolgte.
Dies heißt zusammengefasst, dass eine Resektion der knöchernen Brücke angezeigt ist, wenn diese weniger als 50% der Gelenkfläche umfasst. Wenn die Ausdehnung über 50% beträgt, sollte die Indikation für eine Dreifach-Arthrodese gestellt werden. Dasselbe gilt, wenn arthrotische Veränderungen nachzuweisen sind. Wenn der Kalkaneus-Valgus über 18° beträgt, ist auch die Indikation für eine Dreifach-Arthrodese gegeben, bei einem Valgus unter 18° kann eine Osteotomie des Kalkaneus angezeigt sein (8, 19, 22, 23, 24).

Resektion der Brücke – Operationstechnik
(Abb. 6A, B, C, D, E)
Durch eine mediale Inzision über dem Sustentaculum tali wird der M. flexor hallucis longus dargestellt und nach plantar gehalten. Der M. tibialis posterior, M. flexor digitorum longus und der Gefäßnervenstrang werden nach dorsal gezogen.

Dann wird die Kapsel des Talokalkanearsgelenks freigelegt und eröffnet, um die knöcherne Brücke auf Höhe der medialen Facette zu erreichen.
Sie wird mit einem Meißel reseziert. Ggf. kann die Resektion mit einem Rongeur oder eine Fräse vervollständigt werden.
Um den Erfolg der Resektion zu klären, kann der Knorpel des Subtalargelenks dargestellt werden.
Beide Osteotomieflächen werden mit Knochenwachs abgedeckt und der Hohlraum mit einem Fettlappen aufgefüllt, der im Allgemeinen aus dem Glutealgebiet entnommen wird. Postoperativ wird über 4 Wochen ein Liegegips angelegt. Danach wird der Gips entfernt und eine Übungsbehandlung über 3 Wochen in die Wege geleitet. Der Patient wird angehalten, Bewegungen des Rückfußes und Mittelfußes ohne Belastung zu üben. Danach ist eine zunehmende Belastung zu empfehlen. Wenn aber Schmerz oder Einsteifung wieder auftreten, muss die Dauer der Entlastung verlängert werden.

Dreifach-Arthrodese
Indikationen für dieses Vorgehen sind Fälle, bei denen mehr als 50% der Gelenkoberfläche einbezogen ist oder wenn degenerative arthrotische Veränderungen bei einer talokalkanearen Koalition bestehen (19, 21, 23, 24). Eine weitere Indikation für eine Dreifach-Arthrodese ist ein Fehlschlag nach vorausgegangener

Brückenresektion sowohl bei talokalkanearen wie kalkaneonavikularen Koalitionen.

Die Technik der Dreifach-Arthrodese ist in anderen Kapiteln sehr ausführlich beschrieben. Sie wird hier nicht wiederholt.

Kalkaneus-Osteotomie (Abb. 7A, B, C, D)

Dies ist in Fällen mit einer degenerativen Arthrose eine Alternative zu einer Dreifach-Arthrodese (3, 4). Es ist zu empfehlen, diesen Eingriff häufiger durchzuführen (8, 24), um eine biomechanische Überlastung zu vermeiden, die zu einer Arthrose führen kann.

Literatur

[1] Badgley CE. Coalition of the calcaneus and the navicular. *Arch Surg* 1927 ; 15 : 75–88

[2] Bettin D, Karbowski A, Schwering L. Congenital ball-and-socket anomaly of the ankle. *J Pediatr Orthop* 1996 ; 16 : 492–496

[3] Cain TJ, Hyman S. Peroneal spastic flatfoot: Its treatment by osteotomy of the os calcis. *J Bone Joint Surg Br* 1978 ; 60 : 527–529

[4] Carroll NC. The pediatric foot. In : Hunst DR, Grumber LC, Kottneiers Meds. Principles of orthopaedic practice. New York : McGraw-Hill, 1998 : 822–823

[5] Cowell HR. Extensor brevis arthroplasty. In: Proceedings of the American Academy of Orthopaedic Surgeons. *J Bone Joint Surg Am* 1970 ; 52 : 820

[6] Cowell HR. Talocalcaneal coalition and new causes of peroneal spastic flatfoot. *Clin Orthop* 1972 ; 85 : 16–22

[7] Daumas L, Morin C, Leonard JC. Les synostoses congénitales du tarse. *Arch Pédiatr* 1996 ; 3 : 900–905

[8] Davidson R. Clinical outcome of tarsal coalition as it relates to valgus deformity. Presented in POSNA annual meeting. Cleveland, May 1998

[9] Drennan JC. Tarsal coalition. *Instr Course Lect* 1996 ; 45 : 323–329

[10] González P, Kumar SJ. Calcaneonavicular coalition treated by resection and interposition of the extensor digitorum brevis muscle. *J Bone Joint Surg Am* 1990 ; 72 : 71–77

[11] Harris RI, Beath T. Etiology of peroneal spastic flat foot. *J Bone Joint Surg Br* 1948 ; 30 : 624–634

[12] Kawashima T, Uhthoff HK. Prenatal development around sustentaculum tali and its relation to talocalcaneal coalitions. *J Pediatr Orthop* 1990 ; 10 : 238–243

[13] Leonard MA. The inheritance of tarsal coalition and its relationship to spastic flatfoot. *J Bone Joint Surg Br* 1974 ; 56 : 520–526

[14] Lima RT, Mishkin F. The bone scan in tarsal coalition: a case report. *Pediatr Radiol* 1996 ; 26 : 754–756

[15] Mosier KM, Asher M. Tarsal coalitions and peroneal spastic flat foot. *J Bone Joint Surg Am* 1984 ; 66 : 976–984

[16] Olney BW. Tarsal coalition. In : Drennan JC ed. The child's foot and ankle. New York : Raven Press, 1992 : 169–181

[17] O'Rahilly R, Gray DJ, Gardner E. Chondrification in the hands and feet of staged human embryos. *Contrib Embryol* 1957 ; 36 : 183–192

[18] Rouvreau PH, Pouliquen JC, Langlais J, Glorion C, Cerqueira Daltro G. Synostoses et coalitions tarsiennes chez l'enfant : étude de 68 cas chez 47 patients. *Rev Chir Orthop* 1994 ; 80 : 252–260

[19] Scranton PE. Treatment of symptomatic talocalcaneal coalition. *J Bone Joint Surg Am* 1987 ; 69 : 533–538

[20] Slomann HC. On coalitio calcaneo-navicularis. *J Orthop Surg* 1921 ; 3 : 586

[21] Stormont DM, Peterson HA. The relative incidence of tarsal coalition. *Clin Orthop* 1983 ; 181 : 28–36

[22] Swiontkowski MF, Scranton PE, Hansen S. Tarsal coalitions: long-term results of surgical treatment. *J Pediatr Orthop* 1983 ; 3 : 287–292

[23] Takakura Y, Sugimoto K, Tanaka Y, Tamai S. Symptomatic talocalcaneal coalition. *Clin Orthop* 1991 ; 269 : 249–256

[24] Wilde PH, Torode IP, Dickens DR, Cole WG. Resection for symptomatic talocalcaneal coalition. *J Bone Joint Surg Br* 1994 ; 76 : 797–801

Hohlfußdeformität

39

N. Wülker

Abstract

Bei einer Hohlfußdeformität handelt es sich um eine unnormal große Höhe des Längsgewölbes des Fußes. Plantare Schwielen sind häufig und finden sich vor allem unter den Metatarsalköpfen. Zur radiologischen Beurteilung sind Röntgenaufnahmen in zwei Ebenen unter Belastung erforderlich. Patienten mit erheblichen Schmerzen, üblicherweise durch eine Metatarsalgie, benötigen eine operative Korrektur ihrer Hohlfußdeformität. Am häufigsten liegt der Apex des Hohlfußes zwischen dem Chopart-Gelenk und den Tarsometatarsalgelenken. Dies wird durch eine dorsale Keilresektionsosteotomie korrigiert. Wenn die metatarsale Fehlstellung nur den ersten Mittelfußknochen betrifft, wird die Korrektur mit einer dorsalen Keilosteotomie des ersten Mittelfußknochens durchgeführt. Seltener ist eine Rückfußfehlstellung für die Hohlfußbildung verantwortlich. Dann ist eine Kalkaneusosteotomie mit einer Verlagerung des dorsalen Tuberositasfragments nach kranial indiziert. Wenn ein ausgeprägter Rückfußvarus besteht, kann eine Dreifach-Arthrodese erforderlich werden. Ein plantares Release allein erfolgt selten, falls erforderlich in Kombination mit Eingriffen am Knochen. Eine Zehenfehlstellung findet sich besonders an der große Zehe. Sie wird mit einer Sehnenverpflanzung korrigiert.

Schlüsselworte

Fuß, Hohlfuß, Kalkaneovarus-Deformität, Kalkaneusosteotomie, Release der Plantarfaszie, tarsale dorsale keilförmige Resektionsosteotomie, Osteotomie des ersten Mittelfußknochens, Klauenzehen

Einleitung

Bei einer Hohlfußdeformität handelt es sich um eine unnormal große Höhe des Längsgewölbes des Fußes. Es handelt sich meistens um eine idiopathische Störung, jedoch können auch undiagnostizierte oder bekannte neurologische Erkrankungen zu einer Hohlfußbildung führen oder zu ihr beitragen (5, 13). Bei einem idiopathischen Hohlfuß treten die Beschwerden häufig im mittleren Lebensalter auf und werden durch örtlichen Druck unter dem Fuß, am häufigsten an den Metatarsalköpfen, ausgelöst (8, 10, 12). Es können auch Schmerzen durch die unnormale Architektur des Fußes vorhanden sein. Die Symptome werden oft durch begleitende Zehendeformitäten verstärkt. Wenn ein ursächliches neurologische Leiden besteht, werden die Patienten üblicherweise während ihrer Kindheit oder Adoleszenz vorgestellt.

Diagnose

Bei der klinischen Untersuchung findet sich die Höhe des Längsgewölbes auf der Medialseite unnormal hoch. Bei einem Erwachsenen beträgt diese Höhe üblicherweise nicht mehr als 3 cm. Der laterale Mittelfuß, der normalerweise fest auf dem Boden ruht, kann bei einem ausgeprägten Hohlfuß ebenfalls angehoben sein. Die Stellung von Rückfuß und Mittelfuß ist in der Axialebene üblicherweise normal, d.h. es besteht keine Eversion oder Inversion und allenfalls eine geringe Vorfußadduktion. Plantare Schwielen sind häufig, vor allem unter den Metatarsalköpfen, selten unter der Ferse. Am Vorfuß sind der erste und fünfte Metatarsalkopf am häufigsten betroffen. Die Verteilung ist aber variabel. Die Schwielen sind häufig extrem schmerzhaft und verunmöglichen die Belastung. Es können drohende oder vollständige Ulzerationen bestehen. Bei der Palpation zeigt sich üblicherweise eine vermehrte Spannung in den langen und kurzen Extensorensehnen aller Zehen. In ausgeprägteren Stadien führt dies zur Krallendeformierung der Zehen mit Hyperextension in den Metatarsophalangealgelenken und Hyperflexion in den Interphalangealgelenken. Mit der Zeit entwickeln sich Zehenkontrakturen und Blasen durch den Druck der Schuhe auf der Streckseite der betreffenden Zehen. Durch die Spannung der Achillessehne ist die Dorsalflexion im Sprunggelenk häufig etwas vermindert, vor allem wenn eine neurologische Grunderkrankung besteht. Die Beweglichkeit des Subtalargelenkes ist üblicherweise normal. Die Beweglichkeit in Rückfuß und Tarsometatarsalgelenken kann normal sein, findet sich aber meist etwas vermindert.

Zur radiologischen Beurteilung sind Röntgenaufnahmen in 2 Ebenen unter Belastung erforderlich (Abb. 1). Normalerweise sind im Seitbild die Achsen von Talus und ersten Mittelfußknochen parallel, bei einem Hohlfuß bilden diese Achsen einen Winkel mit einem oberen Apex, der mit der Schwere der Deformität zunimmt. Die Fehlstellung kann vorwiegend den ersten Mittelfußknochen betreffen, es können aber auch alle Mittelfußknochen nach plantar gerichtet

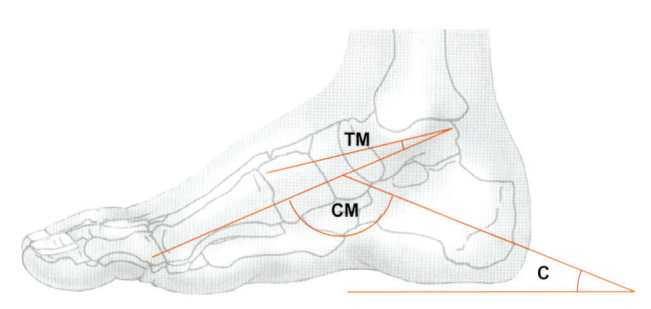

Abb. 1 Vermessung der Hohlfußdeformität auf einem lateralen Röntgenbild unter Belastung: TM = Talometatarsalwinkel (normal 0°), CM = Kalkaneometatarsalwinkel (normal 130°), C = Kalkaneuskippung (normal 20–30°).

sein. Bei einem normalen Fuß beträgt der Winkel zwischen der Achse des Kalkaneus und des ersten Mittelfußknochens etwa 130°. Er ist bei einem Hohlfuß verringert. Die Kalkaneuskippung, das ist der Winkel zwischen der Kalkaneusachse und dem Boden, beträgt physiologischerweise zwischen 20 und 30°. Zusätzliche Deformitäten, vor allem des Sprunggelenks und der Rückfußgelenke, werden auf den Röntgenbildern geklärt. Auf dem seitlichen Bild zeigt sich oft auch die Fehlstellung der Zehen. Dorsoplantare Aufnahmen werden gebraucht, um Fehlstellungen des Fußes in der Axialebene und knöcherne Deformitäten, die im Zusammenhang mit der Ätiologie des Hohlfußes stehen können, auszuschließen.

Entscheidungsfindung

Die Indikation für eine operative Therapie hängt von dem Ausmaß der Beschwerden ab. Einige Patienten haben bei einer ausgeprägten Deformierung nur geringe Beschwerden. Sie können mit einem orthopädischen Schuh und gut angepasstem Fußbett behandelt werden. Andere haben bei einer weniger ausgeprägten Fehlform starke Beschwerden, üblicherweise durch eine Metatarsalgie und benötigen eine operative Korrektur ihres Hohlfußes (3, 6, 7). Operative Eingriffe zur Behandlung einer Metatarsalgie, wie distale Mittelfußosteotomien, sind kontraindiziert, da sie die Elevation des Längsgewölbes nicht korrigieren. Korrektureingriffe am Knochen sollten nach Abschluss des Wachstums erfolgen, sofern keine schwere Deformität durch eine neurologische Erkrankung vorliegt. Ein alleiniges Release der Plantarfaszie (16) ist nicht ratsam und könnte allenfalls bei flexiblen und geringen Deformitäten, vor allem bei Kindern und Adoleszenten, erfolgreich sein. Hierbei kann das Release der Plantarfaszie mit einer Sehnenverlagerung (18) kombiniert werden, d.h. die Verlagerung der Sehnen des M. extensor longus auf den Mittelfuß.

Am häufigsten liegt der Apex des Hohlfußes zwischen dem Chopart-Gelenk und den Tarsometatarsalgelenken, wie es sich auf den lateralen Röntgenbildern unter Belastung zeigt. Dies wird durch eine keilförmige dorsale, tarsale Resektionsosteotomie (9) oder eine ihrer Varianten (1, 2, 11) behandelt. Das Chopart-Gelenk und die Tarsometatarsalgelenke sollten intakt bleiben, die Gelenke dazwischen können aber nicht immer erhalten werden. Ein gewisses Ausmaß einer Vorfußsupination oder -pronation kann durch Rotation in der Osteotomie korrigiert werden. Die Plantarfaszie wird nicht routinemäßig durchtrennt. Sie kann eine Zuggurtung-Stabilisation der Osteotomie unterstützen. Wenn sich die Osteotomie jedoch wegen einer vermehrten Spannung der Plantarfaszie nicht schließen lässt, wird ein Plantarrelease durch einen zusätzlichen medialen Zugang an der Ferse durchgeführt. Falls vorhanden, muss gleichzeitig auch eine vermehrte Spannung der Achillessehne korrigiert werden. Zusätzliche Zehendeformitäten werden entsprechend ihrem Ausmaß angegangen.

Wenn die Mittelfußfehlstellung nur den ersten Mittelfußknochen betrifft, d.h. wenn die Achsen des Talus und der übrigen Mittelfußknochen parallel verlaufen, wird die Deformität durch eine dorsale subtraktive Keilosteotomie des ersten Mittelfußknochens korrigiert (17, 19). Gleichzeitig muss häufig eine Klauenzehenstellung der ersten Zehe behoben werden. Seltener ist eine Fehlstellung des Rückfußes für die Hohlfußbildung verantwortlich. Bei diesen Patienten ist der tarsometatarsale Winkel normal, der kalkaneometatarsale Winkel aber vergrößert. Das bedeutet, dass eine vermehrte Kippung des Kalkaneus die Deformität verursacht. Dann wird eine Osteotomie des Kalkaneus mit Verlagerung des dorsalen Tuberositasfragments nach kranial erforderlich (4, 14). In dieser Situation sind zusätzliche Eingriffe an den Zehen, der Plantarfaszie oder der Achillessehne üblicherweise nicht nötig. Wenn ein deutlicher Rückfußvarus besteht, entspricht die Deformität mehr einem Klumpfuß als einem Hohlfuß. Bei Erwachsenen macht dies üblicherweise eine Dreifach-Arthrodese erforderlich (15) oder, seltener, eine korrigierende Kalkaneusosteotomie.

Allgemeine Kontraindikationen, wie periphere Gefäßerkrankungen oder schwere neurologische Störungen, sind zu beachten.

Operationstechnik

Der Patient liegt, vorzugsweise in Allgemein- oder Spinalanästhesie, auf dem Operationstisch auf dem Rücken mit einem ausreichend großen Keil unter dem gleichseitigen Becken. Ein Sprunggelenkblock allein ist üblicherweise nicht ausreichend. Das Bein wird exsanguiniert und eine Oberschenkelblutsperre angelegt. Es kann ein Antibiotikum in Einmaldosierung gegeben werden.

Keilförmige dorsale, tarsale Resektionsosteotomie

Dies ist der am häufigsten verwendete Eingriff am Knochen, um einen Hohlfuß zu korrigieren. Die 6–8 cm lange Längsinzision reicht von der Ventralseite des Sprunggelenks zwischen den 2. und 3. Strahl nach distal bis zur Mittel der Mittelfußknochen. Das Subkutangewebe wird durchtrennt und hierbei die Hauptäste des

Hohlfußdeformität

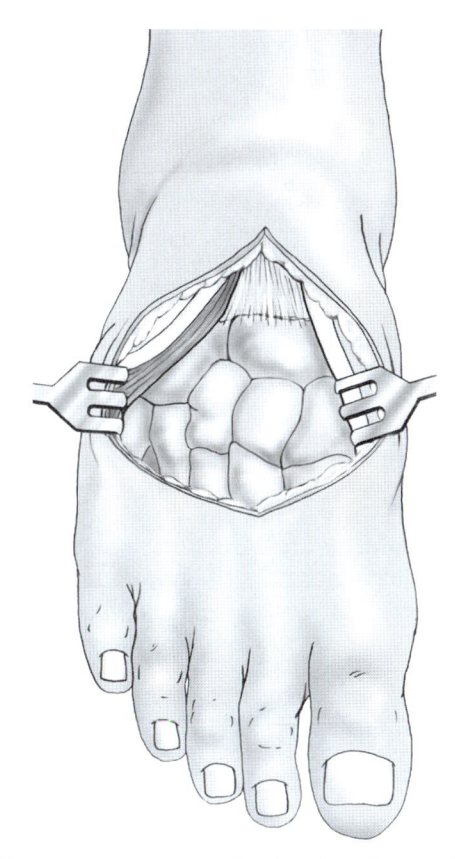

Abb. 2 Operative Freilegung für eine dorsale, tarsale Keilresektionsosteotomie.

N. peroneus superficialis sorgfältig geschont. Der Spalt zwischen den langen Extensorensehnen der 2. und 3. Zehe wird aufgesucht und der M. extensor digitorium brevis subperiostal abgelöst und mit der Sehne des M. peroneus brevis nach lateral gehalten. Die Sehnen des M. extensor hallucis longus, des M. tibialis anterior und die A. dorsalis pedis werden nach medial gezogen (Abb. 2). Um die Tarsalknochen werden Hohmann-Haken eingesetzt und die anatomische Situation sorgfältig geklärt. Vor allem das Chopart-Gelenk und die Tarsometatarsalgelenke müssen identifiziert werden. Die erste Osteotomie erfolgt direkt distal des Chopart-Gelenks und parallel zur Gelenkoberfläche, d.h. rechtwinklig zur Fußsohle (Abb. 3). Die Osteotomie kann mit einer oszillierenden Säge begonnen werden. Sie sollte aber sorgfältig mit einem Meißel vervollständigt werden, um eine Verletzung der plantaren Strukturen zu vermeiden. Der distale Teil des Fußes wird etwas nach plantar flektiert, um sicher zu sein, dass die Osteotomie durch das Os naviculare und durch das Os cuboideum vollständig ist. Auf der Plantarseite des Osteotomie sollte jedoch das Periost erhalten bleiben, um die Stabilität nach Verschluss der Osteotomie zu verbessern.
Der zweite Osteotomieschnitt erfolgt weiter distal, vorzugsweise aber proximal der Tarsometatarsalgelenke. Die Lage der zweiten Osteotomie hängt vom Ausmaß der Deformität ab, da die Größe des zu entfernenden Keils proportional zum Ausmaß des Vorfußequinus ist, der korrigiert werden muss. Der Winkel zwischen den beiden Osteotomien entspricht dem Talometatarsalwinkel auf den präoperativen Röntgenaufnahmen unter Belastung. Die zweite Osteotomie muss so angelegt werden, dass sie den plantaren Ausläufer der ersten Osteotomie trifft.

Der Osteotomiespalt wird durch Dorsalflexion des Vorfußes geschlossen. Wenn dies ohne übermäßige Kraftanwendung nicht möglich ist, sollten die Weichteile auf der Plantarseite der Osteotomie vorsichtig mobilisiert werden. Dies erlaubt dann üblicherweise einen Verschluss der Osteotomie. Wenn immer noch eine ausgeprägte Spannung besteht, wird die Plantarfaszie durch eine separate mediale Inzision von der Ferse gelöst (siehe unten). Eine zusätzliche Knochenresektion ist nicht ratsam, da dies zu einer Verkürzung des Fußes führt. Wenn zwischen dem Vorfuß und der Ferse eine Rotationsdeformität in Supination oder Pronation besteht, wird diese gleichzeitig durch eine entsprechende korrigierende Rotation in der Osteotomie beseitigt.

Die Fixation der Keilosteotomie lässt sich am besten mit großen Knochenklammern, die am Fußrücken eingesetzt werden, erreichen (Abb. 4). Manchmal müssen diese Klammern proximal über das Chopart-Gelenk oder distal über die Tarsometatarsalgelenke reichen. Dies kann akzeptiert werden, sofern die Klammern entfernt werden, nachdem die Osteotomie geheilt ist. Alternativ könnten Zugschrauben durch die Osteotomie eingesetzt werden. Sie überkreuzen aber im Allgemeinen auch die benachbarten Gelenke und sollten daher nach Konsolidation der Osteotomie ebenfalls entfernt werden. Eine Fixation mit Drähten ist im Allgemeinen weniger stabil. Es empfehlen sich intraoperative Röntgenaufnahmen oder Bildwandlerkontrollen, um sicher zu sein, dass die Deformität vollständig korrigiert wurde.

Die Sehnenscheiden der Extensoren und ihr Retinakulum wird mit resorbierbaren Einzelknopfnähten verschlossen. Der Hautverschluss erfolgt routinemäßig. Noch in Narkose wird ein gespaltener Unterschenkelgips angelegt.

Falls erforderlich, werden zusätzliche Zehenkorrekturen oder Verlängerungen der Achillessehne durchgeführt.

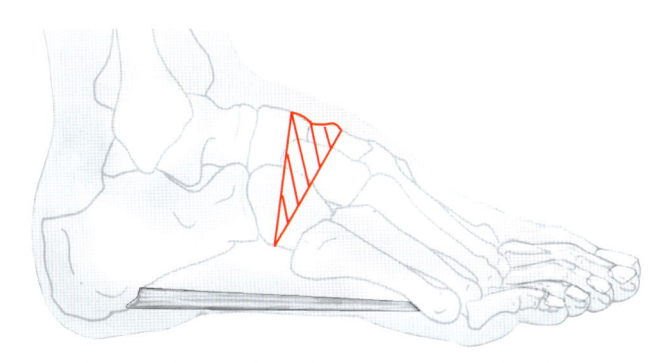

Abb. 3 Dorsale, tarsale Keilresektionsosteotomie. Ein Knochenkeil mit dorsaler Basis wird zwischen dem Chopart-Gelenk und den Tarsometatarsalgelenken reseziert. Die Größe des Keils hängt vom Ausmaß der Hohlfußdeformität auf den präoperativen Röntgenbildern unter Belastung ab.

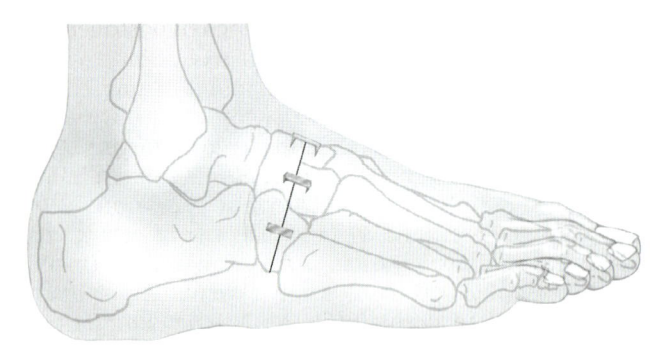

Abb. 4 Die dorsale, tarsale Keilresektionsosteotomie wird am besten mit großen Knochenklammern auf der Dorsalseite stabilisiert.

Osteotomie an der Basis des ersten Mittelfußknochens

Der Eingriff erfolgt über eine dorsomediale Inzision, die über der Basis des ersten Mittelfußknochens zentriert ist. Um den Knochen werden runde Haken eingesetzt und das erste Tarsometatarsalgelenk identifiziert, um jede Beschädigung seiner Gelenkflächen zu vermeiden. Die Osteotomie erfolgt bevorzugt mit einer motorgetriebenen Säge. Der proximale Osteotomieschnitt liegt parallel zum Tarsometatarsalgelenk durch zwei Drittel bis drei Viertel der Basis dieses Mittelfußknochens (Abb. 5). Der distale Osteotomieschnitt verläuft schräg auf das plantare Ende des ersten Osteotomieschnittes zu. Der Abstand zwischen den beiden Osteotomieschnitten hängt von dem Ausmaß der Deformität und der Größe des Fußes ab. Er liegt üblicherweise bei 4 mm. Die Osteotomie wird durch Dorsalflexion des Vorfußes und Einbrechen der plantaren Kortikalis des Mittelfußknochens verschlossen. Die empfehlenswerte stabile interne Fixation lässt sich am besten mit dorsalen Knochenklammern oder einem Draht-Zuggurtung erreichen. Es wird nur die Haut mit Einzelknopfnähten verschlossen.

Ggf. muss zusätzlich die Korrektur der Großzehe durchgeführt werden.

Kalkaneusosteotomie

Auf der Lateralseite des Taluskörpers wird hinter den Peronealsehnen eine schräge Inzision angelegt. Die Sehnenscheiden der Peronealsehnen sollten nicht eröffnet werden. Das Subkutangewebe wird durchtrennt und das Periost von der Lateralfläche des Kalkaneus mit einem Periostelevatorium abgelöst. Dann werden der Ursprung der Plantarfaszie und der kurzen Beugemuskeln am Tuber des Kalkaneus dargestellt. Üblicherweise ist ein ausgedehntes plantares Release erforderlich, um den Kalkaneus ausreichend verschieben zu können. Um den Kalkaneus werden kranial und distal runde Haken geführt. Das Lig. fibulocalcaneare wird durchtrennt und die Peronealsehnen nach ventral gehalten.

Die Osteotomie kann mit einer oszillierenden Säge begonnen werden. Sie wird dann aber mit einem Meißel vervollständigt, um eine Verletzung des Gefäßnervenstrangs medial am Kalkaneus zu vermeiden. Die Osteotomie liegt in der Mitte zwischen der dorsalen Kante des Subtalargelenks und dem dorsalen Rand des Kalkaneus (Abb. 6). Die Richtung der Osteotomie verläuft im halben Winkel zwischen der Längsachse des Kalkaneus und der Vertikalachse des Fußes. Wenn das umgebende Periost ausreichend abgelöst ist, sollte eine Kranialverlagerung des dorsalen Kalkaneusfragments möglich sein. Diese beträgt üblicherweise zwischen 1 und 2 cm in Abhängigkeit von den präoperativen Messungen zur Wiederherstellung eines normalen Kalkaneometatarsalwinkels. Um die Manipulationen zu vereinfachen, kann ein kräftiger Gewindestift in das dorsale Fragment eingesetzt werden.

Wenn die gewünschte Korrektur erreicht ist, wird dieser Stift weiter nach vorn in den Körper des Kalkaneus zur temporären Fixation gebohrt. Für die endgültige Stabilisation werden eine oder zwei große Spongiosaschrauben verwendet. Sie liegen rechtwinklig zur Osteotomie. Dabei ist sorgfältig darauf zu achten, dass die Schrauben nicht bis in das Subtalargelenk reichen. Daher sind intraoperative Röntgenkontrollen zu empfehlen. Bei weichem Knochen können Unterlegscheiben erforderlich werden. Es ist aber darauf zu achten,

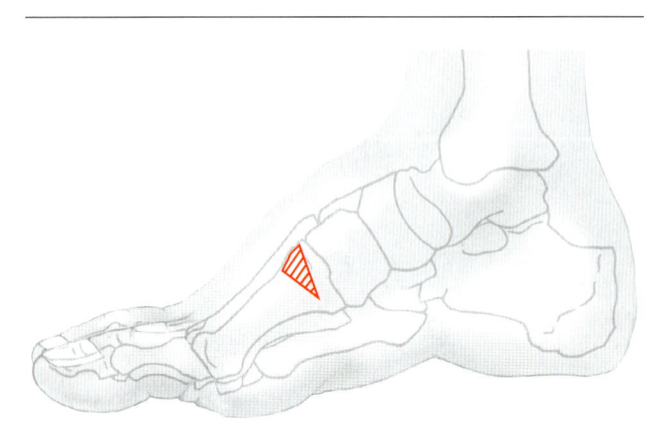

Abb. 5 Basisnahe Osteotomie des ersten Mittelfußknochens.

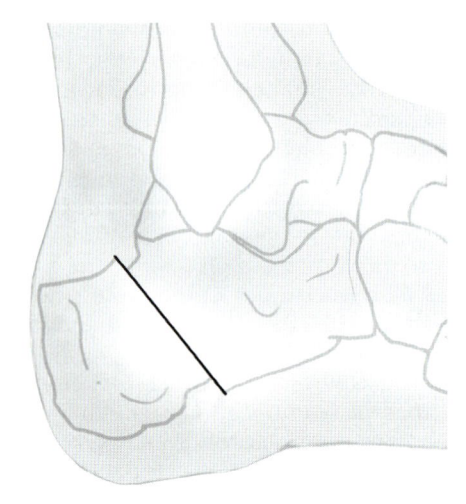

Abb. 6 Kalkaneusosteotomie.

dass die Schraubenköpfe nicht zu weit vorstehen. Das Lig. calcaneofibulare und die peroneale Sehnenscheide werden mit resorbierbaren Fäden vernäht und die Haut verschlossen. Noch in Narkose wird ein gespaltener Unterschenkelgips angelegt.

Zusätzliche Eingriffe an den Zehen oder an der Achillessehne sind üblicherweise nicht erforderlich.

Plantares Release

Dieser Eingriff wird selten allein ausgeführt, sondern üblicherweise, wenn erforderlich, in Verbindung mit Eingriffen am Knochen. Die Inzision beginnt auf der Medialseite an der dorsalen Tuberositas des Kalkaneus und verläuft entlang der Unterfläche des Kalkaneus über seine halbe Länge. Das Subkutangewebe wird in Richtung der Hautinzision durchtrennt und die Ober- und Unterfläche der Plantarfaszie von Fett und Muskeln frei präpariert. Der M. abductor hallucis wird von seinem Ursprung am Kalkaneus abgelöst und die Plantarfaszie in ihrer gesamten Breite in einem großzügigen Streifen reseziert. Die kurzen Beuge- und Plantarmuskeln werden extraperiostal an ihrem Ursprung am Kalkaneus durchtrennt und nach distal abgeschoben. Wenn eine weitere Korrektur erforderlich ist, werden das kurze plantare, lange plantare und kalkaneoklavikulare Band durchtrennt. Eine Wunddrainage kann erforderlich werden. Die Wunde wird üblicherweise in einer Schicht verschlossen und unter Narkose ein gespaltener Unterschenkelgips angelegt.

Korrektur der Zehendeformität

Eine Zehenfehlstellung bei einem Hohlfuß betrifft vor allem die Großzehe durch eine übermäßige Spannung der langen Strecksehne. Die Behandlung besteht in einer Verlagerung dieser Sehne auf den Kopf des Mittelfußknochens. Dies erfolgt über eine dorsale Längsinzision. Dann wird am Kopf des ersten Mittelfußknochens von lateral nach medial ein Bohrkanal angelegt und durch diesen die Extensorensehne geführt. Bei neutraler Fußstellung muss die Sehne unter leichter Spannung stehen. An den anderen Zehen ist eine Fixation der Sehnen an den Weichteilen auf der Kranialseite der Metatarsalköpfe üblicherweise ausreichend. Wenn Kontrakturen bestehen, kann ein zusätzliches Release der Kapseln der Metatarsophalangealgelenke mit Durchtrennung der kurzen Strecksehnen und nötigenfalls einer Kondylektomie an der proximalen Phalanx oder einer Arthrodese des (proximalen) Interphalangealgelenkes notwendig werden.

Nachbehandlung

Postoperativ wird der Fuß in einem Unterschenkelgips hoch gelagert. Wenn es die Schwellung des Fußes erlaubt, wird nach wenigen Tagen das Gehen unter Entlastung erlaubt. Die Nähte werden nach 2 Wochen entfernt und dann ein Unterschenkelliegegips für 6 Wochen angelegt. Der Gips muss in Neutralstellung des Fußes gut anmodelliert werden. Erforderlich ist ein seitliches Röntgenbild im Gips. Sechs Wochen postoperativ wird der Gips entfernt und nochmals ein Röntgenbild in 2 Ebenen angefertigt, um die Stellung und Durchbauung der Osteotomie zu beurteilen. Danach wird ein Gehgips bis zur 12. postoperativen Woche getragen. Nach dessen Entfernung beginnt eine intensive Physiotherapie zur Wiederherstellung der Beweglichkeit von Sprunggelenk und Rückfuß und eines normalen Gangbildes. Hierbei können normale Schuhe getragen werden. Einlegesohlen oder Plantarpolster werden nur verschrieben, wenn weiterhin in der korrigierten Stellung des Fußes plantare Druckprobleme bestehen. Bei älteren Patienten werden die Metallimplantate nicht entfernt, wenn sie das Chopart-Gelenk und die Tarsometatarsalgelenke nicht überkreuzen. Andernfalls erfolgt die Metallentfernung nach etwa einem Jahr.

Ergebnisse und Komplikationen

Das Ziel der Korrektur eines Hohlfußes ist die Wiederherstellung eines normalen Längsgewölbes und eine physiologische schmerzfreie Druckverteilung auf der Fußsohle. Ersteres lässt sich im Allgemeinen mit einer richtigen Operationstechnik erreichen. Bei einigen Patienten bleiben jedoch geringe Beschwerden, selbst mehrere Jahre nach dem Eingriff. Häufig tritt ein gewisser Schmerz bei Belastung auf, auch wenn dieser deutlich geringer ist als der präoperative Schmerz. Es handelt sich meist um diffuse Beschwerden im Mittel- oder Rückfuß oder restlichen plantaren Druckschmerz.

Der Autor kontrollierte kürzlich zehn Eingriffe nach 1–6 Jahren (3,25 Jahre im Mittel). Auf eine Rückfußskala von 100 Punkten, die Beschwerden, Funktion und Deformität berücksichtigt, lagen die Ergebnisse zwischen 52 und 91 Punkten, durchschnittlich bei 78 Punkten. Die Röntgenbilder zeigten eine Korrektur des Talometatarsalwinkels von 37 auf 12°, d.h. einige Füße waren unterkorrigiert. Ein Fuß war überkorrigiert auf −5°. In der Pedographie zeigten sich bei sechs Patienten leichte Anomalien in der Verteilung des plantaren Druckes, deutlichere Veränderungen bei drei und eine vollständig normal Druckverteilung bei einem Patienten.

Komplikationen betreffen verzögerte Wundheilung und tiefe Infektionen, die nicht häufiger sind als bei anderen Eingriffen am Rückfuß. Es kann zu neurovaskulären Störungen kommen. Diese sind aber üblicherweise auf Sensibilitätsstörungen am Fußrücken und an den Zehen begrenzt. Eine Pseudarthrose der Osteotomie findet sich am häufigsten bei der dorsalen, tarsalen Keilosteotomie. Dies verursacht nicht immer Beschwerden und erfordert nur selten eine Revision. Die Implantate sollten entfernt werden, um einen Implantatbruch zu vermeiden. Es kann zu Überkorrekturen und vor allem zu Unterkorrekturen kommen. Dies lässt sich durch eine sehr sorgfältige Vermessung der präoperativen und intraoperativen Röntgenbilder vermeiden. Während der postoperativen Gipsimmobilisation ist die Gefahr tiefer Venenthrombosen und Lungenembolien erhöht. Daher sollten prophylaktisch Antikoagulanzien gegeben werden.

Literatur

[1] Cole WH. Treatment of claw foot, *J Bone Joint Surg* 1940 ; 22 : 895–908

[2] Coleman SS, Chestnut WJ. A simple test for hindfoot flexibility in the cavovarus foot, *Clin Orthop* 1977 ; 60 : 123

[3] D'Souza LG. Cavus foot deformity. In : Wülker N, Stephens M, Cracchiolo A eds. An atlas of foot and ankle surgery. London : Martin Dunitz, 1997 : 181–190

[4] Dwyer FC. The present status of problem of pes cavus, *Clin Orthop* 1975 ; 254

[5] Ghanem I, Zeller R, Seringe R. The foot in hereditary motor and sensory neuropathies in children. *Rev Chir Orthop* 1996 ; 82 : 152–160

[6] Hibbs RA. An operation for claw foot, *JAMA* 1919 ; 73 : 1583–1585

[7] Imhäuser G. Die operative Behandlung des starken Hohlfußes und des Ballenhohlfußes. *Z Orthop* 1969 ; 106 : 488–494

[8] Imhäuser G. Podiumsgespräch Arbeitskreis „Hohlfuß". *Z Orthop* 1972 ; 110 : 833–838

[9] Jahss MH. Tarsometatarsal truncated wedge arthrodesis for pes cavus and equinovarus deformity of the fore part of the foot, *J Bone Joint Surg Am* 1980 ; 62 : 713

[10] Jahss MH. Evaluation of the cavus foot for orthopaedic treatment. *Clin Orthop* 1983 ; 181 : 52–63

[11] Japas LM. Surgical treatment of pes cavus by tarsal V osteotomy. *J Bone Joint Surg Am* 1968 ; 50 : 927

[12] Jones AR. Discussion on treatment of pes cavus, *Proc R Soc Med* 1927 ; 20 : 1117–1132

[13] Medhat MA, Krantz H. Neuropathic ankle joint in Charcot-Marie-Tooth disease after triple arthrodesis of the foot, *Orthop Rev* 1988 ; 17 : 873–880

[14] Samilson RL. Cresentric osteotomy of os calcis for calcaneo cavus feet. In : Bateman JE ed. Foot science. Philadelphia : WB Saunders, 1976 : 18–25

[15] Siffert RS, Forster RI, Nachamie B. Beak triple arthrodesis for correction of severe cavus deformity, *Clin Orthop* 1966 ; 45 : 103

[16] Steindler A. Stripping of os calcis, *Surg Gynaecol Obstet* 1917 ; 24 : 617

[17] Swanson AB, Browne HS, Coleman JD. The cavus foot: Concepts of production and treatment by metatarsal osteotomy. *J Bone Joint Surg Am* 1966 ; 48 : 1019

[18] Taylor RG. The treatment of claw toes by multiple transfers of flexor into extensor tendons. *J Bone Joint Surg Br* 1951 ; 33 : 539

[19] Watanabe RS. Metatarsal osteotomy for the cavus foot. *Clin Orthop* 1990 ; 252 : 217–230

Lähmungsspitzfuß

N. Wülker

Abstract

Ein Lähmungsspitzfuß bei einem Erwachsenen kann flexibel, spastisch oder rigide sein und mit anderen Fußdeformitäten, vor allem mit einem Rückfußvarus, einhergehen. Ein flexibler Spitzfuß kann durch eine Rebalancierung der Muskelkräfte am Unterschenkel korrigiert werden. Die aktive Dorsalflexion lässt sich über einen Sehnentransfer, vorzugsweise durch einen Transfer der M.-tibialis-posterior-Sehne durch die Membrana interossea auf die Kuneiforme, wieder herstellen. Wenn sich eine Kontraktur in Plantarflexion des Fußes entwickelt hat, ist ein dorsaler Weichteilrelease mit einer Achillessehnenverlängerung erforderlich. Bei jungen und aktiven Patienten kann nach dem dorsalen Release der Versuch unternommen werden, eine aktive Dorsalflexion durch einen Sehnentransfer wieder herzustellen. Wenn die Deformität mehrere Jahre besteht, kann üblicherweise die Beweglichkeit des Sprunggelenkes nicht mehr ausreichend wieder hergestellt werden, sodass eine Sprunggelenkarthrodese erforderlich sein kann. Um eine Neutralstellung des Fußes zu erreichen ist ein umfänglicher Release der Weichteile besser als eine ausgedehnte Knochenresektion. Ein Rückfußvarus oder eine Cavus- und Adduktionsstellung des Mittelfußes können es erforderlich machen, die Arthrodese auf das Subtalargelenk und/oder Chopart-Gelenk auszudehnen.

Schlüsselworte

Fuß, Spitzfuß, gelähmter Fuß, Sehnenverlagerung, Weichteilrelease, Arthrodese

Einleitung

Ein Spitzfuß bei Erwachsenen durch neurologische Störungen war früher eine von Orthopäden häufig gesehene und behandelte Veränderung. Vor allem führten Infektionen des peripheren oder zentralen Nervensystems zu einem schlaffen oder spastischen „Fallfuß". Viele Infektionen, wie Syphilis und Lepra, sind nun effektiv ausgemerzt oder werden behandelt, bevor sich eine Lähmung entwickelt. Selbst bei Lähmungen haben die verbesserte medizinische Aufmerksamkeit und Sorgfalt zunehmende Kontrakturen verhindert und so eine adäquate Gangfunktion erhalten.

Ein Spitzfuß bei Erwachsenen wird aber immer noch häufig gesehen, meistens traumatischer oder iatrogener Ursache oder als Folge von Schäden im Zentralnervensystem, wie intrakraniellen Blutungen und Tumoren und angeborene Störungen. Der Spitzfuß kann flexibel, spastisch oder rigide sein. Es können zusätzliche Deformitäten an diesem Fuß vorliegen, vor allem ein Rückfußvarus. Ein Spitzfuß kann durch eine Rebalancierung der Muskelkräfte am Unterschenkel korrigiert werden. Wenn die Deformität längere Zeit besteht, entwickeln sich Weichteilkontrakturen, vor allem der Gelenkkapseln und der Bänder. Außerdem verliert der Gelenkknorpel seine Fähigkeit Gewicht zu tragen, wenn er über längere Zeit nicht bewegt und belastet wird. Die Behandlung wird weitgehend durch die Dauer der Zeit, in der der Spitzfuß bestanden hat, bestimmt.

Bei Kindern sind besondere Überlegungen erforderlich. Eine knöcherne Deformität kann durch Kontrakturen verursacht sein, die eine Wachstumsfuge überbrücken. Dabei können Korrekturosteotomien erforderlich werden. Es kann ein abnormales, verzögertes Muskelwachstum vorliegen, das zu einem Rezidiv führt. Es kann zu einer Überreaktion der verbliebenen Muskeln kommen. Mit dem Lähmungsspitzfuß bei Kindern beschäftigen sich andere Kapitel.

Flexibler Spitzfuß

Schlaffe Lähmungen betreffen wegen der Vulnerabilität des N. peroneus und der L5/S1-Nervenwurzeln mehr die Dorsalflektoren als die Plantarflektoren eines Fußes. Dies auch, da letztere erstere in Volumen und Kraft übertrifft. Bei einem flexiblen Spitzfuß ist ein plantigrader Stand und Gang möglich, da keine Kontrakturen bestehen. Die Patienten klagen meist darüber, dass sie beim Gehen den Vorfuß nicht vom Boden abheben können. Häufig reicht eine konservative Behandlung mit einer Orthese in Rechtwinkelstellung des Sprunggelenks und physikalischer Therapie zur Verhinderung von Kontrakturen aus. Bei jüngeren Patienten kann eine Wiederherstellung der aktiven Dorsalflexion wünschenswert sein. Dies lässt sich durch verschiedene Sehnenverlagerungen erreichen, d.h. Transfer der M.-tibialis-posterior-Sehne auf die Ossa cuneiforme, Transfer der M.-peroneus-brevis-Sehne auf die Ossa cuneiforme oder Transfer des M. extensor digitorum oder M. hallucis longus auf den Mittelfuß. Die Wahl hängt von Erfahrung und Wunsch des Operateurs ab (3).

N. Wülker

Transfer der M.-tibialis-posterior-Sehne bei flexiblem Spitzfuß

Diese Sehnenverlagerung ist nur indiziert, wenn die Funktion des M. tibialis posterior durch die Lähmung nicht beeinträchtigt ist. Der M. tibialis posterior ist üblicherweise kräftig genug, um eine Dorsalflexion zu unterstützen. Wie bei allen verpflanzten Muskeln verliert der M. tibialis posterior jedoch etwa 1° auf einer 1–5 Kraftskala (6). Daher muss der Muskel vor der Verpflanzung zumindest 4° aufweisen. Dies wird durch die klinische Untersuchung und in Zweifelsfällen durch eine Elektromyographie geklärt. Der M. tibialis posterior arbeitet nicht in Phase mit den Extensoren des Fußes, d.h. er kontrahiert sich eher während der Standphase des Gangzyklus, als während der Schwungphase. Gleichphasische Muskeln sind jedoch meist gemeinsam von einer Lähmung betroffen und können nicht verwendet werden. Der Verlust der Funktion des M. tibialis posterior kann üblicherweise toleriert werden. Es kann jedoch zu einer statischen Instabilität und zunehmenden Fußabflachung kommen, die durch eine Verlagerung des M. flexor digitorum longus auf das Os naviculare zu behandeln sind. Es wurde die primäre Verlagerung beider Muskeln gefordert (4). Dies ist aber nach den Erfahrungen des Autors nicht erforderlich. Empfohlen wurde eine Spaltung der verpflanzten Sehnen um die Stabilität zu verbessern (9). Dies kann jedoch auch die Beweglichkeit im Sprung- und Subtalargelenk beeinträchtigen und wird daher nicht empfohlen.

Operationstechnik

Die Operation sollte in einem blutleeren Operationsgebiet mit einer Blutsperre erfolgen. Zu empfehlen ist eine Spinalanästhesie oder Narkose.

Über der Einstrahlung der M.-tibialis-posterior-Sehne am Os naviculare wird eine etwa 4 cm lange Inzision angelegt. Dann werden alle Sehnenfasern einschl. der Sehnenanteile, die distal des Os naviculare ansetzen, abgelöst (Abb. 1A). Eine zweite Inzision erfolgt etwa 15 cm oberhalb des Innenknöchels. Muskel und Sehne des M. tibialis posterior werden identifiziert. Sie liegen auf der Dorsalfläche der Tibia vor der Sehne des M. flexor digitorum longus. Die durchtrennte Sehne wird durch die proximale Inzision ausgezogen (Abb. 1A). Bei Adhäsionen kann eine Präparation mit Scheren entlang der Sehnenscheide notwendig sein.

Über dieselbe Inzision wird die Membrana interossea stumpf mit einer Klemme von dorsal-proximal nach ventral-distal eröffnet. Die Lage dieser Perforation

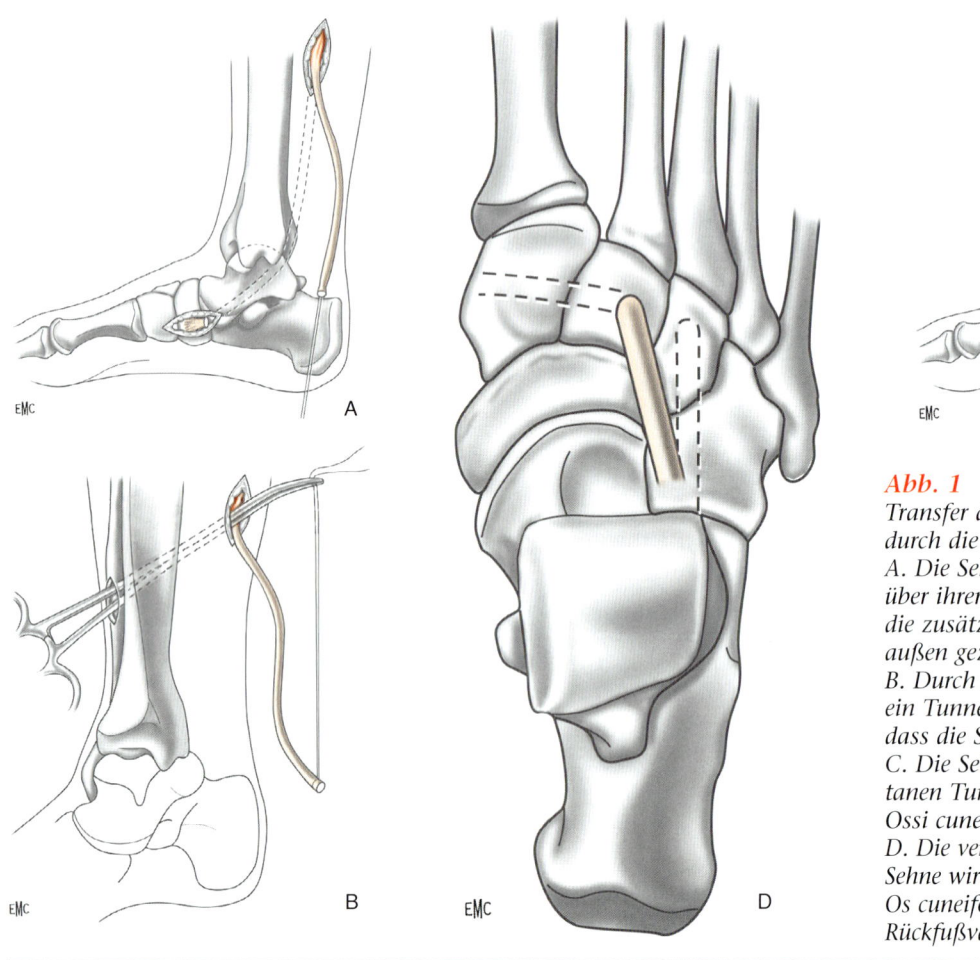

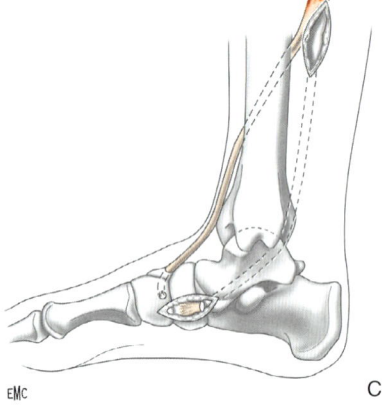

Abb. 1
Transfer der M.-tibialis-posterior-Sehne durch die Membrana interossea.
A. Die Sehne wird über eine Inzision über ihrer Insertion abgelöst und durch die zusätzliche mediale Inzision nach außen gezogen.
B. Durch die Membrana interossea wird ein Tunnel angelegt, der sicherstellt, dass die Sehne nicht abgeknickt wird.
C. Die Sehne wird durch einen subkutanen Tunnel auf ihre Insertion an den Ossi cuneiforme geführt.
D. Die verpflanzte M.-tibialis-posterior-Sehne wird üblicherweise am zweiten Os cuneiforme fixiert, bei zusätzlichem Rückfußvarus am dritten Os cuneiforme.

muss sorgfältig geplant werden, damit die Muskel-Sehnen-Einheit ohne Knickbildung frei gleiten kann. Die dritte Hautinzision liegt unmittelbar vor der Eröffnungsstelle der Membrana interossea direkt lateral der M.-tibialis-anterior-Sehne (Abb. 1B). Dann wird das Fenster in der Membrana interossea und den benachbarten Weichteilen mit einem Kanal von dorsal-proximal nach ventral-distal vervollständigt. Der Kanal muss groß genug sein, um eine unbehinderte Bewegung des Muskelbauches des Tibialis posterior zu erlauben. Die abgelöste Sehne wird durch diesen Kanal gezogen. Distal der ventralen Inzision wird ein subkutaner Tunnel bis zum Insertionspunkt der verpflanzten Sehne präpariert (Abb. 1C). Dieser liegt bei einer mäßigen Varusdeformität des Rückfußes üblicherweise auf dem 2. oder 3. Kuneiforme (Abb. 1D). Die verpflanzte M.-tibialis-posterior-Sehne wird durch diesen Tunnel geführt und in einem transossären Kanal am entsprechenden Knochen fixiert. Während der Fixation werden Fuß- und Sprunggelenk in 20°-Dorsalflexion und neutraler Varus-Valgus-Stellung gehalten und die Sehne unter maximale Spannung gesetzt. Die Fixation erfolgt mit transossären Nähten. Nach dem Wundverschluss wird eine gut anmodellierte Schiene noch in Narkose angelegt.

Nachbehandlung

Während der Wundheilung wird eine individuell angepasste Rechtwinkelschiene oder Sprunggelenkorthese getragen. Da sich häufig eine erhebliche Schwellung entwickelt, muss der Fuß dauernd hoch gelagert werden. Nach Abschluss der Wundheilung wird ein gut modellierter Unterschenkelgehgips mit dem Fuß in Neutralstellung angelegt und für 3 Wochen getragen. Danach wird statt dem Gips eine Schiene oder ein Brace getragen, der schrittweise während des Tages abgenommen wird. Nach 6 Wochen werden allmählich Übungen gegen Widerstand aufgenommen und das Gehtraining ohne Stützen intensiviert. Üblicherweise wird die Immobilisation nach 6 Wochen beendet. Nachtschienen können jedoch über einen längeren Zeitraum getragen werden.

Ergebnisse

Die Ergebnisse nach Sehnenverlagerungen variieren. Eine erhebliche Zahl führt entweder zu einem Misserfolg oder nur zu einem Tenodeseeffekt einer nicht funktionierenden Muskel-Sehnen-Einheit. Mehrere Autoren haben jedoch befriedigende Gesamtergebnisse beschrieben. Bei 29 Schlaganfall-Patienten verbesserte ein Transfer der Sehnen des M. flexor hallucis longus und M. flexor digitorum longus die Gehfähigkeit ohne Orthesen. Bei vielen Patienten blieb jedoch eine restliche Fehlstellung (7). Bei 17 Patienten mit peripheren neurogenen Lähmungen oder neuromuskulären Erkrankungen war die Gehfähigkeit in 15 Fällen gut und bei allen Patienten verbessert (2). Bei Kindern liegen die Ergebnisse zwischen 80% gut und sehr gut (11) und 20% gut und sehr gut (10).

Rigider Spitzfuß

Spastische Lähmungen, Traumen (d.h. Kompartmentsyndrome) und ein Mangel an Physiotherapie können zu einer Kontraktur eines Fußes in Plantarflexion führen. Dann ist kein plantigrader Gang mehr möglich. Symptome entstehen durch die Überlastung von Vorfuß und Sprunggelenk, der Hyperextension des Kniegelenks und dem Beinlängenunterschied. Eine konservative Behandlung mit beidseitiger Absatzerhöhung oder einem orthopädischen Schuh kann die Beschwerden verringern. Bei aktiven Patienten ist jedoch üblicherweise eine operative Korrektur der Spitzfußstellung erforderlich (1). Bei erst kurzfristig bestehenden Lähmungen und intakten Gelenkflächen des Sprunggelenkes ist meist ein dorsaler Weichteilrelease mit einer Verlängerung der Achillessehne ausreichend.

Bei jungen und aktiven Menschen kann der Versuch unternommen werden, nach einem dorsalen Release eine aktive Dorsalflexion durch eine Sehnenverlagerung wieder herzustellen, d.h. einen Transfer des M. tibialis posterior durch die Membrana interossea, wie oben beschrieben. In dieser Situation ist jedoch wegen der Dauer der Lähmung und der nachfolgenden Beeinträchtigung der primär nicht betroffenen Muskeln das Ergebnis einer Sehnenverlagerung viel schlechter vorherzusagen, sodass häufig eine Rechtwinkelschiene besser ist.

Wenn die Deformität einige Jahre bestanden hat, kann die Sprunggelenkbeweglichkeit üblicherweise nicht mehr ausreichend wieder hergestellt werden, sodass eine Sprunggelenkarthrodese erforderlich wird. Durch einen zusätzlichen Varus oder Cavus des Rückfußes kann eine Erweiterung auf eine pantalare Arthrodese notwendig werden. Eine Korrektur des Hohlfußes durch eine tarsale Resektion und Fusion (5) ist weniger günstig, da sie den Rückfuß in Spitzfußstellung belässt.

Weichteilrelease

Das dorsale Weichteilrelease gilt vor allem der Achillessehne. Es kann jedoch auch ein Release der dorsalen Kapsel des Sprunggelenks und der langen Beugersehnen (M. flexor hallucis longus, M. flexor digitorum longus, M. tibialis posterior) notwendig werden. Um den operativen Zugang zu erleichtern und eine kraftvolle Dorsalflexion des Sprunggelenks gegen das auf dem Tisch abgewinkelte Knie zu ermöglichen, wird der Eingriff am besten in Bauchlage durchgeführt. Der gesamte Unterschenkel und das Knie werden frei abgedeckt. Ratsam sind eine Exsanguination des Beins und eine Blutsperre, um die Identifikation der neurovaskulären Strukturen im Operationsfeld zu erleichtern.

Operationstechnik

Der Zugang sollte medial der Achillessehne liegen, um lateral eine Verletzung des N. suralis zu vermeiden und die Beugersehnen hinter dem Innenknöchel angehen

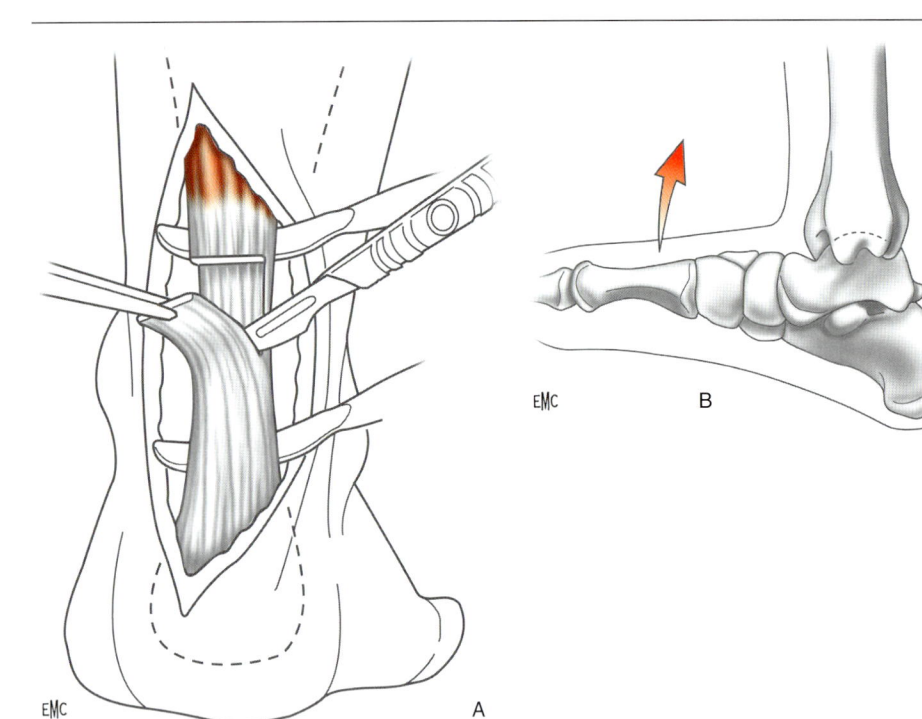

Abb. 2
*Verlängerung der Achillessehne.
A. Die Z-förmige Tenotomie erfolgt mit dem Längsschenkel in der Frontalebene.
B. Nach dem Release der dorsalen Kapsel des Sprunggelenks wird die Sehne unter leichter Spannung bei maximaler Dorsalflexion des Fußes vernäht.*

zu können. Die Sehnenscheide der Achillessehne wird dargestellt und längs inzidiert und Haken unter die Sehne geschoben.

Die Z-förmige Verlängerung der Achillessehne kann über eine frontale (Abb. 2A) oder sagittale Längsinzision erfolgen. Erstere bietet zur Heilung größere Kontaktflächen, letztere ist besser, wenn ein gewisser Rückfußvarus dadurch verbessert werden soll, dass nur die laterale Hälfte der Sehneninsertion am Tuberkulum des Kalkaneus belassen bleibt.

Die weitere Präparation nach ventral bis zur dorsalen Kapsel des Sprunggelenkes erfolgt vorzugsweise, indem die Weichteile mit Scheren in Längsrichtung auseinander gespreizt werden. Die Kapsel wird mit einem Skalpell vollständig quer eröffnet. Hierbei wird das Knie 90° gebeugt und bei nach oben gerichtetem Unterschenkel der Fuß kraftvoll in Dorsalflexion gedrückt. Man kann üblicherweise fühlen und hören, wie die Weichteile auf der Rückseite des Sprunggelenks einreißen. Wenn keine ausreichende Dorsalflexion erreicht werden kann, wird ein zusätzliches Weichteilrelease erforderlich. Dies kann vor allem die langen Beugersehnen betreffen. Von ventral nach dorsal sind dies hinter dem Innenknöchel die M.-tibialis-posterior-Sehne und die Sehnen des M. flexor digitorum longus und M. flexor hallucis longus. Wenn sie entlastet werden müssen, ist die Kontraktur üblicherweise so ausgeprägt, dass eine Z-förmige Verlängerung nicht mehr machbar ist und daher vorzugsweise eine einfache Tenotomie erfolgt. Es ist darauf zu achten, den Gefäßnervenstrang, der unmittelbar neben den Sehnen verläuft, nicht zu verletzen.

Die Achillessehne wird mit einer fortlaufenden, resorbierenden, monofilen Naht vernäht und dabei die Knoten zwischen den Sehnensegmenten versenkt (Abb. 2B). Bei maximaler Dorsalflexion des Fußes sollte die genähte Sehne unter leichter Spannung stehen. Vor dem Wundverschluss sollte die Blutsperre abgenommen und die Hämostase kontrolliert werden. Die Sehnenscheide wird mit dem selben Nahtmaterial vernäht und die Haut verschlossen. Dann wird am noch narkotisierten Patienten eine Unterschenkelschiene in Rechtwinkelstellung angelegt.

Nachbehandlung

Zur Wundkontrolle und vorsichtigen Beübung wird die Schiene täglich abgenommen. Nach abgeschlossener Wundheilung kann die Belastung je nach Schmerzlage aufgenommen werden. Die Schiene wird nach 6 Wochen vollständig abgenommen oder nur noch nachts getragen. Wenn die Dorsalflexion insuffizient ist, verschreibt man eine Sprunggelenkorthese im rechten Winkel, die im Schuh getragen werden kann. Die physiotherapeutische Nachbehandlung erfolgt solange als nötig.

Sprunggelenkarthrodese

Wenn die Spitzfußkontraktur länger als wenige Jahre besteht oder sich röntgenologisch eine Verengung des Gelenkspalts findet, wird sich die Funktion des Sprunggelenks nicht erholen. Dann ist eine Arthrodese besser als ein Weichteilrelease. Die Arthrodese erfolgt mit folgenden speziellen Überlegungen in der offenen Routinetechnik.
- Um die Deformität vollständig angehen und korrigieren zu können, ist ein lateraler Zugang mit einer Fibulaosteotomie besser. Die Fibula kann später als Auflagespan refixiert werden.

- Die Achillessehne wird über den lateralen Zugang in der oben beschriebenen Technik verlängert und vernäht. Um den Fuß in Neutralstellung zu bringen, ist ein vollständiges Release der Weichteile besser als eine ausgedehnte Knochenresektion (Abb. 3).
- Bezüglich der plantigraden Einstellung des Fußes darf kein Kompromiss gemacht werden. Ein häufiger Grund für Fehlschläge einer Arthrodese in dieser Situation ist eine exzessive Belastung des Vorfußes durch eine restliche Plantarflexion.
- Ein Rückfußvarus oder ein Mittelfuß-Cavus und -Adduktus können eine Erweiterung der Arthrodese bis auf das Subtalargelenk und/oder Chopart-Gelenk notwendig machen. Anstatt einer Korrektur der Plantarflexion in der Fußwurzel sollte der Talus immer in seine korrekte Lage gebracht werden.

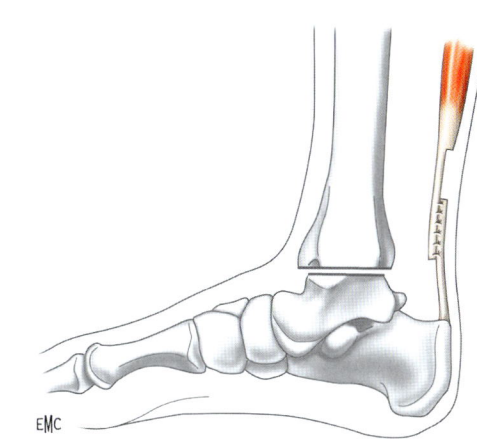

Abb. 3 Um den Fuß bei einer Arthrodese des Sprunggelenkes plantigrad einstellen zu können, ist ein vollständiger dorsaler Weichteilrelease besser als eine ausgedehnte Knochenresektion.

Literatur

[1] Banks HH. The management of spastic deformities of the foot and ankle. *Clin Orthop* 1977 ; 122 : 70–76

[2] Hove LM, Nilsen PT. Posterior tibial tendon transfer for drop-foot. 20 cases followed for 1-5 years. *Acta Orthop Scand* 1998 ; 69 : 608–610

[3] Jaivin JS, Bishop JO, Braly WG, Tullos HS. Management of acquired adult dropfoot. *Foot Ankle* 1992 ; 13 : 98–104

[4] Klaue K, Pfändler J, Speck M, Beck M. Tendon transfers. In: Wülker N, Stephens MM, Cracchiolo A eds. Atlas of foot andankle surgery. London: Martin Dunitz, 1998 : 199–215

[5] Lambrinudi C. New operation on drop-foot. *Br J Surg* 1927 ; 15 : 193–200

[6] Malaviya GN. Surgery of foot drop in leprosy by tibialis posterior transfer. *Lepr India* 1981 ; 53 : 360–368

[7] Morita S, Muneta T, Yamamoto H, Shinomiya K. Tendon transfer for equinovarus deformed foot caused by cerebro-vascular disease. *Clin Orthop* 1998 ; 350 : 166–173

[8] Morita S, Yamamoto H, Furuya K. Anterior transfer of the toe flexors for equinovarus deformity due to hemiplegia. *J Bone Joint Surg Am* 1994 ; 76 : 447–449

[9] Mulier T, Moens P, Molenaers G, Spaepen D, Dereymaeker G, Fabry G. Split posterior tibial tendon transfer through the interosseus membrane in spastic equinovarus deformity. *Foot Ankle Int* 1995 ; 16 : 754–759

[10] Turner JW, Cooper RR. Anterior transfer of the tibialis posterior through the interosseous membrane. *Clin Orthop* 1972 ; 83 : 241–244

[11] Williams PF. Restoration of muscle balance of the foot by transfer of tibialis posterior. *J Bone Joint Surg Br* 1976 ; 58 : 217–219

Lisfranc-Frakturen und -Luxationen

L. Massari

Abstract

Lisfranc-Frakturen und -Luxationen sind nicht häufig, aber oft schwer zu diagnostizieren und zu behandeln. Wir stellen hier die von Hardcastle und Kollegen (6) modifizierte Klassifikation von Quenu und Kuss (11) vor. Sie unterteilt Verletzungen vom Typ A, B und C. Die offene Reposition und interne Fixation („Open Reduction and Internal Fixation" = ORIF) ist die Behandlung mit den besten Ergebnissen bezüglich Dauer des Krankenhausaufenthalts, funktioneller Wiederherstellung und verbleibenden Behinderungen.

Der Autor beschriebt die ORIF-Technik mit Kirschner-Drähten und weist hierbei besonders auf die Rolle der Reposition und Stabilisation der Basis des zweiten Mittelfußknochens hin, die als der wirkliche „Schlussstein" des Lisfranc-Gelenks bezeichnet werden kann. Wenn die Kirschner-Drähte korrekt eingesetzt werden, ergeben sie eine kräftige Stabilisation der Reposition mit der Möglichkeit einer frühzeitigen Entfernung ohne Anästhesie.

Schlüsselworte

Fuß, Lisfranc-Gelenk, Fraktur, Luxation, operative Behandlung

Einleitung

Frakturen und Luxationen des Mittelfußes sind nicht häufig, sie können aber, vor allem wenn sie übersehen werden, zu erheblichen Behinderungen führen (1–3, 5, 6, 12, 14).

Das am häufigsten betroffene Gebiet ist die tarsometatarsale Artikulation, das sog. Lisfranc-Gelenk. Diese Artikulation besteht aus den Gelenken zwischen den Ossa cuneiforme und dem Os cuboideum proximal und den Basen der 5 Mittelfußknochen distal. Das Lisfranc-Gelenk kann funktionell in 3 Zonen unterteilt werden: Die mediale Zone, die vom ersten Os cuneiforme und der Basis des ersten Mittelfußknochens gebildet wird, die mediale Zone, die aus dem zweiten und dritten Os cuneiforme und der Basis des zweiten und dritten Mittelfußknochens besteht und der lateralen Zone aus Os cuboidem und der Basis des vierten und fünften Mittelfußknochens. Zahlreiche Bänder verbinden die verschiedenen Knochen des Lisfrac-Gelenks miteinander, das kräftigste ist das sog. „Lisfranc-Ligament", das den lateralen Teil des ersten Os cuneiforme mit der Basis des zweiten Mittelfußknochens verbindet.

Luxationen und vor allem Luxationsfrakturen des Lisfranc-Gelenks können durch direkte oder indirekte Traumen entstehen. Bei einem direkten Trauma erfolgt die Krafteinleitung von dorsal. In Abhängigkeit vom Eintrittspunkt (an den Fußwurzelknochen oder im Bereich des Mittelfußes) kann die Luxation nach dorsal oder plantar gerichtet sein (10). Bei einem indirekten Trauma laufen die Kräfte bei Spitzfußstellung des Fußes (Fall aus größerer Höhe, Autounfall) über die Metatarsalköpfe. Diese Kräfte verursachen eine Hyperflexion, die eine Läsion der dorsalen Tarsometatarsalbänder auslöst. Diese Bänder sind dünner als die plantaren Bänder und nicht durch Muskeln geschützt. Bei schwereren Verletzungen können die Basen der Mittelfußknochen nach dorsal luxieren mit nachfolgender plantarer Läsion der Kapsel-Band-Strukturen und/oder einer Fraktur auf der Plantarseite der Basen der Mittelfußknochen. In der Mehrzahl der Fälle verursacht das Trauma durch die anatomische Struktur des Lisfranc-Gelenks und wegen der Spitzfußstellung des Fußes während der Verletzung eine Verschiebung der Mittelfußknochen nach lateral.

Klassifikation

Die allgemein anerkannte Klassifikation der tarsometatarsalen Luxationsfrakturen stammt von Quenu und Kuss (11), die von Hardcastle und Kollegen 1982 modifiziert wurde (6). Sie besteht aus 3 Verletzungstypen: A, B und C (Abb. 1). Bei Typ A findet sich eine vollständige Luxation der Mittelfußknochen, bei Typ B eine inkomplette Luxation, die bei Typ B1 die mediale Zone und bei Typ B2 die mittlere und/oder laterale Zone betrifft. Bei Typ C besteht eine sog. „divergierende Luxation" mit partieller (C1) oder vollständiger (C2) Verschiebung.

Sowohl anatomisch wie funktionell ist die Basis des zweiten Mittelfußknochens der „Schlussstein" des gesamten tarsometatarsalen Gelenksystems. Diese Basis ist keilförmig dorsal größer als plantar und passt genau in den von den Ossa cuneiforme gebildeten Hohlraum. Die Basis des zweiten Mittelfußknochens ist sehr eng und kräftig zwischen die Basis des ersten und dritten Mittelfußknochens eingelassen und wird damit zum echten primären Stabilisator des Lisfranc-Gelenks (7, 10). Das Lisfranc-Ligament inseriert medial an der Basis des zweiten Mittelfußknochens. Es verläuft zwischen dem ersten Os cuneiforme und der Basis des zweiten Mittelfußknochens. Es ist das größte und kräftigste Band des Tarsometatarsalgelenks. Außerdem

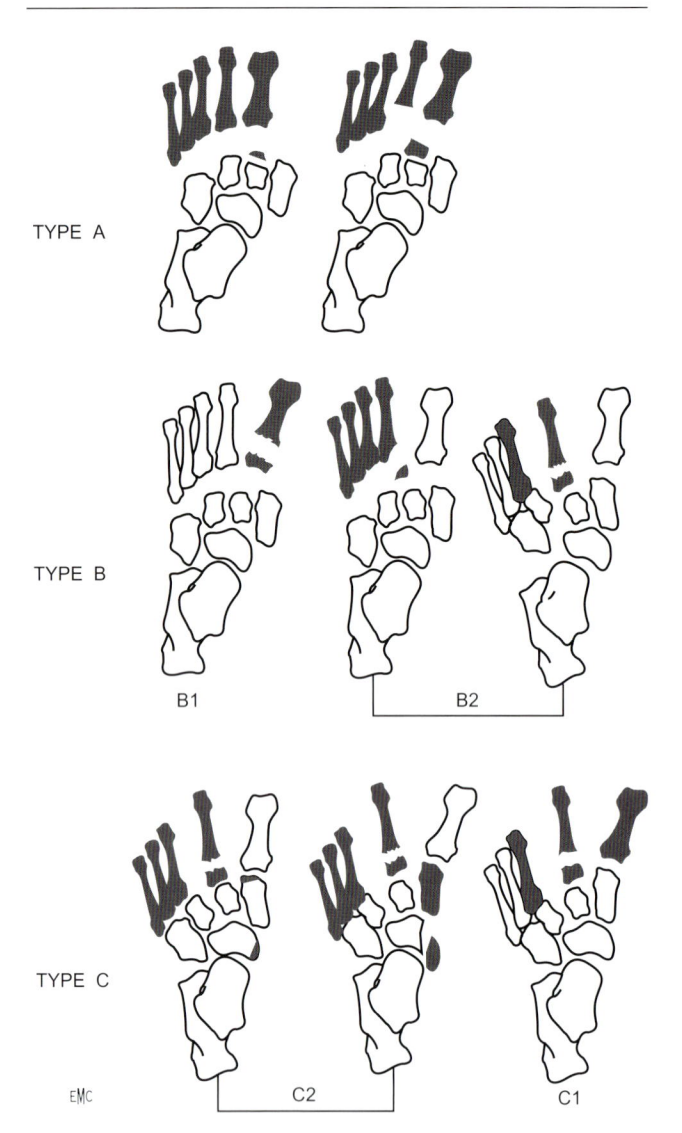

Abb. 1 Die von Hardcastle et al. modifizierte Klassifikation von Quenu und Kuss.

liegen die anderen oberflächlichen Strukturen, die zur Stabilisation des Lisfranc-Gelenks beitragen, wie die plantare Faszie, die intrinsische Muskulatur, die Sehnen und die kräftigeren Bänder plantar. Diese anatomischen Gegebenheiten verringern die Stabilität der Tarsometatarsalregion bei forcierter Plantarflexion des Vorfußes.

Operative Behandlung

Die offene Reposition und interne Fixation (ORIF) ist die Behandlung der Wahl für Luxationsfrakturen des Lisfranc-Gelenks (5–10, 12, 13).
Das Behandlungsziel muss die anatomische Reposition des gesamten Gelenks sein. Dies kann wegen Weichteilinterposition und der Tendenz zu einem Rezidiv der Luxation durch geschlossene Reposition und Gipsimmobilisation nur sehr schwer zu erreichen sein, vor allem wenn das Ödem zurück geht. In einigen Fällen einer geschlossenen Reposition kann das perkutane Einbringen von Kirschner-Drähten indiziert sein, um die erreichte Reposition sicher zu stabilisieren. Dieses Vorgehen kann jedoch wegen der intraoperativen Röntgenkontrollen lange dauern und zu einer erheblichen Strahlenbelastung von Patient und Operateur führen (6, 7).

In der überwiegenden Zahl der Fälle ergibt die ORIF-Technik die beste anatomische Reposition und die sicherste Stabilisation der Verletzung.

Der Patient liegt mit einer Blutsperre am Bein in Rückenlage. Die Längsinzision verläuft dorsal auf einer Linie, die das zweite Os cuneiforme und den zweiten Mittelfußknochen verbindet (Abb. 2). Um eine gute Darstellung der knöchernen Verhältnisse ohne exzessiven Zug an der Haut und den Weichteilen zu ermöglichen, muss sie 6–7 cm lang sein. Manchmal, vor allem bei A-, B2- und C2-Verletzungen muss der Zugang weiter lateral liegen, um die Basis des gebrochenen und/oder luxierten dritten Mittelfußknochens besser darstellen zu können. Über diesen Zugang ist es möglich, sowohl die Läsionen der mittleren Region (Basis des zweiten Mittelfußknochens) und der medialen Region (Os cuneiforme I und erster Mittelfußknochen) anzugehen. Bei der Inzision von Haut und Subkutangewebe muss der dorsale, mediale Hautnerv, der das Tarsal- und Tarsometatarsalgebiet längs überkreuzt, vorsichtig mobilisiert und zur Seite gehalten werden (Abb. 3). Wegen des Hämatoms und Ödems infolge des Traumas ist es manchmal schwierig, diesen Nerv zu identifizieren. Nachdem der Nerv präpariert und zur Seite gehalten ist, wird die dorsale Faszie längs durchtrennt, sodass die Sehnen des M. extensor digitorum longus (EDL) freigelegt sind. Der M. extensor digitorum brevis (EDB) liegt in der Tiefe direkt distal der EDL-Sehnen, die Sehne des M. extensor hallucis longus (EHL) verläuft medial. Die EHL-Sehne wird wegen der Nähe des dorsalen Gefäßnervenstrangs, der in der Tiefe direkt

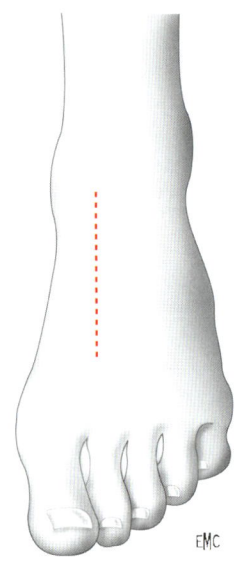

Abb. 2 Operativer Zugang entlang dem zweiten Mittelfußknochen oder dem zweiten Mittelfußspalt.

Lisfranc-Frakturen und -Luxationen

setzt. Er kreuzt den ersten. Manchmal ist es hilfreich, die plantaren Fragmente der Basis des zweiten Mittelfußknochens zu entfernen, um eine bessere Reposition zu erreichen.

Wenn die Basis des zweiten Mittelfußknochens reponiert und fixiert ist, können die anderen luxierten Mittelfußbasen reponiert und stabilisiert werden. Dies hängt von dem Typ der Läsion entsprechend der oben dargestellten Klassifikation ab. Bei Typ-A-, -B2- und -C-Läsionen muss die Basis des dritten Mittelfußknochens über denselben Zugang reponiert werden. Hierbei ist auf die Medialverlagerung des Gefäßnervenstrangs zu achten (siehe (2) in Abb. 5). Bei Typ B1 und C muss die Basis des ersten Mittelfußknochens in derselben Technik mit perkutanen Kirschner-Drähten stabilisiert

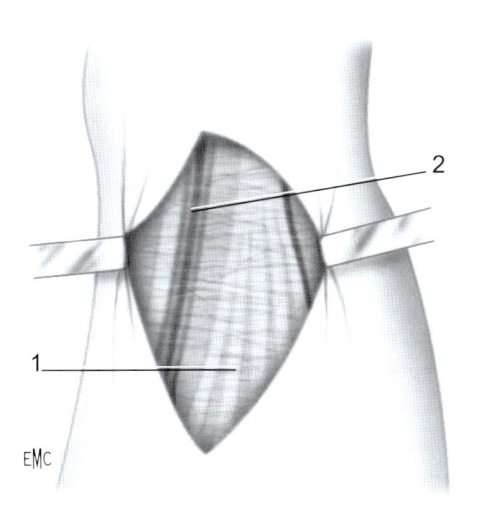

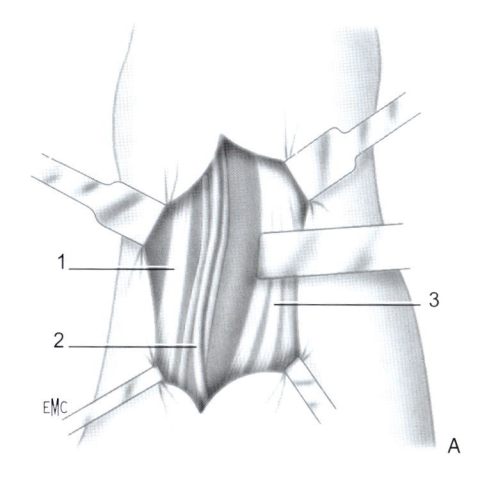

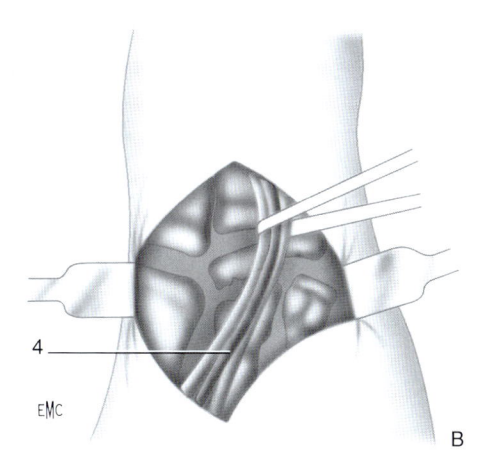

Abb. 3 Nach der Hautinzision muss der dorsale mediale Hautnerv identifiziert und mobilisiert werden. 1. Dorsale Faszie; 2. dorsaler medialer Hautnerv.

lateral der Sehne liegt (A. dorsalis pedis und N. peronaeus superficialis), sehr sorgfältig isoliert (Abb. 4A). Die vollständige Präparation und Mobilisation dieses Gefäßnervenstrangs ist bei einem operativen Zugang zur Tarsometatarsalregion unabdingbar, da die Möglichkeit gegeben sein muss, diesen Strang während der Reposition und Stabilisation nach medial und lateral zu halten, um die Gefahr sekundärer Läsionen oder einer Einklemmung dieser Strukturen zu minimieren. Wenn die EHL-Sehne nach medial gehalten ist, wird der Gefäßnervenstrang frei präpariert und mobilisiert und der EDB-Muskel, durch die Knochenverletzung häufig rupturiert, abgelöst und nach lateral geschoben. Jetzt sieht man das Lisfranc-Gelenk (Abb. 4B). Nun ist es wichtig, die Basis des luxierten und häufig frakturierten zweiten Mittelfußknochens und den Raum zwischen dem ersten, zweiten und dritten Os cuneiforme darzustellen. Häufig ist die Basis des zweiten Mittelfußknochens diejenige, die weiter nach dorsal und proximal luxiert ist. Die plantaren Anteile dieser Basis sind häufig frakturiert und liegen an ihrer ursprünglichen Stelle. Manchmal liegt die Fraktur des zweiten Mittelfußknochens in der proximalen Metaphyse, wobei die Basis dann nicht wesentlich verschoben ist.

Nach Entfernung aller Koagel oder kleinen Fragmente aus dem Frakturgebiet wird die luxierte Basis des zweiten Mittelfußknochens reponiert und fixiert. Das einfachste und üblichste Fixationssystem sind Kirschner-Drähte (Abb. 5). Diese können perkutan gekreuzt eingesetzt werden. Der erste Kirschner-Draht wird von lateral nach medial und von dorsal nach plantar eingebracht. Er fixiert die Basis des zweiten Mittelfußknochens und das erste Kuneiforme entsprechend dem Lisfranc-Ligament (siehe (1) in Abb. 5). Der zweite Kirschner-Draht wird von medial nach lateral einge-

Abb. 4
A: Die EHL-Sehne wird frei präpariert und der Gefäßnervenstrang identifiziert. 1. M.-extensor-hallus-longus-Sehne; 2. dorsaler Gefäßnervenstrang; 3. abgelöster und zur Seite gehaltener M. extensor digitorum brevis.
B. Nachdem die EHL-Sehne, der Gefäßnervenstrang und der EDM frei präpariert und zur Seite gehalten sind, wird das rupturierte und luxierte Lisfranc-Gelenk sichtbar. 4. der nach lateral gehaltene dorsale Gefäßnervenstrang.

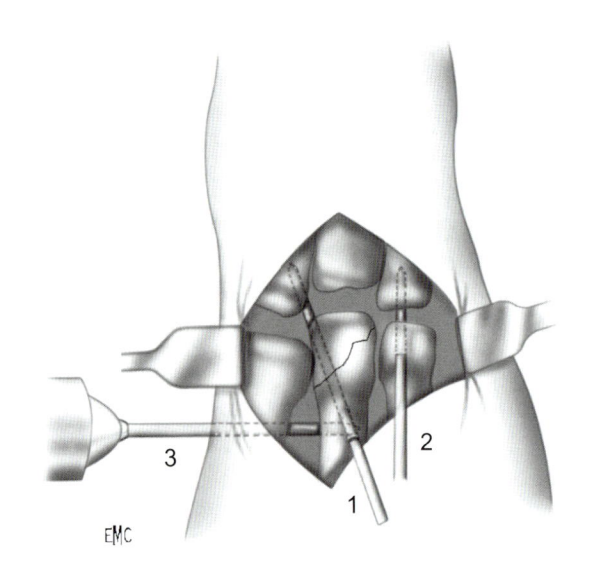

Abb. 5 Technik zur Stabilisation des reponierten Lisfranc-Gelenks mit Kirschner-Drähten.

an intraoperativen Röntgenkontrollen ist verringert. Die persönliche Erfahrung mit dieser Technik (8, 9) zeigte bezüglich der plantaren Austrittsstellen der Drähte keine länger dauernden klinischen Probleme, wie Metatarsalgien oder Hyperkeratosen (Abb. 7).

Bei Typ-A-, -B2- und -C-Verletzungen, bei denen eine Luxation der lateralen Zone des Lisfranc-Gelenks besteht, müssen die Basen des vierten und fünften Mittelfußknochens reponiert und fixiert werden. In der Mehrzahl der Fälle ist dies geschlossen möglich. Dafür wird der Vorfuß auf dem Operationstisch in Schrägstellung von 30° gedreht, die Reposition intraoperativ röntgenologisch kontrolliert und die Basis des fünften Mittelfußknochens mit ein oder zwei perkutanen Kirschner-Drähten, die von lateral nach medial und von plantar nach dorsal geführt werden, am Os cuboideum fixiert. Bei irreponiblen Luxationen muss eine offene Reposition über eine Längsinzision im vierten Mittelfußspalt erfolgen. Hierbei ist darauf zu achten, den lateralen Hautnerv nicht zu beschädigen.

werden, die manchmal quer zwischen dem ersten und zweiten Mittelfußknochen verlaufen (siehe (3) in Abb. 5). Wenn eine Luxation des ersten Os cuneiforme besteht, muss die Reposition zwischen dem ersten, zweien und dritten Os cuneiforme mit einem queren Kirschner-Draht gesichert werden (Abb. 6).

Eine Modifikation dieser Technik ist die Verwendung intramedullärer Kirschner-Drähte in der „Vorwärts-Rückwärts"-Technik. Die frakturierten und/oder luxierten Teile der Mittelfußknochen sind die Eintrittspunkte, die plantaren Metatarsophalangealgebiete die Austrittspunkte. Die Drähte werden bis in das Verletzungsgebiet zurückgezogen, die Basen reponiert und dadurch fixiert, dass die Kirschner-Drähte in die entsprechenden Ossa cuneiforme zurückgebohrt werden. Diese modifizierte Technik führt zu einer guten Stabilisation und vermeidet transkutane Drahtverläufe und vermindert so die Gefahr von Hautproblemen oder bakteriellen Kontaminationen. Auch der Bedarf

Nachbehandlung

Auf den postoperativen Röntgenkontrollen in a.p., lateralem und 30° schrägem Strahlengang müssen nach Foster und Foster (4) 4 Kriterien beurteilt werden:
1. Der Abstand zwischen den Basen des ersten und zweiten Mittelfußknochens darf nicht größer als 2 mm sein.
2. Die mediale Kante des zweiten Mittelfußknochens und die mediale Kante des Kuneiforme II müssen in einer Linie verlaufen.
3. Im Seitenbild müssen die dorsale Kante des ersten und zweiten Mittelfußknochens parallel verlaufen.
4. In der 30°-Schrägaufnahme muss die mediale Kante des vierten Mittelfußknochens und die mediale Kante des Os cuneiforme auf einer Linie liegen.

Im Allgemeinen besteht die postoperative Behandlung in einem Unterschenkelliegegips über 5–6 Wochen. Danach werden die Kirschner-Drähte entfernt und ein Gehgips für weitere 3–4 Wochen angelegt. Anschließend beginnt die physiotherapeutische Übungsbehandlung unter zunehmender Belastung.

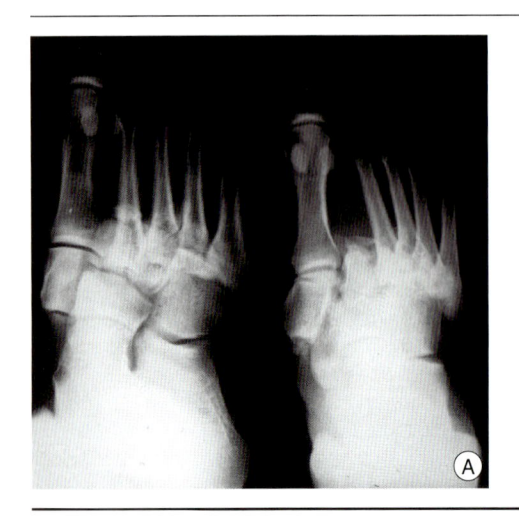

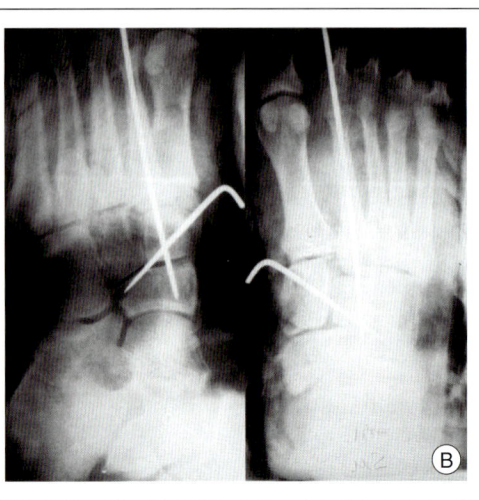

Abb. 6
A. Luxationsfraktur des Lisfranc-Gelenks vom Typ C2 mit medialer Luxation des Os cuneiforme I.
B. Röntgenkontrolle nach offener Reposition und Stabilisation mit einem queren Kirschner-Draht im Os cuneiforme und einem intramedullären Kirschner-Draht im Os metatarsale II.

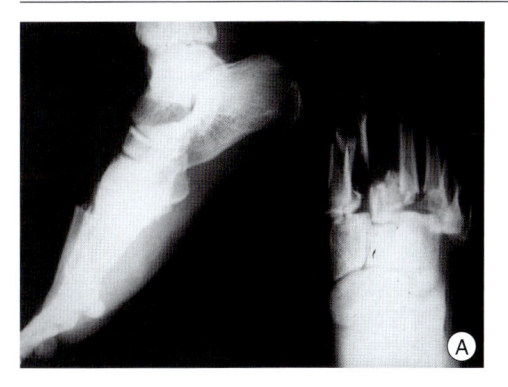

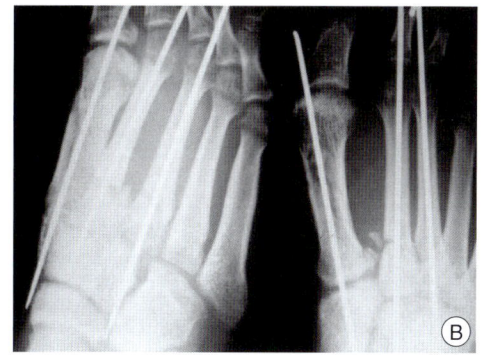

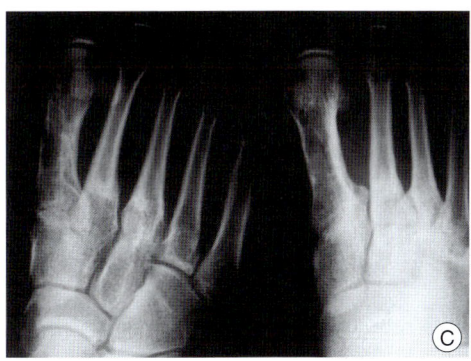

Abb. 7
A. Luxationsfraktur des Lisfranc-Gelenks vom Typ C1 mit Fraktur im Schaft des Os metatarsale I.
B. Kontrolle nach offener Reposition und Fixation durch intramedulläre „Rückwärts-Vorwärts"-Kirschner-Drähte.
C. Sehr gutes klinisches und röntgenologisches Ergebnis nach 3 Jahren.

Literatur

[1] Aitken AP, Poulson D. Dislocations of the tarsometatarsal joint. *J Bone Joint Surg Am* 1963 ; 45 : 246–260

[2] Bonnell F, Barthelemy M. Traumatismes del'articulation de Lisfranc: entorses graves, luxations, fractures: étude de 33 observations personnelles et classifications biomécaniques. *J Chir* 1976 ; 111 : 573–592

[3] Brunet JA, Wiley JJ. The late results of tarsometatarsal joint injuries. *J Bone Joint Surg Br* 1987 ; 69 : 437–440

[4] Foster SC, Foster RR. Lisfranc tarsometatarsal fracture-dislocations. *Radiology* 1976 ; 120 : 79–83

[5] Goosens M, DeStoop N. Lisfranc's fracture-dislocations: etiology, radiology and results of treatment. *Clin Orthop* 1983 ; 176 : 154–162

[6] Hardcastle PH, Reschauer R, Kutsha-Lissberg E, Schoffman W. Injuries of the tarsometatarsal joint: incidence, classification and treatment. *J Bone Joint Surg Br* 1982 ; 64 : 349–356

[7] Lenczner EM, Waddell JP, Patzakis M, Moore TM, Harvey JP. Tarsometatarsal Lisfranc dislocation. *J Trauma* 1974 ; 14 : 1012–1020

[8] Massari L, Martinez Flores D, Trevisani S, Traina GC. The surgical treatment of fracture-dislocations of the Lisfranc joint. *Foot Diseases* 1994 ; 1 : 37–41

[9] Massari L, Trevisani S. Treatment and late results of fracture-dislocations of the Lisfranc-joint. *Chir Piede* 1991 ; 15 : 265–270

[10] Myerson M, Fisher R, Burgess A, Kenzora J. Dislocations of the tarsometatarsal joints: end results correlated with pathology and treatment. *Foot Ankle* 1986 ; 6 : 225–242

[11] Quenu E, Kuss G. Étude sur les luxations du métatarse du diastasis entre le 1° et le 2° métatarsien. *Rev Chir* 1909 ; 39 : 281–336

[12] Resch S, Stenström A. The treatment of tarsometatarsal injuries. *Foot Ankle* 1990 ; 11 : 117–123

[13] Wilppula E. Tarsometatarsal fracture-dislocations: late results in twenty-six patients. *Acta Orthop Scand* 1986 ; 44 : 335–345

[14] Wilson DW. Injuries of tarsometatarsal joints. *J Bone Joint Surg Br* 1972 ; 45 : 677–686

Die Weil-Osteotomie zur Behandlung der Metatarsalgie

B. Valtin

Abstract

Die Weil-Osteotomie im zweiten bis fünften Mittelfußknochen scheint eine gute Lösung für viele der statischen Probleme zu sein, die diese 4 Strahlen betreffen, unabhängig davon, ob es sich um Metatarsalgien, Krallenzehen, hyperadduzierte Zehen oder auch Luxationen der Metatarsophalangealgelenke handelt.

Die Weil-Osteotomie ist eine Verkürzungsosteotomie zwischen Kopf und Hals, bei der der Osteotomieschnitt so horizontal wie möglich verläuft, um die erforderliche Proximalverlagerung des Kopfs zu erreichen, ohne dass dieser tiefer tritt. Die Osteotomie sollte im spongiösen Knochen liegen, um eine große knöcherne Oberfläche zu schaffen, die eine rasche Durchbauung in der angestrebten Stellung ermöglicht.

Entsprechend der Pathologie kann der Kopf des Mittelfußknochens verkürzt, zur Seite verschoben und/oder eleviert werden.

Die Weil-Osteotomie verheilt gut und führt nicht zu einer Kopfnekrose oder einer Beeinträchtigung des Gelenks. Sie ist ein sehr zuverlässiger Eingriff und oft hilfreich bei Deformitäten oder anderen statischen Problemen der vier lateralen Strahlen. Ihr einziges Problem ist die Einschränkung der Beweglichkeit, die sich aber durch eine entsprechende Nachbehandlung im Allgemeinen vermeiden lässt.

Schlüsselworte
Fuß, Metatarsalgie, Weil-Osteotomie, Klauenzehe

Einleitung

Metatarsalgien sind der klinische Ausdruck für Überbelastungen der lateralen Mittelfußknochen. Dies kann die Folge einer mehr plantaren Lage von einem oder mehreren dieser Knochen gegenüber den anderen (statische Metatarsalgie) oder häufiger einer Überlänge von einem oder mehreren lateralen Mittelfußknochen gegenüber dem ersten oder einem benachbarten Mittelfußknochen sein (Metatarsalgie durch Vorverlagerung). Diese Metatarsalgien erscheinen am häufigsten während der Entwicklung eines Hallux valgus, der zu einer Insuffizienz des ersten Strahls führt. Wir besprechen hier nicht die Metatarsalgie bei einem Hohlfuß, die eine andere operative Therapie erfordert.

Das klinische Erscheinungsbild kann eine Überlastung des zweiten Strahls mit einer lokalisierten Metatarsalgie über dem Kopf des zweiten Mittelfußknochens sein. Dies kann sich zu einer akuten Form entwickeln mit Ergussbildung im Metatarsophalangeal-(MP-)Gelenk der zweiten Zehe oder direkt in eine chronische Form mit Kallusbildung auf der Plantarseite des Kopfs des zweiten Mittelfußknochens führen, sehr häufig in Verbindung mit einer Klauenzehenbildung dieser Zehe. Dies führt evtl. zu einer Gelenkinstabilität und anschließender Luxation des Metatarsophalangealgelenks des zweiten Strahls. Wenn die Veränderung jetzt nicht behandelt wird, entwickelt sich ein ähnliches Bild am dritten Strahl: Metatarsalgie, Instabilität und spätere Luxation.
Ein alternatives klinische Bild ist eine mediale Metatarsalgie (d.h. über den medialen drei Mittelfußknochen), typisch bei einem runden Vorfuß. Sie ist durch eine mediale plantare Kallusbildung mit Entwicklung einer Klauenstellung an der zweiten, dritten und vierten Zehe gekennzeichnet (5).

Schließlich kann eine Metatarsalgie isoliert auftreten, ohne Hallux valgus. Dies findet sich am häufigsten bei einem kurzen ersten Mittelfußknochen.

Das Ziel des Eingriffs ist die Verringerung des Belastungsdrucks über dem (den) Mittelfußknochen ohne hierdurch Metatarsalgien an den benachbarten Strahlen zu schaffen. Die Therapie hängt vor allem von den klinischen Beschwerden ab und kann entsprechend der anatomischen Form des Vorfußes modifiziert werden.

Anatomische Vorfußvarianten

Der ideale anatomische Schwung der Mittelfußknochen (Maestro-Kurve) kann dadurch gefunden werden, dass man eine Linie rechtwinklig zum zweiten Mittelfußknochen zieht und diese als Referenz nimmt.
Durch diese Linie repräsentiert sich eine geometrische Zunahme der Verkürzung um den Faktor 2 für die lateralen Mittelfußknochen (Abb. 1). Die Rechtwinklige durch den zweiten Mittelfußknochen, die durch das Zentrum des lateralen Sesambeins verläuft, verläuft auch durch das Zentrum des Kopfs des vierten Mittelfußknochens.
Diese architektonischen Gegebenheiten stellen die ideale aber nicht absolute Referenz für eine operative Korrektur dar.

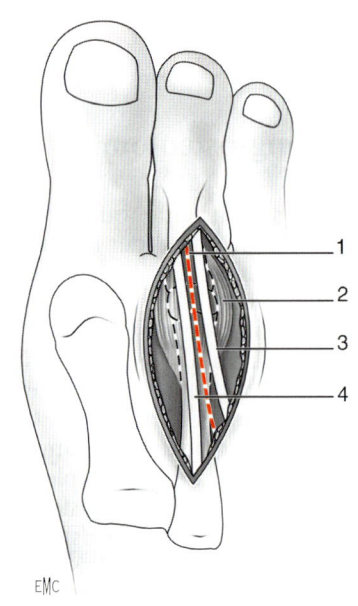

Abb. 4 *Der Zugang zum Gelenk erfolgt durch eine Inzision zwischen den beiden Extensorensehnen (Longus und Brevis). 1. Inzision zwischen den beiden Extensoren; 2. dorsale Kapsel des zweiten MP-Gelenks; 3. M. extensor digitorum brevis; 4. M. extensor digitorum longus.*

Wenn multiple Osteotomien durchgeführt werden sollen, wird mit diesen erst begonnen, wenn alle Metatarsalköpfe dargestellt sind. Zur besseren Freilegung der distalen Anteile der Mittelfußknochen kann ein Hohmann-Haken (Abb. 5) oder ein Selbsthalter eingesetzt werden (dies vereinfacht die Extensorensehnen zu schützen und die benachbarten Mittelfußknochen zur Seite zu halten).

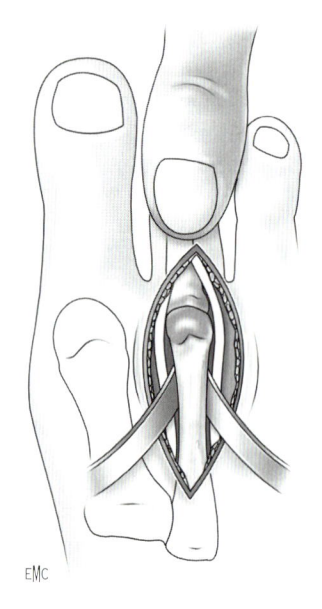

Abb. 5 *Darstellung des distalen Teils des Mittelfußknochens mit Hohmann-Haken.*

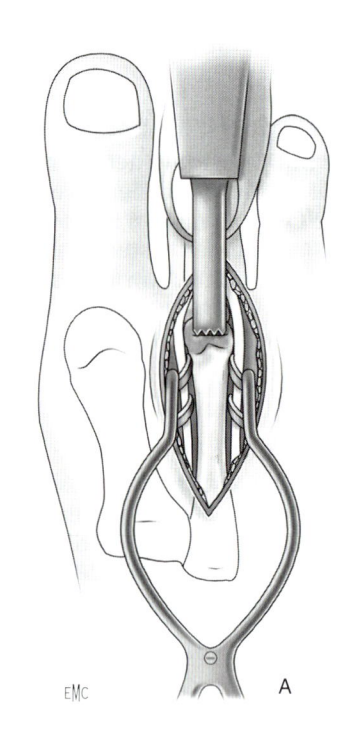

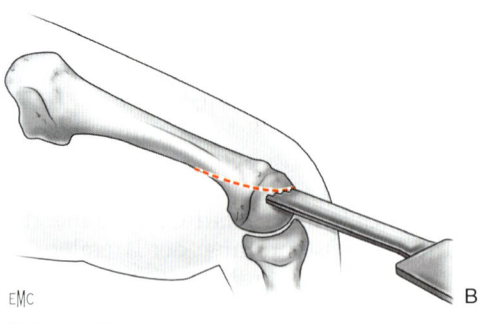

Abb. 6 *Osteotomie.*

Die Osteotomie (Abb. 6A, B) erfolgt mit einer oszillierenden Säge mit einem geeigneten Blatt (6–10 mm breit und 3 cm lang). Der Osteotomieschnitt beginnt an dem Knorpel des Metatarsalkopfs 0,5 oder 1 mm unterhalb seiner dorsalen Kante. Der Osteotomieschnitt verläuft so horizontal wie möglich, parallel zur Fußsohle. Die natürliche Tendenz geht dahin, die Osteotomie am zweiten und dritten Mittelfußknochen zu vertikal und am vierten und fünften zu horizontal anzulegen. Die Osteotomie sollte etwa 2,5 cm lang sein, um einen ausreichenden Kontakt zwischen den beiden knöchernen Segmenten zu schaffen und die Vaskularisierung des Metatarsalkopfs zu erhalten (3). Nach erfolgter Osteotomie verschiebt sich der Metatarsalkopf üblicherweise von selbst nach hinten.
Um den Kontakt zwischen dem distalen Kopfsegment und dem proximalen Diaphysensegment zu sichern, ist es erforderlich, die betreffende Zehe in Flexion zu halten. In den meisten Fällen reicht dies für die Stabilität aus und führt zu einer Fixation.

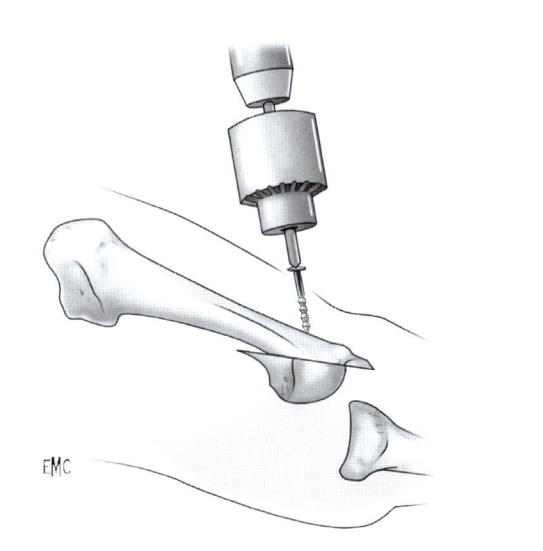

Abb. 7 Fixation mit „Twist-off"-Schrauben.

Wenn die Osteotomie zu kurz oder das Kopfsegment mobil erscheint, sind mehrere Lösungen möglich:
- Der Kopf kann mit einer speziell geformten Zange gehalten und gegen das Schaftsegment gedrückt werden. Dies ist erforderlich, wenn eine Rückverlagerung des Kopfes mit einer Seitwärtstranslation kombiniert werden muss.
- Der Mittelfußknochen kann mit einer normalen Repositionszange in seiner Position gehalten und die Zehe in Flexion gebracht werden. Hierdurch entsteht eine Kompression.

Das Ausmaß der Verkürzung wird präoperativ auf Röntgenbildern des Vorfußes unter Belastung bestimmt. Tatsächlich ist aber häufig die automatische Verkürzung die beste Form der Balance, d.h. nach Beendigung der Osteotomie verlagert sich der Kopf automatisch genügend nach hinten, um eine Entspannung des Gelenkes zu ermöglichen. Danach muss die Lage des Kopfes mit der Zehe in Extension dargestellt werden. Dann wir die Zehe in Flexion gebracht und hierdurch eine Kompression zwischen den beiden Segmenten bewirkt.

Die Fixation kann mit „Twist-off"-Schrauben (Abb. 7) erreicht werden. Ihre übliche Länge beträgt 14 mm für den zweiten, 13 mm für den dritten und vierten und 11–12 mm für den fünften Strahl. Bei kleineren Füßen sind dies 14 mm für den zweiten Strahl, 13 mm für den dritten, 12 mm für den vierten und 11 mm für den fünften Strahl. Wenn der Kontakt zwischen den beiden Knochenflächen nicht perfekt ist, erfolgt die Kompression üblicherweise beim Einbringen der Schrauben, bevor diese durchdreht. Bei einem weiter bestehenden Spalt nach Durchdrehen der Schraube sollte diese mit dem Schraubenzieher weiter eingepresst und angezogen werden.

Am Ende der Operation wird die dorsal überstehende Spitze des proximalen Segmentes („das Helmvisier") reseziert (Abb. 8). Unter weiterer Flexion der Zehe wird die Wunde in 2 Schichten, subkutan und Haut, verschlossen.

Multiple Osteotomien

Wenn multiple Osteotomien, wie meist, durchgeführt werden, kann die Stellung der Köpfe auf den Mittelfußknochen anhand verschiedener Parameter reguliert werden: Die präoperative Kalkulation, die relative Länge der Zehen und die direkte Darstellung der Metatarsalköpfe.

Die präoperative Kalkulation gibt einen relativen Eindruck von der Größe der Verkürzung die man erreichen sollte. Sie wird durch das Ausmaß der spontanen Verkürzung nach der Osteotomie des am stärksten betroffenen Strahls (üblicherweise des zweiten) modifiziert. Die ist jedoch kein Parameter, der außer Acht gelassen werden darf, da er anzeigt, ob die Verkürzung klein, mittel oder groß sein muss.

Nach Vervollständigung der Osteotomie sollte die Zehe in Neutralposition gehalten und die Länge mit derjenigen der Nachbarzehen verglichen werden. Dies gibt einen guten Anhalt für eine harmonische Verkürzung.

Die direkte Darstellung der Metatarsalköpfe ist ein definitiver Parameter. Wenn jedoch nur diese Kontrollmethode verwendet wird, können Irrtümer auftreten. Spezielle Beachtung erfordert die Lage der Hohmann-Haken, die zur Darstellung des Gelenks grundlegend wichtig sind. Sie müssen nach einer Längsinzision zwischen den Sehnen der Mm. extensor longus und brevis eingesetzt werden. Bei der Osteotomie behindern die Haken den Vorschub der oszillierenden Säge am Ende der Durchtrennung. Zu diesem Zeitpunkt müssen die Haken entfernt und durch einen Selbsthalter ersetzt werden.

Bei einem Hohlfuß besteht die Tendenz, eine übertrieben vertikale Osteotomie anzulegen, während man bei einem Plattfuß dazu neigt, eine übertrieben lange Osteotomie durchzuführen. Zusätzlich ist es wichtig, eine zu lange Osteotomie in den lateralen Mittelfußknochen zu vermeiden.

Wenn sich nach Inzision zwischen den beiden Extensoren eine nicht reponierbare Luxation der Zehe findet, wird der Extensor longus auf Höhe der Basis des proximalen Phalanx und der M. extensor brevis 2 cm proximal davon durchtrennt (Abb. 9). Die beiden Extensorensehnen werden nach lateral gehalten und das Gelenk mobilisiert. Dies muss kraftlos erfolgen:

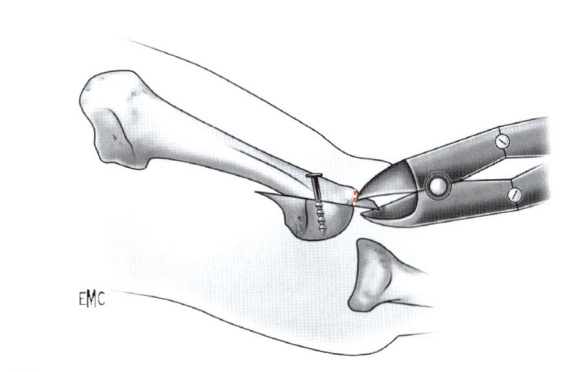

Abb. 8 Resektion des Helmvisiers.

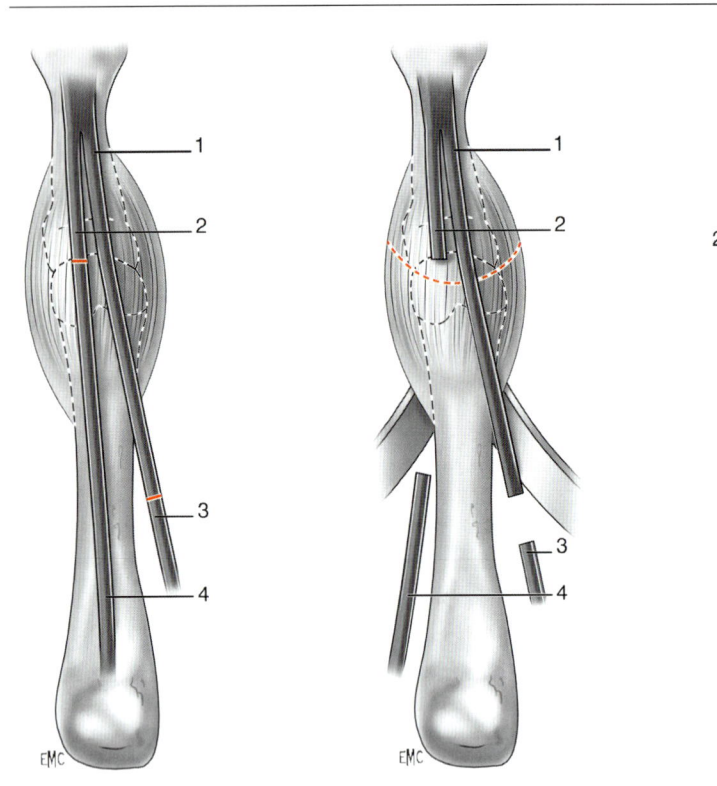

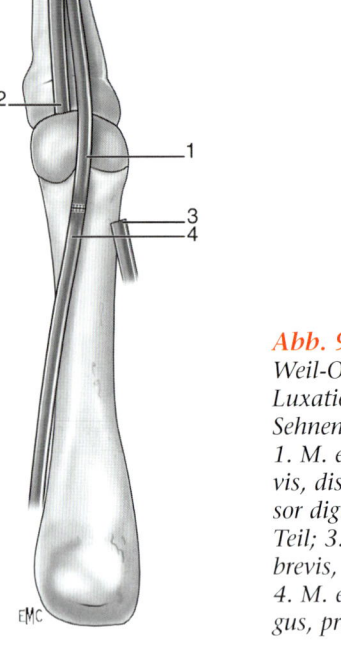

Abb. 9
*Weil-Osteotomie bei einer Luxation des MP-Gelenks: Sehnenverlängerung.
1. M. extensor digitorum brevis, distaler Teil; 2. M. extensor digitorium longus, distaler Teil; 3. M. extensor digitorum brevis, proximaler Teil; 4. M. extensor digitorum longus, proximaler Teil.*

Eröffnung der dorsalen Kapsel mit einem Skalpell und der lateralen Kapsel-Bandstrukturen ebenfalls mit dem Skalpell und anschließend mit kleinen Scheren. Die Arthrolyse wird durch Längszug an der Zehe erleichtert. Die Luxation wird schrittweise reponiert und die Zehe dann in Flexion gehalten, um den Metatarsalkopf darzustellen. Dabei werden alle kraftvollen Manöver vermieden, um eine Schädigung des Gelenkknorpels zu vermeiden. Häufig ist es erforderlich, die Extensorensehne zu verlängern. Das proximale Schnittende der M.-extensor-longus-Sehne wird mit dem distalen Schnittende der M.-extensor-brevis-Sehne vernäht, hierdurch entsteht die Verlängerung.

Translationsosteotomie (Abb. 10)

Der Zugang zu den Mittelfußknochen und die Osteotomie sind identisch, die Verlagerung des Mittelfußkopfs aber anders. Er wird, meist unter leichter Verkürzung, nach lateral oder medial verschoben. Man muss die hierbei eintretende Verkürzung sorgfältig beachten, da sie manchmal größer ist als erwartet.

Elevationsosteotomie (Abb. 11)

Der Unterschied besteht in der Höhe der Osteotomie. Entweder werden 2 parallele Schnitte angelegt und eine dünne 1–2 mm breite Knochenscheibe entnommen oder ein Keil mit ventraler Basis und Erhalt des dorsalen Zügels, der eine unerwünschte Verkürzung verhindert, reseziert.

Nachbehandlung

Die Nachbehandlung ist für die Qualität des Ergebnisses, die weitgehend von der Mobilität der lateralen MP-Gelenke abhängt, von großer Bedeutung. Der postoperative Verband hält die Langzehen in Flexion. Die passive Mobilisation der MP-Gelenke muss am Tag nach der Operation beginnen. Der Patient selbst

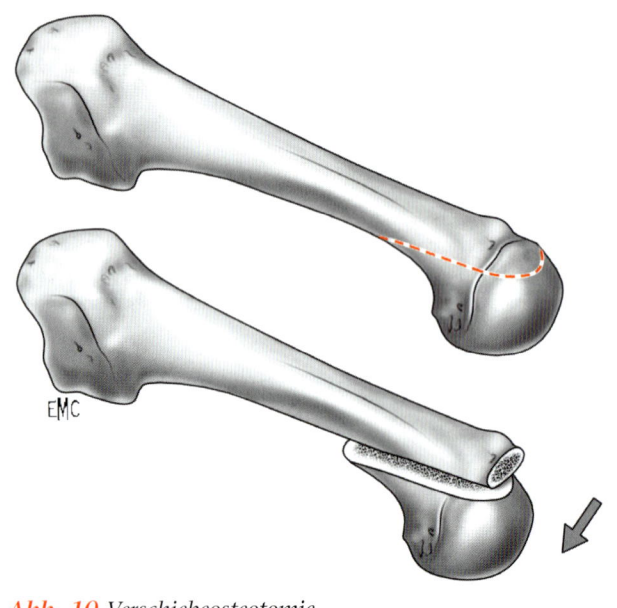

Abb. 10 *Verschiebeosteotomie.*

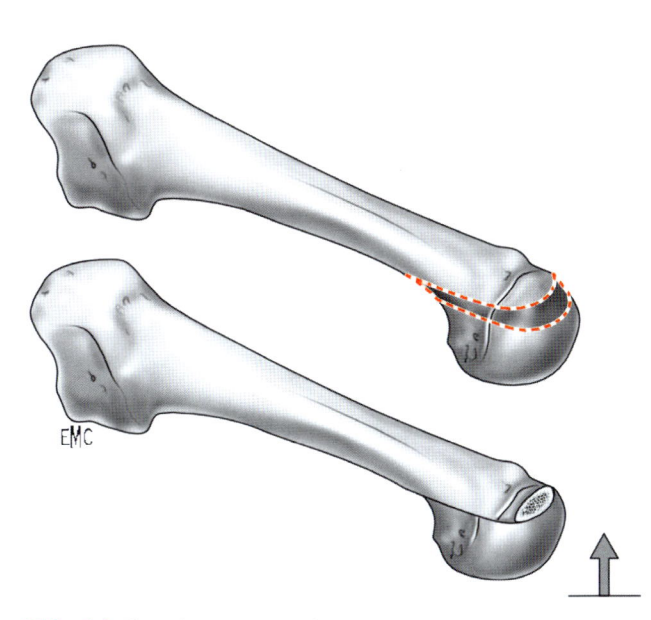

Abb. 11 Elevationsosteotomie.

manipuliert die Zehen in Plantar- und Dorsalflexion. Während der ersten Tage ist die Mobilisation durch den Verband limitiert. Der Patient kann am ersten Tag nach dem Eingriff mit einem Gipsschuh unter Belastung aufstehen. Der Gipsschuh wird für 3 Wochen belassen.

Am 15. postoperativen Tag wird der Verband entfernt und die Mobilisation der Zehen durch den Patienten gesteigert: Passive Mobilisation um eine maximale Plantarflexion und Druck auf der Dorsalseite des PIP-Gelenks (und nicht auf dem Zehenende) zu erreichen und ähnliches Vorgehen in Dorsalflexion. Man muss den Patienten auffordern, diese Mobilisationen vorzunehmen, wenn man selber anwesend ist, um sicher zu sein, dass diese Handgriffe korrekt durchgeführt werden. Diese selbstständige Beübung sollte über mindestens 3 Monate beibehalten werden.

Rückkehr der Funktion

Diese erfolgt oft verzögert, schrittweise und kann erst nach mehr als einem Jahr postoperativ beurteilt werden. Bei Patienten, bei denen multiple Osteotomien durchgeführt wurden, geht das Ödem erst nach 3–4 Monaten vollständig zurück (abgesehen von zusätzlichen Algodystrophien, die die Dauer des Ödems verlängern). Die Beweglichkeit der MP-Gelenke stellt sich um den vierten Monat ein. Nach etwa 6 Monaten sind die Metatarsalgien abgeklungen und die Gelenke weich (wenn alles stimmt!), aber die aktive Bewegung der Zehen noch schwach. Dieses Gefühl der „toten" Zehen bildet sich erst ein Jahr nach dem Eingriff zurück. Die Belastbarkeit der Zehenballen nimmt über einen langen Zeitraum zu. Gesamt gesehen sind diese Weil-Osteotomien Eingriffe die gut „reifen", da die Funktion über einen langen Zeitraum zunehmend besser wird.

Komplikationen

Die wesentliche Komplikation der Weil-Osteotomie der lateralen Mittelfußknochen ist die Einsteifung der MP-Gelenke. Sie betrifft vorzugsweise den zweiten Strahl: Ein geringer Verlust der aktiven Plantarflexion des zweiten MP-Gelenkes ist auch bei den guten Ergebnissen selbst nach langer Zeit üblich. Durch eine kompensatorische Bewegung in den PIP-Gelenken wird das funktionelle Defizit überspielt. Die Einsteifung des MP-Gelenks kann schwerwiegender sein bei einer Abnahme der Plantarflexion, die zu einer Reduktion des Kontaktes der Zehenspitze und einer Abnahme der Dorsalflexion führt, durch die eine schmerzhafte Funktionsbehinderung in der Abstoßphase entsteht.

Diese Komplikation kann vermieden werden, wenn die Vorschriften der postoperativen Behandlung konsequent befolgt werden. Wenn es dennoch zur Einsteifung kommt, sollte man nicht zögern, die Gelenke um den zweiten oder dritten Monat unter Anästhesie zu manipulieren oder eine operative Arthrolyse der steifen Gelenke nach etwa einem Jahr durchzuführen.

Eine sympathische Reflexdystrophie ist eine mögliche Komplikation, die häufiger auftritt, wenn die Zahl der Osteotomien zunimmt. Sie führt zu einem schmerzhaften behindernden Ödem, das mehrere Monate anhält. Paradoxerweise kommt es bei einer Algodystrophie nach Weil-Osteotomien praktisch zu keinen Versteifungen in den MP-Gelenken.

Ergebnisse

Man erreicht fast immer ein Abklingen der Metatarsalgie (95% der Fälle). Bei 7% kann es zu einer Verlagerung der Metatarsalgie kommen (persönliche Mitteilung von L. S. Weil über 300 Fälle).

Kontraindikationen

Eine erhebliche Osteoporose oder Destruktion des Mittelfußkopfes stellt eine Kontraindikation für diese Osteotomie dar.

Die Metatarsalgien bei einem Hohlfuß sind keine Indikationen für eine Weil-Osteotomie, ebenso wenig isolierte Klauenzehen ohne Metatarsalgie und geringe statische Metatarsalgien des zweiten Strahls bei einem Hallux valgus. Diese können mit einer Scarf-Osteotomie mit Plantarverlagerung des ersten Mittelfußknochens behandelt werden.

Schlussfolgerungen

Die operative Behandlung einer Metatarsalgie muss alle klinischen und anatomischen Probleme am Vorfuß berücksichtigen. Sie muss allen Kriterien für einen orthopädischen Eingriff erfüllen: Einen präoperativen Plan zur Korrektur der Deformitäten, stabile Osteotomien, die durch sichere Osteosynthesen fixiert sind,

Vermeidung iatrogener Komplikationen, die zu wiederholten, manchmal schwierigen Revisionseingriffen, führen könnten, die Anatomie muss wieder hergestellt und die Gelenke müssen erhalten werden. Die zervikozephale Verkürzungsosteotomie der lateralen Mittelfußknochen in der Weil-Technik entspricht all diesen Kriterien und erlaubt eine zuverlässige Behandlung von Metatarsalgien.

Literatur

[1] Barouk LS. New osteotomies in the forefoot and their therapeutic role. In : Valtin B éd. Cahiers d'enseignement de la SOFCOT. Paris : Expansion scientifique française, 1997 : 49–76

[2] Barouk LS. L'ostéotomie cervico-capitale dans les métatar-salgies médianes. *Méd Chir Pied* 1994 ; 10 : 23–33

[3] Leemrijse T, Valtin B, Oberlin C. Vascularization of the heads of the three central metatarsals: an anatomic study, its application and considerations with respect to horizontal osteotomies at the necks of the metatarsals. *Foot Ankle Surg* 1998 ; 4 : 57–62

[4] Tanaka Y, Takakura Y, Kumai T, Samoto N, Tamai S. Radiographic analysis of hallux valgus. *J Bone Joint Surg Am* 1995 ; 77 : 205–213

[5] Valtin B. Pathology of the lesser toes: a clinical study on surgical treatment. In : Valtin Béd. Cahiers d'enseignement de la SOFCOT. Paris : Expansion scientifique française, 1997 : 107–119

[6] Valtin B. Changing concepts in the surgery of hallux valgus. *Eur Instr Course Lect* 1999 ; 4 : 119–127

Rheumatische Deformitäten des Vorfußes

43

P. Rippstein

Abstract

Vorfußdeformitäten bei einer rheumatoiden Arthritis sind bezüglich der zu ihrer Behandlung erforderlichen operativen Eingriffe recht ähnlich. In Abhängigkeit von dem Aktivitätsniveau des Patienten und den Knochen- und Gelenkverhältnissen sind zwei wesentliche operativen Optionen möglich. Die klassische Resektion der Mittelfußköpfe ist indiziert, wenn Knochen und Gelenke erheblich verändert und/oder die funktionellen Anforderungen des Patienten gering sind. Wenn Knochen und Gelenke relativ intakt und die Aktivitäten des Patienten hoch sind, sind rekonstruktive Eingriffe zu bevorzugen, da diese die Metatarsalgelenke II bis V erhalten und zu guten funktionellen Ergebnissen führen. Der erste Strahl wird üblicherweise fusioniert, da sich hierdurch bezüglich der Zufriedenheit des Patienten und der Funktion ein gutes Langzeitergebnis erreichen lässt.

Schlüsselworte

Vorfuß, rheumatische Erkrankung, Resektion des Metatarsalkopfs, Weil-Osteotomie, metatarsophalangeale Arthrodese

Einleitung

Operative Eingriffe am rheumatischen Vorfuß erfolgen heute üblicherweise in einem späten Stadium, wenn der Schmerz nicht mehr vorwiegend durch die Gelenkentzündung, sondern durch die Fehlstellungen, die sich im Lauf der Zeit entwickelt haben, verursacht wird. Dies ist wahrscheinlich Folge einer effektiven oralen und lokalen Medikation (Injektionen, Radiosynoviorthese), die in der Lage ist, die Schmerzen der primären Entzündung auf ein Niveau abzusenken, das vom Patienten und damit vom Behandler akzeptiert werden kann.

Auch wenn die Entzündung erheblich verringert werden kann, geht die Destruktion der Gelenke und Knochen durch die Erkrankung weiter und führt zunehmend zu den typischen Vorfußdeformitäten. Aus dem primären Entzündungsschmerz wird dadurch ein mehr mechanischer Schmerz, der nur operativ behandelt werden kann, wenn konservative Maßnahmen nicht mehr erfolgreich sind. Nach genauer Klärung des zugrunde liegenden mechanischen Problems besteht das Ziel des Eingriffs darin, die bestmögliche, lang anhaltende, mechanische Balance im Vorfuß wieder herzustellen. Hallux valgus, Hammerzehen und dorsale Luxationen der Metatarsophalangealgelenke II bis V mit zusätzlichen behindernden Metatarsalgien sind die typischen Deformitäten, die eine Korrektur erfordern. Abhängig vom Aktivitätsniveau des Patienten und der verbliebenen Integrität von Knochen und Gelenken kann der Eingriff die Vorfußgelenke mehr oder weniger intakt lassen. Auch wenn noch eine rheumatische Entzündung besteht, ist diese in dieser Situation nicht das erste Ziel der Behandlung.

Indikationen

Die operative Behandlung von Vorfußdeformitäten ist indiziert, wenn diese erhebliche Schmerzen verursachen, die durch konservative Maßnahmen nicht ausreichend beherrscht werden können. Frühzeitige gelenkerhaltende Eingriffe sollten auch bei jungen und aktiven Patienten erwogen werden, bei denen die Vorfußdeformitäten erheblich zunehmen, auch wenn der Schmerz noch nicht so groß ist. In dieser Situation ist die operative Therapie einfacher. Außerdem kann die Entwicklung von Gelenk- und Knochendestruktionen minimiert oder zumindest verzögert werden.

Präoperative Planung

Erstes Metatarsophalangeal-(MP-)Gelenk

Es wurde immer kontrovers gesehen, ob das erste MP-Gelenk bei einer rheumatoiden Arthritis fusioniert werden soll. In Übereinstimmung mit früheren Publikationen (13, 14, 22, 23) fusionieren wir dieses Gelenk aus folgenden Gründen:
- Eine Arthrodese des ersten MP-Gelenks ergibt bekannterweise in der Mehrzahl der Fälle sehr gute Langzeitergebnisse (5).
- Ein arthrodisiertes erstes MP-Gelenk ist ein sehr guter „Tutor" für die Nachbarzehen, die dann üblicherweise in der Horizontalebene gut ausgerichtet bleiben.
- Nach einer Arthrodese des ersten MP-Gelenks kommt es nie zu einem Rezidiv des Hallux valgus.
- Wenn das erste MP-Gelenk schmerzhaft ist, klingen nach seiner Arthrodese die Schmerzen sehr zuverlässig ab.

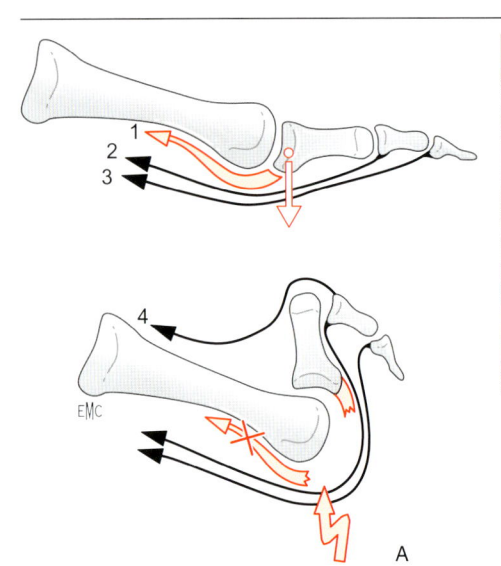

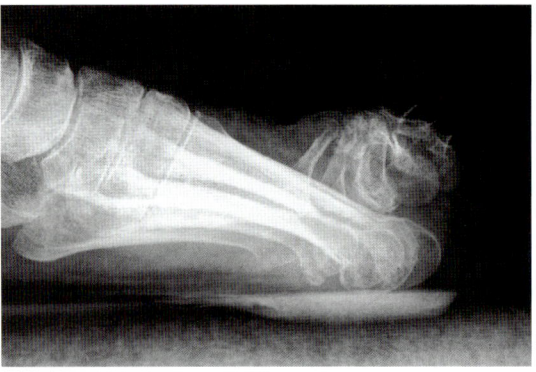

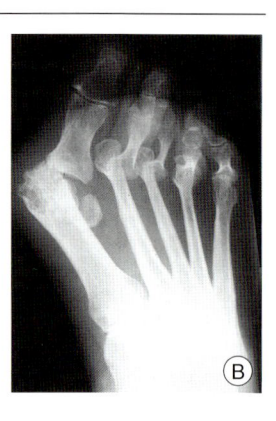

Abb. 1
A. Die Ruptur der plantaren Platte führt zu einer plantaren Instabilität der MP-Gelenke II–V. Die Beugesehnen können die Zehen nicht mehr in den MP-Gelenken beugen und die Zehe luxiert zunehmend nach dorsal und „reitet" schließlich auf dem Mittelfußkopf und löst hierdurch einen enormen Druck auf diesen Kopf und eine Metatarsalgie aus.
1. Intrinsische plantare Platte; 2. M. flexor digitorum brevis; 3. M. flexor digitorum longus; 4. Extensor.
B. Röntgenbild eines 43-jährigen Patienten mit ausgeprägter Metatarsalgie durch die dorsale Luxation der Metatarsophalangealgelenke II–V. Die Mittelfußköpfe sind gut erhalten und der Patient ist sehr aktiv. Daher ist in diesem Falle ein gelenkerhaltender Eingriff zu bevorzugen.

Selbst wenn das luxierte erste MP-Gelenk intakt und schmerzfrei ist, ziehen wir üblicherweise keinen klassischen, gelenkerhaltenden Eingriff (proximale oder distale Osteotomie des ersten Mittelfußknochens, Lapidus-Verfahren etc.) zur Korrektur der Deformität in Betracht, da es bei einer rheumatischen Erkrankung sehr häufig zu einem Rezidiv des Hallux valgus und/oder weiteren schmerzhaften Gelenkdestruktionen kommt. Für behinderte Patienten mit einem begrenzten Aktivitätsniveau kann man eine einfache Resektionsarthroplastik erwägen. Sie hat den Vorteil einer einfacheren postoperativen Rehabilitation ohne wesentliche Verschlechterung des nicht sehr gefragten funktionellen Ergebnisses. Eine solche Resektionsarthroplastik kann auch bei einer schmerzhaften Arthrose und/oder Deformität des Interphalangealgelenks eines Hallux in Betracht kommen, die eigentlich eine Fusion erfordert, da die gemeinsame Fusion des Metatarsophalangeal- und Interphalangealgelenks häufig zu schlechten Ergebnissen führt.

MP-Gelenke II – V

Eine chronisch rheumatische Entzündung dieser Gelenke führt zunehmend zu irreversiblen lokalen Weichteilschädigungen. Die funktionell wichtige plantare Platte wird zunehmend schwächer, bis sie schließlich frakturiert. Das komplexe System, das die kleinen Zehen auf ihren MP-Gelenken stabilisiert, wird erheblich geschädigt. Die Zehe luxiert nach dorsal und der Metatarsalkopf verlagert sich nach plantar. Die dorsale Luxation führt zu einem dramatischen Anstieg des Drucks auf den Kopf des Mittelfußknochens und löst eine Metatarsalgie aus. Durch den Verlust der plantaren Stabilisation steht die Zehe ständig im proximalen Interphalangealgelenk (PIP) flektiert und wird in einer schmerzhaften Hammerzehenstellung zunehmend steifer. Gleichzeitig verkürzt sich das gesamte Extensorensystem, was die Situation nochmals verschlechtert (Abb. 1).

Die klassische Behandlung einer schmerzhaften Metatarsalgie bei einer rheumatoiden Arthritis ist üblicherweise die Resektion der nach plantar vorstehenden Metatarsalköpfe mit oder ohne Entfernung der Basen der proximalen Phalangen (1, 2, 4, 6–11, 13, 15, 16).

Nach Resektion der Metatarsalköpfe ist das Hauptproblem die daraus resultierende Instabilität in den resezierten MP-Gelenken. Da die große Oberfläche des Metatarsalkopfs fehlt und die plantare Stabilisation nicht wieder hergestellt wurde, tendieren die Zehen erneut nach dorsal zu luxieren (Abb. 2). Die Zehen haben keine funktionelle Bedeutung mehr („funktionelle Vorfußamputation" (8, 9)) und der Druck unter den Metatarsalstümpfen bleibt erhöht (3, 17, 18). Diese Situation kann zusammen mit gelegentlichen Knochenproliferationen unter den knöchernen Metatarsalstümpfen („spikes") zu einem Rezidiv der Metatarsalgie führen, das dann schwierig zu behandeln ist. Aus diesem Grund erhalten wir, unter der Voraussetzung, dass die Aktivität des individuellen Patienten diese Entscheidung unterstützt, wenn möglich die Metatarsalköpfe. Um einem Rezidiv der dorsalen Luxation vorzubeugen, lässt sich eine aktive Stabilisation der betreffenden Zehe durch eine Verlagerung der Sehne des M. flexor digitorium longus (FDL) auf die Dorsalseite der proximalen Phalanx erreichen (Girdlestone und Taylor-Technik (19)). Abbildung 3 stellt den Entscheidungsweg bezüglich Erhalt oder Resektion der Metatarsalköpfe dar.

Rheumatische Deformitäten des Vorfußes

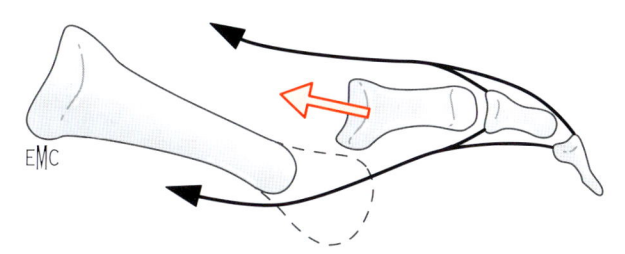

Abb. 2 Eine Resektion des Metatarsalkopfs schafft einen Knochenstumpf mit einer sehr kleinen Oberfläche, auf dem die Zehe nur schwer stabilisiert werden kann. Daher findet sich häufig eine dorsale Redislokation, die ein Rezidiv der Metatarsalgie auslösen kann.

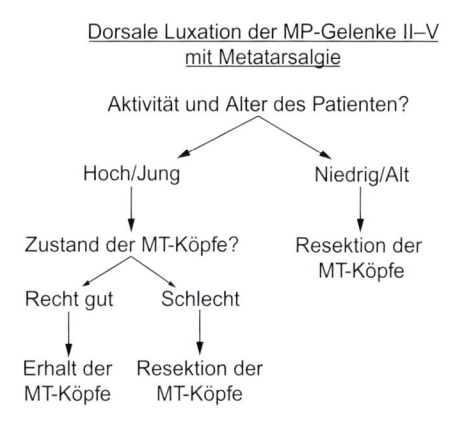

Abb. 3 Schema der Entscheidungsfindung bezüglich Erhalt oder Resektion der Mittelfußköpfe.

Operationstechniken

Allgemeine Überlegungen

Der Patient liegt in Rückenlage in Allgemein- oder Epiduralanästhesie. In bestimmten Fällen kann ein Sprunggelenkblock bevorzugt werden. Eine Blutsperre ist nicht grundlegend wichtig, wird aber empfohlen. Ggf. kann der Eingriff an beiden Füßen in einer Sitzung erfolgen. Ein Bildwandler ist während der Operation ein wertvolles Hilfsmittel, vor allem wenn der Operateur mit Vorfußrekonstruktionen nicht sehr vertraut ist.

Der Eingriff sollte am zweiten bis vierten Strahl beginnen. Dies gefährdet den Erfolg der Fusion am ersten Strahl nicht und erlaubt die Länge sowohl des ersten Mittelfußknochens wie des Hallux entsprechend der Länge des zweiten Mittelfußknochens und der zweiten Zehe korrekt einzustellen.

Zweiter bis fünfter Strahl

■ Primäres Vorgehen

Zwischen den Metatarsalia II–III und IV–V werden 2 Längsinzisionen angelegt, die proximal auf Höhe der mittleren Diaphyse beginnen und distal im Interdigitalraum enden. Am zweiten Strahl werden die Sehne des M. extensor digitorum longus (EDL) und die direkt lateral davon liegende Sehne des M. extensor digitorium brevis (EDB) dargestellt. Da die schwächere EDB-Sehne üblicherweise die Deformität dadurch verursacht, dass sie die Zehe in Abduktion zieht, wird sie quer durchtrennt. An der EDL-Sehne erfolgt eine Z-förmige Durchtrennung um, je nach Ausmaß der dorsalen Dislokation, sie 1–3 cm verlängern zu können. Die Zehe wird in Längsrichtung nach distal gezogen und eine Kapsulotomie dorsal, medial und lateral um das MP-Gelenk durchgeführt. Dieses Vorgehen wird an jedem einzelnen Strahl wiederholt, wobei man erinnern muss, dass der fünfte Strahl keine EDB-Sehne hat! Jedes MP-Gelenk wird dann reponiert, wobei die Metatarsalköpfe bei diesem Manöver nicht gequetscht werden dürfen. Wenn die Reposition wegen einer erheblichen Weichteilspannung noch nicht möglich ist, werden die dorsal dislozierten intrinsischen Sehnen direkt proximal des jeweiligen Metatarsalkopfs durchtrennt. Dabei ist darauf zu achten, den plantaren neurovaskulären Strang nicht zu verletzen. Bei ausgeprägten Luxationen erfordert die Zehenreposition Zeit. Es ist wichtig, Geduld zu haben: Jede Zehe muss wieder kräftig in Längsrichtung gezogen und das Weichteilrelease um das MP-Gelenk solange fortgesetzt werden, bis jede Zehe schließlich reponiert und über ihrem nun gut frei gelegten Metatarsalkopf plantar flektiert werden kann. Die plantare Platte wird von der Unterseite der Metatarsalköpfe mit einem breiten gebogenen Raspatorium (McGlamary-Typ) abgelöst. Dies führt zu einem zusätzlichen Release der MP-Gelenke. Jetzt können entsprechend der präoperativen Entscheidung und unter Berücksichtigung des intraoperativen Zustands der Köpfe (Letzteres bestätigt nicht immer die präoperative Entscheidung) diese entweder reseziert oder erhalten werden.

■ Resektion der Metatarsalköpfe

Auf jeder Seite des Mittelfußknochens wird ein Haken direkt proximal des Kopfes eingesetzt. Die Zehe wird maximal nach plantar flektiert, um den Metatarsalkopf vollständig freizulegen (Abb. 4). Der Kopf wird mit einer oszillierenden Säge reseziert, wobei die Osteotomie leicht schräg von dorsal-distal nach plantar-proximal verläuft und etwa ein Drittel der sphärischen Oberfläche beläßt. Die Kanten des Stumpfes werden mit einem Rongeur so modelliert, dass ein kleinerer „Neo-Kopf" entsteht, der der Zehe eine gewisse Stabilität bietet (Abb. 5). Dieses Vorgehen wird an jedem Strahl wiederholt, wobei darauf zu achten ist, dass eine weiche Metatarsalschwingung entsteht (das Ausmaß der Resektion sollte an jedem Mittelfußknochen gleich groß sein). Als Ergebnis des vorausgegangenen Weichteilrelease und der Verkürzung des Mittelfußknochens können die Zehen jetzt spannungsfrei reponiert werden. Üblicherweise ist eine weitere Knochenresektion nicht erforderlich (die richtige Spannung sollte primär durch den Weichteilrelease und nicht durch eine ausgedehnte Knochenresektion die die Mittelfußknochen stark verkürzen würde, erreicht werden). Da die plan-

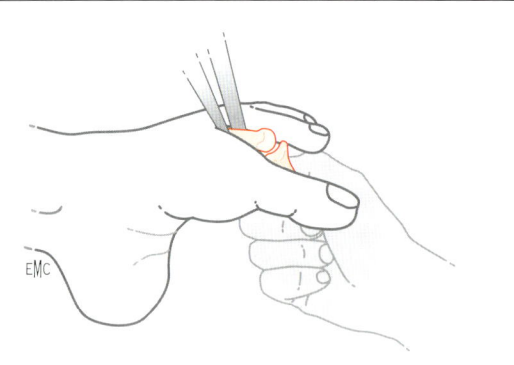

Abb. 4 Direkt proximal der Metatarsalköpfe werden 2 Haken eingesetzt und die Zehe maximal nach plantar flektiert, um den Mittelfußkopf mit einer oszillierenden Säge partiell resezieren zu können.

taren Druckstellen der Haut sich einige Wochen nach Resektion der Metatarsalköpfe spontan zurückbilden, besteht keine Notwendigkeit sie zu exidieren. Wenn eine große plantare Bursa besteht, die über den dorsalen Zugang nicht leicht entfernt werden kann, empfiehlt sich ein zusätzlicher plantarer Zugang. In diesem Fall sollten auch die Kalli reseziert werden.

Anschließend kann die Hammerzehenstellung korrigiert werden. Wir machen dies üblicherweise an jeder Zehe, auch wenn nicht alle schmerzhaft sind, um eine harmonische Fußform zu erreichen. Für eine maximale Stabilität werden die PIP-Gelenke der zweiten und dritten Zehe fusioniert. An der funktionell weniger wichtigen vierten und fünften Zehe bevorzugen wir die Kopfresektion der proximalen Phalanx (Hohmann), die rascher durchzuführen ist und einfacher heilt. Für die PIP-Fusion erfolgt eine Längsinzision über dem PIP-Gelenk durch die Mitte der Extensorensehne bis direkt auf den Knochen. Indem jeweils die eine Hälfte der Sehne nach medial bzw. lateral gehalten wird und die Seitenbänder durchtrennt werden, wird das PIP-Gelenk dargestellt. Die Gelenkflächen werden mit einer oszillierenden Säge so reseziert, dass mit einer Flexion in der Arthrodese von 5–10° ein enger Knochenkontakt entsteht. Ein 1,2-mm-Kirschner-Draht wird retrograd von der resezierten Basis der Mittelphalanx durch die Zehenspitze eingebracht. Der Kirschner-Draht wird dann in die proximale Phalanx und in den entsprechenden Mittelfußknochen bis zu dessen Diaphyse zurückgebohrt. Dabei ist darauf zu achten, dass die Zehe gegenüber einer Neutralposition in leichter Flexion (10°) steht. An der vierten und fünften Zehe ist das Vorgehen im Grund dasselbe, aber ohne Resektion der Basis der Mittelphalanx. Es kann schwierig sein, den Kirschner-Draht in den fünften Mittelfußknochen zu bohren (keine gerade Richtung zwischen Zeh und Mittelfuß). Wenn dies so ist, kann auf einen Kirschner-Draht verzichtet werden.

■ Erhalt der Metatarsalköpfe

Wenn die Metatarsalköpfe erhalten werden sollen (Abb. 1B, Abb. 3), muss nötigenfalls zuerst eine sehr sorgfältige Synovektomie durchgeführt werden, um weiteren Gelenkentzündungen vorzubeugen. Danach ist die verbliebene Spannung in den reponierten Metatarsophalangealgelenken zu überprüfen. Wenn sie ausreichend gering ist und die Zehen reponiert bleiben, wenn der Fuß in Neutralstellung gehalten wird („Push-up"-Test) ist ein weiteres Release nicht erforderlich. Dann kann direkt mit der Dorsalverlagerung der FDL-Sehne, wie weiter unten beschrieben, begonnen werden. Wenn jedoch weiterhin eine zu große Restspannung vorliegt, ist ein zusätzliches Release durch eine Verkürzung der Metatarsalia erforderlich. Diese Verkürzung lässt sich durch eine distale, horizontale Osteotomie an jedem Mittelfußknochen (Weil-Osteotomie) erreichen. Die Technik ist am vierten und fünften Strahl etwas anders, da diese Mittelfußknochen weniger schräg verlaufen als die zweiten und dritten. Daher würde eine strikt horizontale Osteotomie in die proximalen Metatarsalgelenke auslaufen. Um dies zu vermeiden, sollte die Schnittfläche etwas mehr nach plantar orientiert sein um dadurch in der plantaren Diaphyse zu enden. Durch den schrägen Verlauf der Osteotomie kann der Kopf jedoch, wenn er sich nach proximal verschiebt, vermehrt plantar liegen und dies eine Metatarsalgie auslösen (Abb. 6A). Um dem entgegen zu wirken sollte ein kleines, etwa 3–4 mm starkes Knochensegment aus der horizontalen Osteotomie entnommen werden (Abb. 6B). Die erste Osteotomie liegt etwas mehr plantar gerichtet als beim zweiten und dritten Strahl und wird nicht vollständig durchgeführt. Dann legt man etwa 1–2 mm weiter kranial eine zweite Osteotomie parallel zu ersten an, die ebenfalls nicht komplettiert wird (zusammen mit der Stärke des Sägeblattes ergibt dies eine Gesamthöhe von 3–4 mm). Dann werden die beiden Osteotomien vervollständigt. Der restliche Teil des Eingriffs entspricht demjenigen, der in dem Kapitel über die Weil-Osteotomie dargestellt ist. Bei einer Resektion der Metatarsalköpfe besteht keine Notwendigkeit, die plantaren Kallus der Haut zu resezieren, da diese sich einige Wochen nach der Vorfußrekonstruktion spontan zurückbilden.

Eine dorsale Redislokation führt häufig zu einem Rezidiv der Metatarsalgie. Dies muss durch eine aktive plantare Stabilisation mittels einem FDL-Transfer ver-

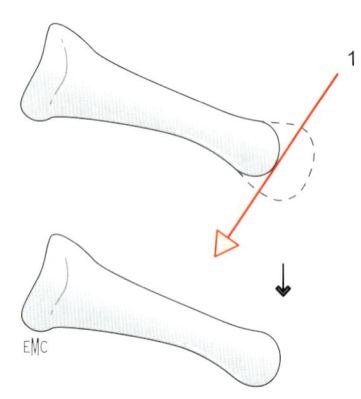

Abb. 5 Schräge Osteotomie von dorsal-distal nach plantar-proximal zur Resektion eines Mittelfußkopfs. Der proximale Anteil des Kopfes wird mit einem Rongeur modelliert, um einen „neuen" Kopf zu schaffen. 1. Osteotomie.

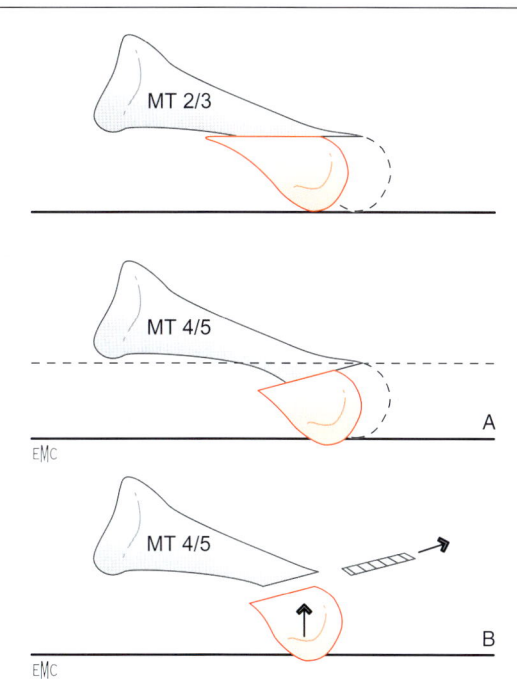

Abb. 6
A. Eine streng horizontale Osteotomie ist an den weniger schräg verlaufenden vierten und fünften Mittelfußknochen nicht möglich, da so eine horizontale Osteotomie in das proximale Metatarsalgelenk auslaufen würde. Die Osteotomie muss leicht schräg angelegt werden. Hierdurch kommt aber der Mittelfußkopf nach Verschiebung nach proximal in eine etwas mehr plantare Stellung.
B. Um diesen „Plantarisationseffekt" der Osteotomie am vierten und fünften Mittelfußknochen zu kompensieren, muss eine kleine 3–4 mm starke Knochenscheibe entfernt werden.

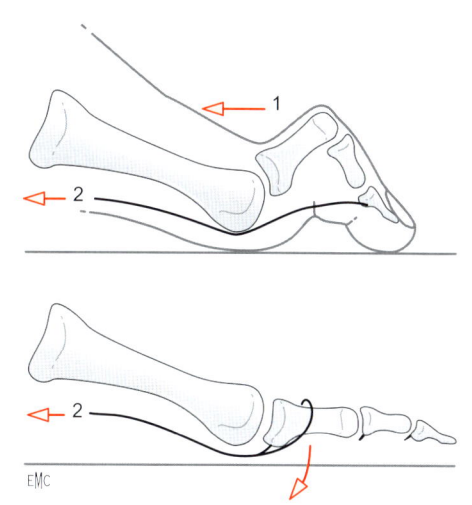

Abb. 7 Die Dorsalverlagerung des M. flexor digitorum longus (Girdelstone-Taylor) auf die proximale Phalanx ermöglicht eine aktive plantare Stabilisation der MP-Gelenke, bei denen die normale Funktion der plantaren Platte fehlt. 1. M. extensor digitorum longus; 2. M. flexor digitorum longus.

hindert werden (Abb. 7). Hierfür wird eine 8–10 mm lange quere Inzision etwa 1–2 mm proximal der proximalen Plantarfalte der zweiten Zehe angelegt. Dabei ist darauf zu achten, den Gefäßnervenstrang nicht zu verletzen. Das Fettgewebe wird zur Seite gehalten und die Scheide der Beugesehnen dargestellt und dann in Längsrichtung etwa 5 mm inzidiert, um die Beugesehnen zu erreichen. Die mittlere Sehne ist die FDL. Sie wird mit einem kleinen Haken „herausgefischt". Dann wird eine Schere unter sie eingesetzt und der Haken entfernt. Durch Zug an der Schere wird die Sehne unter Spannung gesetzt. Wenn die richtige Sehne aufgeladen ist, kommt es hierdurch zu einer erkennbaren Beugung des distalen Interphalangealgelenks (DIP). Die Sehne wird unter Spannung gehalten und dann an ihrer distalen Insertion durchtrennt und danach auf Höhe der distalen Plantarfalte perkutan mobilisiert (Abb. 8) (wenn sie sich nicht lösen lässt, muss überprüft werden, ob einige Teile des FDB von der Schere nicht erfasst wurden). Die Sehne wird an ihrer anatomischen Teilung halbiert. Danach kann, wie beschrieben, eine Hammerzehe korrigiert werden. Dabei sollte der Kirschner-Draht jedoch nur bis zur Basis der proximalen Phalanx und nicht durch das Metatarsophalangealgelenk eingesetzt werden (wenn der Draht bis in den Mittelfußknochen reicht, kompromittiert er die Stabilität der Osteosynthese der Mittelfußosteo-

tomie). Etwa in der Mitte der proximalen Phalanx wird beidseits der Strecksehne eine Inzision angelegt. Dann wird eine gebogene Klemme durch eine dieser Inzisionen eingeführt und unter engem Knochenkontakt durch die plantare Inzision, die zur Entfernung der FDL-Sehne verwendet wurde, geführt (dies vermeidet eine spätere Einengung des Gefäßnervenstrangs durch die verlagerte FDL-Sehne). Die entsprechende Hälfte der FDL-Sehne wird gefasst und rückwärts nach dorsal gezogen (Abb. 9). Dasselbe wird auf der anderen Seite der Phalanx wiederholt. Dann wird der Fuß in Neutralposition gebracht und beide Sehnenhälften über der Strecksehne überkreuzt und unter leichter Spannung gegeneinander vernäht, wobei die proximale Phalanx im Metatarsophalangealgelenk in leichter Beugung gehalten wird. Um eine Proximalverlagerung zu vermeiden und die Fixation zu verstärken, werden sie auch gegen die Strecksehne vernäht. Dasselbe wird an jedem Strahl wiederholt (Abb. 10).

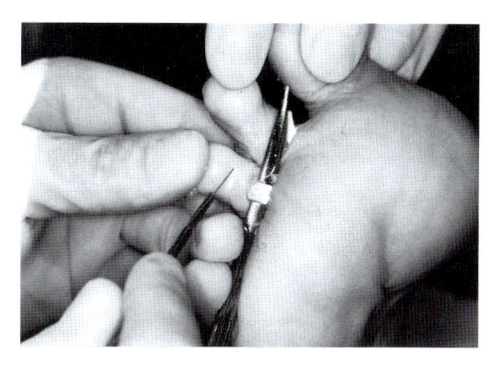

Abb. 8 Die Sehne des M. flexor digitorum longus wurde von der Sehne des M. flexor brevis gelöst und unter Spannung gebracht (hier mit Scheren). Die FDL wird perkutan auf Höhe des distalen Interphalangealgelenks mobilisiert.

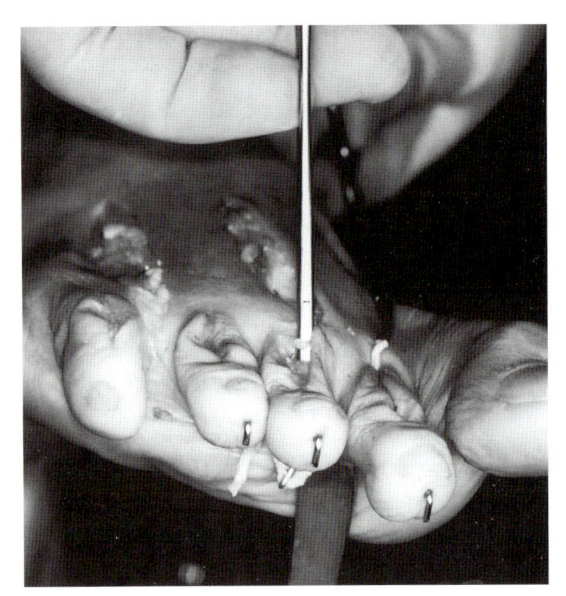

Abb. 9 Die abgelöste FDL-Sehne wurde geteilt und jede Hälfte mit einer kleinen, gebogenen Klemme medial und lateral der proximalen Phalanx nach dorsal ausgezogen.

Arthrodese des Großzehengrundgelenks

Das MP-Gelenk wird über eine mediale Längsinzision freigelegt und dann in eine Stellung von etwa 10–15° Valgus und 5–10° Dorsalextension gegenüber der Horizontalen reponiert. Dies erfordert gelegentlich ein Release der lateralen Weichteile (Abduktorsehne, Kapsel). Dies kann durch den medialen Zugang erfolgen. Das Gelenk soll mit einem Kirschner-Draht, der von proximal-medial nach distal-lateral verläuft, temporär fixiert werden. Dann wird die korrekte Gelenkstellung überprüft. Eine größere Platte, die unter den Fuß gehalten wird, hilft bei der Beurteilung der richtigen Extensions-Flexionsstellung. Zwischen der Platte und dem Hallux sollte ein Spalt von 2–3 mm bleiben. Eine vertikale Osteotomie im Metatarsalkopf beginnt auf einer Höhe, durch die der erste Mittelfußknochen genauso lang wie der zweite wird. Hierdurch entsteht ein Metatarsalindex ± (d.h. die Länge des Metatarsus I entspricht der Länge des Metatarsus II – bei diesem Operationsschritt ist ein Bildwandler hilfreich). Die Osteotomie wird unterbrochen, wenn das Sägeblatt auf den K-Draht trifft. In der Basis der proximalen Phalanx wird genau parallel zur ersten eine zweite Osteotomie angelegt. Ein Sägeblatt in der ersten Osteotomie erleichtert die Beurteilung der genauen Parallelität. Auch diese Osteotomie wird unterbrochen, wenn das Sägeblatt den Kirschner-Draht erreicht. Die zweite Osteotomie sollte so liegen, dass der Hallux ebenso lang oder etwas länger als die zweite Zehe wird (Abb. 11). Dann wird der Kirschner-Draht entfernt und beide Osteotomien zu Ende geführt. Die mediale Pseudoexostose wird reseziert und die proximale Phalanx in engen Kontakt mit dem Mittelfußknochen gebracht, um die zuvor bestimmte Stellung zu erreichen. Das Gelenk wird mit einem Kirschner-Draht, der vom ersten Metatarsus medio-proximal durch das Gelenk in die proximale Phalanx distolateral verläuft, stabilisiert. Dann kann die korrekte Supination/Pronation überprüft und nötigenfalls durch einfache Rotation eingestellt werden. Die erste 2,7-mm-Zugschraube (entsprechend der Knochengröße können auch 3,5 mm oder 2,0 mm verwendet werden) wird von der proximalen Phalanx distomedial durch das Gelenk in den ersten Mittelfußknochen proximolateral eingesetzt. Der Kirschner-Draht wird entfernt und durch eine zweite 2,7 mm (3,5/2,0 mm) Zugschraube ersetzt (Abb. 12).

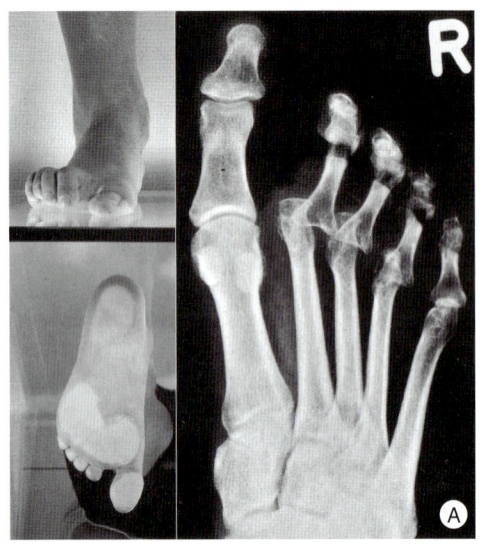

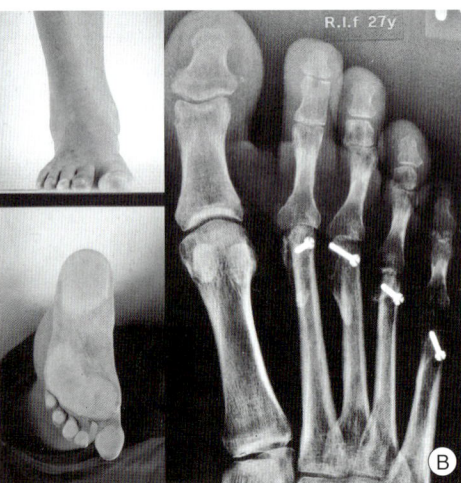

Abb. 10
A. Präoperatives klinisches und radiologisches Bild des Vorfußes einer 27-jährigen Frau mit schwerer Metatarsalgie. Wegen der großen Aktivitäten der Patientin und der Integrität der Mittelfußköpfe erfolgte ein gelenkerhaltender Eingriff (ausgedehntes dorsales Weichteilrelease, horizontale Metatarsalosteotomien II/V, Dorsaltransfer der FDL II–V. In diesem Fall erfolgte kein Eingriff am ersten MP-Gelenk, da dies vollständig schmerzfrei und röntgenologisch intakt war).
B. Klinisches und röntgenologisches Bild desselben Fußes 6 Monate postoperativ. Beachte die Wirkung des verlagerten FDL mit gutem Bodenkontakt jeder Zehe. Die Metatarsalgie ist vollständig abgeklungen.

Rheumatische Deformitäten des Vorfußes

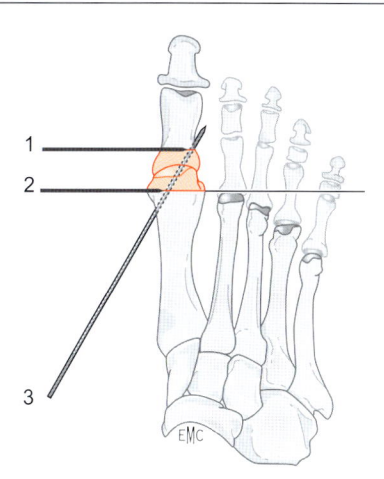

Abb. 11 Das MP-I-Gelenk ist temporär mit einem Kirschner-Draht in korrekter Stellung fixiert. Die erste Osteotomie erfolgt im MT-Kopf so, dass der erste Mittelfußknochen gleich lang wie der zweite wird. Dann wird die zweite Osteotomie genau parallel zu ersten so angelegt, dass der Hallux so lang wie der zweite Zehe wird. 1. Erste Osteotomie; 2. Zweite Osteotomie; 3. Kirschner-Draht.

Arthrodese des Großzehenendgelenks

Wenn das IP-Gelenk des Hallux zerstört und schmerzhaft ist oder wenn hier eine behindernde Deformität besteht (Hallux extensus, Hallux flexus) sollte das Gelenk in 5–10° Beugung versteift werden. Eine zusätzliche Fusion des ersten MP-Gelenkes muss vermieden werden, da eine Versteifung beider Halluxgelenke schlecht toleriert wird. In diesem Fall sollte die Basis der proximalen Phalanx reseziert werden. Wenn das IP-Gelenk arthrodisiert ist, kann die Sehne des M. flexor hallucis longus das resezierte erste MP-Gelenk beugen und stabilisieren ohne dass hierdurch eine „Cockup"-Deformität entsteht, wie dies manchmal bei einer isolierten Arthroplastik des Hallux eintreten kann.

Über der Dorsalseite des IP-Gelenks wird eine quere Inzision angelegt. Die Sehne des M. extensor hallucis wird quer durchtrennt und das Gelenk nach Durchtrennung der Kollateralbänder dargestellt. Beide Gelenkflächen werden mit der oszillierenden Säge so reseziert, dass ein guter Knochenkontakt bei etwa 5–10° Plantarflexion entsteht. Die distale Phalanx wird retrograd mit einem 3,5-mm-Bohrer eröffnet und dann über eine kleine Hautinzision eine 3,5-mm-Kortikalisschraube von der Zehenspitze bis zur Basis der proximalen Phalanx eingesetzt. Da der Knochen üblicherweise recht weich ist, lässt sich eine bessere Fixation erreichen, wenn das Gewindeloch nicht vorgeschnitten wird. Eine 4,5-mm-Spongiosaschraube ist als Alternative möglich.

Nachbehandlung

Die operierte Extremität sollte über 1–2 Wochen hoch gelagert werden, um einer Hämatombildung und ausgedehnten Schwellungen vorzubeugen. Der Patient darf ab dem ersten Tag unter Vollbelastung gehen, sollte aber in den ersten 6 Wochen postoperativ Schuhe tragen. Wenn die Mittelfußköpfe erhalten wurden, ist die aktive Stabilität durch den FDL-Transfer gesichert, sodass die Gelenkmobilität genauso wie bei anderen operierten Gelenken beübt werden kann. Während des Krankenhausaufenthaltes sollten die Patienten darüber informiert werden, wie sie die operierten Metatarsophalangealgelenke vier- bis sechsmal täglich in Plantarflexion passiv dehnen können. Nach 4 Wochen werden ihnen auch aktive Flexionen beigebracht. Es empfiehlt sich die Überwachung durch einen Physiotherapeuten in den ersten 6–8 Wochen. Wenn trotz intensiver Physiotherapie die Gelenke nach 8–10 Wochen steif sind und sich keine Fortschritte mehr feststellen lassen, ist eine geschlossene Mobilisation in Narkose besser als ein Abwarten einer Besserung der Beweglichkeit, die wahrscheinlich niemals eintreten wird. Die Kirschner-Drähte, die durch die Zehen zur Sicherung der Stellung der PIP-Gelenke (Fusion oder Hohmann) eingebracht wurden, können – je wie sie vertagen werden – nach 4–6 Wochen entfernt werden.

Die erste Röntgenkontrolle erfolgt nach 6 Wochen. Dann wird dem Patienten erlaubt, normale breite, weiche Schuhe zu tragen.

Komplikationen

Die allgemeinen Komplikationen entsprechen denen für alle größeren Fußoperationen, sind aber recht selten (Thrombose, Infektion, Hämatom). Trotz eines ausgedehnten Weichteilrelease kann die Spannung auf den neurovaskulären Strukturen nach Reposition der Zehe erheblich sein. Daher ist es unbedingt erforderlich, die Blutversorgung jeder Zehe am Ende der Operation nach Entfernung der Blutsperre zu kontrollieren. Wenn die Zehe über mehr als 15 Minuten weiß bleibt, sollte jeder Kirschner-Draht, der das Metatarsophalangealgelenk kreuzt, entfernt und jeder FDL-Transfer gelöst werden. Durch die Spannung auf den Nerven nach Reposition des MP-Gelenks kann die

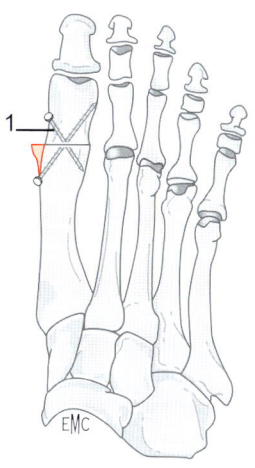

Abb. 12 Das MP-I-Gelenk wird mit 2 schrägen AO-Zugschrauben (2,7 oder 3,5 mm) fixiert. 1. AO-Schrauben.

Zehe für einige Monate oder für immer taub bleiben. Dies ist aber selten ein Problem für den Patienten. Die beiden dorsalen intermetatarsalen Inzisionen können Heilungsprobleme machen, im schlimmsten Fall können sich Hautnekrosen entwickeln. Die Haut sollte während des Eingriffes sehr sorgfältig behandelt werden, um diese Komplikation zu vermeiden. Die metatarsale Osteotomien heilen sehr gut. Wir haben nie eine Pseudarthrose gesehen. Sowohl nach einer Resektion des Metatarsalkopfs wie nach gelenkerhaltenden Eingriffen kann es zu einem Rezidiv der dorsalen Luxation kommen. Wenn dies eine Metatarsalgie auslöst, kann ein nochmaliger Release der dorsalen Weichteile notwendig werden. Danach ist es wichtig, mit einem Kirschner-Draht die Zehe für nochmals 6 Wochen in der richtigen Stellung zu halten und darauf zu hoffen, dass die neue Narbenbildung um das Gelenk zur erforderlichen Stabilität führt. Selten kommt es zu einer Pseudarthrose des ersten Tarsometatarsalgelenks, die überraschenderweise fast nie schmerzhaft ist.

Literatur

[1] Amuso SJ, Wissinger HA, Margolis HM, Eisenbeis CH, Stolzer BL. Metatarsal head resection in the treatment of rheumatoid arthritis. *Clin Orthop* 1971 ; 74 : 94–100

[2] Barton NJ. Arthroplasty of the forefoot in rheumatoid arthritis. *J Bone Joint Surg Br* 1973 ; 55 : 126–133

[3] Cavanagh PR, Ulbrecht JS, Caputo GM. Elevated plantar pressure and ulceration in diabetic patients after panmeta-tarsal headresection: two case reports. *Foot Ankle Int* 1999 ; 20 : 521–526

[4] Clayton ML. Surgery of the forefoot in rheumatoidarthritis. *Clin Ortho*p 1960 ; 16 : 136–140

[5] Coughlin MJ, Mann RA. Arthrodesis of the first metatarso-phalangeal joint with mini-fragment plate fixation. *Ortho-paedics* 1990 ; 13 : 1037–1044

[6] Faithful DK, Savill D. Review of the results of excision of the metatarsal heads in patients with rheumatoid arthritis. *Ann Rheum Dis* 1971 ; 30 : 201–202

[7] Goldie I, Bremell T, Althoff B, Irstam L. Metatarsal head resection in the treatment of rheumatoid forefoot. *Scand J Rheumatol* 1983 ; 12 : 106–112

[8] Gschwend N. Operations on the foot. In : Surgical treatment of rheumatoid arthritis. Stuttgart : Georg Thieme, 1980 : 251–266

[9] Gschwend N, Kiener B. The rheumatoid forefoot and its treatment. *J Foot Surg* 1988 ; 3 : 1–13

[10] Hoffman P. Anoperation for severe grades of contracted or clawed toes. *Am J Orthop Surg* 1912 ; 9 : 441–449

[11] Kates A, Kessel L, Kay A. Arthroplasty of the forefoot. *J Bone Joint Surg Br* 1967 ; 49 : 552–557

[12] Lelièvre J, Bertrand M. La reconstruction del'avant-pied par l'alignement articulaire métatarso-phalangien (600 interventions). *Podologie* 1963 ; 2 : 89–118

[13] Mann RA, Schakel ME. Surgical correction of rheumatoid forefoot deformities. *Foot Ankle Int* 1995 ; 16 : 1–6

[14] Mann RA, Thompson FA. Arthrodesis of the first metatarsal phalangeal joint for hallux valgus in rheumatoid arthritis. *J Bone Joint Surg Am* 1984 ; 66 : 687–692

[15] Marmor L. Resection of the forefoot in rheumatoidarthritis. *Clin Orthop* 1975 ; 108 : 223–227

[16] McGarvey SR, Johnson KA. Keller arthroplasty in combination with resection arthroplasty of the lesser metatarsopha-langeal joints in rheumatoid arthritis. *Foot Ankle* 1988 ; 9 : 75–80

[17] Petrov O, Pfeifer M, Flood M, Chagares W, Daniele C. Recurrent plantar ulceration following panmetatarsal head resection. *J Foot Ankle Surg* 1996 ; 35 : 573–577

[18] Phillipson A, Dhar S, Linge K, McCabe C, Klenerman L. Forefoot arthroplasty and changes in plantar foot pressures. *Foot Ankle Int* 1994 ; 16 : 595–598

[19] Taylor RG. The treatment of claw toes by multiple transfers of flexor into extensor tendon. *J Bone Joint Surg Br* 1951 ; 33 : 539

[20] Tillmann K. Vorfußkorrektur. *Orthopäde* 1973 ; 2 : 99–100

[21] Tillmann K. Operative Behandlung. In : Der rheumatische Fuß und seine Behandlung. Stuttgart : Ferdinand Enke Verlag, 1977 : 71–110

[22] Vahvanen V, Piirainen H, Kettunen P. Resection arthroplasty of the metatarsophalangeal joints in rheumatoid arthritis. *Scand J Rheumatol* 1980 ; 9 : 257–265

[23] Valtin B, Alnot JY, Houvet P. La chirurgie de l'avant-pied rhumatoïde : intérêt de l'arthrodèse métatarso-phalangienne du 1er rayon associé à l'alignement des têtes métatarsiennes. *Méd Chir Pied* 1990 ; 6 : 163–169

Morton-Neurom

A. Viladot Pericé
A. Viladot Voegeli

Abstract

Ein Morton-Neurom ist eine häufige Ursache einer Metatarsalgie. Es bietet ein typisches klinisches Bild, das sich von denjenigen unterscheidet, die durch andere biomechanische Ursachen der Metatarsalgie entstehen.

In seiner Ätiopathologie gibt es verschiedene prädisponierende Faktoren: Eine anlagebedingte Zunahme des Nervendurchmessers im dritten Mittelfußspalt, die Beziehung zum Lig. intermetatarsale transversum und die mechanische Überlastung des Vorfußes.

Die Pathoanatomie zeigt den mechanisch gereizten Charakter der Erkrankung. Bei 30 % der Fälle ist eine operative Behandlung angezeigt. Der plantare Eingriff nach Lelievre führt in unserer Erfahrung zu sehr guten Ergebnissen.

Schlüsselworte

Fuß, Morton-Neurom, Metatarsalgie, Neuralgie, Fußtumor, kanalikuläres Syndrom

Einleitung

Ein Morton-Neurom ist eine relativ häufige Ursache von Vorfußbeschwerden. Das klinische Bild wurde 1876 von Thomas G. Morton beschrieben, der dieser Erkrankung ihren Namen gab, obwohl es Filippo Civini Senior, Professor der Anatomie in Pisa, war, der die erste detaillierte Beschreibung der pathologischen Anatomie dieser Erkrankung gegeben hatte (hierauf haben Marini et al. (13) hingewiesen).

Diese Erkrankung, die den plantaren Interdigitalnerv auf Höhe des Mittelfußkopfs betrifft, sollte nicht mit der Metatarsalgie biomechanischer Ursache verwechselt werden, die 1927 von Dudley Morton (17) in Verbindung mit der Verkürzung des ersten Mittelfußknochens beschrieben wurde und ein völlig anderes klinisches Bild zeigt.

Ätiopathologie

Obwohl Mann und Reymolds (12) der Ansicht sind, dass der zweite Intermetatarsalraum am häufigsten betroffen ist, finden die meisten Autoren einschließlich Morton selbst (17), Betts (3), McElvenny (14) und wir selbst (24) eine größere Häufigkeit im dritten Intermetatarsalraum. Dies kann dadurch bedingt sein, dass der Nerv, der durch den dritten Intertarsalraum verläuft, ein Ast des medialen Plantarnervs ist, der häufig eine Anastomose vom lateralen Plantarnerven erhält (Abb. 1). Jones und Klenerman (6) fanden diese Anastomose bei 100% der von ihnen untersuchten Fälle und bei 10% von diesen den Nerv erheblich verdickt. Diese konstitutionelle Volumenzunahme würden den Nerv gegen Mikrotraumen speziell verletzlich machen und dadurch ein fundamentaler, prädisponierender Faktor bei der Entwicklung des Neuroms sein.

Der Interdigitalnerv verläuft entlang der Sohle bis zum Lig. intermetatarsale transversum und tritt auf seinem Weg zu den Zehen distal zwischen den Ausläufern der plantaren Faszie aus. Es wurde postuliert (1, 2, 8), dass in der „Abstoß"-Stellung, bei der die Zehen in maximaler Dorsalflexion stehen, der Nerv über die distale Kante des Lig. transversum abgewinkelt wird und dies bei wiederholten Mikrotraumen zur Bildung eines Neuroms führt (Abb. 2).

Eine mechanische Überlastung des Vorfußes und vor allem eine Insuffizienz des ersten Strahls begünstigen das Auftreten eines Morton-Neuroms. In unserer eigenen Serie (24) zeigten 80% der untersuchten Patienten eine gewisse biomechanische Störung im Fuß, die zu einer Überlastung dieses Gebietes führte.

Mehrere Autoren (5, 9, 16) haben die Morton-Neuralgie mit einem dynamischen Tunnelsyndrom in Verbindung gebracht (Abb. 3). Der Digitalnerv verläuft zusammen mit der Sehne des M. lumbricalis und der A. interossea in einem fibrösen Tunnel, dessen Dach durch das Lig. intermetatarsale transversum und dessen Boden durch die Ligg. transversum superficiale und transversum interdigitale gebildet werden. Die Seitenwände sind die Zügel der medianen plantaren Aponeurose, die durch das Lig. intermetatarsale verlaufen und auf die Dorsalseite der Metatarsophalangealgelenke ziehen. Levitski et al. (11) fanden bei ihrer anatomischen Studie, dass der zweite und dritte Intermetatarsalraum enger ist als der erste und vierte. Im „Abstoß"-Moment strafft sich das Lig. intermetatarsale transversum und verursacht dadurch eine Kompression der Strukturen in dem Tunnel. Dies begünstigt zusammen mit der Abwinkelung des Interdigitalnerven die Entwicklung eines Neuroms durch Mikrotraumata.

Pathologische Anatomie

Unsere histologischen Studien (25) stimmen mit den von Ottolenghi et al. (20) publizierten überein. Unter dem Mikroskop kann man in dem dichten Bindegewe-

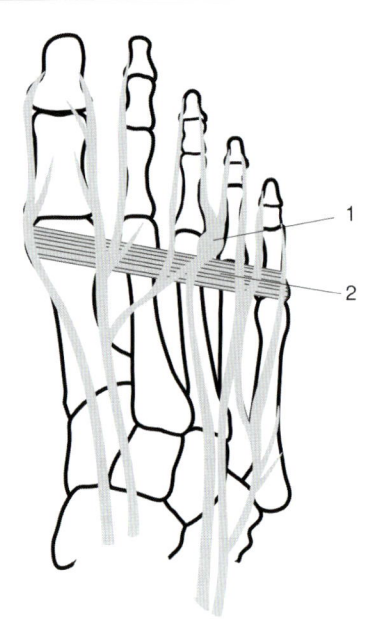

Abb. 1 Der Nerv des dritten Intermetatarsalspaltes ist ein Ast des medialen Plantarnerven, der eine Anastomose aus dem lateralen Plantarnerven erhält. 1. Lage des Neuroms; 2. Lig. intermetatarsale.

be 1 oder 2 Nervenäste sehen, die einen irregulären Verlauf nehmen, mit ausgeprägter peri- und endoneuraler Fibrose, die bis in die umgebenden Gewebe reicht und einige hyalinisierte Gebiete. Ebenso finden sich Gebiete mit myxoider Degeneration im Bindegewebe zusammen mit dickwandigen Blutgefäßen mit einer Hyperplasie der Lamina muscularis und einer geschädigten inneren elastischen Lamina. An bestimmten Stellen zeigen die endoneuralen Arterien ein Hyalinisationsphänomen.

Insgesamt belegen die histologischen Befunde den irritativ-mechanischen Charakter der Veränderung.

Klinisches Bild

Ein Morton-Neurom befällt Erwachsene zwischen 25 und 50 Jahren, im wesentlichen Frauen. Das klinische Bild ist charakteristisch und die Diagnose relativ einfach. Morton beschrieb die Erkrankung wie folgt: „Während der letzten wenigen Jahre hatte ich unter meinen Patienten einige Fälle einer eigentümlichen und schmerzhaften Affektion des Fußes. Hierbei war der Schmerz im vierten Metatarsophalangealgelenk lokalisiert. In einigen Fällen trat er plötzlich nach einer Verletzung des Fußes auf. In anderen entwickelte er sich durch Druck, während es bei nochmals anderen keine erkennbare Ursache gab. Der Schmerz war intensiv und ging mit einem Schwächegefühl einher. Durch das vollständige Fehlen aller Entzündungssymptome schien es, als müsse in Anbetracht der Schwere der Schmerzattacken, entweder ein Neurom oder eine Nervenhypertrophie vorliegen".

Nach unserer Meinung ist das fundamentale Kennzeichen das Auftreten von akutem Schmerz, häufig in Verbindung mit Elektrisieren oder Brennen, das im Allgemeinen im dritten Intermetatarsalspalt auftritt und in die vierte Zehe ausstrahlt, seltener im zweiten Intermetatarsalspalt mit Ausstrahlung in die dritte Zehe. Der Schmerz macht das Gehen schwierig. Der Patient muss seine Schuhe und Strümpfe ausziehen und seinen Fuß massieren, um wieder gehen zu können. Im Lauf der Zeit werden diese Schmerzattacken immer häufiger und können das Stadium nächtlicher anfallsweiser Schmerzkrisen erreichen. Dieser neuritische Schmerzcharakter mit Ausstrahlung in die Zehen und anfallsweisem Auftreten ermöglicht uns die Differenzialdiagnose zu einer statischen Metatarsalgie als Folge einer biomechanischen Störung des Fußes. Bei Letzterer tritt der Schmerz unter Belastung auf, nimmt bei Ermüdung zu und geht in Ruhe zurück. Er tritt üblicherweise lokalisiert ohne Ausstrahlungen auf. Bei der klinischen Untersuchung finden sich häufig statische Veränderungen des Fußes und eine Hyperkeratose im betroffenen Gebiet, während dies bei einem Morton-Neurom nicht vorhanden sein muss.

Bei der klinischen Untersuchung finden wir 2 typische Symptome. Wenn man bei der sorgfältigen Palpation der Fußsohle auf den betroffenen Intermetatarsalspalt, üblicherweise den dritten, drückt, löst dies akuten Schmerz auf Höhe des Mittelfußkopfes aus.

Zusätzlich führt eine laterale Kompression der Metatarsalköpfe durch einen Griff um den Vorfuß zur Schmerzauslösung.

Der durch diese beiden Tests ausgelöste Schmerz wird von den Patienten ganz klar als Ursache ihrer Beschwerden identifiziert.

Zusätzliche Untersuchungen

Bei einem Morton-Neurom sind konventionelle Röntgenaufnahmen unauffällig. Sie sind nur nützlich, um evtl. Knochenbeteiligungen, wie Stressfrakturen der zentralen Metatarsalia oder avaskuläre Nekrosen, wie die Freiberg-Köhler-Erkrankung, zu erkennen, die im Rahmen der Differenzialdiagnose in Erwägung zu ziehen sind.

Bei einem Neurom mit einem Durchmesser von über 5 mm kann die Läsion sonographisch erkannt werden (21). Die Sonographie ist auch hilfreich bei der Differentialdiagnose zu Metatarsalgien entzündlicher Ursa-

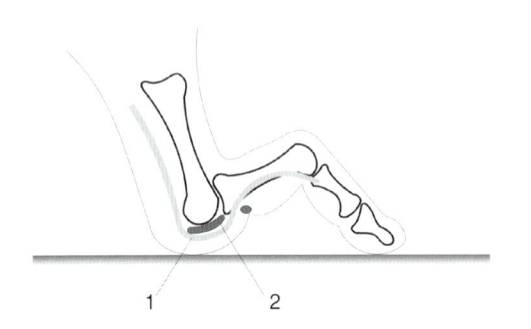

Abb. 2 In der „Abstoß"-Stellung wird der Interdigitalnerv über die distale Kante des Lig. intermetatarsale transversum abgewinkelt. 1. Interdigitalnerv; 2. Lig. intermetatarsale.

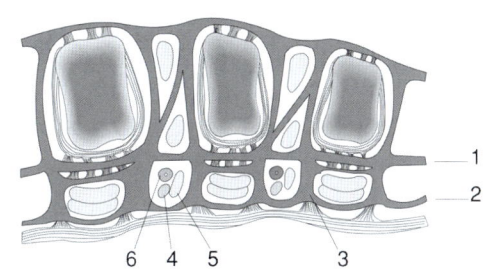

Abb. 3 Querschnitt der Köpfe des zweiten, dritten und vierten Mittelfußknochens. 1. Lig. intermetatarsale transversum; 2. Lig. transversum superficiale; 3. Zügel der medialen Plantarfaszie; 4. Interdigitalnerv; 5. M.-lumbricalis-Sehne; 6. A. interossea.

che, bei denen sich eine Erweiterung der Kapsel zeigt. Im MRT in T1-Gewichtung zeigt das Neurom eine intermediäre Intensität, im T2-Bild ist es praktisch stumm. Resch et al. (22) zeigten, dass die Zuverlässigkeit dieser Untersuchung immer noch sehr schlecht ist. Bei seinen Patienten wurde die Läsion vor dem Eingriff nur in 50% der Fälle gefunden.

Behandlung

Konservative Behandlung

In unserer Erfahrung ist bei 70% der Patienten die konservative Behandlung eines Morton-Neuroms erfolgreich. Der zentrale Punkt dieser Behandlung ist eine orthopädische Innensohle mit einer retrokapitalen Abstützung, die die Metatarsalia immobilisiert und dadurch wiederholte Mikrotraumen auf den betroffenen Nerv verhindert. Zusätzlich beseitigt dies eine gleichzeitig vorhandene biomechanische Störung, wie eine Insuffizienz des ersten Strahls. Der Schuh sollte breit sein und eine kräftige Sohle und einen Absatz von etwa 2 cm haben, um auch einer Überlastung der Metatarsalköpfe vorzubeugen.

Zusätzlich zur Innensohle und dem richtigen Schuhwerk ist es von Hilfe, hohe Dosen von Vitamin D als antineuritisches und antiinflammatorisches Medikament zu geben. Bei fortgeschritteneren Stadien sind Infiltrationen mit 2 ml Xylocain in den betroffenen Zwischenraum hilfreich.

Operative Behandlung

Zur Behandlung eines Morton-Neuroms sind 3 operative Zugänge beschrieben.

■ *Plantarer Längszugang*

Dieser Zugang wurde von Nissen (19) vorgeschlagen. Unterhalb des betroffenen Metatarsalspalts wird eine Längsinzision (Abb. 4) angelegt. Sie beginnt distal der Interdigitalfalte und zieht etwa 3–4 cm nach proximal.

Dieser Zugang hat 2 Nachteile:
- Die Narbe liegt unter den gewichttragenden Metatarsalköpfen. Dies kann zur Bildung von schmerzhaften hypertrophen Narben führen.
- Der Zugang erlaubt keine Darstellung der benachbarten Spalten.

■ *Dorsaler Längszugang*

Dieser Zugang wurde von verschiedenen Autoren empfohlen (14, 15, 20). Die Inzision liegt über dem betroffenen Intermetatarsalspalt auf dem Fußrücken (Abb. 5). Sie beginnt distal in Nähe der Interdigitalfalte und reicht 3–4 cm nach proximal. Nach Durchtrennung des Lig. intermetatarsale transversum kann man das direkt darunter liegende Neurom erreichen.

Dieser Zugang hat den Vorteil, dass das Bein sehr rasch wieder belastet werden kann. Er zeigt jedoch 2 Nachteile:
- Er erlaubt keine Untersuchung der benachbarten Intermetatarsalspalten.
- Da das Lig. transversum durchtrennt wird, kann eine biomechanische Metatarsalgie durch die mögliche Spreizung des Vorfußes ausgelöst werden.

■ *Querer plantarer Zugang*

Dieser Zugang wurde von Lelievre (10) vorgeschlagen. Auf der Plantarseite des Vorfußes wird vor dem abstützenden Bereich der Metatarsalköpfe eine große quere

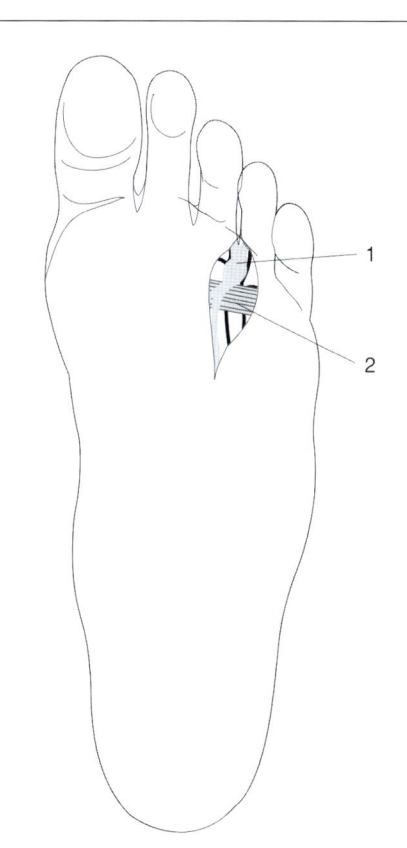

Abb. 4 Plantarer Längszugang. 1. Morton-Neurom; 2. Lig. intermetatarsale.

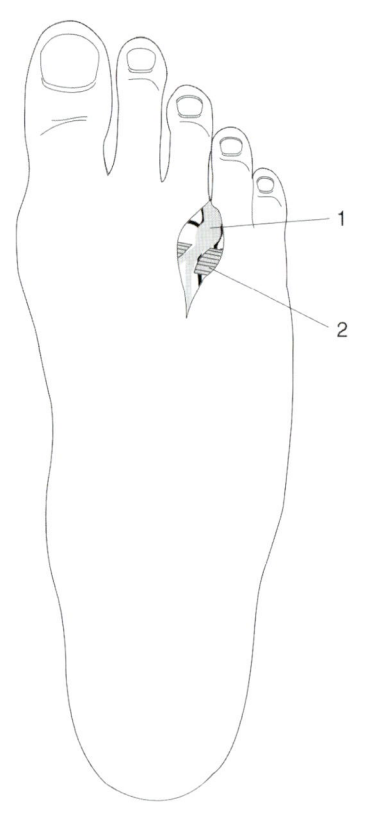

Abb. 5 Dorsaler Längszugang. 1. Morton-Neurom; 2. durchtrenntes Lig. intermetatarsale.

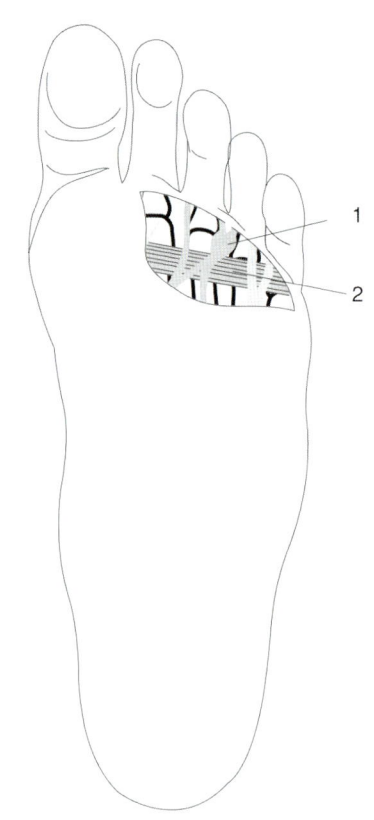

Abb. 6 Querer plantarer Zugang. 1. Morton-Neurom; 2. Lig. Intermetatarsale.

Inzision angelegt, die am vorderen Fußrand etwa 2 cm lang bogenförmig verläuft (Abb. 6, 7). Dann wird ein Lappen von Haut und Subkutangewebe nach proximal geschlagen und hierdurch die Schicht der Mittelfußknochen und der Intermetatarsalspalten freigelegt. Das Neurom lässt sich üblicherweise zwischen den Köpfen des dritten und vierten Mittelfußknochens, seltener zwischen dem zweiten und dritten finden. Es wird anschließend reseziert: Distal wird der Nerv in Nähe der Seitenäste, die zu den Zehen verlaufen, durchtrennt und proximal nahe dem Muskelbauch der kurzen Plantarmuskeln. Die gesamte resezierte Länge beträgt 2–3 cm. Dies verhindert, dass die proximale Resektion nahe am gewichttragenden Bereich des Vorfußes liegt.

Nach Resektion des Neuroms werden Subkutangewebe und Haut vernäht. Dem Patienten wird erlaubt, nach 24 Stunden zu gehen, indem er das Gewicht auf der Ferse trägt. Die Nähte werden nach 10 Tagen entfernt und mit einer zunehmenden normalen Belastung begonnen.

Dieser Zugang hat folgende Vorteile:
- Er führt zu einem guten kosmetischen Ergebnis, da die Narbe praktisch unsichtbar ist, weil sie direkt hinter den Zehenfalten liegt.
- Er bietet ein großes Operationsfeld, das die breite Resektion des Neuroms ermöglicht, wobei das proximale Ende tief innerhalb der plantaren Muskulatur bleibt und sich dadurch die Symptome eines Amputationsneuroms vermeiden lassen.
- Er erlaubt die Abklärung und ggf. Behandlung der benachbarten Spalten.

Der Nachteil des Zugangs liegt darin, dass die Patienten etwa 3 Wochen brauchen, bis sie wegen Entzündung und Ödem das Operationsgebiet wieder normal belasten können.

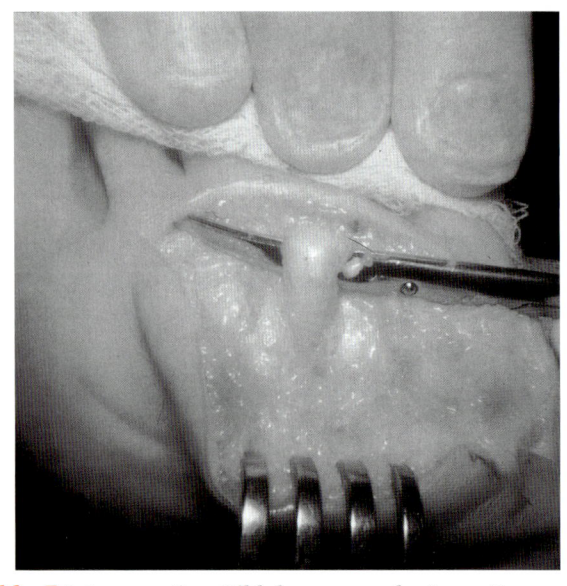

Abb. 7 Intraoperatives Bild des queren plantaren Zugangs.

In den Fällen, in denen eine konservative Behandlung nicht zum Erfolg geführt hat, halten wir die weite operative Exstirpation des Neuroms für eine ausgezeichnete Indikation. In den meisten von uns durchgesehenen Publikationen einschl. unserer eigenen werden 90% erfolgreiche Ergebnisse beschrieben (4, 7, 23, 24).

Gauthier und Dutertre (5) empfehlen zur Behandlung eines Morton-Neuroms eine Neurolyse, da sie der Ansicht sind, dass diese Erkrankung einem Kompartmentsyndrom entspricht. Sie durchtrennen das Lig. intermetatarsale transversum und zerstören das Neurom mit Alkohol. In ihrer Serie führte dies bei 73 der 74 nachuntersuchten Fälle zu sehr guten Ergebnissen.

Die Fehlschläge und Gefahren dieses Eingriffes sind:

- Eine Fehldiagnose, bei der eine biomechanische Metatarsalgie (Dudley-Morton-Erkrankung) mit neuritischen Schmerzen verwechselt wird.
- Die Entwicklung eines Amputationsneuroms, klinisch ähnlich wie das originäre Neurom. In unserer Erfahrung hat die Exstirpation des Amputationsneuroms durch Laser gute Resultate ergeben.
- Die Entwicklung einer Fibrose zwischen der Hautnarbe und der Resektionsstelle am Nerv. Hierzu kommt es üblicherweise, wenn die Inzisionen zu proximal liegen, da dort das metatarsale Polster die Resektionsstelle nicht abdeckt. In diesen Fällen handelt es sich um einen mechanischen Schmerz, der manchmal in die Zehen ausstrahlt.
- Fehlbestimmung des Intermetatarsalspalts oder Vorliegen von 2 Neuromen in verschiedenen Spalten.

Literatur

[1] Abberton MJ. Anatomical factors in the causation of Morton's metatarsalgia. *Minerva Med* 1982 ; 13 : 181–184

[2] Baxter DE. Functional nerve disorders in the athlete's foot, ankle and leg. *Am Acad Orthop Surg* 1993 ; 42 : 185–194

[3] Betts LO. Morton's metatarsalgia: neuritis of fourth digital nerve. *Med J Aust* 1940 ; 1 : 514–515

[4] Denis A. La maladie de Thomas Morton : son traitement et son devenir. In : L'actualité rhumatologique présentée au praticien. Paris : Expansion Scientifique Française, 1970

[5] Gauthier G, Dutertre P. La maladie de Morton : syndrome canalaire. 74 opérés sans résection de neurome. *Lyon Méd* 1975 ; 223 : 917–921

[6] Jones JR, Klenerman L. A study of the communicating branch between the medial and lateral plantar nerves. *Foot Ankle* 1984 ; 4 : 313–315

[7] Keh RA, Ballew KK, Higgins KR, Odom R, Harkless LB. Long-term follow-up of Morton's neuroma. *J Foot Surg* 1992 ; 31 : 93–95

[8] Kopell HP, Thompson WA. Peripheral entrapment neuropathies. Baltimore : Williams and Wilkuns, 1963

[9] Lassmann G. Morton's toe: clinical, light and electron microscopic investigations in 133 cases. *Clin Orthop* 1979 ; 142 : 73–84

[10] Lelievre J. Pathologie du pied. Paris : Masson, 1967

[11] Levitsky KA, Alman BA, Jevsevar DS, Morehead J. Digital nerves in the foot: anatomic variations and implications regarding the pathogenesis of interdigital neuroma. *Foot Ankle* 1993 ; 14 : 208–214

[12] Mann RA, Reymolds C. Interdigital neuroma. A critical analysis. *Foot Ankle* 1983 ; 3 : 238–243

[13] Marini A, Zechini F. Metatarsalgia di Morton o di Civini-Morton? *Chir Piede* 1983 ; 7 : 1–7

[14] McElvenny RT. The etiology and surgical treatment of intractable pain about the fourth metatarso-phalangeal joint. *J Bone Joint Surg* 1943 ; 25 : 675–679

[15] McKeever DC. Surgical approach for neuroma of plantar digital nerve (Morton's metatarsalgia) *J Bone Joint Surg Am* 1952 ; 34 : 490–492

[16] Morris MA. Morton's metatarsalgia. *Clin Orthop* 1977 ; 127 : 203–207

[17] Morton DJ. The human foot: its evolution, physiology and functional disorders. New York : Columbia University Press, 1935 : 184–211

[18] Morton TG. A peculiar and painful affection of the fourth metatarsophalangeal articulation. *Am J Med Sci* 1876 ; 71 : 37–45

[19] Nissen KL. Plantar digital neuritis; Morton metatarsalgia. *J Bone Joint Surg Br* 1948 ; 30 : 84–94

[20] Ottolenghi C, Pertacchi J, Schajowiez P. Metatarsalgia de Morton. *Bol Soc Arg* 1948 ; XIII : 262–265

[21] Pollak RA, Bellacosa RA, Dombluth NC, Strash WN, Devall JM. Sonographic analysis of Morton's neuromas. *J Foot Surg* 1992 ; 31 : 534–537

[22] Resch S, Stenstrom A, Jonsson K. The diagnostic efficacy of magnetic resonance imaging and ultrasonography in Morton's neuroma: a radiological surgical correlation. *Foot Ankle* 1994 ; 15 : 88–92

[23] Ruuskanen M, Ninimaki T, Jalowaara P. Results of the surgical treatment of Morton's neuralgia in 58 operated inter-metatarsal spaces followed over 6 (2–12) years. *Arch Orthop Trauma Surg* 1994 ; 113 : 78S–80S

[24] Viladot A. Morton's neuroma. *Int Orthop* 1992 ; 16 : 294–296

[25] Viladot A. Patologia del Antepie. Barcelona : Toray SA, 1984

Distale Weichteileingriffe und proximale Mittelfußosteotomie bei Hallux valgus

N. Wülker

Abstract

Für die Mehrzahl der Hallux-valgus-Patienten ist für eine operative Korrektur ein Weichteileingriff sinnvoll. Er besteht aus einem lateralen Weichteilrelease mit Durchtrennung der M.-adductor-hallucis-Sehne an ihrer Insertion am fibularen Sesambein und an der proximalen Phalanx, Durchtrennung des tiefen Lig. metatarsale transversum und der lateralen Anteile der Kapsel des ersten Metatarsophalangealgelenks. Zusätzlich erfolgt eine Raffung der medialen Weichteile an diesem Gelenk mit Entfernung der Pseudoexostose und Resektion eines vertikalen Kapselstreifens. Bei den meisten Patienten wird der Weichteileingriff mit einer proximalen Osteotomie des ersten Mittelfußknochens kombiniert, um den begleitenden Metatarsus primus varus zu korrigieren. Der Eingriff kann nur verwendet werden, wenn eine Weichteilimbalance die Ursache der Deformität ist, d.h. wenn sich auf präoperativen Röntgenbildern unter Belastung zeigt, dass die Gelenkflächen des ersten Metatarsalkopfs und der proximalen Phalanx nicht kongruent sind. Wie bei allen gelenkerhaltenden Operationen zur Behandlung eines Hallux valgus wird der Weichteileingriff nicht erfolgreich sein, wenn fortgeschrittene degenerative Veränderungen im ersten Metatarsophalangealgelenk bestehen.

Schlüsselworte

Fuß, Hallux valgus, Weichteileingriff, Chevron-Osteotomie, laterales Release, mediale Kapselnaht, Exostosenentfernung

Einleitung

Unter Hallux valgus versteht man eine laterale Deviation der großen Zehe. Seine Ätiologie ist multifaktoriell und betrifft vor allem Schuhmode und Erblichkeit. Die Deformität geht häufig mit einem Metatarsus primus varus (d.h. Abwinkelung des ersten Mittelfußknochens nach medial) und einer Pronation der ersten Zehe einher. Die Beschwerden entstehen durch Druck gegen den Ballen auf der Medialseite des Mittelfußkopfs, durch die Metatarsalgie als Folge der Funktionsbehinderung der großen Zehe und durch den Druck der Großzehe gegen die Kleinzehen, die üblicherweise nach dorsal ausweichen und Hammer- und Klauenzehen bilden.

Ein Weichteileingriff ist die Operationstechnik, die der Autor am häufigsten zur Korrektur eines Hallux valgus verwendet. Er besteht aus einem Release der lateralen Weichteile und einer Raffung der medialen Weichteile um das erste Metatarsophalangealgelenk. Bei den meisten Patienten wird dieser Weichteileingriff mit einer proximalen Osteotomie des ersten Mittelfußknochens kombiniert, um den gleichzeitig vorhandenen Metatarsus primus varus zu korrigieren.

Weichteileingriffe zur Korrektur eines Hallux valgus wurden bereits Ende des 19. Jahrhunderts durchgeführt (6). Silver beschrieb als erster die Technik im Detail, bei der eine Entfernung des medialen Ballen mit einem Release der lateralen Kapsel und der Adduktorsehne sowie eine mediale Kapselraffung in Kombination durchgeführt werden (7). Diese wurde später durch McBride (5), der zusätzlich eine Resektion des fibularen Sesambeins durchführt, und durch DuVries (1) modifiziert. Mann et al. (2, 4), veränderten den Eingriff nochmals durch Durchtrennung des Lig. metatarsale transversum und laterale Kapsulotomie am Metatarsophalangealgelenk.

Nicht alle Hallux-valgus-Deformitäten können mit einem Weichteileingriff behandelt werden. Die Entscheidung muss anhand des präoperativen Röntgenbildes unter Belastung fallen (Abb. 1). Da das Ziel dieser Technik darin besteht, die Weichteile um das erste Metatarsophalangealgelenk zu balancieren, kann diese Technik nur verwendet werden, wenn eine Weichteilimbalance die Ursache der Deformität ist, d.h. wenn die Gelenkflächen des ersten Mittelfußkopfes und der proximalen Phalanx nicht kongruent sind (8). Andere Deformitäten können eine andere Art der Behandlung erfordern, wie eine Osteotomie im distalen Teil des ersten Mittelfußknochens oder an der proximalen Phalanx (dies wird in diesem Buch andernorts besprochen). Wie bei allen gelenkerhaltenden Operationen zur Behandlung eines Hallux valgus wird der Weichteileingriff nicht erfolgreich sein, wenn fortgeschrittene degenerative Veränderungen im ersten Metatarsophalangealgelenk bestehen.

Operationstechnik

Je nach Wunsch des Patienten kann der Eingriff in Narkose, Spinalanästhesie oder Sprunggelenkblock erfolgen. Der Patient liegt in Rückenlage. Es sollte eine Blutsperre angelegt und der Fuß exsanguiniert werden. Bei einem Sprunggelenkblock wird eine Esmarch-

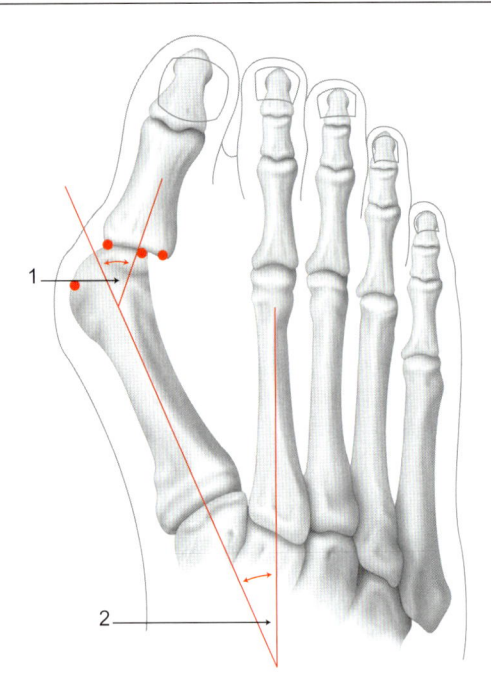

Abb. 1 Messungen auf dem präoperativen dorsoplantaren Röntgenbild unter Belastung. Die Punkte markieren die Grenzen der Gelenkflächen, um die Gelenkkongruenz zu beurteilen. 1. Hallux-valgus-Winkel; 2. Intermetatarsalwinkel.

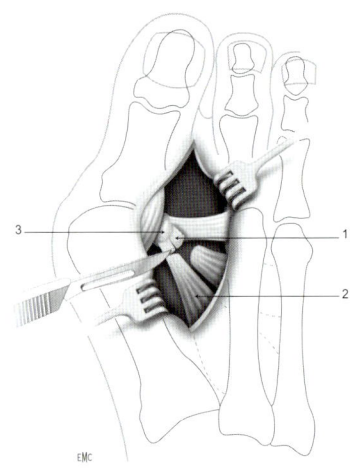

Abb. 2 Laterales Weichteilrelease. Die Sehne des M. adductor hallucis ist vom fibularen Sesambein und der proximalen Phalanx abgelöst. 1. Sehne; 2. Muskel; 3. fibulares Sesambein.

Binde verwendet, die als Blutsperremanschette um das Sprunggelenk verbleibt.

Der Weichteileingriff beinhaltet 3 Schritte, die vorzugsweise in der folgenden Reihenfolge durchgeführt werden: Release der lateralen Weichteile am ersten Metatarsophalangealgelenk; Raffung der medialen Weichteile und Entfernung der Pseudoexostose am Kopf des ersten Mittelfußknochens; proximale Osteotomie des ersten Mittelfußknochens.

Release der lateralen Weichteile

Über dem ersten Zwischenzehenraum erfolgt eine 2–3 cm lange, dorsale Längsinzision, unmittelbar proximal der ersten Interdigitalfalte. Wenn das Skalpell das subkutane Fettgewebe eröffnet hat, wird eine Schere tief in das Gebiet der Sehne des M. adductor hallucis eingesetzt und die Weichteile in Längsrichtung gespreizt. Größere Venen müssen koaguliert werden. Dann werden 2 Haken mit ausreichend langen Blättern eingesetzt und der Assistent aufgefordert, sie kraftvoll nach medial und lateral zu ziehen. Hierdurch stellt sich die Insertion der Sehne des M. adductor hallucis in das fibulare Sesambein und die proximale Phalanx dar. Die Sehne wird vom Sesambein und von der Basis der Phalanx mit einem kleinen Skalpell vorzugsweise von proximal nach distal abgelöst (Abb. 2). Dies sollte alle Muskelansätze auf der lateralen Seite des fibularen Sesambeins und evtl. einige der lateralen Muskelfasern des M. flexor hallucis brevis mit einbeziehen. Es ist sorgfältig darauf zu achten, die darunter liegenden neurovaskulären Strukturen nicht zu verletzen.

Auch das tiefe Lig. metatarsale transversum wird durchtrennt (Abb. 3). Dieses Band verläuft vom fibularen Sesambein bis zum Kopf des zweiten Mittelfußknochens. Auch wenn es nicht an der Pathogenese eines Hallux valgus direkt Teil hat, vereinfacht die Durchtrennung des tiefen Lig. metatarsale transversum bei dem Weichteileingriff die Wiederherstellung eines normalen Position des fibularen Sesambeins unter dem Kopf des ersten Mittelfußknochens. Eine runde Klemme wird von distal nach proximal unter das Band geschoben, ein Osteotomiespreizer kann in den ersten metatarsalen Zwischenraum eingesetzt werden, um die Darstellung zu verbessern. Dann wird das Band mit einem Skalpell durchtrennt. Dies legt die direkt darunter liegenden Zehengefäße und Nerven frei.

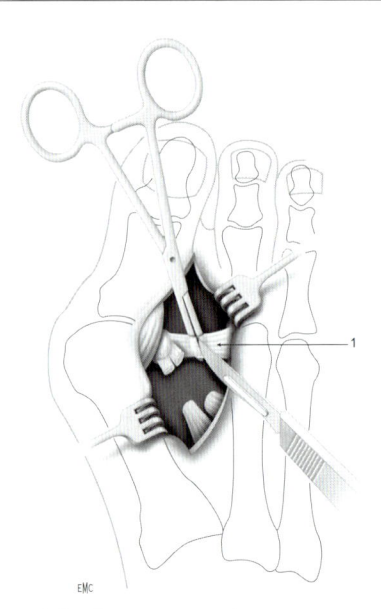

Abb. 3 Das tiefe Lig. metatarsale transversum wird mit einer runden Klemme dargestellt und mit einem Skalpell durchtrennt. 1. Ligament.

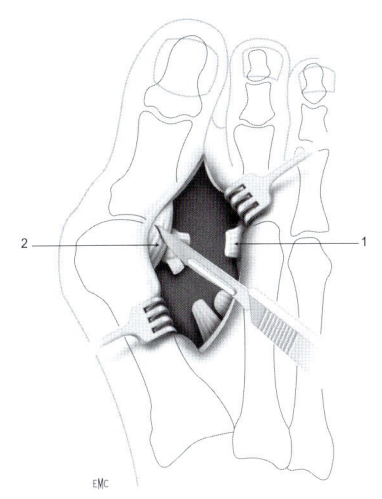

Distale Weichteileingriffe und proximale Mittelfußosteotomie bei Hallux valgus

Abb. 4 Release der lateralen Anteile der Kapsel des ersten Metatarsophalangealgelenks durch multiple Stichinzisionen. Dann wird die Großzehe kraftvoll in eine Varusstellung von 30° gebracht. 1. Durchtrenntes Ligament; 2. Gelenkkapsel.

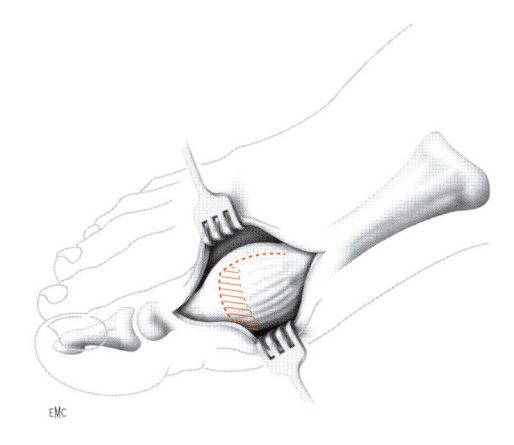

Abb. 5 Raffung der medialen Kapsel durch eine gerade mediale Inzision. Die vertikale Kapselinzision direkt proximal des Gelenks wird nach proximal erweitert, sodass eine L-förmige Kapseleröffnung entsteht. Vom proximalen Kapsellappen (gestrichelter Bereich) wird ein vertikaler Kapselstreifen reseziert.

Bei einem Hallux valgus sind auch die lateralen Anteile der Kapsel des ersten Metatarsophalangealgelenks kontrakt und müssen entspannt werden (Abb. 4). Hierzu erfolgen multiple Stichinzisionen mit einem Skalpell in die Kapsel. Die große Zehe wird dann kraftvoll in eine Varusstellung von 30° gebracht. Hierbei ist das Einreißen der Kapsel oft hörbar. Der Operateur prüft danach palpatorisch, dass alle kontrakten Weichteile auf der Lateralseite des ersten Metatarsophalangealgelenkes durchtrennt sind.

Raffung der medialen Kapsel

Über dem ersten Mittelfußkopf wird eine gerade mediale, etwa 4–5 cm lange Inzision angelegt. Dies ist besser als eine dorsomediale Inzision, um eine Verletzung des dorsalen Zehennervs der Großzehe zu vermeiden. Die Haut wird von dem verdickten Bursagewebe nach dorsal und plantar in einem möglichst dicken Lappen abgelöst, um eine ungenügende Perfusion und postoperative Hautnekrose zu vermeiden. Durch Bewegungen der großen Zehe wird die Lage des ersten metatarsophalangealen Gelenkspaltes bestimmt und wenige Millimeter proximal davon eine vertikale Kapselinzision angelegt. Diese reicht vom tibialen Sesambein bis eben lateral der Sehne des Extensor hallucis longus. Die Kapselinzision wird dann dorsal nach proximal erweitert, sodass eine L-förmige Kapselöffnung entsteht (Abb. 5). Auf der Medialseite wird das verdickte Bursagewebe von der Pseudoexostose des ersten Metatarsalkopfes abgelöst.

Dann wird die Gelenkfläche beurteilt. Üblicherweise findet sich ein sagittaler Sulkus, der die Pseudoexostose vom normalen Gelenkknorpel trennt. Dieser dient als Landmarke zur Resektion der Pseudoexostose. An der medialen Grenze des sagittalen Sulkus wird ein Meißel angesetzt und auf die Medialseite der Diaphyse des ersten Mittelfußknochens geführt. Dabei sollte die Entfernung der Pseudoexostose eine Fläche schaffen, die in einer Ebene mit dem verbliebenen Mittelfußknochen liegt (Abb. 6). Mit einem Rongeur werden die Kanten abgerundet und nötigenfalls die Höhe der Osteotomiefläche angepasst. Das Knochenfragment wird für eine spätere Verwendung erhalten.

Proximale Osteotomie des ersten Mittelfußknochens

Für einen Erfolg des Weichteileingriffes bei einem Hallux valgus ist die Korrektur des Metatarsus primus varus grundlegend. Bei 80–90% der Fälle erfolgt eine proximale Osteotomie des ersten Mittelfußknochens. Die Korrektur der Stellung des ersten Mittelfußknochens wird am besten durch eine Osteotomie an der

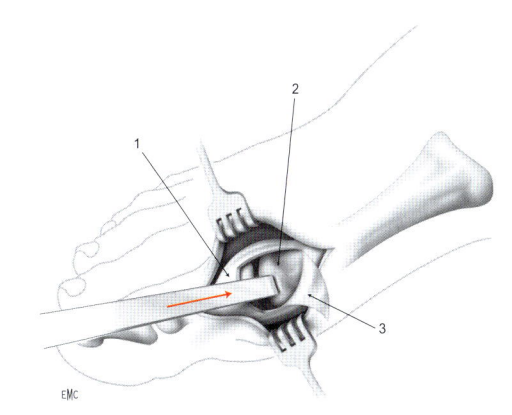

Abb. 6 Die Pseudoexostose des ersten Metatarsalkopfs wird in Verlängerung der medialen Diaphyse des ersten Metatarsale reseziert. 1. Kapsel; 2. Knochen; 3. zurückgeschlagene Kapsel.

Basis erreicht, auch wenn dies anspruchsvoller ist als andere Techniken. Die Entscheidung, ob eine Stellungskorrektur des ersten Mittelfußknochens durch eine proximale Osteotomie erfolgen soll, steht an, wenn auf den präoperativen dorsoplantaren Röntgenbildern unter Belastung der Intermetatarsalwinkel (IM) zwischen 10 und 15° liegt. Wenn dieser Winkel größer als 15° ist, ist eine Osteotomie obligatorisch. Während der Abstand zwischen den ersten und zweiten Metatarsalköpfen durch einen Finger in der Inzision über dem ersten Metatarsalspalt kontrolliert wird, drückt der Operateur den ersten Metatarsalkopf nach lateral. Wenn sich eine federnde Resistenz findet, muss eine proximale Osteotomie des ersten Mittelfußknochens durchgeführt werden. Nur wenn die Reposition des ersten Metatarsale ohne Widerstände erreicht werden kann, können kräftige, resorbierbare Nähte proximal zwischen die Kapseln des ersten und zweiten Metatarsophalangealgelenkes eingebracht werden, um den Metatarsus primus varus zu korrigieren. Sie werden am Ende des Eingriffs angezogen und geknotet.

Die Osteotomie erfolgt durch eine dorsomediale Inzision über der Basis des ersten Mittelfußknochens. Bei großen Füßen bedeutet dies eine separate dritte Inzision, bei kleineren Füßen wird die mediale Hautinzision nach proximal erweitert. Das Subkutangewebe wird durchtrennt. Üblicherweise ist es erforderlich, größere Venen zu koagulieren oder zu ligieren. Das Periost wird direkt neben der Sehne des M. extensor hallucis longus eröffnet und mit einem Periostelevatorium vom Knochen gelöst und danach runde Hohmann-Haken um die Basis des Mittelfußknochens geführt. Die Lage des ersten Tarsometatarsalgelenks wird identifiziert, damit die Osteotomie etwa 1 cm distal davon erfolgen kann.

Es wurden verschiedene Osteotomiearten vorgeschlagen, wie additive Keile, subtraktive Keile oder eine halbmondförmige Osteotomie. Eine ideale Osteotomie verkürzt den ersten Mittelfußknochen nicht, verhindert eine postoperative Dorsalflexion des distalen Fragmentes und ist genügend stabil, um eine frühe postoperative Belastung zu gestatten. Nach der Erfahrung des Autors in einer akademischen Ausbildungsklinik lässt sich dies am besten durch eine proximale Chevron-Osteotomie erreichen (Abb. 7). Der Apex der V-förmigen Osteotomie zeigt nach proximal und liegt 1 cm distal des ersten Tarsometatarsalgelenks auf der halben Höhe zwischen der dorsalen und plantaren Oberfläche des Mittelfußknochens. Wenn der Apex schräg nach lateral-plantar liegt, wird der erste Metatarsalkopf bei Korrektur des Metatarsus primus varus nach plantarwärts verschoben. Dies ist zur Behandlung einer begleitenden Metatarsalgie von Nutzen.

Die Knochenschnitte erfolgen mit einer oszillierenden Säge. Die dorsale Osteotomie liegt rechtwinklig zur Achse des Metatarsalschafts. Der plantare Schenkel der Osteotomie verläuft mehr horizontal und erreicht die Knochenoberfläche etwa 1,5 cm distal des Apex des Osteotomie. Diese asymmetrische Form vereinfacht die Schraubenfixation nach Korrektur der Stellung des ersten Mittelfußknochens. Um die Verschiebung in der Osteotomie nicht zu behindern, werden die runden Hohmann-Haken entfernt und stumpfe Hauthaken eingesetzt. Der Kopf des ersten Mittelfußknochens wird danach lateral und nötigenfalls das proximale Segment mit einem Periostelevatorium nach medial gedrückt, bis der gewünschte Korrekturwinkel erreicht ist. Dieser beträgt üblicherweise etwa 10°. Mit einer spitzen Repositionszange wird der plantare Schenkel der Osteotomie geschlossen. Dabei ist darauf zu achten, die dünne Kortikalis in diesem Gebiet nicht zu zerbrechen. Der Knochen aus der Pseudoexostose wird in den Spalt auf der Medialseite der dorsalen Osteotomie eingebracht.

Die Fixation erfolgt mit einer Kleinfragment-Spongiosaschraube mit kurzem Gewinde. Der entsprechende Bohrkanal wird auf der Dorsalseite des distalen Fragments, etwa 1 cm distal der Osteotomie, in plantarproximaler Richtung angelegt. Um postoperativ ein Vorstehen zu verhindern wird der Schraubenkopf eingesenkt. Die Schraubenlänge kann ausgemessen werden, üblicherweise ist aber eine 26-mm-Schraube richtig. Nach Einsetzen der Schraube wird die Repositionsklemme entfernt und die Stabilität der Osteotomie

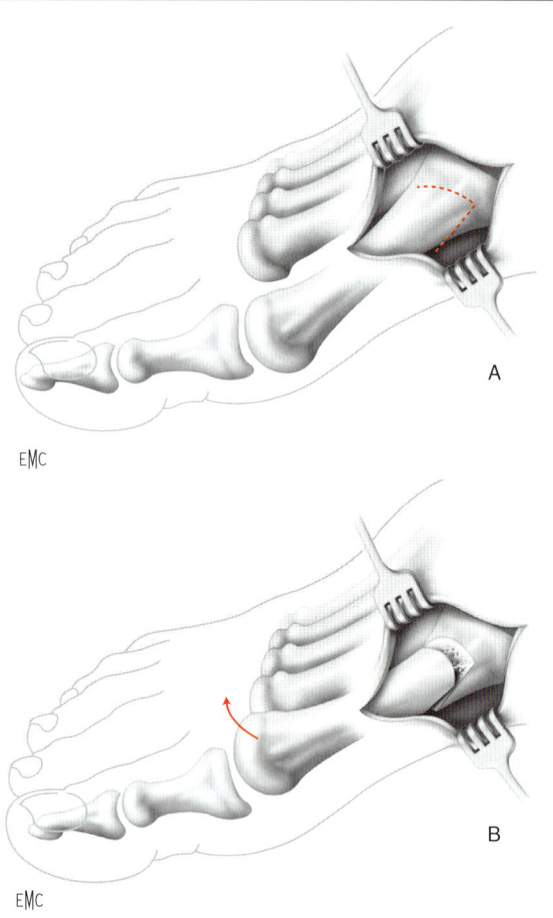

Abb. 7 *Chevron-Osteotomie proximal am ersten Metatarsale. Die plantare Osteotomie wird gedreht, die dorsale Osteotomie medial geöffnet.*
A. Vor der Verlagerung.
B. Nach der Verlagerung. Knochen aus der Pseudoexostose wird auf der medialen Seite der dorsalen Osteotomie in den Spalt eingebracht.

überprüft. Es kann erforderlich sein, überschießenden Knochen, der in die dorsale Osteotomie eingebracht wurde, mit einem Rongeur zu entfernen.

Verschluss

Bei dem Verschluss muss die Kapsel auf der Medialseite des ersten Metatarsophalangealgelenks verkürzt werden, um die Großzehe in der Korrekturstellung zu halten. Aus dem proximalen Kapsellappen wird ein vertikaler Streifen reseziert, der von dem tibialen Sesambein bis direkt lateral der langen Strecksehne reicht (Abb. 5). Dieser Streifen ist, in Abhängigkeit der Schwere der Hallux-valgus-Deformität, 4–8 mm breit. Dieses Ausmaß kann durch die Überlappung der Kapsellappen bestimmt werden, die entsteht, wenn ein Assistent die Großzehe in der gewünschten Stellung hält. Nach der Resektion wird der proximale Kapsellappen zuerst dorsal mit kräftigen, absorbierbaren Nähten refixiert und anschließend die vertikale Kapseleröffnung mit demselben Nahtmaterial verschlossen und hierdurch ein sicherer Halt im Kapselgewebe erreicht. Wenn der Hallux valgus mit einer Pronation der Großzehe einhergeht, sollten die Nähte schräg von distal-plantar nach proximal-dorsal gelegt werden. Wenn die Nähte geknotet sind, muss die Großzehe in der korrigierten Stellung bleiben, wenn der Assistent sie los lässt. Üblicherweise wird ein Abstand von 1 cm zwischen der ersten und zweiten Zehe angestrebt. Wenn dies nicht erreicht ist, müssen die Nähte entfernt und mehr von der Kapsel reseziert werden. Durch den postoperativen Repositionsverband ist keine zusätzliche Korrektur zu erwarten.

Wenn keine proximale Osteotomie am ersten Mittelfußknochen durchgeführt wurde, werden die Nähte zwischen den Kapseln des ersten und zweiten Metatarsophalangealgelenks geknotet, während ein Assistent den Vorfuß zusammenpresst, um den Metatarsus primus varus zu korrigieren.

Dann werden alle 3 Wunden gespült und die Haut mit Einzelknopfnähten verschlossen. Ein Kompressionsverband wird so angelegt, dass er die Großzehe in der Repositionsstellung hält. Dieser Verband wird um den Vorfuß und die große Zehe in Supinationsrichtung gewickelt, um der Pronation, die häufig bei einem Hallux valgus vorliegt, entgegenzuwirken (Abb. 8). Nach Entfernung der Blutsperre ist die ausreichende kapilläre Perfusion der Großzehe zu überprüfen.

Nachbehandlung

Dem Patienten wird am ersten postoperativen Tag erlaubt, den operierten Fuß voll zu belasten. Es wird ein postoperativer Schuh gegeben, der eine kräftige Sohle hat, um die Abstoßstellung zu verhindern und groß genug ist, um den postoperativen Verband aufzunehmen. Während der meisten Zeit des Tages ist in der ersten postoperativen Woche die Hochlagerung des Fußes erforderlich. Der Patient wird angehalten, den Repositionsverband täglich zu wechseln. Die Nähte werden nach 14 Tagen entfernt. Sechs Wochen postoperativ wird der postoperative Schuh unnötig und die Bandagierung beendet. Der Patient wird aufgefordert, selbstständig aktive und passive Bewegungen der großen Zehe durchzuführen. Ein Physiotherapeut ist von Hilfe, um die Rückkehr zu einem normalen Gangbild mit normaler Belastung der Großzehe zu überwachen. Falls nötig, kann eine Nachtschiene bis zu 6 Monaten nach dem Eingriff getragen werden, um die Stellung zu sichern. Die Schraube wird ein Jahr nach dem Eingriff ambulant entfernt.

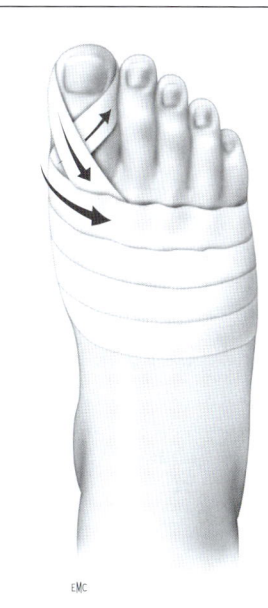

Abb. 8 *Postoperativer Repositionsverband, der die Zehe in der korrekten Stellung hält.*

Ergebnisse und Komplikationen

In der Erfahrung des Autors bei 103 Weichteileingriffen, die zwischen 1992 und 1996 durchgeführt wurden (9, 10), wurde der Hallux-valgus-Winkel bei Patienten mit einer proximalen Osteotomie des ersten Mittelfußknochens von 37,3° (24–58° präoperativ) auf 15° (3–33° postoperativ) und bei Patienten ohne Osteotomie von 36,4° (16–58°) auf 17,5° (7–33°) korrigiert. Der Intermetatarsalwinkel wurde mit Osteotomie von 16,8° (11–22°) auf 7,5° (2–18°) und ohne Osteotomie von 13,8° (9–18°) auf 8,1° (3–14°) verbessert. Von den Patienten mit einer Osteotomie beurteilten 53,3% ihr Ergebnis als sehr gut, 31,1% als gut und 15,6% als mäßig. Von den Patienten ohne Metatarsalosteotomie bezeichneten 83,3% ihr Ergebnis als sehr gut und 16,7% als gut. 7% aller Patienten klagten postoperativ über Metatarsalgien. Eine signifikante Bewegungseinschränkung des ersten Metatarsophalangealgelenks fand sich bei einem Patienten. Es kam zu 2 tiefen und 3 oberflächlichen Wundinfektionen.

Mann und Pfeffinger (3) berichteten über 72 Füße bei 47 Patienten, die mit einem distalen Weichteileingriff unter Exzision des fibularen Sesambeins behandelt worden waren. Die Beobachtungszeit betrug vier Jahre. 92% waren zufrieden. Die Hauptursache einer

Unzufriedenheit waren restliche Schmerzen im ersten Metatarsophalangealgelenk und ein Weiterbestehen der Deformität. 47 Patienten konnten nicht Schuhe ihrer Wahl tragen. Der Hallux-valgus-Winkel nahm von 32,4° präoperativ auf 15,9° postoperativ und der Intermetatarsalwinkel (IM) von 14,3° präoperativ auf 8,8° postoperativ ab. Am meisten befriedigte die Korrektur bei Patienten mit einem präoperativen Intermetatarsalwinkel (IM) von weniger als 15°. Die Ergebnisse einer proximalen Osteotomie des ersten Mittelfußknochens in Kombination mit einem distalen Weichteileingriff wurden von Mann et al. (4) kontrolliert. 93% der Patienten waren zufrieden, Unzufriedenheit war durch anhaltende Schmerzen und Fehlstellungen der Großzehe verursacht. Bei 76% war der Hallux valgus auf 16° oder weniger verbessert.

Indikationen und Kontraindikationen

Die Patienten müssen genügend Beschwerden für einen operativen Eingriff haben. Die Korrektur eines Hallux valgus nur aus kosmetischen Gründen ist nicht ratsam. Ein Weichteileingriff ist die Operation der Wahl für einen Hallux valgus mit einem inkongruenten ersten Metatarsophalangealgelenk. Die laterale Deviation (d.h. Subluxation) der Gelenkoberfläche der Phalanx gegen die Gelenkoberfläche des ersten Metatarsalkopfs wird auf dorsoplantaren Röntgenaufnahmen unter Belastung deutlich (s. Abb. 1). Eine Markierung der Grenzen der Gelenkoberflächen kann dabei helfen, die Gelenkkongruenz zu beurteilen. Ein inkongruentes Gelenk ist der häufigste Typ einer Hallux-valgus-Deformität. Typischerweise sind die Patienten im mittleren Lebensalter und die Deformitäten mäßig bis ausgeprägt mit Hallux-valgus-Winkeln (zwischen dem ersten Metatarsale und der proximalen Phalanx) von 25–50° und Intermetatarsalwinkeln (zwischen dem ersten und zweiten Mittelfußknochen) von 10–20°.

Wenn der Intermetatarsalwinkel (IM) 15° übersteigt, muss zusätzlich eine proximale Osteotomie des ersten Mittelfußknochens erfolgen. Wenn dieser Winkel zwischen 10 und 15° liegt, erfolgt die Entscheidung intraoperativ, je nachdem, ob die Fehlstellung des ersten Mittelfußknochens rigide ist und daher eine Osteotomie erforderlich wird oder leicht reponiert werden kann. In letzterem Fall können kräftige Nähte zwischen dem ersten und zweiten Mittelfußknochen ausreichend sein, um eine Reposition des Metatarsus primus varus zu erzielen. Bei 80–90% der Weichteileingriffe wird eine proximale Osteotomie des ersten Mittelfußknochens erforderlich. Ein Verzicht auf diese Osteotomie ist die häufigste Ursache eines Fehlschlags des Weichteileingriffs.

Wenn ein Hallux valgus interphalangeus besteht (d.h. laterale Abwinkelung der proximalen und distalen Phalanx der großen Zehe) mit zusätzlicher Inkongruenz des ersten Metatarsophalangealgelenks kann eine zusätzliche Osteotomie der proximalen Phalanx erforderlich sein. Andernfalls müsste das erste Metatarsophalangealgelenk in eine gegengerichtete Inkongruenz überkorrigiert werden, um die große Zehe gerade zu stellen. Deformitäten der Kleinzehen finden sich häufig bei Hallux-valgus-Patienten. Sie sollten bei demselben Eingriff korrigiert werden. Eingriffe für Metatarsalgien (d.h. distale metatarsale Osteotomien an den Kleinzehen) sollten verschoben werden, da die meisten Patienten durch den Weichteileingriff eine ausreichende Funktion der Großzehe wieder erlangen, die die begleitenden Metatarsalgien abklingen lässt. Der Erfolg rekonstruktiver Eingriffe bei einem Hallux valgus wird durch frühe Degenerationen der Gelenkflächen des ersten Metatarsophalangealgelenks und eine geringere Fähigkeit zur Weichteilregeneration bei älteren Patienten verringert. In der Erfahrung des Autors sind die Ergebnisse von Weichteileingriffen bei Patienten über 60 Jahren deutlich weniger gut.

Die Patienten müssen darüber unterrichtet werden, dass postoperativ über mehrere Woche eine gewisse Schwellung und Beschwerden bestehen. Der Zeitpunkt der Operation sollte von dem Patienten entsprechend seiner eigenen Terminplanung entschieden werden. Es kann davon ausgegangen werden, dass sich die Deformität in den nächsten 6–12 Monaten nicht grundlegend verschlechtert. Der Eingriff kann beidseits in einer Sitzung erfolgen.

Für die postoperative Heilung ist eine ausreichende Blutversorgung von größter Bedeutung. Periphere Gefäßerkrankungen können die Großzehe betreffen, bevor sie in irgend einer anderen Extremität auftreten. Die sorgfältige klinische Beurteilung der Gefäßversorgung muss die Palpation der Pulse der A. tibialis posterior und A. dorsalis pedis und eine Beurteilung der Hautperfusion beinhalten. Wenn sich ein Anhalt für eine Makro- und Mikroangiopathie findet, hat eine vollständige angiologische Untersuchung einschließlich Dopplersonographie und evtl. Angiographie zu erfolgen.

Schuhe mit hohen Absätzen und enger Fußführung müssen als Hauptverursacher eines Hallux valgus angesehen werden. Daher wird die Fehlstellung unvermeidbar rezidivieren, wenn dies nicht korrigiert wird. Mit ihrer Zustimmung zu einem operativen Eingriff müssen die Patienten auch bereit sein, postoperativ geeignetes Schuhwerk zu tragen.

Der Weichteileingriff kann bei einem kongruenten ersten Metatarsophalangealgelenk nicht durchgeführt werden, da das Gelenk nach dem Eingriff inkongruent wäre. Eine andere Kontraindikation für einen Weichteileingriff ist eine degenerative Arthrose des ersten Metatarsophalangealgelenks bei der präoperativen klinischen oder radiologischen Untersuchung. Kein rekonstruktiver Eingriff kann bei einem Hallux valgus erfolgreich sein, wenn keine intakten Gelenkflächen bestehen. Eine Hallux-valgus-Fehlstellung von über 70° ist für eine Weichteil-Rebalancierung nicht geeignet und sollte stattdessen mit einer Arthrodese (oder bei älteren Patienten mit einer Resektionsarthroplastik) behandelt werden.

Eine Korrektur der Achse des ersten Mittelfußknochens wird zu einem Fehlschlag führen, wenn die Beweglichkeit im ersten Tarsometatarsalgelenk nicht ausreichend erhalten ist. Der Bewegungsumfang dieses Gelenkes wird klinisch bestimmt, indem der ersten Mittelfußknochen in Relation zum zweiten Mittelfußknochen in dorsal-plantarer Richtung bewegt wird. Nach der Erfahrung des Autors trägt eine Hypermobilität nur bei einer kleinen Anzahl von Patienten wesentlich zu einem Hallux valgus bei. Bei den wenigen Patienten mit einer klinisch signifikanten Hypermobilität sollte gemeinsam mit dem Weichteileingriff eine Arthrodese des ersten Tarsometatarsalgelenks erfolgen.

Literatur

[1] DuVries HL. Surgery of the foot. St Louis : CV Mosby, 1959 : 381–440

[2] Mann RA. Hallux valgus: soft tissue procedure with proximal metatarsal osteotomy. In : Wülker N, Stephens MM, Cracchiolo A eds. Atlas of foot and ankle surgery. London : Martin Dunitz, 1998 : 19–28

[3] Mann RA, Pfeffinger L. Hallux valgus repair. DuVries modified McBride procedure. *Clin Orthop* 1991 ; 272 : 213–218

[4] Mann RA, Rudicel S, Graves SC. Hallux valgus repair utilizing a distal soft tissue procedure and proximal metatarsal osteotomy. Longterm follow-up. *J Bone Joint Surg A*m 1992 ; 74 : 124–129

[5] McBride ED. A conservative operation for bunions. *J Bone Joint Surg* 1928 ; 10 : 735–739

[6] Petersen F. Über Arthrectomie des ersten Mittelfuß-Zehen-Gelenkes. *Arch klin Chir Langenbeck* 1888 ; 37 : 677–678

[7] Silver D. The operative treatment of hallux valgus. *J Bone Joint Surg* 1923 ; 5 : 225–232

[8] Wuelker N, Wirth CJ. Decision making in hallux valgus surgery. *Foot Ankle Surg* 1994 ; 15 : 11–19

[9] Wülker N. Hallux valgus, Hallux rigidus. Stuttgart : Enke, 1997 : 89–96

[10] Wülker N. Hallux valgus. *Orthopäde* 1997 ; 26 : 654–664

Diaphysäre Osteotomie des ersten Mittelfußknochens bei Hallux valgus

R.-A. Fuhrmann
A. Notni

Abstract

Die diaphysäre Osteotomie des ersten Mittelfußknochens, d.h. die Scarf-Osteotomie, ist eine brauchbare Methode, um einen vergrößerten Intermetatarsalwinkel zu verkleinern und den proximalen Gelenkwinkel (proximal articular set angle = PASA) zu korrigieren. Um die Hallux-valgus-Stellung selbst zu korrigieren, ist ein lateraler Weichteilrelease und eine mediale Kapselraffung obligatorisch. Ein vergrößerter Intermetatarsalwinkel und proximaler Gelenkwinkel bis zu 20° sind bei freier Funktion des Metatarsophalangealgelenks die beste Indikation. Die Z-förmige Bunionektomie besteht aus 3 separaten Schnitten. Die horizontale Osteotomie verläuft parallel zur Plantarfläche des Mittelfußknochens und ist zusätzlich um 20° nach plantar und lateral geneigt, um die Belastung des ersten Metatarsalkopfs zu verbessern. Die kurzen frontalen Schnitte (proximal-plantar und distal-dorsal) verlaufen unter etwa 60° zur Hauptosteotomie. Durch Schwenken des Kopffragments wird die Korrektur des proximalen Gelenkwinkels erreicht. Die Fixation erfolgt durch 2 Schrauben. Die vorgegebene Stabilität und die minimale Verkürzung des Mittelfußknochens sind die Hauptvorteile dieser Osteotomie, die eine sofortige postoperative Belastung erlaubt.

Schlüsselworte

Fuß, Hallux valgus, Metatarsalosteotomie, Scarf-Osteotomie, Bunionektomie

Einleitung

Die Korrektur des Intermetatarsalwinkels mit gleichzeitigem Release der lateralen Weichteile und Raffung der medialen Kapsel ist ein zuverlässiges Konzept bei der operativen Behandlung des Hallux valgus. Für dieses Ziel kann die Osteotomie im ersten Mittelfußknochen entweder subkapital, diaphysäre oder proximal liegen. Welche Methode gewählt wird, hängt im Wesentlichen von der Präferenz des Operateurs ab. Diaphysäre Osteotomien, wie die Z-förmige Osteotomie, sind zur Korrektur aller Komponenten eines Hallux valgus brauchbar. Bei einem Überblick über die Geschichte der diaphysären Korrektur eines Hallux valgus findet man eine quere Osteotomie im Metatarsalschaft bereits in den 20er-Jahren (10). Diese wurde erst 50 Jahre später mehr bekannt als die horizontale diaphysäre Osteotomie vorgeschlagen wurde (3). In den folgenden Jahren wurde die Z-Osteotomie mehrfach modifiziert, um zuverlässige Ergebnisse zu erzielen.

Technische Prinzipien

Die Bunionektomie von Scarf ist eine Z-förmige diaphysäre Osteotomie des Mittelfußknochens, die aus einem horizontalen Schnitt und zwei kurzen Schnitten, die proximal-plantar und distal-dorsal liegen, besteht. Ein laterales Weichteilrelease und eine mediale Kapselraffung des ersten Metatarsophalangealgelenks müssen immer zusätzlich erfolgen. Die Osteotomie verläuft parallel zur Plantarfläche des ersten Mittelfußknochens und ist 20° in plantarer-lateraler Richtung gekippt. Die Verschiebung führt daher zu einem Tiefertreten des Metatarsalkopfs (durchschnittlich 2–3 mm), um die Belastung des ersten Strahls zu verbessern.

Indikationen der Bunionektomie nach Scarf

Die Indikationen für eine diaphysäre Osteotomie unterscheiden sich nicht von denjenigen für eine subkapitale Korrektur. Präoperativ ist eine klinische Beurteilung sowie eine radiologische Evaluation (Röntgenaufnahmen unter Belastung) obligatorisch.

Metatarsophalangealgelenk

Der Bewegungsumfang im Metatarsophalangealgelenk sollte nicht signifikant eingeschränkt sein. Standard-Röntgenaufnahmen sind erforderlich, um Arthrosezeichen zu klären. Obwohl geringe und mäßige Veränderungen keine absolute Kontraindikation darstellen, muss der Operateur diese Befunde beachten. Die Gelenkkongruenz selbst wird durch einen Weichteileingriff hergestellt und beeinflusst die Indikation nicht.

Hallux-valgus-Winkel

Das Ausmaß der lateralen Abweichung und Außenrotation der großen Zehe schränkt die Indikation nicht ein. Ein laterales Weichteilrelease und eine Raffung der medialen Kapsel sowie eine Verlagerung des Kopffragmentes führen zu einer ausreichenden Stellung.

Intermetatarsalwinkel (IMA)

Dieser Winkel wird auf a.p.-Aufnahmen unter Belastung gemessen und sollte nicht größer sein als 20°.

Proximaler Gelenkwinkel (proximal articular set angle = PASA)

Dieser Winkel repräsentiert die Beziehung der Gelenkfläche des Metatarsalkopfs zur Längsachse des Metatarsale. Er sollte nicht über 25° sein, weil umso mehr das Kopffragment gedreht werden muss, umso weniger Korrektur des Intermetatarsalwinkels erreicht werden kann.

Knochenqualität

Eine verringerte Knochenqualität sollte keine Kontraindikation für eine diaphysäre Osteotomie sein. Die der Scarf-Bunionektomie inhärente Stabilität ist auch bei älteren Patienten mit verringerter Knochendichte ausreichend.

Operationstechnik

Die Patienten liegen mit leicht erhöhtem Fuß in Rückenlage. Eine Spinal- oder Regionalanästhesie erlaubt die Anlage einer Blutsperre.

Release der lateralen Weichteile

Der erste Schritt dieses Eingriffs umfasst immer ein Release der kontrakten lateralen Strukturen um das Gelenk und das Sesambein wieder ausrichten zu können. Die initiale, etwa 4 cm lange Hautinzision liegt dorsal im ersten Zehenzwischenraum. Längs verlaufende Venen sollten geschont werden, um ein postoperatives Ödem zu verhindern. Nach stumpfer Durchtrennung des Subkutangewebes müssen die verbliebenen oberflächlichen Schichten des Lig. metatarsale transversum gespalten werden. Danach wird die Sehne des M. adductor hallucis, die schräg von proximal-lateral nach distalmedial verläuft, dargestellt. Manchmal ist es hilfreich einen Weitlander-Retraktor zwischen den ersten und zweiten Mittelfußknochen einzusetzen. Die Sehne wird nun an der lateralen Plantarseite der proximalen Phalanx und dem lateralen Sesambein abgelöst ohne hierbei den lateralen Ausläufer des M. flexor hallucis brevis zu berühren. Ein kleines Skalpell wird in das Intervall zwischen dem lateralen Sesambein und dem Metatarsalkopf eingesetzt und in distaler und proximaler Richtung geführt. Dies reicht, um das laterale Sesambein zu mobilisieren. Die Präparation muss vorsichtig erfolgen, um den Zehennerv und die Gefäße nicht zu verletzen. Als nächstes wird die Zehe nach medial gezogen, um zu klären, ob der Weichteilrelease ausreichend ist. Wenn die Zehe nicht in leichte Varusstellung gebracht werden kann, sollte die Kapsel lateral perforiert und gedehnt werden. Abschließend werden Nähte in den Hauptteil der Sehne des M. adductor hallucis und die dorsolateralen Teile der Kapsel so gelegt, dass sie am Ende der Operation angezogen und geknotet werden können.

Osteotomie

Die Inzision beginnt direkt distal des Metatarsophangealgelenks, verläuft medial entlang dem Metatarsalschaft und endet auf Höhe des Tarsometatarsalgelenks. Obwohl der Gefäßnervenstrang dorsal der Inzision verläuft, wird er präpariert. Es werden der erste Zehenast des dorsalen medialen Hautnerven und die begleitende Vene vorsichtig dargestellt, um eine unbeabsichtigte Verletzung zu vermeiden. Die Inzision der Extensorenhaube und der medialen Kapsel erfolgt L-förmig. Der kurze Schenkel liegt parallel zum Gelenk, der lange folgt dem Metatarsalschaft. Durch Zug an der Großzehe wird eine Beurteilung der Gelenkoberfläche bezüglich Arthrosezeichen möglich. Der nächste Schritt ist die Resektion der Pseudoexostose am Kopf des ersten Mittelfußknochens in Richtung der medialen Grenze des Metatarsalschafts mit einer oszillierenden Säge. Die sagittale Rinne muss vorsichtig erhalten werden. Das Periost wird mit einem scharfen Elevatorium vorsichtig abgelöst, um den subkapitalen Bereich dorsal und die proximale Metaphyse plantar darzustellen. Wenn der Operateur mit diese Osteotomie nicht vollständig vertraut ist, ist es empfehlenswert, die Schnitte mit einem chirurgischem Stift zu markieren (Abb. 1). Bezüglich der Horizontalebene verläuft die Hauptosteotomie unter 20° nach plantar und lateral. Sie beginnt dorsal etwa 0,5 cm proximal der Gelenkfläche und endet plantar 1 cm distal des Tarsometatarsalgelenks. Der Schnitt verläuft parallel zur Plantarfläche des Mittelfußknochens, die mit einem Kirschner-Draht, der entlang der plantaren Metatarsalkante eingeschoben wird, markiert wurde. Der Schnitt verläuft von proximal-plantar nach distal-dorsal. An jedem Ende des Längsschnittes sollten min-

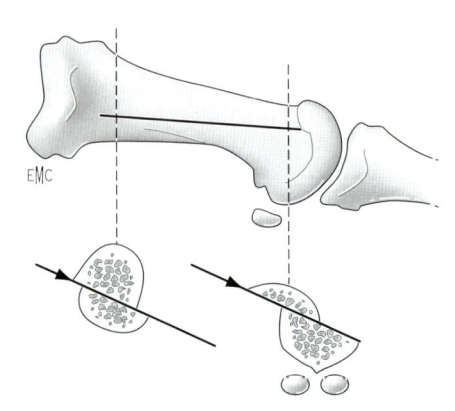

Abb. 1 Die proximale Osteotomie verläuft von proximal-plantar nach distal-dorsal und um 20° nach plantar und lateral geneigt.

Diaphysäre Osteotomie des ersten Mittelfußknochens bei Hallux valgus

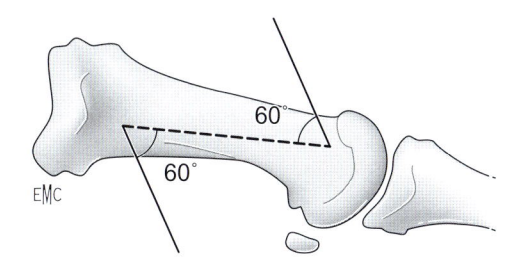

Abb. 2 Die beiden frontalen Schnitte liegen unter 60° zur horizontalen Osteotomie.

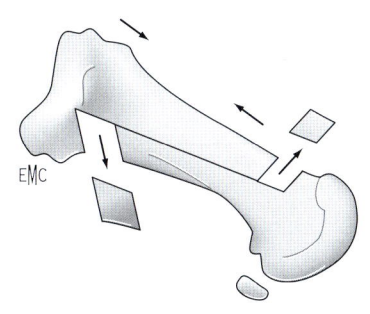

Abb. 3 Bei Patienten mit einer Arthrose des Metatarsophalangealgelenks führt eine Verkürzung des Mittelfußknochens zu einer Verringerung des Gelenkdrucks.

destens 0,5 cm stehen bleiben. Um jeden Fehlschnitt zu vermeiden, wird zunächst die mediale kortikale Osteotomie sorgfältig durchgeführt und dann die laterale Kortikalis in genau derselben Ebene durchtrennt. Um eine Fehllage zu vermeiden, ist es sehr wichtig, den aufsteigenden Verlauf der horizontalen Osteotomie zu beachten. Die verbleibenden proximalen zwei Drittel des Metatarsalschafts dorsal sind wichtig, um die Belastung aufzufangen. Die beiden frontalen Schnitte liegen 60° zur horizontalen Osteotomie parallel zueinander (Abb. 2). Desto mehr proximaler Gelenkwinkel (PASA) korrigiert werden muss, desto weniger spitzwinklig darf der Winkel des distalen Schnittes sein. Der proximale Schnitt kann mit einer proximalen Neigung von 15° angelegt werden (6). Dies vereinfacht bei einem vergrößerten PASA die Drehung des Kopffragments. Um, vor allem bei Patienten mit einer Arthrose, den Gelenkdruck zu verringern, wird ein schmales Segment (0,2 cm) medial vom distalen-dorsalen Segment reseziert (9) (Abb. 3). Dann wird die Osteotomie sorgfältig mit einem kleinen Meißel mobilisiert. Das Kopffragment wird entsprechend dem Intermetatarsalwinkel bis zu 60% der Breite des Mittelfußknochens nach lateral verschoben (Abb. 4). Wenn auch der PASA korrigiert werden soll, muss die proximale Drehung des Kopffragments größer sein als die distale Drehung. Der Operateur muss jedoch daran denken, dass die Korrektur des PASA die IMA-Reduktion verringert (9).

Stabilisierung

Nach Verschiebung und Drehung des Kopffragments erfolgt die temporäre Fixation mit Kirschner-Drähten oder einer selbstzentrierenden Knochenklemme. Letztere wird im mittleren Drittel der Diaphyse angelegt, sodass sie die Schrauben nicht stört. Die Fixation der Osteotomie kann durch 2 Schrauben, die distal und proximal liegen, erreicht werden. Hierzu können Kortikalisschrauben, selbstschneidende Schrauben oder kanülierte Schrauben (2,7 mm) verwendet werden. Um das Ergebnis sicher zu erreichen, sind Führungsdrähte und kanülierte Schrauben zu empfehlen. Drähte und Schrauben müssen rechtwinklig zur Osteotomie eingebracht werden, um eine maximale Kompression zu schaffen. Dieser Mechanismus wird Zuggurtungseffekt genannt (2). Sie werden in das dorsale Fragment gebohrt und nach plantar und lateral gerichtet, bis sie die stabile plantare Wand des Kopffragmentes fassen. Die Lage der beiden Drähte sollte palpatorisch oder durch direkte Inspektion genau überprüft werden. Die Verwendung eines kanülierten „Ein-Schritt"-Bohrers erlaubt die benötigte Länge zu bestimmen und die dorsale Oberfläche einzusenken. Wegen der Weichteilbedeckung ist es wichtig, Implantate ohne prominente Köpfe zu verwenden. Abschließend wird medial überstehender Knochen in Verlängerung des medialen Randes des Metatarsalschafts reseziert. Dann wird die Blutsperre entlüftet und die Hämostase kontrolliert. Intraoperative Röntgenaufnahmen sind hilfreich, um das Ausmaß der Korrektur und die Lage der Implantate zu klären.

Rekonstruktion der medialen Gelenkkapsel

Nach Korrektur, Einstellung und Drehung der großen Zehe ist zu entscheiden, wie viel Kapsel reseziert werden muss. Um eine ausreichende Raffung zu erreichen, ist es zu empfehlen, am kurzen Schenkel der L-förmigen Inzision eine Ellipse zu resezieren. Für eine unbehinderte Gelenkbeweglichkeit muss jedoch eine übertriebene Verkürzung der Kapsel vermieden werden. Für eine Wiederherstellung und Raffung der medialen

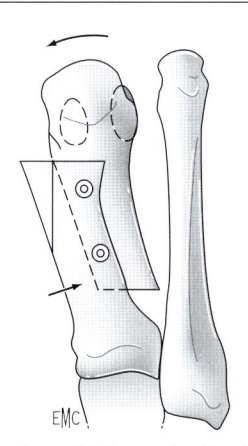

Abb. 4 Die Lateralverschiebung des Kopffragments kann mit einer gleichzeitigen Drehung verbunden werden, um das Gelenk korrekt einzustellen (PASA).

plantaren Kapsel und der M.-abductor-hallucis-Sehne ist es essenziell, die Sesambeine unter den Metatarsalkopf zu bringen. Dabei werden auch die Fäden zwischen der Sehne des M. adductor hallucis und der lateralen Kapsel angezogen und geknotet. Es ist nicht nötig, die subkutanen Schichten zu verschließen. Ein steriler Kompressionsverband schient den Hallux in Überkorrektur und leichter Plantarflexion.

Nachbehandlung

Der Patient bleibt mit hoch gelagertem Fuß für 24 Stunden im Bett. Nach Verbandswechsel sollte kein Ödem mehr vorhanden sein, bevor dem Patienten erlaubt wird, in einem steifen postoperativen Schuh zu gehen. Auch frühzeitige aktive und passive Bewegungen der großen Zehe sind erlaubt. Die Patienten werden unterrichtet, wie für einen adäquaten Verband eine Binde um den Vorfuß und die große Zehe zu wickeln ist. Drei bis 4 Wochen nach dem Eingriff werden Röntgenkontrollen durchgeführt. Diese zeigen üblicherweise eine ausreichende Knochendurchbauung. Dann wird den Patienten erlaubt, für weitere 3 Wochen bequeme Schuhe mit niedrigen Absätzen zu tragen.

Variationen der Operationstechnik

Bei Patienten mit mäßigen Arthrosen sollte der Gelenkdruck verringert werden. Hierfür wird empfohlen, kleine Segmente an den kurzen Schenkeln der Osteotomie aus der Diaphyse zu resezieren. Durch die plantare Verlagerung des Kopffragmentes besteht nicht die Gefahr einer Verlagerungs-Metatarsalgie. Eine Osteoporose kann bezüglich einer stabilen Fixation kritisch werden. In diesen Fällen lässt sich eine Stabilität dadurch erreichen, dass die distale Schraube in den Kopf des Mittelfußknochens zieht. Bei einem vergrößerten Gelenk-

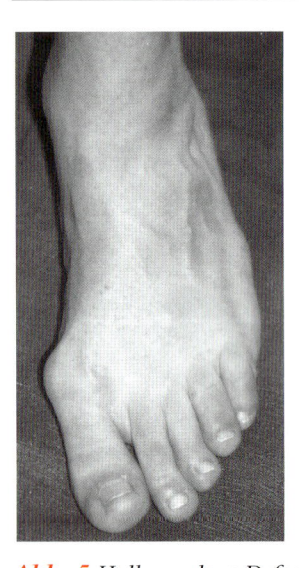

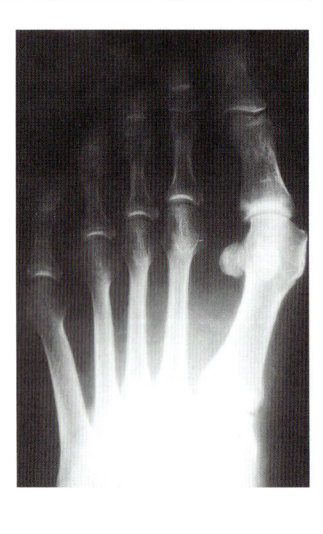

Abb. 5 Hallux-valgus-Deformität mit Inkongruenz des ersten Metatarsophalangealgelenks und vergrößertem Intermetatarsalwinkel.

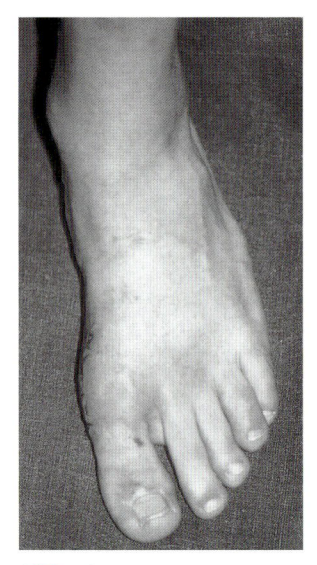

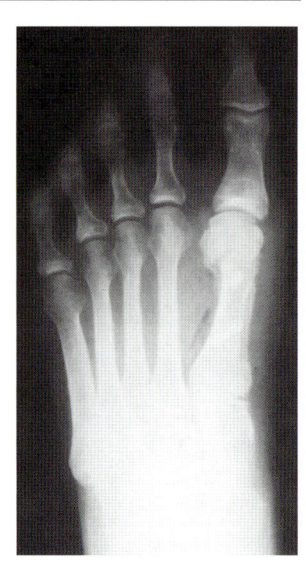

Abb. 6 Die Kongruenz des Metatarsophalangealgelenks ist wieder hergestellt und der Intermetatarsalwinkel korrgiert.

winkel (PASA) kann eine zusätzliche Derotationsosteotomie der proximalen Phalanx erforderlich werden, um die distale Valgusfehlstellung zu korrigieren oder die Gelenkkongruenz wieder herzustellen. Obwohl von einigen Autoren empfohlen (9), ist die Exzision des fibularen Sesambeins zu vermeiden.

Komplikationen und Ergebnisse

Obwohl die Scarf-Osteotomie verlässlich zu guten Resultaten bei der Korrektur von IMA und PASA führt, beziehen sich die Vorbehalte gegen die Z-förmige Bunionektomie auf die technischen Schwierigkeiten und möglichen Gefäßkomplikationen (2, 4). Um eine Fehlosteotomie zu vermeiden und der Bildung von Belastungsspitzen vorzubeugen, muss die horizontale Osteotomie sehr vorsichtig durchgeführt werden. Auch der proximale Schnitt erfordert Sorgfalt, da die Laborergebnisse an Tiefkühlpräparaten konstante Fehlermuster im Bereich des proximalen, plantaren Schnittes zeigten (11).
Auch die Implantate können Frakturen auslösen. Das Einsenken der Schraubenköpfe ist daher unerlässlich. Frakturen des Mittelfußknochens führen zu einer unbesichtigten Elevation des Mittelfußkopfes oder zu Verheilungen in Fehlstellung (1, 12). Eine Lockerung der Implantate oder eine Nekrose des Mittelfußkopfes ist sehr ungewöhnlich. Zwischen September 1995 und Juni 1999 führten wir die Z-förmige Bunionektomie bei 116 Patienten (128 Füße) durch. Bei der Kontrolle unserer Patienten fanden wir eine ausreichende Korrektur des Hallux-valgus-Winkels (präoperativ 40°, postoperativ 20°) sowie des Intermetatarsalwinkels (präoperativ 14°, postoperativ 7°) (Abb. 5, 6). Wir beobachteten drei Fälle sekundärer Frakturen des ersten Mittelfußknochens. In einem Fall kam es zu einer dorsalen Elevation des Kopfes. Wir sahen keine Nekrose eines Mittelfußkopfes.

Schlussfolgerungen und Grenzen

Die wesentlichen Vorteile einer Z-förmigen Bunionektomie sind die inhärente Stabilität bei Belastung in der Sagittalebene (Gehen unter Belastung), die minimale Verkürzung des Mittelfußknochens und die stabile interne Fixation, die eine frühzeitige postoperative Belastung erlauben. Die Plantarverlagerung des Kopffragments, die durch die horizontale Osteotomie erreicht wird, hilft dabei Transfer-Metatarsalgien vorzubeugen. Bei Patienten mit einer erheblichen Deformierung des ersten Strahls, d.h. IMA und PASA über 20° sowie einer ausgeprägten Arthrose mit begrenztem Bewegungsumfang, sollte keine Scarf-Osteotomie erfolgen, da eine Verlagerung von mehr als der Hälfte der Metatarsalbreite zu einem nicht ausreichenden Knochenkontakt und zur Instabilität führen kann (5).

Literatur

[1] Barouk LS. Scarf osteotomy of the first metatarsal in the treatment of hallux valgus. *Foot Diseases* 1995 ; 2 : 35–48

[2] Borelli AH, Weil LS. Modified scarf bunionectomy: our experience in more than 1000 cases. *J Foot Surg* 1991 ; 30 : 609

[3] Buruturan JM. Hallux valgus y cortetad anatomica del primer metatarsano (correction quirurgica). In : Toray G éd. Actualités de médecine et de chirurgie du pied. Barcelona : Masson, 1976 ; 9 : 261–266

[4] Day MR, White SL, DeJesus JM. The "Z" osteotomy versus the Kalish osteotomy for the correction of hallux abducto valgus deformities: a retrospective analysis. *J Foot Surg* 1997 ; 36 : 44–50

[5] Duke HF. Rotational Scarf (Z) osteotomy bunionectomy for correction of high intermetatarsal angles. *J AmPod MedAss* 1992 ; 82 : 352–360

[6] Dutoit M. Hallux valgus: diaphyseal first metatarsal osteotomy. In : Stephens M, Cracchiolo III A, Wülker N eds. Textbook of foot and ankle surgery. London : Martin Dunitz, 1997 : 29–33

[7] Glickman S, Zahari D. Short "Z" bunionectomy. *J Foot Surg* 1986 ; 25 : 304-306

[8] Kelikian A. The surgical treatment of hallux valgus using the modified Z-osteotomy. *Clin Sports Med* 1988 ; 7 : 61–74

[9] Kramer J, Barry LD, Helfman DN, Mehnert JA, Pokrifcak VM. The modified Scarf bunionectomy. *J Foot Surg* 1992 ; 31 : 360–367

[10] Mau C, Lauber HA. Die operative Behandlung des Hallux valgus (Nachuntersuchungen). *Dtsch Z Chir* 1926 ; 197 : 363

[11] Miller MJ, Stuck R, Sartori M, Patwardhan A, Cane R, Vrbos L. The inverted Z bunionectomy: quantitative analysis of the Scarf and inverted Scarf bunionectomy osteotomies in fresh cadaveric matched pair specimens. *J Foot Surg* 1994 ; 33 : 455–462

[12] Zygmunt KH, Gudas CJ, Laros GS. Z-Bunionectomy with internal screw fixation. *J Am Pod Med Ass* 1989 ; 79 : 322–339

Distale Osteotomie des ersten Mittelfußknochens bei Hallux valgus

G. Pisani
L. Milano

Abstract

Durch eine distale Osteotomie des ersten Mittelfußknochens ist es möglich, die für einen Hallux valgus typische Fehlstellung in allen 3 Ebenen des Raums zu korrigieren. Diese Osteotomien können problemlos mit Weichteileingriffen oder Osteotomien an den Phalangen kombiniert werden. Auch wenn im Einzelnen verschiedene Techniken möglich sind, weisen alle distalen Osteotomien ähnliche biomechanische Charakteristiken auf. Die wichtigste ist die Möglichkeit, die Stellung des Metatarsalkopfs in allen 3 Ebenen zu verändern.

Es ist möglich, den Kopf nach lateral zu verschieben und dadurch den Intermetatarsalwinkel (intermetatarsal angle = IMA) zu verkleinern. Durch eine entsprechende Veränderung der Osteotomieebene ist es auch möglich, den Kopf nach plantar oder dorsal zu bewegen, den Mittelfußknochen zu verlängern oder zu verkürzen oder den Kopf in die korrekte metatarsale Pronation zu drehen. Zusätzlich sind dies die einzigen Osteotomien, die den distalen metatarsalen Gelenkwinkel (distal metatarsal articular angle = DMAA) effektiv korrigieren und bei kongruenten Gelenken durchgeführt werden können.

Indikation ist ein leichter bis mäßiger Hallux valgus mit einem IMA nicht über 20°, vorzugsweise bei jungen Patienten und bei Gelenken ohne degenerative Veränderungen.

Wenn Indikationen und Operationen korrekt sind, treten Komplikationen nur in einem geringen Prozentsatz auf. Die schwerste Komplikation ist eine Kopfnekrose, deren Inzidenz ist aber äußerst gering, wenn die Osteotomie in der richtigen Technik durchgeführt wird.

Schlüsselworte

Fuß, Vorfuß, Mittelfußosteotomie, distale Osteotomie des ersten Mittelfußknochens

Einleitung

Durch eine distale Osteotomie des ersten Mittelfußknochens ist es möglich, die für einen Hallux valgus typische Fehlstellung in allen 3 Ebenen des Raumes zu korrigieren. Diese Osteotomien können problemlos mit Weichteileingriffen oder Osteotomien an den Phalangen kombiniert werden, oder seltener mit proximalen Osteotomien.

Obwohl zahlreiche unterschiedliche Techniken angegeben wurden, die sich im Design der Osteotomie unterscheiden, beruhen alle auf ähnlichen biomechanischen Konzepten. Der erste Bericht über eine distale Osteotomie wird Reverdin (23) 1881 zugeschrieben. Diese Methode wurde viele Jahre lang übersehen, wurde aber nach den Arbeiten von Funk und Wells (5) 1972 und Beck (2) 1974 wieder bekannt. Die Osteotomien von Hohmann (8) 1921, Peabody (18) 1931, Mitchell et al. (17) 1958 und Wilson (29) 1963 erreichten einen größeren Bekanntheitsgrad. In den letzten 2 Jahrzehnten haben distale Osteotomien dank der Einführung neuer Designs, die die intrinsische Stabilität perfektioniert haben und besserer Fixationssysteme größere Verbreitung gefunden. Auch einige Probleme, wie eine zu große Verkürzung des Mittelfußknochens, die bei früheren Techniken relativ häufig waren, konnten ausgeschaltet werden.

Biomechanische Charakteristiken

Auch wenn im Einzelnen verschiedene Techniken möglich sind, weisen alle distalen Osteotomien ähnliche biomechanische Charakteristiken auf. Die erste und wichtigste ist die Möglichkeit, die Stellung des Metatarsalkopfs in allen 3 Ebenen zu verändern.

Es ist möglich, den Kopf nach lateral zu verschieben und dadurch den Intermetatarsalwinkel (intermetatarsal angle = IMA) (Abb. 1) zu verkleinern. Durch eine entsprechende Veränderung der Osteotomieebene ist es auch möglich, den Kopf nach plantar oder dorsal zu bewegen (Abb. 2), den Mittelfußknochen zu verlängern oder zu verkürzen (Abb. 3) oder den Kopf in die korrekte metatarsale Pronation zu drehen.

Der Metatarsalkopf lässt sich verständlicherweise bei den queren Osteotomien von Hohmann, Mitchell oder Wilson in allen Ebenen sehr leicht verschieben. Diese Osteotomien haben jedoch den Nachteil, sehr instabil zu sein. Mit biplanaren Osteotomien, die eine größere intrinsische Stabilität aufweisen, ist es jedoch möglich, diese Verlagerungen durch Schrägstellung der Achse der Osteotomieebene zu realisieren.

Im Gegensatz zu proximalen oder diaphysären Osteotomien ist es bei distalen Osteotomien möglich, den distalen metatarsalen Gelenkwinkel (distal metatarsal articular angle = DMAA) durch Drehung des Metatar-

verlagern, um eine mäßige Verkürzung zu kompensieren, vor allem bei einer Elevation des ersten Mittelfußknochens oder bei einer lateralen Metatarsalgie. Auch diese Plantarverlagerung kann durch eine Schrägstellung der Osteotomieachse erreicht werden.

Eine Dorsalverlagerung des distalen Segmentes ist unter allen Umständen zu vermeiden, da dies zu einer Insuffizienz des ersten Strahles führen würde.

Kontraindikationen

Folgende Umstände stellen Kontraindikationen für eine distale Osteotomie dar:
- Schwere degenerative Veränderungen oder eine ausgeprägte Gelenkinkongruenz, die nicht-konservative Techniken, wie eine Arthroplastik, Arthrodese oder Prothese erfordern.
- Ein Hallux abductus mit einem Winkel von über 40°.
- Ein erheblicher Varus des ersten Mittelfußknochens mit einem IMA über 20°. Wie vorn ausgeführt, würde die erforderliche Lateralisation des Kopfs den Kontakt zwischen den beiden Osteotomieflächen zu klein werden lassen.
- Eine relative Kontraindikation ist eine eingeschränkte Gelenkbeweglichkeit, da der Eingriff häufig zu einer weiteren Bewegungseinschränkung führt; Osteotomien, die bei einem kurzen Mittelfußknochen mit dessen weiterer Verkürzung einhergehen, müssen ebenso mit Vorsicht erwogen werden.

Operationstechnik

Instrumente

Es ist entscheidend wichtig, zusätzlich zu den normalen Basisinstrumenten Mikromotoren mit Kolbensägen oder oszillierende Sägen für diese Osteotomien zu verwenden, um die verschiedenen Osteotomieflächen genau schneiden zu können. Der Gebrauch von geeigneten Führungsinstrumenten (d.h. Reese's Guide) (22) vereinfacht abgewinkelte Osteotomien. Wichtig sind auch Implantate zur Osteosynthese, wie Schrauben, Klammern oder Kirschner-Drähte geeigneter Größe.

Operatives Vorgehen

Wir beschreiben die beiden derzeit am häufigsten verwendeten Techniken, die Austin-Osteotomie (1) und die Reverdin-Green-Todd-Laird-Osteotomie (23). Letztere wurde später von anderen Autoren modifiziert (11, 25).

■ *Austin-Osteotomie*

Die von Austin beschriebene Osteotomie, die auch als Chevron-Osteotomie bekannt ist, wurde ursprünglich vorgeschlagen, um die mit der Mitchell-Technik einhergehende Verkürzung des Mittelfußknochens und die daraus entstehenden Pseudarthrosegefahr zu vermeiden. Auch wenn die ursprüngliche Indikation eine Korrektur des IMA war, haben spätere Modifikationen die Indikationen ausgedehnt und die Verwendung dieser Osteotomie in heterogenen Situationen möglich gemacht.

Der Eingriff erfolgt in Spinal- oder Allgemeinanästhesie mit dem Patienten in Rückenlage. Eine Lokal- oder Blockanästhesie führt nicht mit Sicherheit zu einer ausreichenden Muskelentspannung. Wichtig ist die Anlage einer Blutsperre. Man benutzt einen medialen oder dorsomedialen, längs verlaufenden oder geschwungenen Zugang, der etwa 6 cm lang ist und über dem Mittelfußkopf zentriert wird. Persönlich verwenden wir eine dorsomediale S-förmige Inzision, die am Seitenrand der Interphalangealfalte beginnt, schräg über das Metatarsophalangealgelenk verläuft und proximal am medialen Ballen in der ersten Metatarsalachse endet. Der dorsomediale Gefäßnervenstrang wird in der Subkutis frei präpariert, wenn er verletzt wird, kann dies schmerzhafte Parästhesien auslösen.

Durch Ablösung der Subkutanschicht wird die Kapsel dorsal und medial sowie die Sehnen des M. extensor hallucis longus und M. extensor hallucis brevis und der M. abductor hallucis dargestellt.

Die mediale Kapsulotomie kann auf verschiedene Weise, z.B. längs, L-förmig oder T-förmig, erfolgen. Wir bevorzugen im Allgemeinen eine Y-förmige Kapsulotomie mit längerer Längsachse, wie sie von Silver (24) vorgeschlagen wurde, mit einem gestielten, dreieckigen Lappen an der Basis des Phalanx. Bei der Präparation dieses Lappens ist es wichtig, den Gefäßstrang nicht zu verletzen, der in den Metatarsalkopf von plantar und medial eintritt, da dies die wichtigste Blutversorgung ist. Es ist ebenso von vitaler Bedeutung, die Ablösung der kapsulosynovialen Insertion zu minimieren, um eine Gefährdung der Durchblutung und eine mögliche periartikuläre Fibrose zu vermeiden.

Man entfernt den prominenten Teil des Metatarsalkopfs mit einem Skalpell oder einer Säge, um eine ebene Oberfläche zu schaffen, auf der die Osteotomie angelegt werden kann. Dies muss sicher im extraartikulären Teil des Kopfs liegen, um eine Schwächung des Mittelfußknochens zu vermeiden und nach Verlagerung des Kopfs die größtmögliche Kontaktfläche zu sichern.

Wenn das Gelenk nicht kongruent und die Deformität zum Teil stellungsbedingt ist, ist das laterale Release ein grundlegender Operationsschritt. Das Release der kontrakten lateralen Strukturen und die Reposition des lateralen Sesambeins erleichtern die Lateralverschiebung des Kopfs. Wir bevorzugen diesen Operationsschritt durch dieselbe Inzision durchzuführen und keine zweite Gegeninzision im ersten Intermetatarsalspalt anzulegen (20). Dies ist möglich, wenn geschwungene oder dorsomediale S-förmige Inzisionen verwendet wurden. Um den Intermetatarsalspalt zu erreichen, reicht es aus, die Subkutis seitlich von der Kapsel und von den Strecksehnen abzulösen. Die laterale Kapsel wird dann nahe an der Phalanx längs durchtrennt und hierbei der phalangeale Kopf des M.

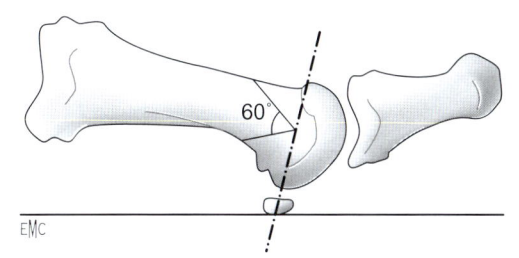

Abb. 6 Die Konfiguration der Austin-Osteotomie in der Sagittalebene: Die beste Lage des Apex ist der Mittelpunkt einer imaginären Linie, die die dorsalen und plantaren Ränder des Gelenkknorpels verbindet.

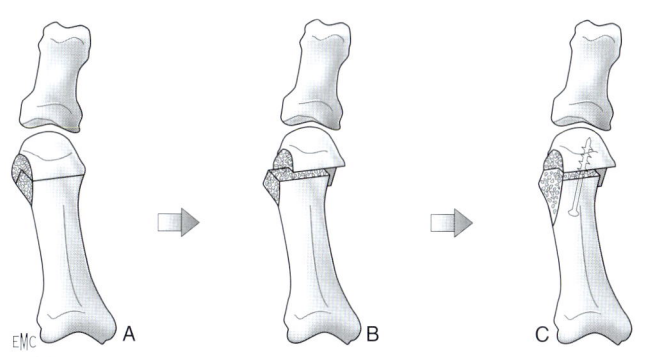

Abb. 7 Austin-Osteotomie.
A. Lage der beiden Osteotomieschnitte nach Resektion des medialen Ballens.
B. Lateralverschiebung des Metatarsalkopfs.
C. Fixation mit Schrauben und Resektion der medialen Kante des proximalen Metatarsalsegments.

abductor hallucis durchtrennt und das laterale Sesambein durch Ablösung seiner seitlichen Verbindungen mobilisiert. Es ist wichtig, die proximale Gelenkkapsel und die metatarsale Insertion nicht zu verletzen, um die Durchblutung des Kopfs zu schützen.

Die Osteotomie verläuft V-förmig in der Sagittalebene mit einem distalen Apex (Abb. 6). Um die Osteotomie zu vereinfachen, wird empfohlen, einen 1,2 mm Kirschner-Draht in den Apex der Osteotomie einzusetzen, der auf der Linie liegt, die die beiden am weitesten dorsal und plantar liegenden proximalen Punkte des Gelenkknorpels miteinander verbindet. Dieser Draht kann in der Frontalebene für eine plantare oder dorsale Verschiebung des Kopfs oder in der Transversalebene für eine Veränderung der Länge des Mittelfußknochens gekippt werden.

Dann werden die beiden Osteotomieschnitte, die etwa 60° gegeneinander verlaufen, in der Ebene des Kirschner-Drahtes mit einer oszillierenden Säge angelegt (Abb. 7). Hierfür kann ein Führungsinstrument vom Reese-Typ hilfreich sein. Der plantare Schnitt muss gegenüber dem Kapsel- und Gefäßstiel proximal bleiben.

Nach Entfernung des Kirschner-Drahtes wird der Kopf unter Zug auf dem medialen-proximalen Segment verschoben. Die Größe der Verschiebung kann vorher mit Schablonen berechnet werden. Sie muss jedoch klinisch anhand der Kongruenz zwischen dem Kopf und den Sesambeinen und der Korrektur des Intermetatarsalwinkels kontrolliert werden. Nach erfolgter Verschiebung muss es möglich sein, die Fehlstellung ohne Zug an der Kapsel leicht zu korrigieren.

Modifizierte Osteotomien für spezielle Situationen: Wenn der DMAA verändert ist, kann es notwendig werden, die Orientierung der metatarsalen Gelenkflächen durch Entnahme eines Keils von der medialen Basis am Ausläufer des dorsalen Schenkels der Osteotomie zu verändern.

Bei einem Hallux limitus mit begleitendem Valgus kann es, wie von Joungswick (30) vorgeschlagen, richtig sein, einen dorsalen Anteil der metatarsalen Metaphyse zu entfernen, um den Metatarsalkopf nach proximal und nach plantar zu verlagern und das Gelenk zu entlasten.

Obwohl eine V-förmige Osteotomie eine intrinsische Stabilität besitzt, ist es ratsam, sie stabil zu fixieren, um eine frühe Mobilisation zu ermöglichen und unerwünschte Fehlstellungen zu vermeiden. Hierfür können verschiedene Osteosyntheseverfahren verwendet werden, wie Klammern, Kirschner-Drähte oder Schrauben. Letztere sind zu bevorzugen, da sie eine stabile Heilung auch bei relativ ausgeprägten Verschiebungen ermöglichen. Wenn möglich, sollten Herbert-Schrauben verwendet werden, da sie vollständig im Knochen versenkt werden können und keine Entfernung erfordern. Selbstverständlich ist es wichtig zu kontrollieren, dass die Schraubenköpfe nicht herausragen (Abb. 8).

Wenn der Eingriff korrekt durchgeführt wurde, wird die Korrektur durch die Lateralverschiebung des Kopfes erreicht. Kapselnähte müssen nur die Sesambeine in ihrer Stellung unter dem Kopf halten und die korrekte Stellung des Metatarsophalangealgelenks ohne exzessiven Zug, der zu einer Rigidität des Gelenkes führen kann, sichern. Nach einer Y-förmigen Kapsulotomie werden die dorsalen und plantaren Lappen in der richtigen Spannung gegeneinander vernäht und

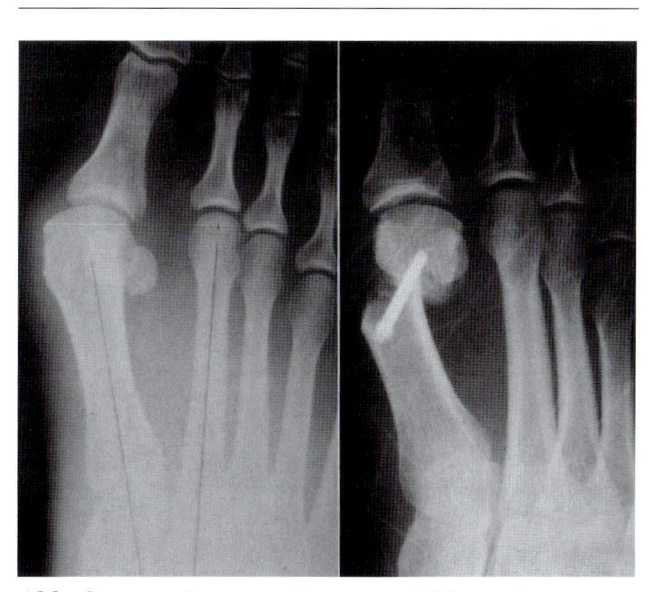

Abb. 8 Prä- und postoperative Röntgenbilder nach Austin-Osteotomie.

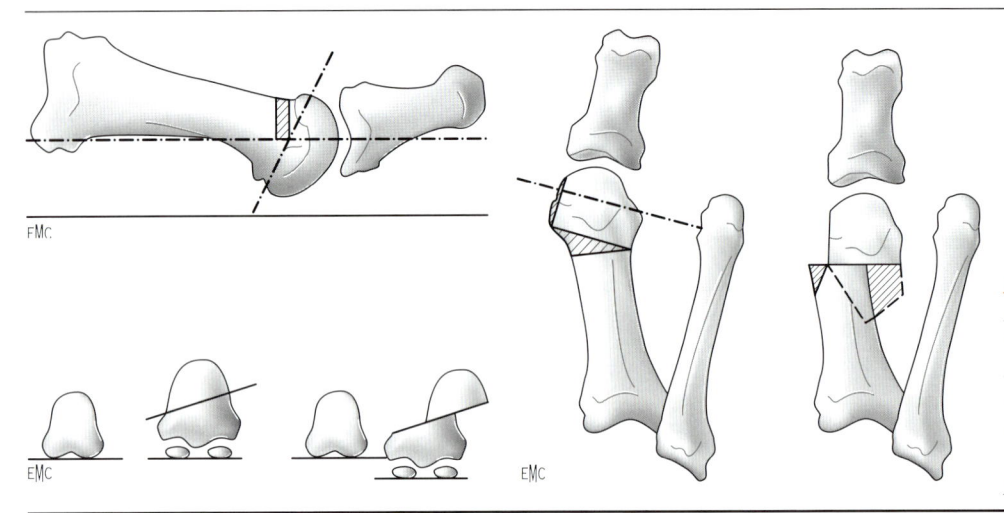

Abb. 9
Lage der Reverdin-Green-Todd-Laird-Osteotomie in der Lateral-, Transversal- und Frontalebene. Beachte, dass das Kopffragment nach lateral verschoben, rotiert und nach plantar flektiert ist.

der phalangeale Lappen dazu genützt, die Kapsel zu verstärken.
Nach Beendigung des Eingriffs wird ein Gaze- und Pflasterzügel-Kompressionsverband angelegt, der über 30 Tage getragen wird. Wenn die Osteosynthese stabil ist, kann der Patient mit einer frühen Mobilisation des Hallux beginnen und unter Teilbelastung mit einem postoperativen Schuh mit einer Holzsohle gehen. Die freie Belastung beginnt nach Röntgenkontrolle nach 30 Tagen. Wir empfehlen jedoch eine vollständige Entlastung bis zur Durchbauung der Osteotomie mit anschließendem Belastungsaufbau.

■ *Reverdin-Green-Todd-Laird-Osteotomie*

Diese Technik zielt auf eine gleichzeitige Korrektur von IMA und DMAA ab, indem der Metatarsalkopf gedreht und nach lateral verschoben wird, ohne die metatarsophalangeale Kongruenz zu verändern (Abb. 9). Die Osteotomie ist idealerweise bei kongruenten Gelenken indiziert, sie kann aber auch in Verbindung mit einem ausreichenden lateralen Release bei inkongruenten Gelenken verwendet werden (1, 11, 23, 25). Bezüglich der präoperativen Vorbereitung und dem Zugang bestehen keine wesentlichen Unterschiede gegenüber der Austin-Technik.
Die Herstellung einer ebenen Oberfläche am Metatarsalkopf erfolgt ebenfalls in der vorn beschriebenen Art und Weise. Die Schnittfläche muss etwa orthogonal zur Inklinationsebene der Gelenkoberfläche liegen. Bei kongruenten Gelenken ist ein laterales Release nicht erforderlich. Wenn eine Gelenkfehlstellung besteht, sollte das Release mit den vorn beschriebenen Techniken erfolgen.
Die Osteotomie wird als L-förmig bezeichnet, wenn der längere Schenkel zur lasttragenden Oberfläche und der kürzere Schenkel in der Frontalebene und damit orthogonal zu ersterem liegt (Abb. 9). Auch hier ist es günstig, einen Kirschner-Draht quer in der Konvergenzachse der beiden Osteotomieflächen einzusetzen. Dabei ist es ratsam, den Draht in der Frontalebene nach plantar zu orientieren, um eine leichte plantare Verschiebung des Kopfes zu erreichen und in der Transversalebene in anteriorer Richtung, um eine Verkürzung des Mittelfußknochens zu vermeiden. Die Spitze der Osteotomie ist korrespondierend zu einem Punkt der leicht posterior und dorsal liegt, verglichen mit dem bei der Austin-Osteotomie beschriebenen.
Zuerst wird die horizontale Osteotomie durchgeführt, deren proximaler Ausläufer im diaphysären-metaphysären Übergang etwa 1 cm proximal der Kapselinsertion und damit relativ weit vom Gefäßstrang, der ungefährdet bleibt, endet.
Dann erfolgt die vertikale Osteotomie unmittelbar proximal neben der Insertion der dorsalen Gelenkkapsel. Dieser Schnitt verläuft weitgehend parallel zur Gelenkfläche des Kopfes. Nach Mobilisation des Metatarsalkopfs wird ein Keil von der medialen Basis durch eine weitere vertikale Osteotomie, die mit der ersten konvergiert, entnommen. Die Gradzahl dieses Keils entspricht in etwa dem DMA-Winkel. Obwohl sie gering ist, sollte die Verkürzung des Mittelfußknochens durch die Entfernung des Knochenkeils durch die Plantarverschiebung des Kopfes kompensiert werden.
Dann wird der Metatarsalkopf durch medialen Zug am Mittelfußknochen nach lateral verschoben und gleichzeitig zur Reorientierung der Gelenkfläche in der Transversalebene gedreht. Sofern eine große Kontaktfläche in der horizontalen Osteotomie gegeben ist, kann das Ausmaß der Verschiebung relativ beachtlich sein. Nach der Verschiebung des Kopfs ist die Korrektur der Halluxachse ohne große Spannung in der Kapsel leicht möglich.
Die Osteotomie ist wesentlich weniger stabil als die vorn beschriebene. Sie erfordert daher eine sehr genaue und effektive Osteosynthese. Diese kann durch Schrauben erreicht werden, die von der dorsalen bis zur plantaren Kortikalis und von medial nach lateral eingebracht werden oder durch gekreuzte K-Drähte. Anschließend wird der überstehende Anteil des proximalen Segmentes entfernt und die Kapselnaht wie vorn beschrieben durchgeführt. Bezüglich der Mobilisation und Belastung gelten dieselben Überlegungen wie für die Austin-Osteotomie. Eine schrittweise Belastung wird nach 30 Tagen erlaubt.

Komplikationen

Wenn Indikation und Ausführung der distalen Osteotomie korrekt sind, treten Komplikationen nur in einem kleinen Prozentsatz auf (6, 13, 16). Die in der Literatur am häufigsten beschriebenen Komplikationen sind im Folgenden dargestellt:

- Bewegungseinschränkung: Dies ist eine relativ häufige Komplikation, die in der Literatur, obwohl selten quantifiziert, oft beschrieben wird. Sie ist im Allgemeinen leicht und führt nur in Ausnahmefällen zu Gehstörungen. Ursächlich ist wahrscheinlich eine zu große Spannung der Kapselnaht oder eine Kapseladhäsion.
- Avaskuläre Nekrose: Dies ist sicher die schwerste Komplikation, auch wenn die in der Literatur wieder gegebenen Daten mit Prozentzahlen zwischen 0 und 40% (19, 28) sehr uneinheitlich sind. MRI-Studien haben eine weitgehende konstante Häufigkeit von Durchblutungsveränderungen im Metatarsalkopf nachgewiesen. Die Endergebnisse zeigen aber nur gelegentlich eine Übereinstimmung zwischen klinischem und röntgenologischem Befund (27). Ohne Zweifel steigt das Risiko, wenn die Osteotomie weiter distal liegt. Zusätzlich steigt, wie von mehreren Autoren unterstrichen, die Nekroseinzidenz drastisch bei einem lateralen Release. Wenn diese erforderlich wird, muss es mit äußerster Vorsicht durchgeführt werden.
- Fehlstellungen und Pseudarthrosen: Wenn die Osteosynthese richtig erfolgte, sind Fehlstellungen selten. Sie können bei einer Osteopenie oder bei einer schlechten Fixation durch die Osteosynthese auftreten. Pseudarthrosen finden sich nur ganz ausnahmsweise, da eine Durchbauung auch bei unsicherer Stabilität eintreten kann.
- Metatarsalgie: Das Auftreten einer Metatarsalgie nach dem Eingriff ist Ausdruck einer Insuffizienz des ersten Strahls und im Allgemeinen Folge einer Verkürzung oder Elevation des ersten Mittelfußknochens. Eine Verkürzung kann bei allen distalen Osteotomien eintreten, vor allem bei Techniken, die heute wegen der damit verbundenen Probleme kaum mehr gebraucht werden (17, 18, 20). Sie kann Folge der Resektion eines Knochenkeils, einer Einstauchung in der Spongiosa oder einer distoproximalen Verlagerung des Metatarsalkopfs nach einer schrägen Osteotomie sein. Eine begrenzte Metatarsalverkürzung kann positive Effekte haben, wenn sie das Gelenk dekomprimiert, zu groß führt sie jedoch immer zu einer Überlastung der lateralen Mittelfußknochen. Sie ist daher um jeden Preis zu vermeiden. Größere Probleme entstehen durch die Elevation des ersten Mittelfußknochens. Diese findet sich aber durch den verkürzten Hebelarm kaum bei distalen Osteotomien.
- Überkorrektur: Ein Hallux varus kann durch eine übertriebene Lateralisation des Metatarsalkopfs oder eine exzessive Raffung der medialen Kapsel versacht sein.

Andere Komplikationen, wie ein Rezidiv des Hallus valgus, Neuropathien des Zehennervs, Infektionen oder Narbenkontrakturen sind für die hier beschriebenen Techniken nicht spezifisch.

Perkutane distale Osteotomien (P.D.O.)

Perkutane distale Osteotomien stellen eine Weiterentwicklung der traditionellen Hohmann-Osteotomie mit einer transversalen Schnittfläche dar. Autoren der österreichischen Schule haben diese Techniken beforscht und entwickelt. Diese Eingriffe reichen von der Lamprecht-Technik (12) mit der Modifikation von Kramer (10) bis zu der vollständigen perkutanen Methode von Boesch et al. (3).

Die Vorteile einer P.D.O. betreffen die verkürzte Operationszeit, die Möglichkeit, die Komplikationsrate zu verringern, die Möglichkeit eine distale Blockanästhesie zu verwenden, die Frühbelastung und verkürzte Krankenhauszeit und die Kosten.

Die Indikationen sind dieselben wie sie für die traditionellen offenen distalen Osteotomien dargestellt wurden. Die P.D.O. ermöglicht eine größere Lateralverschiebung des Metatarsalkopfs bis zu 90% des Querdurchmessers („Kortex auf Kortex") und damit eine größere Korrektur des IMA.

Operationstechnik

Die Operation erfolgt in lokalregionaler Anästhesie ohne Blutsperre. Der Patient liegt auf einem röntgendurchlässigen Operationstisch in Rückenlage mit 90° gebeugtem Knie. Ein 2-mm-Kirschner-Draht wird in distoproximaler Richtung medial neben dem Nagel eingesetzt und paraossär bis zum medialen metatarsalen Ballen vorgeschoben. Dann wird eine mediale Mini-Inzision von 3–4 mm angelegt und mit einem Bildwandler die genaue Lage der Osteotomie unmittelbar proximal des Metatarsalkopfs festgelegt.

Mit einer Säge mit 10.000 Umdrehungen/min wird durch diese Inzision eine quere Osteotomie angelegt. Danach wird eine gebogene Sonde durch die Inzision in den diaphysären Markraum eingesetzt und mit dieser der Kopf nach lateral und plantar verschoben. Die Sonde drückt gegen den zu Beginn eingesetzten Kirschner-Draht und schiebt ihn in den diaphysären Markkanal. Das Manöver wird mit dem Bildwandler kontrolliert. Dann wird die Sonde entfernt und ein elastischer Verband angelegt, in dem der Patienten unter Belastung nach Schmerzlage gehen kann.

Obwohl unsere Erfahrungen mit der P.D.O. noch relativ begrenzt sind, scheinen sich die Ergebnisse nicht wesentlich von denjenigen nach traditionellen Techniken zu unterscheiden. Es fand sich aber auch kein wesentlicher Unterschied bezüglich der Komplikationshäufigkeit (26).

Ergebnisse

Bei korrekter Indikationsstellung und richtiger Technik führen distale Osteotomien zu sehr zufriedenstellenden Ergebnissen. Zahlreiche Autoren berichteten über positive Ergebnisse mit einer signifikanten Verbesserung der Winkelwerte und der Zufriedenheit der Patienten (4, 7, 9, 14, 15, 21). Die Leser seien für detaillierte Analysen der Ergebnisse auf diese Publikationen verwiesen.

Im Allgemeinen scheint die Korrektur der Winkel effektiv zu sein. Im Einzelnen wurde der IMA durchschnittlich um 5° verbessert. Der Prozentsatz von Rezidiv oder Unterkorrektur lag zwischen 10 und 15%, der Prozentsatz guter Gesamtresultate zwischen 80 und 95%.

Schlussfolgerungen

- Bei korrekter Durchführung sind distale Osteotomien des ersten Mittelfußknochens effektive Techniken zur Behandlung eines Hallux valgus.
- Sie erlauben die Stellung des Metatarsalkopfs in den 3 Ebenen zu ändern. Dabei sind sie im Besonderen die einzigen Osteotomien, die den DMAA effektiv korrigieren können und auch bei kongruenten Gelenken anwendbar sind.
- Die Indikationen sind ein leichter oder mäßiger Hallux mit einem IMA nicht über 20°, vor allem bei jungen Patienten und bei Gelenken ohne degenerative Veränderungen.
- Bei Gelenken mit deutlichen degenerativen Veränderungen oder ausgeprägter Inkongruenz, bei denen der IMA über 20° liegt oder die Indikation für ein besonders umfängliches laterales Release besteht, sind diese Techniken kontraindiziert.
- Gesamt gesehen sind die Komplikationen selten, wenn die Osteotomie bei geeigneten Indikationen durchgeführt wird. Ohne Zweifel ist die schwerste Komplikation eine Kopfnekrose, deren Häufigkeit ist jedoch minimal, wenn die Osteotomie in der korrekten Technik erfolgte.

Literatur

[1] Austin DW, Leventen EO. A new osteotomy for hallux valgus. *Clin Orthop* 1981 ; 157 : 25–30
[2] Beck EL. Modified Reverdin technique for hallux abducto valgus (with increased proximal articular set angle of the first metatarsophalangeal joint). *J Am Podiatr Med Assoc* 1974 ; 64 : 657–666
[3] Boesch P, Markowski H, Rannicher V. Technik und erste Ergebnisse der subkutanen distalen Metatarsale I Osteotomie. *Orthop Praxis* 1990 ; 26 : 51–56
[4] Coughlin M. Hallux valgus. *J Bone Joint Surg Am* 1996 ; 78 : 932–966
[5] Funk FJ, Wells RE. Bunionectomy with distal osteotomy. *Clin Orthop* 1972 ; 85 : 71–74
[6] Hartrup SJ, Johnson KA. Chevron osteotomy: analysis of factors in patient's dissatisfaction. *Foot Ankle* 1985 ; 5 : 327–333
[7] Hetherington VJ, La Porta D, Steinbock G, Gardner C. The Austin bunionectomy : a follow up study. *J Foot Ankle Surg* 1993 ; 32 : 162–167
[8] Hohmann G. Symptomatische oder physiologische Behandlung des Hallux valgus. *Münch Med Wochenschr* 1921 ; 33 : 1042–1045
[9] Johnson KA, Cofield RH, Morrey BF. Chevron osteotomy for hallux valgus. *Clin Orthop* 1979 ; 142 : 44–47
[10] Kramer J. Die Kramer-Osteotomie zur Behandlung des Hallux valgus und des Digitus quintus varus. *Oper Orthop Traumatol* 1990 ; 2 : 29–38
[11] Laird PO, Silver S, Somdahal J. Two Reverdin – Laird osteotomy modifications for correction of hallux abductovalgus. *J Am Podiatr Med. Assoc* 1998 ; 78 : 403–405

[12] Lamprecht E, Kramer J. Die Metatarsale I Osteotomie nach Kramer zur Behandlung des Hallux valgus. *Orthop Praxis* 1982 ; 28 : 636–645
[13] Laughlin TJ. Complications of distal first metatarsal osteotomies. *J Foot Ankle Surg* 1995 ; 34 : 524–531
[14] Leventen EO. The Chevron procedure. *Orthopedics* 1990 ; 13 : 973–976
[15] Lewis RJ, Feffer HL. Modified Chevronosteotomy of the first metatarsal. *Clin Orthop* 1981 ; 157 : 105–109
[16] Meier P, Kenzora J. The risks and benefits of distal first metatarsal osteotomy. *Foot Ankle* 1985 ; 6 : 7–17
[17] Mitchell FL, Fleming GL, Allen R, Glenney C, Sandford GA. Osteotomy-bunionectomy for hallux valgus. *J Bone Joint Surg Am* 1958 ; 49 : 41–60
[18] Peabody CW. The surgical cure of hallux valgus. *J Bone Joint Surg* 1931 ; 13 : 273–282
[19] Peterson DA, Zilberfarb JL, Greene MA, Colgrove RC. A vascular necrosis of the first metatarsal head: incidence in distal osteotomy combined with lateral soft tissue release. *Foot Ankle* 1994 ; 15 : 59–63
[20] Pisani G. L'alluce valgo. In : Trattato di chirurgia del piede. Torino : Minerva Medica, 1993 : 395–431
[21] Potchaco DJ, Schleher FJ, Murphey MD, Hamilton JJ. Distal chevron osteotomy with lateral release for treatment of hallux valgus deformity. *Foot Ankle Int* 1994 ; 15 : 457–461

[22] Reese EI, Johnson CB. Reese osteotomy guide system. *J Foot Surg* 1984 ; 23 : 386
[23] Reverdin J. Dela déviation endehors dugros orteil et deson traitement chirurgical. *Trans Int Med Congress* 1881 ; 2 : 408
[24] Silver D. The operative treatment of hallux valgus. *J Bone Joint Surg* 1923 ; 5 : 225–231
[25] Todd WF. Osteotomies of the first metatarsal head. Reverdin, Reverdin modifications, Peabody, Mitchell and Drato. In : Gerbert J ed. Textbook of Bunion Surgery. Mt. Kisco : Futura, 1981 : 170–172
[26] Trnka HJ, Hofmann S, Wieshauer H, Kaider A, Salzer M, Ritschl P. Kramer versus Austin osteotomy: two distal metatarsal osteotomies for correction of hallux valgus deformities. *Orthop Int* 1997 ; 5 : 110–116
[27] Wilkinson SV, Jones RO, Sisk LD, Sunshein KF, Van Manen JW. Austin bunionectomy post-op MRI evaluation for avascular necrosis. *J Foot Surg* 1992 ; 31 : 469–477
[28] Williams W, Batter D, Copeland S. Avascular necrosis following distal metatarsal osteotomy: a significant risk? *J Foot Surg* 1989 ; 28 : 414–416
[29] Wilson JN. Oblique displacement osteotomy for hallux valgus. *J Bone Joint Surg Br* 1963 ; 45 : 552–556
[30] Youngswick F. Modification of the Austin bunionectomy for treatment of metatarsus primus equinus associated with hallux limitus. *J Foot Surg* 1982 ; 21 : 114–116

Resektionsarthroplastik des ersten Metatarsophalangealgelenks

H.J. Trnka

Abstract

Die Resektionsarthroplastik, erstmals bereits 1986 beschrieben, wurde durch Keller in den Vereinigten Staaten und Brandes in Deutschland als Methode zur Behandlung eines Hallux valgus und Hallux rigidus populär gemacht. Heutzutage ist die Keller-Brandes-Operation bei Patienten über 60 Jahren und bei einem Hallux rigidus und Hallux valgus mit einem Intermetatarsalwinkel von 12° oder weniger auf dorsoplantaren Röntgenbildern unter Belastung zu empfehlen. Die vorgeschlagene Resektion betrifft etwa ein Drittel der proximalen Phalanx der Zehe. Komplikationen der Keller-Operation stehen in Zusammenhang mit der Entlastung der medialen Säule, der Insertion der intrinsischen Muskulatur an der proximalen Phalanx und der erheblichen Verkürzung des Hallux. Diese Komplikationen betreffen Metatarsalgien, Schwanenhalsdeformitäten der Zehe, Stressfrakturen der kleinen Mittelfußknochen und einem Rezidiv der Deformität. Obwohl jeder Operateur Erfahrungen mit fehlgeschlagenen Keller-Brandes-Operationen hat, zeigen die in der Literatur publizierten Ergebnisse, dass zwischen 75 und 90% der Patienten zufrieden sind.

Bei den limitierten Indikationen besteht eine Behandlungsalternative bei einem Hallux rigidus in einer Cheilektomie und Arthrodese. Bei einem Hallux valgus mit intaktem Knorpel ist eine gelenkerhaltende Operationstechnik zu bevorzugen.

Schlüsselworte

Fuß, Hallux rigidus, Hallux valgus, Resektionsarthroplastik, Keller-Brandes-Operation

Einleitung

Die Resektionsarthroplastik der Basis der proximalen Phalanx der großen Zehe zur Behandlung eines Hallux valgus wurde zuerst von Riedel 1886 (15) beschrieben. Davis-Colley (6) schlug dieselbe Technik 1887 für einen Hallux rigidus und Hallux flexus vor. Obwohl diese Operation im letzten Jahrhundert von mehreren anderen Autoren beschrieben wurde (5), wurde sie schließlich 1904 von Keller (9) in den US und 1929 von Brandes (4) in Europa bekannt gemacht. Dieser Eingriff wird nun im Allgemeinen die Keller-Brandes-Operation genannt. Während Keller die Resektion von einem Drittel der proximalen Phalanx empfahl, schlug Brandes die Resektion von zwei Dritteln der proximalen Phalanx vor.

In ihren Originalarbeiten beschrieben weder Keller, noch Brandes die Interposition von Weichteilen in die Resektion, 1912 empfahl Keller (10) jedoch: „Bring the remains of periostium, capsular ligament and other adjacant soft parts over the resectet phalanx by figure of eight silkworm gut suture". Wegen seiner Einfachheit wurde, unabhängig vom Alter des Patienten, dieser Eingriff zur Behandlung eines Hallux valgus und Hallux rigidus populär und eine der Stützen in der Hallux-Chirurgie für mehr als 70 Jahre. Seit der ersten Vorstellung dieser Operation bestehen Kontroversen bezüglich ihrer Indikation, exakten Technik, postoperativen Behandlung und der Komplikationen.

Indikationen

Im Allgemeinen wird die Keller-Brandes-Resektionsarthroplastik bei Patienten von 60 Jahren und älter bei einem Hallux rigidus und Hallux valgus mit einem Intermetatarsalwinkel von 12° oder weniger auf dorsoplantaren Röntgenaufnahmen unter Belastung empfohlen. Bei einer ausgeprägteren Fehlstellung des ersten Mittelfußknochens kann die Resektionsarthroplastik mit einer proximalen Osteotomie dieses Knochens kombiniert werden.

Kontraindikationen

Kontraindikationen einer Resektionsarthroplastik betreffen Metatarsophalangealgelenke ohne degenerative Veränderungen, schwere Metatarsalgien, die die kleinen Mittelfußknochen mit einbeziehen (14), ausgeprägte Hallux-valgus-Deformitäten und junge aktive Patienten. Die allgemeinen Kontraindikationen eines Vorfußeingriffes, wie ein ungenügender neurologischer oder vaskulärer Status oder systemische innere Erkrankungen, gelten auch für eine Resektionsarthroplastik.

Technik

Der Patient liegt in Rückenlage, der Eingriff erfolgt im

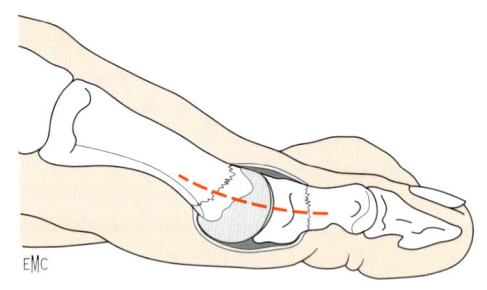

Abb. 1 Schematische Zeichnung der Hautinzision.

Allgemeinen unter peripherer Nervenblockade und Blutsperre. Die Hautinzision in der Mittellinie beginnt 1 cm proximal des Interphalangealgelenks des Hallux und reicht proximal bis zum Übergang des distalen in das mittlere Drittel des ersten Mittelfußknochens in der Ebene zwischen dem medialen-dorsalen Hautnerv dorsal und dem medialen Zehennerv plantar. Der mediale-dorsale Ast des oberflächlichen N. peroneus wird unter stumpfer Präparation dargestellt, zur Seite gehalten und geschützt. Die Kapsel wird durch eine U-förmige Inzision mit proximaler Basis, die direkt proximal des MP-Gelenks endet, eröffnet. Unter scharfer Ablösung wird der U-förmige Kapsellappen nach distal angehoben und so ein Drittel der proximalen Phalanx freigelegt. Proximal der U-förmigen Kapselinzision wird der mediale Ballen durch eine gerade Inzision in der Mittellinie dargestellt und hierbei vermieden, die dorsalen und plantaren neurovaskulären Strukturen zu verletzen (Abb. 1).

Die Entfernung des medialen Ballens beginnt in dem sagittalen Sulkus. Der Meißel oder die oszillierende Säge werden nach proximal bis auf den Abgang des medialen Ballens vom Metatarsalschaft geführt. Dann wird das proximale Drittel der Phalanx dargestellt (Abb. 2) und die Weichteilverbindungen von der Basis der proximalen Phalanx gelöst. Dabei ist darauf zu achten, die M.-flexor-hallucis-longus-Sehne zu schützen. Zwei Hohmann-Haken werden um die Phalanx, einer dorsal und einer plantar, zwischen der M.-flexor-hallucis-longus-Sehne und der Phalanx eingesetzt und die proximale Phalanx in das Blickfeld gekippt. Sie wird dann mit einer oszillierenden Säge am Übergang Metaphyse-Diaphyse durchtrennt. Hierdurch entsteht eine Resektion von etwa einem Drittel der proxima-

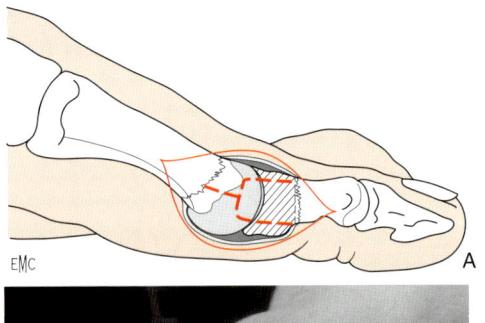

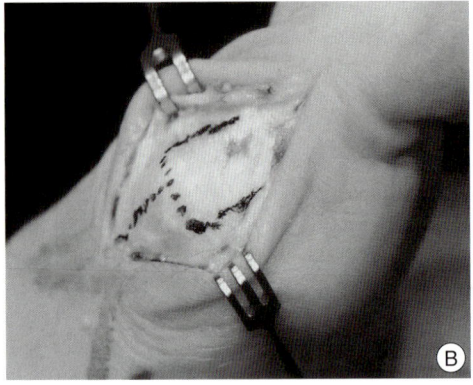

Abb. 2
A. Schematische Zeichnung der Kapselinzision.
B. Die distal gestielte, U-förmige Inzision endet direkt proximal des Metatarsophalangealgelenks.

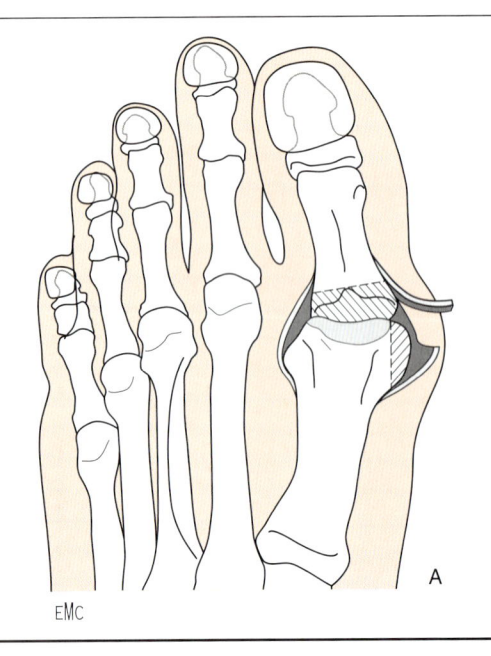

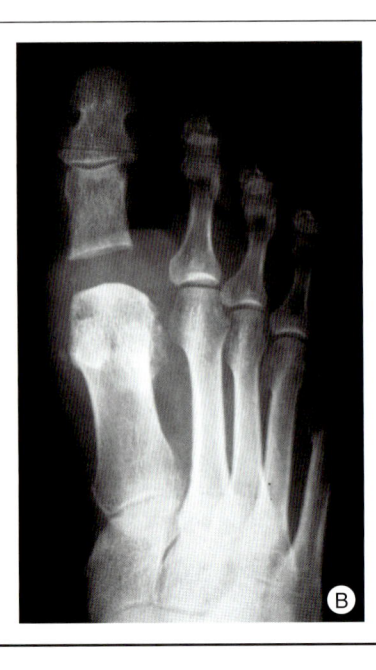

Abb. 3
A. Schematische Zeichnung der Knochenresektion bei der Keller-Brandes-Operation.
B. Röntgenbild unmittelbar nach Resektionsarthroplastik.

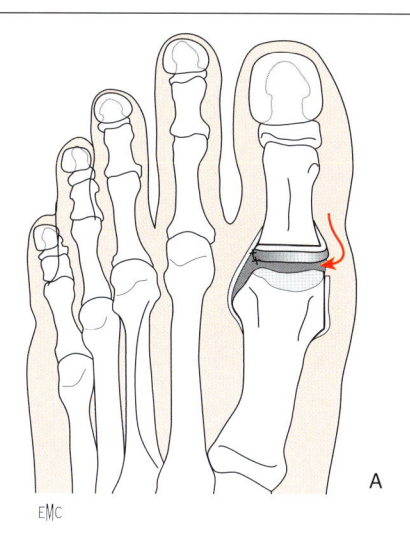

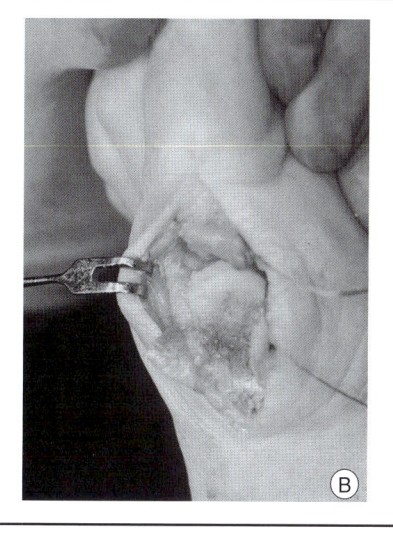

Abb. 4
A. Schematische Zeichnung der Interposition des Kapsellappens.
B. Der mobilisierte U-förmige Kapsellappen ist in das Metatarsophalangealgelenk eingeschlagen und mit einer 1/0 resorbierbaren Naht mit der lateralen Kapsel vernäht.

len Phalanx. Die Osteotomie sollte rechtwinklig zur Längsachse der proximalen Phalanx liegen. Nach Beendigung der Osteotomie wird das basale Fragment mit einer Tuchklemme gefasst. Unter Zug nach medial wird das Fragment unter Rotation von den lateralen Einstrahlungen, Weichteilansätzen und vor allem der sehnigen Insertion des M. adductor befreit. Das laterale Seitenband wird scharf abgelöst (Abb. 3).

Die Sesambeine werden aus den Adhäsionen am ersten Metatarsalkopf mobilisiert. Bei einem Hallux valgus werden dann mehrere Inzisionen in der lateralen Gelenkkapsel und den metatarsosesamoidalen Bändern angelegt. Der gehobene U-förmige Kapsellappen wird dann in den Resektionsdefekt geschlagen und mit 1/0 resorbierbaren Nähten gegen die laterale Kapsel vernäht (Abb. 4).

Ein enger Verschluss der Kapsel entsprechend der „cerclage fibreux" von Lelievre ist obligatorisch (Abb. 5). Unter Kompression des Vorfußes und Reposition des ersten Mittelfußknochens über den Sesambeinen wird die verbliebene mediale Kapsel überlappend unter Spannung mit einer U-förmigen 1/0 resorbierbaren Naht verschlossen. Die Haut wird mit nicht-resorbierbaren 4/0-Nähten genäht und eine Vorfuß-Kompressionsverband angelegt.

Obwohl der Autor postoperativ keine Distraktion des Metatarsophalangealgelenks verwendet, wurde dies von anderen vorgeschlagen. Wülker (21) empfahl eine temporäre Distraktion mit Kirschner-Drähten. Reiter (13) verwendete eine Naht durch die Zehenspitze, die an einem Metallbogen in einem Gipsschuh aufgehängt wurde. Anhand ihrer Ergebnisse kamen Sherman et al. (16) zu dem Schluss, dass die Verwendung intramedullärer Drähte zur temporären Distraktion keine Vorteile bringt.

Nachbehandlung

Für 4 Wochen wird ein enger Pflasterverband mit der Großzehe in gerader Richtung angelegt. Postoperativ wird ein Schuh mit harter Sohle getragen und die Belastung nach Beschwerdelage freigegeben. In den ersten 72 Stunden darf der Patient nur zur Toilette aufstehen. Außerhalb der Mahlzeiten und Toilettenbesuche wird der Fuß 50 cm über Herzhöhe gelagert. Ab dem dritten Tag dürfen die Patientin so aufstehen, wie es ihre Beschwerden erlauben. In den ersten 10 Tagen sollte der Fuß im Sitzen hoch gelagert werden (Abb. 6, 7).

Komplikationen

Die Komplikationen einer Resektionsarthroplastik beziehen sich auf die Entlastung der medialen Säule, die Einstrahlungen der intrinsischen Muskulatur an der proximalen Phalanx und eine zu großen Verkürzung des Hallux.

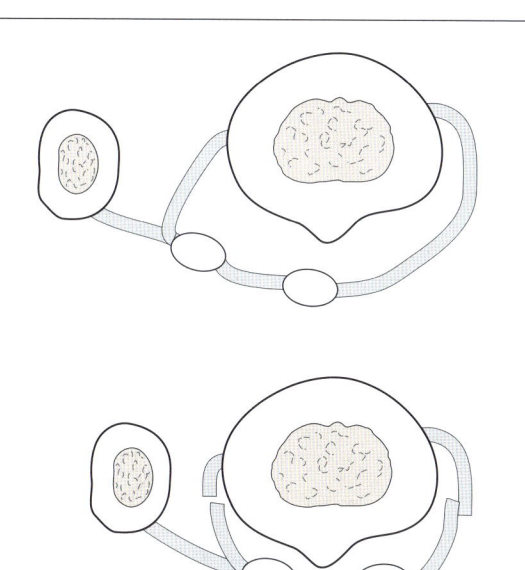

Abb. 5 Nach Inzision der lateralen Kapsel wird der Vorfuß unter Kompression und der erste Mittelfußknochen in Reposition über den Sesambeinen gehalten und die mediale Kapsel überlappend mit einer U-förmigen 1/0 resorbierbaren Naht unter Spannung verschlossen („cerclage fibreux").

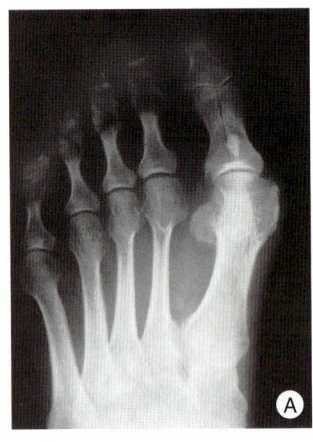

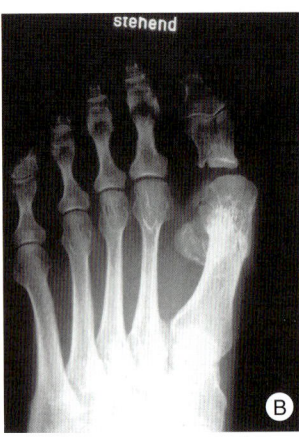

Abb. 6
A. 61-jährige Frau mit Hallux valgus und Hallux rigidus. Hallux-valgus-Winkel 42°, Intermetatarsalwinkel 20°.
B. Dieselbe Patientin ein Jahr nach Keller-Brandes-Operation und „cerclage fibreux". Hallux-valgus-Winkel von 8°, Intermetatarsalwinkel von 10°.

Eine häufige Komplikation ist eine Metatarsalgie nach einer Resektionsarthroplastik.

Durch die Entlastung der medialen Säule entwickeln sich oft schmerzhafte Clavus-Bildungen unter einem oder mehreren Metatarsalköpfen. Dhanendran et al. (7) untersuchten die Lastverteilung unter dem Fuß vor und nach einer Resektionsarthroplastik. Sie fanden eine verringerte Belastung unter dem Hallux und eine vermehrte Belastung unter den lateralen Metatarsalköpfen. Eine bereits vor dem Eingriff bestehende Metatarsalgie kann durch die Resektionsarthroplastik verstärkt werden. Die Inzidenz einer Metatarsalgie nach einer Resektionsarthroplastik variiert zwischen fast 0% (14) bis zu 22% (1), 25% (2), 26% (19), 40% (12) und 59% (3). Der erste Schritt, um dieses Problem zu lösen, ist der Gebrauch von orthopädischen Schuhen mit Metatarsalpolster oder einem metatarsalen Bügel und Polsterung im Bereich der Metatarsalköpfe. Wenn dies nicht ausreicht, sind prinzipielle Eingriffe eine erneute Einstellung des ersten Strahls mit einer Arthrodese des ersten Metatarsophalangealgelenks, retrokapitale und metatarsale Osteotomien an den kleinen Mittelfußknochen, um die dislozierten Metatarsophalangealgelenke zu reponieren und die kleinen Mittelfußknochen zu verkürzen oder eine Kombination von beidem.

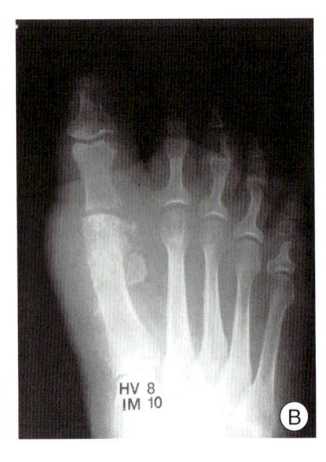

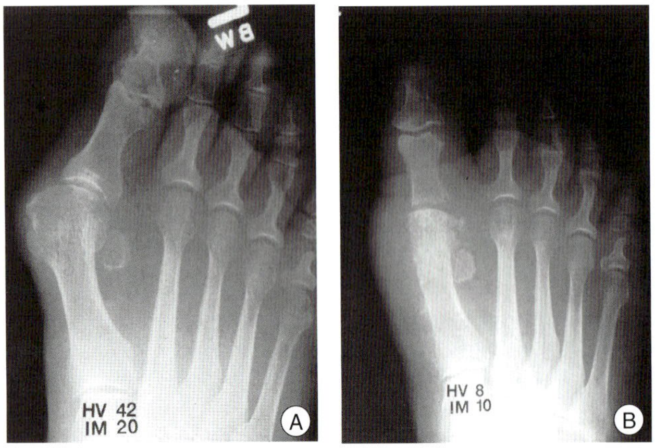

Ohne die flektierende Kraft des M. flexor hallucis brevis und der intrinsischen Muskulatur kann eine ausgeprägte Fehlstellung des ersten Metatarsophalangealgelenks oder ein „Schwanenhals-Hallux" entstehen. Dies führt zu einer sekundären Beugekontraktur des Interphalangealgelenks und einer Clavus-Bildung auf der Oberseite des Interphalangealgelenks. Die Inzidenz dieser Schwanenhalsdeformität nach Keller-Brandes-Operationen liegt zwischen 6% (2) und 24% (11) bzw. 30,4% (18). Vallier et al. (19) beschrieben eine dorsale oder mediale Subluxation des Hallux bei 41% der Patienten. In dieser Situation ist die Arthrodese des ersten Metatarsophalangealgelenks mit oder ohne kortikospongiöses Knochentransplantat (je nach Verkürzung der Phalanx) das Vorgehen der Wahl.

Eine seltene Komplikation nach einer Resektionsarthroplastik sind Stressfrakturen des zweiten, dritten und vierten Mittelfußknochens. Die verminderte Belastung unter der medialen Säule verstärkt die Belastung auf den lateralen Mittelfußknochen. Üblicherweise sind weibliche Patienten nach der Menopause betroffen. Prädisponierende Faktoren sind ein kurzer erster Mittelfußknochen, ein hypermobiler erster Strahl und proximal verlagerte Sesambeine. Die übliche Behandlung besteht in einer Schienung mit Belastung.

Die Resektion von mehr als einem Drittel der proximalen Phalanx bei einem vergrößerten Intermetatarsalwinkel kann zu unbefriedigenden Ergebnissen führen.

Ergebnisse

Gesamt gesehen zeigen die publizierten Ergebnisse, dass 75–90% der Patienten zufrieden sind.

Die größte Serie von Ergebnissen nach Resektionsarthroplastik wurde 1961 von Reiter (13) vorgestellt. 1269 Füße wurden zwischen 2,5 und 12 Jahren postoperativ nachkontrolliert. 92% waren schmerzfrei, 29% der Patienten, bei denen präoperativ keine Metatarsalgie bestanden hatte, litten an dieser bei der Kontrolle.

Richardson (14) berichtete über 47 Patienten (76 Füße) mit einer durchschnittlichen Kontrollzeit von 8,1 Jahren. 80% der Patienten waren fast vollständig zufrieden und 84% beschrieben ein vollständiges Abklingen der Schmerzen. Nur 2 Patienten entwickelten eine Metatarsalgie.

Stengel (17) kontrollierte 606 Resektionsarthroplastiken 5–14 Jahre postoperativ und berichtete über 34% sehr gute und 55% gute Ergebnisse und somit insgesamt 89%. Bei 21% zeigte sich eine Schwanenhalsdeformität.

Anderl et al. (1) stellten 1991 die Ergebnisse bei 63 Patienten (137 Füße) nach durchschnittlich 14,1

Abb. 7
A. 54-jährige Patientin mit Hallux valgus und intraartikulären Schmerzen.
B. Dieselbe Patientin 12 Jahre nach Keller-Brandes-Operation.

Jahren (zwischen 12 und 16 Jahren) vor. 77% zeigten sehr gute Ergebnisse. Sie fanden einen Zusammenhang zwischen der proximalen Verlagerung der Sesambeine und der Entwicklung einer Metatarsalgie.

Toma (18) berichtet über einen statistisch signifikanten Zusammenhang zwischen der Erfolgsrate und dem prozentualen Ausmaß der Resektion. Die Zufriedenheit der Patienten war signifikant höher, wenn dieser Prozentsatz zwischen 33 und 50% lag. Von ihren Patienten waren 90,8% vollständig oder teilweise zufrieden. 31,2% der Fälle waren mit dem kosmetischen Resultat unzufrieden. Ein Schwanenhals zeigte sich bei 30,4%.

Flamme (8) publizierte 1998 eine Serie von 102 Patienten mit einer durchschnittlichen Beobachtungszeit von 17,6 Jahren (14–23). 70% der Patienten waren schmerzfrei und 75% mit dem Ergebnis des Eingriffs zufrieden. Dennoch stellte er eine Rezidivrate von 61% und eine Clavus-Bildung unter dem zweiten Mittelfußknochen bei 88% der Fälle fest. Er kam zu dem Schluss, dass eine Resektionsarthroplastik für Patienten von 60 Jahren und älter vorbehalten sein sollte und dass bei einem erhöhten Intermetatarsalwinkel ein Rezidiv des Hallux valgus zu erwarten ist.

Vitek und Steinböck (20) wiesen auf die Bedeutung der „cerclage fibreux" bei einer Resektionsarthroplastik hin. Im Vergleich von 2 Gruppen mit je 50 Patienten waren bei einer Kombination der Resektionsarthroplastik mit einer „cerclage fibreux" 90,5% der Patienten mit dem Ergebnis sehr zufrieden oder zufrieden im Vergleich zu nur 66% der Patienten mit einer alleinigen Resektionsarthroplastik.

Behandlungsalternativen

Bei gegebener Indikation für eine Resektionsarthroplastik ist die Zahl der Behandlungsalternativen begrenzt. In den frühen Stadien eines Hallux rigidus ist die zu bevorzugende Alternative eine Cheilektomie in Kombination mit der Dorsiflexionsosteotomie der proximalen Phalanx nach Moberg. Im späten Stadium eines Hallux rigidus oder bei Patienten, die definitiv nur eine Operation möchten, besteht die Behandlungsalternative in einer Arthrodese des ersten Metatarsophalangealgelenks. Dies ist auch die Behandlungsalternative bei einem Hallux valgus mit einer Arthrose dieses Gelenks.

Literatur

[1] Anderl W, Knahr K, Steinbock G. Long term results of the Keller-Brandes method of hallux rigidus surgery. *Z Orthop Ihre Grenzgeb* 1991 ; 129 : 42–47

[2] Axt M, Wildner M, Reichelt A. Late results of the Keller-Brandes operation for hallux valgus. *Arch Orthop Trauma Surg* 1993 ; 112 : 266–269

[3] Blewitt N, Greiss M. Long-term outcome following Keller's excision arthroplasty of the great toe. *Foot* 1993 ; 3 : 144–147

[4] Brandes M. Zur operation therapie des Hallux valgus. *Zentralbl Chir* 1924 ; 56 : 243–244

[5] Cotterill JM. Condition of stiff great toe in adolescents. *Edinburgh Med J* 1887 ; 33 : 459–462

[6] Davies-Colley N. Contraction of the metatarsophalangeal joint of the great toe. *Br Med J* 1887 ; 1 : 728–728

[7] Dhanendran M, Pollard JP, Hutton WC. Mechanics of the hallux valgus foot and the effect of Keller's operation. *Acta Orthop Scand* 1980 ; 51 : 1007–1012

[8] Flamme CH. Long-term outcome of arthroplasty of the first metatarsophalangeal joint. *Z Orthop Ihre Grenzgeb* 1998 ; 136 : 250–254

[9] Keller WL. The surgical treatment of bunions and hallux valgus. *NY Med J* 1904 ; 80 : 741–742

[10] Keller WL. Further observations on the surgical treatment of hallux valgus and bunions. *NY Med J* 1912 ; 95 : 696–698

[11] Love TR, Whynot AS, Farine I, Lavoie M, Hunt L, Gross A. Keller arthroplasty: a prospective review. *Foot Ankle* 1987 ; ; 46–54

[12] Majkowski RS, Galloway S. Excision arthroplasty for hallux valgus in the elderly: a comparison between the Keller and modified Mayo operations. *Foot Ankle* 1992 ; 13 : 317–320

[13] Reiter R. Spätergebnisse nach 1464 Hallux valgus Operationen (vorwiegend nach der Methode nach Brandes). *Z Orthop* 1961 ; 94 : 178–196

[14] Richardson EG. Keller resection arthroplasty. *Orthopedics* 1990 ; 13 : 1049–1053

[15] Riedel. Operative Behandlung des Hallux valgus. *Zentralbl Chir* 1886 ; 13 : 753–755

[16] Sherman KP, Douglas DL, Benson MK. Keller's arthroplasty: is distraction useful? A prospective trial. *J Bone Joint Surg Br* 1984 ; 66 : 765–769

[17] Stengel U. Effectiveness of partial proximal phalanx resection in the surgical treatment of hallux valgus. *Beitr Orthop Traumatol* 1986 ; 33 : 616–624

[18] Toma C. Keller-Brandes operation in treatment of hallux rigidus. Clinical radiologic analysis of long-term results. *Wien Klin Wochenschr* 1994 ; 106 : 381–383

[19] Vallier GT, Petersen SA, Lagrone MO. The Keller resection arthroplasty: a 13-year experience. *Foot Ankle* 1991 ; 11 : 187–194

[20] Vitek M, Steinböck G. Value of cerclage fibreux for the Keller-Brandes procedure. *Arch Orthop Trauma Surg* 1989 ; 108 : 104–106

[21] Wülker N. Resektionsarthroplastik. In : Wülker Ned. Hallux valgus – Hallux rigidus. Stuttgart : Ferdinand Enke Verlag, 1997 : 113–120

Arthrodese des ersten Metatarsophalangealgelenks

P. Groulier
A. Rochwerger

Abstract

Eine Arthrodese des ersten Metatarsophalangealgelenks stellt eine korrekte und schmerzfreie Belastung im ersten Strahl wieder her. Die Stellung der Großzehe sollte in der Horizontal- und in der Sagittalebene sehr sorgfältig eingestellt und dieselbe Länge zwischen dem ersten und zweiten Zeh (Quadratfuß) erreicht werden. Bei einer Hallomegalie wird der erste Strahl verkürzt. Wenn ein Knochenverlust durch frühere Eingriffe (Keller-Operation, Prothesenimplantation im Metatarsophalangealgelenk) besteht, wird ein Knochentransplantat erforderlich. Die Osteosynthese erfolgt üblicherweise mit einer axialen Schraube und einem sie kreuzenden Kirschner-Draht. Die Belastung ist über 45 Tage nicht erlaubt, bei einem Knochentransplantat auch länger.

Schlüsselworte

Fuß, erstes Metatarsophalangealgelenk, Arthrodese, Arthrose, Hallux valgus

Einleitung

Das Ziel einer Arthrodese des ersten Metatarsophalangealgelenks ist es, die Schmerzen auszuschalten und eine normale Belastung des ersten Strahles durch permanente Versteifung dieses Gelenks in korrekter Stellung wieder herzustellen.

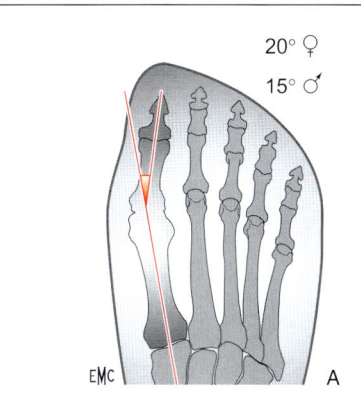

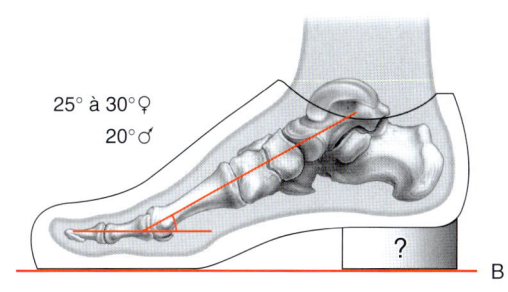

Abb. 1 Die Stellung der Arthrodese beträgt:
A. In der Horizontalebene: 15° Valgus bei Männern und 20° bei Frauen (oder auch mehr, aber unter 25°).
B. In der Sagittalebene: 20° Dorsalflexion bei Männern und 25 bis 30° bei Frauen.

Prinzipien

Die Opferung der Gelenkbeweglichkeit beeinträchtigt die Abrollphase im Gang nicht. Ein normales Gehen lässt sich wieder erreichen, wenn sowohl das Talokruralgelenk wie das Interphalangealgelenk des Hallux beweglich sind.
Die Stellung der großen Zehe sollte sehr sorgfältig festgelegt werden (Abb. 1). Nach unserer Meinung sollte der Hallux in der Horizontalebene bei Männern in 15° und bei Frauen (die mehr einengende Schuhe tragen) in 20° Valgus gegenüber dem Schaft des ersten Mittelfußknochens stehen (2, 3, 5).
In der Sagittalebene beträgt die Stellung 20° Dorsalflexion bei Männern und 25–30° Dorsalflexion bei Frauen. Die Stellung muss die Schuhgewohnheiten des Patienten (Absatzhöhe, Schuhform) berücksichtigen.
In der Frontalebene muss die Pronation der ersten Zehe korrigiert werden, um Clavus-Bildungen auf der Inferomedialseite der ersten Phalanx zu vermeiden.

Operationstechnik

Patient

Der Patient liegt in Allgemein- oder Spinalanästhesie oder mit einem peripheren Nervenblock in Rückenlage. Proximal am Oberschenkel wird eine Blutsperre angelegt. Der Operateur steht auf der Medialseite des betroffenen Fußes, der Assistent ihm gegenüber.

Inzision

Die Inzision erfolgt an der Verbindungsstelle der plantaren und dorsalen Haut auf der Medialseite des ersten

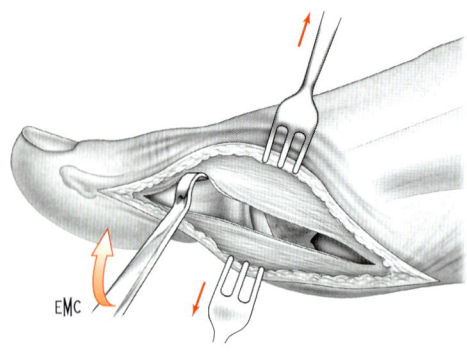

Abb. 2 Der mediale Zugang verläuft in seinem proximalen Anteil leicht bogenförmig nach plantar, um das Einsetzen der Schraube zu erleichtern. Das Skalpell durchtrennt das Periost direkt durch das fibröse Gewebe, um die Phalanx vom Schaft bis zur Basis freizulegen. Anschließend erfolgt die Darstellung des Metatarsalkopfs.

Strahls. Sie beginnt distal in der Achse der großen Zehe und läuft leicht geschwungen nach plantar, um einen einfachen Zugang zu der Dorsalseite des ersten Metatarsalkopfs zu ermöglichen (Abb. 2).

Die oberflächlichen Gefäßstränge müssen beachtet werden, evtl. sind Venen zu ligieren. Die Kapsel wird in Richtung der Hautinzision eröffnet und der Metatarsalkopf und die Basis der Phalanx dargestellt.

Die Dorsal- und Plantarseite des Schaftes der ersten Phalanx werden frei präpariert. Hierbei können Hohmann-Haken eingesetzt und die Basis der Phalanx durch Ablösung der Kapsel und der fibrösen Einstrahlungen zunehmend dargestellt werden (Abb. 3).

Der Kopf des ersten Mittelfußknochens wird durch scharfe periostale Präparation unter Ablösung des fibrösen Ansätze von der Medial-, Lateral- und Dorsalseite freigelegt.

Bei einer erheblichen Deformität mit ausgeprägtem Metatarsus varus und medialer Luxation des Metatarsosesamoidalgelenks sollte das laterale Release mit Vorsicht erfolgen, um den Metatarsalkopf wieder in sein Bett auf den Sesambeinen zentrieren zu können.

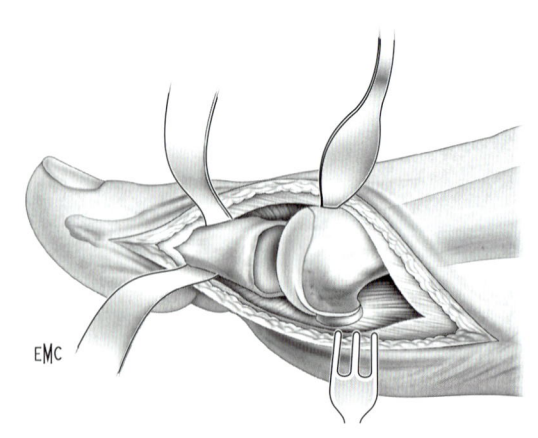

Abb. 3 Das Gelenk wird ausgedehnt freigelegt und Hohmann-Haken um die Knochen geführt.

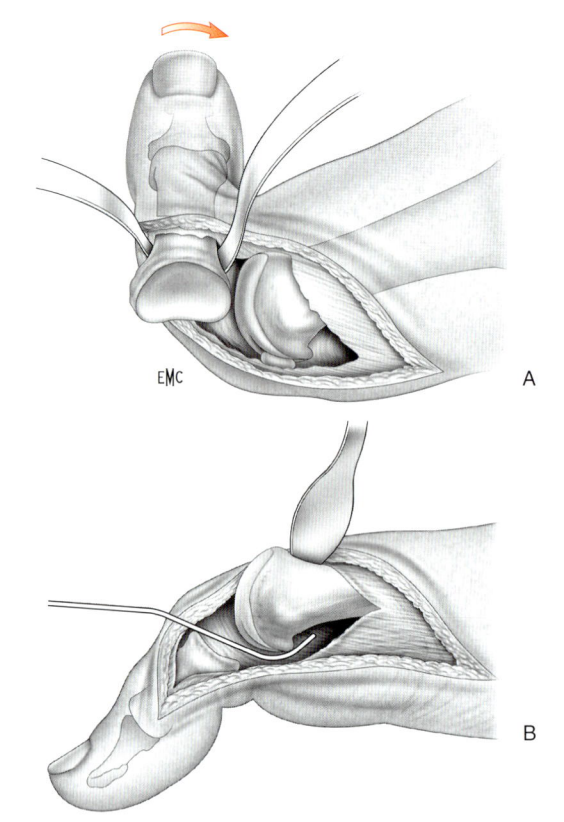

Abb. 4
A. Die Ablösung der Sehnen des M. adductor hallucis vereinfacht die Darstellung der Basis der Phalanx.
B. Die Darstellung des ersten Metatarsalkopfs ist einfacher, wenn die Basis der Phalanx mit einem Haken zur Seite und nach unten gehalten wird.

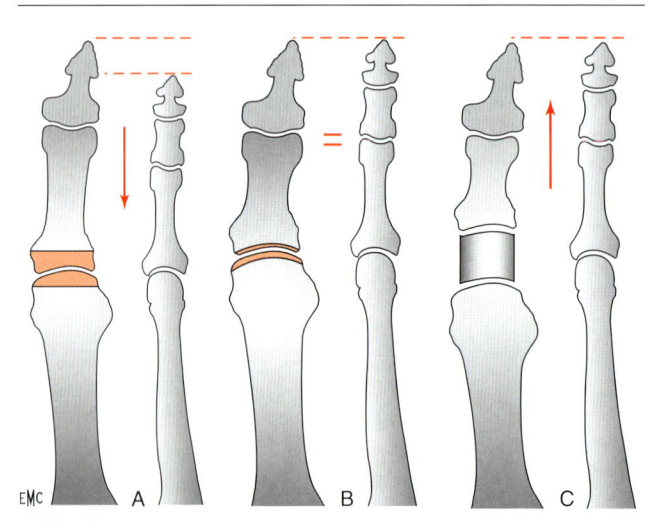

Abb. 5
A. Bei einem „ägyptischen" Fuß ist eine Verkürzung erforderlich.
B. Bei einem „griechischen" oder „quadratischen" Fuß ist eine Verkürzung des ersten Strahls nicht notwendig. Die Entfernung des Knorpels und das Anfrischen des subchondralen Knochens reichen aus.
C. Bei einem Knochendefekt muss eine Verlängerung mit einem Knochentransplantat erfolgen.

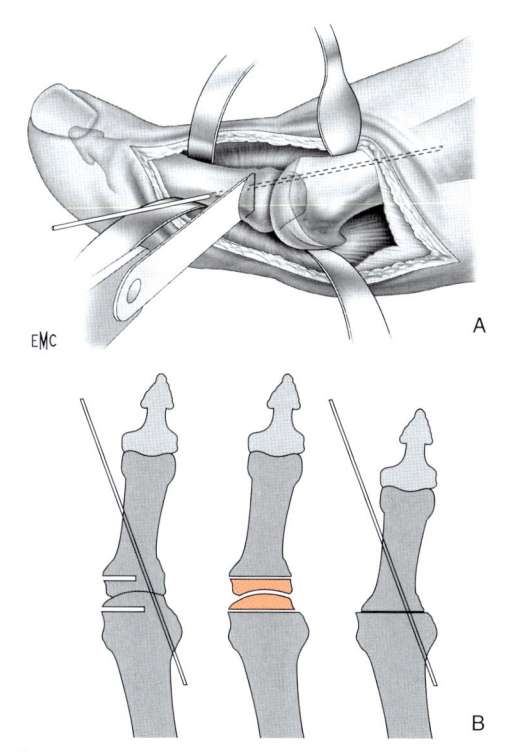

Arthrodese des ersten Metatarsophalangealgelenks

Wenn keine Hallomegalie des ersten Strahls besteht, werden die Gelenkflächen mit den üblichen Instrumenten (Periostelevatorium, Kürette oder Motorfräse) oder mit einem Set von männlichen und weiblichen Bohrern angefrischt.
Bei einer Hallomegalie erfolgt die Verkürzung des ersten Strahls wie folgt:
- Ein Draht, der das erste Gelenk überbrückt, fixiert es temporär in der richtigen Stellung.
- Phalangeal und metatarsal werden parallele, aber unvollständige gerade Schnitte angelegt.
- Nach Entfernung des Stiftes werden diese Schnitte vervollständigt, um ein scheibenförmiges Knochensegment zu resezieren. Danach ergibt sich ein guter Knochenkontakt (Abb. 6).

Fixation

Die Osteosynthese erfolgt üblicherweise mit einem K-Draht oder einer Schraube. Zuerst wird ein Draht Richtung proximal und lateral und ausreichend dorsal eingesetzt, um unter ihm eine axiale Schraube einbringen zu können.
Auf der Plantarseite des Metatarsalkopfs wird knapp proximal des distalen Schafts ein 2-mm-Loch nach distal gebohrt. Der Bohrkanal verläuft durch den Metatarsalkopf in der Achse des Schaftes der ersten Phalanx. Üblicherweise ergibt eine Mini-Spongiosazugschraube (4 mm) eine gute Fixation (Abb. 7, 8).
Um das Einsetzen der Schraube zu vereinfachen, muss der betroffene Fuß entweder auf den kontralateralen Fuß oder auf eine Rolle gelegt werden.
Wenn die Knochentrophik schlecht ist (Osteoporose, Kortisonbehandlung, rheumatoide Arthritis) kann die Schraubenfixation nicht ausreichend stabil sein. Sie kann dann mit einer Schraube mit größerem Durchmesser erfolgen oder, vorzugsweise mit 2 oder 3 in unterschiedlicher Richtung eingesetzten Drähten.
In einigen Fällen kann die Osteosynthese durch Nähte erfolgen. Hierzu werden 4 Löcher gebohrt (2 im Metatarsalkopf, 2 in der Basis der Phalanx), um einen resorbierbaren Faden intraossär zu verankern.
Nach der Fixation erfolgt eine zurückhaltende Bunionektomie, um die Lage des Schraubenkopfs nicht zu beeinträchtigen.

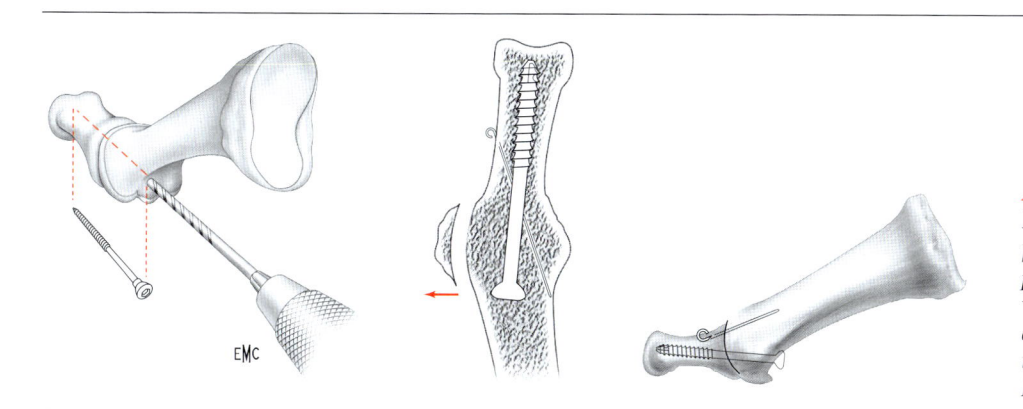

Abb. 6
A. Bei einer Hallomegalie fixiert ein Stift das Gelenk in der richtigen Stellung.
B. Die inkompletten, phalangealen und metatarsalen Knochenschnitte liegen parallel. Nach Entfernung des Stifts werden die Schnitte vervollständigt. Hierdurch ergibt sich ein großer und stabiler Kontakt der Knochensegmente.

Bei einer Arthrose müssen die dorsalen und lateralen Exostosen entfernt werden. Nicht zu Beginn des Eingriffs, sondern nach der Osteosynthese erfolgt die Bunionektomie. Beide Gelenkflächen werden weitgehend freigelegt und der Knorpel entfernt (Abb. 4).
Die Technik der Knorpelexzision und Knochenanfrischung hängt von der Länge der großen Zehe ab (3). Es sollte die gleiche Länge zwischen erster und zweiter Zehe (Quadratfuß) erreicht werden (Abb. 5). Bei einer Hammerstellung der zweiten Zehe sollte deren Korrektur vorausgehen. Danach lässt sich die Länge der Großzehe bestimmen.

Abb. 7
Nachdem der Knochen angefrischt ist, wird ein Stift nach proximal über das Gelenk vorgebohrt. Dann wird durch den Metatarsalkopf ein Kanal in der Schaftachse der ersten Phalanx gebohrt.

Spezielle Umstände

Obwohl sich dieser Artikel eigentlich mit der Operationstechnik beschäftigt, erscheint es uns wichtig, auf die Behandlungsmöglichkeit aller anderen Deformitäten des Vorfußes während derselben Operation hinzuweisen (3, 4). Bei einem Knochenverlust nach Resektion entweder an der Basis der Phalanx (Keller-Operation) oder am Metatarsalkopf und nach Entfernung einer Prothese des Metatarsophalangealgelenks kann eine Knochentransplantation erforderlich sein.

Wenn keine Verkürzung des ersten Strahls besteht, kann ein konusförmiger phalangealer Defekt mit Spongiosa aufgefüllt werden. Bei einer Verkürzung wird ein Transplantat vom Beckenkamm erforderlich, um die richtige Länge der großen Zehe wieder herzustellen.

Wundverschluss

Die Kapsel wird vernäht und die Schlinge der Sesambeine ggf. mit intraossären Nähten rezentriert. Die Drainage wird nach 3–5 Tagen entfernt.

Der Vorfuß darf 45 Tage nicht belastet werden. Der Patient kann mit einem speziellen postoperativen Schuh gehen.

Nach einer Knochentransplantation muss der Patient den Fuß über 90 Tage schonen. Wenn die interne Fixation nicht ausreichend stabil ist, kann hierfür ein Gipsverband notwendig werden.

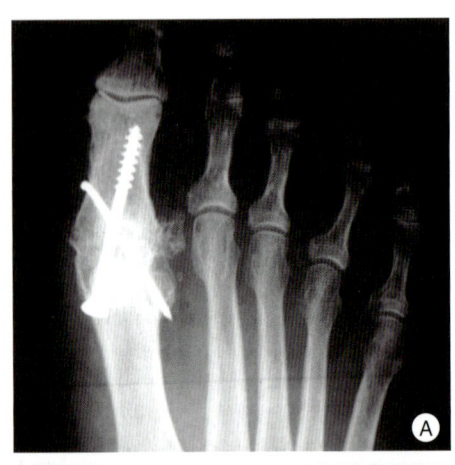

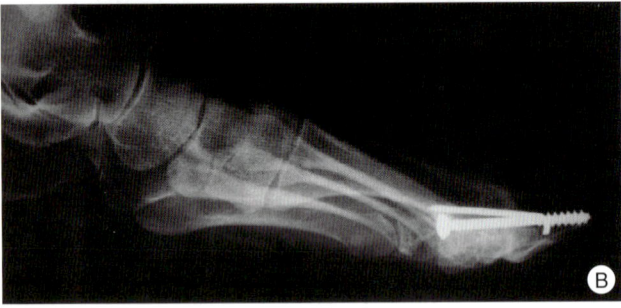

Abb. 8
A. Postoperatives dorsoplantares Röntgenbild.
B. Postoperatives Röntgenbild seitlich.

Literatur

[1] Coughlin MJ, Mann RA. Arthrodesis of the first metatarso-phalangeal joint as salvage for the failed Keller procedure. *J Bone Joint Surg Am* 1987 ; 69 : 68–75

[2] Fitzgerald J, Wilkinson JM. Arthrodesis of the metatarso-phalangeal joint of the great toe. *Clin Orthop* 1981 ; 157 : 70–77

[3] Groulier P, Curvale G, Legré-Piclet B, Kelberine F. L'arthrodèse de l'articulation métatarso-phalangienne. *Rev Chir Orthop* 1994 ; 80 : 436–444

[4] Mann RA, Thompson FM. Arthrodesis of the first metatarsophalangeal joint for hallux valgus in rheumatoidarthritis. *J Bone Joint Surg Am* 1984 ; 66 : 687–692

[5] Tomeno B, Kaddem SE. L'arthrodèse métatarsophalangienne du gros orteil. Réflexion à propos de 93 cas. *Rev Chir Orthop* 1982 ; 68 : 379–384

Osteotomien bei Hallux rigidus

R.D. Ferdinand
D.I. Rowley
N. Wülker

Abstract

Der Hallux rigidus entsteht meist durch eine degenerative Arthrose des Metatarsophalangealgelenks. Im Stadium I der Erkrankung klagen die Patienten über einen gestörten Abstoß der großen Zehe beim Gehen. Die klinischen und röntgenologischen Befunde sind jedoch nicht spezifisch. Im Stadium II beginnen degenerative Veränderungen im dorsalen Segment des ersten Metatarsophalangealgelenks, die am besten in seitlichen Röntgenaufnahmen erkannt werden können. Im Stadium III findet sich eine vollständige Obliteration des Gelenkspalts einschl. des dorsalen Segmentes. Bei einem Hallux rigidus in Stadium I und II mit ausreichend erhaltener Gelenkfläche ist eine dorsale subtraktive Keilosteotomie der proximalen Phalanx indiziert. Im Stadium I und II der Erkrankung ohne Anhalt für eine Beteiligung der Sesambeine wird eine Cheilektomie am ersten Metatarsalkopfs durchgeführt. Zur Verlagerung des ersten Metatarsalkopfs, üblicherweise nach proximal und plantar, wurden verschiedene Osteotomien vorgeschlagen. Bei einem fortgeschritteneren Hallux rigidus sind eine Arthrodese oder eine Resektionsarthroplastik des ersten Metatarsophalangealgelenks die Operationen der Wahl.

Schlüsselworte

Fuß, Vorfußchirurgie, Hallux rigidus, Einteilung, Osteotomie, Cheilektomie, Arthrodese, Resektionsarthroplastik

Einleitung

Der Ausdruck Hallux rigidus beschreibt eine schmerzhafte und eingeschränkte Beweglichkeit des Metatarsophalangealgelenks der großen Zehe. Dies verursacht Beschwerden beim Abstoßen während des Gehens, vor allem wenn die Zehe nach dorsal flektiert wird. Zugrunde liegend ist am häufigsten eine degenerative Arthrose des Metatarsophalangealgelenks, aber auch andere Störungen, wie eine Osteochondrosis dissecans des ersten Metatarsalkopfs, können einen Hallux rigidus verursachen.

Das klinische Bild eines Hallux rigidus wurde zuerst 1881 von Nicoladoni (21) und von Davies-Colley (6) beschrieben. Der Ausdruck Hallux rigidus wurde von Cotterill (5) vorgeschlagen, um die schmerzhafte Einschränkung der Dorsalflexion der großen Zehe zu beschreiben. Vor allem wenn diese weniger fortgeschritten ist, wurde auch der Ausdruck Hallux limitus verwendet (7, 20). Andere Bezeichnungen derselben Veränderung sind Hallux arthriticus (32) und Hallux equinus (18, 23).

Ein Hallux rigidus findet sich bei Frauen etwas häufiger als bei Männern (2, 12), vor allen in jüngerem Alter (1, 22, 31). Ein Hallux rigidus tritt vor allem bei jüngeren Patienten häufig bilateral auf.

Ätiologie

Bei einer gewissen Anzahl der Hallux-rigidus-Patienten findet sich eine Abflachung der Gelenkfläche des ersten Metatarsalkopfs, die für den Bewegungsverlust im ersten Metatarsophalangealgelenk zum Teil verantwortlich sein kann (22). Dies kann Folge einer gestörten Ossifikation der Epiphyse des ersten Mittelfußknochens sein, die möglicherweise durch wiederholte Traumen ausgelöst wird oder Folge einer angeborenen Deformität oder einer Osteochondrosis dissecans während des Wachstums ist.

Obwohl sich wenige Patienten an ein wirkliches Trauma erinnern, könnten wiederholte Mikrotraumen, wie bei Sportlern, vor allem Fußballspielern, Balletttänzern und in einigen Berufen, wie Bauarbeitern, weniger aufgefallen sein. Auch ungeeignetes Schuhwerk, d.h. zu klein oder mit hohen Absätzen, kann wiederholte kleinere Schädigungen der Gelenkfläche verursachen.

Die unphysiologische Belastung des ersten Metatarsophalangealgelenks durch ungeeignete Schuhe kann eine degenerative Arthrose auslösen. Es kann ein Metatarsus primus elevatus, d.h. eine vermehrte Dorsalflexion des ersten Mittelfußknochens, vorliegen. Es ist aber unklar, ob ein Metatarsus primus Ursache oder Folge eines Hallux rigidus ist. Ein Überlänge des Hallux („ägyptischer" Fuß) oder des ersten Mittelfußknochens („index plus") könnten zu einem Hallux rigidus beitragen. Es hat sich aber nie eine statistische Korrelation nachweisen lassen. Auch eine Osteochondrosis dissecans spielt in der Ätiologie eines Hallux rigidus eine Rolle.

Klinische und röntgenologische Befunde

Alter, körperliche Anforderungen und Schuhwerk des Patienten müssen berücksichtigt werden. Die Untersuchung des ersten Metatarsophalangealgelenks klärt den Bewegungsumfang und hierbei vor allem, ob noch eine Plantarflexion vorhanden ist. Röntgenaufnahmen a.p., seitlich und schräg erlauben die Einteilung der Erkrankung entsprechend ihres Schweregrades.

Grad I: Erhaltener Gelenkspalt mit kleinen Osteophyten

Die Patienten klagen über eine Störung des Abstoßes der großen Zehe beim Gehen. Die klinischen Befunde in diesem Stadium können unspezifisch sein. Die Bewegung kann in allen Richtungen Schmerzen auslösen. Die Patienten vermeiden im Gang die große Zehe und gehen über den lateralen Fußrand.

Grad II: Verschmälerung des Gelenkspaltes, Sklerose und mäßige Gelenkosteophyten

Die degenerative Arthrose beginnt im dorsalen Segment des ersten Metatarsophalangealgelenks, wo die mechanische Belastung am größten ist. Bei der Untersuchung findet sich die Dorsalflexion deutlich verringert oder fehlend. Bei forcierter Dorsalflexion kann eine Krepitation im ersten Metatarsophalangealgelenk fühlbar sein. Häufig ist auf der dorsalen Fläche des ersten Metatarsalkopfes, manchmal auch an der proximalen Phalanx, ein Osteophyt tastbar. Dorsoplantare Röntgenaufnahmen zeigen in diesem Stadium eine Verschmälerung des Gelenkspalts mit Zunahme der subchondralen Knochendichte (Abb. 1). Auf der Lateral- und Medialseite des Gelenks können Osteophyten bestehen. Die seitliche Röntgenaufnahme zeigt die Verengung des Gelenkspaltes, häufig nur in den dorsalen Anteilen des Gelenkes bei normaler oder nur wenig verminderter Weite des Gelenkspaltes plantar.

Grad III: Verlust des Gelenkspaltes (einschließlich der plantaren Anteile) und ausgeprägte Osteophyten

Die degenerative Arthrose des ersten Tarsophalangealgelenks hat sich voll entwickelt. Die Beweglichkeit in diesem Gelenk hat weiter abgenommen, gelegentlich mit einer Kontraktur der großen Zehe in Plantarflexion. Häufig findet sich eine Krepitation. Üblicherweise kann ein großer Osteophyt auf der Dorsalseite des ersten Metatarsalkopfs getastet werden, der gegen den Schuh drücken kann und das klinische Bild eines dorsalen Balgs verursacht. Die Röntgenaufnahmen zeigen eine fortgeschrittene degenerative Arthrose des ersten Metatarsophalangealgelenks mit vollständiger Obliteration des Gelenkspalts einschließlich des dorsalen Segmentes (Abb. 2). Ein großer Osteophyt auf der Dorsalfläche des ersten Metatarsalkopfs kann abbrechen und als freies Fragment vorhanden sein.

Konservative Behandlung

Im frühen Stadium eines Hallux rigidus lässt sich häufig ein Abklingen der Schmerzen über einen längeren Zeitraum durch eine konservative Behandlung zur Verringerung der entzündlichen Reaktion erreichen. Kältebehandlungen mit Eispackungen und Sprays können von Nutzen sein. Oberflächenanalgetika können Schmerz und Entzündung deutlich verringern. Auch andere Formen der physikalischen Therapie, wie die Behandlung durch Hochfrequenzströme und Ultraschall können eingesetzt werden. Bei schwereren Symptomen können zwei oder drei intraartikuläre Injektionen erfolgen.

Bei einem Hallux rigidus sind Übungsbehandlungen üblicherweise nicht sinnvoll. Bewegungsübungen können im Allgemeinen die Einschränkung der Dorsalflexion nicht verbessern. Bei kraftvollen Versuchen, den normalen Bewegungsumfang des Metatarsophalangealgelenks wieder herzustellen, können die Beschwerden schlimmer werden.

Einlegesohlen mit eingebauter Metallschiene unter der großen Zehe absorbieren einige der Kräfte, die beim

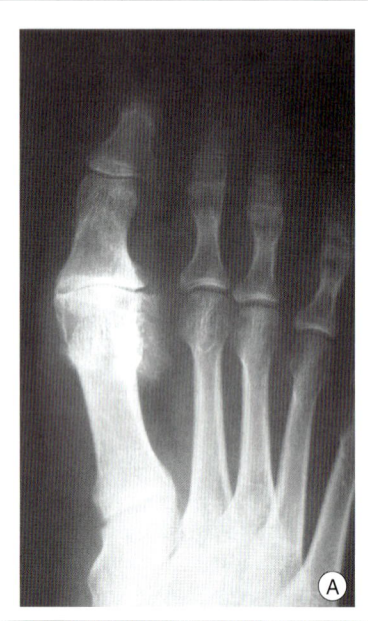

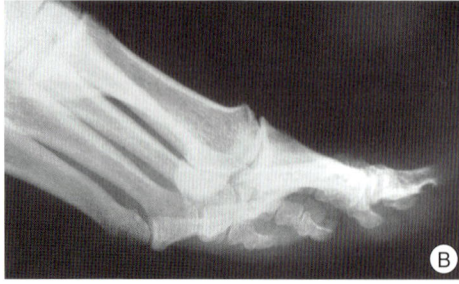

Abb. 1 *Röntgenbilder eines Hallux rigidus Grad II. In den dorsalen Anteilen des Gelenks ist der Gelenkspalt signifikant verschmälert. Der plantare Gelenkspalt ist besser erhalten.*
A. Dorsoplantares Bild.
B. Seitliches Bild.

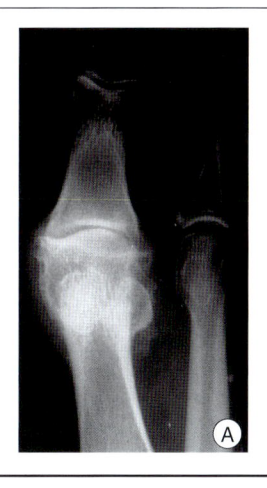

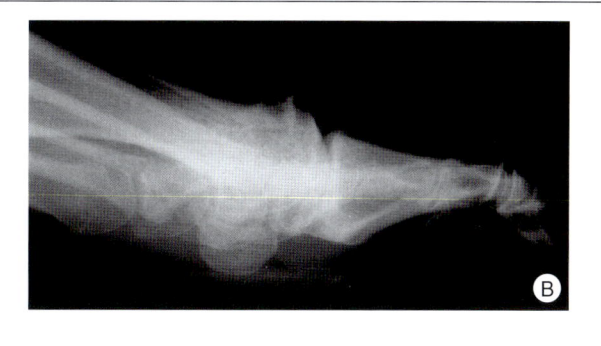

Abb. 2
Röntgenbilder eines Hallux rigidus Grad III. Fortgeschrittene degenerative Arthrose des ersten Metatarsophalangealgelenks mit vollständiger Obliteration des Gelenkspaltes.
A. Dorsoplantares Bild.
B. Seitliches Bild.

Abstoß auf das Metatarsophalangealgelenk einwirken. Schmetterlingseinlagen in der Sohle unter dem Bereich des Metatarsalkopfs verringern die Belastung des Metatarsophalangealgelenks.

Operationstechniken

Das Ziel des operativen Eingriffs besteht darin, einen schmerzfreien ersten Strahl ohne wesentliche Beeinträchtigung der Gangmechanik zu schaffen. Für einen Hallux rigidus gibt es 4 bekannte operative Möglichkeiten:
- Dorsale subtraktive Keilosteotomie der proximalen Phalanx,
- Cheilektomie des Metatarsophalangealgelenks,
- Arthrodese (siehe Kapitel über „Arthrodese des ersten Metatarsophalangealgelenkes"),
- Exzisionsarthroplastik (siehe Kapitel über „Resektionsarthroplastik des ersten Metatarosphalangealgelenkes").

Indikationen und Kontraindikationen

Die dorsale subtraktive Keilosteotomie der proximalen Phalanx ist zu Beginn der Erkrankung indiziert, wenn die Gelenkfläche noch erhalten ist. Langzeituntersuchungen (4) zeigten ein gutes Ergebnis dieser Osteotomie bei Patienten mit Erkrankungen im Stadium I mit erhaltener Beweglichkeit des Metatarsophalangealgelenks. Diese bestehende Plantarflexion wird durch die Osteotomie in eine relative Dorsalflexion überführt. Die Osteotomie ist im Stadium III der Erkrankung kontraindiziert.
Eine Cheilektomie ist bei Patienten mit Stadium I oder II der Erkrankung ohne Anhalt für eine Beteiligung der Sesambeine angezeigt (8). Durch die Entfernung eines Teils der Dorsalseite sowohl der proximalen Phalanx wie des Metatarsalkopfs kann wieder ein funktionelles Bewegungsausmaß erreicht werden. Es wurde über gute Langzeitergebnisse berichtet (16). Wenn die Erkrankung weiter fortschreitet, kann später eine Arthrodese durchgeführt werden. Wenn gute Ergebnisse erreicht werden sollen, müssen intraoperativ 70°-Dorsalflexion möglich sein. Kontraindikationen sind gegeben, wenn die Einsteifung das Hauptsymptom ist.

Patienten mit Stadium III der Erkrankung, größeren körperlichen Beanspruchungen und Anhalt für eine Beteiligung der Sesambeine werden am besten mit einer Arthrodese behandelt. Ziel ist einen lasttragenden Zeh zu schaffen und eine sichere Kompression der Arthrodese zu erreichen, aber eine signifikante Verkürzung des Strahls zu vermeiden. Der Eingriff kann kontraindiziert sein, wenn eine Einsteifung oder Supination des Mittel- oder Rückfußes besteht (27). Die Technik ist im Kapitel „Arthrodese des ersten Metatarsophalangealgelenks" beschrieben.

Die Exzisionsarthroplastik ist eine Alternative zur Arthrodese. Sie hat den Vorteil einer kürzeren Erholungsphase. Es ist jedoch eine Transfer-Metatarsalgie zu befürchten. Diese Technik ist bei den Patienten kontraindiziert, bei deren Aktivitäten eine kraftvolle Abstoßphase im Gang erforderlich ist. Die Exzisionsarthroplastik wird am besten den Älteren und Inaktiven vorbehalten. Die Technik wird im Kapitel „Resektionsarthroplastik des ersten Metatarsophalangealgelenks" beschrieben.

Ein endoprothetischer Ersatz des ersten Metatarsophalangealgelenks zeigte sich bei Hallux rigidus erfolgreicher als bei Hallux valgus (14, 30, 32). Die Komplikationsrate bei Hallux rigidus ist jedoch noch erheblich (11, 32). Silastic-Implantate, die ursprünglich von Swanson (28) entwickelt worden waren, sind nun nach zunehmend häufigeren Berichten über Fremdkörperreaktionen, Osteophytenbildung, periartikulären Ossifikationen und Knochenneubildungen an den Resektionsflächen (3, 9, 11) weitgehend aufgegeben. In der Erfahrung der Autoren sind die Ergebnisse nach Cheilektomie oder Arthrodese des ersten Metatarsophalangealgelenks bei einem Hallux rigidus besser als nach endoprothetischem Ersatz.

Dorsale subtraktive Keilosteotomie der proximalen Phalanx

Diese Technik wird häufig als Moberg-Operation (19) bezeichnet. Frühe Beschreibungen reichen jedoch bis zum Beginn des 20. Jahrhunderts zurück. Das Ziel dieser Osteotomie mit Entfernung eines Knochenkeils mit dorsaler Basis ist die Vergrößerung der Dorsalflexion der Großzehe und dadurch die Verringerung der Belastung des Metatarsophalangealgelenkes in der späten Gangphase.

■ *Operationstechnik*

Es empfiehlt sich eine Allgemein- oder Spinalanästhesie. Es kann eine Oberschenkel- oder Sprunggelenkblutsperre angelegt werden. Der Patient liegt in Rückenlage. Das Bein wird so vorbereitet, dass es proximal des Sprunggelenks abgedeckt ist.
Die Inzision in der Mittellinie legt die proximale Hälfte der Phalanx frei. Die Kapsel wird intakt belassen, aber die Extensorensehne in Richtung der Inzision durchtrennt und nach beiden Seiten gehalten. Die Darstellung muss ausreichend sein, um die Metaphyse der Phalanx bis zu ihrer Plantarfläche überblicken zu können. Die Osteotomie verläuft nicht durch die Plantarfläche, daher muss das Ausmaß der verbliebenen Kortikalis optisch beurteilt werden können (Abb. 3).
Die erste Osteotomie beginnt 5–6 mm distal des Metatarsophalangealgelenks, verläuft vertikal zum Gelenk und lässt 2 mm der plantaren Kortikalis intakt. Die zweite Osteotomie beginnt weitere 5 mm distal der ersten und wird so ausgerichtet, dass sie den proximalen Schnitt an seinem plantaren Ausläufer trifft und hierdurch ein Keil entsteht. Der Keil wird entfernt, dann die Kortikalisbrücke gebrochen und der keilförmige Defekt verschlossen.
3 mm proximal und distal der Osteotomie werden Bohrkanäle angelegt und durch sie entweder ein Draht oder, häufiger, ein resorbierbarer Faden gezogen. In beiden Fällen sollte der Knoten lateral liegen, um ein Reiben am Schuhwerk zu verhindern. Der Streckapparat wird mit nicht-resorbierbaren Nähten und die Haut mit Einzelknopfnähten verschlossen.
Anfänglich wird eine Schiene angewickelt, die bis zur Zehenspitze reicht. Wenn die Schwellung zurückgeht, kann ein Kunststoffslipper getragen werden, der über die ganze Länge des Hallux reicht, das Sprunggelenk aber frei lässt. Der Fersengang kann mit Krücken sofort aufgenommen werden. Die Nähte werden 2 Wochen nach dem Eingriff entfernt. Insgesamt ist eine Immobilisation über mindestens 6 Wochen erforderlich. Anschließend werden alle Aktivitäten schrittweise wieder aufgenommen.

Cheilektomie

Eine Cheilektomie wurde zuerst von DuVries (7) beschrieben und in der Folgezeit vor allem von Mann und Clanton (16) propagiert. Bei der Operation werden die dorsalen Osteophyten am Metatarsalkopf und die vergrößerte dorsale Lippe der proximalen Phalanx entfernt. Um intraoperativ eine passive Dorsalflexion von 70° zu erreichen, kann es notwendig werden, bis zu ein Drittel des Metatarsalkopfs zu entfernen.

■ *Operationstechnik*

Zu empfehlen ist eine Allgemein- oder Spinalanästhesie mit einer Oberschenkelblutsperre. Das Bein wird so vorbereitet, dass es proximal des Sprunggelenks abgedeckt ist. Die 5 cm lange dorsale Inzision ist über dem Metatarsophalangealgelenk zentriert und endet kurz vor dem Interphalangealgelenk. Sie sollte medial der Extensorensehne liegen, um den Nerv zu schützen.
Die Inzision erfolgt bis in die Kapsel des Metatarsophalangealgelenks. Danach wird die Kapsel mit einem Periostelevatorium dorsal, medial und lateral von der Synovia abgelöst. Alles fibrotische Material und fragmentierter Knorpel werden scharf aus dem Gelenk gelöst. Es ist wichtig, die Gelenkflächen des Metatarsalkopfs sicher überblicken zu können und vor allem Zugang zu den Gebieten zu haben, in denen der Gelenkknorpel verändert ist. Die Menge des Knochens, der entfernt werden muss, hängt vom Ausmaß der Gelenkschädigung und der Größe des dorsalen Osteophyten ab. Im Allgemeinen müssen 25 bis 30 % entfernt werden. Die Osteotomie erfolgt am besten retrograd von der Gelenkfläche nach rückwärts entlang dem Schaft (Abb. 4). Im Allgemeinen ist ein scharfer Meißel besser als eine Säge. In ähnlicher Weise können dorsomediale und dorsolaterale Osteophyten entfernt werden. Dann ist zu überprüfen, ob 70°-Dorsalflexion erreichbar sind. Wenn dies nicht der Fall ist, muss die dorsal vergrößerte Lippe der proximalen Phalanx reseziert werden. Dies erfolgt am besten mit einer Knochenschere. Die Gelenke mit den Sesambeinen können mit einem Elevatorium, das durch das Gelenk eingesetzt wird, mobilisiert werden. Wenn dies immer noch keine ausreichende Dorsalflexion des Hallux ermöglicht, muss eine andere Operation gewählt werden, d.h. eine Arthrodese oder eine Resektionsarthroplastik.
Das Gelenk wird mit resorbierbaren 2/0-Nähten und die Haut mit einem monofilen Faden verschlossen. Es wird nur ein gut gepolsterter Verband benötigt, wenn die Zehe durch eine stabile Einlegesohle abgesichert ist. Der Patient kann sofort gehen. Die Nähte werden nach 10 Tagen entfernt und stündlich Bewegungsübungen vom Patienten selbst durchgeführt. Es dauert 3 Monate bis das normale Gangbild wieder erreicht ist.

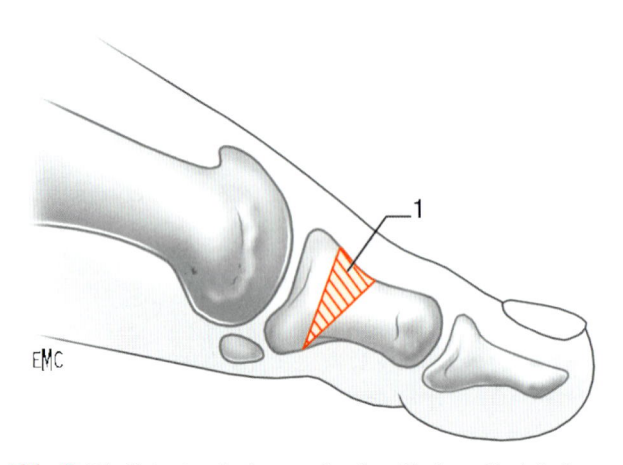

Abb. 3 Die Osteotomie der proximalen Phalanx liegt 5–6 mm distal der Gelenkfläche und verläuft nicht durch die plantare Kortikalis. 1. Zu entfernender Knochen.

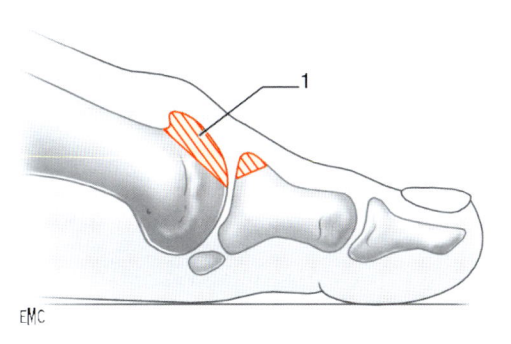

Abb. 4 Eine Cheilektomie erfolgt am besten mit einem scharfen Meißel retrograd, wobei dorsal 25–30% des ersten Metatarsalkopfs entfernt werden. 1. Zu entfernender Knochen.

Distale Osteotomien des ersten Mittelfußknochens

Distale Osteotomien des ersten Mittelfußknochens haben zum Ziel, den ersten Metatarsalkopf in Dorsalflexion zu bringen, um die Dorsalflexion der großen Zehe zu verbessern und/oder den ersten Mittelfußknochen zu verkürzen, umso den wahrscheinlich erhöhten Druck im Gelenk als Faktor in der Ätiologie eines Hallux rigidus zu verringern. Im Allgemeinen sind diese Operationen anspruchsvoller und führen häufiger zu Komplikationen als eine Cheilektomie oder Osteotomien der proximalen Phalanx. Sie werden von den Autoren nicht verwendet.

Die Watermann-Operation (29) ist die Entfernung eines Knochenkeils mit dorsaler Basis direkt proximal des ersten Metatarsalkopfs (Abb. 5). In der Originalbeschreibung wurde keine interne Fixation verwendet. Youngswick (35) modifizierte die bei einem Hallux valgus verwendete Chevron-Osteotomie, indem er ein Knochensegment aus der distalen Osteotomie entfernte und hierdurch den Metatarsalkopf in eine mehr plantare Stellung brachte. Selner et al. verwendeten eine ähnliche Osteotomie (25) mit einem langen plantaren und kurzen dorsalen Schenkel. Um das Kopffragment nach plantar zu bringen, kann die Osteotomie nach plantar abgewinkelt werden, während der dorsale Osteotomieschnitt entsprechend der erforderlichen Länge des Mittelfußknochens gelegt werden kann. Valenti verwendete eine ausgedehntere Cheilektomie mit V-förmiger Entfernung des dorsalen Gelenksegments am ersten Metatarsalkopf und der proximalen Phalanx (15). Eine retrokapitale, von dorsal-distal nach plantar-proximal verlaufende Osteotomie wurde ursprünglich von Weil (24) beschrieben. Der Kopf des ersten Mittelfußknochens wird hierbei nach plantar-proximal und medial verlagert.

Ergebnisse und Komplikationen

Eine Cheilektomie führt zu einem sehr guten funktionellen Ergebnis (17). Geringere Restbeschwerden fanden sich bei 3 von 20 Patienten 68 Monate (7–156 Monate) postoperativ. Die durchschnittliche Dorsalflexion im Metatarsophalangealgelenk betrug 30°. Gould (10) beschrieb bei 12 Patienten zwischen 2–4 Jahren nach Cheilektomie eine Dorsalflexion von 20° oder mehr mit einem Durchschnittswert von 32°. Alle Patienten waren in der Lage, ihre Aktivitäten, die sie vor Einsetzen der Beschwerden gepflegt hatten, wieder aufzunehmen und alle konnten normales Schuhwerk tragen. Hattrupp und Johnson (13) kontrollierten 58 Füße nach 38 Monaten (8–97 Monate) nach. Bei beginnenden Degenerationen mit kleinen oder mittelgroßen Osteophyten und einem weitgehend erhaltenen Gelenkspalt waren 95% aller Patienten mit dem Ergebnis zufrieden. Mann und Clanton (16) untersuchten 25 Patienten nach 56 Monaten (30–100 Monate). Bis auf 3 waren alle beschwerdefrei. Die Gelenkbeweglichkeit hatte im Durchschnitt um 20° zugenommen. Es waren keine Komplikationen aufgetreten.

Es gibt Berichte über Langzeitergebnisse der dorsalen Keilosteotomie und der Arthrodese bei Erwachsenen (26). Die Arthrodese führt zu mehr Komplikationen, mehr Clavus-Bildungen und häufiger zu einer Transfer-Metatarsalgie als die dorsale subtraktive Keilosteotomie. Durch Letztere entsteht jedoch ein erhöhter Druck unter dem ersten Strahl. Sie kann nur durchgeführt werden, wenn noch eine Plantarflexion vorhanden ist.

Schlussfolgerungen

Die dorsale subtraktive Keilosteotomie sollte bei allen beginnenden Veränderungen und bei Patienten mit einer Erkrankung im Stadium I und guter Plantarflexion durchgeführt werden.

Eine Cheilektomie ist bei den Patienten angezeigt, die ausgeprägte Osteophyten, aber einen erhaltenen Gelenkspalt aufweisen (Grad II).

Bei einem Hallux rigidus Grad III ist die Arthrodese eine akzeptable, zuverlässige und vorhersehbare Lösung. Man muss darauf achten, die Patienten hierfür zu wählen, die mit einem versteiften ersten Metatarsophalangealgelenk zurecht kommen. Hierbei muss der Hallux beim Gehen auf dem Boden bleiben. Wenn der Vorfuß eine fixierte Supination gegenüber dem Rückfuß aufweist, ist die Gefahr einer lateralen

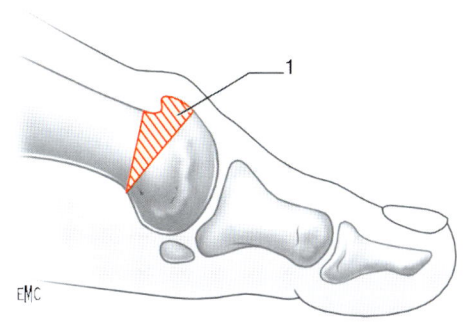

Abb. 5 Es sind verschiedene distale Osteotomien am ersten Mittelfußknochen beschrieben. Die Originaltechnik stammt von Watermann (29) mit Entfernung eines Knochenkeils mit dorsaler Basis. 1. Zu entfernender Knochen.

Transferschädigung wesentlich größer als bei einem normalen Fuß.
Bei Patienten mit fortgeschrittenen Veränderungen und geringeren Ansprüchen erlaubt eine Exzisionarthroplastik vom Typ der Keller-Operation eine frühe Rückkehr der Funktion, führt aber zu einem geschwächten Gang und verändert die Gewichtsverteilung unter dem Vorfuß.

Literatur

[1] Bingold AC, Collins DH. Hallux rigidus. *J Bone Joint Surg Br* 1950 ; 32 : 214–222
[2] Bonney G, Mac Nab I. Hallux valgus and hallux rigidus. *J Bone Joint Surg Br* 1952 ; 34 : 366–385
[3] Christie AJ, Weinberger KA, Dietrich M. Silicone lymphadenopathy and synovitis. *JAMA* 1977 ; 237 : 1463–1464
[4] Citron N, Neil M. Dorsal wedge osteotomy of the proximal phalanx for hallux rigidus: long term results. *J Bone Joint Surg Br* 1987 ; 69 : 835–837
[5] Cotterill JM. Condition of stiff great toe in adolescents. *Edinburgh Med J* 1887 ; 33 : 459–462
[6] Davies-Colley N. Contraction of the metatarsophalangeal joint of the great toe (hallux flexus). *Br Med J* 1887 ; 1 : 728
[7] DuVries HL. Surgery of the foot. St Louis : CV Mosby, 1959 : 381–440
[8] Geldwert JJ, Rock GD, McGrath MP, Mancuso JE. Cheilectomy: still a useful technique for grade I and hallux limitus/rigidus. *J Foot Surg* 1992 ; 31 : 154–159
[9] Gordon M, Bullough PG. Synovial and osseous inflammation in failed silicone-rubber prostheses. *J Bone Joint Surg Am* 1982 ; 64 : 574–580
[10] Gould N. Hallux rigidus: Cheilectomy or implant? *Foot Ankle* 1981 ; 1 : 315–320
[11] Grace DL. Implant arthroplasty of the metatarsophalangeal joints. *J Bone Joint Surg Br* 1984 ; 66 : 772
[12] Hardy RH, Clapham JC. Observations on hallux valgus. *J Bone Joint Surg Br* 1951 ; 33 : 376–391
[13] Hattrupp SJ, Johnson KA. Subjective results of hallux rigidus following treatment by cheilectomy. *Clin Orthop* 1988 ; 226 : 182–191
[14] Kampner SL. Total joint prosthetic arthroplasty of the great toe: a 12 year experience. *Foot Ankle* 1984 ; 4 : 249–261
[15] Kurtz DH, Harrill JC, Kaczander BI, Solomon MG. The Valenti procedure for hallux limitus: a long-term follow-up and analysis. *J Foot Ankle Surg* 1999 ; 38 : 123–130
[16] Mann RA, Clanton TO. Hallux rigidus: treatment by cheilectomy. *J Bone Joint Surg AM* 1988 ; 70 : 400–406
[17] Mann RA, Coughlin MJ, DuVries HL. Hallux rigidus: A review of the literature and a method of treatment. *Clin Orthop* 1979 ; 142 : 57–63
[18] Mau C. Das Krankheitsbild des Hallux rigidus. *Münch Med Wochenschr* 1928 ; 75 : 1193–1196
[19] Moberg E. A simple operation for hallux rigidus. *Clin Orthop* 1979 ; 142 : 55–56
[20] Muscarella VJ, Hetherington VG. Hallux limitus and hallux rigidus. In : Hetherington V Ged. Hallux valgus and forefoot surgery. New York : Churchill Livingstone, 1994 : 313–325
[21] Nicoladoni C. Über Zehenkontrakturen. *Wiener Klin Wochenschrift* 1881 ; 51 : 1418–1419
[22] Nilsonne H. Hallux rigidus and its treatment. *Acta Orthop Scand* 1930 ; 1 : 295–303
[23] Ritschl A. Die Beugekontraktur der großen Zehe. *Münch Med Wochenschr* 1917 ; 64 : 617
[24] Ronconi P, Monachino P, Baleanu PM, Favilli G. Distal oblique osteotomy of the first metatarsal for the correction of hallux limitus and rigidus deformity. *J Foot Ankle Surg* 2000 ; 39 : 154–160
[25] Selner AJ, Bogdan R, Selner MD, Bunch EK, Mathews RL, Riley J. Tricorrectional osteotomy for correction of late-stage hallux limitus/rigidus. *J Am Podiatric Med Assoc* 1997 ; 87 : 414–424
[26] Southgate JJ. Hallux rigidus: long-term results of dorsal wedge osteotomy and arthrodesis in adults. *J Foot Ankle Surg* 1997 ; 36 : 136–140
[27] Stockley I, Betts RP, Getty CJ, Rowley DI, Duckworth T. A prospective study of forefoot arthroplasty. *Clin Orthop* 1989 ; 248 : 213–218
[28] Swanson AB. Implantarthroplasty in disabilities of the great toe. *Instr Course Lect* 1972 ; 21 : 227–235
[29] Watermann H. Die Arthitis deformans des Großzehengrundgelenkes als selbständiges Krankheitsbild. *Z Orthop Chir* 1927 ; 48 : 346–355
[30] Wenger RJ, Whalley RC. Total replacement of the great toe. *J Bone Joint Surg Br* 1978 ; 60 : 88–92
[31] Wilson CL. A method of fusion of the metatarsophalangeal joint of the great toe. *J Bone Joint Surg Am* 1958 ; 40 : 384–385
[32] Wilson DW. Hallux valgus and rigidus. In : Helal B, Wilson DW eds. The foot. Edinburgh: Churchill Livingstone, 1988 : 471–475
[33] Youngswick FD. Modifications of the Austin bunionectomy for treatment of metatarsus primus elevatus associated with hallux limitus. *J Foot Surg* 1982 ; 21 : 114–116

Vorfußdeformitäten: Spaltfuß, angeborener Hallux varus und Metatarsus varus

J. Minguella

Abstract

Spaltfuß: Das Hauptmerkmal eines Spaltfußes ist ein zentraler, keilförmiger Defekt. Ein operativer Eingriff ist bei ausgeprägten Fußdeformitäten oder störenden Fehlstellungen der peripheren Strahlen angezeigt. Die Behandlung umfasst:
- Verschluss des Spaltfußes,
- Korrektur der Fehlstellungen von Zehen oder Strahlen,
- Resektion von Knochenbrücken (auch als querer Knochen bekannt).

Angeborener Hallus varus: Die Großzehe steht im Metatarsophalangealgelenk nach medial abgewinkelt. Ein chirurgischer Eingriff ist zu empfehlen, wenn hierdurch das Tragen von normalen Schuhen möglich wird und der Fuß besser aussieht. Die Behandlung umfasst:
- Einfache Fehlstellung der großen Zehe: Entfernung des medialen fibrösen Zügels und Resektion des M. abductor hallucis durch eine mediale Z-förmige Hautinzision oder einen dorsalen Lappen, der den Spalt zwischen der ersten und zweiten Zehe verschließt,
- in Kombination mit einer präaxialen Polydaktylie: Resektion der überzähligen Zehen,
- in Kombination mit einer Anomalie des ersten Mittelfußknochens: a) Kurzer Metatarsus: Schrittweise Verlängerung; b) kurzer, verdickter und bogenförmiger Metatarsus: Z-förmige Osteotomie und Verlängerung in einem Schritt; c) längs gerichtete epiphysäre Konsole am Metatarsus: Der mediale Teil des Metatarsus wird in Längsrichtung reseziert.

Metatarsus varus: Die ist eine Fehlstellung des Vorfußes auf Höhe der Tarsometatarsalgelenke nach medial. Ein operativer Eingriff wird nur bei wenigen Patienten erforderlich. Die Behandlung besteht in kuppelförmigen Osteotomien in den Basen der Mittelfußknochen durch zwei Längsinzisionen.

Schlüsselworte
Fuß, Vorfuß, Metatarsus varus, Spaltfuß, angeborener Hallux varus, Polydaktylie, Mittelfußverlängerung

Einleitung

Zusätzlich zu den ästhetischen Problemen beeinträchtigen Vorfußdeformitäten die plantigrade Abstützung des Fußes und die Fähigkeit normale Schuhe zu tragen. Sie können Folge von Fehlbildungen durch eine unnormale embryonale Entwicklung sein, wie ein Spaltfuß oder eine Polydaktylie oder sie entwickeln sich später, wobei die anatomische Integrität erhalten ist, wie bei einem Metatarsus varus.

Wenn man mit einer Vorfußdeformität konfrontiert wird, müssen die Patienten darüber informiert werden, dass das Problem nicht darin besteht, ob das Kind laufen kann, sondern ob es in der Lage sein wird, normal zu laufen. Es muss ihnen gesagt werden, dass das Ziel der Behandlung eine gute Abstützung des Fußes ist, die ein normales Gehen ermöglicht und das hierzu gelegentlich operative Eingriffe erforderlich werden.

Spaltfuß

Ein Spaltfuß ist eine recht seltene angeborene Anomalie, die häufig vererbt wird. Sie tritt üblicherweise bilateral und in Kombination mit Spalthänden auf. Das Hauptkennzeichen eines Spaltfußes ist ein zentraler, keilförmiger Defekt, der einen oder mehrere Zehen oder Strahlen, üblicherweise den zweiten und dritten betrifft. Der erste und fünfte Strahl sind üblicherweise nicht involviert (Abb. 1). Eine Kombination von Spaltfuß und Syndaktylie, Hallux valgus, Medialabweichung der fünften Zehe und Synostosen sind häufig. Es können auch Knochenbrücken vorliegen.

Behandlung

Spaltfüße, bei denen eine gute Funktion erhalten ist, erfordern meist keine operative Behandlung. Diese ist nur bei ausgeprägten Fußdeformitäten oder störenden Fehlstellungen peripherer Strahlen angezeigt. Eine korrekte Abstützung des Fußes und die Möglichkeit normale Schuhe zu tragen, müssen gesichert werden.

Wenn eine operative Behandlung erforderlich ist, muss der Spaltfuß operiert werden, bevor das Kind ein Jahr alt ist und zu laufen beginnt. Bei Kindern erfolgt der Eingriff in Narkose mit einer Blutsperremanschette mit nicht mehr als 250 mmHg Druck. Wegen möglicher Anomalien muss die Verwendung einer Esmarch-Binde bei Deformitäten vermieden werden, um die Lage eventueller Gefäßanomalien während des Eingriffs leichter erkennen zu können.

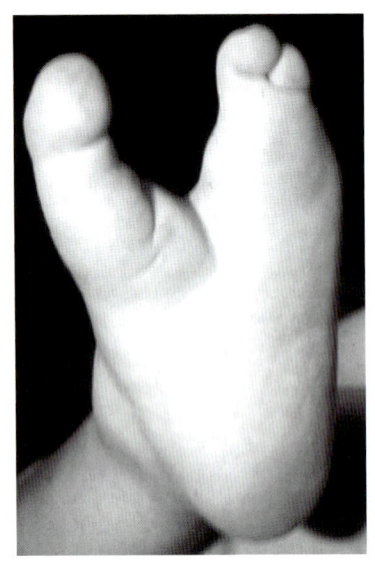

Abb. 1 Spaltfuß: Zentraler Defekt, der den zweiten und dritten Strahl betrifft.

Operationstechnik

■ Verschluss eines Spaltfußes

Der Spalt wird dadurch geschlossen, dass mit einer Hautplastik zwischen den betroffenen Zehen eine neue „Schwimmhaut" geschaffen wird (Abb. 2). Über ein Drittel der proximalen Phalanx der Zehe, die den Spalt medial begrenzt, wird auf der Lateralseite ein rechteckiger, distal gestielter Lappen gehoben. Die dorsale Inzision des Lappens wird in Richtung der dorsalen Begrenzung des Spalts weitergeführt. Nach ihrem Apex verläuft die Inzision parallel zur plantaren Kante und endet in einer kleinen queren L-Inzision im mittleren Drittel der proximalen Phalanx der anderen Zehe. Diese quere Inzision nimmt die Vorderkante des rechtwinkligen Lappens auf. Hierdurch entsteht die „Schwimmhaut".

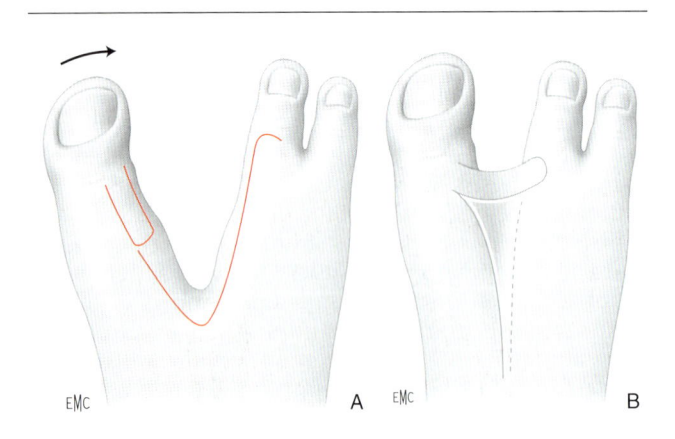

Abb. 2 Spaltfuß.
A. Rechtwinkliger Lappen für den Zwischenzehenraum und Inzision zum Verschluss des Spaltes.
B. Nach Naht des Lappens.

Die Präparation des Hautlappens muss das darunter liegende Subkutangewebe mit umfassen. Beim Verschluss des Spaltes wird die dorsale Haut gegen die mediale Begrenzung des Spaltes und die plantare Haut gegen die laterale Begrenzung geschoben. An beiden Stellen wird die überzählige Haut reseziert. Wenn der Spalt sehr lang ist, sollte vor allem auf der Plantarfläche eine Längsnarbe, die sich retrahieren könnte, vermieden werden. Im ersten Schritt wird das Subkutangewebe mit einer Naht verschlossen.

■ Korrektur von Fehlstellungen einer Zehe oder eines Strahls

Wenn die Achsen divergent sind, muss die übergroße Breite des Vorfußes verkleinert werden (Abb. 3). Bei kleinen Kindern können vor Verschluss des Spalts einige Nähte zwischen den Kapseln der Metatarsophalangealgelenke (MP) mit nicht-resorbierbaren Fäden ausreichend sein. Man kann auch einen Kanal durch den Hals des Mittelfußknochens (M) bohren und mit einem kräftigen Faden oder einer der restlichen Sehnen desselben Fußes eine Schlinge bilden. Wenn der Verschluss nicht möglich ist oder der Fuß unter Belastung nicht plantigrad steht oder bei älteren Kindern kann eine unvollständige Osteotomie an der Basis des Mittelfußknochens durchgeführt werden, wobei immer versucht werden muss, den Fuß plantigrad einzustellen. Um Spannung im Bereich des verschlossenen Spaltes zu vermeiden, wird die Stellung durch 2 intermetatarsal quer eingebrachte Kirschner-Drähte gehalten.
Ein Hallux valgus oder eine Abweichung der fünften Zehe nach medial ist häufig. Das Erscheinungsbild kann durch Kapsellappen oder Osteotomien verbessert werden, aber die Form eines normalen Schuhs wird beurteilen ob die Kontur des Fußes ausreichend ist. Die Korrektur von Syndaktylien ist nur erforderlich, wenn sie Zehenprobleme verursachen.

■ Knochenresektionen

Knochenvorsprünge, die Clavus-Bildungen durch Schuhdruck auslösen können, müssen reseziert werden. In jedem Fall ist die Resektion von Knochenbrücken erforderlich, da sie während des Wachstums den Spalt aufweiten können.

■ Nachbehandlung und Ergebnisse

Postoperativ reicht ein Kompressionsverband, da die Kirschner-Drähte die Korrektur aufrecht erhalten. Bei kleinen Kindern ist ein Gipsverband nicht zuverlässig, da sie ihn leicht entfernen können. Wenn das Kind zum Zeitpunkt des Eingriffs bereits läuft, kann dies nach sechs Wochen nach Entfernung der Kirschner-Drähte und Anlage einer elastischen Binde, die den Vorfuß in der korrekten Breite hält, wieder erlaubt werden.
Postoperative Komplikationen sind nicht häufig. Wenn aber bei der Korrektur der auseinander gewichenen medialen Strahlen keine Spannung vermieden wird, können die Hautnähte reißen. Wenn eine Osteo-

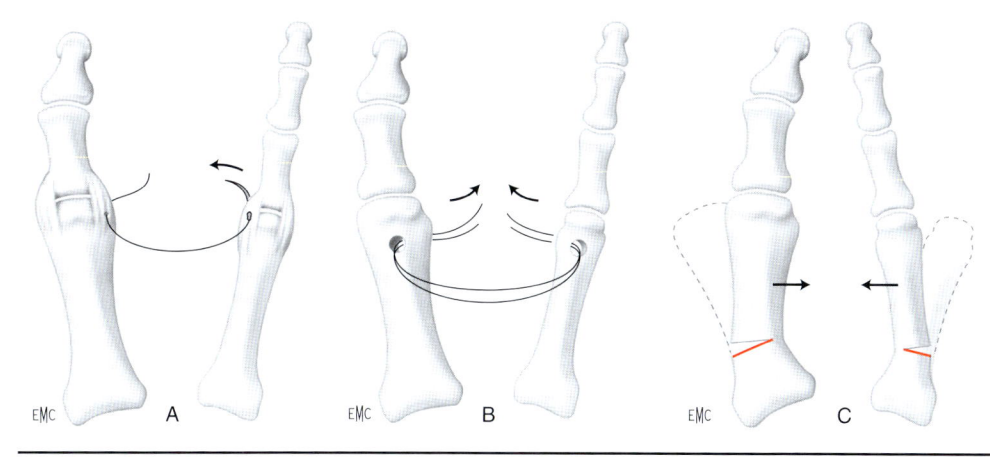

Abb. 3
Spaltfuß.
A. Verschluss durch Kapselnähte an den MP-Gelenken.
B. Knöcherne Ligatur durch Löcher in den Metatarsalköpfen.
C. Verschluss durch unvollständige Osteotomie an der Basis.

tomie des ersten Metatarsale (M1) erforderlich wird, muss die Epiphysenfuge an der Basis geschont werden, da sonst eine zunehmende Verkürzung eintreten kann. Bezüglich der Abstützung des Fußes und der Möglichkeit normale Schuhe zu tragen, sind die Ergebnisse im Allgemeinen gut (5, 10). Das ästhetische Erscheinungsbild des Fußes ist sehr vom Ausmaß der Spaltbildung abhängig (Abb. 4).

Angeborener Hallux varus

Als Hallux varus bezeichnet man eine Deformität, bei der die große Zehe im Metatarsophalangealgelenk nach medial gewinkelt steht. Meist liegt gleichzeitig eine vermehrte Breite im ersten Mittelfußspalt vor. Es handelt sich üblicherweise um eine nicht erbliche Deformität, die einseitig auftritt. Es können vorliegen:
- Eine einfache Abweichung der großen Zehe. Ein straffes fibröses Band zwischen der Medialseite der großen Zehe und der Basis des ersten Mittelfußknochens zieht die große Zehe nach medial,
- eine Kombination mit einer präaxialen Polydaktylie (6) (Abb. 5),
- eine Kombination mit einem anormalen M1 allein oder mit einer Polydaktylie (6) (Abb. 6).

Behandlung

Ein angeborener Hallux varus erfordert üblicherweise eine operative Therapie. Diese muss nach dem sechsten Monat durchgeführt werden, damit das Problem gelöst ist, bevor das Kind zu laufen beginnt. Die Operation ist anzuraten wenn sie dazu führt, dass normale Schuhe getragen werden können und sich das Erscheinungsbild des Fußes verbessert. Der Eingriff muss in Narkose und unter Blutsperre erfolgen.

Operationstechnik

■ *Einfache Abwinkelung der Großzehe*

Über der Medialseite des Fußes erfolgt von der Basis der

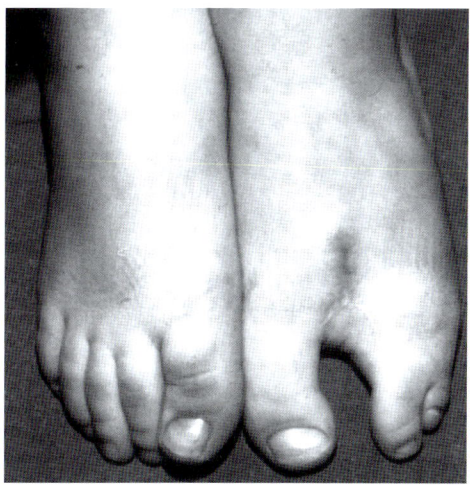

Abb. 4 Spaltfuß: Klinisches Ergebnis nach operativer Behandlung.

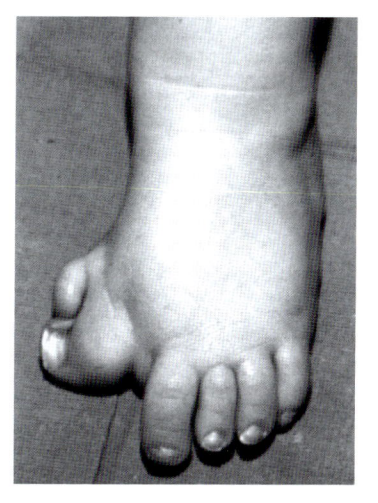

Abb. 5 Angeborener Hallux varus bei gleichzeitiger präaxialer Polydaktylie.

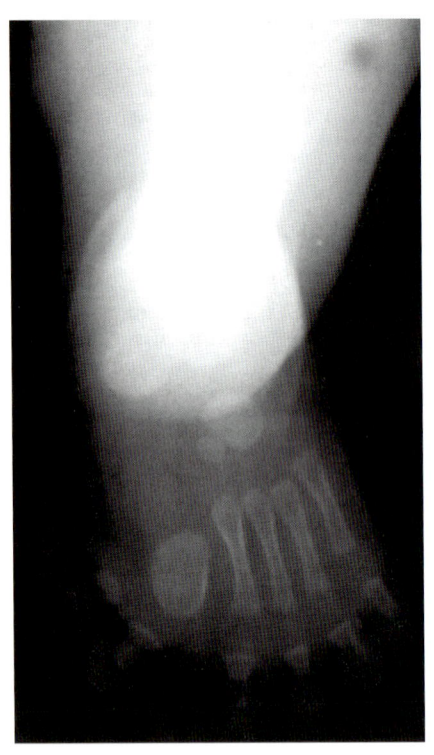

Abb. 6 Angeborener Hallux varus. Auch das Röntgenbild zeigt einen unnormalen ersten Mittelfußknochen.

Großzehe bis zur Basis von M1 ein längs gerichteter Zugang. Hierbei werden 1 oder 2 Z-förmige Inzisionen angelegt, um die mediale Haut zu verlängern (Abb. 7). Dann erfolgt die Entfernung des fibrösen Bandes und die Resektion des M. abductor hallucis oder eine einfache Tenotomie. Medial muss eine Kapsulotomie mit Bildung eines Lappens erfolgen. Die Zehe wird durch einen distal gestielten lateralen Kapsellappen, der straff vernäht wird oder eine Kapselraffung in der richtigen Stellung gehalten. Diese wird durch einen intramedullären Kirschner-Draht, der die große Zehe am M1 fixiert, gesichert.

Wenn die Breite des ersten Zehenzwischenraums sehr groß ist, wird die Haut verwendet, um den medialen Fußrand zu verlängern (Abb. 8). Hierzu wird ein proximal gestielter, dorsaler Hautlappen, der von dem Spalt zwischen der ersten und zweiten Zehe bis zur Plantarfläche der großen Zehe reicht, präpariert. Von der medialen Basis des Lappens wird eine weitere Inzision nach distal in Richtung auf die mediale plantare Seite der Großzehe angelegt. Wenn die Stellung der großen Zehe korrigiert ist, wird der mediale Teil der Wunde durch den geschwenkten dorsalen Hautlappen verschlossen.

■ Kombination mit einer präaxialen Polydaktylie

Zu einer der oben beschriebenen Techniken kommt noch die Resektion der überzähligen Zehen oder Phalangen, üblicherweise der medial gelegenen, durch eine spindelförmige dorsomediale Inzision, bei der auch der entsprechende Nagel entfernt wird (Abb. 9). Vor dem Eingriff muss jedoch der Typ der Polydaktylie sorgfältig geklärt werden, da manchmal Gefäß- oder Sehnenanomalien eine laterale anstatt einer medialen Resektion der überzähligen Zehen erforderlich machen (6). Zu empfehlen ist die vorherige Präparation eines Kapselperiostlappens an der lateralen Basis, um die Gelenkkapsel rekonstruieren zu können. Es kann eine Verschmälerung des M1-Kopfes durch eine Längsosteotomie erforderlich sein.

■ Kombination mit einem unnormalen ersten Mittelfußknochen

Das Vorgehen hängt jeweils vom Typ der Anomalie ab:
1. Bei einem sonst normal aussehenden kurzen M1 empfiehlt sich eine schrittweise Verlängerung, wenn Schmerzen durch eine Überbelastung von M2 bestehen.
2. Bei einem kurzen verdickten und gekrümmten M1 können nach früherer Korrektur des Hallux varus zwischen dem 5. und 6. Lebensjahr Probleme auftreten. In diesem Fall erfolgt eine Verlängerung in einem Schritt, bei der ein gekrümmter Knochen in einen geraden Knochen, der mehr einem normalen Mittelfußknochen gleicht, umgewandelt wird (Abb. 10). Über eine mediale, längs gerichtete Inzision, zur Vermeidung von Hautspannungen Z-förmig geführt, erreicht man die Dorsalseite von M1, der mit einer oszillierenden Säge Z-förmig durchtrennt wird. Die Osteotomie wird mit einem manuellen Distraktor aufgespreizt, um die maximale noch tolerierte Länge zu erreichen. Dann wird M1 an den

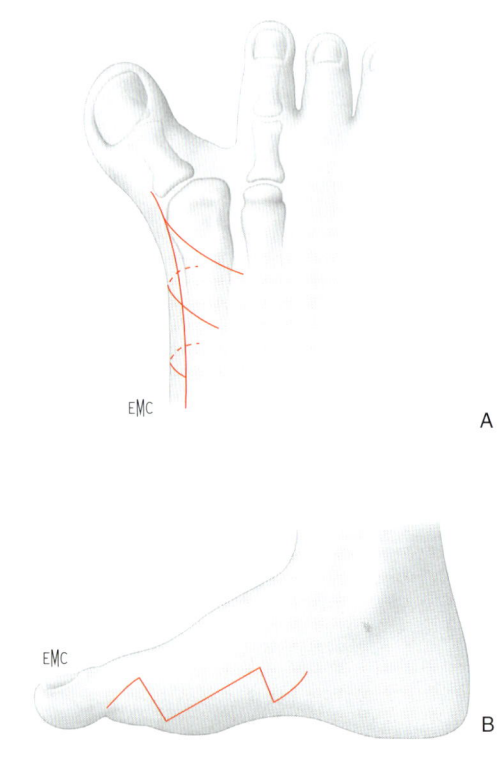

Abb. 7 Angeborener Hallux varus.
A. Hautinzision mit zusätzlichen Z-Plastiken.
B. Aussehen nach Hautnaht.

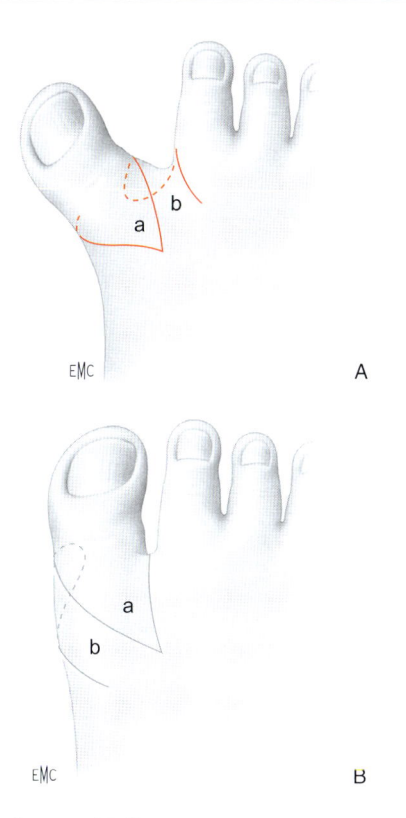

Abb. 8 *Angeborener Hallux varus.*
A. Lappen aus der Haut des ersten Zehenzwischenraums, um den medialen Defekt zu verschließen, der bei der Korrektur der großen Zehe entsteht.
B. Aussehen nach Hautnaht.

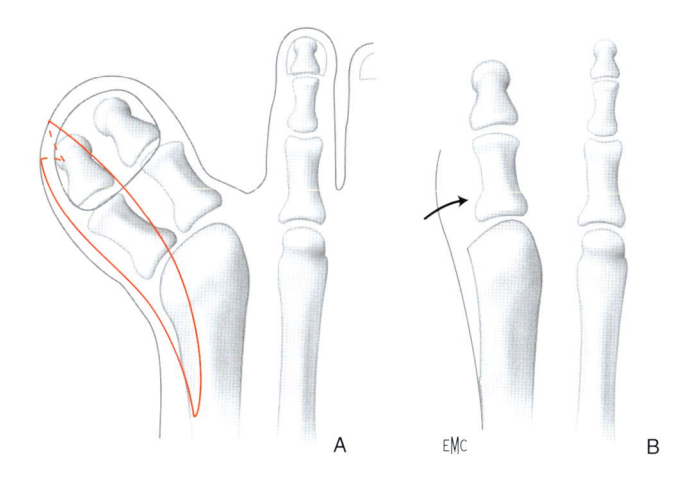

Abb. 9 *Angeborener Hallux varus mit Polydaktylie.*
A. Spindelförmige Inzision, um die überzählige Zehe zu entfernen.
B. Kapselperiostlappen und Osteotomie am Kopf von M1, um eine einzelne große Zehe zu schaffen.

benachbarten Metatarsalia mit 3 Kirschner-Drähten fixiert, um diese Stellung zu halten. Eine schrittweise Verlängerung mit einem Distraktionsgerät, um den M1-Kopf in die richtige Stellung zu bringen um den Fuß gut abzustützen, erfolgt am besten am Ende der Wachstumsperiode oder wenn die Verkürzung von M1 Schmerzen im Fuß auslöst. Hierzu wird eine Längsinzision über M1 angelegt, die möglichst eine alte Narbe nach früheren Eingriffen berücksichtigt. Dann werden 4 Stifte (2 proximal und 2 distal) jeweils durch beide Kortizes eingesetzt. Zwischen dem zweiten und dritten Stift erfolgt nach Vorbohrung eine subperiostale Osteotomie (9). Das Distraktionsgerät wird angebracht und vor dem Wundverschluss etwas Distraktion gegeben, um zu kontrollieren, dass die beiden Segmente vollständig voneinander gelöst sind.

3. Bei einer metatarsalen epiphysären Längskonsole können in dem Alter, in dem der Hallus varus korrigiert wird, die Epiphysenanomalien röntgenologisch nicht beurteilt werden. Daher wird der mediale Teil von M1 mit einem kleinen Rongeur in Längsrichtung reseziert, bis man auf die Kortikalis der Diaphyse trifft (Abb. 11) und proximal und distal bis zu den Stellen, an denen die Fuge quer verläuft (7). Wenn es später zu einem Rezidiv der epiphysären Konsole kommt, kann ggf. gleichzeitig mit einer Korrekturosteotomie eine erneute Resektion durchgeführt werden (jetzt ist die Veränderung besser zu erkennen), wobei anschließend Fett oder Zement eingebracht wird, um einer knöchernen Überbrückung der Fuge vorzubeugen.

■ *Nachbehandlung und Ergebnisse*

Bei kleinen Kindern ist ein Kompressionsverband üblicherweise ausreichend, da ein Kirschner-Draht die korrekte Stellung der Großzehe sichert. Eine Verlängerung ist einem Schritt macht einen Gipsverband erforderlich, in dem die Sohlenbelastung nach 4 Wochen erlaubt werden kann. In beiden Fällen werden Draht und Gips 6 Wochen belassen. Bei einer schrittweisen Verlängerung bietet das Distraktionsgerät genügend Schutz, sodass den Patienten erlaubt wird, unter Teilbelastung zu gehen. Die Verlängerung beginnt mit

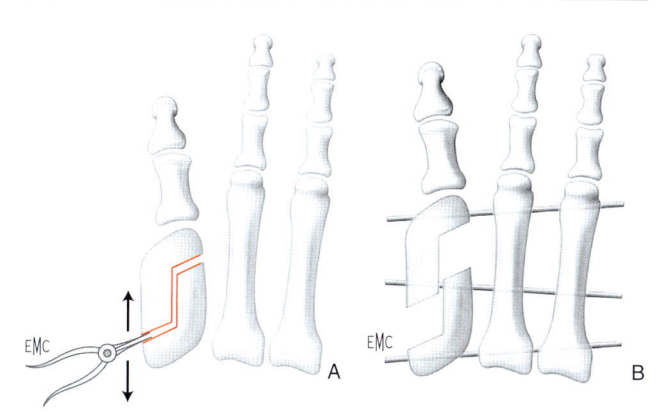

Abb. 10 *Angeborener Hallux varus und unnormaler M1: Kurz, verdickt und gekrümmt.*
A. M1 nach Z-förmiger Osteotomie.
B. M1 verlängert und mit 3 Kirschner-Drähten fixiert.

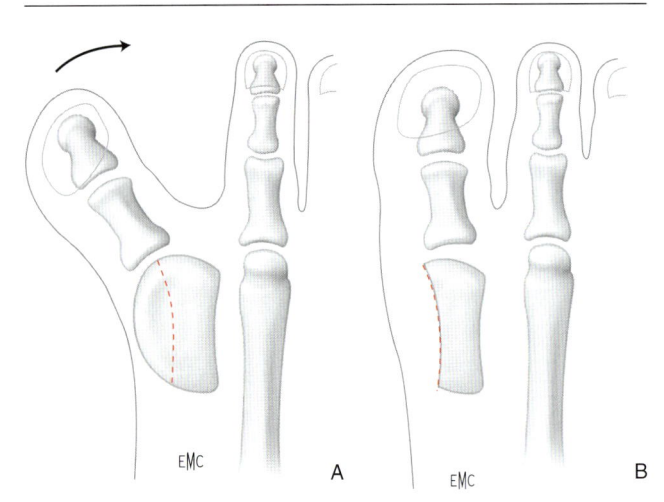

Abb. 11 Angeborener Hallux varus und anormaler M1. Epiphysäre metatarsale Längskonsole.
A. Präoperative Situation.
B. Nach Resektion der medialen Anteile von M1.

einer Geschwindigkeit von 0,5 mm/Tag am vierten bis fünften Tag. Je nach Kallusbildung, die röntgenologisch kontrolliert wird, kann die Geschwindigkeit verändert werden. Die Verlängerung muss beendet werden, wenn eine wesentliche Bewegungseinschränkung an der Großzehe auftritt.

Eine häufigere Komplikation bei der Korrektur eines Hallux varus ist eine Nekrose der medialen Haut durch eine zu große Spannung bei der Korrektur der Großzehe. Wenn die Haut nach Entfernung der Blutsperre sich nicht wieder normal färbt, obwohl Z-Plastiken angelegt wurden, müssen ohne zu zögern einige Nähte entfernt und notfalls ein Vollhautlappen transplantiert werden.

Bei den einfachen Formen eines kongenitalen Hallux varus sind die Ergebnisse gut, obwohl bei einer Anomalie des M1 Rezidive eintreten können. Diese Fälle können erst definitiv gelöst werden, wenn das Wachstum beendet ist, wobei zusätzliche Operationen notwendig werden können. Die Ergebnisse der Verlängerung sind bei den einfachen Fällen eines kurzen M1 gut, wohingegen sich bei einem unnormalen M1 die gewünschte Länge nicht immer erzielen lässt.

Metatarsus varus

Bei einem Metatarsus varus besteht eine Fehlstellung des Vorfußes auf Höhe der Tarsometatarsalgelenke nach medial. Klinisch zeigt sich eine quere Falte am medialen Fußrand und eine vermehrte Vorwölbung an der Basis des fünften Mittelfußknochens (Abb. 12).

Behandlung

Ein Metatarsus varus erfordert üblicherweise konservative Maßnahmen durch mehrfache Manipulationen, Gipse oder Schienen. Bei manchen Patienten (4%) wird jedoch ein operativer Eingriff erforderlich, wenn nach dem 3. Lebensjahr wegen der verbliebenen Adduktion des Vorfußes Schwierigkeiten auftreten Schuhe zu tragen. Häufig werden multiple Kapsulotomien an den Tarsometatarsalgelenken durchgeführt (3). Es sind jedoch Komplikationen beschrieben (8). Besser ist eine Korrektur durch multiple Osteotomien an der Mittelfußbasis.

Operationstechnik

Über zwei Längsinzisionen auf der Dorsalseite des Fußrückens (eine zwischen M1 und M2 und die andere über M4) (Abb. 13) werden kuppelförmige Osteotomien in den Metatarsalbasen angelegt. Es ist sehr wichtig, die dorsalen Venen zu schonen und die Strecksehnen und oberflächlichen Nerven vorsichtig zu präparieren. Die Basis von M1 wird von dorsal angegangen. Dann muss die Wachstumsfuge identifiziert werden. Die kuppelförmige subperiostale Osteotomie wird so gelegt, dass der proximale Apex der Kuppel 0,5 cm distal der Wachstumsfuge liegt. Über dieselbe Inzision lässt sich die Dorsalseite von M2 erreichen. Hier wird die subperiostale Osteotomie etwas mehr proximal durchgeführt. Die 3 lateralen Mittelfußknochen werden durch eine zweite Inzision in ähnlicher Weise angegangen. Bei ausgeprägten Deformitäten kann die Entfernung von kleinen Knochenkeilen mit lateraler Basis notwendig werden. In M1 und M5 wird je ein kräftiger, intramedullärer Kirschner-Draht eingesetzt, der distal an der Zehe austritt. Nach Korrektur des Vorfußes werden diese Drähte retrograd durch die Osteotomie zurückgebohrt. Sie halten die gewünschte Korrektur. Vor Verschluss der Wunde müssen die Osteotomien kontrolliert werden, um eine inkorrekte Lage, die die richtige Abstützung des Fußes verändern könnte, auszuschließen.

Nachbehandlung und Ergebnisse

Es wird eine Unterschenkelgipsschiene angelegt und die Stellung röntgenologisch kontrolliert. Nach 4

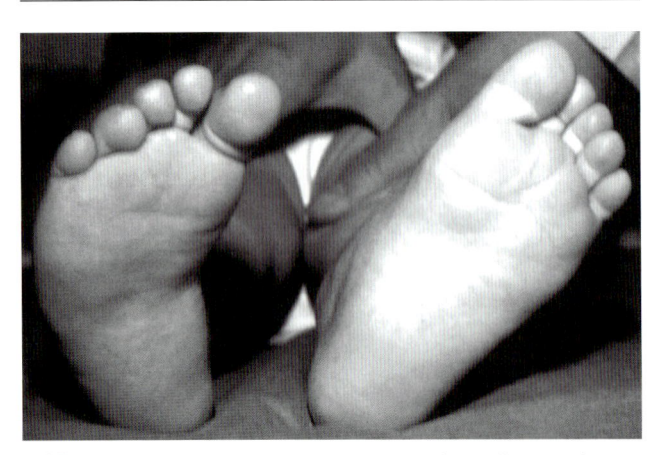

Abb. 12 Angeborener Metatarsus varus des rechten Fußes. Die quere Falte am medialen Fußrand ist gut sichtbar.

Wochen kann im Gips, der ebenso wie die Kirschner-Drähte, 6 Wochen belassen wird, mit der Belastung begonnen werden.

Eine Überkorrektur eines ausgeprägten Metatarsus varus kann die Gefäß- und Nervenfunktion durch die Dehnung der gesamten Medialseite des Fußes beeinträchtigen. Ein geringes Ödem ist normal. Wenn aber ein deutlicher Durchblutungsmangel oder eine distale Anästhesie besteht, wird die Entfernung zumindest des Kirschner-Drahts aus dem ersten Strahl erforderlich und hierdurch eine gewisse Reduktion der Korrektur möglich. Der Gipsverband sollte die Stellung aufrecht erhalten. Ein oder 2 Manipulationen pro Woche reichen evtl. aus, um die ursprüngliche Korrektur wieder zu erreichen.

Osteotomien verursachen ein geringeres Operationstrauma als multiple Kapsulotomien (3, 8) und weniger Komplikationen. Dennoch muss die Technik sehr genau sein, vor allem bezüglich der Osteotomie von M1, da Verkürzungen entweder durch direkte Schädigung der Fuge oder eine Devaskularisierung durch eine extrem proximale Osteotomie nach ausgedehnter Ablösung des Periosts beschrieben sind. Die Ergebnisse sind jedoch im Allgemeinen gut.

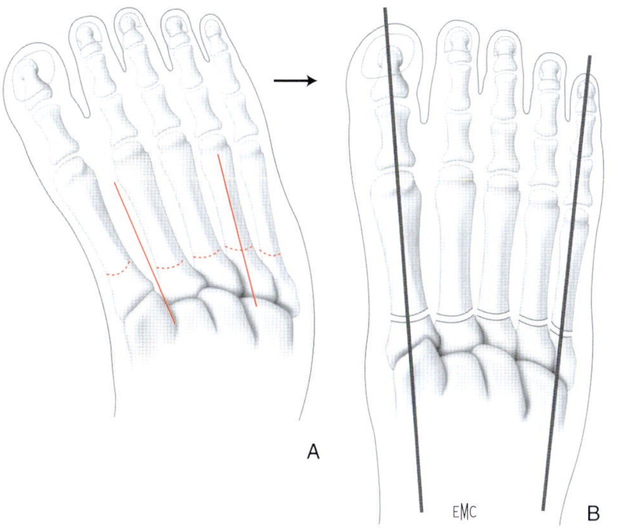

Abb. 13 Metatarsus varus.
A. Lage der Inzisionen auf dem Fußrücken.
B. Sicherung der Korrektur des Vorfußes mit 2 Kirschner-Drähten in M1 und M5 nach Osteotomien an der Basis aller Mittelfußknochen.

Schlussfolgerungen

– Ausgeprägte Vorfußdeformitäten sollten behandelt werden, bevor das Kind zu laufen beginnt.
– Die Korrektur aller Deformitäten sollte eine plantigrade Abstützung des Fußes zum Ziel haben.
– Die Technik muss akkurat sein und die Tatsache berücksichtigen, dass während des Eingriffs anatomische Anomalien entdeckt werden können, die eine Veränderung des zuvor geplanten Vorgehens erfordern.

Literatur

[1] Berman A, Gartland JJ. Metatarsal osteotomy for the correction of adduction of the fore part of the foot in children. *J Bone Joint Surg Am* 1971 ; 53 : 498–506
[2] Farmer AW. Congenital hallux varus. *Am J Surg* 1958 ; 95 : 274–278
[3] Heyman CH, Herndorn CH, Strong JM. Mobilization of the tarsometatarsal and intermetatarsal joints for the correction of resistant adduction of the fore part of the foot in congenital club-foot or congenital metatarsus varus. *J Bone Joint Surg Am* 1958 ; 40 : 299–310
[4] Holden D, Siff S, Butler J, Cain T. Shortening of the first metatarsal as a complication of metatarsal osteotomies. *J Bone Joint Surg Am* 1984 ; 66 : 582–587
[5] Kovalsky E, Guttmann GG. Early surgical correction of unilateral cleft foot deformity. *Orthopedics* 1990 ; 13 : 347–350
[6] Minguella J, Cabrera M. Polidactilia preaxial del pie. *Rev Ortop Traumatol* 1998 ; 42 : 9–13
[7] Mubarak SJ, O'Brien TJ, Davids JR. Metatarsal epiphyseal bracket: treatment by central physiolysis. *J Pediatr Orthop* 1993 ; 13 : 5–8
[8] Stark JG, Johanson JE, Winter RB. The Heyman-Herndon tarsometatarsal capsulotomy for metatarsus adductus: results in 48 feet. *J Pediatr Orthop* 1987 ; 7 : 305–310
[9] Takakura Y, Tanaka Y, Fujil T, Tamai S. Lengthening of short great toes by callus distraction. *J Bone Joint Surg Br* 1997 ; 79 : 955–958
[10] Wood VE, Peppers TA, Shook J. Cleft-foot closure: a simplified technique and review of the literature. *J Pediatr Orthop* 1997 ; 17 : 501–504

Klauenzehen und Hammerzehen

N. Wülker
B. Valtin

Abstract

Deformitäten der Kleinzehen werden meist durch einen Hallux valgus und durch ungeeignetes Schuhwerk mit schmaler Zehenführung und hohen Absätzen verursacht. Eine rigide Flexionskontraktur tritt üblicherweise im proximalen Interphalangealgelenk auf. Sie wird als proximale Hammerzehe bezeichnet und durch die Resektion der distalen Kondylen der proximalen Phalanx über einen lateralen oder dorsalen Zugang behandelt. Seltener liegt die rigide Flexionskontraktur in Höhe des distalen Interphalangealgelenks als sog. distale Hammerzehe oder Krallenzehe vor. Sie wird durch Resektion der distalen Kondylen des Mittelgliedes korrigiert. Eine Überstreckung im Metatarsophalangealgelenk gibt der Zehe ein klauenähnliches Aussehen. Dies erfordert eine Korrektur durch Weichteilrelease und Verlängerung der Strecksehne. Flexible Zehendeformitäten verursachen selten genügend Beschwerden, um einen chirurgischen Eingriff zu rechtfertigen. Falls dies doch der Fall ist, ist eine Verpflanzung der Beugesehne die beste Korrekturtechnik.

Schlüsselworte
Fuß, Hammerzehe, Klauenzehe, Resektionsarthroplastik, Tenotomie

Einleitung

Deformitäten der Kleinzehen werden meist durch einen Hallux valgus ausgelöst, indem der Hallux auf den zweiten, aber auch auf weiter lateral liegende Zehen Druck ausübt. Die Kleinzehen weichen üblicherweise nach dorsal aus. Zu Beginn ist diese Deformität flexibel. Mit der Zeit können sich aber Beugekontrakturen einstellen, vor allem im proximalen Interphalangealgelenk, aber auch im distalen Interphalangealgelenk. Dies wird als Hammerzehendeformität bezeichnet. Eine Deformität in Dorsalflexion im Metatarsophalangealgelenk beginnt üblicherweise erst in einem späteren Stadium. Auch diese kann zunächst flexibel sein und später rigide werden und bis zu einer Subluxation oder Luxation im Metatarsophalangealgelenk führen. Die Spitze der betroffenen Zehe erreicht beim stehenden Patienten nicht mehr den Boden. Dies wird als Klauenzehe bezeichnet. Bei der Krallenzehe handelt es sich um eine seltenere isolierte Beugedeformität des distalen Interphalangealgelenks.

Auch ungeeignetes Schuhwerk mit enger Zehenführung und hohen Absätzen kann zu Deformierungen an den Kleinzehen führen (7). Andere prädisponierende Faktoren können eine Überlänge der zweiten Zehe, sog. „griechischer Fuß" oder ein im Verhältnis zum ersten Mittelfußknochen deutlich längerer zweiter und dritter Mittelfußknochen sein. Rigide Hammerzehen finden sich oft bei Patienten mit komplexen rheumatischen Vorfußdeformierungen und bei einem Hohlfuß. Manchmal treten Hammerzehen und Klauenzehen bei einer neuromuskulären Erkrankung, d.h. Charcot-Marie-Tooth-Erkrankung, Friedreich-Ataxie, Zerebrallähmung oder multipler Sklerose auf. Die Pathogenese der Kleinzehendeformierungen beginnt mit einer Schwäche der intrinsischen Muskulatur (4, 12). Dies führt zu einer Dorsalflexion in den Metatarsophalangealgelenken. Die gesteigerte Aktivität der langen Flexoren, um diese Fehlstellung zu korrigieren, führt zu einer Plantarflexion in den proximalen und distalen Interphalangealgelenken. Eine gesteigerte Aktivität der langen Extensoren, um diese Flexorenkraft in Balance zu halten, resultiert schließlich in einer exzessiven Dorsalflexion im Metatarsophalangealgelenk. Die plantare Platte wird gedehnt und die Metatarsophalangealgelenke beginnen zu subluxieren. Durch die andauernde Hyperextension der proximalen Phalanx verlieren die extrinsischen Extensorensehnen ihren Tenodeseeffekt in den Interphalangealgelenken und ermöglichen dadurch die Flexionsfehlstellung der distalen Phalangen. Durch die forcierte Dorsalflexion in den Metatarsophalangealgelenken erhöht sich die Spannung in den intrinsischen Flexoren.

Operationstechniken

Die Operationstechnik wird entsprechend von Art und Schwere der Deformität gewählt. Rigide Deformierungen werden am besten durch eine Resektionsarthroplastik behandelt. Solche Deformierungen finden sich am häufigsten im proximalen Interphalangealgelenk (d.h. proximale Hammerzehe). Sie machen eine Resektion der distalen Kondylen der proximalen Phalanx erforderlich. Seltener liegt die rigide Flexionsdeformität auf Höhe des distalen Interphalangealgelenks (d.h. distale Hammerzehe). Sie wird durch eine distale Kondylenresektion am Mittelglied behandelt. Eine deutliche Überstreckung im Metatarsophalangealgelenk (d.h. Klauenzehe) muss durch einen Weichteilrelease und eine Verlängerung der Extensorensehne korrigiert werden. Dies erfolgt meist zusammen mit einer proximalen interphalangealen Resektionsarthroplastik.

Flexible Zehendeformitäten lösen selten so starke Symptome aus, dass ein chirurgischer Eingriff erforderlich wird. Falls doch, ist ein Transfer der Beugesehne die geeignetste Technik (14). Ein Transfer des kurzen Beugers auf den langen Beuger mit gleichzeitiger Verlängerung ist gelegentlich bei ausgeprägten Klauenzehen, bei denen meist eine neurologische Erkrankung ursächlich ist, indiziert.

Eine Verkürzung von einem oder mehreren Mittelfußknochen (3, 13) ist keine Standardbehandlung für Deformitäten an den Kleinzehen. Dies wird nur bei den seltenen subluxierten oder luxierten Metatarsophalangealgelenken durchgeführt, die allein durch Weichteilrelease und Sehnenverlängerung nicht reponiert werden können. Als Alternative zur Kondylektomie kann eine Arthrodese der proximalen und distalen Interphalangealgelenke durchgeführt werden (1, 11). Es wurde auch eine Verkürzung der Diaphyse der proximalen Phalanx zusammen mit einer manuellen Reposition des rigiden proximalen Interphalangealgelenks beschrieben (9, 15). Die Autoren verwenden diese Technik jedoch nicht.

Proximale Hammerzehe

Hierbei ist nur das proximale Interphalangealgelenk betroffen. Wenn eine rigide Flexionskontraktur besteht, ist eine Kondylektomie der proximalen Phalanx indiziert. Dies bedeutet eine Resektionsarthroplastik des proximalen Interphalangealgelenks (5, 8, 16). Diese Technik ist vor allem bei einer Überlänge der zweiten Zehe indiziert, da es hierbei zu einer gewissen Verkürzung der Zehe kommt. Die Technik wird am häufigsten bei Hammerzehen bei einer Hallux valgus ohne Metatarsalgie verwendet und wenn ein interdigitaler Klavus besteht.

Operationstechnik

Der Eingriff kann, entsprechend der Gewohnheit des Chirurgen, durch einen lateralen oder dorsalen Eingriff erfolgen. Letzterer wird verwendet, wenn ein dorsaler Klavus exzidiert werden muss (6, 10).

Für den lateralen Zugang (Abb. 1) erfolgt die Inzision auf der interdigitalen Seite der Zehe (auf der Seite, wo die interdigitale Falte am weitesten proximal liegt). Das bedeutet eine mediale Inzision an der zweiten Zehe und eine laterale Inzision an der dritten, vierten und fünften Zehe. Die Inzision reicht direkt bis auf den Knochen und auf das proximale Interphalangealgelenk ohne weitere Präparation der Weichteile. Das Periost proximal der Phalanxkondylen wird abgelöst und runde Haken um den Knochen eingesetzt. Dann werden die Kapsel und die Seitenbänder des proximalen Interphalangealgelenks durchtrennt. Die Zehe wird luxiert und hierdurch der Kopf der proximalen Phalanx freigelegt, der auf der Höhe des Halses reseziert wird. Hierfür könne eine oszillierende Säge, ein Meißel oder eine Knochenzange verwendet werden. Die Resektion beträgt üblicherweise 4–6 mm. Sie berücksichtigt die präoperative Länge der Zehe und die Verkürzung der benachbarten Zehen, wenn hier gleichzeitig eine Kondylektomie erfolgen soll. Beim Verschluss wird nur die Haut genäht. Die postoperative Stellung der Zehe wird durch einen Feuchtverband mit einem Schwamm und einem Tape gesichert, der die operierte Zehe an den beiden Nachbarzehen fixiert.

Diese umschriebene Knochenresektion reicht zur Korrektur der Deformität nur aus, wenn das Metatarsophalangealgelenk der betroffenen Zehe vollständig flexibel ist. Dies wird mit dem „Push-up"-Test überprüft. Nach der Kondylektomie drückt der Operateur den Kopf des betreffenden Mittelfußknochens nach dorsal. Die Zehe muss gerade bleiben und nicht in Dorsalflexion gehen, sonst muss ein Release des Metatarsophalan-

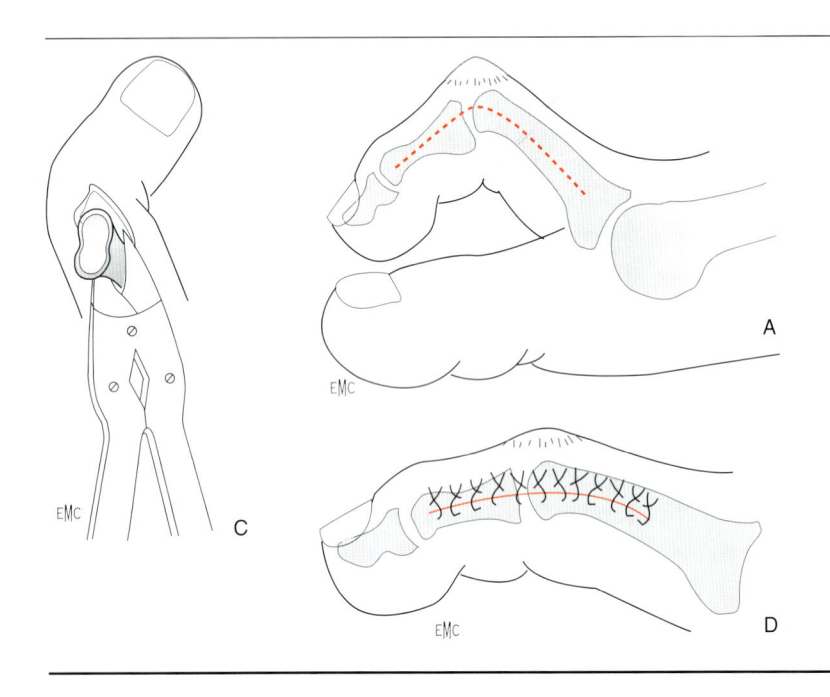

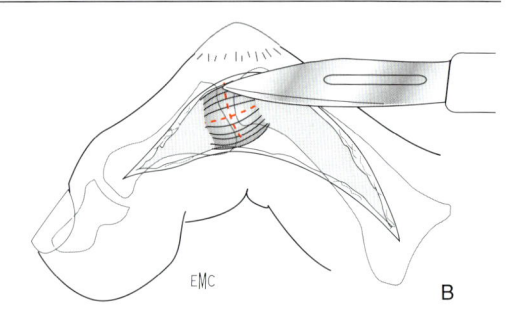

Abb. 1
Kondylektomie der proximalen Phalanx bei einer rigiden proximalen Hammerzehe durch einen lateralen Zugang.
A. Hautinzision.
B. Die Kapsel und die Seitenbänder werden inzidiert.
C. Die Kondylen der proximalen Phalanx werden mit Knochenscheren entfernt.
D. Hautverschluss.

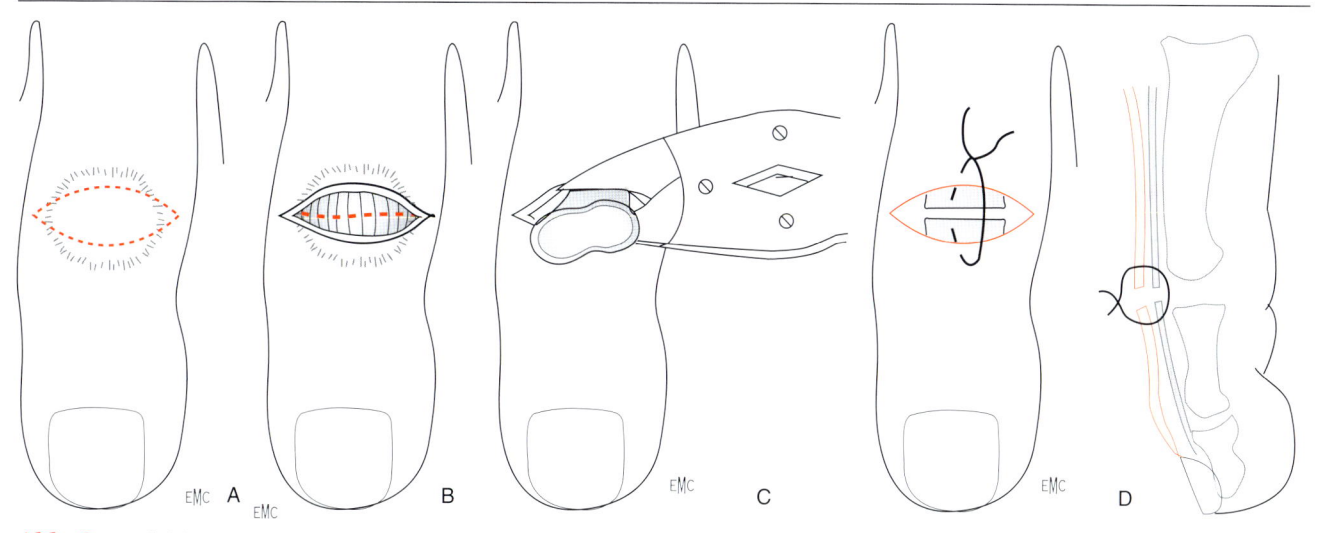

Abb. 2 Kondylektomie der proximalen Phalanx bei rigider proximaler Hammerzehe über einen dorsalen Zugang.
A. Hautinzision mit Exzision des Klavus.
B. Quere Inzision der Strecksehne.
C. Die Kondylen der proximalen Phalanx werden mit Knochenscheren entfernt.
D. Naht von Haut und Sehne.

gealgelenks mit einer Tenotomie der Extensorensehne erfolgen (siehe unten).

Bei dem dorsalen Zugang (Abb. 2) ist die Exzision eines Klavus nur erforderlich, wenn dieser hyperkeratotisch mit einem subkutanen Hygrom ist. Die Hautinzision erfolgt direkt proximal des proximalen Interphalangealgelenks und geht direkt bis auf den Knochen, wobei die Extensorensehne quer durchtrennt wird. Der Kopf der proximalen Phalanx wird durch Überbeugung im proximalen Interphalangealgelenk dargestellt. Die Kondylen werden einschließlich von 4–6 mm der proximalen Phalanx resiziert. Der Wundverschluss erfolgt in einer Schicht, dabei werden Haut, proximaler Stumpf der Extensorensehne und distaler Stumpf dieser Sehne gemeinsam gefasst. Durch diese Dermotenodese wird die Korrekturstellung gesichert. Der Patient kann mit einem postoperativen Schuh für 2 Wochen voll belasten.

Zur Sicherung der postoperativen Stellung der operierten Zehe kann ein Kirschner-Draht longitudinal eingesetzt werden. Der Draht wird hierzu vom resizierten Gelenk aus nach distal in die mittlere und distale Phalanx und danach proximal durch den Schaft bis zum subchondralen Knochen der proximalen Phalanx eingebracht. Er sollte das Metatarsophalangealgelenk nicht kreuzen, sofern hier kein Release durchgeführt wurde. Der Draht wird nach 2 Wochen entfernt. Es besteht nur eine geringe Gefahr einer Infektion und postoperativen Einsteifung des resizierten Gelenks.

Distale Hammerzehe (Krallenzehe)

Eine Flexionsdeformität besteht nur am distalen Interphalangealgelenk bei normalem proximalen Interphalangeal- und Metatarsophalangealgelenken. Bei einer rigiden Fehlstellung ist eine Kondylektomie am Mittelglied indiziert.

Operationstechnik

Auf Höhe des distalen Interphalangealgelenks wird eine quere dorsale Inzision unter Resektion einer Hautellipse angelegt. Dies ist grundlegend wichtig, um einem Rezidiv vorzubeugen (Abb. 3). Nach querer Durchtrennung der Extensorensehne wird der Kopf des Mittelglieds durch Hyperflexion des Gelenks luxiert. Die lateralen Teile der Kapsel und das Seitenband werden durchtrennt. Dann werden 3 bis 5 mm der Mittelphalanx resiziert und hierbei die Kondylen und die distale Gelenkfläche entfernt. Wie bei einer proximalen interphalangealen Resektionsarthroplastik erfolgt der Verschluss in einer Schicht. Dabei werden wiederum Haut und proximaler und distaler Stumpf der Extensorensehne gefasst und dadurch eine Dermotenodese mit Korrektur der Fehlstellung erreicht.

Klauenzehe

Die kontrakte Dorsalflexion des Metatarsophalangealgelenks ist oft deutlich zu sehen, vor allem wenn eine Subluxation oder Luxation besteht. Geringere Kontrakturen werden intraoperativ mit dem „Push-up"-Test gefunden (Abb. 4). Nach einer interphalangealen Resektionsarthroplastik drückt der Chirurg den Kopf des betreffenden Mittelfußknochens nach dorsal. Wenn die Zehe nicht gerade bleibt, sondern nach dorsal abweicht, besteht eine gewisse Kontraktur, die chirurgisch angegangen werden muss. Das Übersehen dieser Kontraktur ist ein häufiger Grund für Fehlschläge der operativen Behandlung von Hammer- und Klauenzehen.

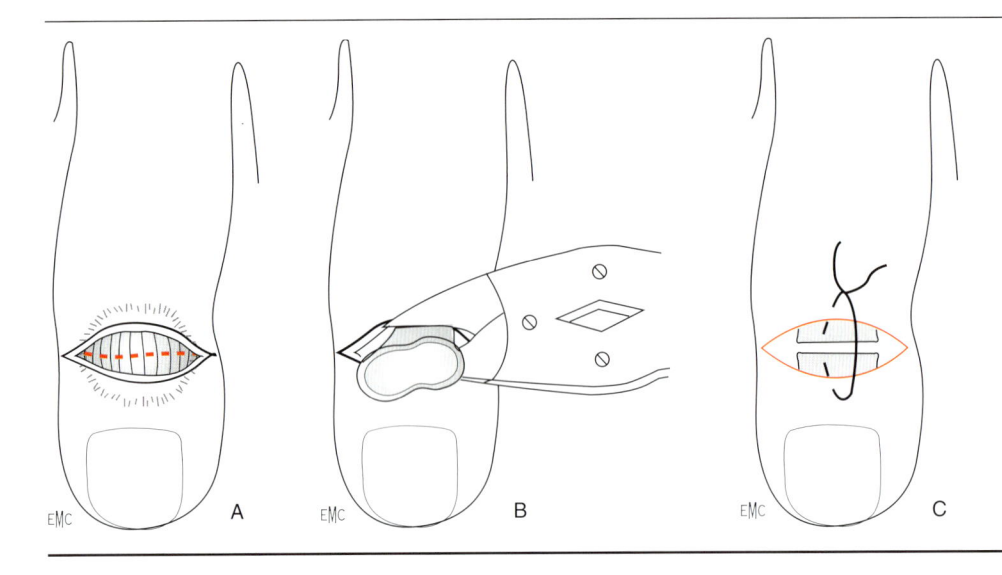

Abb. 3
Kondylektomie der Mittelphalanx bei rigider distaler Hammerzehe.
A: Hautinzision mit Exzision des Klavus.
B. Die Kondylen der Mittelphalanx werden mit Knochenscheren entfernt.
C. Naht von Haut und Sehne.

Operationstechnik

Eine Z-förmige Hautinzision (zur Vermeidung einer Narbenkontraktur) verläuft über der Steckseite des Metatarsophalangealgelenks oder es wird die Inzision für den interphalangealen Eingriff nach proximal verlängert. Die Extensorensehne wird zwischen dem Metatarsophalangeal- und proximalem Interphalangealgelenk dargestellt und Z-förmig durchtrennt (Abb. 5). Die Zehe wird in maximale Plantarflexion gebracht und die Kapsel des Metatarsophalangealgelenks inzidiert. Dies beginnt dorsal und reicht bis zu den medialen und lateralen Seitenflächen. Die Inzision muss direkt am Knochen erfolgen, um Verletzungen der in der Nähe verlaufenden neurovaskulären Gebilde zu vermeiden. Die Subluxation oder Luxation sollte jetzt korrigierbar sein und der „Push-up"-Test negativ. Sonst muss die Kapsulotomie nach plantar weitergeführt werden. Eine Fixation mit Kirschner-Drähten über das Metatarsophalangealgelenk sollte 2 Wochen postoperativ belassen bleiben. Wenn eine vollständige Reposition des Metatarsophalangealgelenks trotz eines vollständigen Weichteilrelease nicht erreicht werden kann, sollte eine distale Verkürzung des Mittelfußknochens durchgeführt werden (3). In einem postoperativen Schuh, der für 6 Wochen getragen wird, kann der Patient voll belasten.

Flexible Zehendeformitäten

Flexible Deformitäten der Kleinzehen zeigen sich, wenn der Patient steht. Sie können aber vom Untersucher vollständig reponiert werden. Sie verursachen selten ausreichende Symptome, um eine operative Korrektur erforderlich zu machen. Wenn die Deformität, vor allem an der zweiten Zehe, durch den Druck eines Hallux valgus entsteht, kann sie evtl. allein durch einen Korrektureingriff am Hallux valgus beseitigt werden und wird dann selbst gar nicht operativ angegangen. Andernfalls ist die Verpflanzung der Flexorsehne auf die Extensorensehne die Technik der Wahl (17). Dies kann auch zusammen mit einer proximalen interphalangealen Resektionsarthroplastik zur Korrektur der Stellung des Metatarsophalangealgelenks erfolgen.

Operationstechnik

Auf der Plantarseite des Metatarsophalangealgelenks wird eine quere Inzision angelegt und direkt bis auf die Flexorensehnen geführt (2). Die Sehne des langen

Abb. 4 Klauenzehe: Der „Push-up"-Test.

Klauenzehen und Hammerzehen

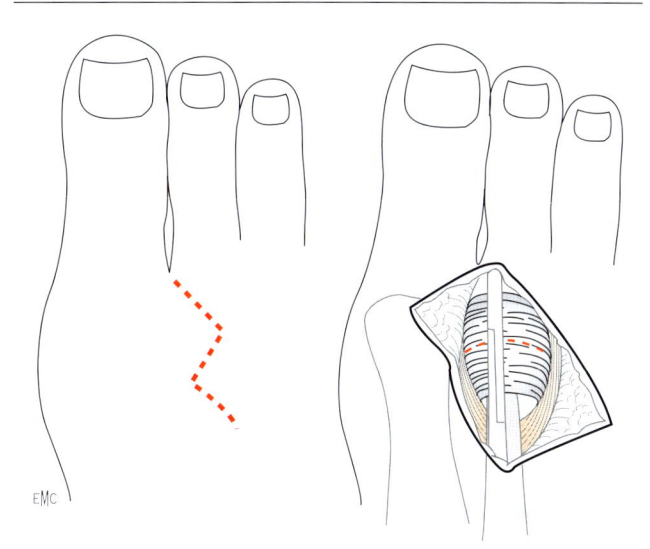

Abb. 5 Weichteilrelease und Verlängerung der Strecksehne bei einer Klauenzehe mit kontrakter Dorsalflexion im Metatarsophalangealgelenk.

Nähten gefasst. Dann erfolgt eine Längsinzision über der proximalen Phalanx oder man verwendet die Inzision für die proximale interphalangeale Resektionsarthroplastik. Mit einer kleinen gebogenen Klemme werden direkt am Knochen die Standnähte von der proximalen plantaren Inzision in die dorsale Inzision geführt. Hierdurch wird eine Verletzung des Gefäßnervenstrangs vermieden. Die beiden Zügel der langen Beugesehne werden dann in maximaler Plantarflexion der Zehe auf die Strecksehne genäht. Es ist darauf zu achten, dorsal keinen übergroßen Knoten zu schaffen, der zu Druckbeschwerden im Schuh führt. Die Wunden werden mit Hautnähten verschlossen. Ein postoperativer Schuh und eine Repositionsbandage, die die Zehe in Plantarflexion hält, werden über 6 Wochen getragen.

Transfer des kurzen Beugers auf den langen Beuger mit einem Verlängerungseffekt

Diese Technik wird an den Kleinzehen seltener verwendet, d.h. vorwiegend bei angeborenen Klauenzehen und bei Schwanenhalsdeformitäten der zweiten Zehe zusammen mit einer Varisation. Die laterale Inzision liegt über dem Metatarsophalangealgelenk. Nach partieller Eröffnung des metatarsophalangealen Pulley wird die lange Beugersehne am Gelenk durchtrennt und die kurze Beugersehne von der Mittelphalanx abgelöst. Die kurze Beugersehne wird dann mit dem distalen Teil der langen Beugersehne vernäht. Hierdurch ergibt sich ein Verlängerungseffekt (Abb. 7).

Beugers verläuft zwischen den beiden Sehnen des kurzen Beugers (Abb. 6). Üblicherweise kann in der langen Sehne eine zentrale Raphe erkannt werden. Die lange Sehne wird mit einer kleinen Klemme frei präpariert. Über der Insertion der langen Beugesehne erfolgt plantar eine Stichinzision, die so erweitert wird, dass die Sehneninsertion vollständig gelöst wird und die Sehne durch die proximale plantare Inzision herausgezogen werden kann. Sie wird entlang der zentrale Raphe längs gespalten und beide Zügel mit

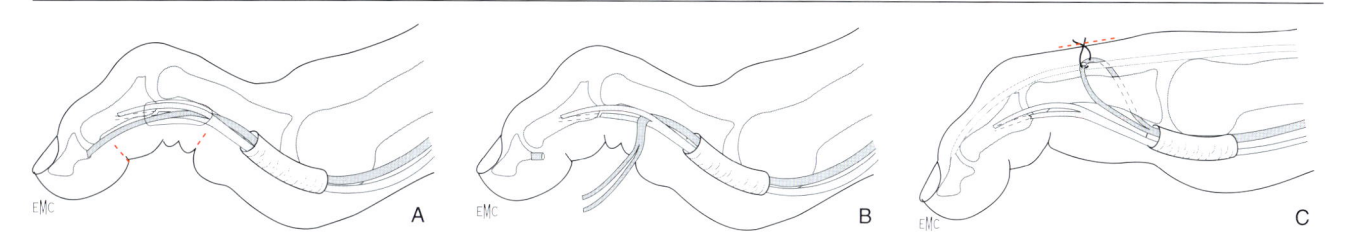

Abb. 6 Beuger- auf Streckertransfer bei flexibler Hammerzehe.
A. Die lange Beugesehne wird zwischen den beiden kurzen Beugesehnen mobilisiert.
B. Ihre Insertion an der distalen Phalanx wird über eine Stichinzision durchtrennt.
C. Die Sehne wird längs gespalten und ihre beiden Zügel dann mit der Strecksehne vernäht.

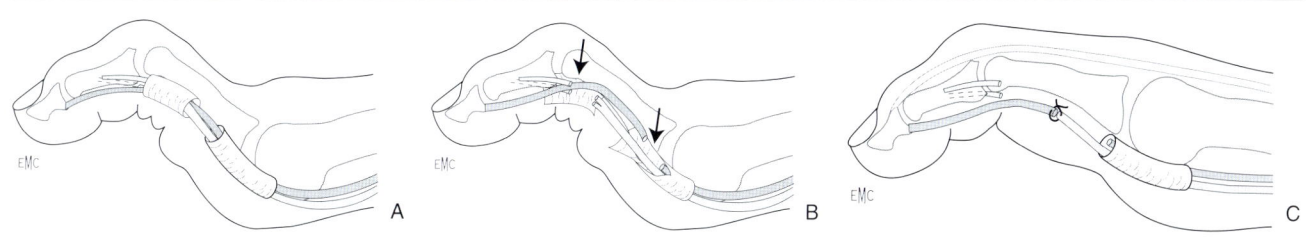

Abb. 7 Transfer des kurzen Beugers auf den langen Beuger mit Verlängerungseffekt.
A. Vor Eröffnung des metatarsophalangealen Pulley.
B. Die lange Beugesehne ist am Gelenk durchtrennt und der kurze Zehenbeuger von der Mittelphalanx abgelöst.
C. Der proximale Stumpf der durchtrennten kurzen Beugesehne wird mit dem distalen Stumpf der langen Beugesehne vernäht.

Literatur

[1] Alvine FG, Garvin KL. Peg and dowel fusion of the proximal interphalangeal joint. *Foot Ankle* 1980 ; 1 : 90–94

[2] Barbari SG, Brevig K. Correction of claw toes by Girdlestone-Taylor flexor-extensor transfer procedure. *Foot Ankle* 1984 ; 5 : 67–73

[3] Barouk LS. L'ostéotomie cervico-capitale de Weil dans les métatarsalgies médianes. *Méd Chir Pied* 1994 ; 10 : 1–11

[4] Coughlin MJ. Lesser toe deformities. *Orthopaedics* 1987 ; 10 : 63–75

[5] Duvries HL. Surgery of the foot. St Louis : CV Mosby, 1959

[6] Fuhrmann RA, Roth A. Hammer toes: condylectomy of the proximal and middle phalanx. In : Wülker N, Stephens MM, Cracchiolo A eds. Atlas of foot and ankle surgery. London : Dunitz, 1998 : 77–83

[7] Grace DL. Surgery of the lesser rays. *Foot* 1993 ; 3 : 51–57

[8] Hohmann G. Zur Technik der Hammerzehenoperation. *Arch Orthop Unfall-Chir* 1922 ; 20 : 417–418

[9] Kuwada GT. Surgery of the lesser digits. In : Butterworth R, Dockery GL eds. A colour atlas and text of forefoot surgery. London : Wolfe, 1992 : 137–158

[10] Mann RA, Coughlin MJ. Keratotic disorders of the plantar skin. In : Mann RA, Coughlin MJ eds. Surgery of the foot and ankle. St Louis : CV Mosby, 1993 : 413–465

[11] McGlamry ED. Lesser ray deformities. In : McGlamry ED, Banks AS, Downey MS eds. Comprehensive textbook of foot surgery. Baltimore : Williams and Wilkins, 1992 : 321–378

[12] Myerson MS, Shereff MJ. The pathological anatomy of claw and hammer toes. *J Bone Joint Surg Am* 1989 ; 71 : 45–49

[13] Reikeras O. Metatarsal osteotomy for relief of metatarsalgia. *Arch Orthop Traumatol Surg* 1983 ; 101 : 177–178

[14] Thompson GH. Bunions and deformities of the toes in children and adolescents. *J Bone Joint Surg Am* 1995 ; 77 : 1924–1936

[15] Uhthoff HK. Operative Behandlung der nicht kontrakten Hammerzehe. *Oper Orthop Traumatol* 1990 ; 2 : 46–50

[16] Valtin B. Pathology of the lesser toes : a clinical study on surgical treatment. In : Cahiers d'enseignements de la SOFCOT. Paris : Expansion Scientifique Française, 1997 : 107–119

[17] Walsh HP. Hammer toes: flexor tendon transfer and meta-tarsophalangeal soft tissue release. In : Wülker N, Stephens MM, Cracchiolo A eds. Atlas of foot and ankle surgery. London : Dunitz, 1998 : 85–92

Taylor-Bunion oder Bunionette

S. Hautier

Abstract

Für die Behandlung einer Bunionette sind verschiedene Techniken beschrieben, von denen viele aber nur eine Komponente dieser Deformität korrigieren. Die diaphysäre Z-Osteotomie ist eine einfache und gute operative Technik, die zu ausgezeichneten Ergebnissen führt und die beiden Komponenten eines Taylor-Bunion beseitigt. Vor allem erlaubt die kräftige interne Fixation eine frühe Vollbelastung. Für ein gutes klinisches Ergebnis sind ätiologische Faktoren, die präoperative Untersuchung und die Analyse der Deformität erforderlich. Wenn die Technik perfekt durchgeführt wird, sind Komplikationen äußerst selten. In den allermeisten Fällen führt sie zu guten Ergebnissen. Nach 10 Tagen können Schuhe getragen werden.

Schlüsselworte
Fuß, Bunionette, Taylor-Bunion

Einleitung

Ein Taylor-Bunion oder Bunionette ist charakterisiert durch eine laterale Prominenz über dem Kopf des 5. Mittelfußknochens, durch die Schmerz, Schwellung und Druckempfindlichkeit in verschiedenem Ausmaß hervorgerufen werden. Der Kopf des 5. Mittelfußknochens ist angeboren vergrößert. Manchmal besteht gleichzeitig eine unnormale laterale Abwinkelung des 5. Mittelfußschafts. Üblicherweise liegt auf der Lateralseite eine chronisch entzündete Bursa. Häufig besteht gleichzeitig auch ein Hallux valgus.

Unsere Technik einer Z-Osteotomie von Kopf und Schaft des 5. Mittelfußknochens, die von Gudas zur Behandlung des Hallux valgus beschrieben wurde, wird mit zwei Schrauben fixiert. Das Verfahren wurde durch eine Verlängerung der Länge der Osteotomie und der Richtung der Schnitte modifiziert.

Operationstechnik

Der Patient wird mit lokaler, lokoregionaler oder spinaler Anästhesie und angelegter Blutsperre auf der Seite gelagert. Die 5–6 cm lange Inzision verläuft gerade über der dorsolateralen Seite des 5. Mittelfußschafts (Abb. 1). In der Tiefe wird das Periost bis zur Gelenkkapsel vom Schaft abgelöst. Die neurovaskulären Strukturen müssen vorsichtig zur Seite gehalten werden. Die Muskeln werden sorgfältig nach dorsal, medial und plantar mobilisiert, bis die Diaphyse des Mittelfußknochens zirkulär freigelegt ist. Die mediale Kapsel muss zum Teil entfernt werden. Dann wird ein kleiner Inge-Haken eingesetzt. Die quere Z-Osteotomie erfolgt in der Horizontalebene mit einer oszillierenden Säge mit kleinem Blatt. Der Horizontalschnitt muss immer exakt horizontal liegen (bei einer Metatarsalgie, die aber am Kopf des 5. Mittelfußknochens sehr selten ist, ausnahmsweise in einer nach dorsal gerichteten Ebene). Der Sägeschnitt beginnt anterodorsal 2 mm hinter dem Knorpel des Mittelfußkopfes und endet proximal auf Höhe der plantaren Konkavität. Die queren Schnitte liegen auf diesen beiden Höhen. Sie erfolgen in der Frontalebene, ihre Winkel zum Horizontalschnitt sind aber nicht unbedingt identisch. Der proximale Schnitt verläuft in einem Winkel von 45° zum Horizontalschnitt, nach distal gerichtet, um die interfragmentäre Oberfläche zu vergrößern und eine evtl. Knochenkürzung zu ermöglichen. Der distale Schnitt verläuft im selben Winkel, aber unter 90°, wenn eine Kürzung erfolgen soll (Abb. 2).

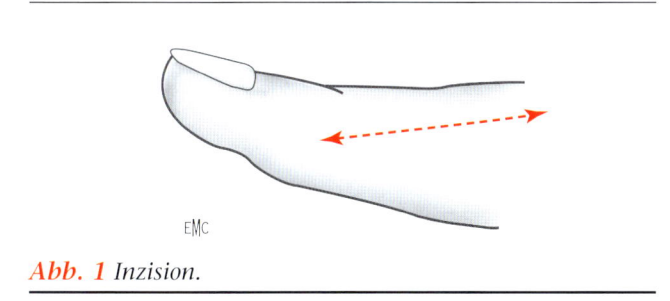

Nach Vervollständigung der Osteotomie kommt es zu einer spontanen Korrektur: Das distale plantare Segment kann um ein Drittel oder die Hälfte der Breite des 5. Mittelfußschafts nach medial verschoben werden. Hierdurch kommt es zur Korrektur der Valguskomponente. Zur Korrektur einer Krümmung des Schaftes werden die Fragmente manchmal in einem Winkel gegeneinander eingestellt. Die Segmente werden dann temporär mit einer speziellen Zange fixiert. Die endgültige Fixation erfolgt mit zwei rechtwinklig zur Osteotomie und, wegen eines besseren Knochenhalts, etwas exzentrisch eingebrachten Kortikalisschrauben. Dann werden mit einer Knochensäge der prominente knöcherne Teil der Bunionette (Abb. 3) und die verbliebene Kortikalis am dorsalen proximalen Fragment

Abb. 1 *Inzision.*

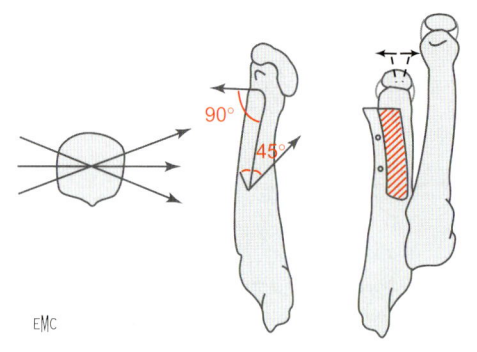

Abb. 2 Z-Osteotomie. Horizontaler Schnitt, von der Seite gesehen. Wenn der horizontale Schnitt schräg verläuft, kann hierdurch die Stellung des Kopfes geändert werden. Längsschnitte. Möglichkeit der Angulation des plantaren Fragments.

entfernt. Kapsel, Periost und Weichteile werden mit resorbierbaren Nähten (2/0 oder 3/0) readaptiert und Subkutangewebe und Haut verschlossen. Danach wird ein leichter Kompressionsverband angelegt. Die Belastung ist bereits am nächsten Tage möglich. Verband und Nähte werden nach 15 Tagen entfernt.

Komplikationen

Komplikationen sind äußerst selten: Frakturen im distalen Schaft oder durch die dorsale Kortikalis am proximalen Flügel der Osteotomie als Folge unkorrekter Osteotomieschnitte oder eines schlechten Knochenstocks. Überkorrekturen sind selten, ebenso Pseudarthrosen, da die rigide Kompression und der große Kontakt zwischen den Segmenten gute Bedingungen für eine primäre Knochenheilung herstellen. Alle Komplikationen lassen sich durch eine sorgfältige Operationstechnik vermeiden. Die Ergebnisse sind immer gut. Schuhe können nach 30 Tagen getragen werden.

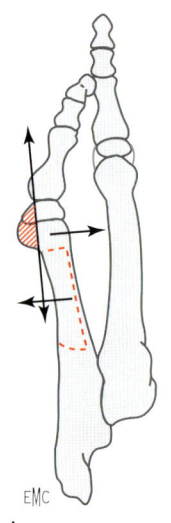

Abb. 3 Bunionektomie.

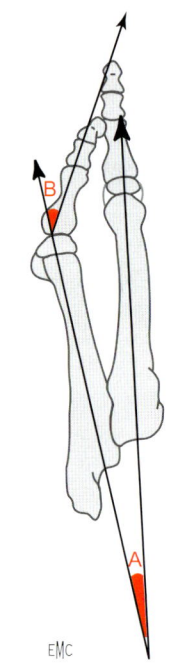

Abb. 4 Der Intermetatarsalwinkel (A). Der Quintus-varus-Winkel (B).

Indikationen

Man entscheidet über die Indikationen nach Beurteilung des Röntgenbildes und Ausmessung des Metatarsalwinkels (Abb. 4) zwischen dem 4. und 5. Mittelfußknochen, der normalerweise etwa 8° beträgt (2). Auch der Quintus-varus-Winkel zwischen den Achsen des 5. Mittelfußknochens und der proximalen Phalanx wird ausgemessen (normalerweise 5°). Die klinische Untersuchung mit Beurteilung von Schmerz, Schwellung

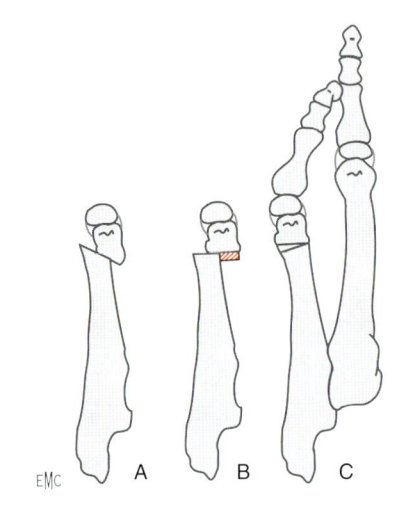

Abb. 5
A. Wilson-Osteotomie.
B. Hohmann-Osteotomie.
C. Distale Schrägosteotomie.

und Druckschmerz ist von großer Bedeutung. Es müssen 3 Arten der Deformität unterschieden werden (5).
- Typ 1: Nur der Kopf des 5. Mittelfußknochens ist vergrößert.
- Typ 2: Die Lateralkrümmung des 5. Mittelfußknochens ist erhöht.
- Typ 3: Der Intermetarsalwinkel liegt über 8°.

Während eine nicht-operative Therapie (entsprechendes Schuhwerk) bei Typ-1-Fällen erfolgreich sein kann, ist eine chirurgische Behandlung für die beiden anderen Typen angezeigt, sofern sie genügend Beschwerden verursachen. Es gibt 2 grundlegende anatomische und physiologische Prinzipien dieser operativen Korrektur:

Die Verlagerung von Kopf und Hals des 5. Mittelfußknochens nach medial (3) und die Korrektur des Intermetatarsalwinkels (7). Es sind mehrere andere Eingriffe beschrieben, wie die Resektion des Mittelfußkopfs (4, 6) (Abb. 5) und unterschiedliche Osteotomien proximal oder diaphysär (1) in verschiedenen Ebenen und Richtungen, z.T. schräg (De Limt JA, Wijfells NAT. The oblique diaphyseal osteotomy for bunionette. Foot and Ankle Surg 1998; 4: 99–104). Alle diese Techniken stimmen in diesen beiden Prinzipien überein. Wir bevorzugen die dargestellte Z-Osteotomie, die alle Elemente der Deformität korrigiert.

Literatur

[1] Diebold PF. Basal osteotomy on the fifth metatarsal for the bunionette. *Foot Ankle* 1991 ; 12 : 74–79

[2] Fallat L, Buckholz J. An analysis of the Taylor's bunion by radiographic and anatomic display. *J AmPodiatr Med Assoc* 1980 ; 70 : 597

[3] Hohmann G. Fuß und Bein. München: JF Bergmann, 1951

[4] McKeever DC. Excision of the fifth metatarsal head. *Clin Orthop* 1959 ; 13 : 321

[5] Schoenhaus H, Rotman S, Meshon AL. A review of normal inter-metatarsal angles. *J AmPodiatr Med Assoc* 1973 ; 63 : 88–95

[6] Weisberg MH. Resection of the fifth metatarsal head in lateral segment problems. *J Am Podiatr Med Assoc* 1967 ; 57 : 374–376

[7] Yancey HA. Congenital lateral bowing of the fifth metatarsal. *Clin Orthop* 1969 ; 62 : 203–205

[8] Zygmunt KH, Gudas CJ, Laros GS. Z-bunionectomy with internal screw fixation. *J Am Podiatr Med Assoc* 1989 ; 79 : 322–329

Vorfuß- und Rückfußamputationen

R. Baumgartner

Abstract

Unabhängig von den ursächlichen Veränderungen einschließlich peripherer Nervenerkrankungen sind partielle Fußamputationen möglich. Im Vergleich zu proximaleren Amputationshöhen erlaubt ein guter Fußstumpf eine volle Fersenbelastung und erlaubt dem Patienten, auch mit einem Rückfußstumpf, kurze Strecken ohne eine Prothese zu gehen. Je weiter peripher die Amputationshöhe gewählt wird, umso größer ist die Notwendigkeit, die Weichteile vorsichtig zu behandeln und die Nachbehandlung sehr sorgfältig zu planen, umso größer ist aber auch die Gefahr einer Komplikation, die eine operative Revision des Stumpfes erforderlich macht. Am Vorfuß wird vor allem durch Mittelfußamputationen eine ausreichende Fußlänge erhalten und der Verlust an Belastungsfläche minimiert. Eine Resektion der Mittelfußknochen ohne Entfernung der Zehen, als „versteckte Amputation" bezeichnet, wird von den Patienten aus kosmetischen Gründen bessert akzeptiert.

Bei einem kurzen Vorfuß und bei Chopart-Stümpfen ist eine temporäre externe Fixation des Sprunggelenks in Neutralposition zu empfehlen, um sekundäre Spitzfuß- oder Varuskontrakturen zu vermeiden.

Am Rückfuß besteht ein erheblicher Unterschied bei der Durchführung der 3 beschriebenen Eingriffe: Chopart-Exartikulation, die Fusion zwischen Kalkaneus und Tibia nach Pirogoff, Boyd und Spitzy und der Syme-Operation.

Durch den verbesserten Prothesensitz sind die schlechte Funktion und Kosmetik von künstlichen Extremitäten keine Argumente mehr gegen Rückfußamputationen.

Schlüsselworte

Fuß, Amputationen, Exartikulation, Vorfußamputation, Rückfußamputation, Zehenamputation, transmetakarpale Amputation, Lisfranc-Amputation, Chopart-Amputation, kalkaneotibiale Fusion, modifizierte Pirogoff-Technik, Syme-Amputation, Kalkanektomie, Prothese

Einleitung

Bei Amputationen an der unteren Extremität muss dem Erhalt eines Teils des Fußes erste Priorität eingeräumt werden. Unabhängig von dem Grundleiden sind Fußstümpfe mit einem exzellenten funktionellen Resultat erreichbar. Dies betrifft auch periphere Gefäßerkrankungen und Neuropathien.

Ein guter Fußstumpf erlaubt die Vollbelastung und ist daher physiologischer als alle Amputationen weiter proximal. Auch mit einem Rückfußstumpf kann der Patient kurze Wege ohne Prothese gehen, d.h. nachts vom Bett zur Toilette. Die Gewebequalität der Fußsohle ist nicht nur für die Belastung, sondern auch für die Propriozeption unübertrefflich, aber auch wenn die sensiblen Funktionen gestört sind und der verbliebene Fuß von einer Osteoarthropathie erheblich betroffen ist, sind die Ergebnisse der Rehabilitation sehr gut. Bei Patienten mit Gefäßerkrankungen ist der Erhalt eines Teils des Fußes besonders wichtig, da früher oder später Amputationen auch am anderen Bein erforderlich werden könnten (oder dies bereits auf einer proximaleren Höhe amputiert ist).

Die Bedenken bezüglich der schlechten Kosmetik von Rückfußprothesen sind nicht mehr gültig, wenn die gewählte Operationstechnik die Anforderungen der Prothetik berücksichtigt und wenn moderne Prothesentechniken zum Einsatz kommen. Patienten mit Zehen- oder Mittelfußamputationen tun sich ohne Prothese oder nur mit einem orthopädischen Schuh oft leichter.

Amputationshöhen

Das Belastungsareal und das Dreieck, das von beiden Füßen mit der Lotrechten durch den Körperschwerpunkt in seiner Mitte gebildet wird, ist für die Biomechanik des menschlichen Stehens und Gehens von grundlegender Bedeutung. Diese „Grundlage" wird mit jeder Verkürzung des Fußes verkleinert. Asymmetrische Längsinzisionen sind von großer Hilfe, um das Belastungsgebiet zu erhalten. Sie stellen damit eine wichtige Alternative zu queren Amputationen dar.
Folgende Amputationshöhen sind möglich (Abb. 1):
1. Distale Phalanx,
2. Amputationen und Exartikulationen am Hallux,
3. Exartikulationen der Zehen,
4. distale Mittelfußknochen,
5. proximale Mittelfußknochen,
6. Lisfranc- und Bona-Jaeger-Gelenke,

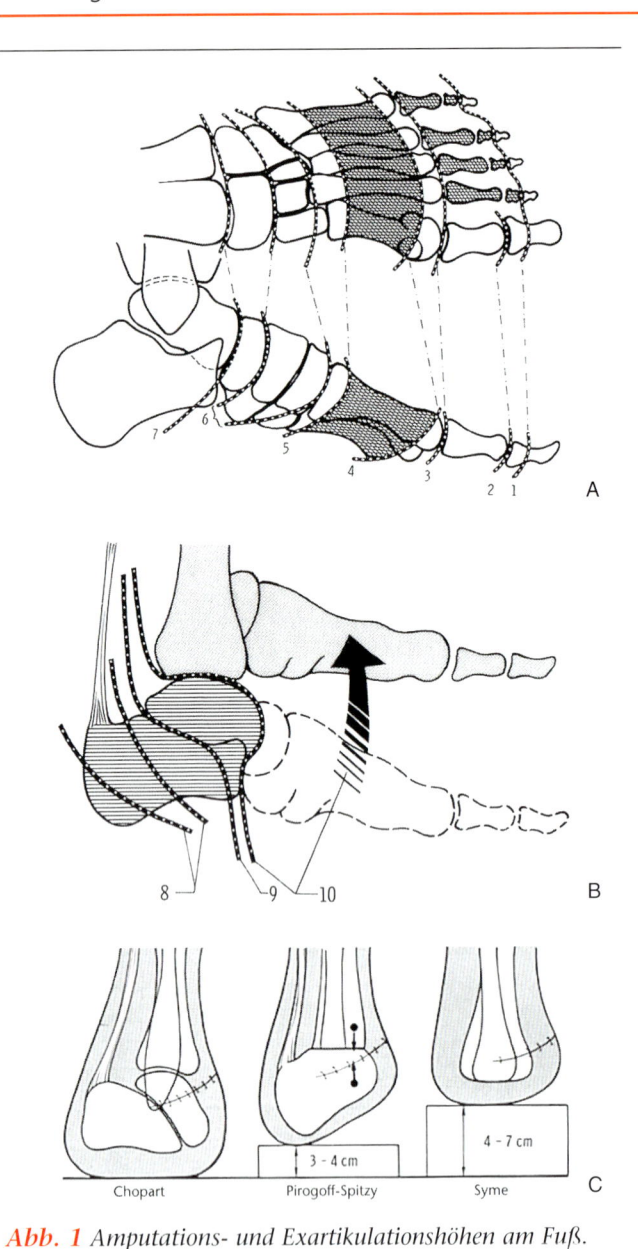

Wahl der Amputationshöhe und Operationstechnik

Um möglichst viel Gewebe zu erhalten und dennoch einen optimalen und funktionellen Stumpf zu schaffen, der schmerzfrei ist, ist eine sorgfältige Behandlung des Gewebes unumgänglich. Bei einer Infektion oder eingeschränkten Blutversorgung ist ein zweiseitiges Vorgehen zu empfehlen: Offene Wundbehandlung und verzögerter Primärverschluss nach einigen Tagen, wenn die Wunden sauber und die Lappen von Granulationsgewebe bedeckt sind. Sehr wertvoll ist modernes Verbandsmaterial, d.h. Polyurethanschaum.

Der schwierigste Teil des ganzen Eingriffs ist die Bestimmung der Amputationshöhe. Sie hängt nicht nur von den örtlichen Gewebeverhältnissen, sondern auch von der verursachenden Erkrankung ab, z.B. kann bei einem Diabetes eine distalere Höhe gewählt werden als dies bei einer allgemeinen Arteriosklerose oder einer Bürger-Winiwarter-Thrombangitis-obliterans erforderlich ist. Wenn jedoch bei einem Diabetes ein Nierenversagen eintritt und der Patient dialysepflichtig ist oder eine Niere transplantiert wurde, kommt es sehr häufig zu einem Zusammenbruch des Vorfußstumpfes.

Die Wahl der Amputationshöhe hängt auch von der Geschicklichkeit des Operateurs und der Bereitschaft des Patienten ab, das höhere Risiko von Zweiteingriffen einschließlich Reamputationen, zu akzeptieren. Im Vergleich zu weiter proximal liegenden Amputationen kann die Wundheilung verlängert sein. Die hierdurch „verlorene" Zeit wird durch die raschere Rehabilitation weitgehend kompensiert. Schließlich hängt die Wahl der Höhe auch von der Geschicklichkeit des Orthopädie-Mechanikers ab. Mit den vorgestellten Operationstechniken kann jeder Fußstumpf mit einem sehr guten funktionellen und kosmetischen Resultat versorgt werden, unabhängig davon, ob die Prothese durch einen Prothesenmechaniker oder eine Orthopädie-Schuhmacher hergestellt wird.

Weichteile

Wenn die Weichteile en bloc mobilisiert werden sollen, muss die Hautinzision immer direkt bis zum Knochen reichen und die Präparation konsequent auf der Knochenoberfläche erfolgen. Besondere Beachtung ist den Stumpfenden zu widmen, die hohen Belastungen und Scherkräften beim Abstoß ausgesetzt sind.

Die Weichteillappen müssen durch tiefe Einzelknopfnähte oder Steristrips® ohne die geringste Spannung adaptiert werden. Bei Fußstümpfen werden die Sehnen auf Höhe des Knochens durchtrennt. Erstaunlicherweise ist es nicht erforderlich, die Sehnenstümpfe auf den Knochen zu fixieren. Bei Patienten mit Gefäßerkrankungen ist dies sogar kontraindiziert. Die Nerven werden 5–10 mm gekürzt, damit sie nicht in der Hautnaht liegen. Der lange plantare Weichteillappen wird so zugeschnitten, dass er mit dem kurzen dorsalen Lappen zusammenpasst. Die vermehrte Breite des plantaren Lappens wird gleichmäßig über den dorsalen Lappen verteilt (sog. „Mokassin"-Technik) (Abb. 2).

Abb. 1 Amputations- und Exartikulationshöhen am Fuß. Aus anatomischen und funktionellen Gründen sind die gestrichelten Bereiche nicht zu empfehlen.
A. Vorfuß. 1. Distale Phalanx; 2. Hallux; 3. Zehenexartikulation; 4. distale Metatarsalia; 5. proximale Metatarsalia; 6. Lisfranc und Bona-Jaeger; 7. Chopart (reproduziert mit Genehmigung von Baumgartner und Botta (2)).
B. Rückfuß. 8. Partielle Kalkanektomie; 9. totale Kalkanektomie; 10. Resektion von Malleolen, Talus und Kalkaneus, Arthrodese zwischen Mittelfuß und vorderer Tibia (reproduziert mit Genehmigung von Baumgartner und Botta (2)).
C. Die 3 wesentlichen Rückfußhöhen entsprechend Chopart, Pirogoff, Spitzy und Syme (reproduziert mit Genehmigung von Baumgartner und Botta (2)).

7. Chopart-Gelenk,
8., 9. partielle oder totale Kalkanektomie,
10. Syme-Amputation mit Fusion des Os scaphoideum oder Os cuboideum mit der Vorderfläche der Tibia,
11. Kalkaneotibiale Fusion (Pirogoff),
12. Syme-Amputation.

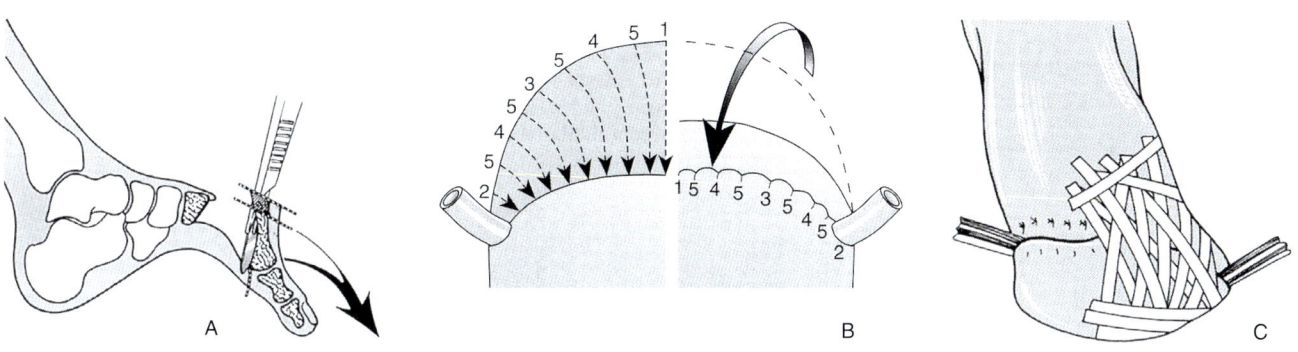

Vorfuß- und Rückfußamputationen

Abb. 2
A. Prinzipien der Operation. Der plantare Weichteillappen wird entlang der gepunkteten Linie von der dorsalen Oberfläche der Metatarsalia abgelöst (reproduziert mit Genehmigung von Baumgartner und Botta (2)).
B. Mokassin-Technik zur Anpassung ungleicher Hautlappen. Die Zahlen 1 bis 5 entsprechen der Reihenfolge der Nähte (reproduziert mit Genehmigung von Baumgartner und Botta (2)).
C. Offene oder zuverlässig geschlossene Wunddrainage. Hautverschluss mit Einzelknopfnähten oder Steristrips® (reproduziert mit Genehmigung von Baumgartner und Botta (2)).

Wenn immer möglich sollen plantare Inzisionen vermieden werden. Bei jedem Fußstumpf ist eine offene oder geschlossene Drainage über 2–5 Tage wichtig.

Knochen und Gelenke

Unabhängig von der Anatomie der Gelenke sind die Knochen an den Stumpfenden sorgfältig einzustellen und sowohl in der Sagittal- wie in der Transversalebene gut abzurunden. Amputationen durch diaphysären Knochen können auf Dauer, vor allem bei einer diabetischen Neuropathie, scharf wie Bleistifte werden mit der Gefahr einer Perforation der plantaren Weichteile, die zu perforierenden Ulzerationen führt.
Bei Rückfußstümpfen ist die Muskelbalance extrem gestört, da die Achillessehne weiter in Plantarflexion und Supination zieht, wohingegen die Antagonisten ihre Hebelarme verloren haben. Dies kann zu einer Spitzfuß- und Varusdeformität des Stumpfes führen, die eine Prothesenversorgung schwierig oder unmöglich macht. Die Gefahr solcher Kontrakturen ist unmittelbar nach dem Eingriff am größten. Da diese Deformität weder durch einen Gips, noch durch Physiotherapie verhindert werden kann, empfiehlt sich eine externe Fixation zwischen Tibia und Kalkaneus in Neutralposition über 2 Wochen. Dies vereinfacht auch die Lagerung und Wundpflege, vor allem wenn Hautprobleme bestehen. Eine externe Fixation ist auch zur Immobilisation des Fußes bei einer Osteoarthropathie des Rückfußes sehr hilfreich.
Bei weiter peripher liegenden Fußamputationen wird der Fuß mit einem Gehgips immobilisiert, der eine tägliche Wundkontrolle und frühe Mobilisation erlaubt und Kontrakturen vorbeugt.

Vorfuß

Unabhängig von der gewählten Höhe kann eine Vorfußamputation total (quer) oder partiell (längs) sein. Bei einer totalen Amputation bedeckt der lange plantare Lappen das Stumpfende. Bei partiellen Amputationen werden nur die betroffenen Knochen durch Längsinzisionen entfernt. Als Alternative zu einer totalen Amputation ist die selektive Resektion von Mittelfußknochen für den Patienten von erheblichem Vorteil. Er hat nicht das Gefühl amputiert zu sein und wird nicht über Schmerzen nach der Durchtrennung von Nerven klagen. Durch die postoperative Weichteilschrumpfung verschließen die Zehen innerhalb 2–3 Monaten den Spalt im Amputationsgebiet (Abb. 3).

Zehenamputationen und Exartikulationen

Bei einer lokalisierten trockenen Gangrän kann eine partielle oder totale Amputation der distalen Phalanx ausreichen. Der Knochen wird abgerundet und der plantare Lappen adaptiert, wozu allenfalls eine Naht erforderlich ist.
Am Hallux sind partielle Amputationen oder Exartikulationen im Interphalangealgelenk möglich, wohingegen dieses Vorgehen an den Zehen II bis V unvermeidlich zu Stumpfkontrakturen in Dorsalflexion führt. Daher ist eine totale Exartikulation zu empfehlen (Abb. 4). Die Inzision wird bis auf die proximale Phalanx der Zehe in die Tiefe geführt. Zuerst werden die Strecksehnen und dann unter Zug und Plantarflexion der Zehe die Seitenbänder und die Beugesehnen durchtrennt. Die Nerven werden 5–10 mm gekürzt, die Gefäße koaguliert oder ligiert. Die Haut wird spannungsfrei adaptiert. Vor allem bei Patienten mit Gefäßerkrankungen ist keine Naht erforderlich, sonst sind eine Wunddrainage und 1 oder 2 Stiche nützlich. Bei Exartikulationen der Endstrahlen sollte der vorstehende Teil des Metatarsalkopfs entfernt werden. Die Sesambeine können belassen oder entfernt werden, wenn dies für einen spannungsfreien Weichteilverschluss notwendig ist.

Transmetatarsale Amputationen

Amputationen durch die kortikale Diaphyse der Mit-

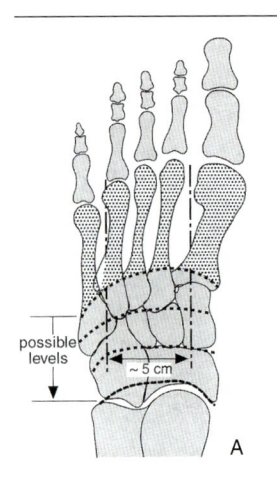

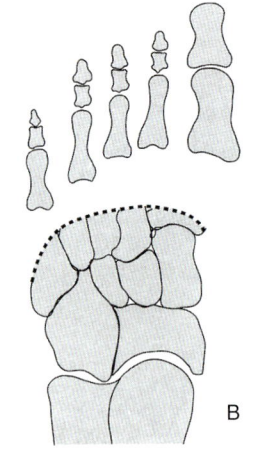

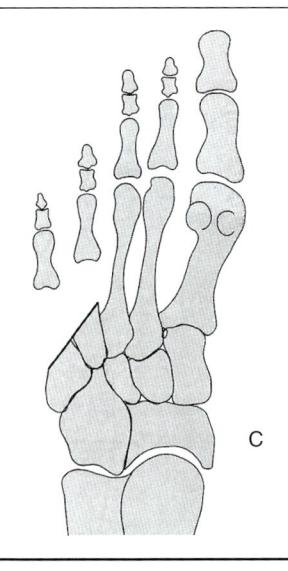

Abb. 3
„Verborgene Amputation" mit Erhalt der Zehen.
A. Lage der Inzisionen entsprechend der Ausdehnung der Läsion (reproduziert mit Genehmigung von Baumgartner und Botta (2)).
B. Nach 6 Monaten ziehen sich die Zehen auf die Amputationslinie zurück (reproduziert mit Genehmigung von Baumgartner und Botta (2)).
C. Partielle Resektion (reproduziert mit Genehmigung von Baumgartner und Botta (2)).

telfußknochen führen zu Knochenresorptionen. Daher empfehlen wir transmetatarsale Amputationen nur im spongiösen Knochen durchzuführen, entweder im Bereich des Kopfes, oder besser noch an den Basen der Mittelfußknochen.

Wie oben erwähnt ist es manchmal möglich, die Zehen zu erhalten und nur die distalen zwei Drittel von einem oder allen Mittelfußknochen zu resezieren (Abb. 3, 5). Plantare Ulzera werden einfach ausgeschnitten, offen gelassen und zur Drainage des entstandenen Hohlraums genutzt. Es sind keine Nähte erforderlich.

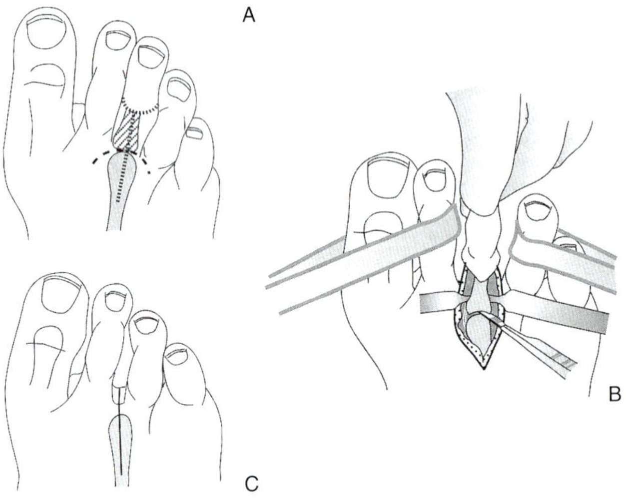

Abb. 4 Zehenexartikulation.
A. Verlauf der Inzision (reproduziert mit Genehmigung von Baumgartner und Botta (2)).
B. Durchtrennung von Sehnen und Bändern ohne Beschädigung des Metatarsalkopfs (reproduziert mit Genehmigung von Baumgartner und Botta (2)).
C. Die Narbe liegt auf der Dorsalseite des Fußes. Der durch die Exartikulation entstandene Spalt schließt sich durch die benachbarten Zehen spontan (reproduziert mit Genehmigung von Baumgartner und Botta (2)).

Partielle Amputationen ergeben so lange sehr gute Stümpfe, wie der erste Mittelfußknochen oder zumindest 2 kleine Strahlen erhalten sind. Der Stumpf erfordert jedoch gut gebaute Fußorthesen mit einem queren retrokapitalen Polster und einer Abrollhilfe, um eine Überlastung der verbliebenen Strahlen zu vermeiden.

Bei totalen transmetatarsalen Amputationen sollte eine Prothese den Bewegungsumfang des Sprunggelenks und des Subtalargelenks nicht behindern oder sogar blockieren. Moderne Techniken erlauben eine Leichtgewichtprothese mit Zehen und, wenn gewünscht, mit Nägeln für ein besseres kosmetisches Aussehen. In der postoperativen Behandlung reicht jedoch ein Gehgips für 4–6 Wochen.

Lisfranc- und Bona-Jaeger-Amputationen

Reine Exartikulationen in den tarsometatarsalen Lisfranc-Gelenken führen nicht zu guten Stümpfen. Die Länge der verbleibenden Gelenkflächen ist uneinheitlich. Die Bona-Jaeger-Amutation verläuft zwischen dem Os naviculare und den 3 Ossa cuneiforme medial und direkt durch das Os cuboideum lateral.

Unter Missachtung der Anatomie ergibt eine sorgfältige Nivellierung aller Strahlen ausgezeichnete Ergebnisse. Es ist darauf zu achten, die plantaren Arterien, die sehr nahe am zweiten und dritten Os cuneiforme liegen, zu erhalten. Die Operationstechnik und die Prothesenanpassung sind dieselben wie bei metatarsalen Amputationen. Um sekundäre Dislokationen der knöchernen Stümpfe zu vermeiden, wird bei Amputationen durch die Bona-Jaeger-Linie die Arthrodese des Chopart-Gelenks empfohlen, sofern keine Neuropathie oder Gefäßerkrankung besteht.

Rückfuß

Es gibt zahlreiche Techniken einer Rückfußamputation, die alle zu sehr guten und dauerhaften Ergebnissen führen können. Ihre Reputation ist aber ziemlich

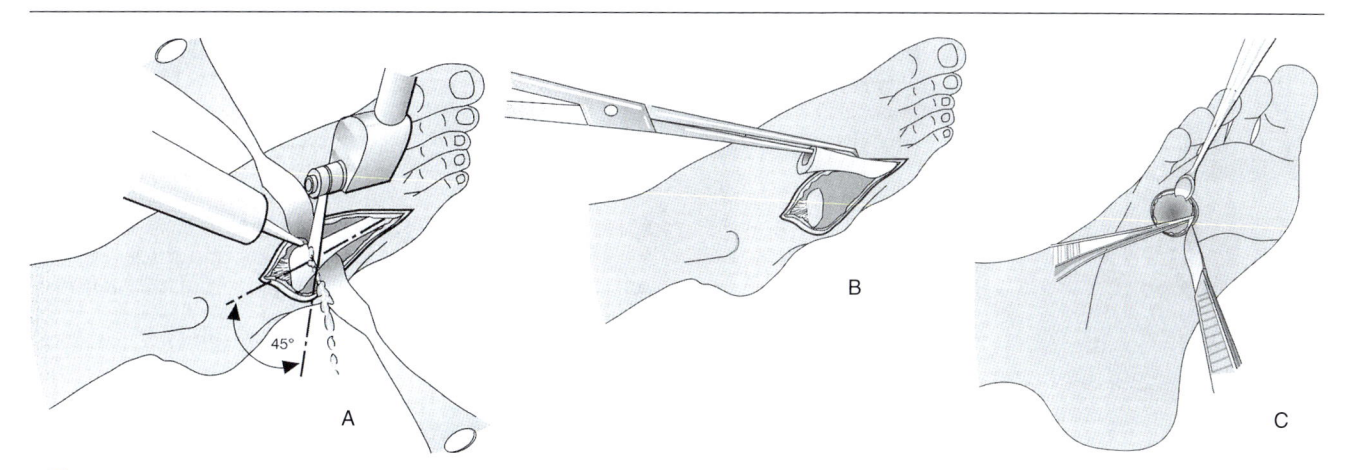

Abb. 5 Partielle Resektion eines fünften Mittelfußknochens, der bei einer Neuropathie für das Malum perforans verantwortlich ist.
A. Verlauf des Inzision, Höhe und Winkel der Knochendurchtrennung (reproduziert mit Genehmigung von Baumgartner und Botta (2)).
B. Die distalen zwei Drittel des Mittelfußknochens werden unter stumpfer Präparation entfernt (reproduziert mit Genehmigung von Baumgartner und Botta (2)).
C. Die Sekretion aus dem plantaren Ulkus wird als offene Drainage genutzt (reproduziert mit Genehmigung von Baumgartner und Botta (2)).

schlecht, vorwiegend wegen Problemen bei der Anpassung von Prothesen. Mit den modernen Prothesentechniken ist dieses Argument aber keine Indikation mehr, um stattdessen eine transtibiale Amputation durchzuführen, auch nicht bei jungen weiblichen Patienten. Der Operateur muss sich jedoch bewusst sein, dass die Qualität des Stumpfes von äußerster Wichtigkeit ist. Spitzfuß- und Varusdeformitäten sowie plumpe nutzlose Malleolen sind zu vermeiden oder durch Stumpf-Revisionen zu korrigieren.

Chopart-Exartikulation

Unter allen Rückfußamputationen ist diese Technik die erste Wahl. Sie erhält die vollständige Länge der unteren Extremität und das Sprunggelenk, auch wenn dessen Bewegungsumfang eingeschränkt bleibt. Durch die Muskelimbalance entwickelt dieser Stumpf eine mehr oder weniger schwere Equinovarus-Stellung. Hierdurch wird das vordere Gebiet des Stumpfes Teil der Belastungsfläche. Daher empfehlen wir unbedingt den Kalkaneus und den Talus, evtl. auch die Kalkaneusapophyse, abzurunden (Abb. 6). Eine externe Fixation in der postoperativen Phase begrenzt das Ausmaß der Spitzfußdeformität. Ernst Marquardt (6) hat eine Tendinoplastik zwischen den Plantarmuskeln und den Dorsalflektoren vorgeschlagen. Der Autor hat den Eindruck, dass bei intakten Plantarmuskeln die Amputation gut transmetatarsal durchgeführt werden kann, die durch ihre größere Belastungsfläche wesentlich nützlicher ist als der beste Chopart-Stumpf.
Wenn eine erhebliche Stumpfkontraktur in Spitzfuß und Supination eintritt, wird zur Korrektur nötig (Abb. 6B):
- Verlängerung der Achillessehne,
- Keilosteotomie und Fusion des Subtalargelenks,
- Verlagerung der M.-tibialis-anterior-Sehne auf die laterale Seite des Stumpfes.

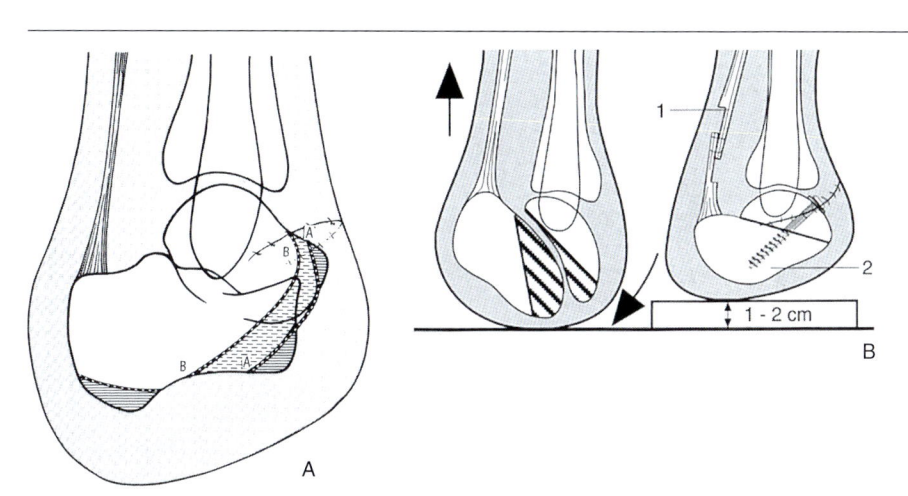

Abb. 6
A. Chopart-Exartikulation. Talus und Kalkaneus werden abgerundet, um glatte Belastungsflächen zu schaffen, auch wenn der Stumpf in Spitzfußstellung steht. Das Ausmaß der Resektion zwischen den Linien A-A und B-B hängt von der Qualität der Weichteile ab (reproduziert mit Genehmigung von Baumgartner und Botta (2)).
B. Korrektureingriff an einem Chopartstumpf. 1. Verlängerung der Achillessehne; 2. Keilosteotomie und Fusion des Subtalargelenks (reproduziert mit Genehmigung von Baumgartner und Botta (2)).

Wenn möglich sollte die Prothese das Sprunggelenk nicht immobilisieren. Auch wenn dessen Bewegungsumfang nur etwa 10° beträgt, ist diese Funktion sehr hilfreich, um ein fast symmetrisches Gangbild zu erzielen. Diese Anforderung wird durch die Botta-Prothese (2) erfüllt.

Kalkaneotibiale Fusion (modifizierte Pirogoff-Technik)

Diese Technik ist die zweite Wahl, da das Sprunggelenk geopfert wird und eine Beinverkürzung von 3–4 cm entsteht. Unter den vielen Modifikationen, die auf dem Vorschlag von Pirogoff basieren, empfehlen wir den Kalkaneus vor allem in der Sagittal- und Transversal-Ebene (leichte Außenrotation) in physiologische Stellung zu bringen und ihn mit der distalen Tibia zu fusionieren. Der Talus und die Malleolen werden vollständig entfernt, Letzteres für eine bessere Kosmetik der Prothese. Durch eine Vorverlagerung des Kalkaneus von 1–2 cm lässt sich ein biomechanischer Vorteil erreichen. Wir bevorzugen eine externe Fixation mit einem Charnley-Rahmen über 6–8 Wochen (Abb. 7). Für eine interne Fixation sollten gekreuzte Schrauben von proximal nach distal eingebracht werden, da eine Perforation der empfindlichen Gewebe auf der Sohle vermieden werden sollte. Ratsam ist eine Durchtrennung der Achillessehne.

Wegen der verlängerten Dauer der knöchernen Konsolidierung ist diese Technik bei einer Neuropathie nicht zu empfehlen.

Syme-Amputation

Die Syme-Amputation ist eine Exartikulation des Sprunggelenks mit Entfernung beider Malleolen. Jain (5) bezeichnete sie als exzellent für Trauma, Infektion und angeborene Deformitäten. Wagner (9) empfahl dieses Vorgehen auch, hält es aber für sehr heikel bei Patienten mit Gefäßerkrankungen. Diese Operation wird immer noch zu den Rückfußamputationen gezählt, da das Ende des knöchernen Stumpfs vom Fersenpolster abgedeckt ist. Daher erlaubt der Syme-Stumpf auch eine volle Belastung. Die Patienten können trotz der Beinverkürzung von 4–7 cm kurze Strecken barfuß gehen. Durch die modernen Prothesetechniken ist eine Syme-Amputation auch für junge Patientinnen akzeptabel.

Die Syme-Technik ist in der angloamerikanischen Ländern sehr populär. Die klassische Beschreibung von Harris (3, 4) ist immer noch unübertroffen.

Die Operationstechnik ist recht anspruchsvoll. Der Eingriff sollte nur von erfahrenen Operateuren durchgeführt werden. Der dorsale Lappen verläuft über die Vorderseite des Sprunggelenks. Der plantare Lappen endet am Kalkaneokuboidalgelenk. Das Sprunggelenk wird schrittweise unter Durchtrennung der lateralen Bänder und Gelenkkapsel exartikuliert. Unter ständiger Plantarflexion wird der Kalkaneus enukleiert. Mit äußerster Sorgfalt muss vermieden werden, die Haut zu perforieren und die tibiale Arterie und die Venen, die für den dorsoplantaren Lappen verantwortlich sind, zu verletzen. Nach vollständiger Entfernung des Kalkaneus werden die Malleolen einschl. eines Teils der Gelenkfläche der Tibia reseziert (Abb. 8A).

Das Vorgehen wird etwas einfacher, wenn man mit einer queren Amputation mit einer oszillierenden Säge beginnt (Abb. 8B). Der N. tibialis muss etwas proximal der Knochendurchtrennung gekürzt werden. Hierbei ist wiederum darauf zu achten, die Gefäße nicht zu verletzen. Bei Patienten mit Gefäßerkrankungen ist eine Resektion der plantaren Faszie und Muskeln zu empfehlen. Eine Tenodese oder tendoplastische Maßnahmen sind nicht ratsam. Die plantare Haut, die in der Lage ist, die volle Belastung zu tragen, liegt nun über der Tibia und Fibula, wenn der Boden der Prothese parallel zur Knochendurchtrennung liegt und nicht hemisphärisch ist.

Der Wundverschluss erfolgt durch tiefe Nähte oder Klebestreifen. Die Hundeohren dürfen nicht entfernt werden, da sie für die Durchblutung des Fersenlappens von Bedeutung sind. Äußerst wichtig sind eine ausreichende Drainage und orthogonale Lage des Hautlappens.

Wagner (8) empfahl den Eingriff in 2 Schritten: Zuerst die Exartikulation des Sprunggelenks und dann 4–6 Wochen später die Resektion der Malleolen und der Hundeohren durch gesonderte Zugänge. Der Autor sieht in dieser Technik keine Vorteile, sondern nur eine Verlängerung der Nachbehandlung.

Die Verkürzung der Beinlänge von 4–7 cm ermöglicht dem Prothesenhersteller einen normalen Prothesenfuß zu verwenden. Dies ist jedoch kein Grund, eine Syme-Amputation den weiter vorn beschriebenen Techniken vorzuziehen.

Die Prothese besteht vorzugsweise aus einem weichen Schaft, der den ballonartigen Stumpf in einen zylindrischen verwandelt. Mit einem Innenschuh auf dem Stumpf zieht der Patient die Prothese wie einen Schuh an und aus. Zur Rotationsstabilität muss der Schaft

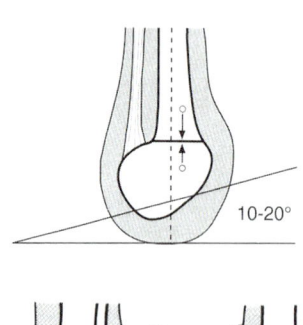

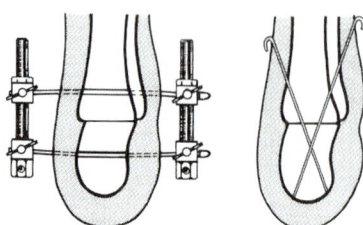

Abb. 7 Kompression durch einen ventral liegenden Charney-Rahmen und Zug durch die Achillessehne (reproduziert mit Genehmigung von Baumgartner und Botta (2)).

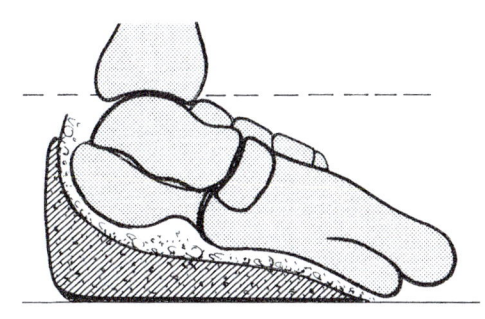

Abb. 9 Nach einer Hemikalkanektomie muss die Innensohle die ursprüngliche Höhe des Sprunggelenks wieder herstellen. Die Sohle ist mit einem Federabsatz und einer Abrollrampe versehen (reproduziert mit Genehmigung von Baumgartner und Botta (2)).

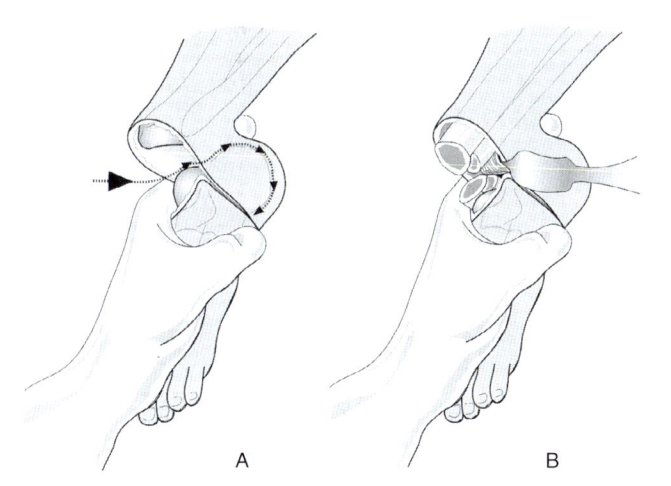

Abb. 8 Syme-Amputation.
A. Enukleation von Talus und Kalkaneus (reproduziert mit Genehmigung von Baumgartner und Botta (2)).
B. Modifizierter Eingriff, der mit der Durchtrennung von Tibia und Fibula in Höhe des Sprunggelenks beginnt (reproduziert mit Genehmigung von Baumgartner und Botta (2)).

dreieckig geformt sein und exakt der Tibiakante angepasst werden. Die Prothese muss die Vollbelastung auf dem Stumpfende gewährleisten. Diese Technik ist besser als Prothesen mit medialen und lateralen Panelen, die nicht zu einer gleichmäßigen Druckverteilung auf dem Stumpf führen. Sie sind jedoch einfacher herzustellen und späteren Schrumpfungen anzupassen.

Kalkanektomie

Bei Schäden, die ausschließlich auf den Kalkaneus beschränkt sind, d.h. nach offenen infizierten Frakturen oder Dekubitalgeschwüren, sollte eine Kalkanektomie mit oder ohne Ablösung der Achillessehne in Erwägung gezogen werden, bevor man sich zu einer transtibialen Amputation entschließt. Das Ziel ist, den betroffenen Teil des Kalkaneus zu entfernen und durch Resektion einer ausreichenden Knochenmenge die Weichteilränder spannungsfrei verschließen zu können. Hauttransplantate und mikrochirurgische Hautlappen sind nicht zu empfehlen, da sie den mechanischen Belastungen in diesem Gebiet nicht längere Zeit standhalten können. Außerdem fehlt ihnen jegliche Propriozeption.
Der Patient liegt in Bauchlage, die Inzision beginnt an der Ulzeration und setzt sich medial längs der Achillessehne fort. Auch wenn ihre Insertion geopfert werden muss, sind die funktionellen Ergebnisse erstaunlich gut.

Bei der Schuhorthetik ist darauf zu achten, die Lücke aufzufüllen, um das Niveau des Sprunggelenks wiederherzustellen (Abb. 9).
Eine vollständige Kalkanektomie wird jedoch nicht empfohlen, da sie zu einer ausgeprägten Instabilität des Vorfußes führt. Wenn die Schädigung so schwer ist, dass eine vollständige Kalkanektomie angezeigt ist, empfiehlt der Autor den Talus und beide Malleolen zu resezieren und den Vorfuß vor die Tibia zu bringen, um eine Fusion oder zumindest eine Pseudarthrose zwischen dem Vorfuß und der Tibia zu erreichen (Abb. 10). Das Ergebnis kann als Syme-Amputation mit erhaltenem Vorfuß interpretiert werden. Die 6–8 cm Beinlängendifferenz müssen durch den orthopädischen Schuh ausgeglichen werden. Diese Lösung ist jedoch gegenüber einer Syme- oder transtibialen Amputation vorzuziehen.

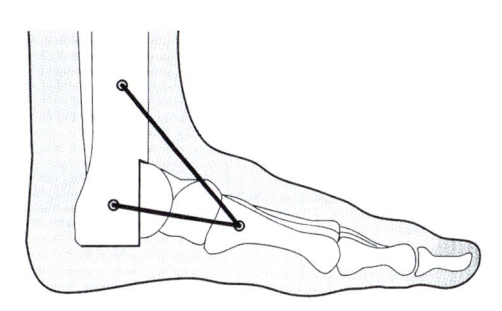

Abb. 10 Vollständige Resektion von Talus, Kalkaneus und beider Malleolen, Fusion von Os naviculare und Os cuboideum an der Ventralfläche der Tibia. Externe Fixation (reproduziert mit Genehmigung von Baumgartner und Botta (2)).

Literatur

[1] Baumgartner R. Partial foot amputations. In : Murdoch G, Wilson AB Jr eds. Amputation. Oxford : Butterworth-Heinemann, 1996 : 93–103
[2] Baumgartner R, Botta P. Amputation und Prothesenversorgung der unteren Extremität. Stuttgart : Enke, 1995 ; 100–142, 243–265
[3] Harris RI. Syme's amputation: technical details essential for success. *J Bone Joint Surg Br* 1956 ; 38 : 614–632
[4] Harris RI. The history and development of Syme's amputation. *Artif Limbs* 1961 : 6 : 4–43
[5] Jain AS. The Syme ankle disarticulation. In : Murdoch G, Wilson AB Jr eds. Amputation. Oxford : Butterworth-Heinemann, 1996 : 79–86
[6] Marquardt E. Die Chopart-Exartikulation mit Tenomyoplastik. *Z Orthop* 1973 : 111 : 584–586
[7] Syme J. On amputation at the ankle joint. *J MedSci* 1843 ; 2, XXXVI : 93
[8] Wagner WF. Amputations of the foot and ankle. *Clin Orthop* 1977 : 122 : 62–69
[9] Wagner WF. The dysvascular foot: a system for diagnosis and treatment. *Foot Ankle* 1981 : 2 : 65–122
[10] Wilder MJ. Modified Syme amputation. *Inter-Clin Info Bull* 1964 : 4 : 6–12

Gliedmaßenerhalt bei Tumoren von Unterschenkel und Fuß

R. Capanna
T. De Biase

Abstract

Tumoren, die den Unterschenkel, vor allem den Fuß, betreffen, gehen mit verschiedenen Problemen einher. Die Forderung nach weiten oder radikalen Grenzen scheint am Unterschenkel eine stabile und vitale Rekonstruktion auszuschließen. Die Autoren beschreiben einige Techniken gliedmaßenerhaltender Eingriffe mit verschiedenen Methoden der Rekonstruktion. Eine Rekonstruktion der distalen Tibia kann durch ein osteoartikuläres Allotransplantat, Komposit-Prothesen oder die persönliche Technik des Autors mit einer vaskularisierten Fibula plus einem Allotransplantat erreicht werden. Am Sprunggelenk ist eine Arthrodese immer noch als die beste Rekonstruktionmethode zu empfehlen. Zur Weichteilrekonstruktion und Abdeckung des Transplantates ist ein freier vaskularisierter Lappen erforderlich. Dasselbe Problem der Weichteilbedeckung gilt für den Fuß, wo ohne ausgedehnte Hautinzisionen selten weite Grenzen zu schaffen sind. Der Knochenverlust kann mit einem mit Knochenzement gefüllten Autotransplantat oder einem Autotransplantat vom Beckenkamm behandelt werden. Brauchbare Alternativen sind auch autogene vaskularisierte, knöcherne und muskulokutane Transplantate vom Beckenkamm. Sie erlauben eine gute Wiederherstellung sowohl von Knochen- wie von Weichteildefekten. Dies bedeutet zusammengefasst, dass gliedmaßenerhaltende Eingriffe eine attraktive Möglichkeit sind, jedoch eine sorgfältige Präparation und lang dauernde Rekonstruktionen mit Allotransplantaten oder freien vaskularisierten Autotransplantaten erfordern.

Schlüsselworte
Unterschenkel, Fuß, Tumoren, Gliedmaßenerhalt

Distale Tibia

Indikationen

Eine Resektion der distalen Tibia ist indiziert bei:
- Aggressive benigne Tumoren (Enneking Stadium III) (d.h. Riesenzelltumoren), vor allem zur Behandlung eines Lokalrezidivs nach konventioneller Kürettage und Transplantation.
- Niedriggradige (Stadium I a) maligne Tumoren (d.h. Fibrosarkome).
- Hochgradig maligne Tumoren (d.h. Osteosarkom, Ewing-Sarkom), die gut auf eine präoperative Chemotherapie angesprochen haben (bewiesen durch Szintigraphie, CT und MRT).

Spezielle Überlegungen

Eine marginale Resektion ist bei Pseudotumoren und benignen Läsionen erlaubt. Bei malignen Tumoren, ob hoch- oder niedriggradig, sollen weite Grenzen geschaffen werden: Die Pseudokapsel des Tumors sollte nie freigelegt werden und ist mit einer Schicht von gesundem Gewebe zu entfernen.
Die Anatomie des distalen Teils des Unterschenkels macht es zu einem schwierigen Unterfangen, weite chirurgische Grenzen zu schaffen. An der proximalen Tibia sind die dorsale und anterolaterale Kortikalis durch Muskeln, die zwischen dem Knochen und den neurovaskulären Strukturen verlaufen, gut bedeckt. In ihrem distalen Anteil ist die Tibia jedoch von Haut und Sehnen umgeben und steht in engem Kontakt zu den ventralen und dorsalen Gefäßnervensträngen.
Die Entfernung eines ovalen Hautgebiets, auch eines breiten, kann im oberen oder mittleren Drittel des Unterschenkels durch einen myokutanen Rotationslappen (auf der Basis der Mm. gastrocnemii) verschlossen werden. Im distalen Drittel wird jedoch ein „Crossleg"-Lappen oder ein freier muskulokutaner Lappen mit einer Gefäßanastomose benötigt.
Zusätzlich findet sich oft eine Beteiligung der distalen tibiofibularen Syndesmose, die eine vollständige Entfernung der distalen Fibula zusätzlich zur Tibia erfordert.
Bei Knochentumoren mit Weichteilbefall ist präoperativ eine Angiographie oder besser noch eine Farbdoppler-Ultraschalluntersuchung mit Darstellung der Blutversorgung des Fußes unverzichtbar, um zu klären, welche Gefäße geopfert werden können.

Operationstechnik

Entsprechend der Ausdehnung und Aggressivität des Tumors gibt es 2 Typen der chirurgischen Resektion: Den „begrenzten" und den „ausgedehnten" Eingriff.

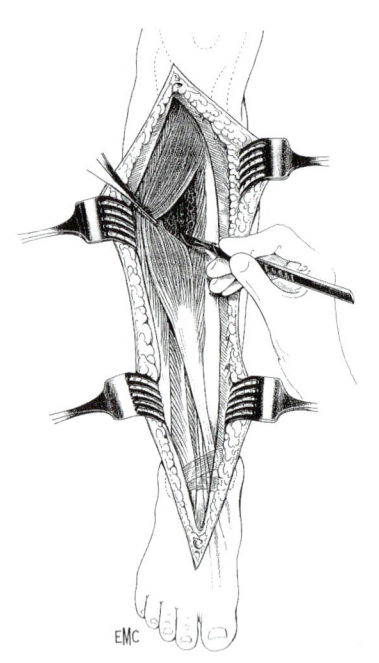

Abb. 1 Die Insertion des M. tibialis anterior wird von der anterolateralen Kortex abgelöst und dabei ein minimaler Saum der Fasereinstrahlungen belassen.

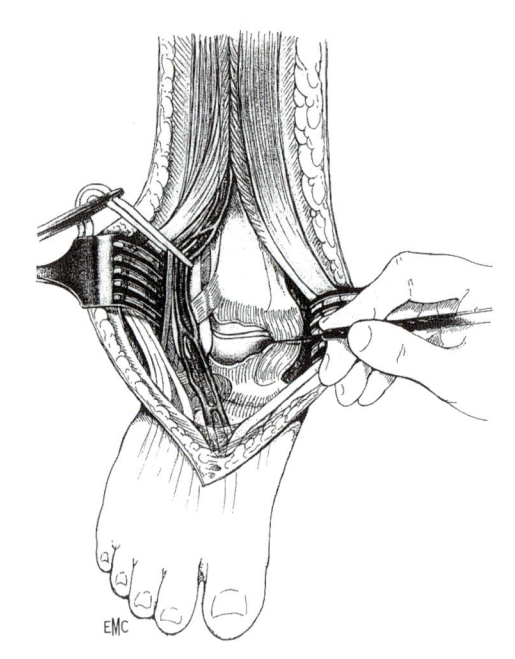

Abb. 3 Die Sehnen und der Gefäßnervenstrang werden zur Seite gehalten, um das Sprunggelenk darzustellen, bevor die Kapsel eröffnet wird.

■ Begrenzte Resektion der distalen Tibia

Dieser ist indiziert bei benignen intraossären Tumoren vom Stadium III und malignen intraossären Tumoren vom Stadium I oder II a. Der vertikale Längszugang liegt in der Mitte über der Dorsalseite des Fußes. Dann wird ein subkutaner Lappen präpariert, der die anteromediale Kortikalis der Tibia freilegt und die Insertion des M. tibialis anterior von der anterolateralen Kortex abgelöst (Abb. 1). Die Membrana interossea wird dargestellt und vertikal durchtrennt (Abb. 2).

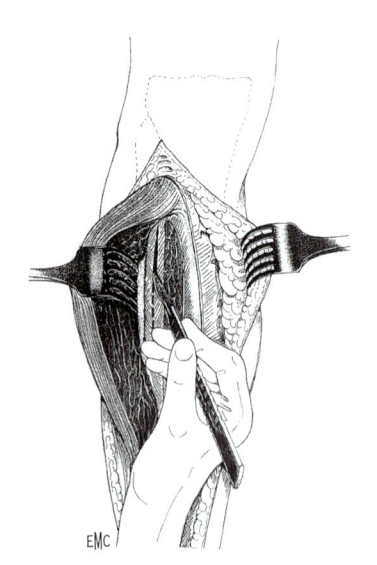

Abb. 2 Die Membrana interossea wird wiederum in kurzer Entfernung von ihrer Insertion und nicht an der Insertion selbst durchtrennt.

Das Sprunggelenk wird im Intervall zwischen dem Gefäßnervenstrang und der Sehne des M. extensor digitorum longus (nach lateral gehalten) und den Sehnen des M. tibialis anterior und M. extenor hallucis longus (nach medial gehalten) dargestellt (Abb. 3). Die Kapsulotomie erfolgt nahe am Talus und reicht halbkreisförmig nach medial und lateral. Wenn der Tumor das Gelenk nicht involviert, wird die tibiofibulare Syndesmose durchtrennt. Andernfalls wird der äußere Knöchel osteotomiert und in das Resektat einbezogen.

Dann wird die Tibiadiaphyse auf der benötigten Höhe durchtrennt und dann nach vorn gezogen, um die Insertion des M. flexor digitorum longus (Abb. 4) von der dorsalen Kortex ablösen zu können.

Abschließend erfolgt die dorsale Kapsulotomie des Sprunggelenkes. Danach kann das vom Periost und Muskelansätzen bedeckte Resektat entfernt werden (Abb. 5).

Nach einer „begrenzten" Resektion sind beide Gefäßnervenstränge (Mm. tibialis anterior und posterior) sowie alle Muskel und Sehnen in den anterioren und posterioren Kompartiments erhalten (Abb. 6).

■ Ausgedehnte distale Tibiaresektion

Diese Technik wird bei malignen Tumoren mit extraossärer Ausdehnung im anterolateralen Kompartment des Unterschenkels (Stadium I oder IIB) verwendet. Die Resektion der Tibia kann den M. tibialis anterior (1), den M. tibialis posterior mit dem M. extensor digitorum longus und den M. extensor hallucis longus (2) oder das anterolaterale und peroneale Kompartimenten en bloc (3) einschließen. Wir beschreiben letzteren und ausgedehntesten Eingriff. Wenn der Tumor das

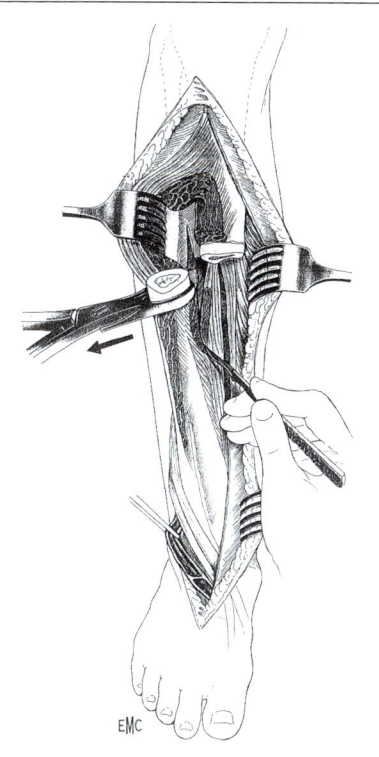

Abb. 4 Nach der proximalen Osteotomie wird die Diaphyse nach vorn gezogen, um die Durchtrennung des M. flexor digitorum zu ermöglichen.

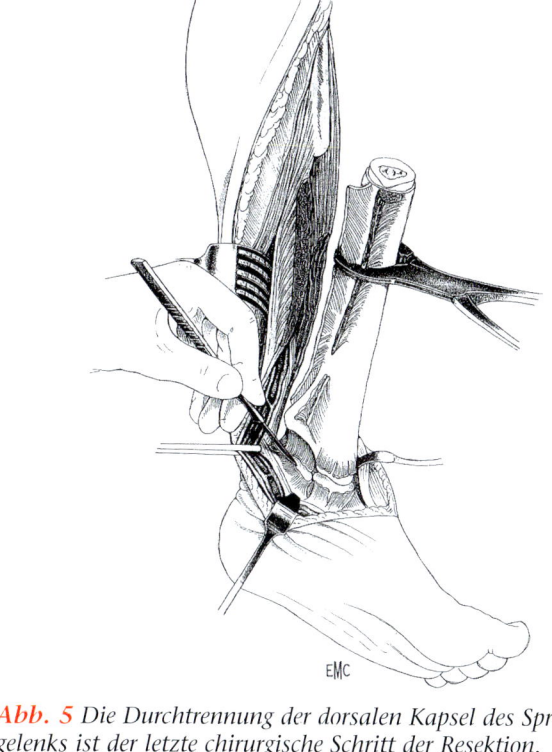

Abb. 5 Die Durchtrennung der dorsalen Kapsel des Sprunggelenks ist der letzte chirurgische Schritt der Resektion.

posteriore Kompartiment (anstatt des anterolateralen) mit betrifft, kann eine ähnliche ausgedehnte Resektion (einschl. der Trizeps- und Beugemuskulatur) erforderlich sein. Über einen ausgedehnten anterolateralen Zugang wird ein großer subkutaner Lappen gebildet, der alle Muskeln sowohl im anterolateralen wie peronealen Kompartiment freilegt (Abb. 7). Diese Muskeln werden proximal und distal durchtrennt (Abb. 8). Der Gefäßnervenstrang wird dargestellt, doppelt ligiert und durchtrennt. Dann werden die Fibula und die Tibia sowie die Membrana interossea auf der gewünschten Höhe osteotomiert. Nach Durchtrennung der darüber liegenden Sehnen (Mm. peronei, M. extensor digitorum longus, M. extensor hallucis und M. tibialis posterior) lässt sich die Kapsulotomie des Sprunggelenks lateral-ventral und medial leicht durchführen (Abb. 9). Dann werden Tibia und Fibula nach vorn gezogen und die Präparation unter Durchtrennung des M. flexor hallucis longus, des M. tibialis posterior und des M. flexor digitorum longus von der Rückseite der Fibula sowie der Membrana interossea und dorsalen Kortikalis der Tibia fortgesetzt. Es ist besonders darauf zu achten, den dorsalen tibialen Gefäßnervenstrang zu erhalten (Abb. 10). Tibia und Fibula werden en bloc reseziert und dabei alle ventralen Muskeln, der Gefäßnervenstrang und die tiefe Schicht der dorsalen Muskeln entfernt.

Rekonstruktion

Nach subtotalen Resektionen (d.h. wenn zumindest die distale Fibula und eine Kortikalisfläche der Tibia

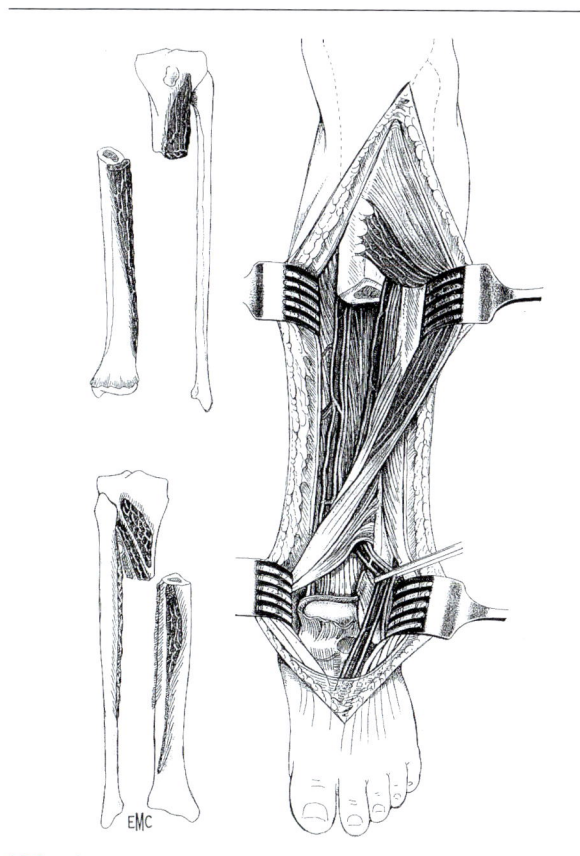

Abb. 6 Wenn die Resektion auf den Knochen beschränkt bleibt, werden der Gefäßnervenstrang und die Muskeln des dorsalen und ventralen Kompartiments erhalten.

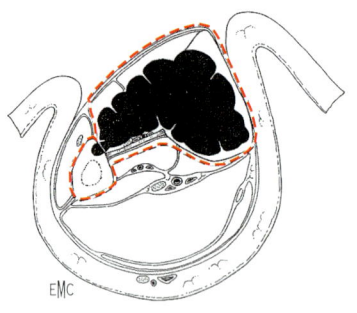

Abb. 7 Eine ausgedehnte distale Tibiaresektion schließt das anterolaterale und peroneale Kompartiment en bloc mit ein.

erhalten sind) kann das Gelenk mit einem autogenen Patellatransplantat wieder aufgebaut werden, das durch einige Kortikalisstreben verstärkt wurde, die in Palisadenform entsprechend der Technik von Fineschi-Merle d'Aubigné eingebracht wurden. Dies ist ein ausgezeichnetes Vorgehen, aber mit limitierten Indikationen (d.h. exzentrisch gelegene benigne aggressive Tumoren). Manchmal findet sich nach Jahren eine Gelenkeinsteifung und sekundäre Arthrosen.

Nach totalen Resektionen kann die Gelenkbeweglichkeit mit einem massiven osteoartikulären Allotransplantat (7) oder einer maßgefertigten Prothese erhalten werden. Diese Rekonstruktionen sollten nur erfolgen, wenn der M. triceps surae und die Fußextensoren erhalten sind (d.h. „begrenzte" Resektionen). Ein osteoartikulärer Allotransplantat erfordert eine lange Entlastungszeit und geht mit gehäuften Infektionen, Pseudarthrosen, Frakturen und Sprunggelenkinstabilitäten einher.

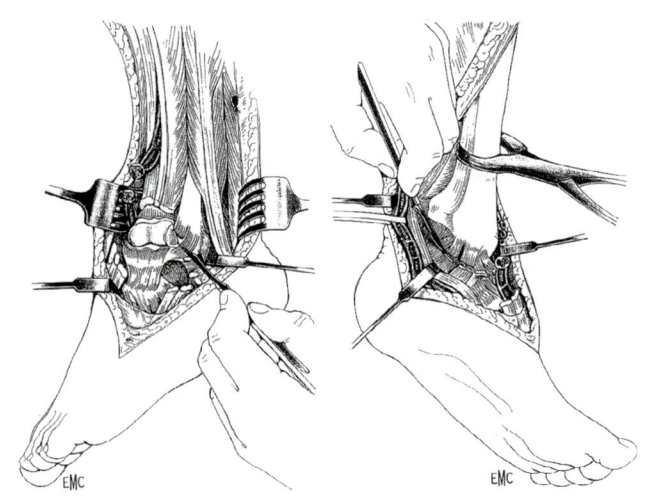

Abb. 9 Nach Durchtrennung von Muskeln und Sehnen kann die mediale und laterale Kapsulotomie problemlos durchgeführt werden.

Zusätzlich sind funktionelle Verschlechterungen und Gelenkeinsteifungen vorherzusehen. Eine maßgefertigte Prothese unterliegt einem hohen Risiko von Infektionen (das Implantat liegt subkutan), Gelenkinstabilitäten (bei nicht gekoppelten Prothesen) oder Schaftlockerungen (vor allem der Taluskomponente bei gekoppelten Implantaten). Bei 7 Fällen, die in der Literatur dargestellt wurden, fanden sich 2 Infektionen, ein Fibulaimpingement mit Instabilität, ein Taluszusammenbruch: Alle Autoren gaben an, dass die funktionellen Ergebnisse im Laufe der Zeit schlechter wurden (1, 6).

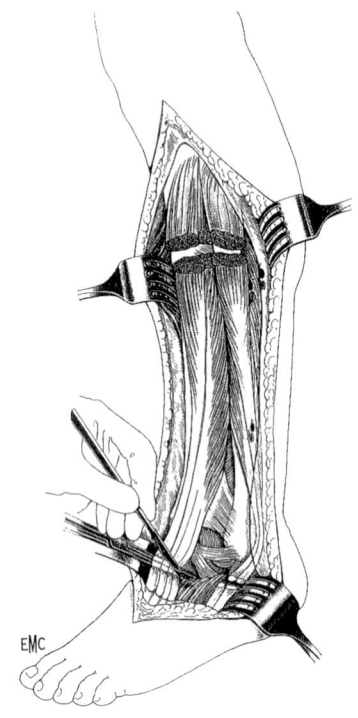

Abb. 8 Proximale und distale Durchtrennung der Muskeln.

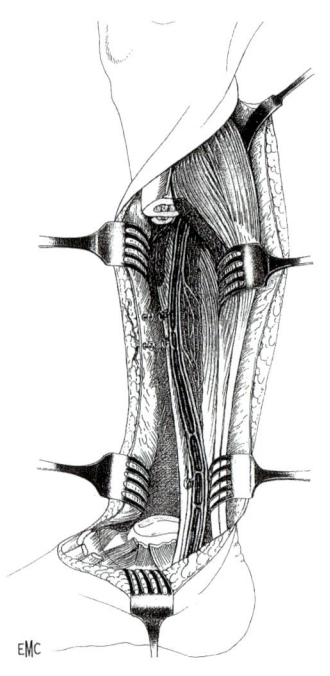

Abb. 10 Tibia und Fibula werden ausgelöst und entfernt. Dabei ist besonders darauf zu achten, den Gefäßnervenstrang nicht zu verletzen.

Heute scheint die Sprunggelenkarthrodese immer noch die beste Art der Rekonstruktion. Bei größeren Serien (4, 12) einer klassischen Resektionsarthrodese und Rekonstruktion mit Auto- oder Allotransplantaten, zeigten sich mehrere Komplikationen (Infektionen 16%, Stressfrakturen 31%, Pseudarthrosen 5%, Gefäß- 5% oder nervale Komplikationen 16%). Die Gesamtergebnisse waren jedoch bei der Mehrzahl der Patienten zufriedenstellend und stabil. Die Sprunggelenksarthrodese solle in Neutralstellung des Fußes (Flexion-Extension) erfolgen, um eine größere Beweglichkeit des Rückfußes und weniger Hyperextension des Kniegelenkes zu erlauben als Arthrodesen in Plantarflexion. Zu empfehlen ist auch eine geringe Dorsalflexion (10°), wenn die Mittelfußgelenke eingesteift sind und 5° Valgus des Rückfußes (um Auftritt und Abstoß zu erleichtern). Eine leichte Dorsalverschiebung des Talus mit 5–10° Außenrotation führt zu einer besseren Flexion-Extension von Knie und Rückfuß, verringert die Tendenz das Kniegelenk nach außen zu rotieren (Überbelastung des medialen Seitenbandes) und verkleinert die Belastung des Vorfußes. Die Arthrodese wird mit 3–4 autogenen Kortikalistransplantaten (üblicherweise aus der kontralateralen Tibia oder Fibula) durchgeführt, die mit kortikospongiösen Knochenspänen (aus dem Beckenkamm) aufgefüllt werden. Die Kortikalisstreben liegen parallel, werden distal in den Talus eingesetzt und liegen proximal mindestens über 3 cm nebeneinander auf der Tibiakortikalis. Durch diese Montage ergibt sich eine sichere Schraubenfixation und ein großes Kontaktgebiet, um die Durchbauung zu verbessern. Um die Transplantate zu verstärken und Ermüdungsfrakturen zu vermeiden, wird üblicherweise ein Marknagel von der Tibia bis in den Talus und den Kalkaneus eingebracht. Dieser ist mechanisch effektiver als eine Platte und vermeidet Schraubenlöcher im zentralen Bereich der Transplantate als mögliche Stressauslöser.

Hierbei sind Verriegelungsnägel die beste Wahl, da sie rigider sind (vor allem gegen Torsionsbelastung) und daher Frakturen und Zusammenbrüche der Transplantate besser verhindern können. Sie führen auch zu einer stabilen Fixation des Sprunggelenks in der funktionell besten Stellung. Zusätzlich erlauben sie bei kurzen Resektionen nur den Talus zu fixieren und das Subtalargelenk intakt zu lassen, um die Anpassung des Fußes an die Bodenoberfläche zu erleichtern.

Die Arthrodese kann auch mit einem vaskularisierten Fibulatransplantat erreicht werden (2). Diese anspruchsvollere Technik wird von den Autoren nur in ausgesuchten Fällen empfohlen, wie:
- Sehr lange Resektionen (15 cm) für die 3 oder 4 Kortikalistransplantate von mindestens 20 cm Länge nicht leicht erhältlich sind.
- Bei Kindern, bei denen eine rasche Konsolidierung nur mit dem Talus erwünscht ist, um Wachstumsstörungen des Rückfußes zu vermeiden. In dieser Situation können aggressive Osteosynthesetechniken nicht verwendet werden, sodass die Rekonstruktion wegen der kleinen Dimension des Talus schwieriger ist.
- Nach aggressiven onkologischen Resektionen mit großen Hautanteilen oder dem Verlust beider Tibialisarterien. Im ersten Fall kann ein osteokutanes freies Fibulatransplantat sowohl die Probleme des Knochenverlustes wie der Weichteilbedeckung lösen. In zweiterem Fall können die Peronealgefäße des Transplantates als Bypass genutzt werden, um die Blutversorgung des Fußes durch eine doppelte proximale und distale, mikrovaskuläre Anastomose wieder herzustellen.
- In einem früher bestrahlten Gebiet.

Die vaskularisierte Fibula (VF) wird als biologischer Nagel in den Markraum der verbliebenen Tibia und in den Talus eingesetzt. Die Osteosynthese erfolgt üblicherweise mit einem Fixateur externe. Der Autor schlug jedoch neulich eine neue Technik vor, bei der die VF mit einem massiven Allotransplantat, das rinnenförmig aufbereitet wird, unterstützt wird, um die Fixation und Stabilität zu verbessern und Stressfrakturen zu minimieren (Abb. 11). Diese Kombination bietet mehrere Vorteile:
- Es ist nicht erforderlich, die Osteosynthese über das Subtalargelenk auf den Kalkaneus auszudehnen.
- Es kann eine kleinere interne Fixation (schmale Platte, Schrauben) anstatt eines Fixateur externe (potenziell gefährlich bei Patienten mit Chemotherapie) oder intramedullären Nägeln verwendet werden (hierdurch bleibt die proximale Tibia für Verlängerungsoperationen, die bei kleinen Kindern häufig erforderlich sind, frei).
- Die Durchbauung tritt sehr rasch ein (2–3 Monate). Komplikationen wie verzögerte Heilungen oder verschobene Frakturen sind selten.
- Häufig zeigt sich eine zunehmende Hypertrophie und Fusion der beiden Knochen (Allotransplantat und VF).

Das rinnenförmige mit einer VF kombinierte Allotransplantat hat eine mechanische und biologische Funktion. In der frühen Phase schützt es die schwache, vaskularisierte Fibula vor Überbelastungen, in der späten Phase kompensiert die rasche Durchbauung und zunehmende Hypertrophie der VF die Schwächung des

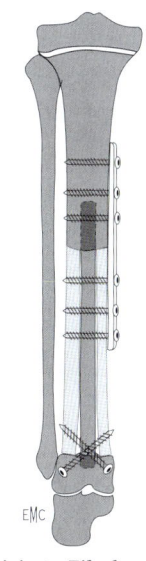

Abb. 11 Die vaskularisierte Fibula wird in die verbliebene Tibia eingesetzt und ein Tibia-Allotransplantat rinnenförmig aufbereitet, um die Fibula zu schützen.

Allotransplantats durch seine schleichende Substitution (Abb. 12).

Distale Fibula

Operationstechnik

Unter Entfernung der Haut über dem Tumor erfolgt eine langstreckige Freilegung von lateral.
Der M. peroneus wird durchtrennt und die Fibula proximal auf der gewünschten Höhe der Osteotomie freigelegt. Dann wird die Fibula mit einer Klemme gefasst und nach außen gezogen, um eine Längsdurchtrennung der Membrana interossea zu ermöglichen. Distal wird das peroneale Retinakulum eröffnet und die Sehnen isoliert. Üblicherweise wird die Sehne des M. peroneus brevis durchtrennt, da dieser Muskel, der die einzige Weichteilbedeckung der distalen Fibula ist, entfernt werden muss. Je nach Ausdehnung des Tumors kann die M.-peroneus-Sehne erhalten oder geopfert werden. Bei einer Durchtrennung sollten die verbleibenden distalen Teile dieser Sehnen so lang wie möglich sein, um ggf. eine Tenoplastik zu ermöglichen. Dann wird die Gelenkkapsel nahe am Außenknöchel (wenn dessen Rekonstruktion geplant ist) oder nahe der Fußwurzelknochen (wenn eine Arthrodese oder Ligamentoplastik geplant ist) eröffnet. Danach wird die Fibula unter Durchtrennung der tibiafibularen Syndesmose entfernt. Wenn der Tumor jedoch in Kontakt mit der Syndesmose zu stehen scheint, empfiehlt sich die Entfernung mit Osteotomie eines Knochensegmentes von der Tibia (Abb. 13).

Rekonstruktion

Nach unserer Erfahrung (3) bleibt die Beweglichkeit und Stabilität des Sprunggelenks normal, wenn der Außenknöchel erhalten wird (s. Abb. 14 (A1)). Manchmal dreht sich der Außenknöchel jedoch mit der Syndesmose als Scharnier in Valgus. Hierdurch wird das Gelenk erweitert. Um dem vorzubeugen kann ein Knochenkeil im Syndesmosengebiet mit einer Schraube fixiert werden. Dies ist jedoch nur möglich, wenn der Außenknöchel mindestens 2 cm oberhalb der Syndesmose durchtrennt wurde (s. Abb. 14 (2A)). Bei benignen Tumoren, die den äußeren Knöchel mit einbeziehen, kann die Metadiaphyse reseziert und der Knöchel kürettiert werden, sodass nur eine osteokartilaginäre Schale erhalten bleibt. Distal kann ein Kortikalistransplantat in Pressfit-Technik in dieses Bett eingesetzt und proximal in den Markkanal geschoben oder mit Schrauben an der Kortikalis des Fibulastumpfes fixiert werden (Abb. 14B). Wenn der Außenknöchel reseziert werden muss, empfiehlt sich die Rekonstruktion mit einem Knochentransplantat. Anstelle eines massiven osteoartikulären Allotransplantats ist es besser, die proximale Fibula zu verwenden, die 180° gedreht nach distal gebracht wird. Die knorpeltragende Facette der proximalen Fibula artikuliert dann mit dem Talus, die Styloid-Apophyse wird zum Apex des „Neomalleolus" und stellt die Stabilität des Sprunggelenks wieder her. Die lateralen Sprunggelenksbänder können am distalen Teil der Bizepssehne, die an der Styloid-Apophyse belassen wurde, refixiert werden. Die Osteosynthese erfolgt mit einer Platte und einer Syndesmosenschraube (Abb. 14C). Diese Rekonstruktion ist bei Kindern nicht möglich, da das Fibula-

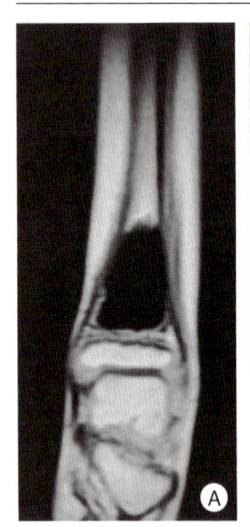

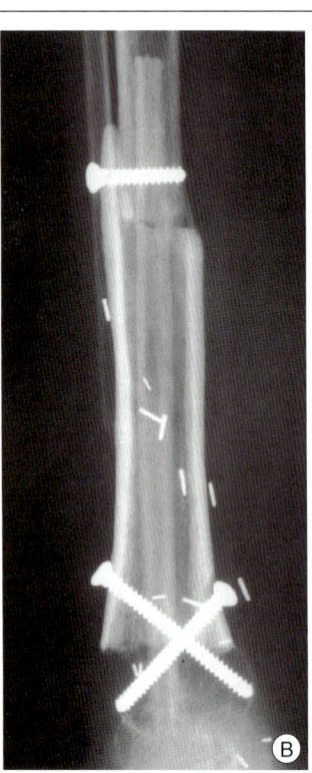

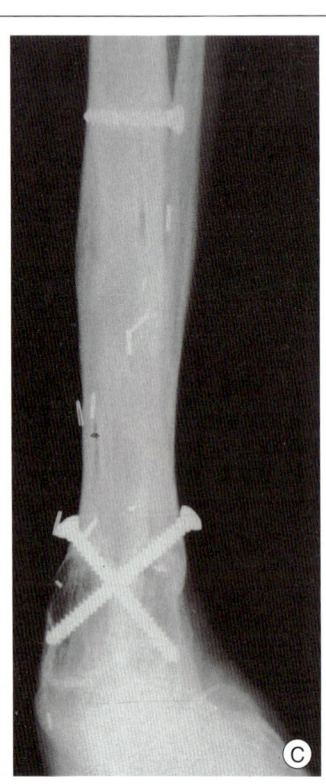

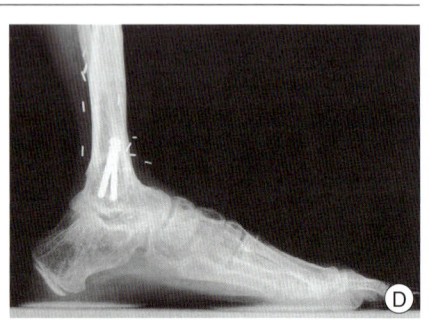

Abb. 12
A. Osteosarkom der distalen Tibia.
B. Röntgenbild nach Tumorresektion, massivem rinnenförmigen Tibia-Allotransplantat und zentral liegenden, vaskularisierten Fibulatransplantat.
C. Das Röntgenbild nach 5 Jahren zeigt die Hypertrophie der Fibula und die Durchbauung des tibialen Autotransplantats.
D. Das Röntgenbild zeigt, dass die Arthrodese nur den Talus einbezieht.

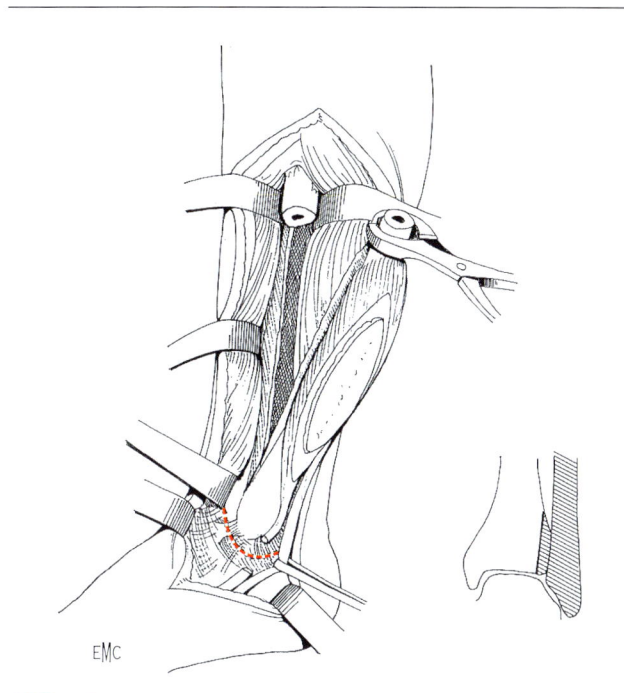

Abb. 13 Zusätzliche zur Resektion der distalen Fibula wird ein Knochensegment aus der Tibia am Ansatz der Synodesmose reseziert.

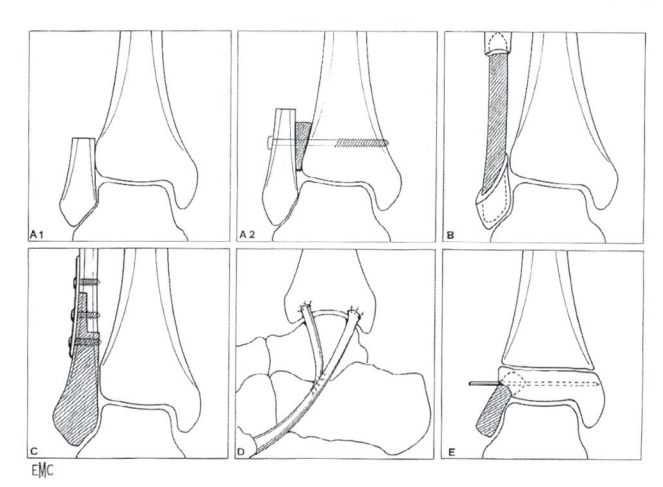

Abb. 14 Verschiedene Typen der Rekonstruktion der tibiofibularen Syndesmose entsprechend dem Alter des Patienten und der Ausdehnung der Resektion der distalen Fibula.

transplantat nicht proportional zur Tibia wächst und hierdurch eine Valgusdeformität entsteht. Bei Kindern sollte der Außenknöchel mit einem kleinen Transplantat rekonstruiert werden, das unter der Wachstumsfuge in die Tibiaepiphyse eingesetzt wird (Abb. 14E).
Wenn eine postoperative Bestrahlung geplant ist, ist ein Fibulatransplantat kontraindiziert. Die Stabilität des Sprunggelenks kann dadurch erreicht werden, dass die distalen Enden der Peronealsehnen an der Außenseite der Tibiametaphyse vernäht werden (Abb. 14D). In diesen Fällen ist die Beweglichkeit und Stabilität verringert, die Gesamtfunktion aber noch zufriedenstellend, wobei der Patient nur selten orthopädische Schuhe benötigt. Die Weichteilfibrose durch die Bestrahlung erhöht die Sprunggelenkstabilität, verringert aber die Gelenkbeweglichkeit. In der Literatur findet sich eine unbestrittene Übereinstimmung (11, 12, 13), den Außenknöchel wenn möglich zu rekonstruieren.

Fuß

Tumoren von Kalkaneus, Talus und Mittelfuß erfordern selten eine Resektion. Bösartige Tumoren werden üblicherweise durch eine Unterschenkelamputation behandelt, wohingegen aktive benigne Läsionen meist mit einer Kürettage und einem lokalen Adjuvanz (flüssiger Stickstoff, Phenol, Zement) angegangen werden. In seltenen Fällen machen niedriggradige maligne Tumoren (Chondrosarkom, Osteosarkom) oder aggressive (Stadium 3) rezidivierende benigne Tumoren (Chondroblastom, Osteoblastom) eine lokale Resektion erforderlich.

Resektion des Kalkaneus

Die Resektion des Kalkaneus erfolgt über einen doppelten Zugang (lateral und medial). Der laterale Zugang beginnt an der lateralen Grenze der Achillessehne und verläuft 1,5 cm unterhalb der Peronealsehnen über Körper und Hals des Kalkaneus. Der N. suralis wird freipräpariert und geschützt.
Dann wird ein subkutaner Lappen präpariert, der den gesamten Kalkaneus bis zum Tuberkulum freilegt. Das pereoneale Retinakulum wird eröffnet und die Peronealsehnen abgehoben (Abb. 15). Die Insertionen von Achillessehne, kalkaneofibularem Seitenband, Extensorenretinakulum und die Insertion des M. dorsalis pedis werden durchtrennt (Abb. 16). Aus dem Sinus tarsi wird das Fett entfernt und die Kapseln des Kalkaneokuboidal- und Subtalergelenks eröffnet (Abb. 17). Um das Gelenk zu eröffnen und einzusehen und die Bänder im Sinus tarsi zu durchtrennen, ist ein Elevatorium, das in den Subtalarraum eingesetzt und als Hebelarm genutzt wird, hilfreich.
Über den medialen Zugang wird der Gefäßnervenstrang isoliert und geschützt. Das Tuberkulum des Kalkaneus wird dargestellt und die Ursprünge des M. abductor hallucis und die mediale Seite der Achillessehne nahe am Knochen durchtrennt (Abb. 18). Die Sehnenscheide der Beuger wird längs eröffnet und die Sehnen nach oben gehalten (Abb. 19). Hierdurch stellt sich das Subtalargelenk dar, das von medial eröffnet wird. Der Kalkaneus ist hierdurch aus allen Kapsel- und Sehnenansätzen gelöst und kann über den lateralen Zugang entnommen werden.

Rekonstruktion des Kalkaneus

Verschiedene Autoren empfehlen nach Resektion eines Kalkaneus keine knöcherne Rekonstruktion zu versuchen, sondern eine Tenoplastik durchzuführen. Dies ist entweder dadurch möglich, dass das distale Ende der Achillessehne mit dem proximalen Ende der Plantar-

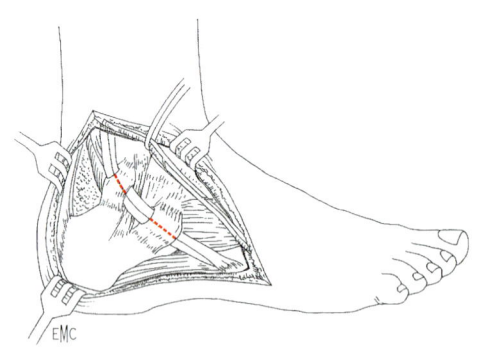

Abb. 15 Das Peronealretinakulum ist durchtrennt und die Peronealsehnen zur Seite gehalten.

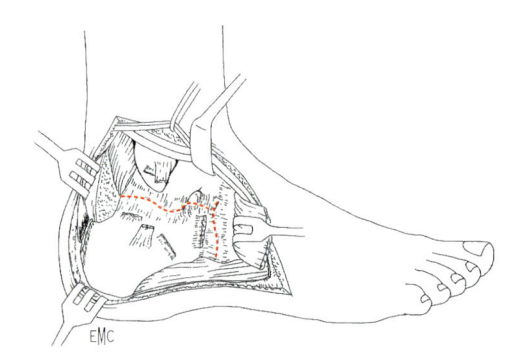

Abb. 17 Nach Exzision des Fettgewebes aus dem Sinus tarsi erfolgt die Kapsulotomie des Kalkaneokuboidal- und Subtalargelenks.

faszie des Fußes in Spitzfußstellung vernäht wird oder indem die Achillessehne verlängert und durch einen Tunnel gezogen wird, der in den posteroinferioren Teil des Talus gebohrt wurde (8). Eine andere Möglichkeit besteht darin, den Defekt mit einem freien Muskellappen (M. latissimus dorsi) zu füllen und die Sehne des freien Lappens mit der Achillessehne zu vernähen. Diese Rekonstruktion ist vor allem dann angezeigt, wenn eine breite Hautexzision erfolgte und eine Weichteilrekonstruktion erforderlich wird (Abb. 20A).

Eine knöcherne Rekonstruktion kann mit einem Allotransplantat (9) oder einem Autotransplantat vom Beckenkamm durchgeführt werden, wobei im letzteren Fall die Spina iliaca superior anterior oder posterior als Tuberkulum des Kalkaneus genutzt wird (10). Ein massives Allotransplantat hat den Vorteil, durch Verwendung von dessen Sehneninsertion eine exaktere Rekonstruktion der Achillessehne zu ermöglichen (9). Es wurde vorgeschlagen, das Allotransplantat durch Knochenzement zu verstärken, um die Häufigkeit von Ermüdungsbrüchen zu verringern. Andere Komplikationen, wie die Destruktion der Gelenkfläche oder eine Gelenkinstabilität werden durch eine subtalare und kalkaneokuboidale Arthrodese vermieden. Das Hauptrisiko eines nicht-vitalen Knochentransplantates, das subkutan liegt, ist die Infektion: Es wird empfohlen, den in das Allotransplantat eingebrachten Zement mit Antibiotika zu mischen (Abb. 20B).

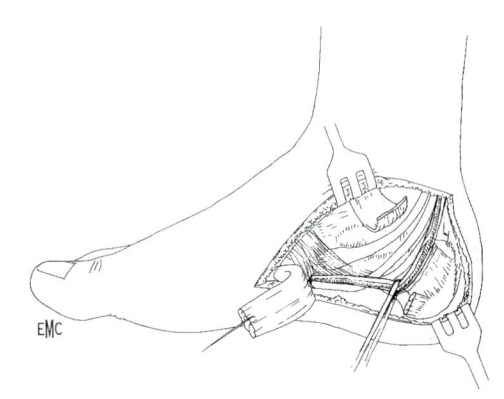

Abb. 18 Bei einem medialen Zugang sollte der Gefäßnervenstiel präpariert und zur Seite gehalten und geschützt werden. Die Achillessehne wird nahe am Knochen durchtrennt und das Tuberkulum des Kalkaneus freigelegt.

In letzter Zeit wurde von den Autoren eine anspruchsvollere Rekonstruktion mit einem freien vaskularisierten Transplantat vom Beckenkamm vorgeschlagen (Abb. 20C). Dessen Gefäßstiel (A. iliaca circumflexa) wird mit der A. tibialis posterior anastomosiert. Dieses Transplantat kann mit der umgebenden Haut und Muskeln gehoben werden und erlaubt so, sowohl

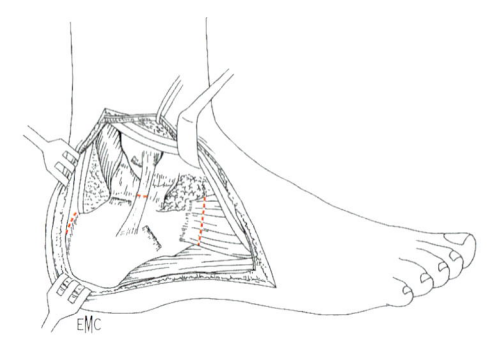

Abb. 16 Die Insertionen des M. dorsalis pedis, der Achillessehne, des kalkaneofibularen Seitenbandes und des Extensorenretinakulums werden durchtrennt.

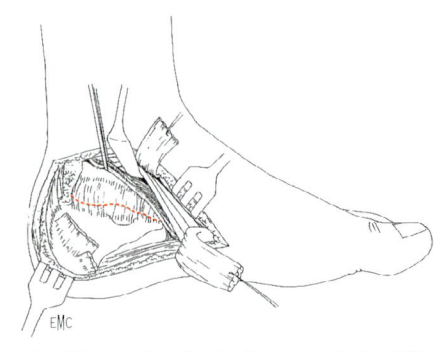

Abb. 19 Die Sehnenscheide der Beuger wird eröffnet und die Sehnen angehoben. Danach kann das Gelenk eröffnet werden.

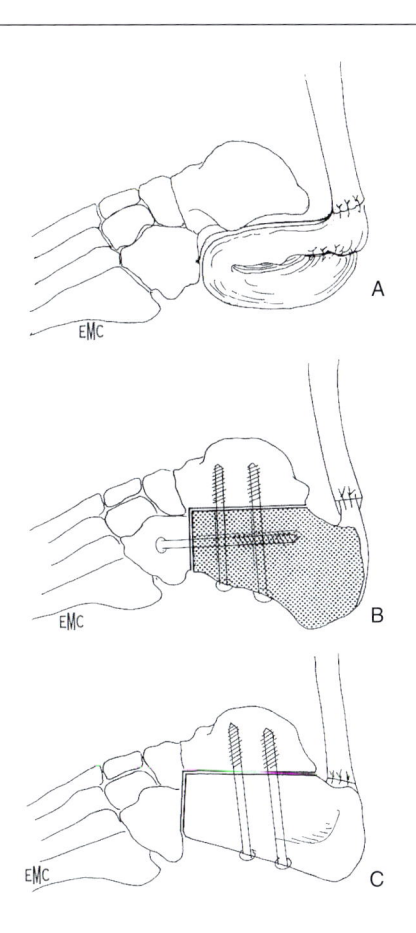

Gliedmaßenerhalt bei Tumoren von Unterschenkel und Fuß

benen dorsalen Bänder und Kapselinsertionen werden durchtrennt, indem der Talus nach vorn gezogen und der Fuß kraftvoll nach plantar flektiert wird.

Rekonstruktion des Talus

Ohne Rekonstruktion des Talus (Schlottergelenk) ist kein zufriedenstellendes funktionelles Ergebnis möglich. Daher wird vor allem bei erwachsenen Patienten eine Arthrodese empfohlen. Diese kann einfach dadurch erreicht werden, dass die distale Tibia nach Entfernung der Gelenkflächen auf die Oberfläche des Kalkaneus gebracht und mit einem Fixateur externe oder gekreuzten kanülierten Schrauben fixiert wird (Abb. 21). Eine Verkürzung kann durch zwischengeschaltete autogene Transplantate vermieden werden. Dies erhöht aber die Schwierigkeiten bei der Durchbauung (Abb. 22). Eine Fusion lässt sich unter denselben Kriterien wie oben beschrieben sind (siehe proximale Tibia) erreichen.

Tumoren der Fußwurzel

Resektion

Wir bevorzugen einen längs verlaufenden Zugang. In diesem Gebiet erfolgte die Biopsie üblicherweise durch einen Längsschnitt über dem betroffenen Knochen. Dann müssen die Extensorensehnen dargestellt werden. Zum Zeitpunkt der definitiven chirurgischen Versorgung müssen alle freigelegten Strukturen und die betreffenden Hautgebiet en bloc reseziert werden.

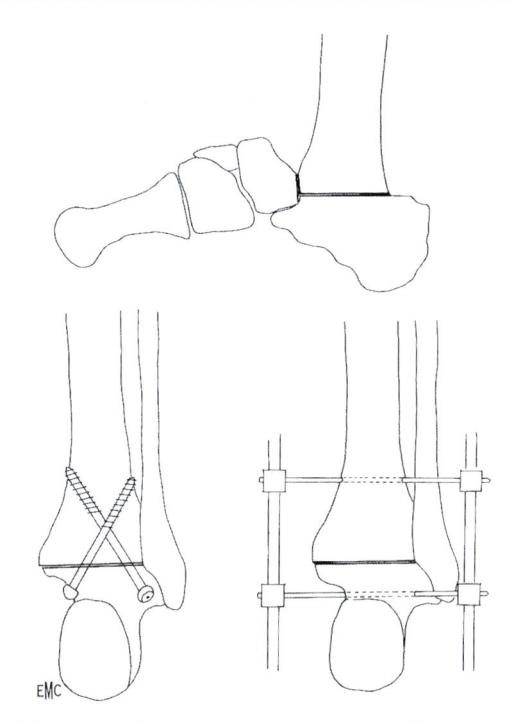

Abb. 20
A. Rekonstruktion des Kalkaneus mit einem freien Muskellappen. Dies kann bei einem großen Hautdefekt eine geeignete Rekonstruktion sein.
B. Eine andere Möglichkeit der Kalkaneusrekonstruktion ist ein antibiotikahaltiger Zementblock.
C. Die letzte und anspruchvollste Technik verwendet ein freies Transplantat vom Beckenkamm mit Gefäßanastomosen.

Knochen wie Weichteile wieder herzustellen, auch wenn aus onkologischen Gründen eine ausgedehnte Entfernung von Hautarealen erforderlich war. Dieses Transplantat, das eine normale Blutversorgung besitzt, hat die Fähigkeit einer schnellen Fusion mit den umgebenden Knochen, eines zunehmenden Umbaus und zur Hypertrophie. Es ist auch gegenüber Infektionen widerstandsfähiger.

Talektomie

Üblicherweise erfolgt ein anteromedialer Längszugang zwischen dem M. tibialis anterior und M. extensor hallucis longus, der bis auf die Dorsalseite des Fußes reicht. Dann wird das Sprunggelenk freigelegt und die Kapsel des Talonavikulargelenks vollständig eröffnet. Auf der Medialseite wird der tiefe Teil des Lig. deltoideum durchtrennt. Die Extensorensehnen und der Gefäßnervenstrang der A. dorsalis pedis werden nach lateral gehalten, um die lateralen Bänder des Talokalkaneargelenks und die talofibularen Bänder darstellen und durchtrennen zu können. Die verblie-

Abb. 21 Sprunggelenksarthrodese mit einem Fixateur externe oder gekreuzten Schrauben.

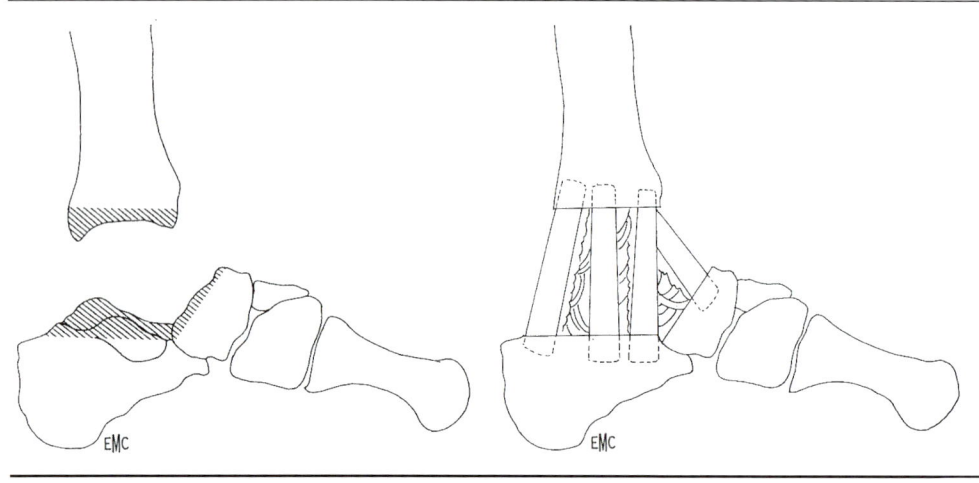

Abb. 22
Um eine Verkürzung zu vermeiden, können kortikale und spongiöse Transplantate eingesetzt werden. Dies ist jedoch anspruchsvoller und erfordert eine längere Einheilung.

Wenn frühere Narben zu entfernen sind oder eine dorsale extraossäre Ausdehnung des Tumors vorliegt, ist eine weite Resektion der darüber liegenden Haut erforderlich. Zum Weichteilverschluss muss ein freier Lappen eingeplant werden (Abb. 23). Wenn der Tumor den ganzen Knochen betrifft, sollte die Resektion in den benachbarten Knochen erfolgen und alle Gelenke dieses Knochens entfernt werden. Um die Lage der geplanten Osteotomie zu bestimmen, werden mehrere Kirschner-Drähte unter röntgenologischer Kontrolle parallel zueinander in einem Abstand von 1 cm und rechtwinklig zum Knochen eingesetzt. Diese Methode hat mehrere Vorteile:

- Sie erlaubt eine bessere Bestimmung des Verlaufes der Osteotomie im 3-dimensionalen Raum. Dieses Ziel ist anders wegen der komplexen Anatomie des Fußes nicht leicht zu erreichen (Zusammenspiel mehrerer Gelenke mit schrägen Gelenkflächen).
- Diese Drähte dienen als Leitschiene für den Meißel (oder die oszillierende Säge) und lassen eine Verletzung des Tumors vermeiden.
- Diese Drähte vermindern auch die Gefahr einer Fraktur oder Beschädigung der Gelenke durch eine potenzielle Tumorkontamination, wenn ein breiter Meißel als Hebelarm benutzt wird, um die Osteotomie zu eröffnen und das Resektat zu entfernen.

Rekonstruktion

Die Rekonstruktion erfolgt üblicherweise mit einem großen, bikortikalen Knochenblock aus dem Beckenkamm, der in Pressfit-Technik in den Knochendefekt eingesetzt wird (Abb. 24) (5). Die temporärer Stabilisation wird mit Stiften erreicht, deren Richtung und Länge röntgenologisch kontrolliert wird. Über diese Stifte werden mehrere kanülierte Schrauben eingesetzt. Dies ergibt eine solide Osteosynthese und intertarsale Arthrodese. Dann wird das Transplantat entsprechend zugeschnitten. Die Hautrekonstruktion kann nötigenfalls mit einem freien Lappen erfolgen. Bei Patienten, bei denen postoperativ eine Bestrahlung erforderlich ist, kann der Knochendefekt mit mehreren Steinmann-Nägeln, die durch die umgebenden Knochen eingesetzt werden und den Defekt kreuzen, überbrückt werden. Diese Nägel wirken als mechani-

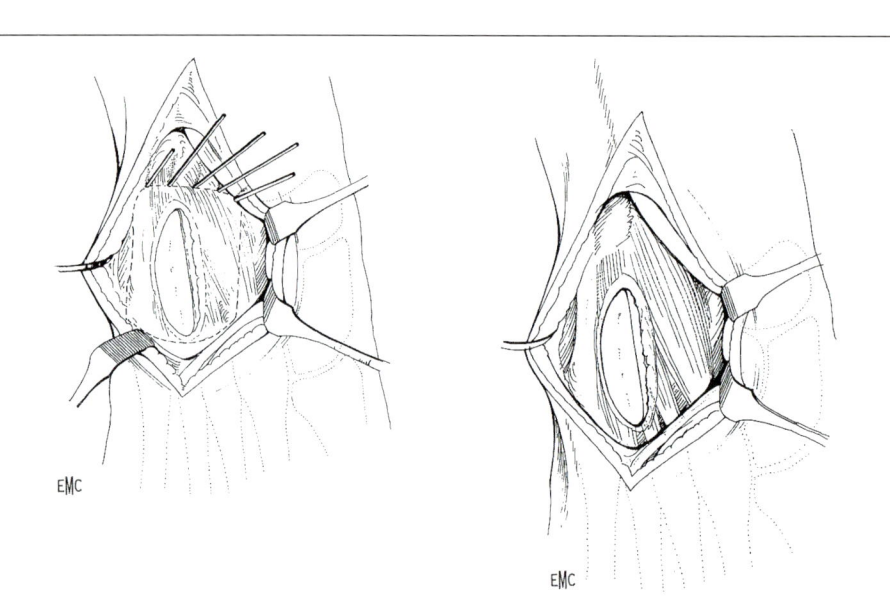

Abb. 23
Die Resektion von Fußwurzeltumoren macht häufig die Entfernung einer früheren Narbe oder infiltrierter Hautgebiete erforderlich und führt dadurch zu einem großen Defekt, der nur durch einen freien Lappen verschlossen werden kann. Die Knochenresektion wird durch mehrere Kirschner-Drähte festgelegt, die die Säge leiten.

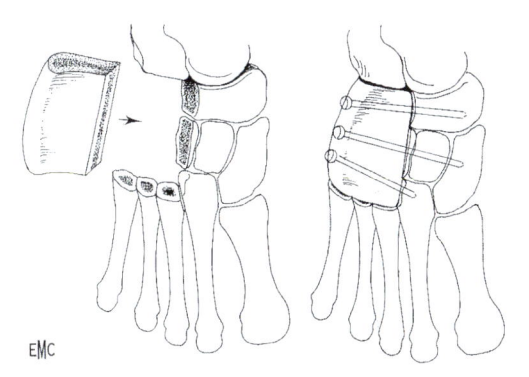

Abb. 24 Der entfernte Knochen wird durch ein bikortikales Transplantat vom Beckenkamm ersetzt.

sche Abstützung für den Knochenzement, der in den Defekt modelliert wird (Abb. 25).

Mittelfußknochen

Die Fußstrahlen können als individuelles Kompartiment angesehen werden, das den Mittelfußknochen, die Phalangen, die Interphalangealgelenke und die umgebenden Muskeln und Sehnen enthält. Es bestehen jedoch keine Grenzen zu den periartikulären Weichteilen des Mittelfußes und zwischen jedem einzelnen Strahl.

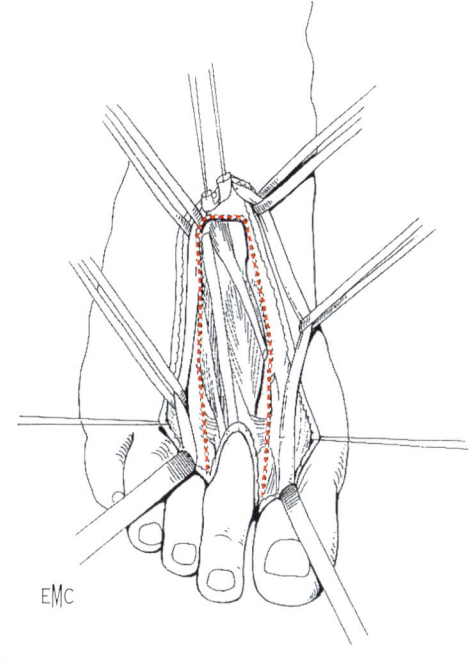

Abb. 26 Bei einer Resektion von Mittelfußknochen werden die Streck- und Beugesehnen auf Höhe des proximalen Gelenks reseziert, während die Muskeln an den benachbarten Metatarsi periostal abgelöst werden. Vor allem ein zentraler Strahl kann vollständig entfernt werden, ohne dass ein wesentlicher Funktionsverlust eintritt.

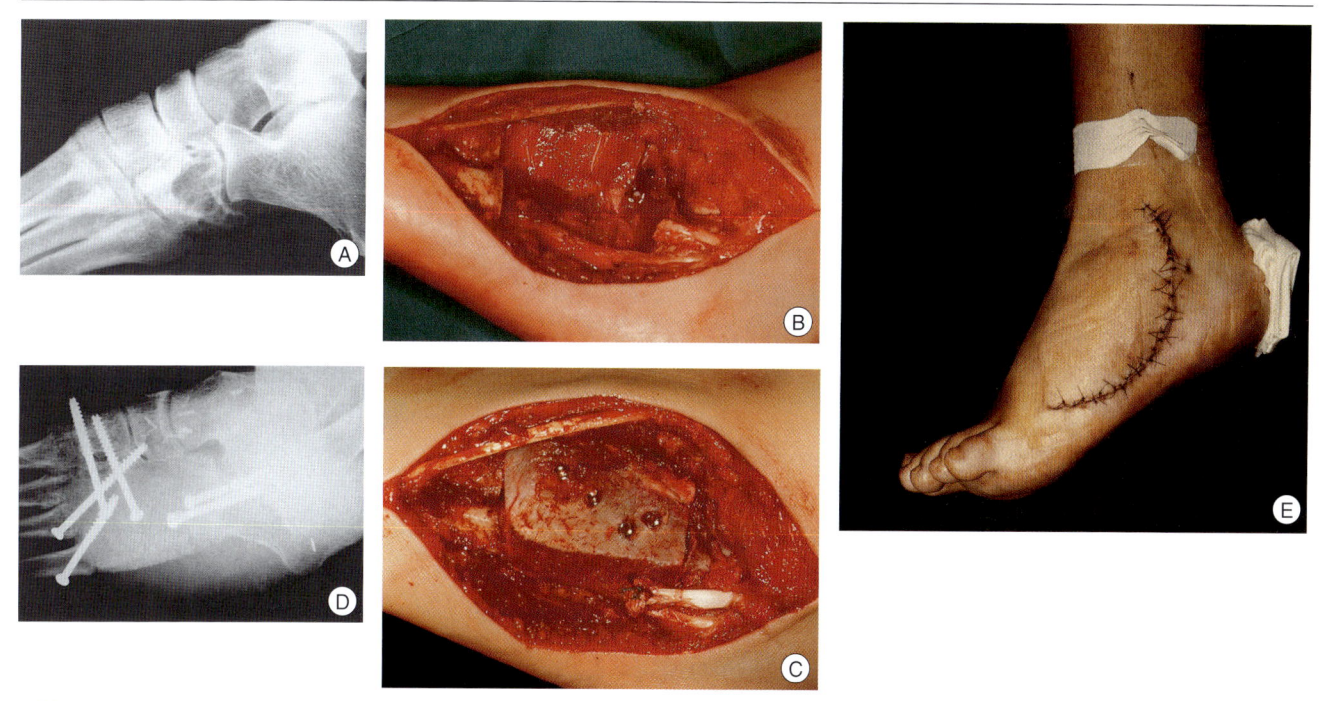

Abb. 25
A. Niedergradiges Osteosarkom des Os cuboideum.
B. Operationsfeld nach Tumorentfernung.
C. Ein entsprechend zugeschnittenes autologes Transplantat vom Beckenkamm wird mit kanülierten Schrauben fixiert, um das Os cuboideum zu ersetzen.
D. Das Röntgenbild zeigt die Inkorporation des Transplantats.
E. Wiederherstellung der Weichteile mit einem freien vaskularisierten Lappen.

Bei benignen Läsionen kann der Schaft reseziert und der Mittelfußkopf erhalten werden, der kürettiert wird und eine osteokartilaginäre Schale für eine geeignete Rekonstruktion bietet. Bei malignen Läsionen erfolgt üblicherweise eine Längsamputation des Strahls.

Operationstechnik

Über einen Längszugang werden die Strecksehnen des Strahls auf Höhe des Lisfranc-Gelenks durchtrennt. Der Mittelfußknochen wird proximal exartikuliert (Abb. 26). Die Mm. interossei werden mit dem Periost vom Schaft der benachbarten Mittelfußknochen gelöst. Das Lig. intermetatarsale transversum wird durchtrennt und der Strahl nach außen gezogen. Die Amputation-Resektion wird vervollständigt, indem die Beugesehnen proximal durchtrennt werden.

Rekonstruktion

Nach einer inkompletten Resektion kann die Rekonstruktion durch ein zwischengeschaltetes autogenes Transplantat (aus der Fibula) erfolgen, das in die osteokartilaginäre Schale des Metatarsalkopfs eingesetzt wird. Die Fixation mit intramedullären Drähten führt üblicherweise zur Durchbauung. Wegen der hohen Belastungskonzentration können jedoch Ermüdungsbrüche auftreten.

Wenn mehrere Fußknochen reseziert wurden, lässt sich die Rekonstruktion mit einem großen kortikospongiösen autologen Beckentransplantat über eine entsprechende intertarsale Arthrodese und Fixation der Metatarsalköpfe mit Schrauben erreichen.

Nach einer Längsamputation eines Strahles ergibt die temporäre Fixation mit resorbierbaren Nähten eine gute Funktion und ein zufriedenstellendes Aussehen.

Literatur

[1] Abudu A, Grimer RJ, Tillman RM, Carter SR. Endoprosthetic replacement of the distal tibia and ankle joint for aggressive bone tumors. *Int Orthop* 1999 ; 23 : 291–294

[2] Capanna R, Bufalini C, Campanacci M. A new technique for reconstruction of large metadiaphyseal bone defects. *Orthop Traumatol* 1993 ; 3 : 159–177

[3] Capanna R, Van Horn JR, Biagini R, Ruggieri P, Bettelli G, Campanacci M. Reconstruction after resection of the distal fibula for bone tumor. *Acta Orthop Scand* 1986 ; 57 : 290–294

[4] Casadei R, Ruggieri P, Giuseppe T, Biagini R, Mercuri M. Ankle resection arthrodesis in patients with bone tumors. *Foot Ankle Int* 1994 : 15 : 242–249

[5] Exner GU, Jacob HA, Middendorp J. Reconstruction of the first and second metatarsals with free microvascular fibular bone graft after resection of a Ewing sarcoma. *J Pediatr Orthop B* 1998 ; 7 : 239–242

[6] Lee SH, Kim HS, Park YB, Rhie TY, Lee HK. Prosthetic reconstruction for tumor of the distal tibia and fibula. *J Bone Joint Surg Br* 1999 ; 81 : 803–807

[7] Matejovsky Z. Bone and joint transplantation after tumor resection. In : Chao EY, Ivins JC eds. Tumorprostheses. New York : Thieme-Stratton, 1983 : 47–53

[8] Miltner LJ, Wan FE. Giant cell tumor of the os calcis. *J Bone Joint Surg* 1935 ; 17 : 166

[9] Ottolenghi CE, Petrocchi IJ. Chondromyxosarcoma of the calcaneus: report of a case of total replacement of involved bonewith homogenousrefrigerated calcaneus. *J Bone Joint Surg Am* 1953 ; 35 : 211

[10] Schmidt JE. Plastic surgery of the os calcis. In : Thirty second report of progress in orthopedic surgery. [abstract]. *Arch Klin Chir* 1926 ; 143 : 530

[11] Sim FH, Papagelopulos P, Galanis E, Carci-Lluch B. Distal fibulectomy for malignant or aggressive benign tumors. In : Abstract book Combined Meeting of the American and European Muscoloskeletal Tumor Societies, Washington DC, 1998

[12] Vlasak R, Vander Griend R, Scarborough M. Ankle resection arthrodesis for bone tumors. In : Abstract book Combined Meeting of the American and European Muscoloskeletal Tumor Societies, Washington DC, 1998

[13] Wolfe M, Miller B, Gebhardt M, Mankin H. Ewing's sarcoma of the fibula. In : Abstract book Combined Meeting of the American and European Muscoloskeletal Tumor Societies, Washington DC, 1998

Weichteilverschluss an Unterschenkel und Fuß mit muskulokutanen Lappen

C. Oberlin
C. Touam

Abstract
Ein Verlust der Hautbedeckung mit freiliegenden Knochen, Frakturen, Sehnen, Gefäßen und Nerven ist immer eine schwierige Situation, die zu Infektion und Tod des Gewebes führen kann. Häufig wird notfallmäßig eine ausreichende Hautabdeckung erforderlich. Sie ist einer der wichtigsten Teile eines wiederherstellenden Eingriffs. Bei der chirurgischen Behandlung von Weichteildefekten müssen freie Lappen und örtliche gestielte Lappen genutzt werden. Die Gefäßanatomie erklärt, dass die meisten Weichteildefekte im Bereich der Extremitäten mit Hautlappen, fasziokutanen Lappen oder Lappen aus der umgebenden Muskulatur verschlossen werden können. Freie Lappen können in den ziemlich seltenen Situationen äußerst hilfreich sein, bei denen andere Typen einzeitiger Lappen nicht zur Verfügung stehen. Sie können fasziokutan, muskulär oder muskulokutan sein. Ziel dieses Artikels ist es, die wichtigsten gestielten Lappen darzustellen, die von einem nicht-spezialisierten Chirurgen durchgeführt werden können.

Schlüsselworte
Unterschenkel, Fuß, Sprunggelenk, Ferse, gestielter Lappen, subkutaner Lappen, Druckgeschwüre, Hautdefekt, Hautnekrose

Dieses Kapitel beschäftigt sich mit dem Verschluss an Knie, Unterschenkel und Fuß bei der Behandlung der häufigsten Hautdefekte an der unteren Extremität. Wir beschreiben nur lokale Standardeingriffe.

Medialer Gastrocnemiuslappen

Der mediale Gastrocnemiuslappen ist bei der Behandlung von Weichteildefekten am Kniegelenk und dem oberen und mittleren Drittel des Unterschenkels von großem Nutzen (2, 9, 10, 19, 20, 26, 28).

Anatomie

Der M. gastrocnemius ist weitestgehend für die Form der Wade verantwortlich. Er besitzt zwei Ursprungsköpfe, die auf der Dorsalseite der Femurkondylen entspringen. Seine beide Arterien stammen aus der A. poplitea auf Höhe von oder nahe des Kniegelenks. Sie sind auch über perforierende Äste für die Durchblutung eines Teils der Wadenhaut zuständig.
Der mediale Kopf ist größer und reicht weiter nach distal. Er mündet in den hinteren Teil der Achillessehne, der vordere Teil stammt aus dem M. soleus. Für jeden Gastrocnemiuskopf gibt es nur eine Hauptarterie (Typ 1 nach Mathes und Nahai) (18).

Design

Der Patient liegt mit einem kräftigen Kissen unter dem Gesäß der Gegenseite auf dem Rücken. Die Gliedmaße wird exsanguiniert und 4 Landmarken markiert: Die Gelenklinie des Kniegelenks, die dorsale Mittellinie der Wade, der Innenknöchel und die dorsomediale Kante der Tibia.
Die dorsale Grenze des Lappens ist die Mittellinie der Wade, die ventrale Grenze liegt 1 cm hinter der dorsomedialen Kante der Tibia. Der Lappen kann vom Kniegelenk bis etwa 5 cm proximal des Innenknöchels reichen (Abb. 1).

Technik

Haut und Subkutangewebe werden durchtrennt, wobei der N. suralis und die V. saphena parva nach lateral gehalten werden. Die Faszie wird zwischen den beiden Köpfen eröffnet und die schräg verlaufenden Fasern dort durchtrennt, wo sie sich in der Mittellinie treffen (Abb. 2). Die Schicht zwischen dem M. gastrocnemius und M. soleus kann mit dem Finger stumpf gelöst werden. Es ist darauf zu achten, die Achillessehne nicht zu verletzen. Der Muskel sollte mit dem darüber liegenden Subkutangewebe vernäht werden, um eine übermäßige Dehnung der muskulokutanen Perforatorgefäße zu vermeiden.
Die Entnahmestelle kann entweder primär durch Naht oder durch ein gemeshtes Spalthauttransplantat verschlossen werden.

Variationen

Ein reiner Muskellappen kann zur Auffüllung von Kavitäten im Bereich des Kniegelenks genutzt werden. Er sollte dann sofort mit Spalthaut abgedeckt werden. Ein muskulokutaner Insellappen ist bei einem Weichteilverlust im proximalen Teil des Unterschen-

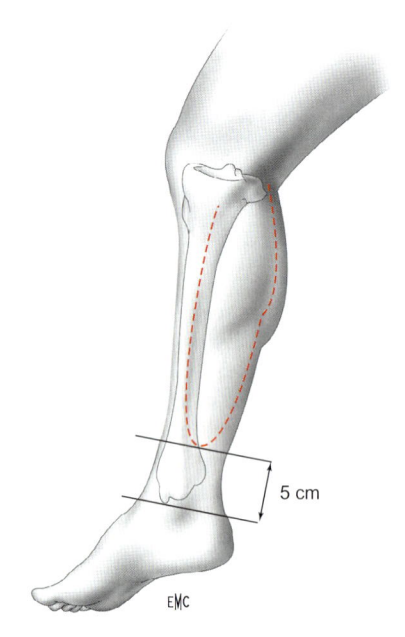

Abb. 1 *Hautinzision für den medialen Gastrocnemiuslappen. Die ventrale Inzision verläuft 1 cm hinter der dorsomedialen Kante der Tibia und die dorsale Inzision in der Mittellinie. Der Lappen kann bis zu 5 cm proximal des Innenknöchels reichen.*

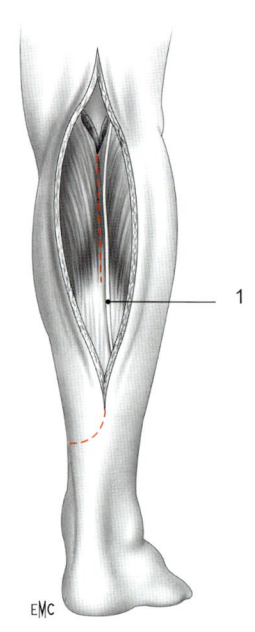

Abb. 2 *Trennung der beiden Köpfe des M. gastrocnemius. Die V. saphena parva und der N. suralis (1) werden nach lateral gehalten.*

kels nützlich. Wenn ein Lappen verwendet wird, der Muskel, Subkutangewebe und Haut umfasst, wird das Ergebnis plump und hässlich sein (Abb. 3). Dies ist weniger ausgeprägt, wenn der Lappen vorwiegen aus Muskulatur mit einem Hautareal am distalen Ende besteht.

Indikationen

Dieser Lappen ist nun zur Standardtechnik geworden, um die Vorderseite des Kniegelenks und die anteromediale Seite der proximalen zwei Drittel der Tibia abzudecken.

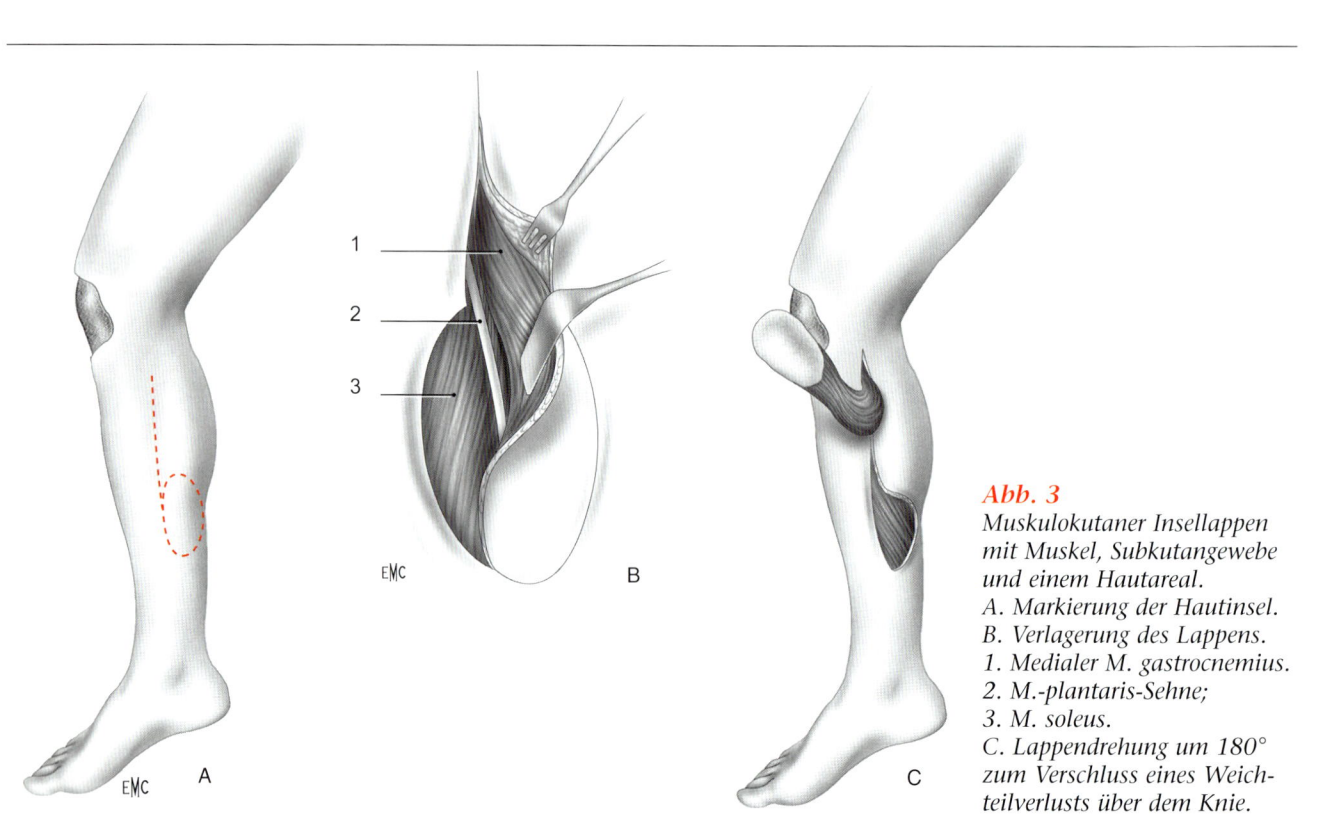

Abb. 3
Muskulokutaner Insellappen mit Muskel, Subkutangewebe und einem Hautareal.
A. Markierung der Hautinsel.
B. Verlagerung des Lappens.
1. Medialer M. gastrocnemius.
2. M.-plantaris-Sehne;
3. M. soleus.
C. Lappendrehung um 180° zum Verschluss eines Weichteilverlusts über dem Knie.

Lateraler Gastrocnemiuslappen

Obwohl dieser Lappen weniger verwendet wird als der mediale Gastrocnemiuslappen gibt es einige relativ spezifische Indikationen (2, 7, 20, 28).

Design (Abb. 4)

Die laterale vertikale Inzision verläuft 2 cm hinter der Fibula, die dorsale Inzision in der Mittellinie. Der Lappen kann bis zu 10 cm oberhalb des Außenknöchels reichen.

Technik

Die Hautinzisionen werden in Seitenlage des Patienten angelegt. Dabei ist darauf zu achten, den N. suralis und die V. saphena parva mit dem Lappen zu heben. Dann werden die beiden Köpfe des M. gastrocnemius voneinander getrennt und die Faszie des M. soleus dargestellt. Lateral bleibt der M. peroneus longus ungestört und der N. peroneus sorgfältig geschützt.

Variationen

Man kann mit dem lateralen M. gastrocnemius eine Hautinsel entnehmen. Beim Design des Lappens ist daran zu denken, dass sein distaler Teil weniger weit nach distal reicht als der mediale Kopf.

Indikationen

Hauptindikationen für diesen Lappen sind Weichteilverluste im Ventrolateralgebiet des Kniegelenks und vor allem über der Lateralseite der Femurdiaphyse.

Soleuslappen

Dies ist ein reiner Muskellappen, der nützlich ist, um Defekte im mittleren Drittel des Unterschenkels zu verschließen. Er kann mittlere und kleine Defekte abdecken und hinterlässt nur geringe kosmetische Veränderungen an der Entnahmestelle (9, 13, 20, 28, 30).

Anatomie

Der M. soleus ist ein großer Muskel, der am Sehnenbogen zwischen der Dorsalseite der proximalen Tibia und dem Fibulaköpfchen und von der oberen Medialseite der Tibia unterhalb der Ursprünge des M. flexor digitorum longus entspringt. Die Muskelfasern enden in einer kräftigen Sehne, die innerhalb des Muskelbauches entsteht. Diese Sehne vereinigt sich mit der des M. gastrocnemius, um die Achillessehne zu bilden. Der intramuskuläre Anteil der M.-soleus-Sehne teilt sich in mediale und laterale Anteile auf, sodass jede

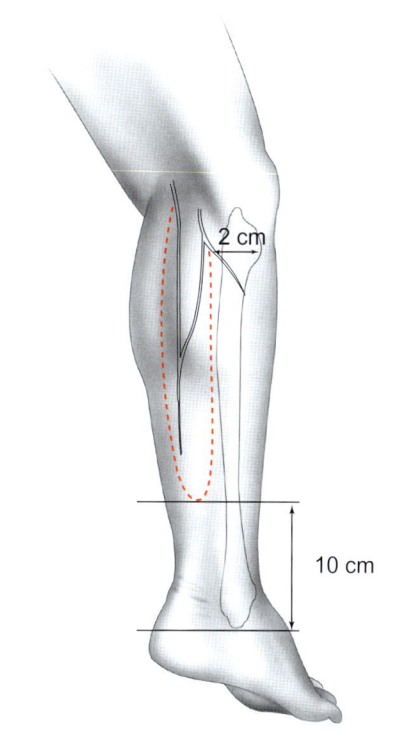

Abb. 4 Hautinzision für einen lateralen Gastrocnemiuslappen. Die Inzision in der Mittellinie liegt zwischen den beiden Köpfen des M. gastrocnemius. Die laterale vertikale Inzision 2 cm hinter der Fibula. Der Lappen kann bis 10 cm proximal des Außenknöchels reichen.

Hälfte als Lappen genutzt werden kann (Abb. 5). Die mediale Hälfte wird durch 2 oder 3 Gefäßstiele aus der A. tibialis posterior ernährt, während die laterale Hälfte ihre Blutversorgung aus einem Ast der A. fibularis erhält (Abb. 6).

Design

Die Inzision verläuft über dem Muskelbauch 1 cm hinter der dorsomedialen Kante der Tibia im mittleren Drittel des Unterschenkels.

Technik

Nach Inzision von Haut und Subkutangewebe sucht man die Schicht zwischen dem M. soleus und dem darunter liegenden M. tibialis posterior auf. Hierbei kann es notwendig werden, 1 oder 2 kleine Äste der A. tibialis posterior zu durchtrennen. Dann wird die Schicht zwischen M. soleus und M. gastrocnemius dargestellt. Die Insertion des M. soleus in den vorderen Teil der Achillessehne wird mobilisiert und abgelöst und dabei die Insertion des M. gastrocnemius intakt belassen. Dann wird der mediale Kopf des M. soleus mobilisiert.
Am häufigsten wird die mediale Hälfte verwendet, da sie leichter zu verlagern ist und offensichtlich zu

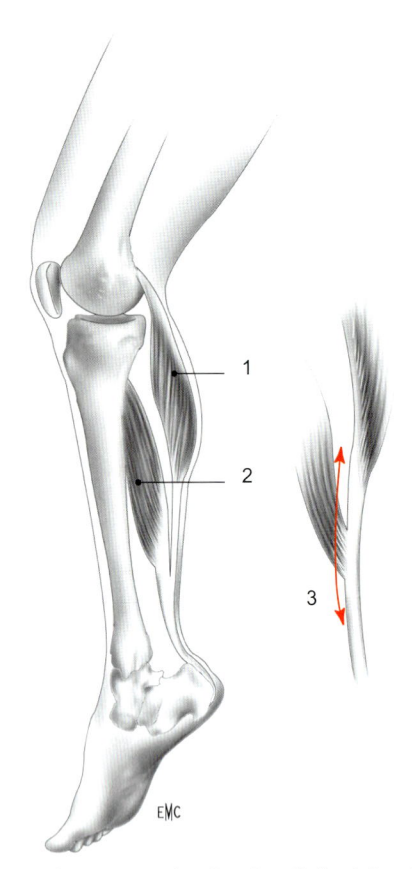

Abb. 5 Das Diagramm zeigt den Anteil des M. soleus, der für einen Transfer genutzt wird. Er wird distal von der Einstrahlung in die Achillessehne abgelöst. 1. Medialer M. gastrocnemius; 2. M. soleus; 3. Ablösung unter Erhalt der Achillessehne.

geringeren kosmetischen und funktionellen Problemen führt.

Variationen

Obwohl üblicherweise die mediale Hälfte des M. soleus verwendet wird, kann auch der gesamte Muskel mobilisiert werden. Wenn ein distaler Gewebedefekt besteht, ist es auch möglich, den Soleuslappen an seinen unteren Anschlüssen zu verlagern und die oberen Pedikel und den proximalen Teil des Muskels zu durchtrennen. Tatsächlich ist dies aber kaum praktikabel, da häufig die distale Blutversorgung des M. soleus durch das primäre Trauma zerstört ist. Diese Technik kann jedoch in bestimmten Fällen einer chronischen Osteomyelitis hilfreich sein.

Indikationen

Die beste Indikation ist ein Weichteilverlust am Unterschenkel. In dieser Situation steht dieser Lappen in Konkurrenz zum medialen muskulokutanen Gastrocnemiuslappen, der kosmetisch weniger günstig ist.

Fasziokutaner Lappen des Unterschenkels mit einem proximalen Stiel

Am Unterschenkel sind eine ganze Anzahl proximal gestielter Lappen beschrieben. Am weitesten verbreitet ist der mediale Saphenuslappen. Er ist nützlich, um einen oberflächlichen Gewebeverlust über der Ventral- und Dorsalseite des Kniegelenks und über dem proximalen Teil des Unterschenkel zu verschließen (1, 3, 5, 7, 20, 23, 29).

Anatomie

Die Haut des Unterschenkels erhält ihre Blutversorgung aus drei Arterien. Die A. saphena, die den N. saphenus begleitet, gibt multiple Hautäste ab. Sie wird als Lappenarterie genutzt. Auch die Äste aus der A. tibialis posterior und die perforierenden Arterien, die durch den medialen M. gastrocnemius verlaufen, tragen zur Blutversorgung der Haut des Unterschenkels bei. Im oberen Teil des Unterschenkels sind 3 Typen von Lappen möglich:
- Ein lateraler Lappen, der über den perforierenden Ästen der A. fibularis oder der A. tibialis anterior zentriert wird.
- Ein dorsaler Lappen, zentriert über der A. suralis.

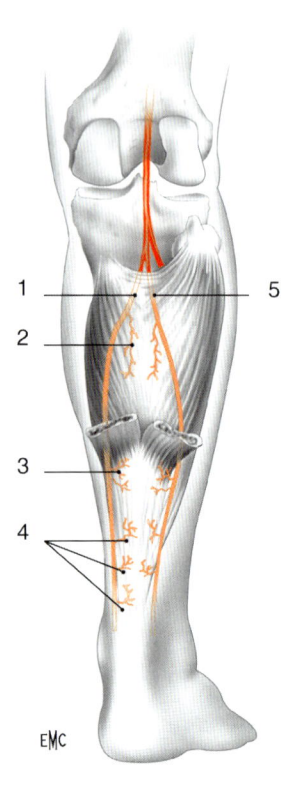

Abb. 6 Gefäßanatomie des M. soleus. 1. A. tibialis posterior; 2. proximaler Gefäßstiel; 3. mittelgroßer Stiel; 4. distaler kleiner Stiel; 5. A. fibularis.

Weichteilverschluss an Unterschenkel und Fuß mit muskulokutanen Lappen

Indikationen

Der Lappen ist besonders nützlich, um oberflächliche Gewebedefekte über der Vorderseite des Kniegelenks und dem oberen Drittel des Unterschenkels zu verschließen.

Bei einer Fraktur oder Osteomyelitis ist es besser, einen Muskellappen zu verwenden. Dieser Lappen kann als „Cross-leg"-Lappen genutzt werden, wenn ein Gewebedefekt über dem distalen Drittel des Unterschenkels oder über dem Sprunggelenk vorliegt. Dann ist in einem zweiten Schritt die Lappendurchtrennung nach drei Wochen erforderlich.

Distal gestielter neurokutaner Suralislappen

Anatomie

Die Anatomie der dünnen Blutgefäße, die den N. cutaneus begleiten, wurde früher beschrieben (24). Der N. suralis erhält hinter dem Außenknöchel einige Gefäße

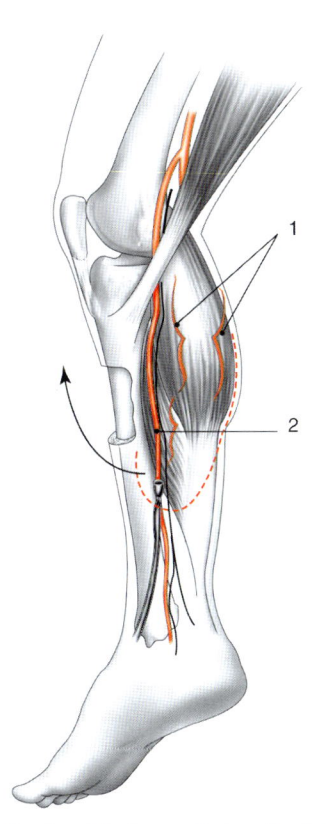

Abb. 7 Design des fasziokutanen Unterschenkellappen. Dieser Lappen ist über dem Saphenusast der absteigenden Arterie des Kniegelenks und unter der Unterkante des Pes anserinus zentriert. Die ventrale Grenze des Lappens, die entsprechend der dorsalen Grenze des Defektes geplant wird, folgt der dorsomedialen Kante der Tibia. 1. Perforierende Äste aus dem medialen M. gastrocnemius; 2. A. saphena.

- Der wichtige mediale Lappen zentriert über dem Saphenusast der deszendierenden A. genicularis (Abb. 7) und über den perforierenden Ästen aus dem medialen M. gastrocnemius.

Design

Der Patient liegt in Bauchlage. Das Bein ist mit angelegter Blutsperre nach außen rotiert. Die Vordergrenze des Lappens muss die V. saphena magna beinhalten. Die dorsale Grenze muss lateral der Mittellinie liegen. Seine Länge sollte die dreifache Breite nicht übersteigen und nicht weiter als 8 cm oberhalb der Spitze des Innenknöchels reichen.

Technik

Die Hautinzision wird bis durch die tiefe Faszie weiter geführt. Die Faszie wird an der Haut mit Nähten verankert. Die V. saphena magna und der N. saphenus werden im distalen Teil der Inzision aufgesucht und ligiert. Dann wird der Lappen von distal nach proximal gehoben.

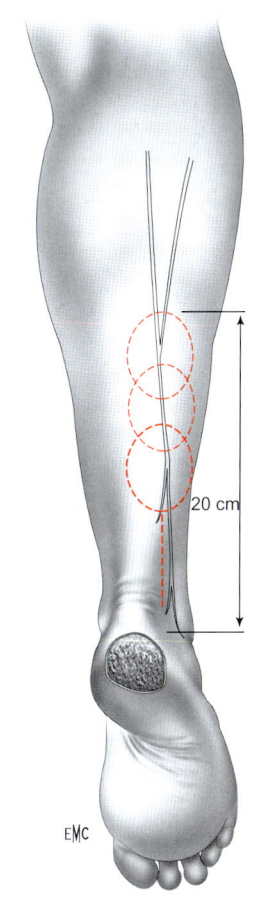

Abb. 8 Distal gestielter Suralisinsellappen. Dieser Lappen kann als Insellappen mit einem Hautstiel und einem faszialen Stiel entnommen werden.

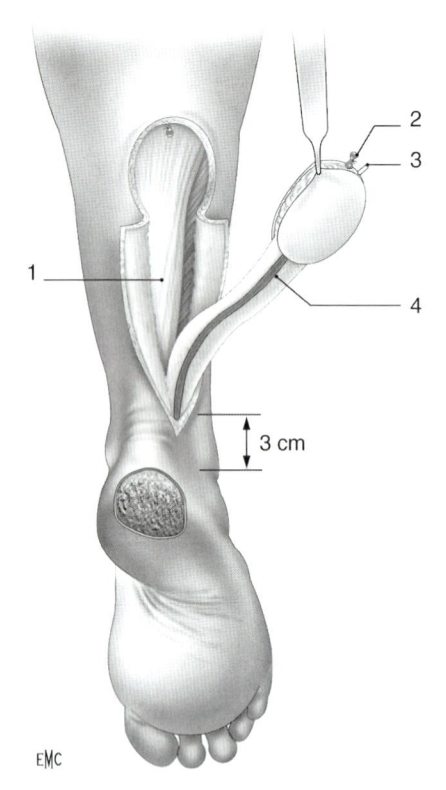

Abb. 9 Die Präparation des faszialen Stiels muss 3 cm über dem Ende des Außenknöchels beendet werden. 1. Achillessehne; 2. V. saphena; 3. N. suralis; 4. faszialer Stiel.

aus den malleolaren Ästen der A. fibularis. Die klinische Erfahrung hat gezeigt, dass Lappen, die an diesen sehr dünnen Gefäßen gestielt sind, überraschend zuverlässig sind.

Design

Der über dem N. suralis zentrierte Hautlappen liegt auf der Dorsalseite des Unterschenkels. Der Lappen kann bis zu 5–6 cm breit und 10–15 cm lang sein (Abb. 8). Die laterale Grenze der Achillessehne bildet die mediale Grenze des Lappens. Die laterale Grenze liegt über der Fibula. Distal kann der Lappen bis zu 4 cm oberhalb der Spitze des Außenknöchels reichen.

Technik

Haut und tiefe Faszie des Unterschenkels werden im Umfang von zwei Dritteln der Haut inzidiert. Der N. suralis und die V. saphena parva werden durchtrennt. Die Faszie wird durch Nähte an der Haut verankert. Die Präparation erfolgt von proximal nach distal. Die letzten zwei Drittel des Hautlappens werden dann inzidiert und die Inzision vertikal bis zum Außenknöchel fortgeführt. Die Haut wird von beiden Seiten gehoben und hierbei die Faszie intakt belassen. Distal sind die Grenzen des Fasziensiels der laterale Rand der Achillessehne und die Fibula. Dann wird die Faszie, die die V. saphena parva enthält, eingeschnitten (Abb. 9). Hierbei ist es wichtig, das Fettgewebe, das zwischen der Tibia und der Fibula liegt und das die aus der A. fibularis entspringenden Äste enthält, mit einzubeziehen. Die Präparation des faszialen Stiels endet 3 cm oberhalb der Spitze des Außenknöchels. Dadurch werden die untersten aus der A. fibularis stammenden Äste erhalten. Danach ist eine Drehung von 180° möglich. Bevor die Entnahmestelle mit einem Hauttransplantat verschlossen wird, muss der N. suralis unter die lokalen Muskelbäuche verlagert werden, um ein schmerzhaftes Neurom zu verhindern.

Variationen

Es kann ein reiner Faszienlappen oder ein Lappen mit einem Haut- und Faszienstiel gehoben werden.

Indikationen

Die Hauptindikationen sind Druckgeschwüre an der Ferse bei Patienten in schlechtem Allgemeinzustand oder schlechter örtlicher Durchblutung. Wegen seiner weniger zuverlässigen Blutversorgung sollte der mediale Plantarlappen in diesen Situationen nicht verwendet werden. Es ist interessant, dass dieser distal gestielte, neurokutane Suralislappen, der an sehr kleinen Gefäßen hängt, bei diesen geschwächten Patienten sehr zuverlässig ist.

Prämalleoläre Lappen

Für prämalleoläre Lappen gelten dieselben Grundprinzipien wie für alle Lappen, die nahe an Gelenken gehoben werden. An den Gliedmaßen ist jedes Gelenk von arteriellen Anastomosen umgeben. An diesen Gefäßen können verschiedene Insellappen gestielt sein, entweder mit physiologischem oder retrogradem Durchfluss. Daher ist es unnötig, sich mit einem größeren Gefäß auseinander zu setzen (14, 16, 17, 20, 29). Die ventrolaterale Seite des unteren Viertels des Unterschenkels ist ein Gebiet, aus dem gute Lappen gehoben werden können. Es ist oft vom primären Trauma verschont und leicht mit einem Hauttransplantat zu verschließen.

Anatomie

Häufig finden sich Variationen der Gefäßversorgung im Bereich des Sprunggelenks, die die Lappengewinnung modifizieren können. Es gibt jedoch eine zugrunde liegende Basisstruktur. Die A. fibularis posterior gibt auf Höhe des distalen Endes der tibiofibularen Membrana interossea einen Ast ab, der durch diese Membran verläuft (Abb. 10). Dieser teilt sich in mehrere Hautäste und anastomosiert dann mit dem lateralen malleolaren Ast der A. tibialis anterior. Er verläuft dann auf der Lateralseite des Fußes bis zu den Fußwurzelgelenken, wo seine dorsalen Äste mit den Endästen der A. dorsalis pedis anastomosieren. Die laterale Malleolararterie kann auf verschiedenen Höhen entspringen. Sie ist

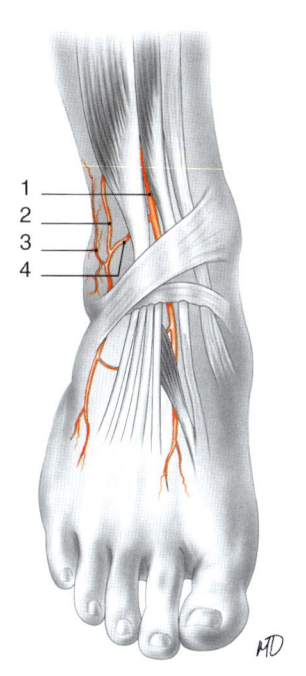

Abb. 10 *Arterienversorgung des prämalleolaren Lappens. Im ventrolateralen Bereich des Sprunggelenks besteht eine wichtige Anastomose zwischen der ventrolateralen A. malleolaris (4), einem Ast der A. tibialis anterior (1) und dem ventralen Ast der A. fibularis dorsalis (2). Ein Hautast (3) versorgt die Haut im anteroinferioren Teil des Unterschenkels und ermöglicht einen Lappen zu präparieren.*

Lappen angehoben, um die Mobilisation der fasziokutanen Gefäße zu ermöglichen.

Proximal erfordert die Präparation die Durchtrennung des Hautastes des N. peroneus superficialis. Die Präparation erfolgt rasch von proximal nach distal. Sie schließt das Septum zwischen dem M. tibialis anterior und dem M. extensor communis der Zehe mit ein. Hierbei müssen 1 oder 2 kleine Gefäße durchtrennt werden. Es ist aber wichtig, das ziemlich kräftige Septum zu mobilisieren, um eine ausreichende Blutversorgung sicher zu stellen. Die A. malleolaris externa wird proximal der Anastomose, die sie mit dem perforierenden Ast der A. fibularis eingeht, durchtrennt.

Die A. fibularis wird im Spalt zwischen Tibia und Fibula direkt nachdem sie aus der Membrana interossea tritt, ligiert (Abb. 11). Es kann von Hilfe sein, ein kleines Fenster in der Membrana interossea zu präparieren, um diese tiefe Ligatur sicher von den Hautästen entfernt zu legen.

Dann wird die ventrolaterale Faszie des Unterschenkels unter scharfer Präparation nach dorsal bis zur Fibula gehoben. Hierbei ist es klug, nahe am Knochen zu bleiben. Die Gefäße werden nach Präparation, besser mit einem Skalpell als mit Scheren, über 4–5 cm mobilisiert. Dieser Insellappen hat sein Rotationszentrum am lateralen Rand des Fußwurzelgelenkes. Er kann daher leicht gedreht werden, um den Fußrücken, eine Fußwurzelamputation oder dorsal die Ferse abzudecken.

Die Entnahmestelle wird mit gemeshtem Transplantat verschlossen. Man erhält die besten kosmetischen Ergebnisse mit weiter proximal gelegenen Entnahmestellen über den ventrolateralen Muskeln.

üblicherweise größer als der perforierende Ast der A. fibularis posterior. Bei dünnen Patienten ist der Puls dieses Gefäßes vor dem Außenknöchel zu fühlen. In diesen Fällen ist der ventrale Malleolarlappen sehr zuverlässig.

Design eines lateralen prämalleolären Lappens mit retrogradem Durchfluss

Dies ist ein kutaner Insellappen von 10–15 cm × 5–6 cm (der Abstand zwischen der Tibiakante und der peronealen Rinne). Die untere Grenze entspricht der ventrolateralen Grube zwischen der Tibia und der Fibula. Dies entspricht dem Ursprung der Hautarterie und der Anastomose zwischen der ventrolateralen Malleolararterie und dem perforierenden Ast der A. fibularis (Abb. 11).

Technik

Die ventrale Inzision erlaubt die Darstellung der Gefäßstiele, vor allem der A. malleolaris externa und ihrer 2 Venen. Diese Gefäße werden identifiziert und danach die Hautinzision weiter geführt und die Faszie ventral und dorsal durchtrennt. Der proximale Teil des Lappens wird gehoben. Distal wird der Faszienstiel, der bis zur Vorderseite des Außenknöchels reicht, mobilisiert. Die Haut wird vertikal inzidiert und 2 laterale

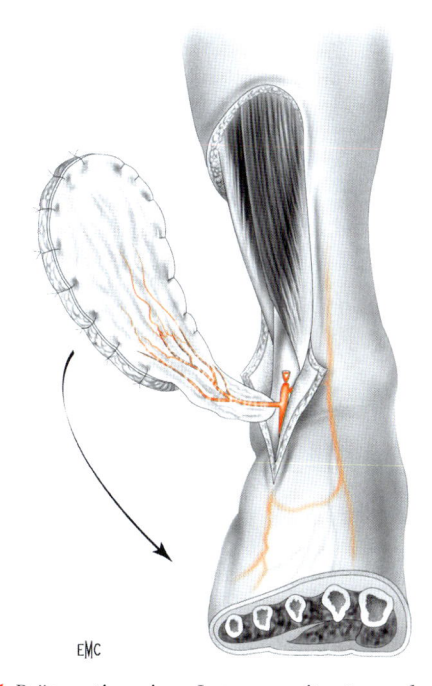

Abb. 11 *Präparation eines Lappens mit retrograder Durchblutung (supramalleolär). Die ventrolaterale A. malleolaris und der vordere Ast der A. fibularis posterior sind durchtrennt. Dieser Lappen ist sehr nützlich, um posttraumatische Mittelfußamputationen abzudecken.*

Nachbehandlung

Das Sprunggelenk wird für 2 Wochen mit einer Schiene im rechten Winkel immobilisiert. Der Lappen muss sorgfältig beobachtet werden, da sich gelegentlich venöse Stasen entwickeln. Wenn der Verdacht hierfür besteht, sollte eine kleine Inzision angelegt werden, die eine Blutung ermöglicht. Es kann notwendig werden, dies über mehrere Tage zu wiederholen, bis sich ein ausreichender venöser Abfluss entwickelt hat.

Variationen

Es können ziemlich große Lappen mit einer maximalen Länge von 15–20 cm und einer Breite von 7–8 cm gehoben werden. Die distale Verschiebung des Lappens lässt sich dadurch modifizieren, dass er weiter proximal oder distal gehoben wird. Dies kann dadurch unterstützt werden, dass ein weiter distal gelegener subkutaner Faszienlappen durch eine vertikale Verlängerung der Inzision entnommen wird. Diese kann dann primär über dem distalen Ende der Fibula verschlossen werden.

Ein ventrolateraler Unterschenkellappen mit einem Hautstiel kann einfach dadurch gehoben werden, indem der Drehpunkt an die laterale prämalleoläre Gefäßanastomose gelegt wird. Dies dauert nur wenige Augenblicke und erfordert keine Präparation nahe an den schmalen Gefäßen. Dieser Lappen erlaubt aber nur einen Weichteilverschluss im unteren Drittel des Unterschenkels. Wenn die Haut normal ist, sind diese Lappen relativ einfach und verursachen keine zu großen „Hundeohren". Eine weitere Variation ist ein ventraler Malleolarlappen mit physiologischem Durchfluss (anterograd) (Abb. 12). Es wird dieselbe Inzision verwendet. Es ist aber erforderlich, die A. malleolaris externa nach der ventralen Inzision des Lappens zu beurteilen. Wenn das Gefäß genügend groß ist, kann die Präparation weiter geführt werden. Die ventrolaterale A. malleolaris wird distal des Abgangs ihres Hautastes durchtrennt, d.h. am lateralen Rand des Knöchels.

Dann wird der perforierende Ast der A. fibularis posterior durchtrennt. Die A. malleolaris, die von ihren Venen begleitet wird, lässt sich nach zur Seite halten der Sehnen der langen Zehenstrecker leicht präparieren. Die Präparation reicht nach medial bis zur A. tibialis anterior. Dies ist der Drehpunkt für den Lappen.

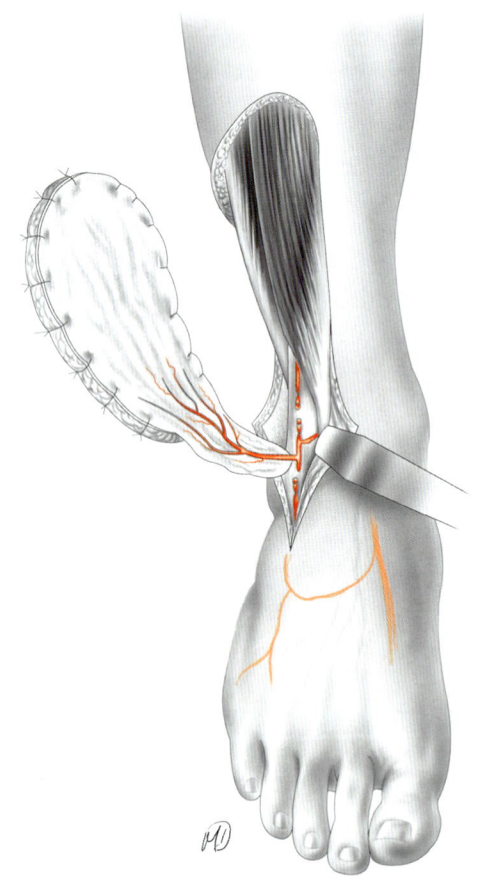

Abb. 12 Präparation eines prämalleolären Lappens mit physiologischer Durchblutung (ventrolateral-malleolär). Die anteromalleolare Arterie wird distal und der perforierende Ast der A. fibularis posterior proximal durchtrennt.

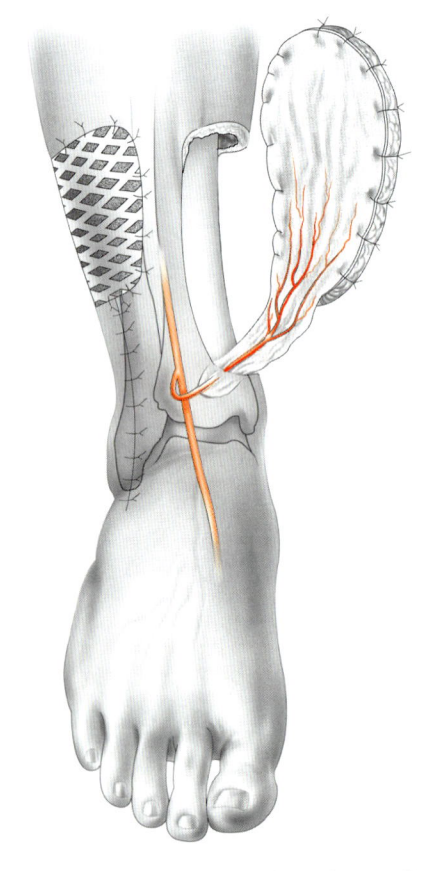

Abb. 13 Untertunnelung des ventrolateralen Malleolarlappens unter den Streckersehnen mit der A. tibialis anterior als Drehpunkt. Der Lappen wird verwendet, um, mit einer Verlagerung unter den Streckersehnen, das distale Drittel des Unterschenkels abzudecken.

Dann wird ein breiter Tunnel unter den Strecksehnen präpariert, der bis zur Empfängerseite im unteren Viertel des Unterschenkels im Bereich des Innenknöchels reicht (Abb. 13). Es ist die Länge der ventrolateralen A. malleolaris, etwa 4–5 cm, die diesem Lappen eine so große Mobilität gibt und mit dem daher die medialen und distalen Teile des Unterschenkels abgedeckt werden können. Die Passage des Lappens unterhalb der Extensorensehnen vereinfacht die Verlagerung des Lappens auf die Medialseite des Sprunggelenks erheblich.

Indikationen

Der laterale prämalleolare Lappen mit retrograder Durchblutung ist der Lappen der Wahl zum Verschluss des Fußrückens oder einer transtarsalen Amputation nach Trauma. Er kann auch gut die Ferse abdecken. Derselbe Lappen, nun mit physiologischem Durchfluss, kann dazu verwendet werden, das untere Viertel des Unterschenkels und den Innenknöchel abzudecken.

Medialer Plantarlappen

Dieser neurovaskuläre Lappen ist an der medialen A. plantaris und an Ästen des medialen N. plantaris gestielt (Abb. 14). Da er sensibel und durch die Fußinnenseite relativ dick ist, ist er ideal für Defekte an der Ferse. Er ist auch sehr günstig bei Defekten im Bereich des Innenknöchels und über dem Ansatz der Achillessehne (10, 11, 15, 22, 27).

Anatomie

Die A. tibialis posterior teilt sich, nachdem sie einen Ast zur Ferse abgegeben hat, in die mediale und laterale A. plantaris, bevor sie in den Tarsaltunnel eintritt. Die mediale A. plantaris verläuft auf der Unterfläche der plantaren Aponeurose zwischen dem Abduktor der großen Zehe und dem M. flexor digitorum brevis. Sie gibt an diese beiden Muskeln Äste ab und zusätzlich perforierende Äste, die die Aponeurose durchdringen und die Haut auf der Fußinnenseite mit Blut versorgen. Der mediale N. plantaris verläuft am Dach des Tarsaltunnels und gibt konstant 1 oder 2 sensible Äste für die Fußinnenseite ab.

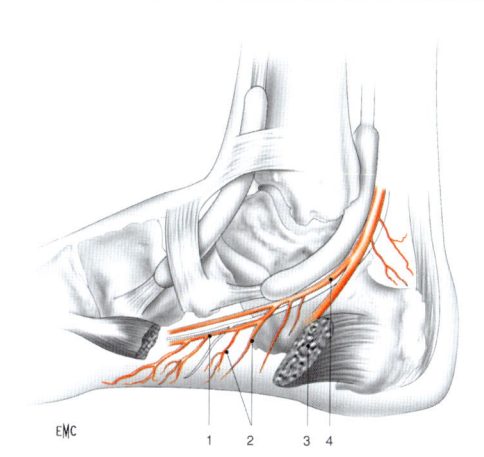

Abb. 14 Gefäßanatomie. 1. Medialer N. plantaris; 2. perforierende Hautäste; 3. Abduktor der Großzehe; 4. mediale A. plantaris.

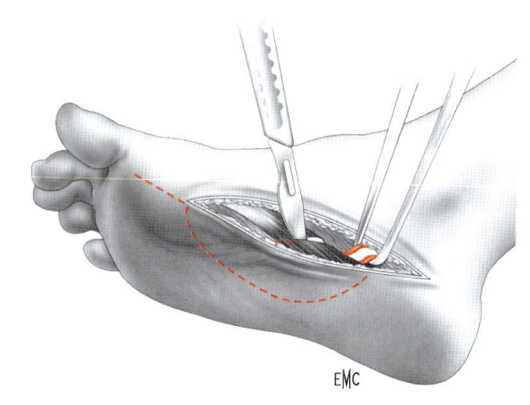

Abb. 15 Schräge Durchtrennung des Abduktors der großen Zehe nach Mobilisation des Gefäßnervenstiels am proximalen Ende des Tarsaltunnels.

Design

Die Inzision reicht von den Sesambeinen der großen Zehe bis zur Spitze des Innenknöchels. Drei weitere Inzisionen trennen den Lappen von den belasteten Teilen der Fußsohle. Der Lappen misst üblicherweise bis zu 5 × 8 cm.

Technik

Zunächst wird die Plantaraponeurose durchtrennt und der plantare Kanal distal des Knöchels erreicht. Der Gefäßnervenstiel wird mobilisiert und die Präparation nach distal entlang dem medialen N. plantaris weitergeführt. Alles was auf der plantaren Seite des Nervs liegt, wird mit dem Lappen mobilisiert, wobei der Abduktor der großen Zehe quer durchtrennt wird (Abb. 15).
Ein oder 2 kleine Nerven, die die Fußinnenseite und damit den Lappen versorgen, sollen identifiziert und erhalten werden. Sie müssen sorgfältig proximal vom N. plantaris abgespalten werden, um eine Drehung des Lappens zu ermöglichen (Abb. 16). Die kleinen Gefäße, die in den Abduktor der Großzehe und den M. flexor digitorum brevis eindringen, werden durchtrennt, sofern diese Muskeln nicht mit dem Lappen gehoben werden sollen. Nach Mobilisation des Stiels können die lateralen und dorsalen Inzisionen am Lappen gefahrlos erfolgen.
Wenn der Lappen auf die Ferse verlagert wird, kann der Stiel in einer kleinen Rinne versenkt werden (Abb. 17). Nachdem der N. plantaris ausreichend mit Muskeln abgedeckt wurde, wird die Entnahmestelle mit Spalthaut verschlossen.

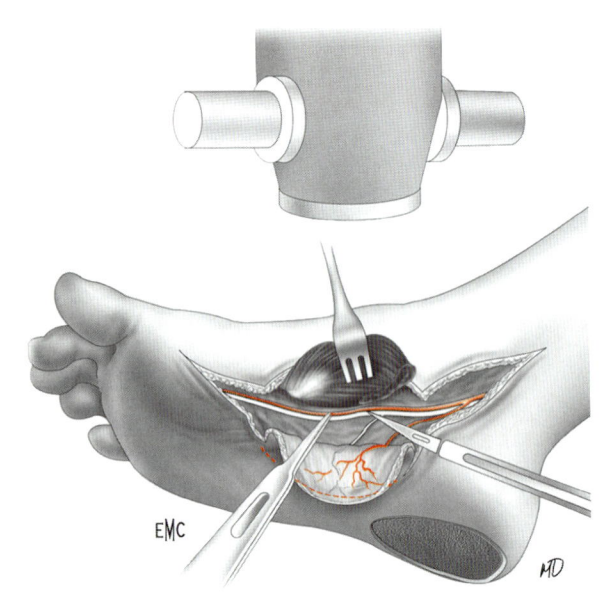

Abb. 16 *Präparation eines sensiblen Lappens. Die Präparation muss einen oder zwei dünne Äste, die die Innenseite des Fußes versorgen, erhalten. Diese dürfen nicht mit den Endästen des medialen N. plantaris des medialen Nervs der großen Zehe oder dem Nerv des ersten Intertarsalspaltes verwechselt werden, die alle größer sind. Die sensiblen Nerven werden proximal vom N. plantaris bis zum Drehpunkt des Lappens freipräpariert.*

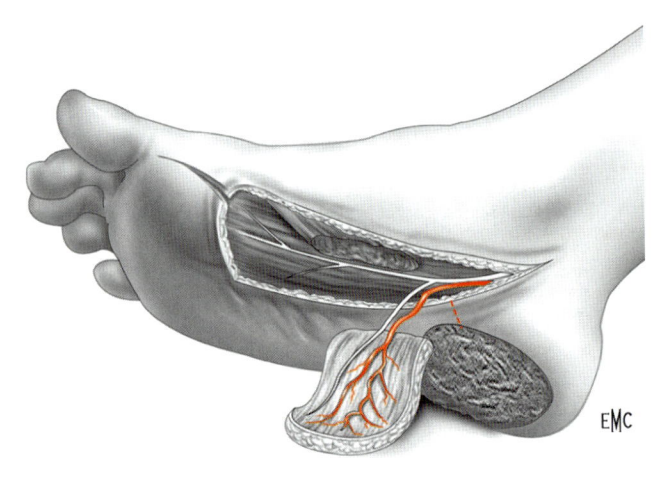

Abb. 17 *Verlagerung des Lappens. Der Stiel kann in einer Rinne versenkt werden, wenn der Lappen zur Abdeckung der Ferse verwendet wird.*

direkt vor ihrer Aufteilung in die mediale und laterale A. plantaris durchtrennt. Hierdurch erfolgt die Durchblutung des Lappens retrograd aus der lateralen A. plantaris, die direkt mit der A. tibialis anterior anastomosiert. Diese Technik vergrößert die Länge des Stiels und erlaubt hierdurch die Verlagerung des Lappens in die Belastungszone des Vorfußes (Abb. 18).

Nachbehandlung

Mit einem großen weichen Polsterverband über dem Lappen wird das Sprunggelenk mit einer Schiene in 90° gehalten. Diese wird nach 2 Wochen entfernt.

Indikationen

Die Hauptindikationen sind Weichteilverluste über der Belastungszone der Ferse. Dieser Lappen bietet eine exzellente Abdeckung, die sensibel ist und gut auf dem darunter liegenden Knochen ankert. Er kann auch dazu benutzt werden, die Dorsalseite der Ferse und den Innenknöchel abzudecken. Der Lappen ist technisch schwierig und bei einer bestehenden Gefäßinsuffizienz kontraindiziert.

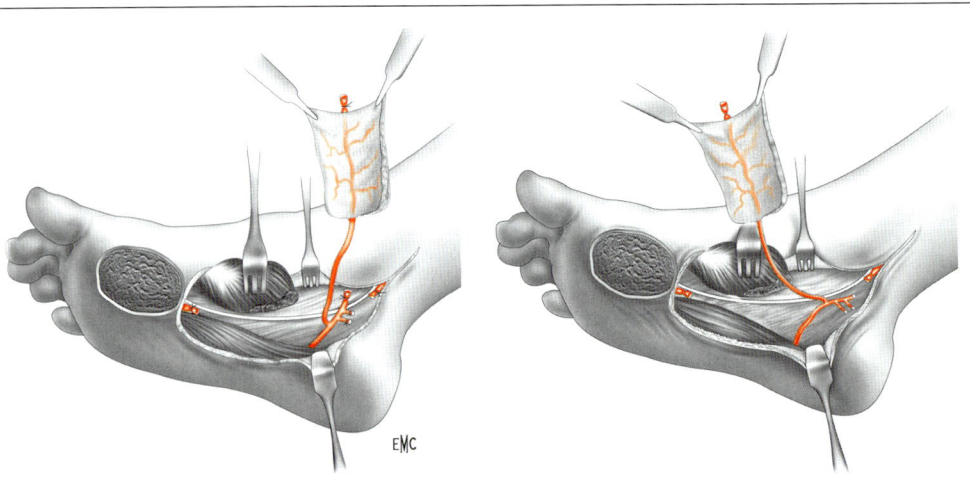

Variationen

Der mediale plantare Lappen kann an der lateralen A. plantaris gestielt sein. Die A. tibialis posterior wird

Abb. 18
Ein an der lateralen A. plantaris gestielter medialer Lappen. Die A. tibialis posterior wird direkt proximal ihrer Aufteilung in die medialen und lateralen Plantargefäße durchtrennt. Die mediale Plantararterie wird dann retrograd durchblutet. Diese Technik erlaubt eine Verlagerung des Lappens weiter nach distal in die Belastungszone des Vorfußes. Der zusätzliche Längengewinn ist größer, wenn die Durchtrennung der A. tibialis posterior weiter proximal liegt.

Literatur

[1] Barclay TL, Sharpe DT, Chisholm EM. Cross-leg fasciocutaneous flaps. *Plast Reconstr Surg* 1983 ; 72 : 843–847

[2] Barford BM. Gastrocnemius plasty for primary closure for compound injuries of the knee. *J Bone Joint Surg Br* 1970 ; 52 : 124–127

[3] Carriquiry CE. Heel coverage with deep ithelialized distally based fasciocutaneous flap. *Plast Reconstr Surg* 1990 ; 85 : 116–119

[4] Cavadas PC. Reversed saphenous neurocutaneous island flap: clinical experience. *Plast Reconstr Surg* 1997 ; 99 : 1940–1946

[5] Cormack GC, Lamberty BG. Fasciocutaneous vessels in the upper arm: application to the design of new fasciocuta-neous flaps. *Plast Reconstr Surg* 1984 ; 74 : 244–248

[6] Donski PK, Fogdestam I. Distally based fasciocutaneous flap from the sural region. A preliminary report. *Scand J Plast Reconstr* 1983 ; 17 : 191–196

[7] Fachinelli A. L'artère saphène externe. Mémoire du laboratoire d'anatomie. Faculté de Médecine de Paris ; n° 41 : 1979

[8] FeldmanJJ, Cohen BE, May JW. Medialgastrocnemiusmyocutaneous flap. *Plast Reconstr Surg* 1978 ; 61 : 535

[9] Ger R. The technique of muscle transposition in the operative treatment of traumatic and ulcerative lesion in the leg. *J Trauma* 1971 ; II : 502–510

[10] Grabb XC, Argenta LC. The lateral calcaneal artery skin flap. *Plast Reconstr Surg* 1981 ; 68 : 723

[11] Harrisson DH, Morgan BD. The instep island flap to resurface plantar defects. *BrJ Plast Surg* 1981 ; 34 : 315–318

[12] Jeng SF, Wei FC. Distally based sural island flap for foot and ankle reconstruction. *Plast Reconstr Surg* 1997 ; 99 : 744–750

[13] Leclerc C, Denormandie PH, Brunelli F. Couverture cutanée du tiers inférieur de jambe par le lambeau soléaire distal. *Ann Chir Plast Esthet* 1987 ; 32 : 140–143

[14] Masquelet AC, Beveridge J, Romana MC. The lateral supra-malleolar flap. *Plast Reconstr Surg* 1988 ; 81 : 74–81

[15] Masquelet AC, Gilbert A, Restrepo J. Le lambeau plantaire en chirurgie réparatrice du pied. *Presse Méd* 1984 ; 3 : 935–936

[16] Masquelet AC, Romana MC. Le lambeau supramalléolaire externe en chirurgie réparatrice du pied. *J Chir* 1988 ; 125 : 367–372

[17] Masquelet AC, Romana MC. Le lambeau supramalléolaire externe. *Chirurgie* 1987 ; 113 : 232–236

[18] Mathes S, Nahai F. Classification of the vascular anatomy of muscles: experimentation and clinical correlation. *Plast Reconstr Surg* 1981 ; 67 : 177–178

[19] McGraw JB, Fishman JH, Shazer C. The versatile gastrocnemius myocutaneous flap. *Plast Reconstr Surg* 1978 ; 62 : 15

[20] Oberlin C, Alnot JY, Duparc J. La couverture par lambeaux des pertes de substance cutanée de la jambe et du pied. À propos de 76 cas. *Rev Chir Orthop* 1988 ; 74 : 526–538

[21] Oberlin C, Azoulay B, Sarcy JJ. The posterolateral malleolar flap: a distally based neurocutaneous flap of the leg: report on 14 cases. *Plast Reconstr Surg* 1995 ; 96 : 400–407

[22] Oberlin C, Saffar PH. Le lambeau en îlot plantaire interne. Étude anatomique et applications chirurgicales. *Rev Chir Orthop* 1984 ; 70 : 151–154

[23] Ponten B. The fasciocutaneous flap: its use in soft tissue defects of the lower leg. *Br J Plast Surg* 1981 ; 34 : 215–220

[24] Quenu J, Lejars F. Étude anatomique sur les vaisseaux sanguins des nerfs. *Arch Neurol* 1892 ; 67 : 1–33

[25] Saffar PH. Le lambeau myocutané du jumeau interne. *Rev Chir Orthop* 1981 ; 67 (suppl 2) : 110–113

[26] Salibian AH, Meniak FJ. Bipedicle gastrocnemius myocutaneous flap for defects of the distal one third of the leg. *Plast Reconstr Surg* 1982 ; 70 : 17–23

[27] Shanahan RE, Gingrass RP. Medial plantar sensory flaps for coverage of heel defects. *Plast Reconstr Surg* 1979 ; 64 : 295–297

[28] Stark WJ. The use pedicle muscle flaps in the surgical treatment of chronic osteomyelitis resulting from compound fracture. *J Bone Joint Surg* 1946 ; 28 : 343–350

[29] Tolhurst DE. Surgical indications for fasciocutaneous flaps. *Ann Plast Surg* 1984 ; 13 : 495–503

[30] Wright JK, Watkins RP. Use of the soleus muscle flap to cover part of distal tibia. *Plast Reconstr Surg* 1981 ; 68 : 957–961

Index

A

Achillesschmerzen 181
Achillessehnenruptur 169
– chronisch 177
– nicht-operative Behandlung 169
– perkutane Techniken 177
– Reruptur 174
Achillessehnenverlängerung 266
Achillodynie 181
Allotransplantat
– osteochondral 147
Amputation
– distale Tibia 389
– Fuß 381
angeborener konvexer Pes valgus 259
angeborener kurzer Femur, CSF 87
angeborenes Defizit
– der Fibula, CDF 90
– der Tibia, CDT 90
– des Femur, CFD 85
Arthrodese
– Großzehengrundgelenk 316
– Hallux rigidus 359
– Metatarsophalangealgelenk I 353
– Sprunggelenk 153
Arthrogrypose 95
Arthrose 135, 167, 355
– subtalar 253
Arthrosis deformans 156
Arthroskopie
– Sprunggelenk 135
Austin-Osteotomie 342

B

Bandverletzung 123, 187
bimalleoläre Frakturen 123
biologische Osteosynthese 19
Bona-Jaeger-Amputation 384
Bunionektomie nach Scarf 333
Bunionette 377
Burri-Papineau-Transplantat 54

C

Cheilektomie 359
Chevron-Osteotomie 328
Chondrozytentransplantation 147
Chopart-Exartikulation 385
chronische Achillodynie 181

D

diaphysäre Osteotomie 333
Dreifach(Triple)-Arthrodese 219
– zerebrale Lähmung 268
Druckgeschwüre 406

E

endo-orthotisches Implantat 253
Exostosenentfernung 325
Exzisionsarthroplastik
– Hallux rigidus 359

F

Fasziotomie 57
Femurverlängerung 88
– Ilizarov-Technik 88
Fibulafraktur
– distal 65
Fibulaosteotomie 48
fibulare Achillessehnentenodese 108
Fibulaverkürzung 107
fokales Defizit-Syndrom des proximalen Femurs, PFFD 89
Fußtumor 319
Fußwurzelgelenke 236
Fußwurzelresektion 397

G

gestielter Lappen 404
Gliedmaßenerhalt 389
Grice-Operation 268

H

Hüftdeformität 102
Haglund-Ferse 181
Hallomegalie 355
Hallux rigidus 347, 357
– Arthrodese 359
– Cheilektomie 359
– Exzisionsarthroplastik 359
– konservative Behandlung 358
Hallux valgus 325, 333
– Austin-Osteotomie 342
– Bunionektomie 333
– diaphysäre Osteotomie 333
– distale Osteotomie 339
– Kapselraffung 327
– Keller-Brandes-Verfahren 347
– lateraler Weichteilrelease 326
– perkutane distale Osteotomie 345
– proximale Osteotomie 327
– Resektionsarthroplastik 347
– Weichteileingriff 325
– zerebrale Lähmung 268
Hallux varus
– angeboren 365
Hammerzehe 371
Hautdefekt 401
Hautnekrose 401
Hemiepiphysiodese
– distale Tibiaepiphysenfuge 109
Hohlfuß 221
Hohlfußdeformität 285
Hybridfixateur 27

I

Ilizarov-Apparat 79, 88
isolierte Fraktur des Außenknöchels 123

K

Kalkanektomie 387
kalkaneotibiale Fusion 386